Manual de dermatología genital

4.ª EDICIÓN

Manual de dermatología genital

4.ª EDICIÓN

Libby Edwards, MD
Chief of Dermatology
Atrium Health Carolinas Medical
 Center
Charlotte, North Carolina

Peter J. Lynch, MD
Emeritus Professor of Dermatology
Department of Dermatology
University of California
Davis Sacramento, California

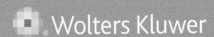 Wolters Kluwer

Philadelphia · Baltimore · New York · London
Buenos Aires · Hong Kong · Sydney · Tokyo

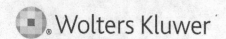

Av. Carrilet, 3, 9.ª planta, Edificio D - Ciutat de la Justícia
08902 L'Hospitalet de Llobregat, Barcelona (España)
Tel.: 93 344 47 18   Fax: 93 344 47 16   e-mail: consultas@wolterskluwer.com

Revisión científica
Roberto Arenas
Dermatólogo y micólogo. Hospital General Dr. Manuel Gea González, México

Traducción
Mariana Terrazas Esparza
Traductora profesional, México

Armando Robles Hmilowicz
Editor y traductor profesional, Doctores de Palabras, México

Dirección editorial: Carlos Mendoza
Editora de desarrollo: María Teresa Zapata
Gerente de mercadotecnia: Pamela González
Cuidado de la edición: Doctores de Palabras
Adaptación de portada: Jesús Esteban Mendoza
Impresión: Mercury Print Productions / Impreso en Estados Unidos

A Pat y a Sue, dos personas en mi corazón,
que mantienen mi vida en una pieza y hacen no solo de mi vida,
sino del mundo, un lugar mejor.

A Libby: sin su experiencia clínica y sus habilidades fotográficas
este libro no sería posible.
Además, ha sido mi consumada colega, colaboradora y amiga
durante más de 40 años.

Prefacio

Hemos introducido cambios sustanciales en la 4.ª edición de este libro. Entre ellos se incluyen cientos de fotografías nuevas o sustitutas, páginas adicionales de discusión sobre enfermedades, revisión y actualización de cada capítulo, inclusión de referencias recientes, información para el paciente en español y en inglés y temas adicionales, como cuestiones especiales relacionadas con las personas transgénero.

En el prefacio de ediciones anteriores hemos indicado que los hombres y mujeres con trastornos de los genitales son atendidos por médicos de muy diversa procedencia. Entre ellos figuran dermatólogos, ginecólogos, urólogos, médicos de atención primaria, personal de enfermería, auxiliares médicos y matronas. Por desgracia, los programas de formación de todas estas personas rara vez incorporan la información y la experiencia necesarias para ofrecer el alto nivel de atención que estos pacientes esperan, necesitan y merecen. En un intento por mejorar esta situación, hemos redactado este libro con base en nuestros más de 90 años de experiencia combinada en consultas dedicadas en gran parte a los trastornos genitales. Aunque esperamos que el uso de este libro ayude en este sentido, también alentamos a nuestros lectores a participar en los cursos de formación continua y en las convenciones clínicas de las diversas organizaciones dedicadas a este tema.

Hacer el diagnóstico correcto es la condición *sine qua non* para ayudar a los pacientes con todos los problemas médicos. Después de todo, ¿cómo se puede encontrar información adicional útil en diversas fuentes de referencia si el diagnóstico es desconocido o incorrecto? Los libros de texto convencionales casi siempre ordenan y clasifican los trastornos según su causa (p. ej., infecciones) o fisiopatología (p. ej., enfermedades autoinmunitarias). Tal organización puede ser intelectualmente satisfactoria, pero es de poca ayuda para un médico que se enfrenta a un trastorno que no reconoce. Por este motivo, hemos adoptado un abordaje menos convencional y hemos ordenado los trastornos dermatológicos genitales en función de la morfología clínica. De este modo, el médico puede consultar el capítulo adecuado, elaborar una lista de diagnósticos diferenciales, cotejar las fotografías, revisar la narrativa relacionada y, en casi todos los casos, establecer el diagnóstico más probable. Este método incluso tiene la ventaja de que permite llegar al diagnóstico correcto de una afección que nunca antes se había observado.

El problema de establecer un diagnóstico correcto parece ser especialmente frecuente en los pacientes con trastornos genitales. Esto ocurre no solo por la falta de formación y experiencia en este ámbito, sino también por el ambiente cálido y húmedo que se presenta de forma natural en la región genital. Este entorno puede ocultar incluso las afecciones más comunes y fácilmente reconocibles y, por lo tanto, hacer que se diagnostiquen de forma errónea. Abordamos este problema incluyendo las diversas morfologías de estos trastornos en múltiples lugares a lo largo del libro. De este modo, se convierte lo que a primera vista podría parecer redundancia en un diagnóstico morfológico correcto incluso en situaciones de presentación inusual o atípica.

Además, hemos incluido algunos capítulos relacionados con los síntomas (como el prurito y el dolor), así como capítulos sobre temas especiales como problemas psicológicos, vaginitis, balanitis, trastornos geriátricos y pediátricos, cuestiones transgénero y afecciones que se producen en las personas inmunodeprimidas. Hemos añadido algunos hallazgos dermatoscópicos para las enfermedades pertinentes y más microfotografías. Por último, como ya se ha indicado, hay información en inglés y español que puede fotocopiarse y entregarse a los pacientes para que comprendan mejor la naturaleza y el tratamiento de sus trastornos.

Libby Edwards, MD
Peter J. Lynch, MD

Contenido

Anatomía genital

1

LIBBY EDWARDS

El conocimiento de la anatomía y de las distintas formas habituales que pueden mostrar los genitales ayuda a reconocer tanto las estructuras sanas como los indicios patológicos.

La piel anogenital en ambos sexos se compone de diferentes estructuras y tipos de piel, cada uno de los cuales está predispuesto a padecer diferentes enfermedades. El conocimiento de la ubicación y el aspecto de los distintos tipos de epitelio es útil para establecer el diagnóstico de las alteraciones cutáneas genitales. Tanto los genitales masculinos como los femeninos tienen piel seca y queratinizada con folículos pilosos (monte del pubis, escroto, porción lateral de los labios mayores) y mucosas modificadas parcialmente queratinizadas con folículos vestigiales y anexos (p. ej., labios menores, capuchón del clítoris, glande del pene); el vestíbulo femenino está compuesto por una mucosa verdadera que no está queratinizada y no tiene folículos pilosos ni anexos.

Conocer la ubicación de estos diferentes tipos de piel es útil para determinar el diagnóstico de las enfermedades cutáneas anogenitales. Algunas dermatosis, como la psoriasis, muestran preferencia por la piel queratinizada, mientras que otras, como el liquen plano, afectan de forma preferente las mucosas convencionales y modificadas, pero no la piel queratinizada. Unas más, como el liquen escleroso, afectan con mayor frecuencia las mucosas modificadas y no las convencionales.

El aspecto habitual de la piel anogenital puede variar tanto entre un individuo y otro como con la piel del rostro. La mayoría de los profesionales clínicos, a pesar de su gran experiencia en la evaluación de pacientes, tienden a no «ver» una zona asintomática. La hinchazón, el eritema, la papilomatosis y la asimetría no suelen tomarse en cuenta si el paciente no tiene molestias. Sin embargo, si un paciente refiere dolor o prurito, estas variantes habituales adquieren la categoría de anomalías. Del mismo modo, los pacientes no suelen notar estos cambios si están cómodos; en contraste, están seguros de que un enrojecimiento es nuevo en cuanto aparecen los primeros síntomas.

Esto es así para todas las superficies corporales, pero especialmente para la piel anogenital, que suele ser más difícil de revisar por el paciente de forma cotidiana que la piel del rostro o las manos. Los médicos, tal y como se les enseña durante su formación, están predispuestos a escuchar a sus pacientes, por lo que es probable que una persona que refiere dolor y enrojecimiento presente una exploración descrita por el profesional como eritema. Por lo tanto, es importante que el examinador esté familiarizado con las variaciones normales de los genitales y emita juicios basados en los hallazgos objetivos sin dejarse influir indebidamente por las percepciones de los pacientes.

A un paciente convencido no se le puede disuadir de sus descripciones de anomalías y tratar de tranquilizarlo suele ser inútil. A veces, la interpretación de la anomalía puede ser útil, como decirle a un paciente que el eritema puede producirse con síndromes de dolor, como la vulvodinia o la escrotodinia, pero que el enrojecimiento no es un signo de inflamación o infección en ese caso.

Genitales femeninos

Vulva

La periferia de la vulva abarca el monte del pubis en sentido anterior, los labios mayores lateralmente y el perineo en sentido posterior, extendiéndose centralmente hasta el himen, que señala la entrada de la vagina (**fig. 1-1**). Estas estructuras componen los genitales externos.

Los labios mayores son dos pliegues grasos de la piel que derivan de tejidos ectodérmicos. La cara lateral de los labios mayores está cubierta de piel seca, queratinizada y visiblemente pilosa. Cada folículo piloso forma parte de una unidad pilosebácea que comprende el propio folículo, su tallo piloso, la

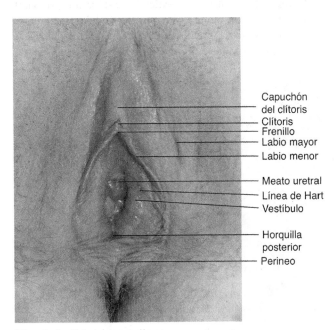

Fig. 1-1. Vulva sin anomalías.

Capuchón del clítoris
Clítoris
Frenillo
Labio mayor
Labio menor
Meato uretral
Línea de Hart
Vestíbulo
Horquilla posterior
Perineo

glándula sebácea y el aparato erector del pelo (un músculo liso que se contrae cuando aparece la «piel de gallina»).

Los labios menores son pliegues mucho más finos de tejido conjuntivo y epitelio plano situados medialmente respecto a los labios mayores. Esta zona, así como los labios mayores mediales, el capuchón del clítoris y el clítoris, están cubiertos por el epitelio parcialmente queratinizado de la mucosa modificada. El *vestíbulo*, o introito, es una mucosa que se extiende desde el origen medial de los labios menores (línea de Hart) hasta el anillo himeneal. El monte del pubis y los labios mayores cubren y protegen estructuras más delicadas como el clítoris y su capuchón, los labios menores y el vestíbulo.

Aunque a menudo se considera que las mucosas modificadas de los labios mayores, los labios menores y la piel alrededor del clítoris presentan un epitelio mucoso sin vello, en realidad estas zonas están cubiertas de piel parcialmente queratinizada que contiene varias estructuras, como folículos pilosos sutiles, glándulas sudoríparas apocrinas y glándulas sebáceas ectópicas (manchas de Fordyce). Las manchas de Fordyce suelen ser prominentes, en especial en la cara medial de estos pliegues cutáneos, lo que lleva a sospechar la aparición de verrugas genitales en algunas pacientes. Estas glándulas sebáceas parecen pequeñas pápulas lobulillares de color amarillo a blanco (**fig. 1-2**).

La *línea de Hart* es una línea de demarcación variable en la base de la cara medial de cada labio menor que separa la mucosa modificada de la piel mucosa del vestíbulo. Un epitelio mucoso plano no queratinizado, no piloso, con glándulas secretoras de moco se extiende desde la línea de Hart hasta la vagina y la superficie externa del cuello uterino. La *mucosa* se define como una membrana que recubre las estructuras corporales que están en contacto con el aire; generalmente produce moco lubricante y carece de pelo. Tanto la vagina como el vestíbulo están cubiertos de mucosas, cuyas superficies varían en cuanto a su grado de humedad (dependiendo del estado de los estrógenos) como resultado del moco producido por las glándulas asociadas y el cuello uterino.

El vestíbulo, o introito, se extiende desde la línea de Hart hasta el himen. Un número variable de glándulas vestibulares secretoras de mucosa se abre hacia la mucosa de esta zona. Estas glándulas son fosas poco profundas revestidas de células secre-

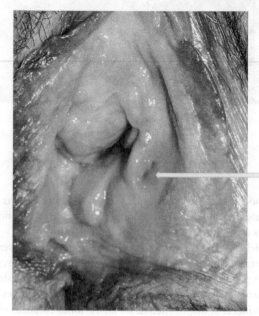

Fig. 1-3. Las fosas que forman los orificios de las glándulas vestibulares aparecen frecuentemente de forma adyacente a la cara lateral de las carúnculas himeneales (*flecha*).

toras; se abren principalmente de forma circunferencial alrededor de la cara externa del anillo himeneal y entre el himen y la uretra (**fig. 1-3**), pero en ocasiones son visibles en otras zonas del vestíbulo (**fig. 1-4**). Complementan la lubricación en las mujeres jóvenes con producción adecuada de estrógenos. Las *glándulas de Bartolino* son glándulas emparejadas que se hallan bajo la porción posterior del vestíbulo, con aberturas de sus conductos justo fuera del himen en las posiciones de las 5 y las 7 del reloj. Las glándulas de Skene salen hacia la uretra distal.

La vagina con producción adecuada de estrógenos es de color rosado con rugosidades prominentes, aunque esto es variable. Por lo general, hay secreciones vaginales, que suelen ser blancas, inodoras y bastante diluidas, de volumen variable.

La vulva experimenta cambios importantes desde el nacimiento hasta la pubertad (*véase* cap. 15). La piel del monte del

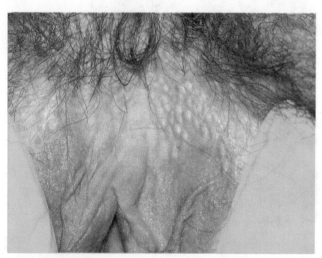

Fig. 1-2. Las manchas de Fordyce son pápulas de color crema en la cara anterior medial de los labios mayores.

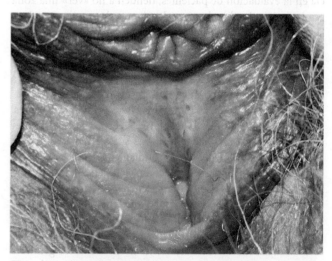

Fig. 1-4. Los orificios de la glándula vestibular también se forman en otras zonas del vestíbulo, pero suelen ser muy sutiles. Esta vulva muestra un orificio evidente en el vestíbulo anterior.

pubis y de los labios mayores laterales se caracteriza por un vello fino al nacer, pero con la pubertad aparece un vello terminal grueso. Además, los labios menores están casi ausentes hasta el inicio de la pubertad, cuando se presentan los estrógenos y los labios menores se alargan. Las mucosas modificadas son lisas en las niñas prepúberes, antes de desarrollar las glándulas sebáceas habituales y el tejido redundante de la vulva estrogenizada. Las glándulas apocrinas tienen mayor desarrollo durante la madurez sexual y son frecuentes las papilas pequeñas y monomorfas.

Asimismo, tras la menopausia y la pérdida de estrógenos, los labios menores se encogen, el vello disminuye y la grasa de los labios mayores se reduce (véase cap. 15). El color rosado habitual palidece, las glándulas sebáceas se miniaturizan, la papilomatosis desaparece y las mucosas modificadas se vuelven lisas y aplanadas. La vagina se torna pálida y lisa, con secreciones vaginales mínimas.

Variantes normales

La vulva sin anomalías presenta eritema en las mucosas modificadas y el vestíbulo, al igual que en la mucosa oral, los labios y las conjuntivas. Muchas mujeres también muestran eritema en los labios mayores con vello de manera habitual. El grado de eritema varía mucho de una paciente a otra, por lo que a veces puede ser difícil determinar su importancia. En general, las personas de tez muy clara y las mujeres pelirrojas exhiben un eritema más marcado que las personas de tez más oscura; el vestíbulo de las niñas a veces destaca sin que sea una anomalía. En la descripción de una serie de mujeres premenopáusicas, el 43% presentaba eritema (**figs. 1-5 y 1-6**).[1] Este hallazgo es malinterpretado por las pacientes y sus médicos como señal de inflamación. Además, más de la mitad de las mujeres con eritema vestibular no refieren dispareunia, pero experimentan dolor cuando la zona se toca con un aplicador con punta de algodón (la prueba del hisopo).

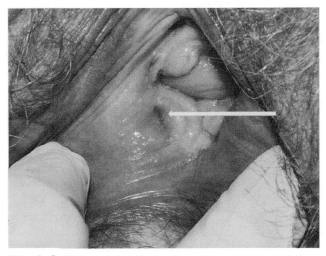

Fig. 1-6. El enrojecimiento de los orificios de las glándulas vestibulares (*flecha*) es un hallazgo frecuente en la vestibulodinia (antes denominada «vestibulitis vulvar»). Sin embargo, lo más frecuente es que este eritema sea un hallazgo normal, como es el caso en esta mujer asintomática.

Esto indica que el eritema y una prueba del hisopo positiva son hallazgos normales y no constituyen, por sí solos y en ausencia de síntomas reales, el patrón de vestibulodinia de la vulvodinia, anteriormente denominado «síndrome de vestibulitis vulvar».

Las papilas vulvares (véase cap. 7) también son variantes normales de aparición frecuente en cerca de un tercio de las mujeres premenopáusicas (**figs. 1-7 a 1-11**).[1,2] Cuando aparecen en el vestíbulo, se denominan *papilas vestibulares*, pero también se presentan en los labios menores mediales y, en ocasiones, incluso en los bordes de los labios menores. Estas variante a

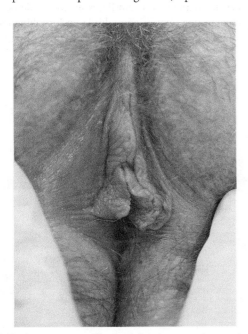

Fig. 1-5. Las mucosas modificadas de la vulva a menudo presentan eritema leve, al igual que las mucosas de la boca y los labios. Algunas mujeres, sobre todo las de tez clara, muestran eritema llamativo pero normal, por lo que puede ser difícil juzgar la inflamación real.

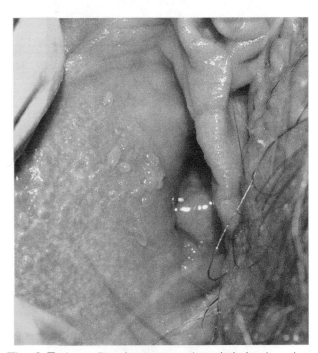

Fig. 1-7. Las papilas vulvares se encuentran principalmente en el vestíbulo y consisten en placas simétricas de pápulas tubulares con puntas redondeadas, separadas de la base, a diferencia de las pápulas filiformes de las verrugas genitales, que suelen estar fusionadas en la base y tienen puntas afiladas («acuminadas»).

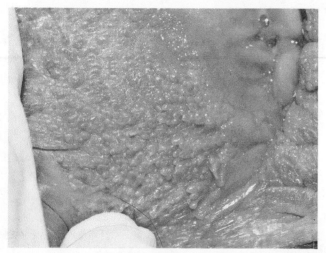

Fig. 1-8. Las papilas vulvares pueden ser cortas y estar muy juntas, lo que le da a la piel un aspecto empedrado.

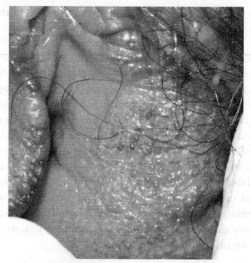

Fig. 1-10. Las papilas vulvares pueden ser más diferenciadas y separadas; en algunas pacientes de tez oscura están pigmentadas.

veces se confunden con signos de enfermedad, por lo general, condilomas acuminados. En las descripciones iniciales de la papilomatosis vulvar se informaban biopsias compatibles con la infección por el virus del papiloma humano (VPH) como causa. Sin embargo, las biopsias (incluso de piel vulvar sin anomalías) a menudo muestran células epiteliales que contienen vacuolas perinucleares que pueden imitar los coilocitos de la infección por VPH. En algunos estudios más recientes se ha evaluado la presencia real del virus mediante la reacción en cadena de la polimerasa. El consenso actual es que la papilomatosis vestibular es una variante normal, distinta de la infec-

ción por el VPH.[2,3] Además, la papilomatosis vulvar normal puede distinguirse sin biopsia por su morfología diferente; estas proyecciones tubulares pequeñas, blandas y monomorfas de la papilomatosis vulvar se distribuyen en un patrón simétrico, con mayor frecuencia a lo largo de la cara medial del vestíbulo. También son frecuentes en los labios menores mediales bilaterales, donde es más probable que tengan forma de cúpula y sean menos tubulares. Las papilas vulvares se diferencian de los condilomas acuminados por sus puntas redondeadas (no acuminadas) y su patrón simétrico. Las papilas vulvares están separadas de la base, mientras que las verrugas genitales suelen estar fusionadas a la base con las lesiones adyacentes. Además, las verrugas genitales suelen estar queratinizadas y se ven de color blanco en esta zona húmeda.

A veces, las pápulas lisas similares en forma de cúpula se unen y forman una textura empedrada en los labios menores internos. En raras ocasiones, estas lesiones forman pápulas en

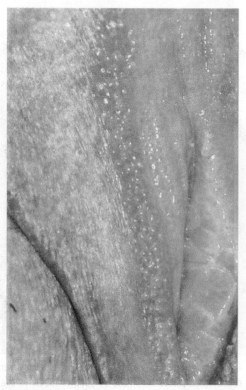

Fig. 1-9. Las papilas vulvares a veces forman líneas simétricas, sobre todo en el borde de la línea de Hart.

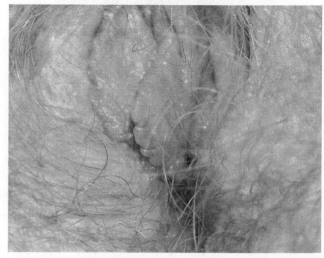

Fig. 1-11. Aunque las papilas vulvares se encuentran con mayor frecuencia en el vestíbulo y en los labios menores mediales, pueden aparecer en los bordes de los labios menores, como se observa aquí.

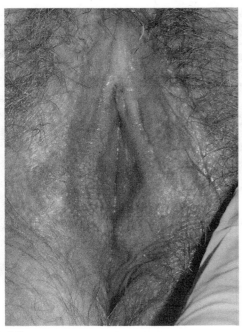

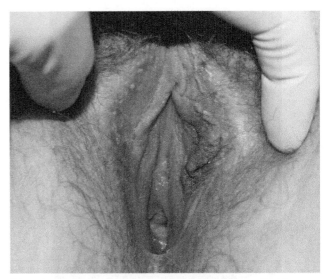

Fig. 1-14. Los labios menores suelen ser asimétricos. El labio menor izquierdo de esta adulta es más grande que el derecho.

Fig. 1-12. Los labios menores de esta mujer son muy pequeños y también presentan manchas de Fordyce prominentes.

el borde de los labios menores. Estos cambios también suelen confundirse con verrugas. Aunque antes se creía que las papilas vulvares causaban prurito o dolor, ahora se sabe que son asintomáticas.

Se cree que el blanqueamiento de la piel vulvar tras la aplicación de ácido acético al 5% es patognomónico de la infección por el VPH y la neoplasia intraepitelial. Aunque es muy sensible, se trata de un hallazgo inespecífico que se produce con cualquier afección que cause hiperqueratosis o engrosamiento de la piel.[4] Algunos investigadores han descubierto que el ácido acético al 5% lleva previsiblemente al acetoblanqueamiento de toda la piel vulvar con el contacto prolongado.[1]

Los labios menores presentan una gran variabilidad morfológica. Estos pliegues de piel pueden ser grandes y colgantes, tan pequeños que son casi inexistentes o muy asimétricos (figs. 1-12 a 1-14). El origen anterior de los labios menores suele

ser el frenillo del clítoris, pero con frecuencia este origen proviene de varias estructuras, con la contribución de la piel lateral al capuchón del clítoris (fig. 1-15); la cara posterior de los labios menores puede estar fusionada (fig. 1-16).

En los últimos años, la cirugía estética labial se ha puesto de moda entre algunas mujeres. Aunque antes se reservaba para las mujeres con labios menores molestos e inusualmente grandes, la labioplastia se realiza ahora en mujeres a las que simplemente no les gusta el tamaño o la asimetría de sus labios menores. En algunos estudios se ha constatado que la mayoría de las mujeres que solicitan la labioplastia tienen los labios

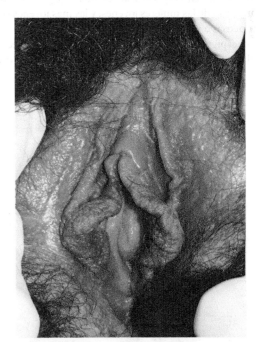

Fig. 1-15. Por lo general, los labios menores se originan en la parte anterior con el frenillo del clítoris, pero esto es variable. Los labios menores de esta paciente se originan con el frenillo del clítoris y las mucosas modificadas anteriores, produciendo labios menores redundantes.

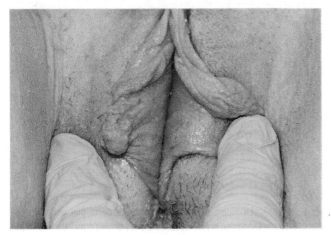

Fig. 1-13. Los labios menores de esta mujer son grandes y se extienden mucho más allá de los labios mayores.

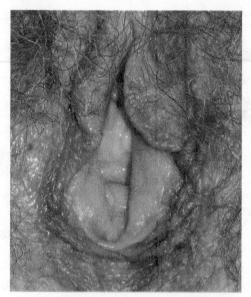

Fig. 1-16. En ocasiones, los labios menores posteriores están fusionados, lo que le confiere un aspecto anular a los labios menores.

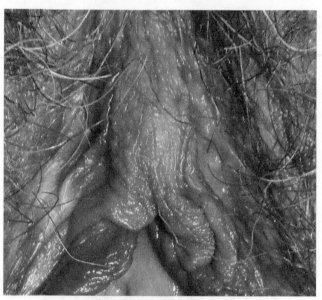

Fig. 1-18. Este capuchón del clítoris es grueso y voluminoso.

menores dentro del intervalo considerado como normal,[5] y no hay pruebas de que las diversas cirugías estéticas mejoren el funcionamiento sexual.[6] Debido a ello, así como a los riesgos físicos y psicológicos, se están elaborando directrices para la cirugía estética.[6]

También hay variabilidad del clítoris y de su capuchón. En algunas mujeres, el capuchón es delgado y con el clítoris parcialmente expuesto, mientras que en otras, el capuchón es grueso y voluminoso (**figs. 1-17 y 1-18**). Las adherencias del clítoris al capuchón a veces son una señal de una dermatosis cicatricial previa; sin embargo, se trata de un hallazgo frecuente en hasta un tercio de las mujeres jóvenes, y las más jóvenes son las más propensas a verse afectadas.[7]

La hiperpigmentación fisiológica de la vulva es frecuente, especialmente en las mujeres con una tez natural más oscura,

las pacientes embarazadas y aquellas con exposición hormonal sistémica (**fig. 1-19**; *véase* **fig. 1-12**). Esta coloración suele estar mal delimitada y se localiza de manera simétrica en los bordes laterales de los labios menores, en la piel perianal y, a veces, en la porción pilosa de los labios mayores.

Aunque las glándulas sebáceas ectópicas de la piel mucosa modificada de la vulva se pueden encontrar con regularidad en las mujeres premenopáusicas, algunas de ellas presentan glándulas sebáceas ectópicas inusualmente grandes o numerosas, denominadas *manchas de Fordyce* (*véanse* caps. 7 y 10). Tales estructuras son hallazgos normales que en ocasiones se confunden con verrugas genitales. Sin embargo, la distribución, el color amarillento y el patrón lobulillar monomorfo son indicios para diagnosticar las glándulas sebáceas. A veces, estas

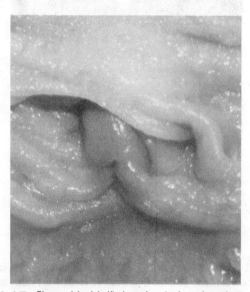

Fig. 1-17. El capuchón del clítoris varía entre las vulvas sin anomalías; puede ser fino y compacto, dejando parte del clítoris al descubierto.

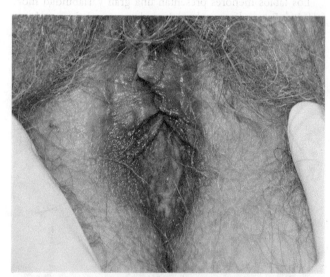

Fig. 1-19. La hiperpigmentación fisiológica de la piel anogenital es frecuente, afectando con mayor frecuencia a los bordes o incluso a la totalidad de los labios menores y a la piel perianal; es más marcada en las mujeres de tez oscura, embarazadas o que han recibido tratamiento hormonal.

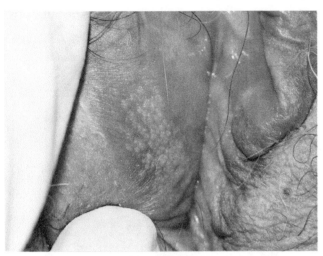

Fig. 1-20. Estas pápulas amarillas y lisas son clásicas de las manchas de Fordyce.

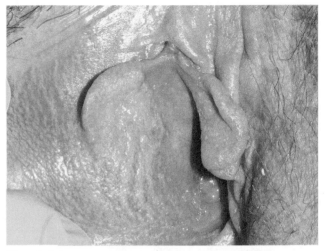

Fig. 1-22. En ocasiones, las glándulas sebáceas ectópicas se unen y forman una placa sólida, como se observa en el labio menor medial derecho, y estas pueden formar líneas de glándulas sebáceas, como se muestra en el labio mayor medial derecho.

glándulas sebáceas se combinan y forman líneas o incluso se fusionan en placas (figs. 1-20 a 1-22).

Debido a la presencia de folículos pilosos muy pequeños en los labios menores, son relativamente frecuentes los quistes y los comedones epidérmicos firmes, blancos o amarillentos (fig. 1-23). *Véanse también* los capítulos 8 y 10. Estos carecen de importancia a menos que se inflamen de forma secundaria y resulten molestos.

Las pápulas pequeñas de color púrpura o rojo, denominadas *angioqueratomas* (*véase* cap. 6), representan tumores benignos de los vasos sanguíneos, frecuentes y sin importancia médica, que se presentan en los labios mayores (fig. 1-24). A veces, las lesiones purpúricas son tan oscuras que parecen de color negro y llevan a pensar de forma incorrecta en un melanoma nodular pequeño (fig. 1-25).

Después de la menopausia, la vulva cambia en ausencia de una terapia sustitutiva de estrógenos. Los labios menores se reabsorben, las mucosas convencionales y modificadas se vuelven pálidas y lisas, mientras desaparecen las glándulas

sebáceas, las papilas vulvares y las marcas cutáneas habituales (fig. 1-26). La superficie se seca. El vello de los labios mayores y el monte del pubis adelgaza hasta casi desaparecer. Aunque las mucosas son pálidas, la superficie queratinizada de los labios mayores suele estar algo enrojecida, lo que posiblemente se deba a la presión a partir del estilo de vida sedentario que llevan muchas mujeres mayores, el sobrepeso y las secreciones de orina (fig. 1-27).

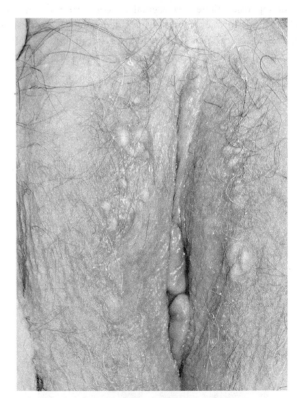

Fig. 1-23. Los folículos pilosos obstruidos y desprendidos del epitelio folicular se llenan de restos blancos o amarillentos de queratina, por lo que se producen quistes epidérmicos.

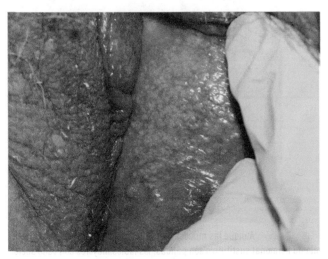

Fig. 1-21. La cara medial de los labios menores es la ubicación más frecuente de las manchas de Fordyce.

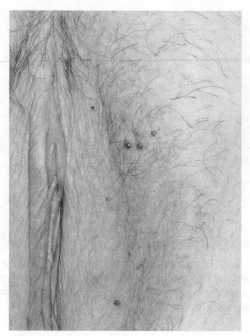

Fig. 1-24. Los *angioqueratomas* son tumores de los vasos sanguíneos pequeños que suelen mostrar predilección por los labios mayores con vello.

Vagina

La *vagina* es un conducto que conecta el introito con el cuello uterino. Esta estructura está cubierta por piel mucosa de epitelio plano y es un espacio potencial que se aplana al contacto entre las paredes anterior y posterior. La vagina de la mujer premenopáusica tiene piel vaginal de color rosado, húmeda y elástica que forma pliegues o rugosidades. La vagina posmenopáusica, con carencia de estrógenos, generalmente es pálida, lisa, seca y frágil **(fig. 1-28)**. Tanto la obesidad como la activi-

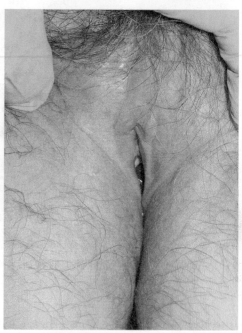

Fig. 1-26. La vulva posmenopáusica se diferencia de una con producción adecuada de estrógenos por su color pálido, piel lisa que carece de papilomatosis y glándulas sebáceas ectópicas, reabsorción parcial de los labios menores y adelgazamiento del vello.

dad sexual frecuente pueden tener cierto efecto protector contra la atrofia vaginal. El cuello uterino por lo general se sitúa en la pared anterior proximal de la vagina, y la pequeña bolsaentre el cuello uterino posterior y el vértice de la vagina se denomina *fondo de saco.*

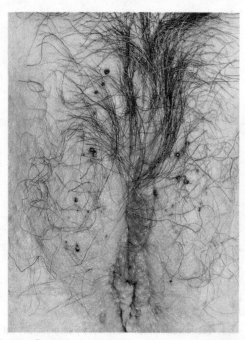

Fig. 1-25. En ocasiones, los angioqueratomas pueden mostrar un color púrpura tan oscuro que parece negro, lo que sugiere de forma errónea el diagnóstico de melanoma nodular.

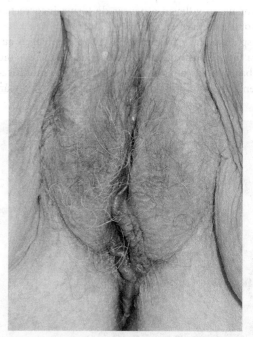

Fig. 1-27. Aunque las mucosas de la mujer posmenopáusica sin tratamiento hormonal sustitutivo son pálidas, los labios mayores con vello suelen estar algo enrojecidos, aunque de forma asintomática, quizá por la presión que se genera al pasar más tiempo sentada y la posibilidad de padecer incontinencia urinaria.

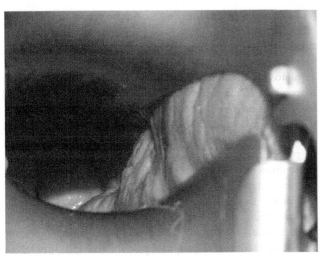

Fig. 1-28. Las vaginas con producción adecuada de estrógenos son de color rosado, húmedas, con rugosidades en las paredes.

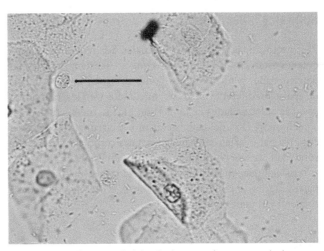

Fig. 1-29. Este montaje húmedo de una mujer premenopáusica sana muestra células epiteliales grandes, maduras, planas, a menudo plegadas; lactobacilos y menos de un leucocito (*flecha*) por cada célula epitelial.

La vagina tiene una presencia abundante de microorganismos colonizadores. Los lactobacilos predominan en la vagina con una producción adecuada de estrógenos, pero algunas especies de *Peptostreptococcus*, *Clostridium*, *Bacteroides*, *Fusobacterium*, *Prevotella*, *Propionibacterium*, *Eubacterium*, *Actinomyces*, *Veillonella*, *Bifidobacterium* y algunos difteroides son anaerobios adicionales.[8,9] Los aerobios que a veces se encuentran en cantidades muy pequeñas son *Staphylococcus aureus*, *Staphylococcus epidermidis*, *Enterococcus faecalis*, *Actinomyces*, *Escherichia coli*, *Streptococcus* del grupo B y algunas especies de *Klebsiella*, *Proteus* y *Enterobacter*.[10] Estos aerobios pueden actuar como patógenos oportunistas cuando se encuentran en grandes cantidades. Debido al ácido láctico producido por los lactobacilos, las secreciones vaginales suelen ser ácidas, con un pH de 3.5 a 5.

En un estudio se constató que hasta el 16% de las mujeres premenopáusicas asintomáticas también albergaban *Candida albicans*[10] y, tras el uso de antibióticos, esta cifra aumentaba al 37%.[11] En un informe reciente se descubrió que el 22% de las mujeres embarazadas presentan colonización,[12] y la diabetes es un factor de riesgo bien conocido.[13,14]

La evaluación microscópica de las secreciones vaginales es crucial para el diagnóstico de la vaginitis. Solo la candidiasis y lastricomonas se diagnostican con mayor sensibilidad mediante cultivos más costosos o estudios moleculares. Las secreciones se derivan del moco, las células epiteliales descamadas y las bacterias. Cuando se ven al microscopio, las secreciones vaginales con estrógenos normales revelan células epiteliales grandes, maduras, aplanadas, con núcleos pequeños, múltiples lactobacilos y uno o menos leucocitos por célula epitelial (**fig. 1-29**). Los bordes de las células epiteliales deben ser nítidos y definidos, sin un aspecto irregular y granular como el de una célula que indica vaginosis bacteriana. Los factores micóticos y *Trichomonas* deben estar ausentes. El pH de las secreciones vaginales debe ser inferior a 5.

Una reacción inespecífica a la inflamación de la vagina son las máculas rojas monomorfas de 1 a 2 mm, semejantes al «cuello uterino en fresa» típico, aunque no específico, de la infección por tricomonas.

Variantes normales

La mucosa vaginal, al igual que la vulva, presenta diversos grados de eritema normal, por lo que puede ser difícil utilizarla como criterio para valorar el grado de inflamación. Un método que se emplea para evaluar las anomalías vaginales sutiles es el examen microscópico de las secreciones vaginales (*véanse* caps. 4 y 15). La presencia de más de un leucocito por célula epitelial es indicativa de inflamación. Sin embargo, la inflamación puede ser vaginal o cervical.

Las paredes vaginales varían de una paciente a otra. Las rugosidades pueden ser sutiles o tener muchos pliegues. En algunas ocasiones puede haber papilomatosis en la vagina (**fig. 1-30**). Aunque debe considerarse también la posibilidad de una infección vaginal por el VPH, las papilas difusas también pueden ser un hallazgo normal con las sondas de VPH negativas y no se requiere tratamiento.

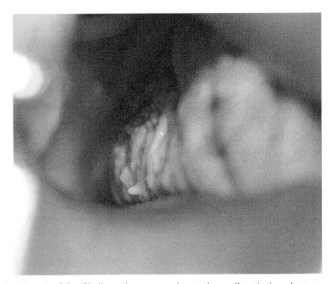

Fig. 1-30. Similar a lo que sucede con la papilomatosis vulvar, en algunas ocasiones la vagina presenta papilas.

Genitales masculinos

El aspecto de las estructuras normales del pene difiere entre quienes están circuncidados y los que no lo están. Además, las enfermedades genitales de los hombres tienen una frecuencia de aparición diferente en los circuncidados y en los incircuncisos. Las enfermedades de la piel son mucho menos frecuentes en el hombre circuncidado; asimismo, la circuncisión suele ser curativa para varias enfermedades, tales como el liquen escleroso y la balanitis pluricelular (balanitis de Zoon).

Los genitales masculinos abarcan el monte del pubis en la parte anterior, el perineo en la posterior, el escroto en la posterolateral y el pene en la medial.

Pene

El pene está compuesto por estructuras ectodérmicas, mesodérmicas y endodérmicas (fig. 1-31). Las tres principales estructuras eréctiles cilíndricas están rodeadas por una densa cápsula fibrosa blanca: la túnica albugínea. Estas tres estructuras son los cuerpos dorsales pares, denominados *cuerpos cavernosos*, y el cuerpo esponjoso ventral de la línea media. La uretra atraviesa la raíz y el cuerpo del pene. En la cara distal del pene se encuentra el glande, y al borde de este último se le denomina *corona*, el cual separa el glande del cuerpo. El cuerpo del pene está cubierto por epitelio queratinizado y en el glande hay piel mucosa modificada. La abertura en forma de hendidura en el extremo distal del glande es el meato uretral externo.

En la parte distal del pene, la piel suprayacente se pliega para formar el prepucio; este, a su vez, cubre el glande. La *circuncisión* es la extirpación quirúrgica del prepucio. Durante años ha habido acalorados debates sobre los beneficios y los riesgos que conlleva la circuncisión. El dolor, las cicatrices y la posible infección en los niños recién nacidos se ha ponderado frente al mayor riesgo de contraer el virus de la inmunodeficiencia humana y otras enfermedades de transmisión sexual.[15] Además, el riesgo de carcinoma escamocelular en los niños incircuncisos (leve, pero superior al riesgo en los circuncidados) y la dificultad para la higiene son factores a favor de la circuncisión. Más recientemente, se ha comprobado que las dermatosis como el liquen plano erosivo y el liquen escleroso aparecen de forma casi exclusiva en el pene incircunciso y que la circuncisión protege contra las enfermedades de transmisión sexual y la candidiasis. Sin embargo, el debate continúa y muchos afirman que los riesgos, el dolor y la ética de realizar un procedimiento electivo en un menor que no puede dar su consentimiento superan los pequeños riesgos asociados a tener un pene intacto para la población general de un país industrializado.[16] La Canadian Paediatric Society ya no recomienda este procedimiento de forma sistemática de todos los niños.[17] En Alemania, la circuncisión de un niño menor de 14 años sin indicación médica es ilegal y se considera un daño corporal.[18]

En la cara ventral del glande se encuentra el pliegue medio o rafe, que se extiende desde la parte inferior del orificio de la uretra hasta la base del glande y constituye la zona de fusión.

Al nacer, el monte del pubis, la almohadilla de tejido graso anterior al pene y al escroto, se caracteriza por un vello fino. A medida que se acerca la pubertad, se desarrolla el vello terminal. Además, las glándulas apocrinas muestran mayor desarrollo durante este período. El pene contiene glándulas sudoríparas apocrinas y ecrinas; en ocasiones, se observan glándulas sebáceas ectópicas.

Variantes normales

Las glándulas sebáceas ectópicas a lo largo del cuerpo del pene se llaman *manchas de Fordyce* (fig. 1-32). Las glándulas sebáceas ectópicas situadas en el cuerpo ventral distal adyacente al frenillo se denominan *glándulas de Tyson*. Las glándulas sebáceas pueden confundirse con verrugas genitales o molusco contagioso. Además, las pápulas perladas del pene se encuentran hasta en el 78% de los hombres (figs. 1-33 y 1-34) y son mucho

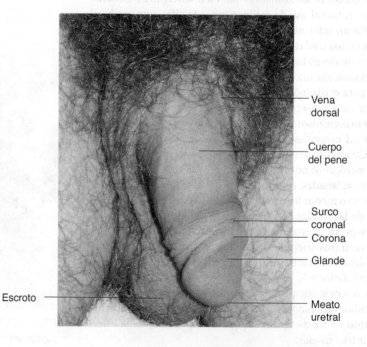

Vena
dorsal

Cuerpo
del pene

Surco
coronal

Corona

Glande

Escroto

Meato
uretral

Fig. 1-31. Pene y escroto sin anomalías.

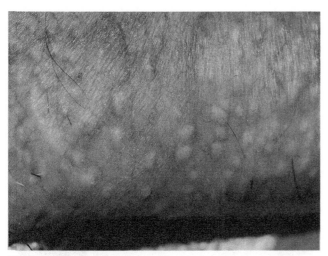

Fig. 1-32. Las pápulas separadas del color de la piel, blancas o amarillas en el cuerpo del pene son características de las glándulas sebáceas ectópicas, también llamadas *manchas de Fordyce*.

más frecuentes en los hombres incircuncisos y en los jóvenes.[19] Se trata de pápulas pequeñas (de 1 a 2 mm), blandas, monomorfas y del color de la piel que aparecen en hileras alrededor del borde de la corona (*véase* cap. 7). A veces hay varias hileras paralelas. Estas pápulas se pueden alargar y formar papilas con puntas redondeadas. En raras ocasiones, pueden aparecer pápulas perladas en el glande o en el cuerpo del pene, donde el diagnóstico es menos evidente. Al igual que la papilomatosis vestibular, las pápulas perladas del pene se han confundido con infecciones por el VPH, pero se ha comprobado que estas pápulas monomorfas en una distribución característica no tienen relación con dicha infección viral. En el caso de aquellos hombres que desean tratar estas lesiones por motivos estéticos, el láser de CO_2 ha mostrado ser beneficioso,[20] al igual que el láser de CO_2 fraccionado,[21] el láser de colorante por impulsos,[22]

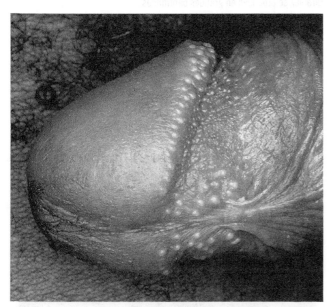

Fig. 1-33. Las pápulas monomorfas perladas, diminutas, del color de la piel a hipopigmentadas y que rodean la corona del glande en una o más hileras son características de las pápulas perladas del pene.

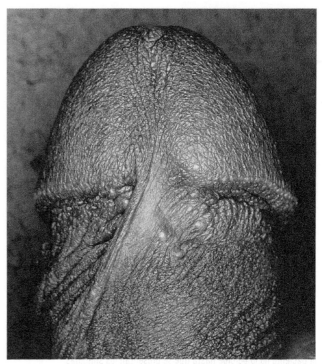

Fig. 1-34. Estas pápulas perladas del color de la piel se encuentran principalmente en los hombres incircuncisos y pueden ser sutiles.

el láser erbio:granate de itrio y aluminio,[23] la circuncisión[24] y la crioterapia.[25]

En ocasiones, los folículos pilosos del cuerpo son prominentes, lo que dificulta su diferenciación de las verrugas, las glándulas de Tyson y las pápulas perladas.

Escroto

El escroto está formado por dos bolsas que están separadas por un tabique y recubiertas de epitelio plano queratinizado. Los testículos descansan dentro de las bolsas, unidos por los conductos deferentes. El escroto, de superficial a profundo, está conformado por una capa externa de piel, el músculo (liso) dartos, la fascia espermática externa con el músculo (esquelético) cremastérico, la fascia espermática interna y la túnica vaginal del testículo.

Variantes normales

En el escroto son frecuentes las crestas o pliegues de la piel denominados *rugosidades*, aunque algunos hombres presentan una piel escrotal lisa. El color del escroto puede variar del eritema moderado a coincidir con el resto de la piel. La coloración roja del escroto puede variar: muchos tienen epitelios del color de su piel, mientras otros presentan eritema **(fig. 1-35)**. Como ocurre en las mujeres, el eritema puede no apreciarse hasta que el paciente experimenta síntomas. De igual forma, tanto el paciente como el médico interpretan erróneamenteeste enrojecimiento como una señal patológica de inflamación. La hiperpigmentación fisiológica es frecuente, generalizada o con acentuación en el rafe medio **(fig. 1-36)**.

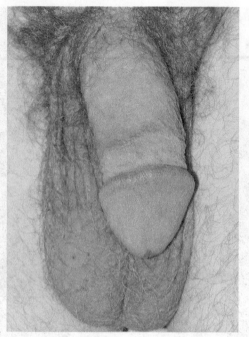

Fig. 1-35. El eritema del escroto es frecuente y normal, pero a menudo el paciente no lo percibe hasta que se presentan los síntomas.

Los *angioqueratomas* son tumores vasculares frecuentes en el escroto que oscilan entre 1 y 3 mm de diámetro y que suelen ser de color rojo o púrpura, aunque a veces son casi negros (fig. 1-37). Algunos hombres presentan nódulos firmes del color de su piel o blancos que constituyen quistes epidérmicos escrotales inofensivos (fig. 1-38). Los quistes epidérmicos aparecen en la piel perianal de ambos sexos (fig. 1-39).

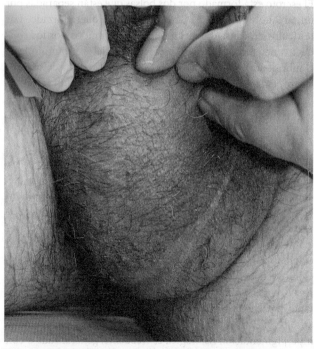

Fig. 1-36. La hiperpigmentación fisiológica puede presentarse en el escroto de algunos pacientes, así como cerca del borde rectal.

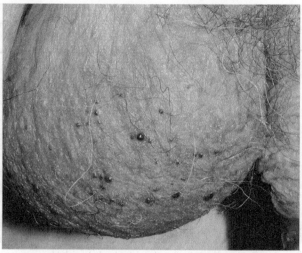

Fig. 1-37. Los angioqueratomas son tumores vasculares de aparición frecuente e inofensivas en el escroto, así como en los labios mayores de las mujeres.

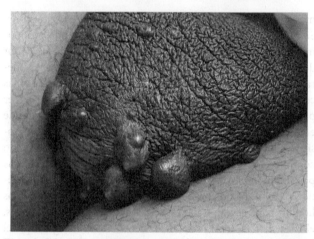

Fig. 1-38. Aunque los quistes epidérmicos escrotales son frecuentes, rara vez se producen en grandes cantidades.

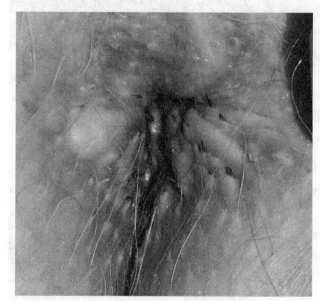

Fig. 1-39. Los quistes epidérmicos se producen en la piel perianal tanto de los hombres como de las mujeres. Los comedones suprayacentes se ven fácilmente en este hombre.

REFERENCIAS

1. van Beurden M, van der Vange N, de Craen AJ, et al. Normal findings in vulvar examination and vulvoscopy. *Br J Obstet Gynaecol.* 1997;104:320-324.

2. Diaz Gonzales JM, Martinez Luna E, Pena Romero A, Molina Hernandez A, Dominguez Cherit J. Vestibular papillomatosis is a normal vulvar anatomical condition. *Dermatol Online J.* 2013;19:20032.

3. Beznos G, Coates V, Focchi J, et al. Biomolecular study of the correlation between papillomatosis of the vulvar vestibule in adolescents and human papillomavirus. *Scientific World Journal.* 2006;12(6):628-636.

4. Santoso JT, Likes W. Colposcopic acetowhitening of vulvar lesion: a validity study. *Arch Gynecol Obstet.* 2015;292:387-390.

5. Crouch NS, Deans R, Michala L, Liao LM, Creighton SM. Clinical characteristics of well women seeking labial reduction surgery: a prospective study. *BJOG.* 2011;118:1507-1510.

6. Shaw D, Lefebvre G, Bouchard C, et al. Female genital cosmetic surgery. *J Obstet Gynaecol Can.* 2013;35:1108-1114.

7. Wiesmeier E, Masongsong EV, Wiley DJ. The prevalence of examiner-diagnosed clitoral hood adhesions in a population of college-aged women. *J Low Genit Tract Dis.* 2008;12:307-310.

8. Lamont RF, Sobel JD, Akins RA, et al. The vaginal microbiome: new information about genital tract flora using molecular based techniques. *BJOG.* 2011;118:533-549.

9. Hoffman B. *Williams Gynecology.* 2nd ed. McGraw-Hill Medical; 2012:65. ISBN 978–0071716727.

10. Sharma H, Tal R, Clark NA, Segars JH. Microbiota and pelvic inflammatory disease. *Semin Reprod Med.* 2014;32(1):43-49.

11. Pirotta MV, Garland SM. Genital Candida species detected in samples from women in Melbourne, Australia, before and after treatment with antibiotics. *J Clin Microbiol.* 2006;44:3213-3217.

12. Payne MS, Cullinane M, Garland SM, et al. Detection of Candida spp. in the vagina of a cohort of nulliparous pregnant women by culture and molecular methods: is there an association between maternal vaginal and infant oral colonisation? *Aust N Z J Obstet Gynaecol.* 2016;56:179-184.

13. Gunther LSA, Martins HPR, Gimenes F, de Abreu ALP, Consolaro MEL, Svidzinski TIE. Prevalence of Candida albicans and non-albicans isolates from vaginal secretions: comparative evaluation of colonization, vaginal candidiasis and recurrent vaginal candidiasis in diabetic and non-diabetic women. *Sao Paulo Med J.* 2014;132:116-120.

14. Chatzivasileiou P, Vyzantiadis TA. Vaginal yeast colonisation: from a potential harmless condition to clinical implications and management approaches-A literature review. *Mycoses.* 2019;62:638-650.

15. Matoga M, Hosseinipour MC, Jewett S, Hoffman IF, Chasela C. Effects of HIV voluntary medical male circumcision programs on sexually transmitted infections. *Curr Opin Infect Dis.* 2021;34:50-55.

16. Earp BD. Male or female genital cutting: why 'health benefits' are morally irrelevant. *J Med Ethics.* 2021. doi:10.1136/medethics-2020-106782. Online ahead of print.

17. Sorokan ST, Finlay JC, Jefferies AL; Canadian Paediatric Society, Fetus and Newborn Committee, Infectious Diseases and Immunization Committee. Newborn male circumcision. *Paediatr Child Health.* 2015;20:311-320.

18. Rübben I, Rübben H. [Phimosis]. *Urologe A.* 2012;51:1005-1016.

19. Michajłowski I, Sobjanek M, Michajłowski J, Włodarkiewicz A, Matuszewski M. Normal variants in patients consulted in the Dermatology Clinic for lesions of the male external genitalia. *Cent European J Urol.* 2012;65:17-20.

20. Lane JE, Peterson CM, Ratz JL. Treatment of pearly penile papules with CO_2 laser. *Dermatol Surg.* 2002;28:617-618.

21. Gan SD, Graber EM. Treatment of pearly penile papules with fractionated CO_2 laser. *J Clin Aesthet Dermatol.* 2015;8:50-52.

22. Sapra P, Sapra S, Singh A. Pearly penile papules: effective therapy with pulsed dye laser. *JAMA Dermatol.* 2013;149:748-750.

23. Baumgartner J. Erbium: yttrium-aluminium-garnet (Er:YAG) laser treatment of penile pearly papules. *J Cosmet Laser Ther.* 2012;14:155-158.

24. Agha K, Alderson S, Samraj S, et al. Pearly penile papules regress in older patients and with circumcision. *Int J STD AIDS.* 2009;20:768-770.

25. Honigman AD, Dubin DP, Chu J, Lin MJ. Management of pearly penile papules: a review of the literature. *J Cutan Med Surg.* 2020;24:79-85.

LECTURAS RECOMENDADAS

Aldahan AS, Brah TK, Nouri K. Diagnosis and management of pearly penile papules. *Am J Mens Health.* 2018;12:624-627.

Bossio JA, Pukall CF, Steele S. A review of the current state of the male circumcision literature. *J Sex Med.* 2014;11:2847-2864.

Michajłowski I, Sobjanek M, Michajłowski J, Włodarkiewicz A, Matuszewski M. Normal variants in patients consulted in the Dermatology Clinic for lesions of the male external genitalia. *Cent European J Urol.* 2012;65:17-20.

Sadowsky LM, Socik A, Burnes A, Rhodes AR. Genital angiokeratomas in adult men and women: prevalence and predisposing factors. *J Cutan Med Surg.* 2019;23:513-518.

Santoso JT, Likes W. Colposcopic acetowhitening of vulvar lesion: a validity study. *Arch Gynecol Obstet.* 2015;292:387-390.

van Beurden M, van der Vange N, de Craen AJ, et al. Normal findings in vulvar examination and vulvoscopy. *Br J Obstet Gynaecol.* 1997;104:320-324.

http://www.racgp.org.au/afp/2013/may/penile-appearance/a survey of penile lumps and bumps, normal and abnormal.

PETER J LYNCH

El diagnóstico de los trastornos cutáneos genitales a partir de las características morfológicas (*véase* la justificación de este abordaje más adelante) requiere que se comprendan y se utilicen dos elementos. Se trata de la «terminología» (la definición de los términos utilizados para la descripción morfológica de las lesiones mucocutáneas) y la «clasificación» (la ordenación de las enfermedades descritas por esta terminología en categorías específicas).

Terminología

Las definiciones que se incluyen aquí representan las preferencias de los autores y son muy similares, aunque no necesariamente idénticas, a las que se encuentran en los libros de texto tradicionales de dermatología. Las pequeñas diferencias, cuando sucedan, no interferirán con el uso de la clasificación diagnóstica que sigue. Nótese específicamente que cuando se proporcionan medidas de tamaño dentro de las definiciones de las lesiones, se trata de medidas aproximadas y no exactas. Por este motivo, puede producirse un solapamiento sin importancia entre las lesiones más pequeñas y las más grandes.

Sustantivos (lesiones primarias)

Mácula

La *mácula* es un área pequeña (1.5 cm o menos) no elevada ni palpable con cambio de color (**fig. 2-1**). La superficie de las máculas suele ser lisa, aunque puede haber una pequeña cantidad de escamas muy finas que apenas se detectan.

Parche

El *parche* es un área de mayor tamaño (> 1.5 cm) no elevada ni palpable con cambio de color (**fig. 2-2**). Puede considerarse como un aumento bidimensional (longitud y ancho) del tamaño de la mácula. Como se mencionó, la superficie suele ser lisa, pero a veces puede haber una pequeña cantidad de escamas muy finas.

Pápula

La *pápula* es una lesión pequeña (1.5 cm o menos) y palpable (**fig. 2-3**). Por lo general, pero no siempre, la pápula está elevada de forma visible por encima de la superficie del tejido circundante. Las lesiones no elevadas, pero palpables, contenidas completamente dentro de la piel siguen denominándose *pápulas*. La pápula puede considerarse un aumento unidimensional (de grosor) del tamaño de la mácula. Las pápulas pueden ser de superficie lisa o rugosa. La rugosidad de la superficie de una pápula se debe a la presencia de escamas o costras (*véanse* las definiciones más adelante).

Placa

La *placa* es una lesión palpable de gran tamaño (> 1.5 cm) y de superficie plana (**fig. 2-4**). Puede considerarse un aumento bidimensional (longitud y ancho) del tamaño de la pápula. Las placas suelen estar, aunque no siempre, elevadas por encima de la superficie del tejido circundante. En cuanto a las pápulas, las lesiones intracutáneas palpables se denominan *placas*, estén o no elevadas. Asimismo, las placas pueden ser de superficie lisa o rugosa. La rugosidad de la superficie de una placa se debe a la presencia de escamas o costras (*véanse* las definiciones más adelante).

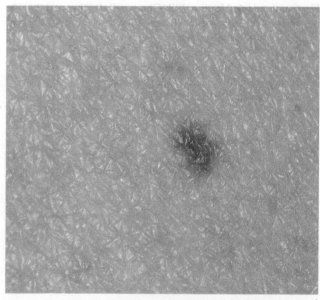

Fig. 2-1. Este pequeño nevo es una mácula que solo muestra cambios de color, no es palpable y no presenta cambios en la superficie.

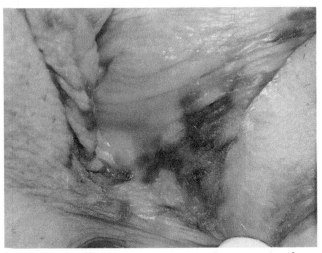

Fig. 2-2. El parche es un área más grande únicamente con cambio de color, tal como este parche irregular de color marrón y negro de la lentiginosis genital.

Nódulo

El nódulo es una lesión palpable de gran tamaño (> 1.5 cm) **(fig. 2-5)**; puede considerarse un aumento tridimensional (longitud, ancho y grosor) del tamaño de la pápula. Los nódulos suelen ser de superficie lisa.

Vesícula

La *vesícula* es una ampolla pequeña (1.0 cm o menos) llena de líquido **(fig. 2-6)**. Se puede considerar como una pápula repleta de líquido, el cual suele estar tabicado. Las pápulas en las que el contenido no esté tabicado se conocen como *habones*. Los habones solo aparecen en caso de urticaria y en las placas urticariales. Por lo general, las vesículas y los habones pueden diferenciarse de manera visual. Sin embargo, también es posible identificarlos al observar que, cuando se perfora la superficie de una ampolla, el líquido sale y la parte superior de esta se hunde. Cuando se perfora un habón, puede aparecer

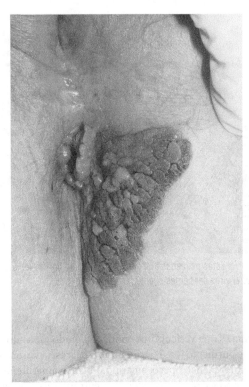

Fig. 2-4. La placa es una superficie grande palpable, como esta zona pigmentada extensa de infección por el virus del papiloma humano.

una gota de líquido en la superficie, pero la pápula permanece como estaba antes de la perforación. Cuando la superficie de una vesícula se ha eliminado o desintegrado, la depresión poco profunda que queda se define como *erosión* (*véase* la definición más adelante). La superficie de esta erosión puede ser roja y húmeda, o bien, estar cubierta por una costra.

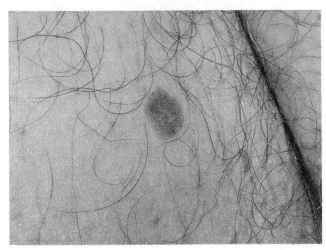

Fig. 2-3. Este nevo está elevado y es palpable, por lo que se trata de una pápula.

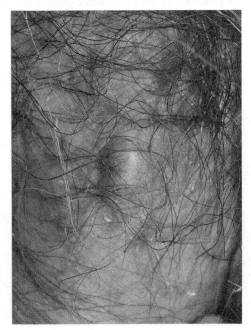

Fig. 2-5. Este quiste epidérmico es un nódulo característico; una lesión redonda de superficie lisa y de mayor tamaño.

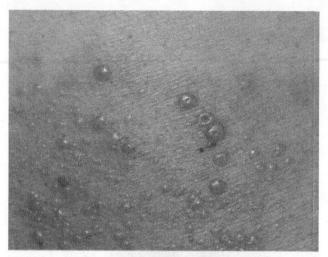

Fig. 2-6. Estas pequeñas ampollas llenas de líquido son vesículas causadas por el virus del herpes simple.

Pústula

La *pústula* es una vesícula que contiene líquido tabicado y visiblemente purulento (**fig. 2-7**). En otras palabras, la lesión se percibe de color blanco opaco, amarillo o blanco amarillento. Este color se produce por la presencia de neutrófilos y otros leucocitos. Es importante tener en cuenta que la vesícula puede enturbiarse a medida que envejece. Este cambio no la convierte en una pústula. Para ser una pústula, la ampolla debe haber sido purulenta desde su aparición.

Ampolla

La *ampolla* es una vesícula grande (> 1.0 cm) (**fig. 2-8**). En este caso, el líquido también está tabicado. Por lo general, el líquido se encuentra en un compartimento único que ocupa toda la lesión. Sin embargo, en raras ocasiones pueden confluir las vesículas adyacentes para formar una ampolla multitabicada. A medida que las ampollas envejecen, pueden volverse tur-

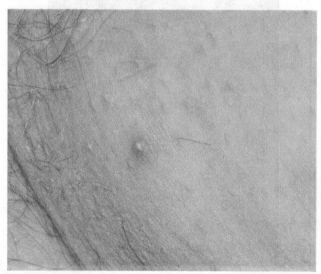

Fig. 2-7. Las pústulas son ampollas llenas de pus y casi siempre son pequeñas, como se observa en este paciente con foliculitis.

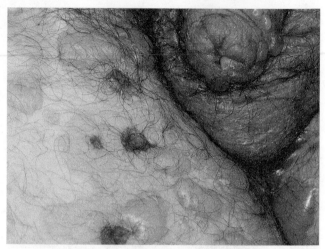

Fig. 2-8. Las ampollas son más grandes y están llenas de líquido; son características de la mayoría de las enfermedades inmunoampollosas, como el penfigoide ampolloso y el pénfigo vulgar.

bias (*véase* «Pústula» más arriba). Cuando la superficie de una ampolla se ha eliminado o desintegrado, la depresión superficial que queda se define como *erosión*. La superficie de esta erosión puede ser roja y húmeda, o bien, estar cubierta de costra.

Erosión

La *erosión* es una lesión poco profunda en la superficie de la piel (**fig. 2-9**). En este contexto, «poco profunda» significa que la epidermis está ausente pero que la lesión no se extiende de manera más profunda al componente dérmico de la piel. La

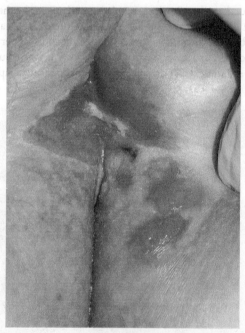

Fig. 2-9. La parte superior de la ampolla del penfigoide mucoso benigno se desprendió de la superficie, dejando la característica erosión superficial con una base roja.

base de una erosión puede ser roja y húmeda, o bien, estar cubierta por una costra. La costra, cuando está presente, es de color amarillo; también se puede desintegrar y se desprende con bastante facilidad. Si la costra es roja en lugar de amarilla, significa que la lesión es más profunda (*véase* «Úlcera» más adelante). Las erosiones pueden ser resultado de dos mecanismos. En primer lugar, pueden desarrollarse como consecuencia de traumatismos. En la mayoría de los casos, estos se deben al rascado intenso. Las erosiones que se producen como consecuencia de traumatismos suelen tener una forma lineal o angular. Por otro lado, las erosiones pueden ser atraumáticas. Estas suelen producirse cuando la parte superior de la vesícula o de la ampolla se ha desprendido o desintegrado. La forma de las erosiones atraumáticas suele ser redonda y a menudo hay un borde fino periférico de escamas. Este tipo de descamación se denomina *descamación en collarete,* la cual se produce por fragmentos de la parte superior periférica de la ampolla que permanecen intactos en el borde de una ampolla anterior.

Fisura

La *fisura* es un subtipo de erosión atraumática en la que se produce una grieta lineal fina (< 1 mm de ancho) dentro o a través del epitelio (**fig. 2-10**). La fisura se presenta clínicamente como una línea roja fina; debido a su estrechez, puede que no sea identificada como una alteración real de la superficie de la piel, a menos que se utilice un lente de aumento. Por lo general, las fisuras surgen en el contexto de una superficie epitelial que se encuentra muy seca. Las fisuras pueden considerarse análogas a la superficie agrietada que suele observarse en el lecho seco de un estanque o arroyo.

Úlcera

La *úlcera* es una depresión profunda de la superficie de la piel (**fig. 2-11**). La lesión tiene mayor profundidad que una erosión y se extiende hasta el tejido conjuntivo dérmico, e incluso lo atraviesa. Estas lesiones más profundas implican un daño significativo de los vasos sanguíneos y, por ende, la base de la úlcera

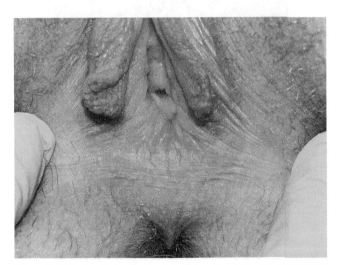
Fig. 2-10. Las líneas finas y las grietas de las fisuras se producen cuando la piel o los pliegues cutáneos frágiles se irritan o se frotan.

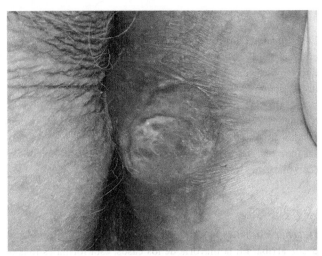
Fig. 2-11. La presión crónica ha producido una úlcera mucho más profunda que una erosión; asimismo, la grasa es visible en la base.

puede tener costras que contienen tanto pigmento hemo como proteínas plasmáticas. Por esta razón, la costra puede ser roja, azul o negra. Cuando también existe una cantidad considerable de fibrina, la costra suele ser negra y estar bastante adherida a la base de la úlcera; dicha costra se conoce como *escara*.

Adjetivos aplicados a los sustantivos (lesiones primarias) enumerados anteriormente

Características de la superficie

La superficie de las lesiones primarias puede ser lisa o rugosa. La lesión lisa significa que no se pueden ver ni palpar las escamas o costras. La superficie rugosa a la palpación implica que hay escamas o costras. No obstante, se debe tener en cuenta que la rugosidad puede mejorar temporalmente debido a intervenciones del paciente tales como la aplicación de lubricantes, el tratamiento con cremas o ungüentos, o el secado con toalla después de bañarse. Antes de decidir que la superficie de una lesión es lisa, deben obtenerse los antecedentes del paciente en relación con las intervenciones antes mencionadas. La superficie rugosa es resultado de la formación de escamas o costras. Las escamas se deben al exceso de queratina en la superficie de una lesión. Por lo general, se producen debido a una hiperproliferación epitelial. Las escamas suelen ser visibles en forma de «polvo» gris, blanco o plateado en la superficie de una lesión; sin embargo, las rugosidades palpables sin coloración también se deben a las escamas. Obsérvese que cuando las escamas gruesas están húmedas, como ocurre frecuentemente en la zona genital, se vuelven blancas. Las escamas finas, en presencia de humedad, pueden volverse poco evidentes a la vista y solo son reconocibles por una ligera rugosidad a la palpación. La costra se debe a la presencia de proteínas plasmáticas que quedan tras la evaporación del componente acuoso del plasma. Es producto de una lesión epitelial (erosión o úlcera). La costra siempre es visible y suele ser amarilla pero, cuando hay pigmento hemo debido al daño vascular, puede ser roja, azul o negra.

Márgenes

Los *márgenes* constituyen la zona de transición que se observa entre el tejido sano y el lesionado. Esta transición se puede hacer más evidente si se observa un corte transversal vertical de la piel en la transición entre el tejido sano y el lesionado. Esta transición puede ser muy marcada (márgenes definidos) o indeterminada (márgenes difusos). Los márgenes pueden resultar útiles para distinguir las enfermedades papuloescamosas (con márgenes definidos) de las enfermedades eccematosas (con márgenes difusos).

Configuración

La *configuración* es la forma de las lesiones cuando son vistas desde arriba. En la mayoría de los casos, esta forma es más o menos redonda. En algunas lesiones se puede presentar una configuración que se podría describir como giratoria o rotatoria (serpiginosa), sobre todo en las lesiones urticariales. Las configuraciones lineales y anguladas sugieren una causa traumática, especialmente aquellas debidas al rascado. Las configuraciones anulares pueden tener un borde periférico estrecho que está más elevado que el centro de la lesión. De igual manera, si el borde no está elevado, este puede ser simplemente de un color diferente (generalmente rojo) comparado con el del centro (por lo regular, café claro, marrón o del color de la piel).

Color

El verdadero color de las lesiones puede ser difícil de determinar por numerosas razones. En primer lugar, no hay que tener en cuenta el color de la escama o la costra. Las escamas gruesas ocultan el verdadero color de la lesión subyacente. En esta situación, el color real debe determinarse observando la periferia de la lesión (donde suele haber menos escamas) o raspando un poco de la escama. En segundo lugar, hay que ignorar el color de la costra. Por lo tanto, una erosión con costra amarilla no es una lesión amarilla y una úlcera cubierta de escara no es un melanoma. En realidad, no es necesario describir el color de una erosión o de una úlcera, ya que estas lesiones se clasifican simplemente como erosiones o úlceras (*véase* la sección «Clasificación» más adelante). En tercer lugar, el término «del color de la piel» se utiliza en comparación con el color de la piel sana del paciente. Una lesión del color de la piel puede parecer erróneamente marrón en una persona muy pigmentada y falsamente blanca en una persona de tez muy clara. Una lesión es del color de la piel solo cuando la tonalidad coincide con la de la piel adyacente no lesionada. En cuarto lugar, las lesiones de color rojo son mucho menos evidentes en aquellos pacientes con piel oscura por razones étnicas, hasta el punto en el que el eritema puede ser casi imperceptible. Esta misma situación se presenta en los individuos muy bronceados, al igual que en ciertas localizaciones como la región anogenital, que puede encontrarse hiperpigmentada de forma secundaria como consecuencia de factores hormonales.

Terminología especial relacionada con las enfermedades eccematosas

La terminología relacionada con las enfermedades eccematosas suele ser confusa y materia de debate. Esto resulta particularmente confuso para los médicos que no son dermatólogos. Por este motivo, en este capítulo se incluyen las preferencias terminológicas de los autores sobre las enfermedades eccematosas. Además, se debe tener en cuenta que algunos médicos utilizan el término «eccema» como sinónimo de «dermatitis atópica». Los autores no están de acuerdo con este uso y prefieren utilizar «eccema» para referirse a un grupo de trastornos que comparten las características morfológicas que se comentan en los siguientes tres párrafos.

Eccema

En este libro, «eccema» se utiliza como sinónimo de la palabra «dermatitis». Las lesiones eccematosas (o por dermatitis) hacen referencia a un patrón morfológico de enfermedad caracterizado por la presencia de pápulas y placas rojas descamadas y mal delimitadas, las cuales muestran indicios de alteración epitelial o liquenificación. Estas lesiones también suelen ser pruriginosas y se pueden acompañar de rasguños o erosiones que se producen al rascarse.

Disrupción epitelial

La disrupción epitelial se identifica por la presencia de excoriaciones, fisuras, exudado y costras amarillas (figs. 2-12 y 2-13). Sin embargo, si la cantidad de líquido que gotea sobre la superficie es mínima, es posible que las escamas se tornen ligeramente amarillas en lugar de formar una costra real.

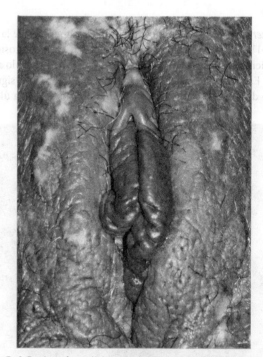

Fig. 2-12. La enfermedad eccematosa se caracteriza a menudo por una disrupción epitelial, en este caso por rascado, como se ve en estas excoriaciones, que son erosiones irregulares producidas por las uñas.

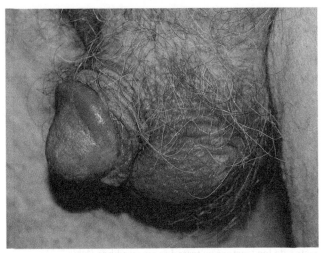

Fig. 2-13. La exudación de la piel que se observa en el glande es un signo más sutil de disrupción epitelial en el paciente con enfermedad eccematosa.

Liquenificación

La *liquenificación* se refiere a la presencia de piel que está palpablemente engrosada y de superficie rugosa que muestra marcas cutáneas prominentes **(fig. 2-14)**. La rugosidad de la liquenificación se debe a las escamas superficiales compactadas. Cuando la escama de la liquenificación está seca, oculta parcialmente el eritema a partir de la inflamación subyacente y suele dar a la superficie de la lesión un color rojo oscuro, gris o plateado. Sin embargo, cuando la escama de liquenificación compactada está húmeda, como ocurre a menudo en la región anogenital, el color puede ser blanco. La liquenificación puede estar

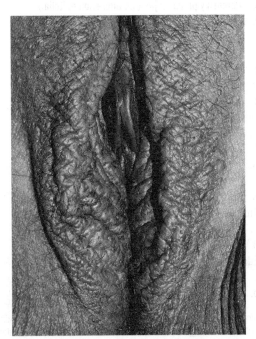

Fig. 2-14. Lo más frecuente es que la enfermedad eccematosa de la piel genital presente liquenificación, con acentuación de las marcas cutáneas y piel áspera y gruesa a la palpación.

acompañada de excoriaciones; se presenta como una respuesta en forma de callo al roce y rascado crónicos; por lo tanto, se le conoce como el *ciclo comezón-rascado*. Las lesiones liquenificadas pueden surgir de lo que originalmente parecía piel sana. Cuando las lesiones son localizadas, se denomina *liquen simple crónico*; cuando las lesiones son más generalizadas, se llaman *dermatitis atópica* o *neurodermatitis*. La liquenificación también puede superponerse a trastornos subyacentes como el liquen escleroso o la psoriasis.

Clasificación

Justificación del uso de la clasificación

La *clasificación* añade orden y simplicidad a lo que de otro modo sería una larga lista de enfermedades. Las clasificaciones suelen contener categorías en las que se muestran los trastornos que tienen características en común. Dependiendo de la naturaleza de la clasificación utilizada, esta puede o no ayudar a un médico a identificar una enfermedad desconocida. Sin embargo, se debe tener en cuenta que, aunque se identifique y nombre la enfermedad, una lista de enfermedades sin clasificar o sin agrupar complica que el médico pueda encontrar información adicional sobre esta. Por supuesto que en esta situación el médico puede «buscar» la enfermedad, pero encontrarla en su fuente de referencia depende totalmente de la precisión y la exhaustividad del índice del libro de texto o del sitio en línea que se emplee.

Y lo que es más importante, ¿qué ocurre si no se puede identificar fácilmente el trastorno en cuestión y, por lo tanto, no se puede nombrar? Esto les sucede con mucha frecuencia a los profesionales que no son dermatólogos pero tratan trastornos cutáneos genitales. Cuando esto ocurre, no hay forma de encontrar y leer sobre el trastorno sin tener acceso a un atlas y pasar arduamente las páginas hasta encontrar una fotografía que coincida con el aspecto del problema del paciente. Sin duda alguna, este abordaje es extremadamente ineficaz y propenso a errores. En términos sencillos, en un ámbito clínico, el objetivo de la clasificación debería ser ayudar al médico a realizar un diagnóstico. Esta identificación ayudaría a encontrar información adicional sobre la enfermedad en relación con la terapia, la fisiopatología y los análisis necesarios.

Abordajes que pueden utilizarse para la clasificación

Se han utilizado muchos abordajes para crear clasificaciones. Lo más común es que las clasificaciones se basen en la «etiología» o la «patogenia». Sin embargo, suele faltar información sobre estos elementos para al menos algunas de las enfermedades que se pueden incluir en la clasificación. En esta situación, solo una parte de las enfermedades se clasificará de forma lógica; por lo general, el resto deberá agruparse de forma aleatoria. Además, los conocimientos sobre la etiología y la patogenia de las enfermedades cambian rápidamente a medida que se descubre nueva información. Esto significa que será necesario realizar revisiones frecuentes de dicha clasificación, lo que hace que las ediciones anteriores queden desfasadas y, por lo tanto, resulten algo inútiles. No obstante, la clasificación basada en la etiología o en la patogenia se emplea en la mayoría de los principales libros de texto y recursos en línea médicos. Este abordaje puede ser intelectualmente satisfactorio para el autor, pero casi no lo es para el profesional médico.

Un abordaje ligeramente más provechoso para el médico podría ser clasificar los trastornos por la región del cuerpo afectada. Varios libros de texto de dermatología han utilizado esta estrategia. Por ejemplo, al considerar los problemas cutáneos genitales, se podrían clasificar estos trastornos en función de localizaciones específicas dentro de la región anogenital, como trastornos anales, vulvares, clitorídeos, peneanos y escrotales. Este planteamiento es complicado, un tanto ilógico y da lugar a una redundancia considerable, sencillamente porque, como ya se ha dicho, muchas enfermedades cutáneas anogenitales afectan varias de estas localizaciones o incluso a todas.

Abordaje ideal para crear una clasificación de los trastornos cutáneos

Los autores consideran que lo más sensato es clasificar todas las afecciones cutáneas anogenitales visibles en función de la morfología clínica. Esto puede lograrse fácilmente mediante la exploración clínica. Con este abordaje se agrupan las enfermedades en función de las similitudes que comparten. Por lo tanto, una vez descrita la enfermedad con la nomenclatura dermatológica estándar (*véase* la sección «Terminología» más arriba), se puede consultar directamente un único grupo de enfermedades incluidas en la clasificación. Cada grupo tendrá solo un número relativamente pequeño de trastornos. El número de enfermedades incluidas en cada grupo dependerá del nivel de conocimientos del público al que vaya dirigida la clasificación; asimismo, será establecido por la frecuencia con la que los miembros del público elegido puedan encontrarse con un trastorno determinado. Además, la lista debe contener algunas enfermedades poco frecuentes, o incluso raras (como el melanoma), las cuales son demasiado importantes para que el médico las pase por alto o las diagnostique erróneamente. Por último, los trastornos no visibles pero sintomáticos (como el prurito y el dolor) tendrían que clasificarse, por supuesto, con base únicamente en los antecedentes del paciente. Sin embargo, el principio de agrupar los trastornos con base en los síntomas similares seguiría siendo igual que para los trastornos visibles.

Las alteraciones enumeradas dentro de un grupo determinado constituirían esencialmente la lista de diagnósticos diferenciales. Luego, a partir de esa lista y utilizando los conocimientos médicos generales y el sentido común, uno podría elegir rápidamente los principales diagnósticos posibles. A continuación, para elegir entre las mejores opciones, se recurre a un libro de texto o a un sitio web, donde unos minutos de lectura facilitarían reducir las opciones para elegir el mejor diagnóstico. Este abordaje de la clasificación incluso podría permitir al médico hacer un diagnóstico de una enfermedad que nunca antes se había encontrado. Por último, una ventaja muy importante de una clasificación de este tipo es que solo en raras ocasiones será necesario revisarla, ya que se ha creado

utilizando dos aspectos invariables de los trastornos: la presentación clínica y los antecedentes del paciente.

La International Society for the Study of Vulvovaginal Disease (ISSVD) elaboró en el 2011 una clasificación de los trastornos vulvares que está basada en este principio.[1] Algunos de los fundamentos rectores que usó la sociedad para crear esta clasificación fueron 1) la aceptación de los miembros de la ISSVD de cualquier especialidad, 2) la aceptación de los miembros de la ISSVD de cualquier país, independientemente del idioma que se hable, y 3) la simplicidad y concisión suficientes para el uso médico diario. Esta clasificación de la ISSVD (sin la lista de enfermedades que se encuentran en cada grupo) se muestra en la **tabla 2-1**. Dado que esta clasificación funciona de igual manera para las enfermedades anogenitales masculinas, esta clasificación, con algunas modificaciones, es el principio rector de los trastornos tratados en este libro (**tabla 2-2**).

En el 2006, la ISSVD creó otra clasificación de las dermatosis vulvares bastante diferente.[2] En concreto, la clasificación del 2006 se diseñó para utilizarse únicamente en aquellos casos en los que no es posible realizar un diagnóstico basado en el aspecto clínico. En dicha situación, es necesaria una biopsia.

TABLA 2-1

Clasificación clínica de los trastornos cutáneos vulvares de la ISSVD del 2011

1. Lesiones del color de la piel
   a. Pápulas y nódulos del color de la piel
   b. Placas del color de la piel
2. Lesiones rojas: parches y placas
   a. Enfermedades eccematosas y liquenificadas
   b. Parches y placas rojas (sin alteración epitelial)
3. Lesiones rojas: pápulas y nódulos
   a. Pápulas rojas
   b. Nódulos rojos
4. Lesiones blancas
   a. Pápulas y nódulos blancos
   b. Parches y placas blancos
5. Lesiones de color oscuro (marrón, azul, gris o negro)
   a. Parches de color oscuro
   b. Pápulas y nódulos de color oscuro
6. Ampollas
   a. Vesículas y ampollas
   b. Pústulas
7. Erosiones y úlceras
   a. Erosiones
   b. Úlceras
8. Edema
   a. Edema del color de la piel
   b. Edema de color rosado o rojo

Reimpresa con autorización de Lynch PJ, Moyal-Barraco M, Scurry J, Stockdale C. 2011 ISSVD terminology and classification of vulvar dermatological disorders: an approach to clinical diagnosis. *J Low Genit Tract Dis*. 2012;16:139-144.

TABLA 2-2
Clasificación de los trastornos cutáneos anogenitales

1. Lesiones del color de la piel (capítulo 7)
   a. Pápulas y nódulos del color de la piel
   b. Placas del color de la piel
2. Lesiones rojas: parches y placas (capítulo 5)
   a. Enfermedades eccematosas y liquenificadas
   b. Parches y placas papuloescamosos rojos (sin alteración epitelial)
3. Lesiones rojas: pápulas y nódulos (capítulo 6)
   a. Pápulas rojas
   b. Nódulos rojos
4. Lesiones blancas (capítulo 8)
   a. Pápulas y nódulos blancos
   b. Parches y placas blancos
5. Lesiones de color oscuro (marrón, azul, gris o negro) (capítulo 9)
   a. Parches de color oscuro
   b. Pápulas y nódulos de color oscuro
6. Ampollas (capítulo 10)
   a. Vesículas y ampollas
   b. Pústulas
7. Erosiones y úlceras (capítulo 11)
   a. Erosiones
   b. Úlceras
8. Edema (capítulo 12)
   a. Edema del color de la piel
   b. Edema color rosado o rojo
9. Trastornos sin lesiones (solo síntomas) (capítulo 13)
   a. Prurito
   b. Dolor

En la mayoría de los casos, la biopsia permite al patólogo identificar una enfermedad única y específica. Sin embargo, en ocasiones la biopsia solo muestra un «patrón histopatológico» en lugar de un diagnóstico específico. Por ejemplo, el patólogo puede informar un «patrón acantósico» o un «patrón liquenoide». Cuando esto ocurre, la clasificación del 2006 ayuda al médico a realizar una correlación clínico-patológica para llegar a un diagnóstico óptimo. Esta clasificación del 2006 se usa con muy poca frecuencia, por lo que no se muestra aquí.

Diagnóstico

Establecimiento de los criterios para el diagnóstico de los trastornos cutáneos anogenitales

El diagnóstico correcto es imprescindible para brindar atención a los pacientes con cualquier trastorno. Si no se conoce el diagnóstico, no se puede establecer la causa ni garantizar el pronóstico o establecer el tratamiento adecuado. Como se ha indicado anteriormente, en el caso de los pacientes con trastornos cutáneos, casi siempre debe establecerse un diagnóstico provisional con base en la morfología clínica y los síntomas. Si es necesario, este diagnóstico clínico puede confirmarse después mediante procedimientos tales como la biopsia, la citología y el cultivo microbiano (*véase* cap. 4).

Hay dos métodos principales a la hora de utilizar los síntomas y signos clínicos para establecer el diagnóstico provisional: el uso de la memoria visual y el uso de un abordaje determinado morfológicamente. Los dermatólogos, en virtud de su interacción repetida con pacientes que presentan enfermedades tanto frecuentes como inusuales, dependen casi siempre de la memoria visual. Puesto que esto les funciona, emplean sistemáticamente ese mismo abordaje cuando enseñan a los estudiantes de medicina y a otros médicos. De este modo, en el aula o en los cursos de formación médica continua, bombardean a su público con foto tras foto clínica, dejando a los participantes con un revoltijo de imágenes de enfermedades cutáneas imposibles de recordar.

El uso de la memoria visual funciona para el dermatólogo debido a la exposición suficiente y repetitiva a estas anomalías. Sin embargo, otros médicos que atienden a menos pacientes con trastornos mucocutáneos carecen de la oportunidad de un refuerzo visual suficiente para reconocer de forma fiable las enfermedades poco frecuentes. Por analogía, estos médicos se ponen en la situación de alguien que asiste a una gran reunión en la que conoce a muy pocos de los invitados. A pesar de las muchas presentaciones, los nombres de las personas que han conocido desaparecen rápidamente de la memoria. En el mejor de los casos, en un encuentro subsecuente, uno puede recordar un rostro como ligeramente familiar, pero le resulta imposible identificar a la persona por su nombre. El mismo problema se presenta en el ámbito clínico para quien no es dermatólogo. En esta situación, ante un trastorno mucocutáneo no reconocido, se puede recurrir inútilmente a un libro de texto de dermatología convencional o a Internet. Sin embargo, el médico descubre rápidamente que las enfermedades abarcadas están casi siempre organizadas en función de la etiología o la fisiopatología. Claro que esto no sirve de nada, ya que primero hay que conocer el diagnóstico para poder utilizar dicho material. En tal situación, uno puede acabar hojeando las fotografías con la esperanza de localizar una enfermedad que coincida con lo que se acaba de encontrar en la exploración del paciente. En el mejor de los casos, se trata de un abordaje casi al azar; incluso cuando este resulta útil, es un método de diagnóstico ineficaz y, en la mayoría de los casos, impreciso.

Un mejor abordaje, especialmente para las alteraciones cutáneas anogenitales, es el uso de una fuente de información (como este libro de texto) en la que los trastornos se organicen en función de la morfología clínica o los antecedentes del paciente. De este modo, el médico se enfoca en un grupo de enfermedades (*véase* **tabla 2-2**) que comparten aspectos similares. En esta tabla también se identifica el capítulo más adecuado para consultar en este libro. Casi siempre se puede llegar al diagnóstico más probable con la lectura mínima sobre los rasgos diagnósticos característicos de las enfermedades agrupadas, junto con las fotografías clínicas asociadas. Si es necesario, este diagnóstico puede confirmarse mediante una biopsia u otra prueba diagnóstica (*véase* cap. 4). Obsérvese que este abordaje incluso permite al profesional clínico hacer un diagnóstico correcto de un trastorno con el que nunca se ha encontrado.

Por supuesto, para utilizar un abordaje morfológico como este, uno debe ser capaz de describir en términos dermatológicos las características que ha observado en la exploración clínica. No es muy difícil porque, como ocurre con la mayoría de las lenguas «extranjeras», un número relativamente pequeño de palabras puede satisfacer las necesidades básicas. Los términos dermatológicos necesarios para trabajar con este método se enumeran y definen en la sección «Terminología» más arriba.

Una última advertencia: la mayoría de los trastornos mucocutáneos pueden presentarse con más de una morfología. Los autores han optado por abordar este problema situando el análisis principal de la enfermedad según su presentación más prototípica, pero mencionando la enfermedad en otros capítulos en caso de que el trastorno muestre una de sus presentaciones menos frecuentes. Por ejemplo, la hidradenitis supurativa se trata principalmente en el capítulo «Pápulas y nódulos rojos», pero también se menciona en los capítulos sobre úlceras y de nuevo en el capítulo sobre edema.

Abordaje inicial de la anamnesis y la exploración física del paciente

Como ocurre en todos los campos de la medicina, la anamnesis y la exploración física son los dos primeros pasos del diagnóstico. En concreto, estos pasos iniciales en el diagnóstico del componente vulvar de la enfermedad anogenital se han revisado recientemente.[3] El tercer paso, que consiste en utilizar procedimientos diagnósticos para confirmar un diagnóstico clínico, se aborda en el capítulo 4.

Existen al menos dos buenas estrategias que pueden servir para obtener la anamnesis inicial. Algunos médicos prefieren emplear un cuestionario que el paciente puede completar en casa o en la consulta antes del primer contacto con el profesional. La autora (LE) recurre a este abordaje y ha puesto a disposición del lector su cuestionario en su sitio en línea, www.midcharlottedermatologyresearch.com. Esto resulta práctico para el médico, ya que le deja más tiempo para su formación, aunque lo más importante es que le permite al paciente transmitir toda la información con varias preguntas abiertas, la mayoría de las cuales solo son importantes para la comodidad psicológica del paciente. Esto sirve tanto de terapia como de anamnesis. Cualquier médico puede descargarlo, modificarlo y utilizarlo posteriormente. Como alternativa, el autor (PJL) realiza la anamnesis inicial después de llevar al paciente a la sala de exploración pero, sobre todo, antes de pedirle que se desvista. Con cualquiera de las dos alternativas, se realiza una anamnesis más enfocada durante o después de la exploración.

Los dos puntos clave de la exploración física de los pacientes con problemas genitales son la exposición y la iluminación. En primer lugar, en un intento equivocado de proteger el pudor del paciente, algunos médicos permiten de forma errónea que el paciente determine el grado de ropa que debe quitarse. Esto lleva a los pacientes a creer que pueden simplemente quitarse la ropa interior de manera parcial hacia abajo o hacia un lado cuando, en realidad, debe retirarse por completo

toda la ropa que cubre la zona anogenital. En segundo lugar, casi todas las exploraciones deben realizarse con el paciente en decúbito supino sobre la mesa de exploración. Las mujeres pueden ser examinadas en posición de «piernas de rana» o con los pies en los estribos. Se prefiere esta última opción, ya que permite una buena visualización de la región anal. A los hombres se les suele examinar en posición de «piernas de rana», ya que a menudo se resisten a que se les coloque en los estribos. En el caso de los hombres, la región anal puede evaluarse con el paciente acostado de lado, o de pie pero inclinado hacia delante sobre la mesa de exploración. Nunca se insistirá lo suficiente: la zona genital, ya sea en los hombres o las mujeres, no puede examinarse adecuadamente si el paciente está sentado o de pie.

Se requiere una buena iluminación para todas las exploraciones. Para ello es necesario utilizar una luz independiente de la luz fija del techo. Esto significa luz que sea lo suficientemente brillante y flexible como para que pueda moverse para iluminar todas las partes de la región anogenital. No hace falta decir que, salvo en circunstancias muy poco habituales, la exploración de un paciente del sexo opuesto al del médico debe realizarse en presencia de un acompañante.

Una vez finalizado el examen, el médico debe escribir o ingresar exactamente lo que se ha visto, utilizando la terminología dermatológica descrita anteriormente en este capítulo. Para ello, resulta útil determinar primero el sustantivo o sustantivos que mejor describen el problema del paciente, tales como *mácula*, *parche*, *pápula* o *placa*. Una vez determinado el sustantivo (lesión primaria), se pueden aplicar los adjetivos necesarios, como las características de la superficie, los márgenes, la configuración y el color. Si hay más de una lesión presente, la descripción debe centrarse en la lesión más prototípica.

Una vez completada la descripción, el médico puede clasificar la alteración del paciente en una de las nueve categorías (grupos) que figuran en la **tabla 2-2**. Una vez hecho esto, el médico simplemente pasa al capítulo relacionado con esa categoría. La lectura rápida de las enfermedades tratadas en ese capítulo permite elaborar una breve lista de diagnósticos diferenciales. La lectura adicional sobre cada uno de los trastornos de esta lista corta casi siempre permite identificar el diagnóstico más probable.

REFERENCIAS

1. Lynch PJ, Moyal-Barraco M, Scurry J, Stockdale C. 2011 ISSVD terminology and classification of vulvar dermatological disorders: an approach to clinical diagnosis. *J Lower Genit Tract Dis.* 2012;16:139-144.
2. Lynch PJ, Moyal-Barraco M, Bogliatto F, et al. 2006 ISSVD classification of vulvar dermatoses: pathologic subsets and their clinical correlates. *J Reprod Med.* 2007;52:3-9.
3. Mauskar MM, Marathe K, Venkatesan A, Schlosser BJ, Edwards L. Vulvar diseases: approach to the patient. *J Am Acad Dermatol.* 2020;82(6):1277-1284.

PETER J. LYNCH

En esta sección solo se tratan los principios generales del tratamiento. Los detalles específicos de cada método terapéutico y su uso en los casos de trastornos específicos se incluyen en el abordaje de las alteraciones a lo largo de este libro.

El paciente como persona

Uno de los principios rectores del tratamiento médico es aprender a reconocer que el trastorno se produce en personas, en lugar de verlo como un problema separado y localizado. Esto es especialmente cierto en los pacientes con alteraciones genitales, en quienes existen varios factores psicológicos, sociales y sexuales asociados a casi todos los problemas en torno a esta localización. Por ejemplo, es muy probable que los pacientes tengan la percepción de que la causa de su problema esté relacionada con la actividad sexual incorrecta o con la higiene inadecuada. Sin importar si esto resulta ser cierto, parcialmente cierto o falso, se necesita que el médico identifique la presencia de ansiedad, depresión, culpa u otros aspectos de disfunción psicológica en todos los pacientes con trastornos anogenitales. Si se identifican uno o más de estos problemas, el médico debe ofrecer ayuda de dos formas. En primer lugar, se debe ofrecer apoyo sin prejuicios; en segundo lugar, se debe proporcionar asesoramiento personal o ayudar al paciente a obtenerlo de otro profesional calificado. Al no reconocer al paciente como persona e ignorar estas responsabilidades, probablemente se comprometa el resultado terapéutico, incluso cuando la alteración en sí se identifique de forma adecuada y se trate correctamente desde la perspectiva médica.

Factores ambientales e higiene

La región anogenital representa un entorno muy hostil para el funcionamiento normal de las células epiteliales mucocutáneas que constituyen la barrera entre nosotros y el mundo exterior. Algunos de los factores perjudiciales que intervienen son el calor, el sudor, la secreción vaginal, la orina, las heces, la ropa, la fricción y una higiene inadecuada o excesiva. Estos factores pueden causar alteraciones, empeorar problemas menores o retrasar la cicatrización habitual.

Sudor

En general, las células epiteliales pueden soportar temperaturas bastante elevadas pero, por desgracia, con el calor llega la sudoración. El sudor puede ser notablemente irritante, tal como la molestia que se experimenta cuando el sudor entra en los ojos al hacer ejercicio en un día caluroso. La retención de sudor en la región anogenital lleva a la maceración de la superficie mucocutánea, lo que a su vez produce daños y posiblemente cause la muerte de las células epiteliales. Este daño de la barrera epitelial ocasiona la exposición de las terminaciones nerviosas cutáneas y genera síntomas de prurito o dolor. La presencia de este calor y humedad también favorece el crecimiento excesivo, y a menudo las infecciones, de las especies de bacterias y de hongos como *Candida*. La obesidad, la ropa ajustada y la sedestación durante mucho tiempo (sobre todo en asientos de vinilo o plástico) suelen ser las causas de la retención de sudor y la maceración. Es difícil mejorar estas condiciones, pero vale la pena intentarlo.

Orina, heces y secreción vaginal

En las mujeres, la secreción vaginal (ya sea fisiológica o patológica) y la incontinencia urinaria pueden causar irritación seguida de inflamación y daño a las células epiteliales. El resultado final es similar al descrito en caso de retención del sudor. Para empeorar las cosas, las mujeres con incontinencia urinaria o secreción vaginal suelen terminar utilizando protectores diarios de forma continua. El resultado suele ser una maceración aún peor. Debe determinarse la causa de estas secreciones vaginales (*véase* cap. 14) y tratarse adecuadamente. La incontinencia puede requerir de una consulta urológica. En ambos sexos, las heces pueden producir irritaciones. Es conveniente efectuar una limpieza más cuidadosa después de la defecación para que el sudor no licue y esparza las heces irritantes. Por lo general, el uso cuidadoso del papel higiénico ordinario es suficiente, pero si esto causa demasiada irritación, se puede utilizar un limpiador, toallitas húmedas, aceite mineral o vegetal o un paño húmedo suave para limpiar el ano.

El cambio de los pantalones ajustados (especialmente los de mezclilla) a ropa más holgada puede ser útil para prevenir y tratar los factores ambientales adversos. El uso de ropa interior de algodón o de una mezcla de algodón también puede ser útil. A pesar de la frecuente advertencia de utilizar únicamente ropa interior blanca, no se ha comprobado que el color sea relevante. Los secadores de pelo, incluso a las potencias más bajas, no deben emplearse para secar la zona. En nuestra opinión, los cambios en las prácticas de limpieza, como enjuagarse dos veces y evitar los productos antiestáticos, no son particularmente útiles.

Higiene excesiva

La higiene excesiva, sobre todo en las mujeres, suele subestimarse como irritante ambiental. Las prácticas higiénicas rara vez son compartidas voluntariamente por los pacientes y, por desgracia, los médicos no suelen preguntar por ellas. La apariencia seca y agrietada es un indicador de un exceso de limpieza, incluso si los antecedentes del paciente respecto al lavado no son relevantes. Limpiar la zona anogenital más de dos veces al día es innecesario y suele ser perjudicial. Basta con agua y jabón aplicados con las manos o con una toallita; nunca es necesario tallar. El uso de toallitas húmedas a base de agua también puede ser adecuado. Las personas que no alcanzan la zona anogenital pueden utilizar una regadera de mano.

Se puede encontrar información adicional sobre la irritación ambiental en el apartado «Dermatitis de contacto irritativa» de la sección de trastornos eccematosos del capítulo 5.

Uso terapéutico de los baños de inmersión

Los baños de inmersión sirven para varias cosas. En primer lugar, pueden ofrecer un alivio sintomático tanto del prurito como del dolor. En segundo lugar, constituyen un método cuidadoso para desbridar cualquier costra presente. Retirar la costra disminuye el crecimiento excesivo de bacterias y hongos y elimina las barreras mecánicas para la cicatrización de las heridas. En tercer lugar, los baños de inmersión restauran temporalmente un entorno fisiológico húmedo que favorece la cicatrización epitelial. En cuarto lugar, estos son uno de los pocos abordajes terapéuticos que pueden recomendarse por teléfono de forma segura, adecuada y práctica antes de examinar al paciente.

Históricamente, los dermatólogos han creado una especie de fetiche con sus recomendaciones sobre soluciones esotéricas y complicadas para estos baños. En realidad, los baños de inmersión para los problemas de la región anogenital pueden realizarse de forma muy sencilla si se llena parcialmente una bañera con agua del grifo. Las personas que no pueden entrar y salir fácilmente de la bañera pueden utilizar un baño de asiento. La temperatura del agua debe ser agradable, no muy caliente ni muy fría. No es necesario añadir nada más al agua; de hecho, varios de los productos que se venden para tal fin hacen que el suelo de las bañeras sea peligrosamente resbaladizo. El baño debe durar entre 15 y 20 min, tras lo cual se debe secar la piel con palmaditas en lugar de frotarla. El efecto calmante de un baño se pierde en unos 30 min porque el agua se evapora de la piel con rapidez. Esta pérdida por evaporación puede retrasarse si se aplica un lubricante en seguida (*véase* más adelante). Los baños de inmersión pueden repetirse varias veces al día si la acumulación de costras es molesta o si la intensidad del dolor o el prurito lo ameritan.

Estos deben considerarse «primeros auxilios» y no como algo que deba continuarse indefinidamente. Tras varios días de hacer los baños, el exudado y la formación de costras deberían disminuir notablemente pero, por lo general, el dolor y el prurito no mejoran después de esto. Además, el uso prolongado de los baños puede producir una desecación excesiva del epitelio. La percepción de que se requieren baños de inmersión por más tiempo suele ser indicativo de que se requiere la revisión del plan terapéutico.

Principios generales del tratamiento tópico

La mayoría de los productos tópicos están disponibles en forma de cremas o ungüentos. Por lo regular, se prefiere el uso de ungüentos en la región genital porque es menos probable que causen irritación y ardor, como suele ocurrir con las cremas; el lado negativo de los ungüentos se relaciona con su aplicación problemática y su propensión a causar maceración si se aplica demasiado. En tal caso, pueden utilizarse cremas en su lugar. Rara vez conviene aplicar geles, lociones o soluciones en la zona anogenital debido a sus propiedades irritantes.

La mayoría de los pacientes no saben qué cantidad de producto tópico deben utilizar en cada aplicación. Es sensato recomendar aplicarse el equivalente a un borrador de lápiz (~0.2-0.3 g). Esta cantidad, repartida adecuadamente, suele cubrir los genitales externos. Sin embargo, se debe tener en cuenta que si la zona a tratar es velluda, se necesitará de una cantidad mayor para cada aplicación. La autora (LE) indica aplicar una cantidad mucho menor de corticoides tópicos, esperando que un tubo de 15 g dure de 4 a 5 meses con su uso diario. La forma más adecuada para aplicar la mayoría de los productos es cada 12 h. Por lo tanto, si el paciente no sobreutiliza o subutiliza el producto, un tubo convencional de 30 g debería durar 1 mes o más. La mayoría de los productos también están disponibles en tamaños más grandes (60-80 g), los cuales pueden ser más económicos si el trastorno del paciente requiere una terapia a largo plazo y si se le informa cuánto tiempo debe durar la cantidad mayor de medicamento.

A menudo, las personas no están seguras de dónde aplicar el producto. Las indicaciones en este sentido no solo deben darse de manera verbal, sino también mediante demostraciones. Para ello se puede utilizar un espejo sostenido por el paciente si el lugar no es visible.

Lubricantes

Las células epiteliales son muy sensibles a la cantidad de humedad que hay en ellas y a su alrededor. En la sección anterior, indicamos que el exceso de humedad produce maceración y muerte celular. Las células epiteliales también son muy sensibles a la falta de humedad. Cuando la pérdida de la humedad natural por evaporación es más rápida que la reposición por parte del líquido intersticial subyacente, las células epiteliales se encogen y se separan. En ambos casos, se produce una alteración de la barrera (que se encuentra en la porción externa del epitelio). Esta perturbación permite la exposición y activación de las terminaciones nerviosas sensitivas, lo que produce dolor y prurito. Los lubricantes sirven para retrasar la pérdida por evaporación y proporcionar así un entorno más fisiológico y la subsecuente reparación de forma más rápida de la barrera epitelial alterada.

Hay dos circunstancias habituales en las que la barrera se interrumpe debido a la resequedad. En primer lugar, como se mencionó anteriormente, esto puede ocurrir por el lavado excesivo, el uso de disolventes agresivos o el tallado en lugar del lavado simple. El uso de agua y jabón en los genitales más de dos veces al día elimina los lípidos presentes de forma natural y produce una pérdida excesiva de agua en las células epiteliales. En segundo lugar, la alteración de la barrera se produce en presencia de un engrosamiento del estrato córneo relacionado con la enfermedad. Este engrosamiento puede ser resultado de la inflamación subyacente o ser secundario al proceso de liquenificación (*véase* la definición en el cap. 2). En cualquiera de estas dos situaciones, la humedad intersticial de la dermis subyacente no puede difundirse adecuadamente hacia las células epiteliales más superficiales. Las células epiteliales atípicamente secas se encogen y la superficie epitelial entonces tiende a fisurarse, lo que permite una pérdida aún mayor de agua. La lubricación, al retardar la pérdida de agua por evaporación, restablece un entorno epitelial más fisiológico y ayuda a aliviar los síntomas concomitantes de prurito y dolor.

Existen muchos tipos de lubricantes. Los que tienen base de petrolato (p. ej., vaselina) no arden al aplicarse. Evitan muy bien la pérdida de agua por evaporación pero ensucian, son pegajosos y, si se aplican en exceso, pueden ser contraproducentes al retener el sudor. Es preferible utilizar este tipo de productos en los lactantes y niños pequeños, aunque sorprendentemente algunos adultos los consideran aceptables. Las lociones, situadas en el otro extremo del espectro, son líquidos que pueden verterse o extraerse de un recipiente. Aunque en el sentido cosmético son muy agradables en el tejido mucocutáneo intacto, contienen muy pocos lípidos; por lo tanto, su función lubricante es relativamente deficiente. Además, la mayoría de las lociones contienen alcoholes y otras sustancias químicas que pueden producir ardor al aplicarlas. Esto se nota especialmente cuando se aplica sobre la piel sensible de la región anogenital, sobre todo en los niños. Una solución razonable es el uso de cualquiera de los productos convencionales («cremas de manos»), que son económicos y fáciles de conseguir. Aunque la mayoría de los dermatólogos tienen una marca específica que les gusta recomendar, se ha comprobado que permitir que los pacientes elijan la marca que prefieran conduce al mejor cumplimiento de su uso.

Tratamiento con antiinflamatorios esteroideos

Los antiinflamatorios representan el tratamiento específico más importante y utilizado en la dermatología. Dado el papel primordial que desempeña este tratamiento, es desalentador comprobar que a menudo se emplea mal. Debe prestarse atención a la forma de uso (p. ej., tópica, intralesional o sistémica), la dosis, la cantidad que debe dispensarse y la duración del uso del producto.

Tratamiento con corticoides tópicos

Los corticoides tópicos son el pilar del tratamiento antiinflamatorio (**figs. 3-1 y 3-2**). El número de productos esteroideos tópicos disponibles es increíblemente grande. Hemos comprobado que los médicos solo necesitan estar familiarizados con cuatro de ellos. Los cuatro están disponibles como medicamentos de marca o genéricos. Los productos genéricos pueden encontrarse en la mayoría de las listas de fármacos. Se puede pedir ayuda

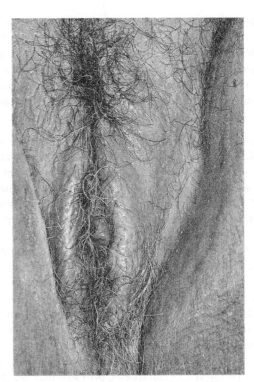

Fig. 3-1. Esta paciente con liquen simple crónico notifica años de prurito insoportable, lo que se asocia a la hiperpigmentación y al engrosamiento notables por el roce continuo e incluso al vello desprendido en la superficie.

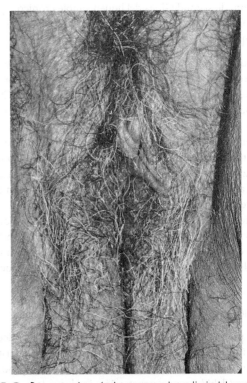

Fig. 3-2. Dos meses después de comenzar el uso diario del ungüento de propionato de clobetasol, el prurito se ha resuelto, el engrosamiento se está eliminando, la textura es casi normal y el vello ha vuelto a crecer.

a un dermatólogo o farmacéutico en caso de que el corticoide tópico deseado no esté disponible y sea necesario sustituirlo. La hidrocortisona y la triamcinolona pueden adquirirse a precios razonables si se carece de cobertura de seguro que incluya estos fármacos. La fluocinonida y el clobetasol son un poco más costosos, pero con frecuencia se pueden conseguir cupones (p. ej., en GoodRx) para obtener precios más aceptables.

La *hidrocortisona* es un corticoide de baja potencia. Está disponible como producto al 1.0% (de venta sin receta) o al 2.5% (de venta con receta). Cualquiera de ellos sirve como tratamiento inicial de los trastornos anogenitales eccematosos en los lactantes y los niños. La inocuidad, incluso con el uso prolongado, es excelente, pero en consecuencia el nivel de eficacia es bajo.

El *acetónido de triamcinolona* es un corticoide de potencia media. Está disponible en varias concentraciones, pero en la mayoría de los casos solo es necesario tener en cuenta la que está al 0.1%. La triamcinolona sirve para el tratamiento de segunda línea de las enfermedades eccematosas en los niños y para el tratamiento inicial en los adultos. La inocuidad, incluso con el uso prolongado, es bastante buena.

La *fluocinonida* es un corticoide de alta potencia. Está disponible en varias concentraciones, pero solo debe tenerse en cuenta la concentración al 0.05%. Es adecuada para el tratamiento de segunda línea de la enfermedad eccematosa en los adultos (primera línea para el liquen simple crónico) y el tratamiento inicial de la enfermedad papuloescamosa y otras enfermedades no eccematosas.

El *propionato de clobetasol* es un corticoide superpotente disponible como producto al 0.05%. Es adecuado para el tratamiento de segunda línea del liquen simple crónico y para el de primera línea de los trastornos no eccematosos como el liquen escleroso, el liquen plano y la psoriasis.

Desde el punto de vista de los efectos adversos *sistémicos*, todos los productos tópicos descritos anteriormente son razonablemente seguros incluso para su uso a largo plazo. Cuando los productos de alta potencia y superpotencia se limitan al uso en las mucosas modificadas del vestíbulo vulvar y el glande del pene, la inocuidad en términos de efectos secundarios *cutáneos* también es excelente. Sin embargo, cuando el clobetasol se utiliza en la piel (en lugar de las mucosas) o se deja que se extienda por la piel debido al calor y al sudor, existe un riesgo bastante elevado de que se produzcan atrofia cutánea, telangiectasias y estrías **(figs. 3-3 a 3-5)**. Esto es más probable cuando se utiliza (o se extiende inadvertidamente) en la parte superior interna de los muslos. No está claro si esto puede ocurrir con el uso de la fluocinonida, pero se recomienda tener precaución.

Tratamiento con corticoides intralesionales

A nivel práctico, el acetónido de triamcinolona es el único corticoide utilizado para la inyección intralesional (intradérmica). Esta vía de administración se utiliza cuando se ha producido una falla (debido a una penetración inadecuada o a un mal cumplimiento de las indicaciones) de los corticoides tópicos. El preparado comercial es un frasco multiusos de 10 mg/mL. Este

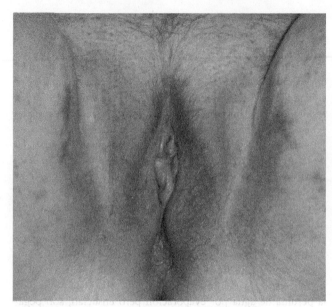

Fig. 3-3. Un efecto secundario del uso crónico de corticoides tópicos potentes que se observa casi exclusivamente en la piel no mucosa de la vulva y la zona perianal es la dermatitis por corticoides. La piel está enrojecida y, por ende, a veces resulta difícil diferenciar entre el uso excesivo y el insuficiente.

producto puede utilizarse con esta concentración o, para reducir la posibilidad de atrofia local, puede diluirse a 5 mg/mL con partes iguales de solución salina al 0.9 % o lidocaína. La inyección de 0.1 mL se extenderá hasta abarcar alrededor de 1 cm²; por lo tanto, el número de inyecciones puede programarse en función del tamaño de la zona afectada. Como es de esperarse,

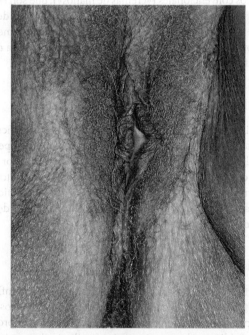

Fig. 3-4. En los pacientes de tez más oscura es habitual la hipopigmentación de la piel que rodea una dermatosis a partir del uso de un corticoide potente. La repigmentación suele producirse cuando se interrumpe el medicamento o se disminuye su frecuencia.

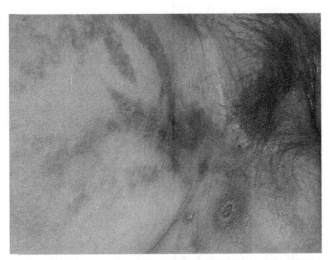

Fig. 3-5. El uso excesivo de un corticoide potente puede producir estrías e incluso ulceraciones. Por lo general, estos efectos secundarios no se presentan si se le instruye al paciente sobre el uso de estos fármacos, se programa un seguimiento en un plazo de 2 meses, se hace una demostración de la aplicación y se dispensa un tubo de 15 g sin reabastecimiento. Los beneficios superan en gran medida los riesgos.

estas inyecciones son bastante dolorosas debido a la penetración de la aguja y a la distensión del tejido a medida que se inyecta el fármaco. El tratamiento previo con lidocaína al 5% o una crema con lidocaína y prilocaína puede ayudar en este sentido.

Deben tenerse en cuenta varios aspectos prácticos al utilizar la triamcinolona intralesional. En primer lugar, el preparado es una suspensión y no un líquido puro, por lo que debe agitarse antes de extraer el fármaco del frasco. Del mismo modo, la jeringa que lo contiene debe agitarse justo antes de proceder con la inyección. El autor (PJL) considera que el gran tamaño de las partículas de la suspensión dificulta la extracción e inyección del producto a través de una aguja de calibre 30. A la autora (LE) le parece que la aguja de calibre 30 es manejable. El autor prefiere extraer la triamcinolona con una aguja de calibre 27 y también suele utilizar ese tamaño para la inyección. Es preferible usar una jeringa pequeña de 1 mL (como aquellas para la tuberculina o insulina) para mejorar la precisión de la cantidad inyectada.

Tratamiento con corticoides sistémicos

Rara vez es necesario recurrir a un tratamiento con corticoides sistémicos para los trastornos localizados en la zona anogenital, aunque en ocasiones sí se requiere para los trastornos resistentes al tratamiento como el liquen plano erosivo, la aftosis mayor, la enfermedad de Behçet, la enfermedad de Crohn, la hidradenitis supurativa, la dermatitis atópica crónica y el liquen simple crónico. Los corticoides y otros fármacos inmunomoduladores sistémicos suelen ser necesarios en los trastornos inmunoampollosos. Los dermatólogos suelen usar inmunomoduladores para la psoriasis. Este tratamiento sistémico queda fuera del alcance de este capítulo, pero se analiza al abordar cada trastorno.

Los corticoides sistémicos pueden administrarse por vía oral o intramuscular. La prednisona es el producto oral más utilizado. Por lo general, una dosis diaria de 40 a 60 mg es ade-

cuada. Debe administrarse temprano por la mañana para que no afecte tanto la producción de esteroides del propio paciente. En la mayoría de los casos, se administra sin disminución progresiva durante 7 a 10 días. Cuando sea necesario prolongar el tratamiento, la dosis deberá reducirse para limitar la probabilidad de rebote y permitir la recuperación de la supresión hipotálmica-hipofisaria-suprarrenal que se haya producido.

Cuando se usen corticoides sistémicos como la prednisona, hay que vigilar en busca de una posible hiperglucemia, así como la presión arterial, los problemas psicológicos (en especial el insomnio y la agitación) y el empeoramiento de cualquier infección sistémica subyacente. Los efectos adversos que ocurren con el uso a largo plazo (osteoporosis, formación de cataratas, etc.) no son causa de preocupación si la terapia se limita a menos de 1 mes. Uno de los mayores problemas del tratamiento con prednisona a corto plazo es el rebote del trastorno que se trató en cuanto esta se interrumpe. Esto puede suceder incluso si se reduce gradualmente la dosis antes de suspenderla.

Los corticoides sistémicos también pueden administrarse por vía intramuscular. Esta es la vía que los autores prefieren para tratar la enfermedad eccematosa crónica cuando dicha afección no responde lo suficiente al uso de los corticoides tópicos. El producto que los autores utilizan para la inyección intramuscular es el acetónido de triamcinolona. Está disponible a una concentración de 40 mg/mL. La dosis habitual recomendada es de 40 mg (1.0 mL), pero en su opinión esta dosis es demasiado baja para lograr resultados satisfactorios. Prefieren utilizar 80 mg (2.0 mL). La triamcinolona debe inyectarse en el cuadrante superior externo del glúteo; desaconsejan encarecidamente usar el músculo deltoides para evitar la depresión causada por la atrofia local. Debe emplearse una aguja de 4 cm y calibre 27, ya que la inyección con una aguja más corta lleva a una administración superficial de menor eficacia y mayor riesgo de atrofia de largo plazo. Al igual que con la triamcinolona intralesional, se trata de una suspensión; por ello, tanto el frasco como la jeringa deben agitarse antes de su uso.

Existen múltiples ventajas relacionadas con el uso de la triamcinolona intramuscular. Primera, el médico controla la dosis. Segunda, se elimina la preocupación de que el paciente resurta la receta de forma indebida. Tercera, el efecto prolongado y la absorción lenta del fármaco inyectado permiten disminuir la dosis (por lo mismo, se reduce la probabilidad de rebote de la enfermedad). Cuarta, se pueden utilizar menos miligramos de corticoides para llegar a un nivel determinado de efecto antiinflamatorio. Quinta, hay menos posibilidades de que se produzcan efectos adversos agudos en la presión arterial, la glucemia y la psique. Y sexta, el médico determina el costo que pagará el paciente, una consideración importante cuando se trata a pacientes sin seguro médico.

Tratamiento con antiinflamatorios no esteroideos

Tratamiento con antiinflamatorios no esteroideos tópicos

El uso prolongado de corticoides tópicos causa preocupación por la absorción sistémica y los efectos secundarios cutáneos. Para solucionar estos problemas, se introdujeron los inhibidores de calcineurina tópicos. Actualmente hay dos disponibles comercialmente: el pimecrólimus en crema al 1% y el tacrólimus en ungüento al 0.03% y 0.1%. Estos productos disminuyen la inflamación al reducir la creación de citocinas inflamatorias por parte de los linfocitos T. Estos dos fármacos, a diferencia de los corticoides potentes de aplicación tópica, no causan telangiectasias ni atrofia cutáneas. Por este motivo, se han utilizado ampliamente para las erupciones faciales e intertriginosas. El ungüento de tacrólimus al 0.1% parece ser ligeramente más eficaz que la crema de pimecrólimus al 1%. Ambos suelen ser menos eficaces que los corticoides tópicos de alta y superpotencia, pero se han dado algunos casos de mejoría en los pacientes en los que se emplearon tras el fracaso terapéutico con los corticoides. Ambos productos se asocian a un grado considerable de escozor y ardor a la aplicación.

Hay controversia sobre el uso de estos medicamentos para las enfermedades genitales. Hace casi 20 años, la Food and Drug Administration (FDA) de los Estados Unidos exigió que se incluyera una advertencia de «recuadro negro» en la información del envase. Este advierte que la seguridad a largo plazo de dichos fármacos no ha sido probada debido a las notificaciones poco frecuentes del desarrollo de cáncer de piel y de linfoma tras su uso a largo plazo. La mayoría de los dermatólogos creen que cualquier relación entre el uso y el desarrollo de neoplasias es fortuita y no causal.[1] No obstante, es fácil ver el posible riesgo legal al utilizar estos fármacos para el tratamiento de los trastornos mucocutáneos anogenitales (como el liquen escleroso y el liquen plano), que ya presentan un riesgo inherente de desarrollo de carcinoma escamocelular.

Recientemente, un nuevo inhibidor de la antifosfodiesterasa *tópico*, el crisaborol al 2% en ungüento, fue aprobado por la FDA para el tratamiento de la dermatitis atópica leve a moderada.[2] Debido a la falta de análisis comparativos y a su elevado costo, la experiencia de los autores con él es limitada. Sin embargo, en la medida en que lo han utilizado, no les ha parecido particularmente eficaz.

Tratamiento con antiinflamatorios no esteroideos sistémicos

Los dermatólogos suelen utilizar diversos fármacos como antiinflamatorios no esteroideos de administración sistémica. Entre ellos se encuentran la hidroxicloroquina, la ciclosporina, el micofenolato de mofetilo, la dapsona y otros productos inmunomoduladores que incluyen medicamentos citotóxicos y los llamados *fármacos biológicos*. No suelen estar indicados para el tratamiento de las enfermedades genitales; por lo tanto, solo se comentarán cuando sea más probable que se utilicen para un trastorno específico y no en este capítulo.

Un abordaje diferente para reducir el riesgo del tratamiento con corticoides ha llevado a la introducción de los inhibidores de la antifosfodiesterasa 4. El primero de ellos fue el apremilast, administrado por vía oral y aprobado por la FDA para el tratamiento de la psoriasis, un trastorno inflamatorio.

Parece ser moderadamente eficaz con este fin, pero su costo elevado limita su utilidad.

Tratamiento antipruriginoso

El prurito es un síntoma sumamente angustiante, por lo cual para muchos pacientes es incluso más molesto que el dolor moderado. Representa una de las principales razones por las que los pacientes con trastornos genitales buscan ayuda médica. Existen muchos productos disponibles para el tratamiento del prurito crónico. Los tratamientos más utilizados se presentan en los párrafos siguientes. Recientemente se han evaluado los nuevos fármacos más prometedores, la mayoría de los cuales aún no han recibido aprobación de la FDA y son extremadamente costosos.[3]

Medidas generales

Es lógico que si se puede identificar un trastorno subyacente específico y se trata de la forma más eficaz, reducirá el prurito. Sin embargo, se debe tomar en cuenta que, aunque el tratamiento de una enfermedad de este tipo es necesario, a menudo no es suficiente. Esto es particularmente cierto si el ciclo «prurito-rascado» (picor que lleva al rascado que lleva a más picor, más rascado, etc.) está bien establecido. Otros abordajes generales, como ya se ha comentado, deben incluir mejorar el entorno local con medidas para disminuir la retención del sudor y el uso de baños de inmersión y lubricantes. Estos métodos pueden considerarse medidas de «primeros auxilios» y proponerse incluso antes de examinar al paciente.

Reducción de la inflamación

La inflamación que se produce como parte de cualquier trastorno genital suele asociarse al prurito. El uso de cualquiera de los tratamientos antiinflamatorios, especialmente la aplicación de corticoides tópicos, descritos en la sección anterior, casi siempre tiene un efecto beneficioso en cuanto al prurito cuando este viene acompañado de inflamación. Además, cabe señalar que el uso de los corticoides tópicos rara vez tiene efectos adversos sobre un trastorno subyacente.

Antihistamínicos orales

La administración de antihistamínicos orales para el prurito ocupa un lugar consagrado en el arsenal dermatológico. Tradicionalmente, el medicamento más utilizado es la hidroxizina. Debido a su efecto sedante, es preferible administrarla por la noche. No obstante, se debe considerar que, si se administra un antihistamínico de este tipo justo antes de acostarse, el paciente puede rascarse mientras espera a que haga efecto y también puede despertar por la mañana con somnolencia. Por lo tanto, es mejor sugerir su ingesta ~2 h antes de la hora de acostarse prevista por el paciente. Permitir que el paciente experimente con la duración del intervalo entre la toma y la hora de acostarse aumenta tanto el cumplimiento como la eficacia. La dosis inicial habitual de hidroxizina es de 25 mg, pero en el caso de un paciente muy «sensible» a los fármacos, puede ser adecuado empezar con 10 mg. La dosis nocturna se aumenta 25 mg cada semana hasta que desaparezca el rascado nocturno, los efectos secundarios impidan seguir aumentando la dosis o se alcance una dosis de 100 mg. La dosis nocturna completa se ingiere al mismo tiempo. En raras ocasiones, un paciente puede tolerar y beneficiarse al tomar 25 mg c/6 h en lugar de solo ingerirla por la noche pero, debido a la somnolencia diurna, estas personas deben ser advertidas sobre los peligros de conducir, utilizar maquinaria y beber alcohol.

Pueden usarse otros antihistamínicos como la difenhidramina en lugar de la hidroxizina, pero la mayoría de los dermatólogos consideran que es menos eficaz. La pauta posológica es la misma que para la hidroxizina. Muchos médicos recetan antihistamínicos «poco sedantes» como la cetirizina, o bien, los no sedantes como la loratadina, la desloratadina y la fexofenadina para el tratamiento diurno del prurito. Sin embargo, en opinión de los autores, estos fármacos son ineficaces para el tratamiento del prurito no causado por la urticaria.

Fármacos tricíclicos orales

El uso de los fármacos tricíclicos puede ser notablemente eficaz para tratar tanto el prurito como el dolor. Aunque estos productos están aprobados y se comercializan principalmente para el tratamiento de la depresión y la ansiedad, también son buenos antihistamínicos. En consecuencia, estos fármacos suelen ser la segunda línea del tratamiento nocturno del prurito, especialmente en aquellas situaciones en las que ha habido fracaso terapéutico con la hidroxizina. Cuando se utilizan los tricíclicos, no se observa con claridad si sus componentes psicotrópicos, antihistamínicos o sedantes son los responsables de su efecto beneficioso. No obstante, existe cierto acuerdo en cuanto a que los que tienen un mayor efecto sedante funcionan mejor que los que son menos sedantes.

La doxepina es el fármaco tricíclico más utilizado para el tratamiento del prurito, aunque la amitriptilina tiene la misma eficacia. La dosis inicial tanto para la doxepina como para la amitriptilina suele ser de 25 mg por la noche. Puede emplearse una dosis inicial de 10 mg en los adultos mayores y en las personas con antecedentes de «ser muy sensibles» a otros fármacos. Al igual que con la hidroxizina, es preferible que el paciente tome el fármaco unas 2 h antes de acostarse para aumentar la eficacia al momento en el que se acueste. Esto también disminuye la «resaca» somnolienta por la mañana. A continuación, la dosis nocturna se incrementa 25 mg semanalmente hasta que desaparezca el rascado nocturno, los efectos secundarios impidan que esta aumente o se alcance una dosis de 100 mg. La dosis completa, independientemente del número de miligramos prescritos, se toma al mismo tiempo. Además de la somnolencia, existen otros posibles efectos secundarios, entre los cuales están la sequedad de la boca y los ojos, la visión borrosa, la arritmias y muchas interacciones farmacológicas. Para que estos efectos adversos no causen inquietud por el uso de los tricíclicos, debe hacerse hincapié en que se producen únicamente con dosis superiores a 75 mg/día.

Inhibidores selectivos de la recaptación de serotonina

Los inhibidores selectivos de la recaptación de serotonina (ISRS) pueden emplearse con bastante eficacia para el tratamiento diurno del prurito. Estos fármacos y su uso se tratan en la sección sobre trastornos eccematosos del capítulo 5.

Fármacos antipruriginosos no esteroideos tópicos

Se dispone de varios productos tópicos para el tratamiento del prurito. Algunos de los fármacos más utilizados son la pramoxina (por lo general, mezclada con hidrocortisona), la doxepina, la benzocaína (en múltiples productos) y la lidocaína. En opinión de los autores, ninguno de estos medicamentos funciona particularmente bien contra el prurito; además, la benzocaína es una causa bastante frecuente de dermatitis de contacto alérgica.[4]

Tratamiento con analgésicos

Los analgésicos pueden utilizarse 1) en caso de dolor anogenital mucocutáneo idiopático (vulvodinia, penodinia, escrotodinia y anodinia), 2) en caso de dolor asociado a diversos trastornos cutáneos (herpes zóster, liquen plano erosivo, etc.) y 3) en caso de diversas neuropatías. Tenga en cuenta que los analgésicos opiáceos no están indicados para el tratamiento del dolor anogenital y, por ese motivo, no se tratan aquí.

Analgésicos tópicos

El medicamento tópico más recomendado para el dolor genital es la lidocaína al 2 o 5%. El ungüento al 5% es el producto preferido, aunque para algunos pacientes el «escozor» al aplicárselo resulta molesto. Si se tolera, puede aplicarse una pequeña cantidad (del tamaño del borrador de un lápiz) cuatro o cinco veces al día. Sin embargo, hay que tener en cuenta que la piel y las mucosas pueden absorber cantidades tóxicas de lidocaína. Por ello, no deben aplicarse más de 15 g c/24 h. Muchos analgésicos tópicos contienen benzocaína. La benzocaína se basa en la molécula del ácido *para*-aminobenzoico y no está relacionada químicamente con la lidocaína. Por desgracia, la benzocaína causa dermatitis de contacto alérgica con una frecuencia considerable; por este motivo, no se aconseja su uso.[4] Otros analgésicos tópicos sujetos a receta médica, como las crema genéricas de lidocaína y prilocaína o el compuesto de tetracaína al 6% y lidocaína al 6%, también pueden ser eficaces.

Analgésicos orales

Históricamente, los fármacos tricíclicos han sido el pilar de los tratamientos para el dolor genital de todo tipo. Estos analgésicos orales se utilizan en las mismas dosis y en los mismos esquemas que se comentan en el apartado previo titulado «Tratamiento antipruriginoso».

Otros psicotrópicos, como la duloxetina y la venlafaxina, también se utilizan para el tratamiento del dolor genital. Estos dos últimos fármacos son inhibidores de la recaptación de serotonina y norepinefrina; además, la venlafaxina inhibe la captación de dopamina. Ninguno de los dos está aprobado por la FDA para el tratamiento del dolor anogenital. Sin embargo, la duloxetina, pero no la venlafaxina, ha sido aprobada por la FDA para el tratamiento de la neuropatía diabética y la fibromialgia. Ambas están disponibles como productos genéricos. El tratamiento con duloxetina se inicia con una dosis de 30 mg c/24 h y se aumenta a 60 mg c/24 h en una semana. La venlafaxina de liberación prolongada se inicia con una dosis de 37.5 mg/día; esta puede aumentarse a 75 mg/día en una semana. Con el tiempo, la dosis diaria total puede incrementarse de forma lenta hasta llegar a 225 mg/día. Ambos medicamentos presentan interacciones farmacológicas y pueden tener efectos adversos sobre el sistema nervioso central. En el caso de los pacientes que toman venlafaxina, se debe controlar de manera regular su presión arterial. La dosis de estos fármacos debe reducirse gradualmente cuando vayan a suspenderse.

Los antidepresivos del grupo de los inhibidores selectivos de la recaptación de serotonina (conocidos generalmente como «ISRS») también se han empleado de forma extraoficial para el tratamiento del dolor genital mucocutáneo idiopático, pero la mayoría de los médicos consideran que son menos eficaces que la duloxetina, la venlafaxina y los tricíclicos. El uso de los ISRS se trata con más detalle en la sección «Trastornos eccematosos» del capítulo 5, en cuyo caso se utilizan eficazmente para el tratamiento diurno del prurito.

Los anticonvulsivos como la carbamazepina, la gabapentina y la pregabalina a veces se usan para el tratamiento del dolor genital con base en la aprobación de la FDA para tratar la neuralgia del trigémino (carbamazepina), la neuralgia postherpética (gabapentina), la neuropatía periférica y la fibromialgia (pregabalina). La carbamazepina reduce la liberación del neurotransmisor glutamato. La gabapentina y un producto relacionado, la pregabalina, reducen el flujo del calcio hacia las terminales nerviosas. La gabapentina tiene pocos efectos adversos graves y es el más utilizado de estos tres productos. Se inicia con una dosis de 300 mg/día y se aumenta semanalmente en incrementos de 300 mg hasta que se sienta alivio o se alcance una dosis diaria total de 1800 mg (600 mg c/8 h). Es posible tener una posología aún mayor (hasta 3600 mg/día), pero se obtienen pocos efectos analgésicos adicionales con las dosis mayores de 1800 mg/día. La dosis inicial de pregabalina es de 75 mg c/12 h; puede aumentarse semanalmente hasta una dosis total que no supere los 300 mg c/12 h. La carbamazepina tiene varios efectos adversos potencialmente graves; los autores creen que no debe utilizarse para el dolor anogenital.

Tratamiento antibacteriano

Las dos infecciones bacterianas más frecuentes del tejido genital mucocutáneo son las debidas a *Staphylococcus aureus* y a *Streptococcus pyogenes*. Es por esta razón que la terapia antibacteriana que se aborda en esta sección es aplicable solo para estos dos microorganismos. Los tratamientos para otras infecciones menos frecuentes, incluidos los utilizados para la vaginitis y las enfermedades de transmisión sexual, se analizarán a medida que se presenten estos temas en otras partes del libro.

Antibióticos orales

Los fármacos que son parte de la clase de las penicilinas son antibióticos bactericidas que inhiben la síntesis de las paredes celulares bacterianas. Son eficaces contra las infecciones estreptocócicas y las no resistentes a la meticilina. El medicamento más utilizado es la dicloxacilina, la cual se administra en dosis de 250 a 500 mg c/6 h. Otros fármacos de esta clase que son empleados con frecuencia son la penicilina V potásica a dosis de 250 a 500 mg c/6 h y la amoxicilina más clavulanato a dosis de 500 mg c/12 h o c/8 h. Las reacciones alérgicas a los antibióticos de la familia de las penicilinas son bastante frecuentes y se debe indagar al respecto antes de recetarlos.

La eficacia de las cefalosporinas es comparable a la de las penicilinas en las infecciones estreptocócicas y estafilocócicas no resistentes a la meticilina. La cefalexina es el fármaco más utilizado, con dosis de 250 a 500 mg c/6 h. Se producen reacciones alérgicas a las cefalosporinas, pero son menos frecuentes que con las penicilinas. Hay un 2% a 3% de reacciones alérgicas cruzadas entre estos dos grupos de antibióticos.

Hay que considerar otros antibióticos debido a la continua aparición de infecciones por *S. aureus* resistente a la meticilina (SARM) asociadas a la población.[5] Al menos cinco antibióticos orales genéricos pueden ser eficaces en caso de infecciones por SARM. Entre ellos se incluyen la trimetoprima-sulfametoxazol (uno o dos comprimidos de doble concentración c/12 h), la doxiciclina (100 mg c/12 h), la minociclina (100 mg c/12 h), la rifampicina (600 mg c/24 h) y el linezolid (600 mg c/12 h). También se dispone de otros antibióticos más recientes, pero su análisis queda fuera del ámbito de este libro.[6] La vancomicina y la daptomicina administradas por vía intravenosa solo se utilizan en caso de infecciones por SARM más graves y potencialmente mortales. La elección del antibiótico oral para las infecciones por SARM debe basarse en los estudios de sensibilidad a los medicamentos a partir de las muestras para cultivo de los pacientes y en los datos de farmacorresistencia del entorno local del médico.

Antibióticos tópicos

Existen varios productos de venta sin receta para el tratamiento tópico de las infecciones estafilocócicas y estreptocócicas. Los tres preparados más utilizados son la neomicina, la bacitracina y el antibiótico triple. Este último contiene bacitracina, neomicina y polimixina B. Los tres productos se aplican cada 6 u 8 h. Estos tres preparados tienen dos ventajas: son económicos y suele haber alguno en la mayoría de los hogares. Todos tienen el inconveniente de causar dermatitis de contacto alérgica con cierta frecuencia.

Existen otros antibióticos tópicos. Los siguientes tres antibióticos tópicos: mupirocina, retapamulina y ozenoxacino, solo están disponibles con receta médica. De ellos, la mupirocina está disponible como preparado genérico asequible. Los tres son tan eficaces como la neomicina, la bacitracina y el antibiótico triple, ya que todos tienen la ventaja de que rara vez producen dermatitis de contacto alérgica. En la actualidad, todos estos productos tópicos parecen ser al menos un poco eficaces en el tratamiento de las infecciones por SARM.

Tratamiento antimicótico y anticándida

Los fármacos azoles son muy eficaces como parte de la terapia tanto en caso de infecciones micóticas por dermatofitos como la mayoría de las infecciones por hongos del género *Candida*. Los azoles interfieren en la síntesis y en la función de las paredes celulares microbianas. Por lo tanto, han sustituido una serie de antimicrobianos cuya utilidad se limitaba a las infecciones micóticas o por levaduras.

Tratamiento tópico antimicótico y anticándida

Los azoles de aplicación tópica se utilizan ampliamente y son eficaces tanto para la infección por dermatofitos como para la infección por *Candida*. En la mayoría de los casos, los azoles son la primera línea de tratamiento. Entre los productos más utilizados se encuentran el fluconazol, el ketoconazol, el clotrimazol y el miconazol. Están disponibles en presentaciones en crema y, en el caso de los dos últimos, en forma de supositorios vaginales. El clotrimazol y el miconazol son productos de venta libre relativamente económicos. Los cuatro son esencialmente idénticos en cuanto a su eficacia. El escozor que se produce con la aplicación, sobre todo en la piel agrietada, es molesto para muchos pacientes. La nistatina, que en sus tiempos fue el fármaco tópico más utilizado para la candidiasis, es menos eficaz que los azoles para las infecciones por cándida, pero su aplicación tópica produce mucho menos ardor; por lo tanto, sigue siendo útil. No es un producto eficaz contra los dermatofitos. Los problemas terapéuticos asociados a las infecciones vaginales por otros hongos además de *Candida albicans* se tratan en el capítulo 14. Las cremas de terbinafina y naftifina, esta última mucho más costosa, son dos fármacos de venta libre bastante eficaces en caso de infecciones micóticas por dermatofitos, pero mucho menos eficaces contra la cándida.

Tratamiento oral antimicótico y anticándida

Los médicos están pasando gradualmente de los azoles tópicos a los orales para tratar la candidiasis en los adultos. Esto se ha debido a la molesta irritación causada por los azoles tópicos, así como al mejor cumplimiento terapéutico por parte de los pacientes y al costo cada vez menor de los preparados orales. La principal desventaja es que estos solo están disponibles con receta médica. Los productos principales de uso oral son el ketoconazol, el itraconazol y el fluconazol. El flu-conazol es el producto oral más utilizado para las infecciones por *C. albicans*. Suele bastar con una única dosis oral de 150 o 200 mg para solucionar el problema. Para las infecciones más difíciles, puede administrarse fluconazol a dosis diarias de 150 o 200 mg durante el tiempo que sea necesario para remediar el problema. Este tiene un historial de seguridad muy bueno en cuanto a la ausencia de efectos adversos. Sin embargo, debido a su inhibición de las enzimas del citocromo P-450, existen diversas interacciones farmacológicas. El debate sobre los fármacos implicados en estas interacciones queda fuera del alcance de este capítulo. Debido a su asociación al daño hepático, la FDA ha recomendado que no se utilice el ketoconazol oral en caso de infecciones micóticas por dermatofitos.

La terbinafina, un miembro de la familia de las alilaminas, en lugar de los azoles, es el fármaco más utilizado cuando se desea efectuar la administración oral contra las micosis cutáneas por dermatofitos. En los adultos, la terbinafina se administra a dosis de 250 mg. Se han notificado varios efectos adversos con el uso de la terbinafina, incluidas algunas reacciones cutáneas graves. La terbinafina también inhibe las enzimas del citocromo P-450; por tal motivo, también se asocia a muchas posibles interacciones farmacológicas. Todos los azoles de administración oral contra la candidiasis mencionados anteriormente también son eficaces para las infecciones por dermatofitos. Todos ellos requieren prescripción médica y algunos datos recientes indican un aumento en la resistencia micótica cuando se utilizan en el tratamiento de la dermatofitosis.

Tratamiento antiviral

Existen varios fármacos para el tratamiento de las infecciones por el virus del herpes simple y el virus de la varicela zóster. En el presente texto solo se incluyen los que están disponibles para su administración oral, ya que los fármacos tópicos son, según la opinión de los autores, relativamente ineficaces. Los tres productos con más disponibilidad para administrarse de manera oral son el aciclovir, el valaciclovir y el famciclovir. Los tres requieren receta médica y todos están disponibles en forma de productos genéricos. De ellos, el aciclovir es el menos costoso, pero el valaciclovir se prescribe más a menudo debido a su pauta de administración más sencilla. Todos estos medicamentos son análogos de los nucleósidos y tienen un mecanismo de acción similar: son fosforilados por la timidina-cinasa viral en inhibidores muy potentes de la ADN-polimerasa viral. Los tres son seguros y, con las dosis adecuadas, igual de eficaces. Las dosis recomendadas varían según el uso de cada uno de ellos. La posología de estos medicamentos se trata en el capítulo 10.

No se dispone de fármacos sistémicos plenamente eficaces para tratar otras infecciones virales genitales como el molusco contagioso, las verrugas inducidas por el virus del papiloma humano (VPH) y las neoplasias malignas asociadas al VPH. Se tratan sobre todo con métodos líticos o con extirpación quirúrgica, aunque existen otros tratamientos tópicos, los cuales se abordan en los capítulos relacionados con estos trastornos.

REFERENCIAS

1. Hanna S, Zip C, Shear NH. What is the risk of harm associated with topical calcineurin inhibitors? *J Cutan Med Surg.* 2019;23(4_suppl):19S-26S. doi:10.1177/1203475419857688.

2. Guttman-Yassky E, Hanifin JM, Boguniewicz M, et al. The role of phosphodiesterase 4 in the pathophysiology of atopic dermatitis and the perspective for its inhibition. *Exp Dermatol.* 2019;28(1):3-10. doi:10.1111/exd.13808.

3. Reszke R, Krajewski P, Szepietowski JC. Emerging therapeutic options for chronic pruritus. *Am J Clin Dermatol.* 2020;21(5):601-618. doi:10.1007/s40257-020-00534-y.

4. Cheng HS, Fernández-Peñas P. Allergic contact dermatitis of the anogenital region in men and women. *J Low Genit Tract Dis.* 2020;24(2):221-224. doi:10.1097/LGT.0000000000000516.

5. Turner NA, Sharma-Kuinkel BK, Maskarinec SA, et al. Methicillin-resistant *Staphylococcus aureus*: an overview of basic and clinical research. *Nat Rev Microbiol.* 2019;17:203-218. doi:10.1038/s41579-018-0147-4.

6. Bassetti M, Carnelutti A, Castaldo N, Peghin M. Important new therapies for methicillin-resistant *Staphylococcus aureus*. *Expert Opin Pharmacother.* 2019;20(18):2317-2334. doi:10.1080/14656566.2019.1675637.

Procedimientos diagnósticos y terapéuticos 4

LIBBY EDWARDS

A diferencia de muchas especialidades, los procedimientos diagnósticos y terapéuticos de las enfermedades anogenitales ambulatorias suelen ser limitados. En el caso de las afecciones cutáneas, la zona de la anomalía es visible, por lo que la evaluación y el tratamiento de la zona rara vez requieren costosas pruebas de imagen o dependen de equipos sofisticados, así como de la asistencia de múltiples especialidades. Sin embargo, los complejos procedimientos quirúrgicos urológicos y ginecológicos para corregir anomalías estructurales quedan fuera del alcance de este libro.

Para la mayoría de los pacientes, los aspectos relevantes de la evaluación son la anamnesis breve y dirigida, la exploración visual cuidadosa, la microscopia del flujo vaginal o las escamas de ciertas afecciones cutáneas y, en ocasiones, el micocultivo o la biopsia cutánea. La inspección minuciosa de la piel solo requiere luz favorable, estribos para las mujeres y, a menudo, el aumento de una simple lupa de diadema que puede pedirse por Internet por menos de 30 dólares (fig. 4-1). No es necesario el análisis con un colposcopio ni el uso de ácido acético o azul de toluidina.[1] De hecho, en un estudio reciente de 400 mujeres se registró una tasa de concordancia global de solo el 53.9% de la presencia en la vulvoscopia de la lesión intraepitelial escamosa de alto grado, la lesión intraepitelial escamosa de bajo grado y el carcinoma en comparación con los hallazgos de la biopsia.[2] Sin embargo, es importante familiarizarse con las estructuras sanas y las variantes de la piel anogenital (véase cap. 1), así como comprender las presentaciones variables de las enfermedades cutáneas clásicas en los pliegues cutáneos húmedos y finos. A menudo, el diagnóstico de la enfermedad cutánea en los genitales es evidente por los signos clásicos, como la piel blanca arrugada del liquen escleroso, y no es necesario realizar más valoraciones para detectar la afección principal.

Sin embargo, la morfología típica de las enfermedades cutáneas en la piel seca y queratinizada suele modificarse en los pliegues de la piel genital. Por lo general, las zonas intertriginosas suelen ser de color rosado; la humedad, el calor y la fricción oscurecen las escamas y cambian el aspecto de las dermatosis (fig. 4-2). Cuando la morfología de las enfermedades cutáneas es atípica o inespecífica, existen métodos para acotar las posibilidades cuando no se puede establecer un diagnóstico sólido para formular un tratamiento provisional.

En el caso de las enfermedades que presentan anomalías objetivas, la causa casi siempre son infecciones, tumores o inflamación no infecciosa que suele estar mediada por el sistema inmunitario. Incluso cuando el diagnóstico preciso no puede determinarse mediante la exploración o la biopsia, la infección y el tumor pueden descartarse mediante cultivos y biopsias. La mayoría de las enfermedades cutáneas visibles que no son tumores ni infecciones responden a los corticoides. En ciertas ocasiones, no se puede hacer un diagnóstico definitivo y, cuando se han descartado afecciones peligrosas que se diagnostican con facilidad, es razonable y a menudo beneficioso realizar un ensayo terapéutico.

El tratamiento de las enfermedades cutáneas genitales por lo general no es costoso, pero a menudo se requiere mucho tiempo, ya que usualmente se necesita una instrucción cuidadosa y sensible del paciente. Asimismo, es importante prestar atención a los procesos multifactoriales como la infección secundaria, la insuficiencia de estrógenos y la dermatitis de contacto irritativa. A excepción de la radioterapia y la extirpación quirúrgica de tumores, la terapia de la mayoría de los trastornos genitales es médica y consiste en fármacos orales y tópicos autoadministrados. No obstante, existen varios procedimientos de consultorio como la terapia intralesional, la crioterapia, los procedimientos de destechamiento de quistes y fístulas de la hidradenitis supurativa y la lisis de las adherencias de dermatosis cicatriciales, los cuales son sencillos y mejoran la calidad de vida de los pacientes.

Procedimientos diagnósticos

Los procedimientos diagnósticos de las afecciones cutáneas genitales se realizan en la consulta o a pie de cama. Para la mayoría de los pacientes solo se requieren ojos atentos, un microscopio, portaobjetos, cubreobjetos, hidróxido de potasio (KOH) al 10% a 20% y solución fisiológica. Aunque estos procedimientos son sencillos y rápidos de realizar, la interpretación de los hallazgos microscópicos requiere experiencia. Por lo tanto, los resultados inesperados o una mala respuesta a la terapia deben analizarse más a fondo mediante cultivos adecuados, estudios moleculares o biopsias para corroborar los hallazgos microscópicos.

El uso de un espéculo permite ver las paredes vaginales y tomar muestras de líquidos vaginales para su análisis microscópico y cultivo. Los médicos que atienden a las mujeres con dermatosis vulvar o dolor vulvar deberían invertir en un pequeño espéculo de Pederson estrecho y recto, el cual produce mucha menos distensión del introito y menos dolor al insertarlo que el espéculo convencional de Graves con su punta protuberante (fig. 4-3). Aunque ver el cuello uterino es más difícil con el espéculo de Pederson, este no suele ser crucial para el diagnóstico y el tratamiento de las enfermedades cutáneas vulvovaginales. El espéculo pediátrico es útil en algunas ocasiones

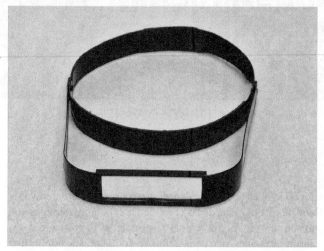

Fig. 4-1. En el 2021, esta lupa de diadema estuvo disponible en línea por 28 dólares y permite ver de forma adecuada las estructuras cutáneas más delgadas.

para aquellas pacientes que presentan dolor intenso con la inserción de un espéculo.

Exploración clínica (*véase también* cap. 3)

Por mucho, el «procedimiento» diagnóstico más importante es la exploración cutánea minuciosa. La anamnesis es relativamente irrelevante, ya que esta zona es visible. Para los médicos de mayor edad, es importante hacer uso de un aumento poco costoso, y para todos los examinadores es necesaria la exposición adecuada de la zona y una luz favorable.

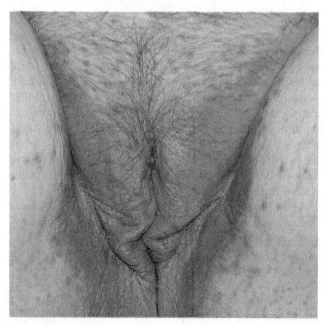

Fig. 4-2. La psoriasis suele ser una enfermedad cutánea caracterizada por la presencia de escamas blancas y gruesas, pero, en la piel genital húmeda, las escamas son poco evidentes.

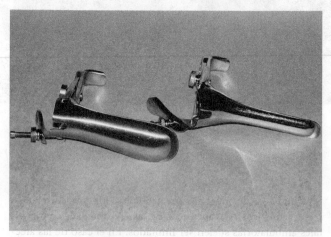

Fig. 4-3. El espéculo de Graves común tiene una punta protuberante diseñada para exponer el cuello uterino para un frotis de Papanicolaou; esto puede ser molesto e innecesario para las mujeres con dolor del introito debido a enfermedades cutáneas o vulvodinia. El espéculo de Pederson pequeño con las hojas estrechas y rectas es más cómodo y suele ser suficiente.

Los dermatólogos están familiarizados con el diagnóstico de las enfermedades cutáneas por su aspecto morfológico. Sin embargo, las afecciones de la piel en la región genital se ven modificadas por el área que presenta menos escamas, las placas menos delimitadas y las erosiones frecuentes en lugar de ampollas intactas. La formulación de un diagnóstico a veces puede ser un reto, pero tener un abordaje organizado puede ser extremadamente útil (tabla 4-1).

Para ayudar a solucionar este problema, la International Society for the Study of Vulvovaginal Disease (ISSVD) ha desarrollado una clasificación de los diagnósticos clínicos basada en el aspecto de la piel en las enfermedades cutáneas vulvovaginales, la cual también es útil para las enfermedades genitales masculinas (tabla 4-2). Esta clasificación constituye el esquema básico de este libro. Cuando el diagnóstico no es evidente solo por el aspecto de la piel, se suele realizar una biopsia. Lamen-

TABLA 4-1
Diagnóstico de las enfermedades cutáneas desconocidas

- Clasificar por color y otros cambios visibles (es decir, parches rojos, trastornos blancos, pústulas) y consultar los capítulos adecuados de este libro para el diagnóstico diferencial. Si no hay diagnóstico...
- Realizar la microscopia y los cultivos indicados. Si no hay diagnóstico....
- Biopsia. Si no hay diagnóstico:
  - Generar un diagnóstico diferencial según el aspecto clínico (tabla 4-2)
  - Correlacionar con la clasificación histológica y el diagnóstico diferencial (tabla 4-3) para reducir las opciones y formular una investigación adicional o tratar de forma presuntiva

tablemente, cuando la presentación clínica de la enfermedad cutánea es inespecífica, las biopsias también suelen serlo. Sin embargo, incluso cuando una biopsia no es diagnóstica, esta añade información. Se puede utilizar una segunda clasificación de la ISSVD: la del aspecto en la biopsia (tabla 4-3). Comparar la clasificación de los diagnósticos clínicos con la clasificación histológica ayuda a acotar el diagnóstico diferencial. Los mejores dermatopatólogos, cuando el diagnóstico no es evidente, no solo ofrecen una descripción microscópica con los negativos correspondientes, sino que también sugieren posibles diagnósticos clínicos que serían compatibles con la histología. Otros médicos que no dispongan de esta ventaja pueden utilizar la clasificación histológica para obtener esta información.

Por ejemplo, el diagnóstico diferencial de un parche rojo puede deducirse a partir de la tabla 4-2; el punto 2 son los parches y las placas rojas, lo que remite al médico al capítulo 5. Dicho capítulo contiene enfermedades dentro del diagnóstico diferencial de parches y placas rojos, que incluyen dermatitis

---

TABLA 4-2

Clasificación clínica de los trastornos dermatológicos vulvares de la ISSVD del 2011 y capítulos en los que se analiza el diagnóstico diferencial de cada uno

1. Lesiones del color de la piel (capítulo 7)
   a. Pápulas y nódulos del color de la piel
   b. Placas del color de la piel
2. Lesiones rojas: parches y placas (capítulo 5)
   a. Enfermedades eccematosas y liquenificadas
   b. Parches y placas rojos (sin alteración epitelial)
3. Lesiones rojas: pápulas y nódulos (capítulo 6)
   a. Pápulas rojas
   b. Nódulos rojos
4. Lesiones blancas (capítulo 8)
   a. Pápulas y nódulos blancos
   b. Parches y placas blancos
5. Lesiones de color oscuro (marrón, azul, gris o negro) (capítulo 9)
   a. Parches de color oscuro
   b. Pápulas y nódulos de color oscuro
6. Ampollas (capítulo 10)
   a. Vesículas y ampollas
   b. Pústulas
7. Erosiones y úlceras (capítulo 11)
   a. Erosiones
   b. Úlceras
8. Edema (capítulo 12)
   a. Edema del color de la piel
   b. Edema color rosado o rojo

(Reimpresa con autorización de Lynch PJ, Moyal-Barraco M, Scurry J, Stockdale C. 2011 ISSVD terminology and classification of vulvar dermatological disorders: an approach to clinical diagnosis. *J Low Genit Tract Dis.* 2012;16:139-144.)

TABLA 4-3

Clasificación histológica de los trastornos dermatológicos vulvares de la ISSVD del 2006

Patrón espongiótico (edema de la epidermis)
   Dermatitis atópica
   Dermatitis de contacto alérgica
Patrón acantósico (epidermis engrosada): anteriormente hiperplasia de células planas y dermatitis psoriasiforme
   Psoriasis
   Liquen simple crónico
Patrón liquenoide (linfocitos en la dermis superior colindante con la unión dermoepidérmica)
   Liquen escleroso
   Liquen plano
Patrón de homogeneización dérmica
   Liquen escleroso
Patrón vesiculoampolloso
   Penfigoide
   Enfermedad por inmunoglobulina A lineal
Patrón acantósico (pérdida de unión entre las células epidérmicas)
   Enfermedad de Hailey-Hailey
   Acantólisis papular genitofemoral
Patrón granulomatoso: inflamación formada por histiocitos y otros leucocitos, especialmente por células mononucleares y células gigantes
   Enfermedad de Crohn
   Síndrome de Melkersson-Rosenthal
   Hidradenitis supurativa
Patrón vasculopático
   Úlcera aftosa
   Enfermedad de Behçet
   Mucositis de las células plasmáticas

---

de contacto irritativa o alérgica, dermatitis atópica (eccema), liquen simple crónico, *Candida*, liquen plano, vulvitis o balanitis de Zoon, enfermedad de Hailey-Hailey, enfermedad de Paget extramamaria, neoplasia intraepitelial vulvar diferenciada, neoplasia intraepitelial peneana, neoplasia intraepitelial escamosa de alto grado y eccema por roce y rascado superpuesto a la dermatitis; el diagnóstico diferencial puede reducirse a eccema (dermatitis atópica) y dermatitis de contacto.

Frotis citológicos

La evaluación microscópica de las escamas y del líquido vaginal es crucial para el diagnóstico de algunos tipos de vaginitis y para el diagnóstico de la tiña en un entorno que podría de otra forma ser psoriasis, dermatitis de contacto, liquen simple crónico, eritrasma, etcétera. En el caso de la evaluación de las infecciones vaginales, hasta un hisopo recogido por la propia paciente puede ser mucho más útil que un diagnóstico telefónico con base en los síntomas.[3] Los autores han compro-

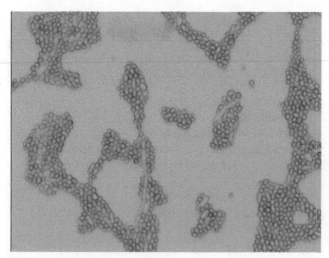

Fig. 4-4. El hisopado vaginal de una paciente con candidiasis colocado en un tubo de cultivo durante 2 días muestra signos evidentes de gemación de levaduras sin micelios.

bado que las mujeres pueden recibir un tubo de cultivo para almacenar el líquido vaginal y enviarlo por correo al consultorio y hay una concordancia excelente con las pruebas realizadas en la consulta en busca de candidiasis, vaginosis bacteriana e índice de maduración de los estrógenos. En el caso de la mayoría de las marcas de tubos para cultivo, se producen brotes de blastosporas evidentes al cabo de 48 h, pero algunas pueden tardar hasta 1 semana en dar positivo (fig. 4-4).

Lamentablemente, cada vez menos consultorios ginecológicos disponen de un microscopio, lo que limita mucho la evaluación de la vaginitis.

Preparaciones micóticas

Los preparaciones micóticas son esenciales para el diagnóstico de algunas enfermedades anogenitales. Por lo general, los hombres interpretan todo el prurito anogenital como producido por la tiña inguinal, mientras que las mujeres asumen que todo el prurito vulvovaginal representa una infección por hongos. Es vital confirmar o descartar estas enfermedades.

La solución de KOH al 10% a 20% es una sustancia básica que disuelve la queratina de las células epiteliales (planas), lo que permite ver con mayor claridad las esporas, así como las hifas y seudohifas micóticas. La fiabilidad de esta prueba depende de la elección de la lesión que se va a muestrear, de la disolución adecuada de las células para que los elementos micóticos se visualicen mejor y de la experiencia del examinador para distinguir los elementos micóticos de artefactos como vellos, fibras textiles, membranas celulares y grietas en las costras.

La preparación micótica del líquido vaginal es mucho más sencilla que la de las escamas cutáneas porque hay menos artefactos y las células epiteliales planas frágiles de la mucosa se disuelven con rapidez. Sin embargo, algunas infecciones pueden producir un pequeño número de microorganismos que no se detectan en el análisis microscópico. Las secreciones vaginales se recogen con un aplicador con punta de algodón de las secreciones que quedan en la hoja del espéculo retirado, de un cúmulo de secreciones dentro de la vagina (evitando el orificio del cuello uterino) o haciendo rodar suavemente la punta de algodón por las paredes vaginales cuando no haya dicha acumulación. A continuación, se pone en contacto un punto del líquido vaginal con el portaobjetos en lugar de esparcirlo, lo cual puede distorsionar la preparación. Debe evitarse una preparación demasiado espesa que impida un análisis minucioso. Si la vagina está seca y no hay secreciones evidentes, se debe rodar la punta de algodón sobre el portaobjetos.

Las mejores zonas de la piel para tomar muestras en busca de tiña crural (dermatofitosis) o candidiasis cutánea son las escamas periféricas de las placas de tiña y el techo de las pústulas, o bien, el material blanco y caseoso producido por las levaduras de las que se sospecha. Estos elementos se retiran al raspar suavemente con la superficie redondeada de una hoja de bisturí del número 15. En las zonas húmedas de los genitales, la muestra suele adherirse a la hoja del bisturí y puede limpiarse en el portaobjetos de vidrio. La piel seca y con vello debe humedecerse con agua para que la escama se adhiera a la hoja hasta que se unte en el portaobjetos.

Una vez colocadas las secreciones vaginales o la escama en el portaobjetos de vidrio, se pone una gota de KOH sobre el material para disolver la queratina de las células y aumentar la visibilidad de los elementos micóticos. Se aplica un cubreobjetos y compresión con agitación ligera del mismo con la parte posterior de la uña o con un borrador de lápiz (para así evitar huellas dactilares que distraen en el cubreobjetos), se aplana e incrementa la disolución de la queratina. Aunque las células epiteliales no queratinizadas (planas) de los frotis vaginales se deterioran rápidamente tras la exposición al KOH, la escama cutánea queratinizada requiere mayor atención para disolverla y poder detectar fácilmente hongos y levaduras. El examinador puede utilizar KOH mezclado con dimetilsulfóxido (disponible en establecimientos de suministros médicos) para mejorar la disolución. Asimismo, se puede simplemente dejar pasar de 10 a 15 min para que el KOH desintegre las células. Además, la escama se disuelve más rápido tras añadir KOH si el portaobjetos se calienta suavemente sobre una llama de alcohol.

Los elementos micóticos se visualizan mejor al bajar el condensador para aumentar el contraste entre los elementos micóticos y las células epiteliales. Las esporas, las blastosporas y los elementos hifales se ven refringentes, a veces ligeramente verdes y son mucho más pequeños que los artefactos comunes, como el pelo y las fibras. Los dermatofitos lucen como hifas ramificadas y tabicadas que atraviesan las membranas celulares (fig. 4-5). *Candida albicans* y *Candida tropicalis* se muestran como una gemación de levaduras con hifas o seudohifas no tabicadas y ramificadas (fig. 4-6). En ocasiones, las membranas celulares en proceso de disolución se asemejan a hifas o seudohifas (fig. 4-7). Cuando se sospecha esto, la compresión y la ligera agitación del cubreobjetos alteran las membranas celulares de forma más eficaz y se puede diferenciar entre hifas o seudohifas verdaderas y este artefacto. Las especies de levaduras que no son *albicans* ni *tropicalis* se caracterizan por presentar blastosporas sin micelios (fig. 4-8). Las especies específicas de dermatofitos de la tiña crural no pueden reconocerse a partir del frotis. Se requiere un cultivo para identificar a los dermatofitos en las raras ocasiones en que esto se espera. Las gotas de aceite y las burbujas de aire pueden

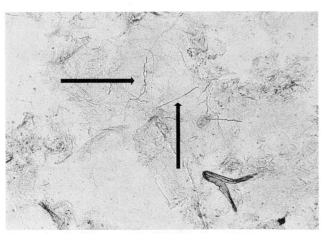

Fig. 4-5. Esta preparación micótica de células cutáneas raspadas de la superficie de la tiña muestra largas hifas oscuras (*flechas*) que son fácilmente visibles cuando se disuelven las células planas con el KOH.

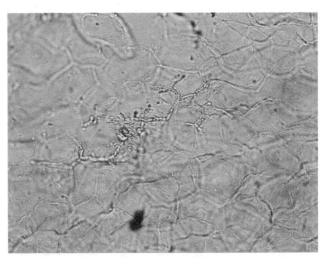

Fig. 4-7. Cuando las membranas celulares están parcialmente disueltas, pueden imitar a las hifas ramificadas de la tiña y la candidiasis.

confundirse a veces con las blastosporas de las levaduras, pero la variabilidad de su tamaño y su forma redondeada las distinguen de las blastosporas (fig. 4-9). La «tiña» versicolor (poco frecuente en la zona genital) es una denominación errónea, ya que se trata de una infección por hongos y no por dermatofitos o una verdadera «tiña». Esta presenta microscópicamente hifas cortas y curvadas, así como esporas y blastosporas (fig. 4-10).

Preparación salina del «montaje húmedo» (*véase también* cap. 14)

La información procedente de un análisis de las secreciones vaginales a veces es extremadamente importante en la evaluación de la vulva, dado que las secreciones vaginales irritantes o infectadas tocan la vulva. La evaluación microscópica de las secreciones

vaginales con solución fisiológica bajo un cubreobjetos permite examinar la morfología de las células, detectar la inflamación y el efecto de los estrógenos y así realizar un estudio bruto de los microorganismos colonizadores e infectantes. El diagnóstico de la vaginosis bacteriana solo puede hacerse con un montaje húmedo que muestre células clave, así como la ausencia de lactobacilos junto con una prueba de olor positiva y pH mayor de 4.5.

Un error habitual en la interpretación del montaje húmedo es la exploración dirigida rápida en busca de levaduras y células clave, aunque es aún más habitual el envío de secreciones para llevar a cabo costosas pruebas moleculares en busca de infecciones bajo el supuesto incorrecto de que esto cubre todas las causas de la vaginitis. Las secreciones se recogen como se ha descrito anteriormente para la evaluación de especies de *Candida*. Sin embargo, las secreciones se transfieren desde el aplicador con punta de algodón tocando (si son abundantes) o rodando suavemente (si son escasas) sobre el portaobjetos de vidrio. Se debe tener cuidado para evitar la aplicación de secreciones espesas, ya que interfiere con la observación. Algunos médicos prefie-

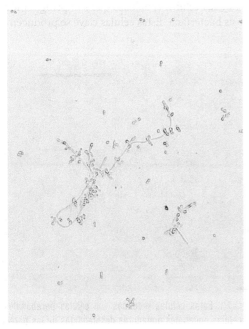

Fig. 4-6. La candidiasis muestra no solo micelios ramificados, sino también gemación de levaduras a mayor aumento.

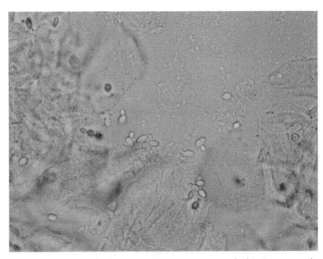

Fig. 4-8. Las cándidas no *albicans* muestran solo blastosporas, sin micelios, en el montaje húmedo. Estas blastosporas alargadas casi en forma de capuchón son de *Candida krusei*.

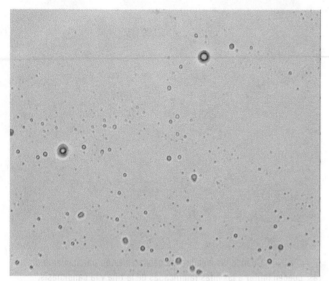

Fig. 4-9. Las burbujas de aire y las gotitas de aceite pueden parecerse a las blastosporas de levadura. Sin embargo, estas no presentan gemación y muestran una variabilidad evidente de su tamaño en comparación con las blastosporas de las cándidas no *albicans*.

ren introducir el aplicador con punta de algodón en un tubo de ensayo, añadir unas gotas de solución fisiológica para diluir las secreciones y separar las células para analizar la morfología. Esta autora ha probado ambos métodos, pero ha descubierto que la evaluación de los leucocitos es problemática cuando se diluyen primero las secreciones vaginales. En primer lugar, las células inflamatorias se adhieren a las paredes del tubo de ensayo (y a las paredes del tubo de cultivo si las secreciones del aplicador con punta de algodón se introducen en uno para su evaluación posterior). En segundo lugar, la muestra está diluida, por lo que la detección de lactobacilos puede resultar difícil.

Es necesario conocer los componentes sanos de las secreciones vaginales y los artefactos convencionales para analizar las secreciones vaginales más allá de la ausencia de levaduras, célu-

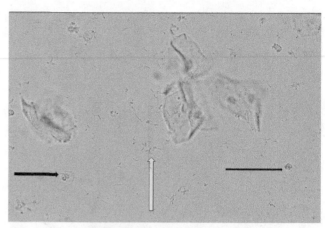

Fig. 4-11. El montaje húmedo es crucial para el diagnóstico de los síntomas vulvovaginales crónicos; las células planas (escamosas) deben ser grandes, aplanadas, plegadas y maduras, solo debe haber un leucocito (*flechas negras*) por célula epitelial plana y entre las bacterias deben predominar los pequeños lactobacilos (*flecha azul*).

las clave de la vaginosis y tricomonas (**fig. 4-11**). Las células epiteliales maduras que se desprenden del epitelio vaginal con buena producción de estrógenos se ven como células poligonales grandes, a menudo plegadas, con citoplasma abundante, así como núcleo pequeño y condensado. Se puede realizar un índice de maduración bruto, en el que se estima el grado de maduración de las células epiteliales (y esto es todo lo que se necesita para la evaluación de las molestias vulvares). Las células epiteliales inmaduras, o células parabasales, son mucho más pequeñas y redondas que las células maduras; cuentan con núcleos proporcionalmente más grandes (**fig. 4-12**). Estas células menos maduras se observan en varios contextos y sirven como marcador del epitelio vaginal atrófico con insuficiencia de estrógenos, las erosiones del epitelio y la mucosa vaginal inflamada de rápida proliferación. Las células clave de la vaginosis son una anomalía distintiva de las células epiteliales que son patognomónicas de la vaginosis bacteriana. Estas células clave se producen cuando

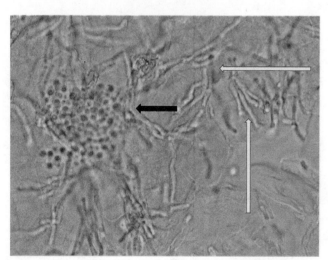

Fig. 4-10. La pitiriasis («tiña») versicolor es poco frecuente en la piel anogenital; este preparado micótico muestra grupos de blastosporas (*flecha negra*) e hifas cortas (*flechas azules*) que generalmente no se ramifican.

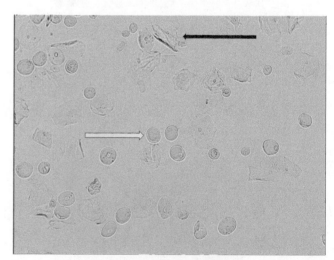

Fig. 4-12. Estas células redondas son células parabasales (*flecha azul*); las células epiteliales inmaduras desprendidas de las paredes vaginales delgadas con insuficiencia de estrógenos y las células epiteliales planas, maduras, sin anomalías y plegadas son escasas (*flecha negra*).

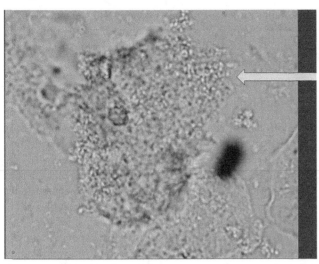

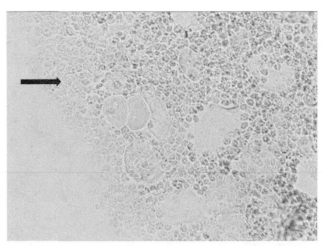

Fig. 4-15. La inflamación se caracteriza por un aumento del número de leucocitos (*flecha*); este montaje húmedo muestra brotes de linfocitos. La inflamación vaginal también suele caracterizarse por la presencia de células parabasales redondas.

Fig. 4-13. La presencia de células clave de la vaginosis, células epiteliales recubiertas de bacterias que hacen los bordes irregulares (*flecha*), es patognomónica de la vaginosis bacteriana y es un signo más importante que la presencia de bacterias que indica este diagnóstico en las pruebas moleculares.

las bacterias se adhieren a las células epiteliales y oscurecen los bordes nítidos de estas, de modo que el borde luce irregular y el citoplasma se ve granuloso (**fig. 4-13**).

Aunque los microorganismos habituales de la vagina son muchos, los lactobacilos son las bacterias más comunes que se observan en la preparación salina de secreciones vaginales sin anomalías de una mujer con buena producción de estrógenos. Estos son bacilos de longitud variable. En ciertas ocasiones, los lactobacilos se unen entre sí de extremo a extremo para formar filamentos muy largos, que antiguamente se creía que era *Leptothrix* (**fig. 4-14**). Estos filamentos se confunden en ocasiones con las hifas de *C. albicans* o *C. tropicalis*. Sin embargo, los filamentos de los lactobacilos son de menor calibre que los de las levaduras y no están ramificados en comparación con las hifas y seudohifas de *C. albicans*.

Otros parámetros que se pueden analizar a partir de un preparado salino son el número y los tipos de leucocitos. Los leucocitos usualmente están presentes en una relación de 1:1 o menos respecto a las células epiteliales. La inflamación que puede ser producto de una infección por *Trichomonas*, la vagina atrófica irritada o sobreinfectada, la dermatosis vaginal erosiva y la vaginitis inflamatoria descamativa se caracterizan por un aumento de los leucocitos (**fig. 4-15**). Las células inflamatorias pueden ser linfocitos o neutrófilos, pero no hay información publicada sobre las implicaciones de esta diferencia. Algunos médicos creen que es más probable que las infecciones bacterianas (excepto la vaginosis bacteriana) se caractericen por una inflamación neutrofílica, mientras que es más probable que la dermatosis inflamada no infecciosa, como el liquen plano, dé lugar a la afluencia de linfocitos. Esta autora ha comprobado que tal distinción no es fiable.

Examen microscópico para detectar infestaciones

Los tres organismos cuyas infestaciones producen síntomas anogenitales pronunciados son los ácaros de la escabiasis (sarna), los oxiuros y las ladillas (piojos). Las ladillas y sus liendres pueden verse a simple vista con mucho cuidado o con las lupas simples antes mencionadas, aunque un análisis microscópico de baja potencia del vello con una liendre es más concluyente.

Los aspectos más importantes de una preparación que se pueda examinar en busca de escabiasis son la selección correcta de los túneles y el raspado agresivo, no sutil, de la epidermis afectada. La confirmación microscópica de la escabiasis suele ser difícil y requiere práctica. El paciente promedio con escabiasis tiene pocos ácaros a pesar de la erupción generalizada, la mayor parte de la cual se debe a la respuesta inmunitaria al ácaro, y del eccema secundario producido tanto por el prurito como por el roce. Aunque cabría esperar que los túneles se presentaran como una pápula lineal, los hogares de estos parásitos microscópicos en realidad se presentan como una pápula edematosa y ovalada. Los mejores túneles para el muestreo son los que no

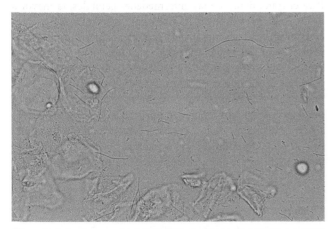

Fig. 4-14. A veces, los lactobacilos se alinean de extremo a extremo formando largos filamentos. Aunque algunos creen que esto ocurre por el tratamiento de la candidiasis y produce síntomas de prurito e irritación, los autores consideran que se trata de una variante normal.

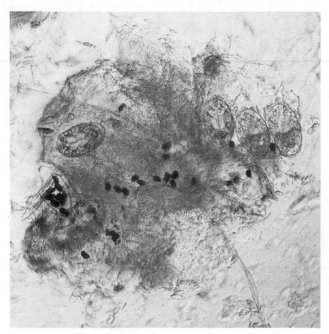

Fig. 4-16. El raspado de la piel en busca de la escabiasis es difícil, porque la identificación de un sitio adecuado es complicada, y un pequeño número de ácaros puede causar prurito extenso y enfermedades cutáneas. Sin embargo, se obtienen con mayor frecuencia los huevos y las heces marrones (fecalitos) y también funcionan como vía de diagnóstico.

están rascados. Por lo general, incluso los pacientes con escabiasis genital tienen túneles más accesibles y adecuados entre los dedos o en las caras anteriores de las muñecas. Los nódulos clásicos de la escabiasis presentes de forma más frecuente en el pene y el escroto no son adecuados para el raspado, ya que el ácaro suele estar a mayor profundidad en la piel. Se rasura una fina capa de epidermis con una hoja de bisturí del número 15 y la muestra de piel se coloca sobre un portaobjetos de vidrio. Se aplica una gota de solución fisiológica o aceite de inmersión al material y se añade un cubreobjetos. La presencia de huevos, heces (fecalito) o del propio ácaro es una prueba definitiva de infestación (**fig. 4-16**). El ácaro, si está presente, no es sutil y rara vez pasa desapercibido. Los huevos son regulares, lisos y bastante grandes, por lo que también suelen identificarse sin dificultad. Sin embargo, los fecalitos son glóbulos regulares, agrupados, pequeños y de color marrón dorado y se requiere cierta experiencia para poder identificarlos con seguridad. El raspado negativo no descarta la escabiasis como diagnóstico. Una biopsia añade datos en ausencia de un raspado positivo, ya sea a partir de la identificación del ácaro o la presencia de eosinófilos, lo que indica la presencia de algún tipo de parásito. La biopsia también puede ser útil en el paciente con nódulos escabióticos genitales pero sin túneles, ya que esa muestra para biopsia se interpretará como una picadura de artrópodo compatible, pero no diagnóstica, con la escabiasis, aunque por lo general no se identifica el ácaro.

El prurito perianal nocturno indica una infestación por oxiuros, sobre todo en los niños. La «prueba de la cinta adhesiva» suele diagnosticar esta afección. Antes de que el paciente se levante por la mañana, se estira la piel perianal para evertir ligeramente la mucosa distal. La cara adhesiva de la cinta de celofán se pone en contacto con el ano para fijar los huevos

depositados durante la noche. A continuación, la cinta se pega a un portaobjetos de cristal y se examina al microscopio a baja potencia. Los huevos numerosos y monomorfos suelen identificarse fácilmente cuando hay oxiuros.

Preparación de Tzanck

Cuando son realizadas por examinadores experimentados, las citologías de Tzanck pueden confirmar la presencia de una ampolla herpética, pero no pueden distinguir entre el virus del herpes simple y el virus de la varicela zóster (que causa herpes zóster y varicela). Algunos médicos muy experimentados pueden detectar preliminarmente las anomalías compatibles con el pénfigo vulgar mediante esta prueba.

Por lo general, se raspa la base de una erosión por una ampolla sin cubrir con una hoja de bisturí del número 15 y el material de la hoja se transfiere a un portaobjetos de vidrio. Sin embargo, un estudio más reciente indica que un análisis de la parte superior de la ampolla tiene el doble de probabilidades de producir células gigantes visibles.[4] La tinción de Giemsa o Papanicolaou se aplica para revelar las características nucleares de las células. Una preparación de Tzanck de la base de una ampolla herpética (simple o zóster) muestra células epiteliales multinucleadas extremadamente grandes e inclusiones intracitoplasmáticas. Sin embargo, la interpretación correcta de los frotis de Tzanck requiere experiencia e incluso los resultados provistos por los dermatólogos seguros de sí mismos pueden mostrar una escasa reproducibilidad intraobservador e interobservador.[2] Por lo general, esta prueba debe confirmarse mediante la identificación directa del virus (prueba de anticuerpos inmunofluorescentes, hibridación *in situ* o técnica de reacción en cadena de la polimerasa [PCR, *polymerase chain reaction*]), el cultivo (aunque los falsos negativos son muy frecuentes en algunos laboratorios o situaciones clínicas) o la biopsia (sensible y rápida, pero que tampoco diferencia el herpes simple del herpes zóster) si existen dudas acerca del diagnóstico correcto.

Tinciones de Gram

Para el tratamiento de las enfermedades genitales, la mayoría de los médicos no utilizan las tinciones de Gram para las secreciones vaginales o la piel afectada por otras enfermedades habituales, ya que se requiere un cultivo para la identificación y la sensibilidad de los patógenos genitales. En la actualidad, algunos consideran que la tinción de Gram es el método de referencia para el diagnóstico de la vaginosis bacteriana, pero no es necesaria, ya que un montaje húmedo que muestre la presencia de células clave de la vaginosis y una prueba de olor positiva son patognomónicos de la vaginosis bacteriana; además, toman menos de 1 min y son prácticamente gratuitas.

Cultivos

Los cultivos para bacterias y levaduras son análisis de laboratorio que en ocasiones resultan esenciales y rentables para el diagnóstico de los síntomas genitales. El uso más frecuente de un cultivo en esta área de la medicina es un micocultivo para levaduras. Se utiliza en caso de vaginitis cuando el hongo sospechoso no se identifica en una preparación de KOH o cuando la candidiasis no responde a la terapia. También es importante cuando la dermatitis intertrigo, el eritema y la maceración de los pliegues cutáneos, con levaduras clínicas, no responden al tratamiento antimicótico. En esta época de *Staphylococcus aureus* resistente a la meticilina, los cultivos de foliculitis, la sospecha de enfermedades estreptocócicas perianales y especialmente la furunculosis están señalados para dirigir el tratamiento antibiótico adecuado.

Estudios moleculares

Las sondas de ácido nucleico son modalidades más nuevas y precisas para el diagnóstico de las infecciones. La técnica de la PCR, utilizada originalmente en el tratamiento de las enfermedades genitales para identificar la infección por el virus del herpes simple, a menudo necesita varios días para obtener resultados, pero es mucho más precisa que el cultivo del herpes. En la actualidad se utilizan las sondas de ácido nucleico inmediatas en los paneles de vaginitis y se obtienen resultados en menos de 1 h. Estos análisis son excelentes para las infecciones, excepto para la vaginosis bacteriana, ya que no proporcionan información sobre la insuficiencia de estrógenos o de la inflamación no infecciosa, como en la vaginitis inflamatoria descamativa o el liquen plano vaginal. Aunque las pruebas moleculares identifican la presencia de bacterias asociadas a la vaginosis bacteriana, en ocasiones estas bacterias están presentes aunque no produzcan los signos patognomónicos de las células clave de la vaginosis, como ausencia de lactobacilos, prueba del olfato positiva y pH relativamente alto.

Las pruebas moleculares en busca de microorganismos se han convertido en una herramienta bastante conocida para el diagnóstico de la vaginitis debido a su sencillez. El frotis simple de la base de una erosión por una posible infección por el virus del herpes simple o el virus de la varicela zóster puede dar una respuesta definitiva y fiable; los frotis de cuello uterino en busca de clamidia o gonorrea; los frotis de una úlcera en busca de sífilis, chancroide, linfogranuloma venéreo; las secreciones vaginales en busca tricomonas, y los frotis de la piel para la detección y tipificación del virus del papiloma humano (VPH) son otras de las pruebas que están disponibles. Los paneles de la vaginitis permiten determinar numerosas especies de *Candida* y varios microorganismos típicos de la vaginosis bacteriana. Aunque el costo de la PCR ha disminuido notablemente en los últimos 15 años, estas pruebas pueden ser bastante costosas y, por lo general, aportan menos información útil que el montaje húmedo o el micocultivo en la investigación de la vaginitis, excepto las pruebas de detección de tricomonas.

Dermatoscopia

La dermatoscopia es un nuevo medio para examinar la epidermis y la dermis superior con un dermatoscopio, una lupa de mano especializada que, al ponerla en contacto o sostenerla muy cerca de la piel, revela estructuras que de otro modo serían invisibles.[5] La dermatoscopia es útil sobre todo para la evaluación de las lesiones pigmentadas, a veces permitiendo evitar la biopsia.[6] La dermatoscopia también puede servir para diagnosticar la escabiasis y ayudar a identificar la pediculosis púbica, aunque este microorganismo causal también puede verse con aumento simple. La dermatoscopia puede a su vez confirmar el diagnóstico del molusco contagioso en los pacientes esporádicos sin lesiones patognomónicas. Aunque esta forma de exploración es cada vez más habitual y hay informes sobre su uso en la dermatología genital, el examinador debe acercar el rostro a la piel genital. Esto tiende a limitar la aplicación de la dermatoscopia para la mayoría de los médicos a los casos esporádicos de lesiones pigmentadas preocupantes. Ahora hay cámaras que pueden fijarse al dermatoscopio, lo cual reduce la proximidad necesaria.

Biopsias cutáneas

Dado que la piel y las mucosas son superficiales, la obtención de una muestra para su evaluación es sencilla, rápida, segura y relativamente indolora cuando se realiza de forma correcta. Se debe tener en cuenta que los costos de una biopsia cutánea son considerablemente más elevados que los de una biopsia vulvar o vaginal, pero inferiores a los de una biopsia peneana. Afortunadamente, la vulva y la vagina están revestidas de epitelio y la autora las clasifica como biopsias cutáneas. Los signos clínicos que diferencian las distintas enfermedades inflamatorias, infecciosas y neoplásicas suelen ser menos característicos y más inespecíficos cuando aparecen en los pliegues cutáneos y la piel húmeda. Por lo tanto, puede indicarse una evaluación histológica de la piel para intentar establecer un diagnóstico definitivo. Sin embargo, si un hallazgo cutáneo no se diagnostica fácilmente por su aspecto clínico, el histológico tampoco suele ser diagnóstico, sobre todo en el caso de las dermatosis inflamatorias.

La biopsia cutánea no es una prueba de laboratorio objetiva, al consistir en que otro médico examine la piel y emita una opinión sobre los cambios histológicos que pueden ofrecer o no un diagnóstico. Aun así, la biopsia brinda más información para ayudar a formular un diagnóstico y a menudo descarta algunos procesos, como las neoplasias malignas *in situ*, que parecen enfermedades inflamatorias de la piel. Así como el diagnóstico diferencial clínico de las afecciones cutáneas se determina por el aspecto de la piel, el diagnóstico diferencial histológico se formula por el aspecto microscópico de una muestra para biopsia (cap. 2: «Terminología, clasificación y diagnóstico de los trastornos cutáneos genitales»). Estos dos diagnósticos diferenciales pueden cotejarse para reducir las posibilidades. Si no es posible establecer un diagnóstico con la biopsia, un patólogo experimentado suele enumerar los posibles diagnósticos en forma de comentarios junto con la descripción histológica.

El médico que realiza la biopsia puede potenciar tanto las posibilidades de obtener información útil como la experiencia para el paciente (tabla 4-4). Esto empieza por elegir la lesión adecuada y tener cuidado de no dañar la muestra. Es importante elegir un dermatopatólogo o patólogo con un interés especial en la piel en lugar de un médico general para interpretar la biopsia, además que proporcionar a esa persona un diagnóstico diferencial inteligente garantiza que el microscopista esté armado con la mejor información para hacer un diagnóstico realista.

TABLA 4-4
Consejos para la biopsia genital
• Comente con los pacientes antes de la biopsia que puede no ofrecer un diagnóstico definitivo, pero dará más información y descartará las neoplasias malignas
• Ofrecer anestesia tópica a los pacientes ansiosos antes de la anestesia local definitiva: ungüento compuesto de tetracaína al 6% y lidocaína al 6%, mezcla eutéctica de anestesia local, lidocaína al 5%
• Administrar anestesia definitiva de lidocaína al 1% con epinefrina y luego esperar 10 min a que la epinefrina produzca vasoconstricción para reducir al mínimo el sangrado, especialmente en las biopsias en sacabocados
• Solo para las anomalías visibles por biopsia
• Evitar la línea media siempre que sea posible
• Utilizar la biopsia en sacabocados en tumores, lesiones pigmentadas o piel firme
• Considerar una biopsia por afeitado para las dermatosis superficiales, ampollas o erosiones
• Enviar las biopsias de la piel a un dermatopatólogo o a un ginecólogo patólogo que tenga especial interés y experiencia en las enfermedades cutáneas
• Enumerar el diagnóstico diferencial en la solicitud de patología
• Utilizar la clasificación histológica de la ISSVD para interpretar los resultados descriptivos no diagnósticos de la biopsia

Dónde hacer la biopsia

La utilidad de la biopsia cutánea depende en parte de la selección de las zonas correctas para la toma de muestras. La elección del sitio depende de la enfermedad que se busque en la biopsia.

La muestra de una erosión o úlcera es mejor obtenerla del borde para que la transición del epitelio sano a la úlcera o erosión sea visible para el patólogo; la ausencia total del epitelio hace imposible el diagnóstico definitivo de muchas enfermedades cutáneas si la muestra procede del centro de la lesión (**fig. 4-17**). Sin embargo, si la úlcera es firme, debe obtenerse una muestra adicional de la zona firme por si la lesión constituye un tumor ulcerado o erosionado (**fig. 4-18**). Del mismo modo, si se trata de una ampolla, debe incluirse su borde; en caso de haber una pequeña vesícula, esta puede extraerse en su totalidad (**fig. 4-19**). La biopsia de ampollas y erosiones debe tomarse de la lesión más reciente posible, ya que las reparaciones se producen rápidamente y dificultan el diagnóstico. La biopsia del tumor se realiza a partir de la zona más gruesa y en ocasiones pueden ser necesarias varias biopsias (**fig. 4-20**). En general, la biopsia de una pápula o placa debe incluir solo la piel afectada (**fig. 4-21**). En aquellas enfermedades cutáneas que muestren epitelio blanco, debe tomarse una muestra de esta piel (**fig. 4-22**). Las lesiones muy antiguas y en proceso de cicatrización de cualquier enfermedad cutánea no suelen ser una buena elección.

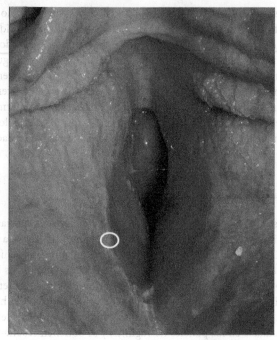

Fig. 4-17. Debe tomarse una muestra del borde de la enfermedad erosiva o ulcerosa, ya que es probable que los cambios que sirven para el diagnóstico por medio de la biopsia se encuentren en el epitelio.

Las biopsias no suelen ser útiles cuando no hay alteraciones cutáneas. Por ejemplo, un paciente con dolor pero sin anomalías visibles no se beneficia de una biopsia. Esto incluye el eritema moderado que suele presentarse en el vestíbulo de la mujer o en el escroto de algunos hombres. Sin embargo, a veces está justificada la biopsia cuando existen dudas sobre la impor-

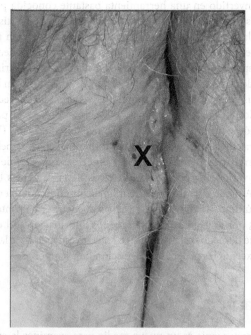

Fig. 4-18. Aunque el borde de una erosión generalmente es el mejor sitio para tomar una biopsia, esta erosión era dura a la palpación, por lo que se pensó en una neoplasia maligna. Se realizó una biopsia a esta base endurecida, la cual mostró carcinoma escamocelular.

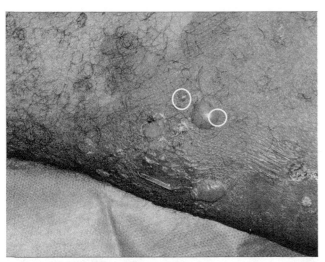

Fig. 4-19. Las enfermedades ampollosas se diagnostican de mejor forma cuando el patólogo puede ver la transición de la piel normal a la ampolla; por lo tanto, se puede extraer una vesícula pequeña entera o el borde de una ampolla.

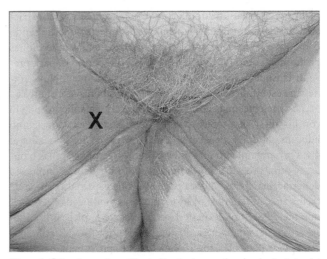

Fig. 4-21. Se puede realizar la biopsia de una placa o pápula de la piel totalmente afectada sin circundar las zonas sanas.

tancia de un eritema leve; también cuando un paciente insiste en que sus síntomas se deben a la inflamación y no a un síndrome doloroso, o para estudiar la actividad de una enfermedad conocida y tratada, tal como la importancia de la palidez en el liquen escleroso tratado. El médico debe ser consciente de que una biopsia de la piel genital sana suele arrojar una descripción histológica de inflamación perivascular crónica inespecífica leve con acantosis e hiperqueratosis. Por lo tanto, el hallazgo de inflamación leve en la biopsia no debe confundirse con una enfermedad.

En la medida de lo posible, se evitan la línea media y los pliegues cutáneos. Estas zonas no cicatrizan bien.

Por lo general, solo se requieren múltiples biopsias si hay lesiones con morfologías diferentes. Sin embargo, en el caso de una neoplasia maligna pueden ser útiles varias biopsias para determinar la estimación más probable del grosor del tumor.

Anestesia

Sea cual sea la técnica de biopsia cutánea, está indicada la anestesia local. Esto puede conseguirse de forma rápida al infiltrar la piel por debajo del sitio de la biopsia con 0.5 a 1.0 mL de lidocaína al 1% con epinefrina, utilizando una aguja de calibre 30. Cuando sea posible, el médico debe esperar unos 10 min para

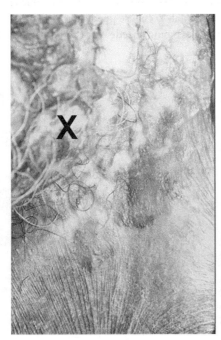

Fig. 4-20. Por lo general, la muestra de un tumor debe tomarse de la zona más gruesa.

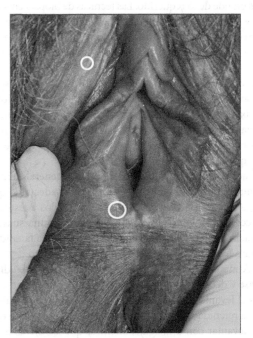

Fig. 4-22. Cuando haya zonas blancas, estas suelen ser altamente útiles para el diagnóstico.

realizar el procedimiento; la epinefrina produce vasoconstricción y reduce al mínimo la hemorragia en esta zona de tejido conjuntivo laxo. Debe evitarse la epinefrina en las inyecciones profundas, como los bloqueos en el cuerpo peneano, para prevenir la isquemia, pero la anestesia superficial que incluye epinefrina está indicada y se tolera bien en las biopsias cutáneas.

Los pacientes más ansiosos agradecen el tratamiento previo con un anestésico tópico potente de última generación, como lidocaína al 2.5%, prilocaína al 2.5% o crema de lidocaína al 4%. Otro tratamiento más útil y bastante tolerado para las biopsias y otros procedimientos molestos es el ungüento compuesto de tetracaína al 6% y lidocaína al 6%. Una capa muy gruesa de crema aplicada sobre la piel y las mucosas modificadas genitales durante 20 a 30 min anestesia parcialmente la piel. Si la biopsia está programada para una fecha posterior, la anestesia aplicada por el paciente cada 15 min durante aproximadamente 2 h antes del procedimiento es más eficaz (Dra. Lynnette Margesson, comunicación personal). Estos medicamentos no deben introducirse en la vagina debido al mayor riesgo de absorción; asimismo, la vagina es menos sensible a las inyecciones que la piel genital externa.

Técnicas de biopsia cutánea genital

La piel de los genitales externos y de la zona perianal puede muestrearse por biopsia en sacabocados, biopsia por afeitado, resección con tijeras o con pinzas destinadas para la biopsia del cuello uterino. Otra técnica útil es modificar la biopsia por afeitado con el uso de un raspador afilado.

La elección de la técnica depende del posible diagnóstico y la forma y la ubicación de la lesión. Aunque algunos médicos utilizan estas pinzas para biopsia en la vulva, este tema no se aborda aquí porque este método tiende a aplastar el tejido, lo que interfiere con la interpretación, además de que la muestra a menudo es más grande de lo requerido. Las técnicas de biopsia en sacabocados y por afeitado permiten obtener muestras más pequeñas y más precisas sin el artefacto causado por el aplastamiento.

Con la biopsia en sacabocados se toman muestras de todos los estratos de la piel: epitelio, dermis y grasa subcutánea. Las lesiones pigmentadas, las lesiones induradas y las sospechas de neoplasias se investigan con la biopsia en sacabocados porque la base de la lesión puede ser fundamental para diagnosticar y evaluar el pronóstico del tumor. Las lesiones pequeñas pueden extirparse por completo con un sacabocados cuyo diámetro sea mayor que el de la lesión.

El sacabocados es una cuchilla cilíndrica (generalmente de 3 a 5 mm; 3.5 mm habitualmente es un tamaño adecuado que no deja grandes lesiones) que se aplica a los tejidos anestesiados, tanto con un movimiento rotatorio como con una suave presión hacia abajo. El sacabocados corta a través de la epidermis y la grasa hasta que llegan al centro del instrumento (**figs. 4-23 y 4-24**). A menudo, la muestra para biopsia permanece adherida a la base y debe tenerse cuidado de no aplastar el tejido con las pinzas al levantar el tapón y cortar la base. En vez de sujetar la muestra retenida con pinzas, la pieza adherida se puede enganchar y levantar con una aguja, mientras que las tijeras iris curvas apuntan hacia la base de la lesión y desprenden la muestra por la base (**fig. 4-25**). Muchos médicos cierran los sitios de la biopsia con puntos de sutura, mientras que otros dejan abier-

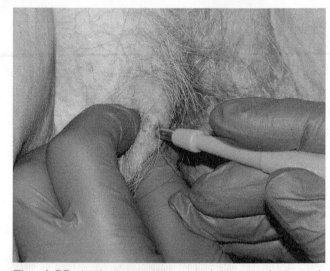

Fig. 4-23. La biopsia en sacabocados es la técnica preferida cuando deben abarcarse todas las capas de la piel, como cuando se sospecha un tumor. El sacabocados se enrosca en la piel con un movimiento de vaivén giratorio.

tas las pequeñas lesiones. El material de sutura que se utiliza depende de la ubicación y el tamaño de la lesión. Por lo general, la piel queratinizada y con vello por razones clínicas se cierra con una sutura irreabsorbible bastante rígida como el nailon. Sin embargo, la mucosa húmeda y la mucosa modificada pueden cerrarse con suturas más cómodas, blandas y absorbibles, tal como la glucoproteína ácida. También puede usarse una sutura blanda irreabsorbible, como la seda, que necesita ser retirada. Sin embargo, el trenzado de la seda predispone en cierto modo a las infecciones bacterianas; de igual forma, las suturas irreabsorbibles requieren otra consulta para su retiro.

La biopsia por afeitado es más superficial que el sacabocados de espesor total, lo cual se puede aprovechar en las dermatosis superficiales, como sucede en caso de sospecha de liquen

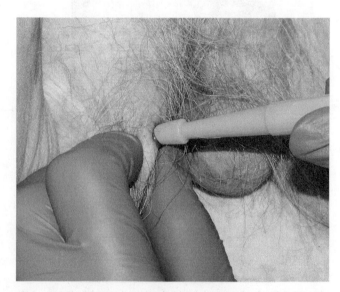

Fig. 4-24. Por lo general, el sacabocados se insertar hasta llegar a su centro, de modo que se toman muestras de todas las capas, incluido el tejido subcutáneo superficial.

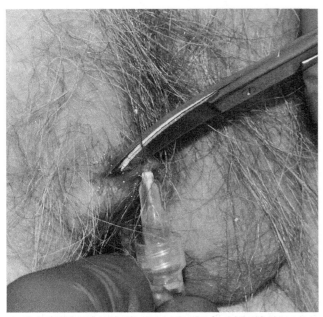

Fig. 4-25. Cuando la muestra de piel permanece adherida a la base, hay que tener cuidado de no aplastarla con las pinzas. En lugar de ello, se puede sujetar con la aguja que se utilizó para anestesiar la piel, mientras que las puntas de las tijeras iris curvas apuntan al orificio de la biopsia para cortar la muestra por la base.

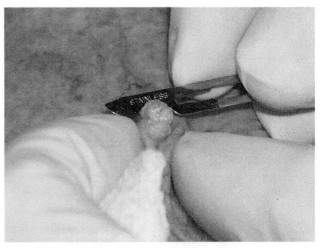

Fig. 4-26. La biopsia por afeitado es adecuada en caso de lesiones superficiales y es aceptable en la mayoría de las enfermedades cutáneas inflamatorias. Tiene la ventaja de cicatrizar rápidamente.

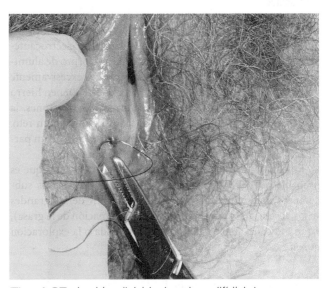

Fig. 4-27. La piel genital delgada suele ser difícil de tomar para una biopsia por afeitado, sobre todo cuando está húmeda y las pinzas aplastan el tejido. En esta piel, la lesión puede estabilizarse con un hilo de sutura.

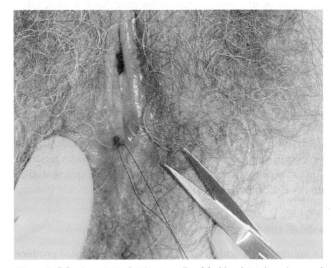

Fig. 4-28. La zona en la que se realizará la biopsia se levanta con el hilo de sutura.

esceloso y liquen plano. También se utiliza cuando el techo de una ampolla frágil podría ser arrancado de la superficie por el movimiento rotatorio del procedimiento de la biopsia con sacabocados. El afeitado y la resección con tijeras también sirven para la extirpación de una lesión exofítica benigna como el papiloma cutáneo, las verrugas o la queratosis seborreica. La biopsia por afeitado tiene la ventaja de dar origen a un sitio de biopsia más superficial, el cual sangra menos, cicatriza más rápido y no necesita suturas. La desventaja es que se necesita cierta experiencia para garantizar la toma de una muestra de profundidad adecuada; si solo se obtiene epitelio, por lo general no se puede realizar un diagnóstico.

La biopsia por afeitado tradicional se realiza con una hoja de bisturí del número 15 o con una cuchilla para afeitar de doble filo (fig. 4-26). Se pellizca la piel formando un montículo tenso y luego se obtiene una muestra del interior de la dermis, pero sin atravesarla; la herida no se abre ni requiere puntos de sutura y la cicatrización se reduce al mínimo.

La biopsia por afeitado es difícil de llevar a cabo en la piel muy fina, frágil y resbaladiza de la parte no pilosa de la vulva, del glande no circuncidado o del prepucio interno. Hay dos modificaciones del afeitado que lo hacen más cómodo. La extracción de tejido con tijeras iris curvas es una variante de la biopsia por afeitado que resulta útil en estas superficies. Para evitar las lesiones por aplastamiento con pinzas en esta piel frágil, se coloca cualquier hilo de sutura 5-0 o 6-0 a través de la piel con la lesión (fig. 4-27). A continuación se levanta la piel utilizando la sutura y la piel ahora exofítica se recorta con tijeras iris curvas (figs. 4-28 y 4-29).

Estas biopsias requieren de hemostasia, excepto en el caso de una biopsia en sacabocados cerrada con puntos de sutura. Se aplica cloruro de aluminio, cloruro férrico o subsulfato férrico en la base del sitio de la biopsia para servir como cauterizador

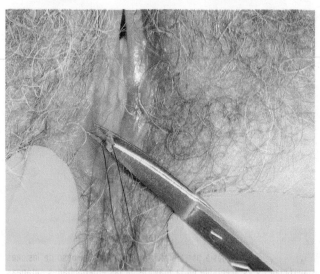

Fig. 4-29. Las puntas de las tijeras iris curvas pueden cortar la lesión con exactitud.

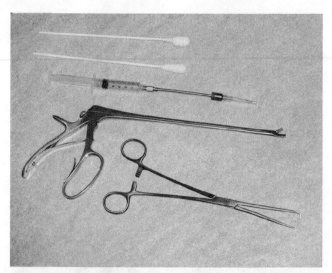

Fig. 4-30. Los instrumentos necesarios para realizar la biopsia de las paredes vaginales incluyen una jeringa de lidocaína al 1% con epinefrina con un extensor de aguja, sobre todo si las lesiones vaginales más proximales requieren anestesia. Se requieren pinzas cervicales para extraer la muestra para biopsia. El tenáculo cervical puede ser útil para estabilizar el tejido cuando las pinzas se deslizan por el epitelio vaginal blando y resbaladizo.

químico para producir menos daño tisular que el electrocauterio o el nitrato de plata. Esta autora prefiere el cloruro de aluminio al 20% (de venta libre para palmas y plantas excesivamente sudorosas) porque los cauterios químicos que contienen hierro a veces manchan la piel de marrón o negro. En ocasiones, la hemostasia de una biopsia en sacabocados representa un reto. Además de cerrar con puntos de sutura, la inserción de un parchecito de esponja de gelatina es útil en caso necesario.

En el caso de los procesos genitales poco frecuentes que es probable que se extiendan profundamente a los tejidos subcutáneos, tales como la sospecha de vasculitis de los grandes vasos, fascitis necrosante o paniculitis (inflamación de la grasa), están indicadas la biopsia incisional profunda o la exploración quirúrgica.

Técnica de la biopsia vaginal

La obtención de la biopsia vaginal es más difícil. A veces se puede hacer una biopsia en la vagina distal con un sacabocados de la misma manera que en los genitales externos, especialmente cuando la parte anterior o posterior de la vagina está exteriorizada debido a un cistocele o rectocele. A menudo, las paredes vaginales no son fácilmente accesibles. Para la mayoría de las biopsias vaginales se requieren pinzas para biopsia cervical. Se anestesia la vagina, lo que suele requerir un extensor de jeringa para alcanzar la vagina proximal (fig. 4-30). A continuación, se utilizan las pinzas para biopsia. Esto puede ser fácil con un mordisco rápido de las pinzas, o bien, estas pueden deslizarse por las paredes vaginales blandas y resbaladizas. Si es necesario, se pueden emplear ganchos para piel o un tenáculo con el fin de estabilizar la pared vaginal y evitar que se deslice fuera del alcance de los instrumentos.

Examen con ácido acético

La aplicación de ácido acético al 5% (vinagre blanco) produce el blanqueamiento de cualquier epitelio grueso o hiperquerató-

sico. Esta técnica se utilizó originalmente para permitir la identificación de lesiones sutiles inducidas por el VPH, así como para permitir un tratamiento precoz y completo (fig. 4-31). Sin embargo, cualquier alteración epitelial hiperqueratósica o inflamatoria se blanquea en respuesta a la aplicación del ácido acético, por lo que se trata de un hallazgo sensible pero inespecífico.[7] Además, incluso el epitelio vulvar sano se blanquea tras el contacto más prolongado con el ácido acético (fig. 4-32).

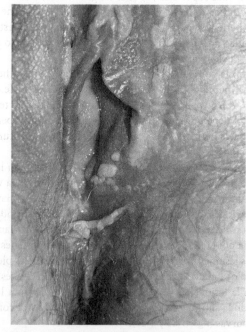

Fig. 4-31. La aplicación de ácido acético al 5% acentúa las lesiones hiperqueratósicas sutiles, como las verrugas planas del labio mayor inferolateral izquierdo, lo que a veces ayuda a orientar el tratamiento.

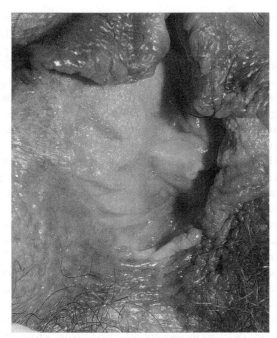

Fig. 4-32. Por desgracia, el ácido acético produce de forma inespecífica el color blanco en cualquier lesión hiperqueratósica, e incluso torna blanca la mucosa normal y la mucosa modificada ante el contacto prolongado.

La administración de ácido acético produce ardor y muchos médicos creen que esta prueba no debe realizarse de forma sistemática debido a dicha molestia y a su escasa especificidad. La inspección visual únicamente con un aumento simple es exacta en cuanto al análisis del alcance de las anomalías clínicas. La utilidad de la identificación y del tratamiento de la infección latente no se ha comprobado. Cuando se analiza el alcance de las lesiones intraepiteliales escamosas de alto grado o la neoplasia intraepitelial diferenciada, el acetoblanqueamiento es muy sensible pero poco específico. Evidentemente, los cambios acetoblancos deben investigarse más a fondo mediante la biopsia. Además, muchos vulvólogos, si no la mayoría, no utilizan exámenes con ácido acético.

Examen con lámpara de Wood

La lámpara de Wood es un aparato portátil que contiene un filtro que bloquea toda la luz ultravioleta de baja intensidad, excepto por una banda de luz entre 320 y 400 nm. La lámpara de Wood se utilizó inicialmente para detectar infecciones micóticas del cuero cabelludo, pero ahora es mucho más útil para identificar otras afecciones. Se trata de un procedimiento útil solo de vez en cuando para el médico que atiende la región genital, ya que su uso principal es la detección del eritrasma. No obstante, a veces resulta útil un análisis con lámpara de Wood de la tiña corporal, la pitiriasis versicolor y los trastornos epidérmicos de la pigmentación.

El *eritrasma* es una infección intertriginosa causada por *Corynebacterium minutissimum* que produce una fluorescencia roja coral brillante. Esta fluorescencia es el resultado de una porfirina hidrosoluble y puede ser negativa si la zona se ha lavado recientemente.

Los hongos dermatofitos poco habituales, como *Microsporum audouinii*, *Microsporum canis* y *Trichophyton schoenleinii*, producen una fluorescencia azul verdosa, aunque la mayoría de las infecciones micóticas superficiales no son fluorescentes, por lo que la ausencia de fluorescencia es habitual en la tiña crural.

La pitiriasis versicolor, que se presenta de forma característica como parches escamosos hipo- o hiperpigmentados en el tronco, puede observarse ocasionalmente en el abdomen y los muslos. La lámpara de Wood acentúa las lesiones y a veces también se puede ver una fluorescencia verde apagada.

La localización del pigmento de melanina se facilita con un examen con lámpara de Wood. La melanina de la epidermis absorbe la luz ultravioleta de onda larga, de modo que se acentúa la pigmentación epidérmica, mientras que la dérmica está relativamente oculta. En la hiperpigmentación postinflamatoria, la localización de la melanina bajo la epidermis y en los melanófagos da lugar a un escaso contraste de color con la piel circundante. Sin embargo, se acentúa el pigmento epidérmico que aparece con el melanoma, la hiperpigmentación fisiológica y los lentigos. Además, la despigmentación del vitiligo se acentúa por la pérdida de melanina en la epidermis, mientras que en los procesos hipopigmentados, como la hipopigmentación postinflamatoria, hay poco contraste con la piel circundante.

Por desgracia, los cuerpos extraños más frecuentes como las pelusas y algunos fármacos tópicos son fluorescentes, por lo que la sola presencia de fluorescencia no es útil. Esta prueba solo es útil cuando un patrón característico de fluorescencia se correlaciona con el aspecto clínico de una enfermedad.

Procedimientos terapéuticos

Los procedimientos terapéuticos menores que son necesarios para el tratamiento de las enfermedades anogenitales benignas suelen ser sencillos y seguros en manos de los médicos generales cuidadosos. La administración intralesional de corticoides y la crioterapia hecha con cautela pertenecen al ámbito del médico de atención primaria.

Crioterapia

La crioterapia consiste en la destrucción de tejidos por medio de la congelación. La cristalización del líquido intracelular y la posterior descongelación producen la muerte celular. La congelación rápida y la descongelación lenta maximizan la destrucción. Los melanocitos son las células de la piel más sensibles a las bajas temperaturas, seguidos de los queratinocitos y, por último, los fibroblastos. En consecuencia, la hipopigmentación puede ser el resultado permanente de la crioterapia intensa, aunque a veces se produce hiperpigmentación postratamiento, pero suele ser transitoria. En general, la crioterapia se considera sencilla, segura y eficaz incluso cuando la realizan médicos sin experiencia, pero la duración variable de la congelación necesaria para la ablación de las diferentes lesiones cutáneas en función de la ubicación, el tamaño y las células de origen hace que sea una terapia que requiere cierta experiencia y cuidado para realizarla correctamente.

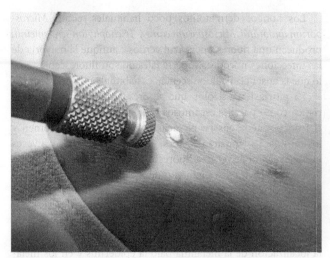

Fig. 4-33. La crioterapia se realiza con mayor eficacia mediante un pulverizador de nitrógeno líquido o con una pistola criogénica, pero esto requiere cierta práctica para limitar la zona de congelación de la lesión sin dañar el tejido circundante. Por otra parte, el nitrógeno líquido puede administrarse con un aplicador con punta de algodón; es un método más lento pero más preciso para muchos médicos que no son dermatólogos.

El nitrógeno líquido, el criógeno más utilizado en dermatología, tiene una temperatura de −196 °C. Este produce un ardor intenso al aplicarse, por lo que los pacientes agradecen el tratamiento previo con un anestésico tópico como el ungüento compuesto de tetracaína al 6% y de lidocaína al 6% aplicado generosamente antes de la consulta. El nitrógeno líquido suele administrarse con un hisopo de algodón que se aplica suavemente sobre la lesión o con un pulverizador manual (fig. 4-33). La boquilla se dirige al centro de la lesión y se aplican breves ráfagas de pulverización.

La crioterapia de los genitales externos se limita al tratamiento de las verrugas, el molusco contagioso y las queratosis seborreicas, aunque en algunas circunstancias las lesiones intraepiteliales escamosas de alto grado son tratadas por médicos experimentados. Las lesiones pigmentadas no examinadas con biopsias que claramente no son queratosis seborreica o una verruga anogenital benigna, así como la mayoría de los tumores malignos o destructivos de los genitales, suelen ser malos candidatos para la crioterapia en lugar de emplear técnicas de extirpación que permitan evaluar los márgenes quirúrgicos.

Tratamiento con corticoides intralesionales

Los procesos inflamatorios, como un quiste epidérmico inflamado o una úlcera aftosa, son demasiado profundos para responder a los corticoides tópicos, pero suelen desaparecer rápidamente con la inyección de un corticoide. El medicamento permanece en la piel durante aproximadamente 1 mes. Además, las enfermedades cutáneas a veces responden de forma incompleta a los corticoides tópicos y la administración intralesional puede propiciar una mejoría. Se trata de una herramienta terapéutica adecuada para el paciente esporádico que aplica el medicamento de forma incorrecta o en la zona equivocada, causando cicatrización que puede tratarse con un fármaco tópico

de menor potencia. Los corticoides intralesionales también tienen la ventaja de evitar la exposición sistémica a cantidades importantes de fármacos orales o el riesgo de que la piel perilesional sufra de atrofia causada por una crema de corticoides que se disperse desde la piel tratada. Además, las zonas engrosadas, como las cicatrices hipertróficas o los prurigos nodulares, adelgazan más rápidamente por las inyecciones de corticoides en comparación con los medicamentos tópicos que no pueden penetrar a profundidad.

Algunos pacientes agradecen que se les ofrezca anestesia tópica antes de la inyección. Dado que la inyección de lidocaína es mucho más dolorosa que la administración de corticoides intralesionales, inicialmente la piel no debe anestesiarse con lidocaína inyectable, ni debe añadirse lidocaína a la solución de corticoides. Al igual que antes de una biopsia, puede aplicarse generosamente crema de lidocaína al 2.5% y prilocaína al 2.5% o crema de lidocaína al 4% cada 15 min durante unas 2 h antes del procedimiento, o puede aplicarse un compuesto de tetracaína al 6% con lidocaína al 6% de 15 a 30 min antes de la inyección.

En caso de afecciones inflamatorias, se diluyen 10 mg/mL de acetónido de triamcinolona con solución fisiológica hasta alcanzar una concentración cercana a 5 mg/mL (0.5 mL de solución fisiológica y 0.5 mL de acetónido de triamcinolona). También se puede inyectar menos medicamento sin diluir. El volumen inyectado depende del tamaño de la zona a tratar. Se inyectan aproximadamente 0.1 mL en cada centímetro cuadrado utilizando una aguja de calibre 30. Un quiste inflamado muy precoz de la hidradenitis supurativa suele mejorar en 1 día, mientras que las causas más recalcitrantes de inflamación, como el liquen plano, pueden requerir 2 semanas (figs. 4-34 a 4-36).

Las lesiones hipertróficas requieren acetónido de triamcinolona sin diluir, 10 mg/mL, para disminuir el grosor y producir el efecto secundario previsto de la atrofia relativa (figs. 4-37 y 4-38). Las reacciones adversas posibles incluyen la atrofia de la piel adyacente, así como la hipopigmentación si se inyecta demasiado medicamento o se hace cerca de los bordes.

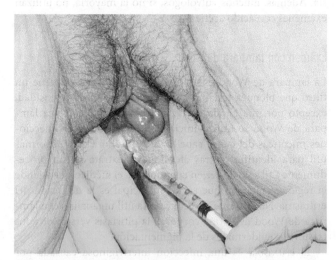

Fig. 4-34. Esta zona hiperqueratósica resistente de liquen escleroso fue benigna en la biopsia y respondió a 0.2 mL de acetónido de triamcinolona 10 mg/mL inyectados en el centro de la lesión gruesa.

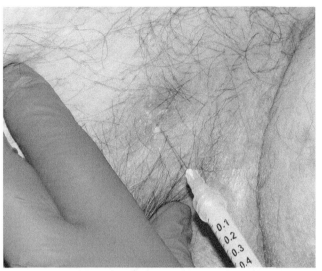

Fig. 4-35. Este quiste precoz pero doloroso de un caso de hidradenitis supurativa mejoró bastante a la mañana siguiente tras una inyección de 0.2 mL de acetónido de triamcinolona a 10 mg/mL. En el caso de los quistes más antiguos y fluctuantes, no es tan beneficioso porque el medicamento se diluye dentro del saco purulento.

Láser no ablativo

Los láseres no ablativos, especialmente el láser de CO_2 fraccionado, se han convertido en herramientas terapéuticas populares y lucrativas para muchos ginecólogos. Los láseres fraccionados de CO_2, que también se emplean en prácticas estéticas para rejuvenecer la piel de las personas con cicatrices y cambios de pigmentación, solo tienen la aprobación de la Food and Drug Administration (FDA) de los Estados Unidos para tratar la insuficiencia de estrógenos vaginales en la práctica ginecológica.[8] A diferencia del láser de CO_2 ablativo tradicional, los láseres no ablativos no funcionan mediante la lisis de la piel. Se producen

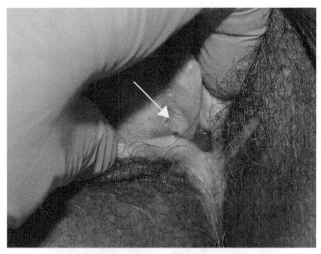

Fig. 4-37. Esta úlcera de base hiperqueratósica no respondía a los corticoides tópicos y había mostrado una histología no concluyente en una biopsia anterior. Se trató con acetónido de triamcinolona a 10 mg/mL, 0.3 mL inyectados en la base de la lesión.

agujeros superficiales muy pequeños en el epitelio y la dermis subyacente mediante ondas expansivas cortas en forma de cuadrícula, de modo que cada agujero está rodeado por tejido no tratado. Este método también evita el sobrecalentamiento que reseca el epitelio. Además, el láser fototérmico no ablativo de erbio:granate de itrio y aluminio (YAG, *yttrium aluminum garnet*) (erbio:YAG) ha mostrado ser útil para el tratamiento de la atrofia vaginal por insuficiencia de estrógenos. Las ondas láser calientan el tejido conjuntivo de la pared vaginal, lo cual induce así la contracción del colágeno, la síntesis de nuevo colágeno, la vascularización y la infiltración de los factores de crecimiento. El efecto neto es el aumento del grosor y el restablecimiento de la elasticidad y la humedad de la mucosa vaginal.

Por desgracia, muchos médicos utilizan estos láseres sin contar con los datos para otras afecciones, sobre todo el liquen

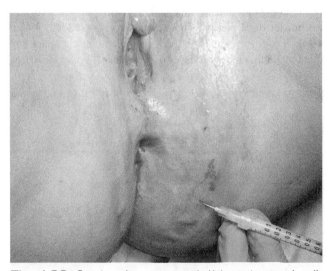

Fig. 4-36. En esta mujer que no era psicológicamente capaz de aplicarse su medicación tópica, se inyectó acetónido de triamcinolona intralesional 10 mg/mL justo debajo de la superficie cutánea en la dermis de toda la placa del liquen escleroso.

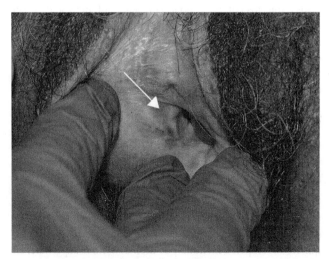

Fig. 4-38. Cinco semanas después de la inyección intralesional, la úlcera y la hiperqueratosis se han solucionado.

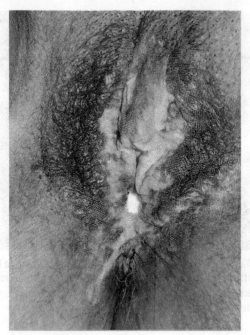

Fig. 4-39. El láser de CO_2 fraccionado produce una fina red de pequeñas quemaduras blancas, como se ve aquí, inmediatamente después del tratamiento del liquen escleroso recalcitrante. A diferencia del láser de CO_2 ablativo tradicional, el daño es mínimo y la recuperación es veloz.

escleroso, el liquen plano y la vulvodinia. Tanto la FDA como la ISSVD han condenado oficialmente el uso de esta práctica en los casos de enfermedades no estudiadas.[9] Aunque los datos precoces indican un beneficio para el liquen escleroso, no hay información sobre el uso de estos láseres en otras afecciones cutáneas o en síndromes dolorosos (fig. 4-39).

Procedimientos quirúrgicos en el consultorio

Los procedimientos quirúrgicos más conocidos, como la resección con puntos de sutura, o los complicados, como los colgajos e injertos cutáneos, no se abordan aquí, pero se detallan en muchas fuentes de cirugía. Sin embargo, los procedimientos menores realizados en el consultorio que se indican a continuación generalmente han sido desarrollados de manera informal por vulvólogos y no se debaten en otros lugares. Por lo tanto, no existen códigos de procedimiento para el reembolso. Los autores añadieron códigos que les han dado buenos resultados en cuanto a la remuneración.

Destechamiento de fístulas y quistes crónicos de la hidradenitis supurativa

Los pacientes con hidradenitis supurativa (*véase* cap. 6 «Trastornos rojos: pápulas y nódulos rojos») desarrollan folículos pilosos obstruidos y los consiguientes quistes epidermoides. Estos quistes se rompen a menudo y se drenan hacia la superficie, en ocasiones producen fístulas supurantes crónicas que se drenan continuamente y se curan solo para abrirse y volver a supurar. A menudo, los quistes adyacentes se rompen y las fístulas crónicas

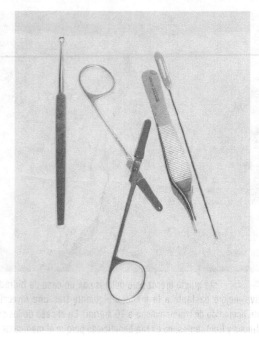

Fig. 4-40. El raspador, las tijeras iris curvas, las pinzas con dientes y una sonda para conducto lagrimal son las únicas herramientas necesarias.

interconectan los quistes cercanos. Estas lesiones nunca cicatrizan y su tratamiento es quirúrgico. Puede hacerse una resección con cierre con puntos de sutura, pero para la extirpación definitiva se requieren márgenes adecuados para retirar la totalidad de las fístulas. Una técnica rápida que no afecta los tejidos y con muy poca recurrencia consiste en la extirpación de cada quiste y fístula con curetaje de la base (fig. 4-40).

Se identifica la zona de supuración crónica y, tras la anestesia, se inserta una sonda para conducto lagrimal en la abertura superficial y se sondea hasta el punto más alejado de la fístula (figs. 4-41 y 4-42). Las tijeras iris curvadas cortan a lo largo de la sonda para abrir el quiste y la fístula; asimismo, se extirpan los bordes de la piel para marsupializar el quiste (figs. 4-43 a 4-45). A continuación, los bordes de la piel se biselan para que queden inclinados, ya que estos producen menos cicatrices

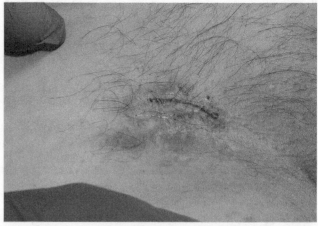

Fig. 4-41. Se identifica una fístula lineal de 3 cm y se marca la superficie en caso de que la anestesia haga que los límites de la zona sean menos claros.

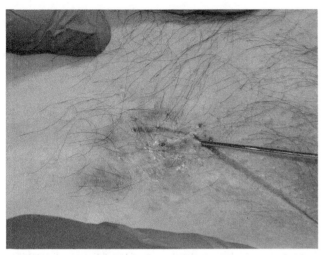

Fig. 4-42. Se introduce una sonda para conducto lagrimal en la abertura del seno y se hace avanzar suavemente hasta el final de la fístula.

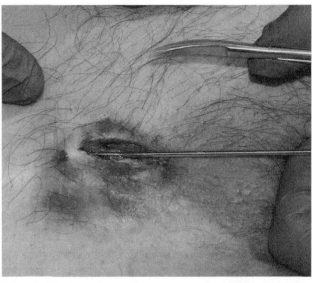

Fig. 4-45. La sonda se utiliza para asegurarse de que se ha identificado y destechado toda la fístula.

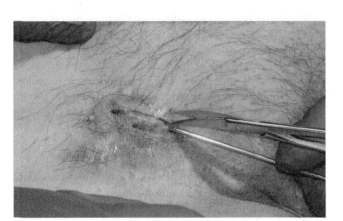

Fig. 4-43. Se utilizan tijeras iris curvadas para incidir sobre la sonda para conducto lagrimal a lo largo de la parte superior de la fístula.

que un borde en escuadra (fig. 4-46). Se exploran todos los bordes del quiste con la sonda para conducto lagrimal a fin de investigar las conexiones con los quistes adyacentes, y se siguen y abren los cordones de las fístulas (figs. 4-47 y 4-48). La base del quiste y las fístulas están cubiertas de un material gelatinoso que se retira con un raspador romo o frotando con una gasa seca (figs. 4-49 y 4-50). La hemostasia se consigue mediante la cauterización química con cloruro de aluminio o cloruro férrico.

La zona abierta se cubre con vaselina y una gasa; el paciente cura la zona dos veces al día hasta que sane, sustituyendo el apósito de gasa. El resultado estético final suele ser bastante favorable. Aunque el quiste crónico y la fístula se despejan, esto no impide la formación de lesiones adicionales (fig. 4-51).

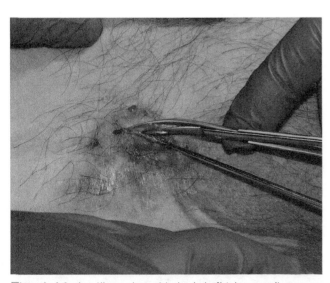

Fig. 4-44. Las tijeras abren el techo de la fístula y permiten que se pueda ver mejor.

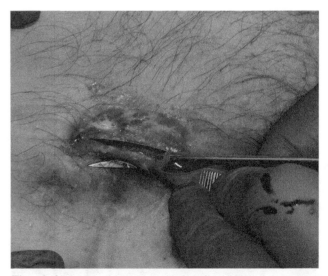

Fig. 4-46. Los bordes pronunciados de la fístula destechada no sanarían fácilmente ni con una cicatriz aceptable; por lo tanto, los bordes se recortan y se biselan para que los lados queden inclinados.

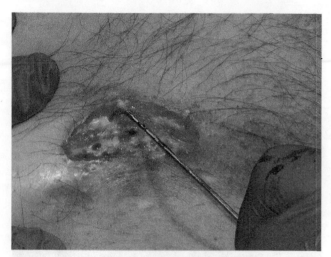

Fig. 4-47. Se exploran todos los bordes de la fístula con la sonda y se identifica una fístula adicional pequeña.

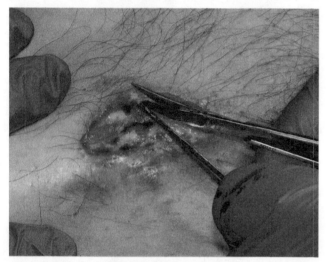

Fig. 4-48. Esta fístula corta adicional se destecha.

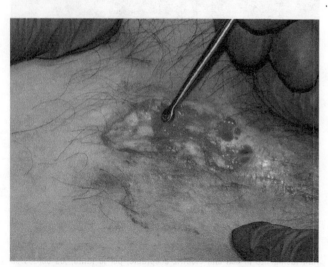

Fig. 4-49. La base de estos quistes y fístulas está cubierta de un material gelatinoso que se extrae con un raspador.

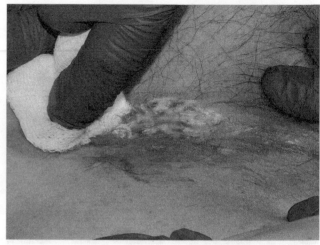

Fig. 4-50. Cualquier material y contenido gelatinosos adicionales se retiran con una gasa seca y la hemostasia se logra con cloruro de aluminio u otro cauterio químico, o bien, con una ligera electrocauterización.

Puede codificarse como «destechamiento de hidradenitis»: 11462 para los nódulos inguinales y 11470 para las lesiones perianales o perineales.

Los quistes pequeños y discretos que supuran crónicamente pueden tratarse abriéndolos con una biopsia en sacabocados, raspando la base y cerrando la lesión con puntos de sutura.

Lisis de las adherencias de la línea media en las enfermedades cicatriciales de la piel vulvar

El liquen escleroso y el liquen plano a menudo producen adherencias en la línea media del introito, más frecuentemente de forma anterior, pero a veces también posterior (**fig. 4-52**). Esto produce fragilidad en algunas mujeres, con fisuras recurrentes sobre la línea de adherencia y un estrechamiento suficiente del vestíbulo para impedir la actividad sexual de forma cómoda. Rara vez, y casi siempre en el caso del liquen plano, la cicatri-

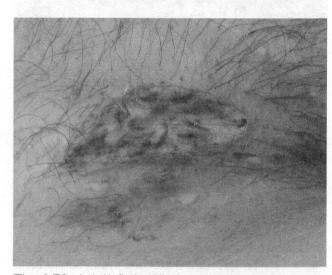

Fig. 4-51. La lesión final está limpia y seca; se deja cicatrizar sin suturarla mientras se cubre con una gasa recubierta de vaselina.

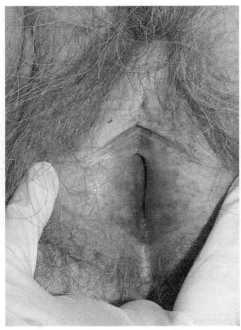

Fig. 4-52. Aunque estas sinequias de la línea media anterior no estrechan el introito de forma significativa, se producen desgarres dolorosos repetidos con la actividad sexual a pesar del control adecuado del liquen escleroso subyacente.

zación es tan grave que impide la micción, por lo que a veces se requiere una intervención quirúrgica urgente.

A menudo, estas adherencias pueden deshacerse fácilmente en el consultorio, pero el cuidado postoperatorio meticuloso es esencial para evitar la reaparición inmediata de la cicatrización; asimismo, es importante tener buen control de la enfermedad subyacente excepto en caso de tener retención urinaria cuando este procedimiento no es posible. La cicatrización importante en el liquen plano pueden ser más gruesa y profunda, con adherencia a las estructuras subyacentes, por lo que no

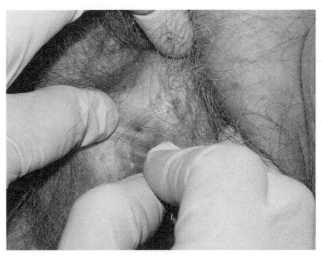

Fig. 4-54. Cuando hay una hendidura en el borde de la adherencia, los bordes de la piel pueden despegarse con una tracción lateral suave.

debe realizarse la lisis de forma ambulatoria si la zona no está bien expuesta en el entorno del liquen plano.

En posición anterior, suele haber una línea vertical divisoria donde se han fusionado los labios mayores mediales (fig. 4-53). Esta línea y la piel circundante se anestesian con lidocaína al 1% con epinefrina, habiendo sido pretratadas en el consultorio de la autora con tetracaína tópica compuesta al 6% y lidocaína al 6% durante 15 a 30 min.

Se hace una hendidura en el borde de la línea de fusión con una hoja de bisturí del número 15 (*véase* fig. 4-53) y, a menudo, la piel puede separarse manualmente al despegar los bordes cutáneos, sobre todo en el caso del liquen escleroso, en el cual la cicatrización suele ser menos densa (figs. 4-54 a 4-56). De lo contrario, la piel se separa a lo largo de la línea original de cicatrización con la hoja del bisturí.

En las mucosas modificadas posteriores, estas enfermedades suelen producir una banda de tejido que puede no mostrar esta línea de fusión. Esto puede tratarse de la misma manera o se puede cortar dicha banda y cerrar los bordes de la piel. Sin

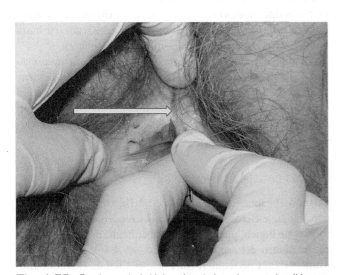

Fig. 4-53. Tras la anestesia tópica e inyectada, se hace una hendidura en la cicatriz de la línea media de la cicatriz más grande; suele quedar una línea divisoria donde los bordes de la piel han cicatrizado conjuntamente (*flecha*).

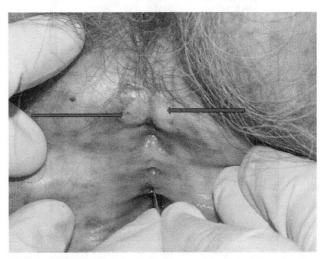

Fig. 4-55. Estas *flechas* señalan la zona donde estaba la línea de adherencia, mientras que el borde de la adherencia inferior tiene una hendidura.

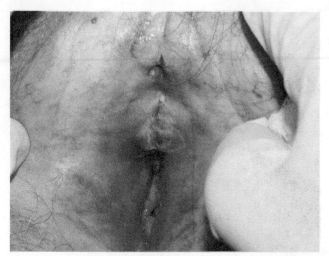

Fig. 4-56. Ambas adherencias se han lisado; la cicatriz inferior estaba menos delimitada, motivo por el cual se realizaron varias incisiones cautelosas y superficiales para separar la cicatriz, ya que los bordes no se despegaban fácilmente.

embargo, la autora considera que a menudo se salen los puntos de sutura y la cicatrización se produce sin sutura.

En el postoperatorio, a menos de que se coloquen suturas, el uso de dilatadores es crucial para mantener el diámetro del introito, el cual puede empezar a cicatrizar casi de inmediato. La zona debe sumergirse (en una bañera o baño de asiento) tres veces al día y luego debe introducirse un dilatador bien lubricado tras un tratamiento previo con un analgésico opiáceo cuando sea necesario (fig. 4-57). El juego de dilatadores se debe comprar con antelación y hay que utilizar el dilatador más grande que pueda introducirse fácilmente. Las revisiones muy frecuentes en el consultorio son importantes para garantizar

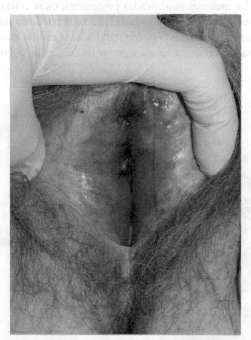

Fig. 4-57. Una semana más tarde, con cuidados enérgicos en casa, incluidos los baños de inmersión, los dilatadores cada 8 h y abundante vaselina, la cicatrización progresa sin reaparición de la cicatriz problemática.

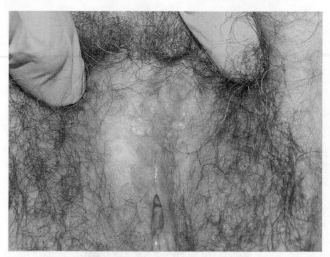

Fig. 4-58. El liquen escleroso suele generar cicatrices en el capuchón del clítoris, lo que disminuye la sensibilidad y produce angustia psicológica a la paciente.

que estas mujeres mayores puedan seguir este régimen y que las cicatrices no aparezcan de nuevo.

El código para estos procedimientos es 56441: «lisis de sinequias labiales». Cuando se colocan los puntos de sutura, se añade una curación después de la resección, dependiendo de la longitud de la lesión.

Lisis de las adherencias del capuchón del clítoris

A menudo, el liquen escleroso y el liquen plano producen fimosis del clítoris, en la que los bordes del capuchón del clítoris cicatrizan conjuntamente, de modo que este no puede retraerse para exponer el clítoris (fig. 4-58). Aunque muchas mujeres descubren que, tras controlar su enfermedad cutánea y prestar atención a la insuficiencia de estrógenos, esto no interfiere con el funcionamiento sexual, otras encuentran que hay pérdida de la sensibilidad y piden que se les descubra el clítoris. Cuando la cicatrización es superficial, se puede descubrir el clítoris con una intervención relativamente menor. Aunque existen varios métodos diferentes, el siguiente es rápido y ofrece un resultado estético razonable. Este procedimiento no debe realizarse hasta que exista un buen control de la enfermedad cutánea.

De nuevo, como es el caso más arriba, el tratamiento previo con 15 a 30 min de tetracaína al 6% y lidocaína al 6% viene seguido de lidocaína al 1% con epinefrina introducida en el capuchón del clítoris. Se realiza una incisión dorsal y se cierran sus bordes con una sutura absorbible blanda como el ácido glucoproteico (fig. 4-59).

Incisión de seudoquistes del clítoris

Cuando el capuchón del clítoris cicatriza en algunas mujeres con liquen escleroso, mucho menos frecuente que con otras formas de liquen, puede haber atrapamiento de restos de queratina dentro del capuchón cerrado (fig. 4-60). Esto suele ser asintomático y no requiere tratamiento. Cuando el seudoquiste es grande, produce una disminución de la sensibilidad o se inflama de forma recurrente por rotura. Está indicado el tratamiento quirúrgico.

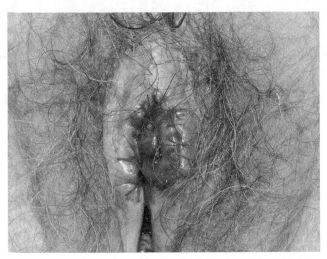

Fig. 4-59. Se puede realizar una incisión dorsal sobre el clítoris y sobresuturar los bordes para evitar la recidiva inmediata.

La zona se vuelve a anestesiar, como más arriba, y se practica una incisión en la línea media, extrayendo el contenido del seudoquiste. Los bordes de la incisión se recubren con una sutura absorbible suave para marsupializar el quiste, lo que genera el mismo resultado que la lisis de las adherencias del clítoris.

Cirugía de la vestibulodinia (síndrome de la vestibulitis vulvar, vestibulitis)

Este tema queda fuera del alcance de este libro, pero el procedimiento utilizado para esta afección se describe brevemente en el capítulo 13, en el cual se abordan tanto el dolor genital como la vestibulodinia.

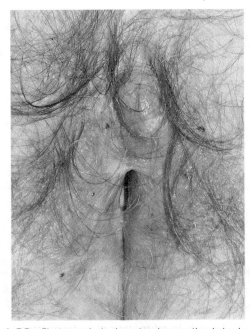

Fig. 4-60. El atrapamiento de restos de queratina bajo el capuchón del clítoris produce el seudoquiste del clítoris, el cual puede remediarse con una incisión dorsal, la extracción de la queratina y la sobresuturación de los bordes para evitar la adherencia inmediata de los bordes de piel y prevenir la reaparición del seudoquiste.

Conclusión

Los procedimientos diagnósticos y terapéuticos utilizados para el tratamiento de las enfermedades anogenitales benignas suelen ser sencillos y pueden ser llevados a cabo por cualquier profesional médico cuidadoso que preste atención. Su uso es mucho más beneficioso para el paciente que el tratamiento provisional repetitivo en caso de afecciones como *Candida*, vaginosis bacteriana y tiña.

REFERENCIAS

1. Micheletti L, Bogliatto F, Lynch PJ. Vulvoscopy: review of a diagnostic approach requiring clarification. *J Reprod Med.* 2008;53:179-182.
2. Stuebs FA, Mehlhorn G, Gass P, et al. Concordance rate of vulvoscopic findings in detecting early vulvar neoplasia. *Gynecol Oncol.* 2020;157:463-468.
3. Khan Z, Bhargava A, Mittal P, et al. Evaluation of reliability of self-collected vaginal swabs over physician-collected samples for diagnosis of bacterial vaginosis, candidiasis and trichomoniasis, in a resource-limited setting: a cross-sectional study in India. *BMJ Open.* 2019;9:e025013.
4. Yamamoto T, Aoyama Y. Detection of multinucleated giant cells in differentiated keratinocytes with herpes simplex virus and varicella zoster virus infections by modified Tzanck smear method. *J Dermatol.* 2021;48:21-27.
5. Borghi A, Virgili A, Corazza M. Dermoscopy of inflammatory genital diseases: practical insights. *Dermatol Clin.* 2018;36:451-461.
6. Vaccari S, Barisani A, Salvini C, et al. Thin vulvar melanoma; a challenging diagnosis. Dermoscopic features of a case series. *Clin Exp Dermatol.* 2020;45:187-193.
7. Santoso JT, Likes W. Colposcopic acetowhitening of vulvar lesion: a validity study. *Arch Gynecol Obstet.* 2015;292:387-390.
8. D'oria O, Giannini A, Prata G, et al. Non-invasive treatment of vulvovaginal atrophy in menopause with CO_2 laser. *Minerva Obstet Gynecol.* 2021;73:127-134. doi:10.23736/S0026-4784.20.04612-2
9. Preti M, Vieira-Baptista P, Digesu GA, et al. The clinical role of LASER for vulvar and vaginal treatments in gynecology and female urology: an ICS/ISSVD best practice consensus document. *J Low Genit Tract Dis.* 2019;23:151-160.

LECTURAS RECOMENDADAS

D'oria O, Giannini A, Prata G, et al. Non-invasive treatment of vulvovaginal atrophy in menopause with CO_2 laser. *Minerva Obstet Gynecol.* 2021;73:127-134. doi:10.23736/S0026-4784.20.04612-2.

Errichetti E. Dermoscopy in general dermatology (non-neoplastic dermatoses): pitfalls and tips. *Int J Dermatol..* 2021;60:653-660. doi:10.1111/ijd.15427.

Errichetti E, Ankad BS, Sonthalia S, et al. Dermoscopy in general dermatology (non-neoplastic dermatoses) of skin of colour: a comparative retrospective study by the International Dermoscopy Society. *Eur J Dermatol.* 2020;30:688-698. doi:10.1684/ejd.2020.3928.

Mauskar MM, Marathe K, Venkatesan A, Schlosser BJ, Edwards L. Vulvar diseases: approach to the patient. *J Am Acad Dermatol.* 2020;82:1277-1284.

https://dermnetnz.org/cme/dermoscopy-course

PETER J. LYNCH Y LIBBY EDWARDS

Muchas «erupciones» diferentes se presentan como parches y placas rojas. Cuando estos trastornos aparecen en la piel seca y queratinizada, suelen presentar rasgos diferenciadores que indican un diagnóstico específico. Sin embargo, cuando estas afecciones se producen en la piel caliente y húmeda, como la región anogenital, lo más frecuente es que presenten un eritema inespecífico con o sin escamas, o bien, con escamas poco visibles (fig. 5-1). Por lo tanto, puede que no sea posible establecer un diagnóstico con base únicamente en la exploración física. Pueden ser necesarios otros abordajes, como la exploración de todo el cuerpo, la obtención de los antecedentes de prurito, el listado de alérgenos de contacto aplicados localmente, la obtención de cultivos microbianos y la realización de biopsias. Incluso con todo esto, a veces no es posible establecer un diagnóstico definitivo. Cuando esto ocurre, y cuando con el cultivo y la biopsia ya se han descartado infecciones y cánceres, está permitido realizar un tratamiento sintomático. Este tratamiento suele incluir el uso de corticoides tópicos para reducir el prurito y el enrojecimiento relacionados con la inflamación subyacente. Se debe tener en cuenta que, en ausencia de una infección importante, dicho tratamiento tópico con corticoides rara vez, o nunca, será perjudicial para el trastorno subyacente.

SECCIÓN A: DERMATITIS Y LIQUENIFICACIÓN

El prurito anogenital se produce en dos contextos. Puede surgir de un tejido de apariencia visiblemente inalterado (prurito «primario») o puede producirse como parte de un trastorno ya visible (prurito «secundario»). Los parches y las placas rojos de aspecto «eccematoso» se tratan en la sección A. Se incluyen tanto ejemplos de prurito primario (dermatitis atópica y liquen simple crónico) como ejemplos de prurito secundario (dermatitis de contacto y dermatitis seborreica). El prurito primario que rara vez se presenta con un aspecto eccematoso, como el prurito idiopático («esencial»), se aborda en el capítulo 13. Además, los casos de prurito secundario que muestran con menos frecuencia un aspecto eccematoso secundario (p. ej., psoriasis, liquen escleroso y tiña crural) se abordan a medida que aparece cada trastorno a lo largo del libro.

Conceptualmente, vale la pena separar el prurito primario del secundario, pero ya que a menudo se produce cierto rascado en ambos, es posible que el aspecto clínico al momento de la exploración no permita separarlos. En ese caso, un tratamiento enfocado específicamente en cesar el rascado puede facilitar la identificación correcta. En otras palabras, si se puede detener el rascado, el tejido volverá a la normalidad (prurito primario) o probablemente se revelará la naturaleza del trastorno subyacente (prurito secundario).

Evidentemente, es importante entender qué constituye un aspecto «eccematoso».

A continuación se ofrece un breve repaso de la terminología de los trastornos cutáneos y eccematosos abordados en el capítulo 2. Los dos adjetivos «eccematoso» y «dermatítico» son sinónimos (al igual que los sustantivos «eccema» y «dermatitis») y pueden definirse morfológicamente. El aspecto morfológico de la enfermedad eccematosa se define de forma clásica por la presencia de placas sólidas o formadas por pápulas rojas muy juntas. Estas placas se caracterizan por 1) bordes mal delimitados, 2) escamas suprayacentes y 3) presencia de disrupciones epiteliales o liquenificación. La *disrupción epitelial* se identifica con mayor frecuencia por la presencia de excoriaciones, pero también pueden aparecer otros signos. Entre ellos se incluyen el exudado y la formación de costras, fisuras y escamas de color amarillo. Este color amarillo se debe a la presencia de cantidades pequeñas de plasma que recubren el color

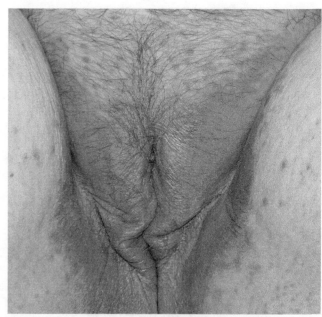

Fig. 5-1. A menudo, las enfermedades rojas y descamativas de los pliegues cutáneos húmedos no muestran una descamación evidente; esta mujer tiene psoriasis de aspecto brillante en lugar de presentar la clásica descamación blanca y gruesa de la psoriasis de otras localizaciones.

gris, blanco o plateado de las escamas. Cuando el roce es más prominente que el rascado, la respuesta callosa de la liquenificación puede sustituir muchos de los indicios de disrupción epitelial. La *liquenificación* se reconoce clínicamente por medio de tres características: *1)* engrosamiento palpable de la piel, *2)* marcas cutáneas exageradas y *3)* escamas de tipo liquen. Las escamas de tipo liquen, debido a su fuerte adherencia al epitelio subyacente, son más o menos incoloras cuando están secas, pero se blanquean cuando absorben la humedad. Este blanqueamiento suele producirse en la zona anogenital debido al sudor acumulado.

Las lesiones de aspecto clínico eccematoso tienen también una apariencia histológica característica. Este aspecto microscópico en la biopsia muestra *inflamación espongiótica* (células inflamatorias con edema intercelular e intracelular dentro del epitelio) cuando el proceso es agudo y *acantosis* (engrosamiento epitelial, a menudo denominado *dermatitis psoriasiforme*) cuando el proceso es crónico y liquenificado. Esta es la apariencia microscópica habitual de todos los trastornos analizados en la sección A de este capítulo. Dado que todos estos trastornos eccematosos comparten este aspecto histológico, los patólogos a menudo son incapaces de identificar por separado las afecciones que existen dentro de la categoría general de las enfermedades eccematosas. Por este motivo, cuando el patólogo diagnostica «dermatitis espongiótica» o «dermatitis psoriasiforme», suele ser necesario que el médico realice una correlación clínico-patológica para llegar a un diagnóstico más específico.[1]

Dermatitis atópica y liquen simple crónico

La dermatitis atópica y el liquen simple crónico (LSC) son ejemplos de prurito primario, en el cual el picor se produce en un tejido de aspecto clínicamente normal. Este prurito lleva a rascarse o a frotarse enérgicamente. La nomenclatura relativa a la dermatitis atópica y a sus variantes es algo compleja y controvertida. El término «atopia» se ha definido de muchas formas, pero la definición más frecuente es la que incluye una predisposición genética al desarrollo de hipersensibilidad, en la cual se producen reacciones mediadas por la inmunoglobulina E (IgE) debido a la exposición a antígenos ambientales ordinarios. De este modo, los individuos atópicos desarrollan con frecuencia rinitis alérgica (alergia al polen), asma o dermatitis atópica. Surge un problema semántico cuando se produce una erupción eccematosa en una persona que carece de antecedentes propios o familiares destacados de alergia al polen o asma. En este contexto, el proceso eccematoso se ha denominado *neurodermatitis*, *eccema del lactante*, *eccema infantil* o LSC. Dada la falta de consenso en cuanto a los criterios diagnósticos de la dermatitis atópica y en vista de que estas erupciones eccematosas comparten la presencia del «ciclo prurito-rascado» (*véase* más adelante y en el cap. 2), uno de los autores cree que es mejor, o al menos no tan confuso, utilizar el término *dermatitis atópica* (para la forma *multifocal* del trastorno) y LSC (para la forma *localizada*) para la afección, independientemente de si la persona presenta o no otros indicios clínicos de atopia. Además, ya que a menudo la afectación eccematosa anogenital se produce

en ausencia de la enfermedad eccematosa en otras partes, en general se referirán a ella como LSC.

Presentación clínica

Epidemiología

La dermatitis atópica en su forma multifocal es un trastorno muy frecuente con una prevalencia puntual de alrededor del 4% a 5% en los adultos de los países occidentales.[2] La forma localizada de la dermatitis atópica, el LSC anogenital, se presenta en ambos sexos y a todas las edades. Es frecuente verlo en los adultos y, dentro de este grupo, hay indicios de que ocurre con mayor frecuencia en las mujeres que en los hombres.[3] Se presenta con menos recurrencia en los menores de edad, pero, cuando sucede, los autores creen que los niños se ven afectados más a menudo que las niñas. La prevalencia y la incidencia del LSC anogenital localizado no se conocen con certeza; sin embargo, en uno de los estudios más amplios, estos pacientes representaban el 1.5% de todas las consultas al dermatólogo.[4] Con base en algunos estudios anteriores, debates en congresos y la propia experiencia de los autores, es probablemente la afección sintomática más frecuente en afectar la zona anogenital.

Anamnesis

Posiblemente por vergüenza, los pacientes con LSC genital rara vez buscan atención médica hasta que el problema ha estado presente durante semanas o meses. A menudo, el prurito surge de forma sutil pero, en las mujeres (que no se miran con frecuencia la vulva), muchas de las pacientes identificarán como desencadenante inicial un episodio específico, como una secreción vaginal (percibida como una infección por hongos). Una vez que aparece el prurito, es casi inevitable rascarse. La mayoría de los pacientes describen el prurito como intenso y consideran que ningún remedio casero o medicamento de venta libre lo alivia. En los casos más intratables, los pacientes se rascan hasta que el dolor causado por la excoriación sustituye al prurito. No obstante, algunas personas pasan del rascado al frotamiento (con la consiguiente liquenificación), ya que descubren que pueden aliviar parte del prurito sin causar el dolor y el daño tisular que surgen de la excoriación.

Con el tiempo, se desarrolla un círculo vicioso de prurito seguido de rascado, seguido de más prurito y más rascado. Esto se denomina *ciclo prurito-rascado*. Uno de los autores cree que la presencia de este ciclo es la característica patognomónica y definitiva de la dermatitis atópica y del LSC en cualquier parte del cuerpo. A menudo, los pacientes son conscientes del rascado; sin embargo, continúan rascándose «porque no puedo parar» o «porque rascarse se siente muy bien». Otros no son conscientes de que se rascan y tienden a pensar que se rascan muy poco. Esto es bastante análogo a la falta de consciencia que las personas desarrollan a menudo con los tics como morderse las uñas y tronarse los nudillos.

El rascado diurno sucede principalmente después de ir al baño, al cambiarse de ropa después del trabajo y por la noche, al desvestirse para ir a la cama. El rascado casi siempre se produce en episodios nocturnos durante las fases más ligeras del sueño sin movimientos oculares rápidos (REM, *rapid eye movement*) y se asocia a un aumento anómalo del número de despertares parciales.[5,6] Uno de los autores ha denominado a este rascado nocturno el *fenómeno de Penélope*, con base en la historia de Homero sobre Odiseo (Ulises) y su esposa Penélope.[7] Cuando Odiseo tardó muchos años en volver a casa tras la guerra de Troya, Penélope fue instada a declarar que él había muerto y que ella debía casarse con uno de sus muchos pretendientes. Ella aceptó hacerlo, pero solo después de haber terminado de tejer un sudario funerario para su suegro moribundo. Durante el día, tejía el sudario, pero por la noche, cuando todos dormían, deshacía la mayor parte del tejido que había hecho. Por ello, este «fenómeno de Penélope» representa el rascado nocturno que anula los beneficios de lo que, de otro modo, podría ser un buen esquema terapéutico diurno.

Exploración física

Como se ha indicado anteriormente, el LSC comparte las características morfológicas de todas las enfermedades eccematosas. Esto incluye pápulas y placas eritematosas, mal delimitadas y descamativas, con indicios de disrupción epitelial y liquenificación (**figs. 5-2 a 5-7**). Sin embargo, a diferencia de otras enfermedades eccematosas, la gravedad de la excoriación y la liquenificación a menudo permite una detección clínica acertada. Esto puede no ser cierto en los casos leves en los que el entorno cálido y húmedo de la zona anogenital podría ocultar algunos de los rasgos morfológicos característicos. Por lo tanto, la descamación puede no ser tan visible (aunque puede reco-

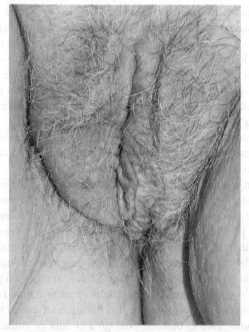

Fig. 5-2. El liquen simple crónico clásico se presenta con liquenificación eritematosa mal delimitada, que aquí se observa en la superficie pilosa de los labios mayores. También hay erosión irregular por rascado.

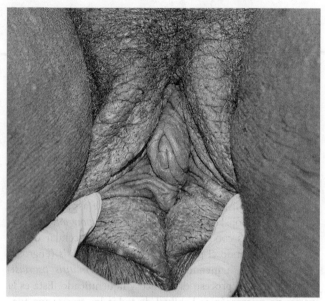

Fig. 5-3. Esta mujer tiene la piel notablemente engrosada por el roce y el rascado, con las clásicas marcas cutáneas profundas. En lugar de eritema, en esta paciente de tez oscura se ve un color blanco superficial del epitelio hidratado.

nocerse por cierta rugosidad a la palpación) como ocurre con el LSC en otras regiones más secas del cuerpo (**figs. 5-8 y 5-9**). Esta escama es hidrófila y, cuando absorbe agua, se blanquea. El color blanco puede ser bastante notorio cuando el paciente acaba de desnudarse, pero disminuye a medida que la evaporación reduce el contenido de humedad del epitelio superficial (**figs. 5-10 a 5-12**). Además, el rascado profundo puede destruir o retirar melanocitos, dejando zonas hipopigmentadas cuando cicatrizan las marcas del rascado (**fig. 5-13**). Por otro lado, si el roce sustituye al rascado, la zona afectada puede hiperpigmentarse debido a la estimulación inflamatoria crónica de los melanocitos. Dicha hiperpigmentación puede disminuir la visibilidad del eritema, lo que lleva a subestimar la cantidad de inflamación presente (**figs. 5-14 y 5-15**). El desarrollo de hiperpigmentación es más probable en los pacientes que tienen tez oscura.

En las mujeres, el LSC genital se origina principalmente en la parte externa de los labios mayores, aunque a veces se produce en los labios menores. En los hombres, el escroto es el lugar predominante de la afectación, pero a veces la base o incluso todo el cuerpo del pene resultan perjudicados (**fig. 5-16**). En ambos sexos puede haber afectación de la zona anal o perianal (**fig. 5-17**).

Diagnóstico

El diagnóstico del LSC se suele hacer con base en los resultados clínicos. La dermatoscopia puede ser una herramienta

(continúa en la p. 62)

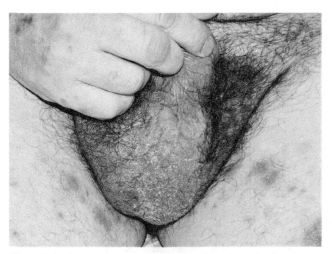

Fig. 5-4. Las escamas son abundantes, al igual que el eritema, en el escroto de este hombre con prurito intenso que había ingresado recientemente en el hospital con un diagnóstico incorrecto de celulitis.

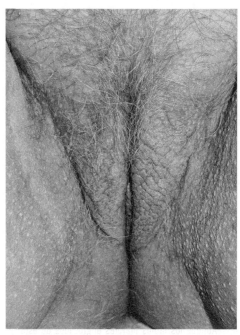

Fig. 5-6. Las placas rojas mal delimitadas con liquenificación son clásicas del liquen simple crónico; la liquenificación de esta mujer es más prominente en el labio mayor izquierdo que en el derecho.

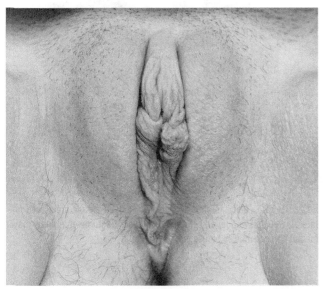

Fig. 5-5. La liquenificación prominente produce piel más gruesa sin los pliegues más suaves habituales de los labios mayores.

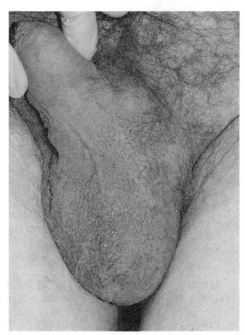

Fig. 5-7. El liquen simple crónico de los genitales masculinos suele estar en el escroto y, de nuevo, presenta eritema mal delimitado, liquenificación, así como erosiones superficiales producidas por el roce y el rascado crónicos.

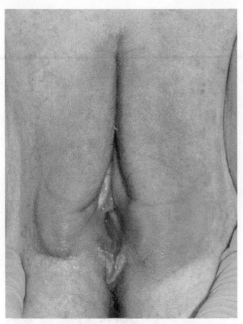

Fig. 5-8. Aunque los labios mayores engrosados de esta paciente no parecen tener escamas debido al ambiente húmedo, la superficie es áspera al tacto, lo que indica la presencia de escamas.

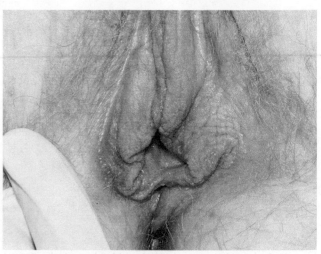

Fig. 5-10. Esta paciente con liquenificación unilateral del liquen simple crónico también muestra coloración blanca en la superficie debida al entorno húmedo.

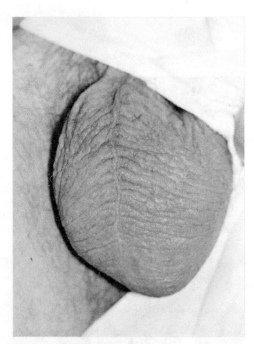

Fig. 5-9. La superficie del escroto, de nuevo, es muy áspera en este paciente con liquen simple crónico, lo que contrasta con la apariencia no escamosa.

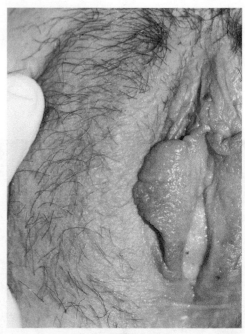

Fig. 5-11. Con bastante frecuencia, el liquen simple crónico es unilateral, como se ve aquí en esta mujer con este trastorno en el labio mayor medial derecho, que es blanco por el entorno.

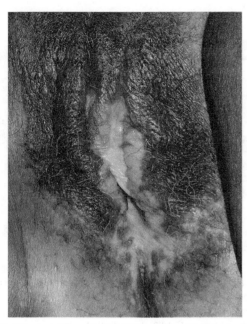

Fig. 5-12. La inflamación y el daño por el roce pueden producir vitiligo, en el cual la enfermedad por despigmentación se produce sobre todo en las zonas de traumatismos o irritación; se observa más fácilmente en los pacientes con pigmentación oscura y puede confundirse con el liquen escleroso. La piel hiperpigmentada y engrosada constituyen el liquen simple crónico.

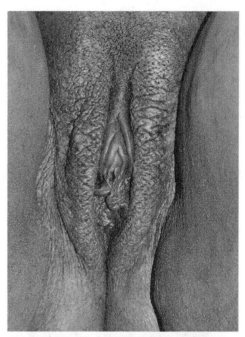

Fig. 5-14. La inflamación en las personas de tez oscura se ve hiperpigmentada en lugar de roja. A veces, la liquenificación y la escama liquenoide compacta son brillantes, como si la piel se hubiera pulido por el roce frecuente.

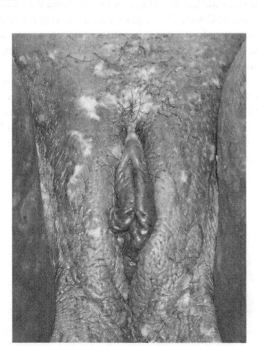

Fig. 5-13. Esta vulva muestra lesiones lineales blancas en las que los melanocitos fueron retirados mediante el rascado enérgico.

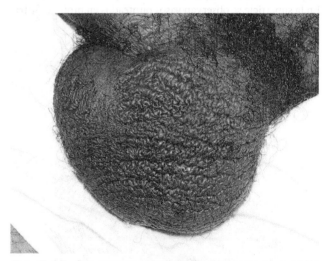

Fig. 5-15. Este escroto muestra liquenificación marrón oscura debida tanto al eritema visto en la piel oscura como a la hiperpigmentación postinflamatoria coexistente.

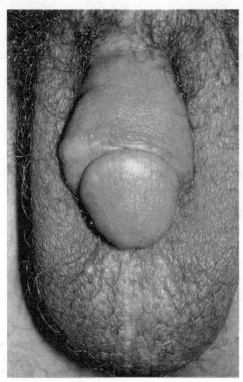

Fig. 5-16. Aunque el liquen simple crónico masculino suele ser escrotal, a veces también afecta al pene; además del liquen simple crónico escrotal clásico, el cuerpo del pene está tanto liquenificado como engrosado por la fibrosis subyacente debida a años de roce y rascado.

diagnóstica útil para aquellos médicos expertos en esta técnica. En la superficie se observan vasos punteados en brotes o distribuidos aleatoriamente, así como costras amarillas.[8]

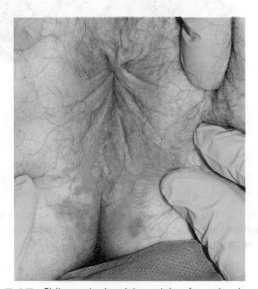

Fig. 5-17. El liquen simple crónico rectal es frecuente, al menos en parte debido a la irritación producida por las heces. La liquenificación puede ser difícil de medir en presencia de los pliegues cutáneos perianales habituales, pero estas fisuras y, sobre todo, los antecedentes de prurito intenso y placer al rascarse aseguran este diagnóstico.

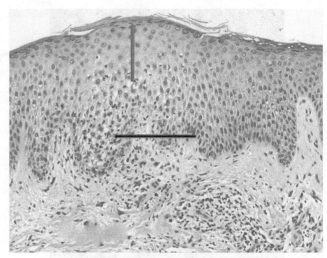

Fig. 5-18. Una biopsia de liquen simple crónico o eccema rojo que ha sido rascado muestra espongiosis, que es el edema de la epidermis, manifestado por el aumento de los espacios intercelulares (*flecha negra*) y por la paraqueratosis leve y focal, en la que se observan núcleos en el estrato córneo (*flecha roja*) (cortesía del Dr. Jason Reutter).

En algunos casos, no está claro si el LSC es de nueva aparición (LSC primario) o si se superpone a otro problema cutáneo subyacente (LSC secundario). Se podría pensar que con la biopsia se puede identificar cualquier problema subyacente en el caso del LSC secundario, pero a menudo esto no es cierto. En la fase aguda del LSC, la inflamación espongiótica será notoria. La espongiosis también está presente en la dermatitis de contacto y en la dermatitis seborreica.

Se puede generar más confusión cuando se realiza una biopsia en busca del LSC (**figs. 5-18 y 5-19**). Esto es más probable cuando el LSC se superpone a la psoriasis genital, pero también es frecuente en el caso de la tiña crural en los hombres y el liquen escleroso en las mujeres. En esta situación, el informe patológico se aprueba a menudo como «dermatitis psoriasi-

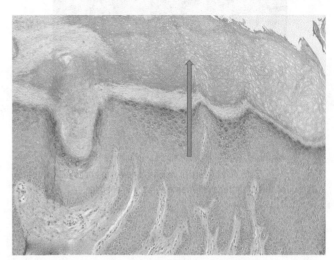

Fig. 5-19. El liquen simple crónico frotado y liquenificado muestra una evidente hiperqueratosis gruesa (*flecha*) y acantosis, es decir, engrosamiento de la epidermis (cortesía del Dr. Jason Reutter).

forme», lo cual no ofrecerá al médico mucha ayuda diagnóstica. Si esto ocurre, el médico tendrá que realizar una correlación clínico-patológica.[1]

Dado que la candidiasis es la afección más frecuentemente asociada al desarrollo del LSC en las mujeres, valdrá la pena realizar un cultivo o una prueba con hidróxido de potasio (KOH) para buscarla. En los hombres, si la parte superior interna de los muslos está afectada, puede ser útil hacer una prueba con KOH o un cultivo para hongos dermatofitos asociados a la tiña crural. La psoriasis puede tener un aspecto muy similar al LSC, especialmente en la zona anogenital, donde el LSC puede superponerse a las placas de psoriasis. Por desgracia, como ya se ha señalado, la biopsia puede no ser útil para diferenciar la psoriasis del LSC. En las mujeres, los indicios útiles de la presencia de psoriasis serían la presencia de placas típicas en otros sitios característicos, la identificación de cambios psoriásicos típicos en las uñas o la presencia de artritis psoriásica. El LSC frecuentemente se superpone al liquen escleroso vulvar y puede ocultar las características clínicas típicas de esta afección. No obstante, los daños estructurales, como el encapuchamiento del clítoris, la pérdida de los labios menores o la presencia de púrpura, ayudarán a identificar el liquen escleroso asociado. Tanto a nivel clínico como histológico, el LSC puede confundirse a menudo con el aspecto benigno de la neoplasia intraepitelial vulvar diferenciada (NIVd) (no relacionada con el virus del papiloma humano). Además, la frecuente presencia histológica de acantosis epitelial inmediatamente adyacente al carcinoma, similar a la observada en el LSC, lleva a preguntarse cuál es la relación, si es que existe alguna, entre el LSC y el desarrollo del carcinoma escamocelular genital (*véase también* el apartado sobre el carcinoma escamocelular femenino en el cap. 7).

LIQUEN SIMPLE CRÓNICO	Diagnóstico

- Antecedentes de prurito intenso y placer al rascarse
- Morfología de liquenificación mal delimitada, excoriación y descamación, que puede ser sutil
- Eritema o, en los pacientes de tez oscura, hiperpigmentación

Fisiopatología

La causa del LSC o dermatitis atópica es multifactorial y se ha revisado recientemente.[8] Una gran parte de los pacientes que desarrollan LSC tienen antecedentes propios o familiares inmediatos de alergia al polen, asma o enfermedades eccematosas cutáneas, por lo que se presume que tienen atopia. Sin embargo, aún no está claro cómo la atopia lleva al desarrollo del LSC. Cada vez se tiene más consciencia de que, si no la mayoría, muchos de los pacientes con dermatitis atópica tienen defectos genéticos (sobre todo mutaciones en el gen de la filagrina) y no genéticos que interfieren en el desarrollo normal de la capa externa («de protección») de la epidermis. Estos defectos de la capa de protección (microfisuras) generan una mayor pérdida transepidérmica de agua y, por lo tanto, sequedad (xerosis) de la piel mayor a la habitual. Estos mismos defec-

tos facilitan la exposición y el procesamiento tanto de irritantes como de alérgenos. Es probable que estos defectos faciliten la activación de los ramos terminales de los nervios sensitivos que transmiten el prurito y el dolor leve.

Aunque la eosinofilia periférica y la concentración sérica elevada de IgE están presentes con frecuencia, la dermatitis atópica se diferencia de otros trastornos atópicos porque la disfunción inmunitaria asociada al trastorno está mediada por linfocitos T en lugar de producirse como una disfunción humoral de tipo I relacionada con la IgE, como ocurre en la alergia al polen y el asma. La dermatitis atópica parece implicar al componente TH2 del sistema inmunitario mediado por células, junto con las interleucinas relacionadas (IL-4, IL-13, IL-31), y es probable que este proceso desempeñe un papel importante en el prurito, el aumento de la concentración sérica de IgE y la eosinofilia periférica.[9,10]

Además de estas anomalías periféricas, es probable que también haya aspectos centrales importantes, como un efecto adverso bastante marcado en la calidad de vida.[10] Posiblemente, existe más reconocimiento del prurito a nivel de la corteza sensitiva y una tendencia innata a los trastornos presentes como los trastornos del sueño, el trastorno por déficit de atención con hiperactividad y quizá incluso al desarrollo del rascado de tipo obsesivo-compulsivo que caracteriza al ciclo prurito-rascado en el LSC.[10] Algunos médicos también creen que los pacientes con dermatitis atópica y, por extrapolación, algunos de los que padecen LSC, presentan anomalías psicológicas de leves a moderadas, como grados elevados de ansiedad, depresión, vulnerabilidad al estrés y rasgos obsesivo-compulsivos, que pueden desempeñar un papel en la causalidad y el empeoramiento de la enfermedad.[10-12] Además, algunos médicos, entre los que se incluye el autor, consideran que existe una predilección por la internalización de la ira y la hostilidad que es particular de los pacientes con dermatitis atópica.

A nivel médico, es evidente que los factores irritantes relacionados con el entorno local, como el calor y la sudoración, desencadenan tanto el inicio como la continuación del prurito y el rascado tan característicos del trastorno. A diferencia de esta importante función de los *irritantes* de contacto, el papel de los *alérgenos* de contacto es mucho más controvertido. Se ha notificado que una parte significativa de los pacientes con LSC o dermatitis atópica anogenital presentan pruebas del parche positivas que se consideran clínicamente relevantes.[3] Sin embargo, se carece de datos que indiquen que la eliminación de los agentes causales lleve a una mejoría del problema. Con base en su experiencia, los autores creen que las pruebas del parche en los pacientes con LSC anogenital rara vez son necesarias o justificables.

Tratamiento

El LSC es una enfermedad crónica. Si no se trata, el ciclo prurito-rascado persiste de manera indefinida, aunque puede ser episódico en vez de constante. Este proceso es bastante molesto para el paciente y puede conducir a una disminución significativa de la calidad de vida.[10] Otras secuelas molestas pueden ser la hiperpigmentación y la hipopigmentación

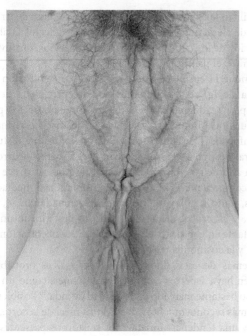

Fig. 5-20. Liquen simple crónico liquenificado antes del tratamiento.

debidas respectivamente a la activación o lisis de los melanocitos. El tratamiento del LSC puede ser muy eficaz (figs. 5-20 y 5-21). El abordaje terapéutico implica cinco pasos básicos: *1)* mejoría del entorno local para reducir los factores desencadenantes del prurito y el rascado, *2)* restablecimiento de la función normal de la capa de protección, *3)* reducción de la inflamación, *4)* cese del ciclo prurito-rascado y, por último,

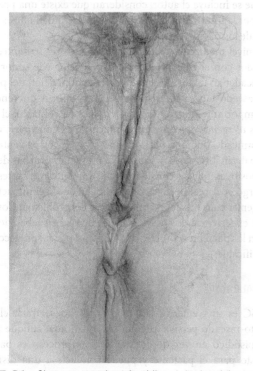

Fig. 5-21. Cinco semanas después, el liquen simple crónico ha desaparecido y la vulva parece no tener anomalías.

5) identificación y tratamiento de los factores psicológicos perjudiciales que pueden estar presentes.

LIQUEN SIMPLE CRÓNICO · Tratamiento

- Mejoría del entorno local; atención a los irritantes como el lavado excesivo, los jabones fuertes, los protectores diarios, la incontinencia, la obesidad, etcétera
- Reducción de la inflamación; ungüento de corticoides superpotentes como el clobetasol diario para controlarla, luego disminución lenta con aplicaciones menos frecuentes o de menor potencia hasta que la piel se vea normal
- Sedación nocturna para suprimir el rascado
- Atención a los factores psicológicos; inhibidores selectivos de la recaptación de serotonina para la depresión o ansiedad cuando sea necesario

---

Mejoría del entorno local

Como se ha mencionado, el calor y el sudor actúan como factores detonantes del desarrollo del prurito, rascado e inflamación. Eliminar o reducir estos factores es sin duda deseable, pero resulta más difícil de lo que se podría esperar. Las medidas inmediatas incluyen el cambio a ropa menos oclusiva y ajustada y el uso de materiales (como algodón puro o en mezcla) que permitan una mejor circulación del aire. Otras medidas que los autores recomiendan incluyen evitar permanecer sentado durante mucho tiempo, utilizar telas en lugar de vinilo para las superficies de los asientos y mantener temperaturas más bajas en el lugar de trabajo o en casa. La pérdida de peso puede ayudar a las personas con obesidad mediante la disminución de la superficie intertriginosa y la reducción del roce por fricción a partir del movimiento corporal. Se debe tener en cuenta que el uso de un secador de pelo (incluso a las potencias más bajas) para intentar eliminar la humedad de la zona no es útil y, en la mayoría de los casos, es perjudicial.

Deben abordarse otros factores irritantes como la contaminación fecal, la incontinencia urinaria y las secreciones vaginales. El tratamiento de la incontinencia fecal y urinaria queda fuera del alcance de este capítulo; probablemente será necesaria una consulta médica adicional para mejorar estos dos factores. La secreción vaginal debe diagnosticarse y tratarse adecuadamente (*véase* cap. 14), y debe desaconsejarse el uso continuo de protectores diarios. Es importante preguntar a los pacientes sobre la frecuencia y la naturaleza de su higiene anogenital porque muchos de ellos, sobre todo las mujeres, piensan que esta región es un sitio «especialmente sucio.» La higiene excesiva, sobre todo con agua demasiado caliente, productos de limpieza agresivos y frotamiento excesivo, elimina los lubricantes naturales de la piel y, por lo tanto, puede causar irritación. Al contrario de décadas de recomendaciones médicas, el uso exclusivo de ropa interior blanca y evitar tintes en la ropa carecen de méritos científicos documentados. De nuevo, contrariamente a la opinión popular, las prácticas de lavado de la ropa interior (número de aclarados, evitar ciertos detergentes, quitar las bandas antiestáticas del secador, etc.) nunca son, para fines prácticos, factores desencadenantes importantes.

Restauración de la función de la capa de protección

Todos los pacientes con dermatitis atópica o LSC presentan una disfunción de la capa de protección. Esta disfunción puede originarse por factores genéticos que interfieren en la diferenciación de las células epiteliales, los factores irritantes mencionados anteriormente y la alteración física del epitelio superficial debida al rascado y al roce. La solución de estos tres factores implica el uso de lubricación. Dado que los lubricantes se tratan a detalle en el capítulo 3, aquí no se repetirá dicho material. Los irritantes se tratan en los dos párrafos anteriores. La reducción del prurito, el rascado y el frotamiento se aborda en los párrafos siguientes.

Reducción de la inflamación

Los corticoides, utilizados ya sea de forma tópica o sistémica, son indispensables para el tratamiento de la inflamación. Este tema se trata a fondo en la sección titulada «Tratamiento con antiinflamatorios» del capítulo 3 y, además de mencionar algunos principios importantes, aquí no se repetirá. En primer lugar, la potencia del corticoide tópico debe ser adecuada tanto para la seguridad del paciente como para la tarea en cuestión. Los corticoides de baja y media potencia, como la hidrocortisona y la triamcinolona, suelen ser ineficaces para tratar el LSC o la dermatitis atópica anogenital. En segundo lugar, el ungüento, en lugar de la crema, será mejor tolerado y añade un poco de lubricación. En tercer lugar, los corticoides tópicos deben aplicarse durante 1 mes o más después de que hayan cesado los síntomas y signos clínicos. Sin embargo, tras la corrección clínica, se debe disminuir la frecuencia de la aplicación o la potencia del corticoide. La duración prolongada del tratamiento es necesaria porque los indicios microscópicos de inflamación permanecen durante un período considerable después de que se observa la mejoría clínica o incluso la resolución. En cuarto lugar, si los corticoides tópicos no han sido eficaces tras 1 mes de tratamiento, se debe considerar una terapia con corticoides sistémicos. Aunque un «choque» de prednisona puede funcionar, suele ser demasiado breve para ser lo suficientemente eficaz y además suele producirse un efecto de rebote poco después de administrar los últimos comprimidos. Por esta y otras razones, los autores prefieren el uso de acetónido de triamcinolona por vía intramuscular, como se describe en el capítulo 3.

A veces el paciente necesita medicación antiinflamatoria adicional. Existen varias opciones tópicas. Puede considerarse el uso del tacrólimus o el pimecrólimus, inhibidores de la calcineurina tópicos no esteroideos (*véase* cap. 3), para reducir los efectos secundarios del uso prolongado de los corticoides, pero el escozor en la aplicación y la eficacia inferior a la de los corticoides tópicos de potencia media y alta presentan limitaciones significativas.[13] Desde hace varios años también se dispone del ungüento de crisaborol, aprobado en los Estados Unidos como fármaco no esteroideo para tratar la dermatitis atópica. No se ha encontrado un papel útil de este fármaco para el tratamiento práctico de las dermatosis inflamatorias. Al momento de redactar este artículo, la Food and Drug Administration (FDA) ha aprobado la crema de ruxolitinib, un inhibidor de JAK, para su evaluación prioritaria en caso de dermatitis atópica.

Hasta hace poco, los únicos antiinflamatorios sistémicos utilizados de forma sistémica en caso de enfermedades eccematosas eran los corticoides. La ciclosporina es muy eficaz pero peligrosa si se utiliza a largo plazo. Sin embargo, el desarrollo de medicamentos biológicos contra las enfermedades inflamatorias se ha disparado en los últimos 20 años. El dupilumab es el único medicamento biológico contra las enfermedades eccematosas disponible en la actualidad y ha mostrado beneficios notables con un buen perfil de inocuidad para los pacientes con enfermedades recalcitrantes.[14,15] Este fármaco bloquea la señalización de la IL-4 y la IL-13. Se están desarrollando otros fármacos biológicos contra el eccema, como el lebrikizumab, el tralokinumab, el nemolizumab, el tezepelumab y el ISB 830.[16]

Interrupción del ciclo prurito-rascado

Romper el ciclo prurito-rascado es probablemente el aspecto más importante del tratamiento del LSC. Por desgracia, también es el que se pasa por alto más a menudo. Afortunadamente, la presencia de ropa, un intento consciente de controlar el rascado y la vergüenza asociada al rascado genital tienden a reducir gran parte del rascado diurno. Sin embargo, estas limitaciones disminuyen cuando el paciente está en casa por la noche y desaparecen por completo mientras duerme. Así, el rascado nocturno característico del ciclo prurito-rascado se mantiene. Los métodos para tratar el frotamiento y el rascado nocturno se abordan a fondo en el capítulo 3, pero vale la pena repasar aquí varios principios importantes. En primer lugar, el rascado nocturno se produce periódicamente mientras el paciente se encuentra en las fases más ligeras del sueño sin REM.[5,6] Los fármacos con efecto sedante que no causan dependencia, como los antihistamínicos de primera generación y ciertos tricíclicos, funcionan bien con este fin. En segundo lugar, la dosis de la medicación elegida debe aumentarse semanalmente hasta que cese el rascado nocturno o hasta que los riesgos de efectos secundarios contraindiquen un aumento adicional. En tercer lugar, el fármaco debe tomarse unas 2 h antes de acostarse, tanto para evitar rascarse antes de dormir como para reducir la posible «resaca» matutina. En cuarto lugar, debe tomarse todas las noches en lugar de «por razón necesaria».

En muchos casos, el tratamiento sedante contra el rascado nocturno evita la necesidad de tratar el prurito diurno con medicamentos, como la hidroxizina, que pueden causar síntomas como somnolencia, impericia al conducir o manejo peligroso de maquinaria. Sin embargo, algunos pacientes seguirán experimentando prurito diurno importante. Muchos médicos recetan antihistamínicos no sedantes a estas personas. Por desgracia, este abordaje no funciona bien, probablemente porque la histamina solo desempeña un papel menor en el prurito asociado a la dermatitis atópica y al LSC. En esta situación, el autor prefiere el uso de los inhibidores selectivos de la recaptación de serotonina (ISRS). No está claro si estos inhibidores funcionan por su efecto beneficioso sobre la ansiedad y la depresión o si disminuyen el aspecto obsesivo-compulsivo del rascado crónico. Este abordaje cuenta con apoyo limitado en la literatura médica.[17,18] En el capítulo 3 se ofrece más información sobre el uso de los ISRS.

Identificación y tratamiento de los componentes psicológicos perjudiciales

La ansiedad y la depresión suelen estar presentes en los pacientes con LSC.[12,19] La mayoría de los pacientes no referirán de forma voluntaria esta información a menos que el médico se la pida directamente. Aún así, la importancia de los factores psicológicos tiende a ser minimizada por los pacientes y, por lo tanto, el cuestionamiento por parte del médico en esta área debe darse no solo al inicio sino de forma periódica en las consultas de seguimiento. Existe cierta controversia sobre si estos factores psicológicos desempeñan un papel en la causa del LSC o la dermatitis atópica, incluso si son secundarios a la presencia de estos trastornos. La opinión de uno de los autores, respaldada por algunos datos publicados, es que con frecuencia desempeñan un papel en la causalidad. En cualquier caso, una vez identificado, el tratamiento (generalmente con ISRS como se describe en el capítulo 3) puede ser bastante útil.

Además de los problemas frecuentes de ansiedad y depresión, es posible que los pacientes con LSC o dermatitis atópica también experimenten disfunción sexual.[20,21] Aunque la mayoría de los autores no se consideran expertos en la orientación sexual, dar a los pacientes la oportunidad de hablar sobre este aspecto de sus vidas, ya sea con ellos o con un terapeuta capacitado, puede ser bastante beneficioso para el tratamiento de los pacientes con LSC anogenital.

Dermatitis de contacto irritativa

La dermatitis de contacto irritativa es una reacción eccematosa que se desarrolla por una sustancia exógena que puede causar inflamación cuando se aplica sobre la piel de *cualquier* persona. Así, todas las personas tienen el potencial para desarrollar una dermatitis de contacto *irritativa*, mientras que solo los pacientes específicamente sensibles a un alérgeno desarrollan dermatitis de contacto *alérgica* (DCA).

Presentación clínica

Se desconoce la frecuencia de la dermatitis de contacto irritativa que afecta la zona anogenital. Sin embargo, en un estudio importante se indicó que la dermatitis de contacto irritativa representaba aproximadamente el 15% de todos los pacientes con problemas anogenitales remitidos a dermatólogos para realizarse pruebas del parche (*véase* el contenido adicional en línea como referencia).[3] La dermatitis de contacto irritativa suele dividirse en dos categorías: crónica y aguda.

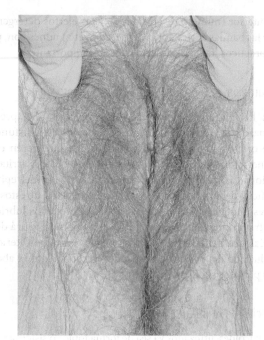

Fig. 5-22. Esta placa eritematosa es típica de la dermatitis irritativa crónica; en este caso se produjo por el lavado con agua y jabón varias veces al día.

La dermatitis de contacto irritativa *crónica* suele manifestarse con síntomas de irritación, quemazón, dolor, escozor o hipersensibilidad. Tenga en cuenta que en algunos pacientes, en particular los que son genéticamente atópicos, el irritante también puede causar prurito e iniciar un ciclo de pruritorascado. Por lo general, la dermatitis de contacto irritativa crónica se presenta como un parche eritematoso mal delimitado y poco escamoso o como una placa ligeramente elevada. El edema es escaso o nulo (fig. 5-22). Los matices rojos se presentan a veces en el extremo rojo oscuro o rojo pardo del espectro eritematoso (fig. 5-23). A menudo, tiene una apariencia seca, brillante, fisurada y agrietada (figs. 5-24 y 5-25). Si el

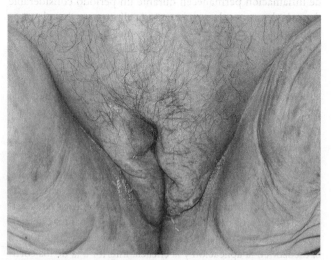

Fig. 5-23. El color marrón rojizo de esta placa mal delimitada de dermatitis de contacto irritativa es característico y en este caso se produjo por la incontinencia crónica.

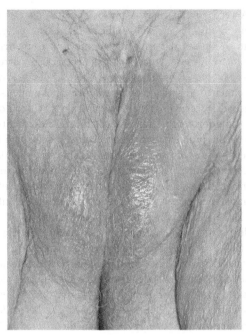

Fig. 5-24. A veces, la dermatitis irritativa puede verse roja y brillante, como se ve en esta paciente que estaba utilizando hamamelis en la vulva para detener el prurito.

irritante en cuestión desencadena prurito y rascado, la morfología no se distinguirá de la del LSC.

La dermatitis de contacto irritativa aguda es esencialmente una «quemadura» química. Se caracteriza por el desarrollo rápido de eritema, edema y, a veces, ampollas poco después de que se generó el contacto **(fig. 5-26)**. La piel poco queratinizada, como las mucosas modificadas de la vulva, el glande del pene y la cara interna del prepucio, es muy frágil, y la parte superior de las ampollas se desprende rápidamente, formando erosiones o incluso úlceras **(fig. 5-27)**. En la piel queratinizada más resistente, las ampollas pueden permanecer visibles durante

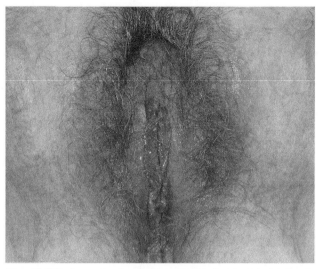

Fig. 5-26. Las sustancias cáusticas, incluida la exposición crónica a la orina y las heces, pueden producir erosiones y ulceraciones.

1 o 2 días antes de que se destechen, lo cual deja erosiones o úlceras **(fig. 5-28)**.

Diagnóstico

El diagnóstico de la dermatitis de contacto irritativa *crónica* se realiza en función del aspecto, como se ha descrito anteriormente, junto con los antecedentes que sugieran la exposición excesiva a sustancias como jabón, agua, sudor, orina, heces,

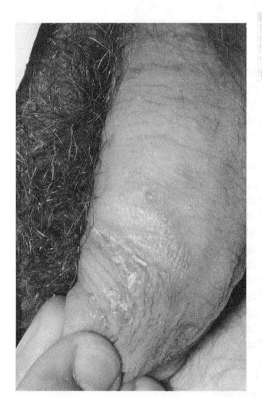

Fig. 5-27. Las escamas y la descamación de la piel se mantiene después de que este hombre utilizara un fármaco de venta libre para eliminar una protuberancia en el cuerpo del pene.

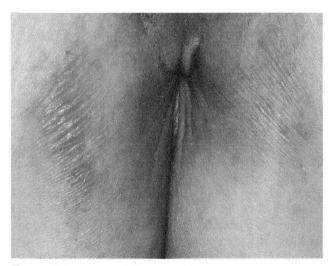

Fig. 5-25. El aspecto brillante y agrietado de esta dermatitis de contacto irritativa se produjo por la diarrea.

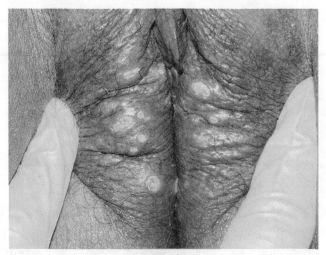

Fig. 5-28. Las ampollas se convirtieron en úlceras tras la aplicación de sinecatequinas contra las verrugas genitales.

secreciones vaginales o a los irritantes menos frecuentes que se enumeran en la **tabla 5-1** y en la sección sobre patogenia. La dermatoscopia muestra los cambios asociados a toda enfermedad eccematosa, como se ha comentado en el apartado anterior sobre la dermatitis atópica, sin signos específicos de dermatitis de contacto irritativa.[8] La biopsia rara vez es necesaria y, si se realiza, generalmente solo muestra espongiosis inespecífica e inflamación linfocítica perivascular super-

ficial. A veces también hay acantosis epitelial. De este modo, los estudios histológicos solo indican que existe un proceso eccematoso sin señalar específicamente una causa irritativa por contacto. En esta situación, será necesaria la correlación clínico-patológica.[1] Los diagnósticos diferenciales de la dermatitis de contacto irritativa crónica son principalmente las otras enfermedades eccematosas, en particular el LSC, como se ha descrito anteriormente. La diferenciación de la dermatitis alérgica puede ser problemática. La prueba del parche para identificar alérgenos específicos puede ser útil en este sentido. Entre las afecciones poco frecuentes y raras que pueden parecerse a la dermatitis de contacto irritativa crónica se encuentran la candidiasis, la enfermedad de Paget extramamaria, la enfermedad de Hailey-Hailey y la enfermedad de Darier.

El diagnóstico de la dermatitis de contacto irritativa *aguda* es más fácil de realizar debido al breve intervalo entre la exposición y el desarrollo de la inflamación. De esta forma, los pacientes casi siempre pueden recordar e identificar el alérgeno de contacto que causó el problema. En la mayoría de los casos, los productos responsables son fármacos que han sido aplicados recientemente por el personal médico (*véase* tabla 5-1). En las pocas ocasiones en las que no se dispone de estos antecedentes, debe considerarse la posibilidad de un trastorno obsesivo-compulsivo o de una enfermedad facticia causada por el paciente o sus cuidadores. La biopsia no es útil en la dermatitis de contacto irritativa aguda, ya que las características histológicas solo muestran inflamación inespecífica y alteración o lisis del epitelio sin indicar una causa única y definitiva.

TABLA 5-1

Causas de la dermatitis de contacto irritativa

Irritantes débiles (*dermatitis de contacto irritativa crónica*)
Higiene excesiva; lavado demasiado frecuente
Sudor
Orina
Heces
Depilatorios
Lubricantes vaginales
Secreciones vaginales
Protectores diarios
Toallas sanitarias
Espermicidas
Conservantes y estabilizantes
Proteínas de *Candida* sp.

Irritantes fuertes (*dermatitis de contacto irritativa aguda*)
Ácido salicílico
Podofilina, podofilotoxina
Imiquimod
Fluorouracilo
Cantaridina
Ácido tricloroacético, bicloroacético

DERMATITIS DE CONTACTO IRRITATIVA Diagnóstico

- Morfología de placa roja con ligera descamación, a veces oscurecida o agrietada y fisurada (crónica), o aparición súbita de eritema, edema y a veces ampollas, incluso erosiones (aguda)
- Antecedentes de exposición excesiva a jabón, agua, sudor, orina, heces, secreción vaginal o irritantes menos frecuentes enumerados en el texto y en la tabla

Fisiopatología

La dermatitis de contacto irritativa puede ser causada por una exposición repetida a un irritante débil (dermatitis de contacto irritativa crónica) o por una o algunas exposiciones a un irritante muy fuerte (dermatitis de contacto irritativa aguda) (*véase* tabla 5-1). Las causas más frecuentes de dermatitis de contacto irritativa *crónica* son la sobreexposición al agua y al jabón, así como la exposición crónica a orina o heces como sucede con un bebé con pañal o un adulto que padece de incontinencia (**figs. 5-29 y 5-30**). Otros irritantes crónicos son los lavados vaginales, los productos de higiene femenina, los depilatorios, los lubricantes y los espermicidas. Un factor irritante que a menudo se ignora es la presencia de la candidiasis, en la que las proteínas del hongo pueden causar una irritación distinta a la de la infección verdadera. Dado que la exposición repetida es

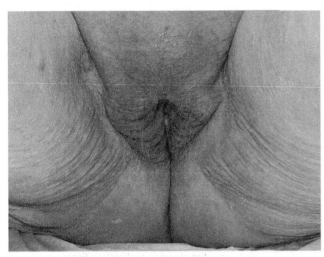

Fig. 5-29. La incontinencia produjo esta dermatitis de contacto irritativa con eritema oscuro y piel lustrosa y brillante.

necesaria para el desarrollo de la dermatitis de contacto irritativa, y ya que los síntomas y los signos se desarrollan gradualmente, el paciente no suele ser consciente de que la sustancia agresora es irritante y está causando el problema.

La dermatitis de contacto irritativa *aguda* se produce por una o varias exposiciones a un irritante muy fuerte. Esta exposición sucede en un período muy breve entre el contacto y la aparición del dolor y la inflamación. Por este motivo, el paciente suele reconocer la causa del problema, aunque con frecuencia lo interpreta erróneamente como una reacción alérgica y no como irritación. Las causas más comunes de dermatitis de contacto irritativa aguda implican diversos tratamientos para las verrugas genitales, como los ácidos tricloroacético y bicloroacético, los productos de podofilina, el imiquimod y la cantaridina. Algunos pacientes de piel muy sensible pueden experimentar dermatitis de contacto irritativa aguda por los vehículos de la crema, el gel o la solución utilizados en los

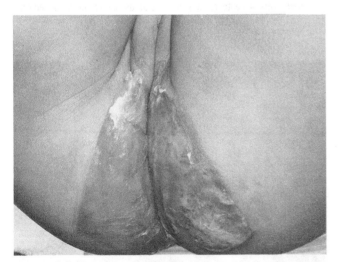

Fig. 5-30. Se notificó a los servicios de protección de menores sobre esta niña por esta erupción ampollosa, que en realidad fue causada por las heces diarreicas mantenidas contra la piel durante la noche por un pañal que producía oclusión.

fármacos tópicos y los lubricantes. La mayoría de las veces se debe a sustancias químicas como el alcohol, el propilenglicol y el polietilenglicol. La dermatitis de contacto irritativa aguda también puede aparecer con el uso tópico de los inhibidores de la calcineurina y con los azoles de las cremas anticándida o antimicóticas. Por último, se debe tener en cuenta que los pacientes a veces se aplican productos poco adecuados en los genitales al intentar, de forma equivocada, limpiar una zona que se percibe como «sucia» u «olorosa». Los autores han visto reacciones a productos como la lejía («cloro» o lavandina), el queroseno y el blanqueador.

Tratamiento

Los aspectos más importantes del tratamiento son la identificación y la eliminación de todos los irritantes. La dermatitis de contacto irritativa en la zona genital suele ser multifactorial, por lo que debe suspenderse todo lo que se aplique en la zona anogenital, incluidos todos los medicamentos, jabones, antisépticos, lavados vaginales y polvos. También debe suspenderse la limpieza vigorosa. Sin embargo, hay que tener en cuenta que algunos pacientes se vuelven «adictos» a ciertos comportamientos y, como resultado, puede haber poco cumplimiento de las instrucciones de cesar estas conductas ritualistas. Tras suspender los factores nocivos e instaurar el uso de un ungüento de corticoides de potencia media, la dermatitis mejora rápidamente. Si la piel está seca y agrietada, los lubricantes pueden ser útiles (*véase* cap. 3). Los lactantes y los adultos que utilizan pañal pueden requerir del uso de un producto simple «de protección», como un ungüento de óxido de zinc, para mantener la orina y las heces alejadas de la piel. En los casos en los que el prurito o el dolor son realmente molestos, la prednisona, a una dosis de 40 mg cada mañana durante unos días, puede mejorar dichos síntomas hasta que la cicatrización esté casi completa, momento en el que se puede sustituir por un corticoide tópico.

El dolor y el ardor de la dermatitis de contacto irritativa aguda pueden limitarse con baños de inmersión con agua tibia del grifo varias veces al día durante los primeros días. Inmediatamente después de cada inmersión, se debe lubricar con una fina capa de vaselina. Los sedantes nocturnos y los analgésicos orales pueden ser necesarios durante varios días. Deben evitarse los analgésicos tópicos, ya que pueden causar molestias adicionales e incluso empeorar el problema al desarrollar una reacción alérgica.

DERMATITIS DE CONTACTO IRRITATIVA | **Tratamiento**

- Identificación y eliminación de los alérgenos de contacto
- Corticoide tópico de potencia media como el ungüento de triamcinolona al 0.1%
- Lubricación si hay resequedad y grietas
- Pasta de protección, como óxido de zinc, si se asocia a incontinencia o diarrea

Dermatitis de contacto alérgica

A diferencia de la dermatitis de contacto *irritativa*, en la que todas las personas son potencialmente propensas a desarrollar una reacción, la dermatitis de contacto alérgica (DCA) requiere tratamiento inmunológico. Se trata de un proceso más restrictivo y solo un número limitado de personas expuestas a un alérgeno potencial desarrollará DCA en el momento posterior al contacto con el factor nocivo.

Presentación clínica

Hay controversia en cuanto a la frecuencia con la que se produce la DCA en la región anogenital. En el pasado, casi todo el material publicado sobre la prevalencia se refería a la afectación vulvar diagnosticada clínicamente en las mujeres. Sin embargo, más recientemente, las publicaciones relativas a la DCA proceden de clínicas en donde se realizan pruebas del parche. Estos informes contienen muchos más datos sobre la zona perianal y los genitales, tanto en los hombres como en las mujeres.[3,22-24] En estos estudios se indica que se encontrarán una o más pruebas del parche positivas clínicamente relevantes en el 40% a 50% de todos los pacientes que se la realizaron.

Sin embargo, hay un problema con los datos de las clínicas que realizan las pruebas del parche, que consiste en determinar qué pruebas epicutáneas positivas son más relevantes desde la perspectiva médica. La mayoría de los médicos asumen que si el paciente se ha aplicado algo que contiene el alérgeno, es relevante. Esto no siempre es cierto. En segundo lugar, los pacientes con «dermatitis» de todo tipo suelen tener varias pruebas del parche positivas a alérgenos frecuentes. No se sabe qué papel desempeñan, si es que lo hay, uno o varios de estos alérgenos en la patogenia de su dermatitis. Esto es cierto en el caso de los pacientes que realmente padecen de dermatitis atópica en lugar de DCA.[25]

La DCA se caracteriza clínicamente por la presencia de placas y parches edematosos de color rojo brillante y mal delimitados. La descamación suele ser menos visible en comparación con la dermatitis atópica, el LSC y la dermatitis de contacto irritativa. El prurito suele estar presente y, en algunos casos, puede ser bastante problemático. No es de extrañar que esto ocasione con frecuencia el desarrollo superpuesto del ciclo prurito-rascado y los signos clínicos del LSC. Algunas veces las vesículas, generalmente de tamaño diminuto (que son un indicio macroscópico de espongiosis histológica), cubren la superficie de las placas eritematosas (fig. 5-31). De vez en cuando, se encuentran formas extrañas (lineales o angulares) (figs. 5-32 y 5-33). Suelen producirse por la administración irregular de medicamentos aplicados con las yemas de los dedos. Los labios mayores usualmente están afectados en las mujeres, y tanto el pene como el escroto pueden estarlo en los hombres (figs. 5-34 y 5-35). La afectación anal y perianal es frecuente en ambos sexos.[24]

La *urticaria* de contacto alérgica es un trastorno poco frecuente, independiente y distinto de la DCA. El aspecto puede ser de inflamación tisular (angioedema) o puede desarrollarse en forma de pápulas urticariales (habones, ronchas) y placas totalmente similares a las que aparecen en caso de urticaria

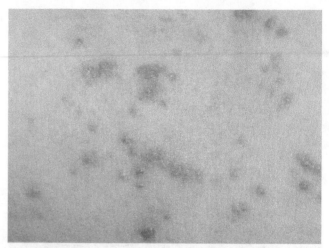

Fig. 5-31. Estas vesículas pequeñas, confluentes y firmes son clásicas de la dermatitis de contacto alérgica.

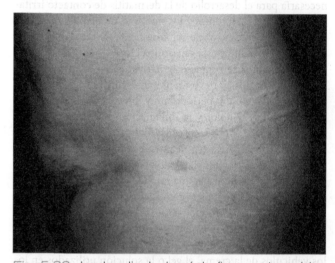

Fig. 5-32. Las placas lineales de vesículas finas son patognomónicas de la dermatitis de contacto alérgica por plantas como la hiedra venenosa.

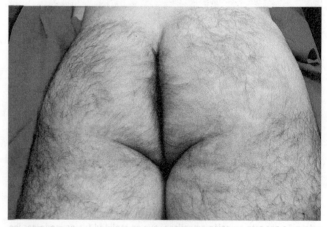

Fig. 5-33. La distribución inusual de esta placa roja y descamativa en las nalgas y la parte posterior de los muslos concuerda con la causa de la dermatitis de contacto alérgica de este hombre: un inodoro de teca.

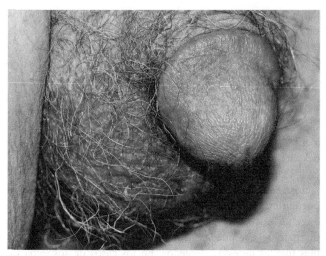

Fig. 5-34. Estas lesiones rojas y exudativas se produjeron por la aplicación de un ungüento antibiótico triple, que contiene un antígeno muy fuerte: la neomicina.

convencional. A diferencia de lo que ocurre con la *dermatitis de contacto alérgica*, no hay indicios clínicos de anomalías epiteliales. Estas reacciones suelen ser fáciles de reconocer debido al desarrollo de la reacción urticarial en cuestión de minutos tras el contacto. Es más probable que esta urticaria de contacto alérgica se produzca en las personas sensibles al látex o al líquido seminal.

Diagnóstico

La mayoría de las veces, el diagnóstico de la DCA se realiza con base en los fundamentos clínicos. El papel de las pruebas epicutáneas en los pacientes con enfermedades eccematosas de los genitales es controvertido. Algunos médicos creen que el diagnóstico de la DCA suele ignorarse a menos que se realice una prueba del parche a todos los pacientes que presentan una morfología eccematosa.[26] Los autores consideran, de acuerdo con el teorema de Bayes, que es mejor realizar la prueba del parche solo en los pacientes con alta sospecha para reducir el gran

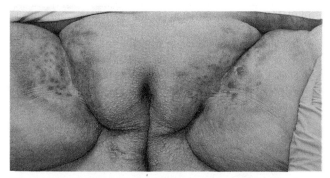

Fig. 5-35. Un patrón inusual pero distintivo de la dermatitis de contacto es el llamado *granuloma glúteo infantil* o *del adulto*, también denominado *seudoverrugas*, que se produce solo en la piel anogenital. Son característicos los nódulos aislados con erosión superficial, a veces sobre la piel sana y a veces sobre placas rojas. Esta mujer se estaba aplicando un preparado antiprurito de venta libre que contenía tanto el alérgeno benzocaína como el irritante resorcinol.

número de falsos positivos que se producen cuando la prueba se realiza en una población con criterios de selección relativamente inadecuados. Además, la simple presencia de una prueba del parche positiva no demuestra que la enfermedad en cuestión se deba a ese alérgeno. En primer lugar, es necesario confirmar que la presencia de ese alérgeno estaba presente en uno u otro de los productos que entraban en contacto con el tejido anogenital del paciente que dio positivo y, en segundo lugar, se debe obtener una mejora clínica notable cuando se interrumpe el uso del producto nocivo. Sin embargo, la demostración absoluta requeriría de un nuevo contacto con el producto sospechoso para ver si la dermatitis vuelve a desarrollarse. No es de extrañar que este último abordaje casi siempre sea rechazado por el paciente.

La dermatoscopia muestra los cambios asociados a todas las enfermedades eccematosas, como se ha comentado más arriba en la sección sobre dermatitis atópica, sin signos específicos de la DCA.[8] No es probable que la biopsia sea útil porque los indicios principales de la espongiosis y la acantosis son sumamente idénticos a los de los pacientes que presentan otras enfermedades eccematosas. A pesar de ello, algunos patólogos y médicos creen que la presencia de eosinófilos en el infiltrado inflamatorio de la biopsia indica una alta probabilidad de que la DCA esté presente.

Todos los trastornos eccematosos descritos en este capítulo deben considerarse en la lista propia de diagnósticos diferenciales. Además, debe tenerse en cuenta la posibilidad de que también haya candidiasis precedente o concomitante, así como una infección dermatofítica (tiña crural).

DERMATITIS DE CONTACTO ALÉRGICA | **Diagnóstico**

- Morfología de parches y placas edematosas con bordes poco definidos y de color rojo vivo; las escamas suelen ser poco evidentes, pero a veces hay vesículas
- Esto se confirma evitando el contacto del paciente con cualquier posible alérgeno, así como con la respuesta al tratamiento; si es necesario, se hace una prueba del parche y se evalúa la respuesta al retiro del alérgeno posiblemente relevante

---

Fisiopatología

La dermatitis de contacto alérgica es una reacción de hipersensibilidad celular retardada (tipo IV). Surge cuando una sustancia, que actúa como antígeno, es procesada por los macrófagos (células de Langerhans) de la epidermis y se presenta a los linfocitos T del sistema inmunitario. El resultado es la aparición, activación y proliferación de linfocitos T específicos para el antígeno. Estas células vuelven a la piel al momento del siguiente contacto con el alérgeno, lo que conduce al desarrollo clínico de la DCA.[24]

Recientemente se han revisado los agentes causales de la DCA en la zona anogenital, con base en pruebas del parche.[3,22-24] Los productos más frecuentemente implicados pueden clasificarse en grupos: medicamentos, anestésicos, fragancias,

TABLA 5-2
Causas de la dermatitis de contacto alérgica

Medicamentos
- Benzocaína
- Dibucaína
- Lidocaína
- Neomicina
- Bacitracina
- Corticoides (butirato de hidrocortisona, budesonida, etc).
- Espermicidas
- Difenhidramina

Vehículos, conservantes y estabilizantes
- Cuaternio-15
- Propilenglicol
- Parabenos
- Isotiazolinonas
- Metabisulfitos
- Lubricantes
- Lanolina (alcoholes de lana)

Fragancias
- Aldehído cinámico
- Bálsamo de Perú

estabilizantes y conservantes. Algunos de los elementos específicos que se identifican con mayor frecuencia dentro de estos grupos se detallan en la tabla 5-2. Se debe tener en cuenta que las pruebas del parche positivas se producen con bastante frecuencia ante varios corticoides tópicos y ante vehículos, conservantes y estabilizantes que se encuentran en casi todos los productos de higiene personal, cosméticos y medicamentos tópicos. En la experiencia de los autores, estos últimos productos causan problemas con poca frecuencia, pero en los casos de dermatitis anogenital recalcitrante está justificado interrumpir el uso de todos los productos tópicos, incluidos los corticoides y los lubricantes que no sean vaselina. Después, si se observa mejoría, se pueden volver a añadir los productos de uno en uno para tratar de identificar al causante.

Una situación particular sucede con los pacientes alérgicos al líquido seminal y al látex.[27] Se trata de una reacción inmediata de tipo I, mediada por la IgE, en la que aparecen angioedemas, pápulas y placas urticariales a los pocos minutos del contacto. Esta situación suele manifestarse como urticaria de contacto y se produce con muy poca frecuencia. No obstante, se menciona aquí debido a la posibilidad de que haya anafilaxia en dichas situaciones.

Algunos productos de uso ordinario no se muestran aquí ni en las tablas debido a la controversia sobre su capacidad para producir reacciones alérgicas o irritantes. Entre ellos se incluyen jabones, detergentes para la ropa, suavizantes, sábanas antiestáticas, toallitas medicinales, papel higiénico (con o sin fragancia), toallas sanitarias y otros productos de higiene

femenina. Según los autores, el uso habitual de estos productos rara vez produce dermatitis de contacto anogenital alérgica o irritativa.

Tratamiento

El primer paso en el tratamiento de la DCA es la identificación y posterior eliminación del factor causal más probable. Si el alérgeno puede identificarse clínicamente o mediante pruebas del parche, es necesario instruir al paciente sobre los productos en los que se encuentra el alérgeno para así evitar futuros contactos. Esto puede resultar difícil porque algunos alérgenos pueden encontrarse en numerosas fuentes, a menudo aparentemente inocuas e insospechadas. En la mayoría de los libros de dermatología se puede encontrar información sobre las posibles fuentes de estos alérgenos. En los casos de sospecha de DCA en los que no pueda identificarse un alérgeno específico, puede ser necesario instruir al paciente para que evite todos los productos tópicos que no sean agua limpia y vaselina.

Tras la eliminación del alérgeno, los síntomas de prurito y malestar presentes en la DCA pueden mejorarse con baños de inmersión tibios o baños de asiento durante los primeros días mientras se espera a que «haga efecto» el tratamiento más específico. La prednisona oral, a una dosis de 40 mg durante 5 días, brindará una mejoría rápida de la DCA grave y, si se ha identificado y eliminado el alérgeno correcto, es poco probable que se produzca un rebote cuando se suspendan los corticoides. Si la reacción es más leve, puede aplicarse un corticoide tópico de alta potencia, como el ungüento de fluocinonida al 0.05% c/12 h durante 1 semana o hasta que termine la cicatrización. Puede añadirse sedación nocturna si el prurito y el rascado siguen siendo problemáticos (*véase* «antipruriginosos» en el cap. 3).

Una vez que el paciente se ha sensibilizado a un alérgeno, la reexposición producirá rápidamente la reaparición de la dermatitis de contacto. Los pacientes deben saber que esta memoria inmunitaria puede durar muchos años y que incluso el contacto con una cantidad muy pequeña de antígenos puede causar una reacción alérgica.

DERMATITIS DE CONTACTO ALÉRGICA — Tratamiento

- Identificación y eliminación de los alérgenos de contacto
- Baños de inmersión frescos o baños de asiento los primeros días
- Si es grave, prednisona 40 a 60 mg durante unos 5 días; si es más leve, un corticoide tópico de alta potencia como ungüento de fluocinonida al 0.05% c/12 h
- Sedación nocturna en caso de prurito y para evitar el inicio del ciclo prurito-rascado

Dermatitis seborreica e intertrigo

La dermatitis seborreica se incluye en esta sección en lugar de la sección de trastornos papuloescamosos porque, por lo general, están presentes dos rasgos característicos de la enfermedad eccematosa: la disrupción epitelial en el análisis clínico y la espongiosis en la biopsia. La disrupción epitelial en la dermatitis seborreica no suele verse en forma de erosiones, exudado o fisuras, sino que se reconoce por el color amarillo de la escama. En un principio se pensó que este color se debía al sebo que recubre la escama, pero esta suposición es incorrecta, ya que el sebo es incoloro. En realidad, el tono amarillo se produce como resultado de pequeñas cantidades de suero que escapan a la superficie a través de la interrupción microscópica de la capa de protección y entonces recubre la escama superficial.

La dermatitis seborreica es más frecuente en el cuero cabelludo. Se desarrolla en esta localización porque el pelo y las células epiteliales parcialmente exfoliadas (ancladas por el pelo del cuero cabelludo) atrapan el calor, el sudor y la transpiración imperceptible. La afectación del cuero cabelludo también viene seguida del desarrollo del trastorno en localizaciones semiintertriginosas como los pliegues nasales y retroauriculares. También suele producirse en la región inguinal y en el pliegue interglúteo, donde está estrechamente relacionado con el intertrigo que se origina en estas localizaciones anogenitales[28] (*véanse* los párrafos que se presentan a continuación).

Presentación clínica

La dermatitis seborreica, cuando se produce en zonas pilosas como el cuero cabelludo, suele identificarse fácilmente por la presencia de las escamas amarillas características. Por otro lado, hay controversia sobre si una erupción similar, pero con pocas o ninguna escama, que se produce en los pliegues intertriginosos no pilosos debe denominarse *intertrigo* o *dermati-*

tis seborreica. Para los efectos de este capítulo, se denominará *intertrigo* al eritema intertriginoso sin escamas. El término *dermatitis seborreica* se reservará para la aparición de zonas rojas intertriginosas acompañadas de una ligera presencia de escamas amarillas.

El aspecto clínico del intertrigo y la dermatitis seborreica es uno de parches eritematosos con márgenes poco delimitados, o de placas poco elevadas, que se producen en las zonas de los pliegues cutáneos donde se retiene humedad, como el sudor o la orina. Al principio, la descamación no será evidente (intertrigo) pero, si no se trata y con el paso del tiempo, la inflamación crónica producirá la proliferación epitelial y el desarrollo gradual de escamas, adoptando así el aspecto clínico de la dermatitis seborreica **(figs. 5-36 a 5-38)**. A menudo, las escamas no están sueltas, sino adheridas, lo que da lugar a un aspecto lustroso, brillante o agrietado. Si hay prurito, el rascado resultante puede generar la superposición de excoriaciones o liquenificación, con lo que se presenta el aspecto del LSC.

No es sorprendente que, debido a las diferencias anatómicas, este proceso sea más frecuente en las mujeres que en los hombres y en las personas con obesidad más que en las personas delgadas. Otros irritantes ambientales, como la temperatura ambiental elevada, la humedad relativa alta y la ropa apretada, aumentarán la frecuencia con la que se produce este fenómeno. El diagnóstico de dermatitis seborreica anogenital es poco frecuente en los adultos, pero a menudo se identifica en la zona anogenital de los lactantes, así como en otras zonas como el cuero cabelludo, los pliegues retroauriculares y las axilas. Los casos en los adultos se desarrollan con mayor frecuencia en aquellos que padecen incontinencia urinaria, quienes, análogamente, permanecen con pañales durante largos períodos. También se puede presentar en los adultos con obesidad mórbida.

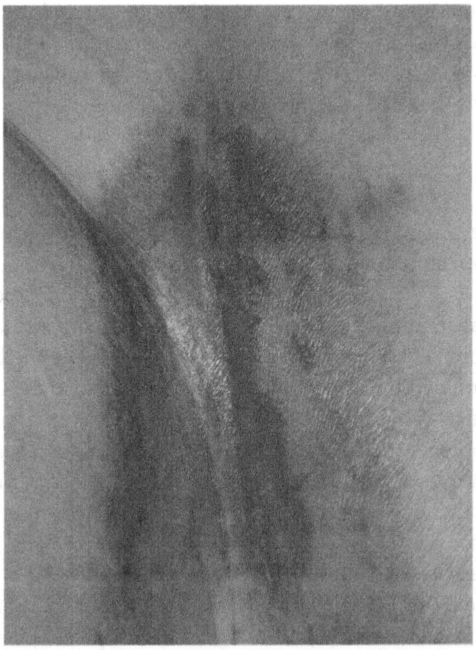

Fig. 5-36. La dermatitis de tipo intertrigo se presenta con placas inflamadas mal delimitadas en los pliegues cutáneos, a menudo con escamas poco evidentes.

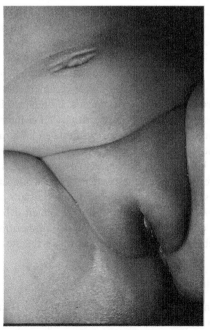

Fig. 5-37. Esta dermatitis de tipo intertrigo por dermatitis seborreica muestra descamación e inflamación manifestada por la hiperpigmentación.

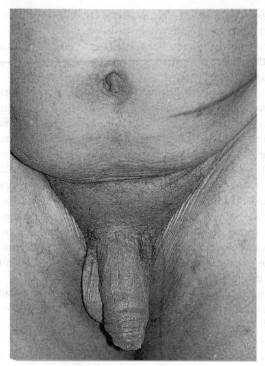

Fig. 5-38. La dermatitis seborreica corporal, con eritema y escamas en los pliegues cutáneos, es más frecuente en los niños que en los adultos.

Diagnóstico

El diagnóstico se hace con base en fundamentos clínicos; la biopsia solo revela los cambios genéricos que se encuentran en todas las enfermedades eccematosas. La dermatoscopia de la seborrea en el rostro muestra vasos puntiformes en una distribución en parches y escamas finas amarillentas con o sin escamas blancas. A veces puede haber zonas de color naranja amarillentas y zonas blanquecinas sin estructura.[8] La consideración principal en el diagnóstico diferencial es la psoriasis de tipo inverso. A veces se denomina a esta afección *sebopsoriasis* para indicar la posible superposición de estas afecciones y la dificultad para diferenciarlas. En la mayoría de los casos, esta diferenciación se basará en la presencia o no de otras placas de psoriasis típicas con márgenes puntiagudos en otros sitios no intertriginosos. La superposición de la candidiasis ocurre con cierta frecuencia en el intertrigo y en la dermatitis seborreica que se manifiesta en las localizaciones intertriginosas. La presencia de pústulas diminutas, ya sea diseminadas a lo largo de la parte principal de los parches o situadas en la periferia como lesiones «satélite», indica que también hay candidiasis. El eritrasma, supuestamente causado por la bacteria *Corynebacterium minutissimum*, también debe incluirse en la lista de diagnósticos diferenciales (*véase* eritrasma en la sección sobre alteraciones papuloescamosas de este capítulo).

Fisiopatología

La patogenia del intertrigo y la dermatitis seborreica es resultado de la *maceración*, definida como la presencia de humedad excesiva retenida en las zonas que están plegadas durante mucho tiempo. La viabilidad de las células epiteliales depende,

DERMATITIS SEBORREICA/INTERTRIGO **Diagnóstico**

- Morfología de placas rojas descamativas en los pliegues cutáneos de los pliegues inguinales y el ombligo; eritema y descamación del cuero cabelludo, las orejas y la parte central de la cara
- Escamas a menudo amarillentas
- Principalmente en lactantes o en adultos que no pueden lavarse con regularidad: personas debilitadas, sin hogar, con gran obesidad o con la enfermedad de Parkinson u otro trastorno neurológico

entre otros condicionantes, de una cantidad adecuada de agua en su interior y a su alrededor. Cuando el entorno inmediato de las células epiteliales es demasiado húmedo o demasiado seco, estas células pueden morir. La alteración resultante de la barrera epitelial produce inflamación, y la inflamación crónica crea proliferación epitelial y el consiguiente desarrollo de escamas. A menudo, este ambiente cálido y húmedo, cuando se produce en la zona anogenital, también lleva al desarrollo de la candidiasis secundaria, que a su vez produce aún más inflamación continua.

Los libros de texto dermatológicos y la mayoría de los artículos de revisión indican que la dermatitis seborreica se produce directamente como un crecimiento excesivo de una especie del hongo *Malassezia*, que reside en los folículos pilosos de forma habitual. Sin embargo, a uno de los autores le parece probable que el crecimiento excesivo de estas levaduras se produce como resultado, y no como causa, de la inflamación de la dermatitis seborreica. Esta suposición se basa en tres hallazgos: *1)* los corticoides funcionan tan bien como los azoles antimicrobianos (*véase* más adelante), *2)* los corticoides tópicos no empeoran la situación, aunque se esperaría que crearan un entorno más favorable para el crecimiento excesivo de hongos levaduriformes y bacterias, y *3)* los azoles tienen un efecto antiinflamatorio bastante notorio, así como propiedades antimicrobianas, y esto podría formar parte del mecanismo por el que son eficaces.[29]

Tratamiento

Si no se tratan, el intertrigo y la dermatitis seborreica se convierten en afecciones crónicas que se exacerban y remiten con el tiempo. Por otra parte, suele haber una respuesta excelente y rápida al tratamiento. El primer paso del tratamiento consiste en mejorar el entorno en la medida de lo posible mediante la reducción del calor y la humedad (como en el caso de los bebés con pañal o los adultos que padecen de incontinencia); se puede obtener mejoría notoria con los fármacos tópicos.

Los azoles tópicos, como el ketoconazol, suelen ser el abordaje terapéutico inicial de la mayoría de los médicos.[30] Estos productos se recomiendan con base en la creencia de que el proceso es causado por una especie de *Malassezia* y en el deseo de evitar los efectos adversos (atrofia, estrías, sobrecrecimiento microbiano, etc.) de los corticoides tópicos aplicados de forma prolongada en las zonas intertriginosas. Como alternativa, el uso de cremas o ungüentos de corticoides de baja potencia (hidrocortisona al 2.5%) o de potencia media (acetónido de triamcinolona al 0.1%) es igual de eficaz, produce menos escozor, actúa más rápido y es igual de seguro cuando se utiliza durante períodos relativamente cortos.

Los inhibidores de la calcineurina tópicos, como el tacrólimus y el pimecrólimus, pueden utilizarse por sus efectos ahorradores de corticoides, aunque el escozor y el ardor limitan la aceptación de los pacientes (*véanse* los inhibidores de la calcineurina en el capítulo 3). Por desgracia, debido a la dificultad para conseguir mejoría a largo plazo de las condiciones ambientales que precipitaron la afección en primer lugar, las recaídas son frecuentes y el retratamiento suele ser necesario. El tratamiento de la dermatitis seborreica del cuero cabelludo, si está presente, parece ser útil tanto para aliviar la enfermedad anogenital como para prevenir las recidivas.

DERMATITIS SEBORREICA/INTERTRIGO **Tratamiento**

- Limitar la exposición al calor y la humedad
- Corticoides tópicos leves como la crema de hidrocortisona al 2.5% si no hay mucha irritación; si la hay, ungüento de triamcinolona al 0.1% o al 0.025%

SECCIÓN B: TRASTORNOS PAPULOESCAMOSOS Y OTROS TRASTORNOS NO ECCEMATOSOS

Los trastornos papuloescamosos son aquellos caracterizados por placas, parches o pápulas inflamadas que están bien delimitadas y que, en la piel seca y queratinizada, presentan escamas. Esta descamación a menudo es sutil o inexistente en la piel húmeda o en las mucosas modificadas. Estos trastornos suelen ser pruriginosos, aunque no siempre, por lo que puede haber signos de frotamiento y rascado. Los pacientes que padecen prurito pueden frotarse y rascarse tanto que causan eccema o LSC suprayacente, lo que dificulta o imposibilita el diagnóstico sin realizar una biopsia (que de todas formas puede confundirse por los cambios por el frotamiento) o sin tratar primero el eccema.

Para clasificar estas afecciones y realizar el diagnóstico, las enfermedades papuloescamosas se dividen en las que generalmente son placas (lesiones de más de 1.5 cm) y en las que son pápulas (menos de 1.5 cm). Evidentemente hay solapamiento.

Psoriasis

La psoriasis es una enfermedad cutánea común que suele afectar la piel genital, además de las localizaciones clásicas en los codos, el cuero cabelludo y las rodillas. Sin embargo, con frecuencia la psoriasis afecta únicamente a la piel anogenital, sin manifestar otros signos típicos de la enfermedad.

Presentación clínica

La psoriasis es una enfermedad autoinmunitaria de la piel que afecta al 2% a 3% de la población. Afecta por igual tanto a los hombres como a las mujeres y, en los Estados Unidos, el 1.3% de los afroamericanos desarrollan psoriasis frente al 3.5% de los caucásicos (National Psoriasis Foundation). Esta afección se presenta en todas las edades, pero comienza con mayor frecuencia en los adultos jóvenes. Existe una predisposición familiar, ya que uno de cada tres pacientes tiene antecedentes familiares de psoriasis.

La psoriasis vulgar típica no tratada (psoriasis común) muestra placas gruesas bien delimitadas con escamas blancas tan densas que a veces ocultan el color rojo subyacente (**figs. 5-39 a 5-41**). Los pacientes suelen referir prurito intenso, pero esto no es universal. Los codos, las rodillas y el cuero cabelludo son las zonas más frecuentemente afectadas, pero algunos pacientes presentan enfermedad más grave con afectación generalizada. Dado que la radiación ultravioleta de la luz solar suele eliminar la psoriasis, el rostro suele no estar afectado.

La variante de la psoriasis que se presenta con afectación genital prominente se denomina *psoriasis inversa*. La psoriasis inversa afecta sobre todo a los pliegues cutáneos, y a menudo no afecta las rodillas, los codos y el cuero cabelludo típicos secos y queratinizados. Las axilas, la piel inframamaria, el ombligo, el pliegue interglúteo, los pliegues crurales y los genitales son las zonas afectadas de forma más frecuente. La psoriasis que se presenta en estos pliegues cutáneos húmedos, a diferencia de la psoriasis en la piel seca y queratinizada, suele exhibir eritema sin escamas visibles o al menos sin escamas gruesas. La piel es roja, a menudo lisa, y muestra un aspecto brillante, así como escamas o descamación amarillenta (**figs. 5-42 a 5-48**).

La psoriasis que aparece en los pliegues cutáneos suele ser mucho más delgada que la que se observa en otras partes de la piel. A veces, los bordes están menos delimitados y puede haber lesiones satélite que se asemejan a la candidiasis (**fig. 5-49**).

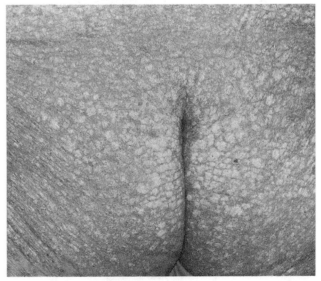

Fig. 5-39. La psoriasis vulgar clásica se manifiesta con escamas blancas y gruesas en la piel extragenital seca.

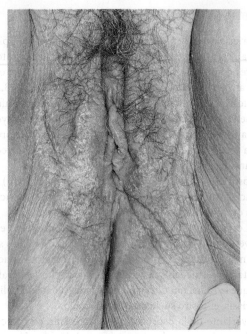

Fig. 5-40. En raras ocasiones, la psoriasis se presenta como placas rojas con escamas gruesas en la piel genital.

Además, este hongo levaduriforme puede coexistir con la psoriasis intertriginosa.

La psoriasis afecta sobre todo la vulva pilosa de la mujer, sin afectar las mucosas modificadas ni la vagina. Sin embargo, la psoriasis suele localizarse en el glande, además del cuerpo del pene, el escroto y la ingle.

Alrededor del 20% de los pacientes presentan el fenómeno isomórfico (anteriormente denominado «fenómeno de Koebner»), en el que la psoriasis aparece en las zonas de irritación o lesión. Esto explica en parte la distribución de las lesiones,

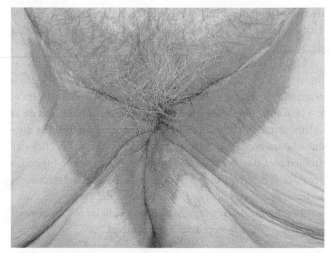

Fig. 5-42. La placa brillante, roja y bien delimitada de la psoriasis inversa es mucho más frecuente que las placas descamativas clásicas.

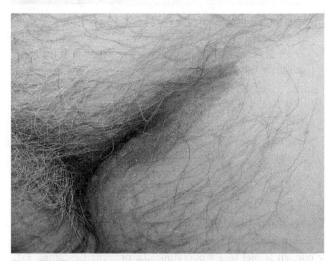

Fig. 5-43. Tanto en los hombres como en las mujeres, el pliegue crural es una localización frecuente de la psoriasis inversa.

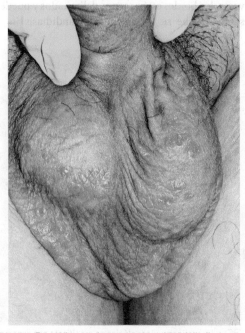

Fig. 5-41. Estas placas rojas, escamosas, bien delimitadas y confluentes en el escroto son características de la psoriasis.

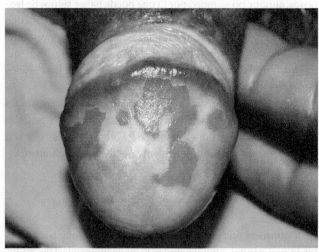

Fig. 5-44. Estas pápulas no descamativas de la psoriasis son de aspecto inespecífico y también podrían ser liquen plano, verrugas planas o lesión intraepitelial escamosa de alto grado (displasia debida a la infección por el virus del papiloma humano).

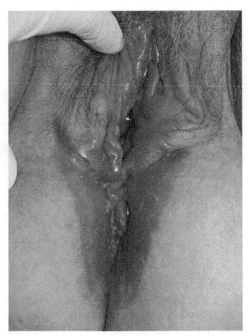

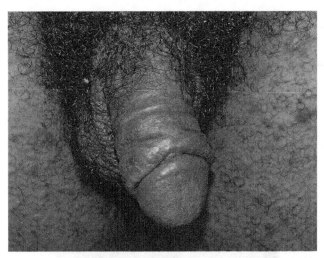

Fig. 5-47. En este hombre, la psoriasis inversa se manifiesta con la inflamación inespecífica y la descamación del pene. El diagnóstico se sospecha en la exploración, pero se debe confirmar mediante la identificación de la psoriasis típica en otras zonas o con una biopsia.

Fig. 5-45. Las fisuras y la hinchazón de las mucosas modificadas son frecuentes en los pacientes con psoriasis inversa.

incluidos los codos y las rodillas, así como la frecuente afectación de los genitales, una zona sujeta a la fricción y la oclusión.

Otra forma de psoriasis es la denominada *en gotas* (*guttate*), en la que las lesiones son pápulas en lugar de placas; además, afecta principalmente el tronco y las extremidades más que la región genital. La psoriasis pustulosa se caracteriza por placas de pústulas o costras. Esta variante se analiza en el capítulo 10. A veces la psoriasis se generaliza a psoriasis eritrodérmica, de modo que el eritema confluente generalizado, las escamas y a veces la exudación no se pueden distinguir del eccema generalizado, la seborrea o una reacción a medicamentos, pero esta psoriasis no concierne al médico genital.

La psoriasis suele producir alteraciones en las uñas además de las lesiones inflamatorias cutáneas. Lo más frecuente son las

pequeñas fosas ungueales **(fig. 5-50)**, que no deben confundirse con la irregularidad u ondulación habituales de la superficie que se produce ante cualquier proceso inflamatorio de las yemas de los dedos. También son bastante específicas las «manchas de gotas de aceite» **(fig. 5-51)**. Se trata de cambios de coloración rojo pardo de la lámina ungueal. Una tercera forma de psoriasis ungueal, la onicólisis, es mucho menos específica. La onicólisis consiste en el levantamiento de la uña de la superficie subyacente debido a diversas afecciones, en este caso la psoriasis del lecho ungueal. Las escamas y los restos de queratina bajo la uña pueden ser indistinguibles de una infección micótica en tal lugar (*véase* fig. 5-51). Estos cambios en las uñas, cuando están presentes, sirven como claves para el diagnóstico de la psoriasis en el paciente con placas rojas anogenitales inespecíficas, aunque la ausencia de cambios en las uñas es frecuente en los pacientes que la padecen.

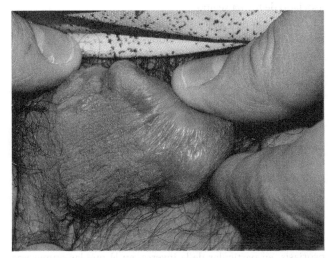

Fig. 5-46. Estas pápulas en el glande y el cuerpo del pene tienen la peculiar escama lustrosa y brillante de la psoriasis genital.

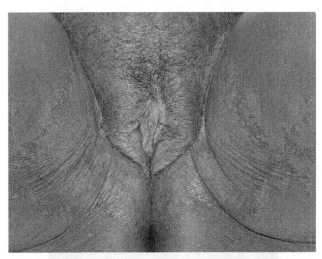

Fig. 5-48. Esta placa de psoriasis, al igual que otras enfermedades inflamatorias en los pacientes de tez oscura, aparece hiperpigmentada en lugar de roja.

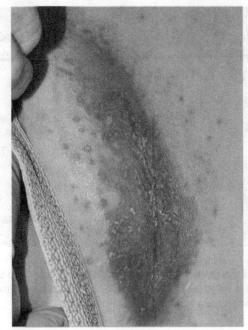

Fig. 5-49. La psoriasis intertriginosa puede confundirse fácilmente con la candidiasis; esta paciente incluso tiene lesiones satélite y piel blanca macerada, que por lo regular indicaría una infección por hongos.

La psoriasis no es solo una enfermedad cutánea. El signo extracutáneo más conocido de la psoriasis es la artritis, que se presenta en un 30% de los pacientes afectados.[31] Esta artritis va desde el dolor con inflamación mínima que se asemeja a la artrosis hasta la artritis grave, deformante y mutilante. Sin embargo, algunos indicios recientes señalan que la psoriasis (no necesariamente anogenital) puede estar asociada al liquen escleroso vulvar, y el 7.5% a 17% de las mujeres con liquen escleroso declaran la presencia de psoriasis.[32,33]

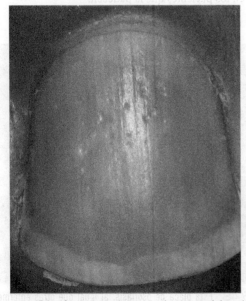

Fig. 5-50. Estas fosas ungueales son casi patognomónicas de la presencia de psoriasis.

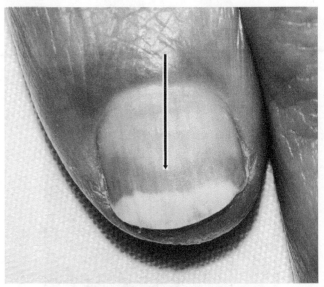

Fig. 5-51. Las manchas de gotas de aceite de la psoriasis son manchas de color amarillo o naranja que indican psoriasis bajo la lámina ungueal (*flecha*). Entonces, la lámina ungueal pierde adherencia al lecho ungueal y la uña se empieza a levantar, como se muestra aquí, lo que parece una infección micótica.

La relación entre la psoriasis y el síndrome metabólico se conoce bien, e implica enfermedades cardiovasculares, obesidad, hipertensión, diabetes y dislipidemia.[34,35] Los pacientes con psoriasis y diabetes tienen más probabilidades de sufrir complicaciones diabéticas que los que no la padecen.[36] La hepatopatía alcohólica, así como la esteatosis hepática no alcohólica, la enfermedad intestinal inflamatoria y la enfermedad renal crónica también aumentan en este contexto. El riesgo de morir por un tumor maligno es un 41% mayor en los pacientes con psoriasis,[37] pero la interpretación de esta relación se dificulta por el aumento del alcoholismo y del consumo de tabaco en los pacientes con psoriasis, las terapias inmunodepresoras administradas para tratarla y la exposición al sol para el tratamiento de las enfermedades cutáneas. Sin embargo, el linfoma, especialmente el linfoma cutáneo de linfocitos T, parece estar asociado de forma segura.

La depresión, la ansiedad y la dependencia al alcohol y la nicotina son problemas conocidos en los pacientes con psoriasis, y en un estudio reciente se indica que estos trastornos afectan al 50% de los pacientes.[38] Los efectos psicológicos se agravan en los pacientes con afectación anogenital.

Diagnóstico

La psoriasis de los genitales puede diagnosticarse con seguridad cuando las placas morfológicamente concordantes en esta región se asocian a la psoriasis típica de los codos, las rodillas, el cuero cabelludo y las uñas. Es frecuente que solo se vean afectados los genitales. Es en estos casos que hacer el diagnóstico se vuelve más difícil.

La dermatoscopia puede ser útil para el diagnóstico de la psoriasis, en particular de la inversa, en la que las numerosas escamas no ocultan el patrón vascular subyacente. A menor aumento, se observan pequeñas manchas rojas monomorfas sobre un fondo eritematoso. A mayor aumento, se percibe que estas manchas rojas son pequeños capilares enroscados y ramificados, denominados *capilares en forma de arbusto*.[39]

El intento de confirmación mediante biopsia es más tradicional. Sin embargo, los resultados no diagnósticos de la biopsia, como la «dermatitis psoriasiforme», son muy frecuentes, por lo que esto no descarta la psoriasis como causa de la erupción.

El rasgo histológico clásico pero inespecífico de la psoriasis implica el engrosamiento notable de la epidermis con alargamiento regular de las crestas epidérmicas y adelgazamiento suprapapilar. La hiperqueratosis y la paraqueratosis son prominentes y muestran ausencia de la capa granular. Los hallazgos histológicos más específicos son los cúmulos de neutrófilos justo debajo del estrato córneo de la epidermis suprapapilar adelgazada (pústulas espongiformes de Kogoj) y en la capa paraqueratósica suprayacente (microabscesos de Munro) (**fig. 5-52**). En la zona genital y otros pliegues cutáneos, el engrosamiento suele ser menos marcado que en las biopsias de psoriasis común, pero la espongiosis (edema de la epidermis) es más frecuente (**fig. 5-53**).

El diagnóstico diferencial abarca la tiña crural y la candidiasis, que pueden ser casi indistinguibles. Además, la candidiasis puede coexistir con la psoriasis inversa. Sin embargo, en los pacientes inmunocompetentes, la tiña crural no suele afectar el escroto ni el pene, mientras que en la psoriasis estas estructuras suelen verse muy afectadas. Además, la tiña crural es poco frecuente en las mujeres. La candidiasis cutánea muestra a menudo pústulas o erosiones satélite, pero puede parecerse a la psoriasis y coexistir con ella. El LSC, la neoplasia intraepitelial (anteriormente denominada, en esta región, «enfermedad de Bowen», «carcinoma escamocelular *in situ*», «eritroplasia de Queyrat» en los hombres y «neoplasia intraepitelial vulvar») y la enfermedad de Paget son enfermedades rojizas y descamativas que pueden confundirse con la psoriasis. El liquen

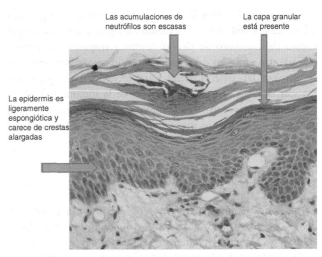

Fig. 5-53. Las características histológicas de la psoriasis inversa son menos específicas, con epidermis más fina, pérdida de las crestas y espongiosis ligera, o bien, edema de la epidermis manifestado por un espacio claro alrededor de cada célula (*flechas*). Los neutrófilos de la epidermis y del estrato córneo son poco frecuentes en comparación con la psoriasis común (cortesía del Dr. Jason Reutter).

plano del glande a veces no se puede diferenciar de las pápulas más pequeñas de la psoriasis de esta zona. La dermatitis seborreica, especialmente en los lactantes, puede parecerse a la psoriasis y muestra el mismo patrón de distribución que la psoriasis inversa, acentuándose en el cuero cabelludo, las axilas, el ombligo y la piel anogenital.

PSORIASIS — **Diagnóstico**

- Morfología con placas rojas bien delimitadas; en las zonas secas tiene escamas blancas abundantes y en los pliegues cutáneos a menudo hay un aspecto rojo brillante y escamas poco evidentes
- Acentuada en los pliegues crurales, habitualmente en el ombligo, el pliegue interglúteo, las axilas y debajo de los senos
- Pruebas de candidiasis negativas
- La biopsia suele mostrar dermatitis psoriasiforme en lugar de psoriasis

Fisiopatología

Las placas engrosadas de la psoriasis se deben a la proliferación inusualmente rápida de la epidermis. El reemplazo de la epidermis es de cuatro a seis veces más rápido en el epitelio psoriásico que en el de la piel sana, lo que produce una piel mucho más gruesa y con una descamación más notable. Las causas subyacentes son multifactoriales e incluyen la inflamación crónica mediada por los linfocitos T cooperadores de tipo 1 (T_H1) y T_H17, la modulación de los monocitos y los neutrófilos, el aumento del estrés oxidativo, la disfunción de las células endoteliales y

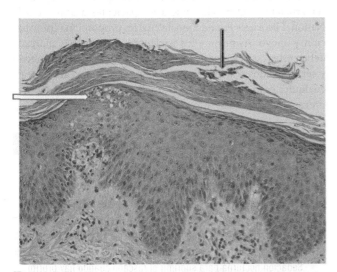

Fig. 5-52. Esta biopsia de la psoriasis clásica con numerosas escamas muestra los típicos cúmulos de neutrófilos que se forman en la epidermis superior (*flecha blanca*), así como en el estrato córneo (*flecha negra*). La epidermis es algo gruesa con crestas epidérmicas alargadas (cortesía del Dr. Jason Reutter).

la angiogénesis.[35] Otros factores son la predisposición genética y los factores ambientales. El hábito tabáquico, la obesidad y el exceso del consumo de alcohol también empeoran la psoriasis. Además, entre los desencadenantes típicos de la psoriasis se encuentran las enfermedades estreptocócicas, las quemaduras solares y la infección por el virus de la inmunodeficiencia humana. Algunos fármacos están vinculados al desarrollo o al empeoramiento de la psoriasis, entre ellos el litio y los antiinflamatorios no esteroideos.

Tratamiento

El tratamiento de primera línea de la psoriasis genital es, como siempre, instruir al paciente y mejorar el entorno local, sobre todo teniendo en cuenta que muchos de estos pacientes padecen obesidad. El control de los irritantes, como las infecciones bacterianas y micóticas, la maceración por la humedad, la irritación por el lavado excesivo y los fármacos tópicos, puede mejorar notablemente los síntomas. La sedación nocturna para los pacientes con prurito significativo también mejora la calidad de vida. Debe informarse a los pacientes de la relación de la psoriasis con el síndrome metabólico, así como de la importancia de controlar el peso y prestar atención a la presión arterial, la glucosa y los lípidos, para así evitar enfermedades orgánicas específicas. También hay que advertirles de la naturaleza crónica de la psoriasis, la cual puede controlarse pero no curarse.

Además, la administración de corticoides tópicos es el pilar del tratamiento de la psoriasis anogenital, ya que suele responder mejor a la terapia tópica que la de otros sitios del cuerpo. Los corticoides potentes como la fluocinonida al 0.05% o los fármacos muy potentes como el propionato de clobetasol y el propionato de halobetasol pueden utilizarse al inicio y producen mejoría muy rápido, con la disminución gradual de la potencia según la tolerancia hasta que las preparaciones puedan emplearse de forma más segura durante períodos largos, como la triamcinolona al 0.1% o la desonida al 0.05%. Otro método para disminuir la potencia es el uso de la misma preparación alta o muy potente con menos frecuencia, por ejemplo, 3 días a la semana.

En el caso de la psoriasis genital no controlada de forma adecuada con este tratamiento, puede ser útil añadir (no sustituir) un derivado de la vitamina D. Entre ellos se incluyen el calcipotrieno y el calcitriol en crema y en ungüento, aunque hay un retraso de 1 a 2 meses antes de alcanzar la mejoría máxima. Como alternativa, puede servir una combinación de dipropionato de betametasona y ungüento de calcipotrieno c/24 h. Sin embargo, si estos corticoides potentes se usan de forma crónica en los pliegues cutáneos pueden causar adelgazamiento y estrías. El alquitrán tópico puede ser útil en algunas superficies cutáneas, pero es irritante, por lo que es mejor evitarlo en la piel genital, al igual que los retinoides tópicos, el ácido salicílico y la antralina.

Aunque no está aprobado por la FDA para la psoriasis, en algunos estudios de baja calidad se indica que el ungüento de tacrólimus y, en menor medida, la crema de pimecrólimus pueden ser beneficiosos para la piel más fina de los pliegues cutáneos y para la psoriasis facial cuando los corticoides tópicos no proporcionan una mejoría suficiente.[40] Estos inmunomoduladores a veces causan escozor con la aplicación y son costosos, pero no producen atrofia ni dermatitis por corticoides.

Aunque la luz ultravioleta se utiliza con frecuencia en caso de psoriasis, este tratamiento es poco útil en los genitales. En primer lugar, la aplicación de luz ultravioleta en esta zona es logísticamente complejo. En segundo, se sabe que se produce un aumento del carcinoma escamocelular del pene en los pacientes tratados a largo plazo con luz ultravioleta.

La psoriasis genital grave no suele controlarse adecuadamente con un tratamiento local seguro a largo plazo. A menudo, estos pacientes requieren un tratamiento sistémico, hecho de forma clásica con metotrexato oral o, con menor frecuencia, acitretina. Últimamente, los inmunosupresores biológicos que suelen administrarse por autoinyección en casa (etanercept, adalimumab, certolizumab pegol, golimumab, secukinumab, ixekizumab, brodalumab y guselkumab) resultan cómodos, seguros y eficaces. El infliximab se administra mediante perfusión intravenosa. El apremilast es un fármaco oral contra la psoriasis moderada, que también es un inmunomodulador y que no requiere la vigilancia del laboratorio. Todos estos medicamentos son costosos y su actividad tarda aproximadamente 1 mes en aparecer. Estos fármacos sistémicos no solo controlan muy bien la psoriasis en la mayoría de los pacientes, sino que existen pruebas de que el tratamiento sistémico puede mejorar el riesgo cardiovascular subyacente.[41] Sin embargo, en caso de síndrome metabólico u obesidad, se pueden requerir dosis más altas de los tratamientos biológicos y pueden relacionarse tanto a la supervivencia menor del efecto del fármaco como a la interrupción prematura de la medicación.

Aunque la psoriasis suele controlarse con medicación tópica, es una enfermedad crónica que no tiene cura. Muchos pacientes con psoriasis resultan psicológicamente incapacitados por ella.[42] La producción constante de escamas, la desfiguración de la piel y la naturaleza incurable de la psoriasis son difíciles de tolerar para muchos de ellos. Los que padecen psoriasis genital también deben enfrentarse a las implicaciones sexuales de esta anomalía genital crónica, por lo que el tratamiento agresivo contra ella, así como el asesoramiento psicológico, pueden ser cruciales.[43] Debe alentarse a los pacientes a afiliarse a la National Psoriasis Foundation, la cual les proporciona información y apoyo. Asimismo, los pacientes con psoriasis marcada deben estar conscientes de las comorbilidades de la enfermedad y ser derivados a atención primaria para que se evalúe y trate cualquier caso de obesidad o alcoholismo, y se oriente sobre la prevención de las enfermedades cardiovasculares.

PSORIASIS	Tratamiento

- Igual que para el liquen simple crónico cuando causa prurito. Mejorar el entorno local
- Ungüento tópico de corticoides, de superpotentes a potencia media; disminuir inmediatamente a la dosis menos frecuente o a una potencia menor cuando esta se controle y llevar un seguimiento de los efectos secundarios
- Sedación nocturna para suprimir el rascado cuando hay prurito
- Añadir calcipotrieno o calcitriol si el corticoide tópico no es suficiente
- Añadir tacrólimus al 0.1% o pimecrólimus al 1% c/12 h si es necesario
- Utilizar tratamiento sistémico si el tópico no es adecuado

Tiña crural (tiña inguinal)

Los hombres suelen atribuir cualquier prurito anogenital a esta enfermedad frecuente.

Presentación clínica

La tiña crural es más habitual en los hombres. No existe predisposición hacia ninguna raza, pero la edad más habitual es la madura y no es muy frecuente en los niños. La tiña crural suele estar relacionada con la tiña del pie y con la onicomicosis, que sirven de reservorio para el organismo, por lo que su reaparición es frecuente.

En la mayoría de los casos, las lesiones visibles de la tiña crural se limitan a la parte proximal y medial de los muslos. De forma clásica, las placas son eritematosas y delimitadas, con acentuación de escamas de forma periférica **(figs. 5-54 y 5-55)**. Muchos pacientes, sobre todo aquellos con vello prominente en la zona, presentan pápulas rojas, nódulos o pústulas dentro de la placa, lo cual significa que la infección alcanzó el epitelio folicular (foliculitis micótica) **(fig. 5-56)**.

A veces la placa se extiende a las nalgas y el escroto; en las mujeres, la placa puede llegar a los labios mayores y al monte del pubis. Es más probable que esto ocurra cuando los pacientes están inmunodeprimidos o han estado usando corticoides tópicos contra el prurito **(fig. 5-57)**. Los pacientes inmunocompetentes que no utilizan corticoides tópicos no experimentan infecciones por dermatofitos en el cuerpo ni el glande del pene.

Diagnóstico

La mayoría de las veces, la tiña crural puede diagnosticarse solo por la morfología clínica: la localización en la parte proximal y medial de los muslos, sin afectar el escroto ni el pene, y el patrón de descamación o abrasión periférica, a menudo con el centro despejado que da el aspecto clásico de la tiña. Si es necesario, el diagnóstico se confirma mediante la identificación de hifas en el análisis microscópico de las escamas raspadas del

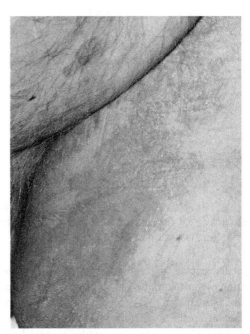

Fig. 5-55. La exploración minuciosa del borde de la placa revela escamas periféricas que, al examen microscópico, muestran abundantes hifas ramificadas.

borde de la placa. Las biopsias solo se obtienen si el diagnóstico no se sospecha o si el preparado micótico es negativo y la erupción no responde al tratamiento. Los hallazgos específicos son los de hifas en el estrato córneo, que se suelen ver mejor con tinciones especiales como la reacción con ácido peryódico de Schiff o el método del nitrato de plata metenamina. De otro modo, los resultados son los mismos que los que se obtienen en los casos de eccema.

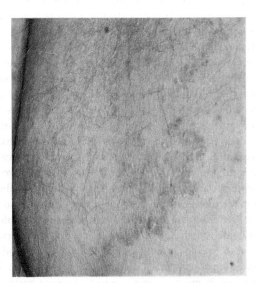

Fig. 5-54. La localización más frecuente de la tiña crural es la parte proximal y medial del muslo en los hombres. La acentuación de la periferia de la placa es típica.

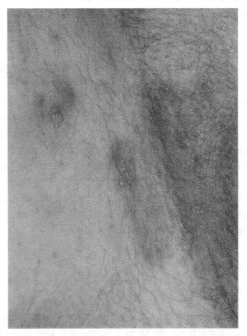

Fig. 5-56. El uso de una crema compuesta de antimicóticos y corticoides ha eliminado gran parte de las escamas de estas placas de la tiña crural, pero no ha penetrado en los folículos pilosos periféricos infectados, dejando nódulos rojos de foliculitis micótica.

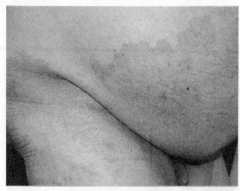

Fig. 5-57. Este adulto mayor inmunodeprimido por la edad tiene tiña no solo en la zona genital, sino también en el abdomen, las piernas hasta las rodillas, las nalgas y la mitad inferior de la espalda.

Se pueden encontrar signos específicos de dermatofitosis en la dermatoscopia, aunque generalmente no son necesarios porque una preparación microscópica confirma el diagnóstico. Estos cambios incluyen alteraciones capilares típicas como pelos en clave Morse (pelos con bandas blancas horizontales), pelos deformables (doblados), pelos translúcidos, pelos en coma y en espiral, así como descamación perifolicular.[44,45]

Las enfermedades que más a menudo se confunden con la tiña crural son el eccema (LSC), la psoriasis y, especialmente en las mujeres, la candidiasis. Por lo general, el eccema está menos delimitado y suele afectar de forma prominente el escroto y los labios mayores. La psoriasis puede ser casi idéntica, pero en la exploración de otras superficies cutáneas se suele revelar la psoriasis típica del cuero cabelludo y la afectación de los codos, las rodillas o las fosas ungueales. También deben tenerse en cuenta la dermatitis seborreica, la irritativa y la DCA, la enfermedad de Paget y la neoplasia intraepitelial diferenciada, anteriormente denominada «enfermedad de Bowen» o «carcinoma escamocelular *in situ*».

TIÑA CRURAL   **Diagnóstico**

- Morfología de placas rojas bien delimitadas, principalmente en la parte proximal y medial de los muslos en los hombres, que por lo general no afectan el escroto ni el pene y que a veces se extienden a las nalgas; acentuación de escamas en la periferia de la placa, con frecuencia asociada a hongos en las uñas de los pies
- El raspado cutáneo para la preparación microscópica micótica muestra hifas o cultivo positivo de dermatofitos
- Respuesta a los antimicóticos

Fisiopatología

La tiña crural es producida por dermatofitos que infectan la capa más superficial de la piel anogenital queratinizada, el estrato córneo. Las especies predominantes son *Epidermophyton floccosum* y *Trichophyton rubrum*, aunque en oca-

siones los responsables son *Trichophyton mentagrophytes* y *Trichophyton verrucosum*. Estos microorganismos son ubicuos e incluso a veces los pacientes inmunocompetentes sufren de infecciones recurrentes. Por lo general, estos pacientes también presentan tiña del pie y onicomicosis, las cuales sirven de fuente para la autoinoculación. Los fómites también contribuyen a la propagación de esta infección micótica.

Tratamiento

Los medicamentos antimicóticos tópicos suelen ser la base del tratamiento de la tiña crural. Sin embargo, en el contexto de una piel cubierta de pelo grueso, el hongo puede seguir el estrato córneo de los folículos pilosos, produciendo pápulas, pústulas o nódulos; estos pacientes requieren medicación oral, ya que el tratamiento tópico no penetra lo suficiente para eliminarlos.

Aquellas placas que solo presentan eritema y descamación suelen desaparecer con medicación tópica. Los azoles tópicos de venta libre como el clotrimazol y el miconazol son económicos y eficaces, mientras que los de venta con receta también son útiles pero a menudo muy costosos (oxiconazol, sulconazol, efinaconazol y luliconazol); asimismo, el econazol y el ketoconazol prescritos son económicos y los seguros suelen cubrirlos. Las alilaminas y los fármacos relacionados, la terbinafina de venta libre, la butenafina prescrita y la naftifina son también bastante eficaces contra los dermatofitos, pero también menos útiles para la candidiasis en caso de diagnósticos erróneos o de un segundo diagnóstico que indique hongos levaduriformes. Además, cada vez hay más informes sobre la resistencia de los dermatofitos a los fármacos, en particular a la terbinafina.[46,47]

Aunque es bastante útil como parte del tratamiento de la candidiasis genital, la nistatina no tiene actividad contra los dermatofitos de la tiña crural. El ciclopirox, la haloprogina, el yodoquinol y el tolnaftato son fármacos más antiguos que también son útiles.

En ocasiones, la tiña crural está especialmente inflamada y enrojecida o produce prurito extremo. Estos pacientes mejoran con mayor rapidez si se utiliza simultáneamente un corticoide tópico como la crema de triamcinolona al 0.1% durante los primeros días. Aunque, teóricamente, un corticoide debería disminuir la tasa de curación, algunos hallazgos indican lo contrario.[48] Algunos médicos utilizan una combinación comercial de clotrimazol y dipropionato de betametasona. A pesar de que es muy útil durante los primeros días, contiene cortisona de alta potencia que no debe emplearse en los muslos proximales y mediales durante un período prolongado debido a la propensión de los muslos a desarrollar estrías; además, el corticoide tópico solo debe ser necesario durante los primeros días del tratamiento. Un abordaje racional alternativo a este problema es añadir a la medicación antimicótica un corticoide económico de potencia media como la triamcinolona al 0.1% solo durante los primeros días, de modo que se manifiesten esas acciones antiinflamatorias tempranas, y se continúe con la medicación antimicótica tópica hasta que la piel esté despejada.

Los pacientes con afectación folicular caracterizada por pápulas o pústulas dentro de la placa requieren tratamiento oral, ya que el medicamento tópico no penetra lo suficiente como para erradicar los microorganismos que están dentro de los folículos. En ocasiones, la tiña crural de la piel con vello denso y grueso, incluso sin afectación folicular evidente, se trata de forma incompleta con un fármaco tópico. Existen varios medicamentos orales eficaces y seguros para los pacientes con enfermedad muy generalizada, placas en zonas muy pilosas y los pacientes con pústulas o nódulos dentro de las placas que indican afectación folicular.

El fluconazol a dosis de 100 a 200 mg/día, el itraconazol a 200 mg/día o la terbinafina 250 mg/día resultan muy eficaces y suelen tolerarse bien. Durante el período (1-2 semanas) requerido para tratar la tiña crural, no es necesario realizar análisis de laboratorio a los pacientes sin enfermedad hepática preexistente. La coadministración de itraconazol con cisaprida, pimozida y quinidina puede dar origen a arritmias cardíacas; a su vez, este medicamento tiene otras interacciones que requieren vigilancia cuidadosa. Del mismo modo, el fluconazol puede aumentar las concentraciones o las acciones de los anticoagulantes de tipo cumarínico, la fenitoína, la ciclosporina, la teofilina, la terfenadina y el tacrólimus. Existen 400 interacciones potenciales adicionales, y esta lista sigue creciendo, pero no son clínicamente relevantes a menos que el fluconazol se administre a diario. La FDA ha retirado la aprobación del ketoconazol oral para tratar la candidiasis y otras infecciones micóticas cutáneas debido al riesgo de interacciones medicamentosas y a la aparición ocasional de enfermedades hepáticas y suprarrenales. Aunque está consagrada y resulta eficaz, la griseofulvina a 500 mg c/12 h, acompañada de alimentos grasos o de leche entera para su mejor absorción, presenta el inconveniente de causar náuseas frecuentes, así como dolor de cabeza. La hepatotoxicidad es preocupante para muchos médicos, pero es poco frecuente, y los pruebas de laboratorio ya no son el procedimiento habitual para determinar la duración necesaria para eliminar la tiña crural.

A menudo, la tiña crural es recurrente; el reservorio es una infección dermatofítica de las uñas de los pies. Debe advertirse a los pacientes que la recurrencia no refleja el fracaso del medicamento, y que deben retomar la crema antimicótica cuando haya reapariciones o simplemente aplicar la medicación a diario para evitar las recurrencias. Algunos pacientes con tiña crural recurrente pueden beneficiarse de un tratamiento más prolongado con un antimicótico oral para eliminar la enfermedad ungueal. Las pautas posológicas más frecuentes en caso de infecciones micóticas de las uñas consisten en terbinafina 250 mg/día durante 3 meses o itraconazol a 200 mg c/12 h durante 1 semana de cada mes durante 3 meses. El fluconazol 200 mg por semana hasta que la uña crezca (aproximadamente 1 año) también es eficaz. Estos tratamientos curan las uñas de muchos pacientes, pero no de todos, y la recurrencia de la onicomicosis después del tratamiento es habitual.

TIÑA CRURAL	Tratamiento

- Si no hay afectación folicular, se requiere cualquier tratamiento antimicótico tópico con miconazol o azoles, terbinafina o cualquier alilamina, así como ciclopirox, haloprogina, yodoquinol y tolnaftato
- Si hay afectación folicular, se requiere el tratamiento sistémico con fluconazol, itraconazol, terbinafina o griseofulvina
- En caso de recidivas, puede ser necesario el tratamiento tópico continuo o el tratamiento de las uñas de los pies con hongos que sirven de reservorio

Eritrasma

El eritrasma es una infección cutánea genital que sucede con mayor frecuencia en los hombres y que se asemeja a la tiña crural.

Presentación clínica

Es más usual en los hombres que viven en climas cálidos; también se observa con más frecuencia en las personas con obesidad, en presencia de diabetes, en los pacientes de tez oscura y en quienes sudan mucho. El eritrasma afecta la parte proximal y medial de los muslos y el pliegue crural. Las placas características son de color rosa bronceado, ligeramente escamosas o finamente arrugadas y bien delimitadas. Los pacientes de tez más oscura suelen presentar más hiperpigmentación que eritema (**figs. 5-58 y 5-59**). A diferencia de la tiña crural, estas placas son sólidas, sin descamación periférica ni el centro despejado. El escroto, el pene y la vulva no suelen verse afectados.

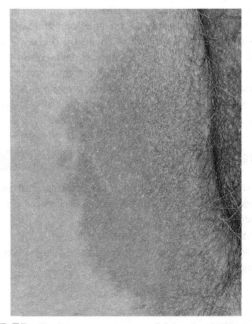

Fig. 5-58. El eritrasma se parece superficialmente a la tiña crural por la localización de las placas rojas; sin embargo, no hay acentuación periférica de las escamas y el color suele ser más bronceado o rojo.

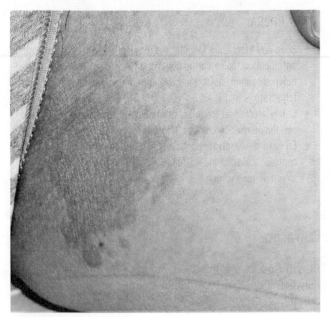

Fig. 5-59. Esta placa sólida muestra escamas finas y arrugas, así como el color bronceado del eritrasma.

Diagnóstico

El diagnóstico se realiza principalmente a partir del aspecto de la piel, y se confirma por la característica fluorescencia rosa coral cuando se examina con la lámpara de Wood o por la respuesta al tratamiento.

La tiña crural es la enfermedad que más se confunde con el eritrasma. La tiña, que también se observa sobre todo en los hombres, comparte la misma localización y el mismo patrón. Sin embargo, a diferencia del eritrasma, la tiña crural se suele presentar con descamación periférica y el centro despejado en cierto grado. La preparación micótica de las escamas periféricas en un paciente con tiña crural muestra hifas largas ramificadas. Entre las enfermedades que se asemejan con menos frecuencia al eritrasma se encuentra el eccema, que se caracteriza por la afectación prominente del escroto o la vulva con placas mal delimitadas y prurito extremo. Por lo general, la psoriasis también afecta los genitales, pero a menudo se asocia a otros signos de esta enfermedad, como la afectación de las rodillas, los codos, el cuero cabelludo y las uñas.

ERITRASMA	Diagnóstico

- Morfología con manchas color rosa o bronceadas bien delimitadas en la parte proximal y medial de los muslos con escamas sutiles y sin acentuación periférica
- Raspados cutáneos negativos para la tiña
- Fluorescencia de color rosa coral con una lámpara de Wood
- Respuesta al tratamiento

Fisiopatología

El eritrasma es causado por la bacteria *C. minutissimum*. Se encuentra en los pies y en los pliegues cutáneos tales como las axilas, la piel inframamaria y la región genital. Es más frecuente en los ambientes cálidos y húmedos.

Tratamiento

Los fármacos contra el eritrasma incluyen la eritromicina 500 mg c/12 h durante 1 a 2 semanas, una dosis única de claritromicina,[49] eritromicina tópica c/12 h y mupirocina.[50] El eritrasma suele desaparecer con ácido fusídico, pero este no está disponible en los Estados Unidos. La recurrencia y la necesidad de retratamiento o incluso de aplicación de medicamentos a largo plazo son bastante frecuentes.

ERITRASMA	Tratamiento

- Eritromicina 500 mg c/12 h durante 1 a 2 semanas o de forma tópica c/12 h
- Claritromicina 1 g una sola vez
- Mupirocin c/12 h

Candidiasis

La candidiasis es una infección micótica que suele afectar la región genital y la boca. En la piel anogenital, suele presentarse como una placa roja que se confunde fácilmente con la psoriasis o la tiña crural, aunque a veces hay pequeñas pústulas. La candidiasis es sobre todo conocida por su etiología: la vaginitis por levaduras (*véanse* también los capítulos 10 y 13).

Presentación clínica

La candidiasis cutánea produce placas rojas que afectan visiblemente las zonas cálidas y húmedas, como las mucosas modificadas de la vulva, los pliegues cutáneos de los surcos crurales, el pliegue interglúteo y debajo del panículo y las mamas (figs. 5-60 a 5-62). Estas placas manifiestan de forma clásica pústulas satélite o collaretes que constituyen pústulas destechadas y descamación periférica (fig. 5-63). Esta infección suele acompañarse de vaginitis por *Candida* en las mujeres premenopáusicas o en las que están en tratamiento de sustitución de estrógenos. Con mayor frecuencia en las mujeres premenopáusicas, la candidiasis vulvar se manifiesta por edema y eritema en las mucosas modificadas y, a menudo, fisuras en los pliegues cutáneos (figs. 5-64 y 5-65).

Otros factores de riesgo para padecer la candidiasis cutánea incluyen la obesidad, la incontinencia, la inmunodepresión y la diabetes.

Además del pliegue crural, el glande del pene se ve afectado de forma prominente en los hombres incircuncisos (fig. 5-66). La candidiasis peneana es muy poco habitual en los hombres inmunocompetentes y circuncidados. Sin embargo, tras el coito con mujeres con vaginitis por *Candida*, algunos hombres experimentan irritación temporal, prurito y eritema en parches mal delimitados en el glande.

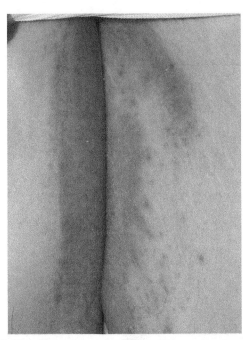

Fig. 5-60. El intertrigo por cándida se presenta como placas rojas, a menudo con pápulas o pústulas satélite; puede ser indistinguible de la psoriasis inversa.

Diagnóstico

La mayoría de las veces, el diagnóstico se realiza por la apariencia y se confirma por la identificación de hifas, seudohifas y gemación de levaduras en el frotis microscópico de las escamas de la periferia de las placas o del techo de la pústula. En los casos atípicos o recalcitrantes, está indicado realizar un micocultivo para asegurar el diagnóstico preciso. La dermatoscopia puede mostrar una capa blanca dispersa.[51] La biopsia no es necesaria ni conveniente para el diagnóstico. Sin embargo, los hallazgos histológicos de la candidiasis cutánea son las seudohifas y las hifas que invaden el estrato córneo y la infiltración

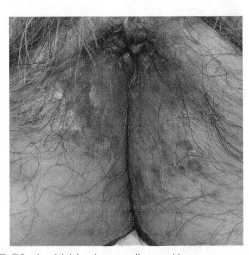

Fig. 5-61. La piel del recto es un pliegue cutáneo que a veces se afectado por hongos levaduriformes, lo que no debe sorprendernos, ya que estos suelen colonizar los intestinos.

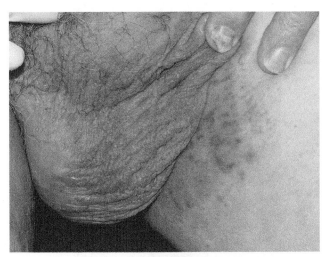

Fig. 5-62. Aunque generalmente se considera una infección de las mujeres, el intertrigo por hongos levaduriformes también se observa en los hombres, sobre todo en aquellos con incontinencia o inmunodepresión.

de la epidermis por neutrófilos que forman pústulas subcorneales. Además, la dermatoscopia no es particularmente útil para este diagnóstico.

La candidiasis puede confundirse con la dermatitis atópica o el eccema, el LSC, la DCA, la dermatitis irritativa, la psoriasis y la tiña crural; además, *Candida* puede coexistir con dichas alteraciones. La falta de simetría, así como el patrón de la enfermedad de Paget y de Bowen, hacen que ambas afecciones tengan menos probabilidades de confundirse en las mujeres, pero la enfermedad de Bowen en el glande del pene puede ser indistinguible de la balanitis por *Candida*.

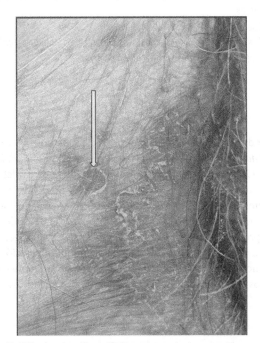

Fig. 5-63. La abrasión periférica, más que la descamación, es clásica de la infección por levaduras. Hay un collarete que muestra el carácter ampolloso original de la erupción, pero las pústulas son tan superficiales y frágiles que se rompen de forma precoz, dejando los bordes de la ampolla (*flecha*).

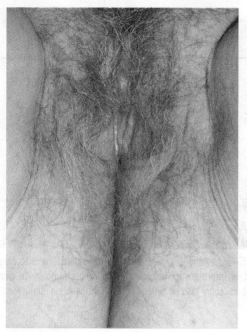

Fig. 5-64. El eritema profundo mal delimitado y las fisuras son características de la candidiasis vulvar, al igual que las fisuras que se observan bilateralmente en el pliegue labiocrural.

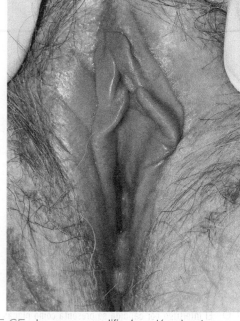

Fig. 5-65. Las mucosas modificadas están edematosas y enrojecidas debido a la candidiasis, al igual que las fisuras finas en los pliegues cutáneos.

CANDIDA	Diagnóstico

- Morfología con parches, a menudo con pápulas o pústulas satélite o descamación, acentuados en los pliegues cutáneos, con mayor frecuencia en los pliegues inguinales, la vulva y el escroto de las personas con diabetes, obesidad o incontinencia
- Mucosas modificadas y mucosas de la vulva vaginal hinchadas y rojas
- Casi idéntica a la psoriasis inversa
- Raspados microscópicos positivos con micelios y hongos levaduriformes o, si es necesario, cultivo positivo

Fisiopatología

La candidiasis cutánea casi siempre es causada por la levadura *Candida albicans*. Aunque las especies distintas a *albicans*, como *Candida glabrata*, producen actualmente cerca del 10% de las infecciones vaginales por hongos, esto no ocurre con las infecciones cutáneas micóticas. Como ya se ha señalado, los factores locales como la incontinencia, la retención del sudor y el calor proporcionan un entorno favorable para este hongo. Además, la obesidad, la diabetes mellitus, la inmunodepresión por enfermedad o fármacos y la administración de antibióticos sistémicos también predisponen a las infecciones micóticas.

Tratamiento

El tratamiento tópico es muy eficaz para la candidiasis cutánea. La nistatina y todos los azoles tópicos (clotrimazol, miconazol, tioconazol, terconazol, ketoconazol, etc.) ayudan a tratar este problema. El análisis vaginal en busca de candidiasis y el tra-

tamiento provisional son importantes para las mujeres, ya que tratar la vulva pero no la vagina suele producir recaídas si no se elimina el reservorio. Una dosis oral de fluconazol de 150 mg trata tanto la vagina como la afectación cutánea menor, y es eficaz contra la balanitis por *Candida*. En los ensayos clínicos en los que se evaluó la eficacia de un comprimido de fluconazol contra

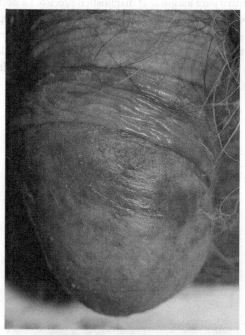

Fig. 5-66. La candidiasis peneana es una afección del hombre incircunciso; las pápulas rojas inespecíficas pueden ser difíciles de diferenciar del liquen plano, la psoriasis y la displasia asociada al virus del papiloma humano.

la candidiasis vulvovaginal no se notificaron los resultados en aquellas pacientes con afectación cutánea prominente, por lo que muchos médicos administran un segundo comprimido unos días después o complementan el fluconazol con un antimicótico tópico. Aunque es razonable, no hay datos que lo respalden.

El paciente esporádico con enfermedades cutáneas inflamatorias y exudativas experimenta ardor y escozor con el uso de cremas, que contienen irritantes. Hallar azoles en la base de un ungüento puede ser problemático, pero se puede sustituir fácilmente por uno compuesto de nistatina o por un tratamiento oral diario como fluconazol 100 mg/día o itraconazol 200 mg/día, durante 1 semana o hasta que la cicatrización esté casi completa, y un medicamento tópico. Aunque la FDA solo ha aprobado el uso de 150 mg en caso de candidiasis, se autoriza el tratamiento de una sola dosis. Las compañías de seguros suelen aprobar más fácilmente las dosificaciones de 100 y 200 mg en varios comprimidos. Una vez más, el ketoconazol oral no está aprobado para su indicación por problemas de seguridad. La terbinafina es menos útil en caso de levaduras que en caso de las formas dermatofíticas, y la griseofulvina no es eficaz contra los hongos levaduriformes. El alivio de la humedad crónica, el control de la diabetes y la mejoría de la inmunodepresión ayudan a prevenir las enfermedades recurrentes o crónicas. El polvo de miconazol, clotrimazol o nistatina puede ayudar a prevenir las recidivas y favorecer la sequedad.

CANDIDA — Tratamiento

- Cualquier crema tópica con azoles (miconazol, clotrimazol, etc). c/24 h o c/12 h hasta que se remita o ungüento de nistatina (menos irritante) para los genitales externos
- La vagina puede tratarse con fluconazol 150 a 200 mg una sola vez o cualquier azol intravaginal (las formulaciones de 7 días son las menos irritantes)
- En los casos de enfermedad extensa o muy inflamatoria, puede utilizarse fluconazol oral 100 mg/día hasta que se controle

---

Dermatitis bacteriana perianal (también llamada dermatitis infecciosa perianal, dermatitis estreptocócica perianal, celulitis estreptocócica perianal)

La dermatitis estreptocócica perianal es una infección superficial de la piel perianal que a veces afecta el pene o el escroto, así como la vulva y la vagina, donde puede denominarse *vulvitis bacteriana*, *vaginitis* o *balanitis* (*véase* también el capítulo 15).[52] Aunque el microorganismo causal suele ser un *Streptococcus* hemolítico del grupo A, también se han descrito *Streptococcus* del grupo B y *Staphylococcus aureus*. A menudo, esta es una enfermedad pediátrica que afecta a los niños pequeños, pero también puede afectar tanto los genitales como la piel perianal de los adultos. La mayor parte de la información en la literatura aborda la enfermedad en la infancia.

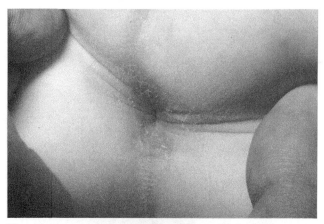

Fig. 5-67. La infección bacteriana perianal suele ser una enfermedad de los niños pequeños, que se manifiesta por escamas mal delimitadas y, en ocasiones, costras y fisuras, a menudo diagnosticadas clínicamente de forma errónea como levaduras.

Los pacientes describen dolor o prurito persistentes, defecación dolorosa y heces sanguinolentas que no han respondido a los antimicóticos ni a los corticoides. En la exploración, son típicos el eritema, las fisuras, la fragilidad, la formación de costras, la exudación y la erosión de la piel perianal (**figs. 5-67 a 5-69**). A veces, tanto el escroto como el pene están afectados y la vulva también puede mostrar anomalías similares, generalmente asociadas a la mucosa vaginal eritematosa y a la secreción vaginal purulenta. Además, los cultivos de exudado faríngeo suelen ser positivos, incluso en ausencia de síntomas.[53]

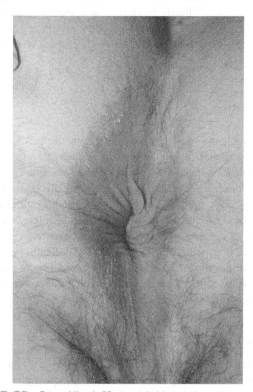

Fig. 5-68. Este médico de 56 años se había tratado empíricamente una infección micótica y un eccema antes de que un cultivo rutinario mostrara una infección por *Streptococcus* del grupo A. La placa desapareció rápidamente con amoxicilina.

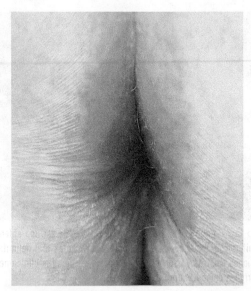

Fig. 5-69. Esta mujer refiere ardor e irritación; además, un cultivo de esta placa roja con fisuras mostró la presencia de *Streptococcus* del grupo A y confirmó su diagnóstico.

Se debe hacer un cultivo cutáneo para confirmar el diagnóstico e identificar el microorganismo causal y, si es *S. aureus*, las sensibilidades. El tratamiento consiste en antibióticos orales que abarquen tanto a los estreptococos como a *S. aureus* mientras se esperan los resultados del cultivo. Incluso para los pacientes con *Streptococcus* del grupo A, las cefalosporinas son más eficaces que la penicilina.[54] Debido a la tendencia a la recidiva, algunos médicos han recomendado el tratamiento antibiótico durante varias semanas.[55] Puede producirse una mejoría más rápida al añadir un antibiótico tópico potente como el ungüento de mupirocina varias veces al día durante la primera semana. Las recidivas son frecuentes.

Liquen plano

El liquen plano es una dermatosis relativamente frecuente de la piel anogenital, pero solo en raras ocasiones presenta la morfología de las pápulas y las placas rojas. La variante erosiva es mucho más frecuente (*véase* cap. 11) y tiene diversos aspectos morfológicos y sintomáticos (*véanse también* los capítulos 8, 9 y 13). Esta enfermedad se aborda principalmente en el capítulo 11. La variante morfológica depende en parte de la localización de la enfermedad; además, muchos pacientes presentan varias formas distintas del liquen plano. La forma menos frecuente en las mujeres y la más habitual en los hombres circuncidados es la de placas y pápulas rojas.

Presentación clínica

El liquen plano papular suele ser pruriginoso y a veces presenta irritación o piel en carne viva. El liquen plano de la piel seca y queratinizada suele manifestarse con pápulas violáceas o de color rojo apagado, rojo marrón o rosado bien delimitadas y con partes superiores planas (**fig. 5-70**). Aunque la

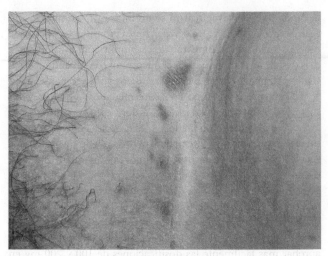

Fig. 5-70. Estas pápulas rojas, brillantes y con puntas planas son típicas del liquen plano.

localización clásica del liquen plano papular es la cara anterior de la muñeca, esta forma de liquen puede encontrarse en otras superficies cutáneas secas, pero casi nunca en la cara.

Una localización frecuente del liquen plano papular genital es el glande del pene. Estas lesiones suelen estar bien delimitadas y ser rojas, con superficies planas y brillantes (**figs. 5-71 y 5-72**). A veces, las lesiones son anulares, hipopigmentadas o hiperpigmentadas. En ocasiones se ven afectados los pliegues crurales, así como la parte proximal y medial de los muslos (*véase* fig. 5-72). En las mujeres, el liquen plano papular suele aparecer en los labios mayores pilosos, los pliegues crurales y la parte proximal y medial de los muslos (**figs. 5-73 y 5-74**).

El liquen plano papular que se observa en los genitales suele acompañarse de pápulas o placas erosivas atróficas,

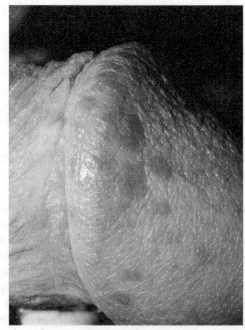

Fig. 5-71. El liquen plano en el glande circuncidado suele estar bien delimitado y ser rojo y de superficie plana.

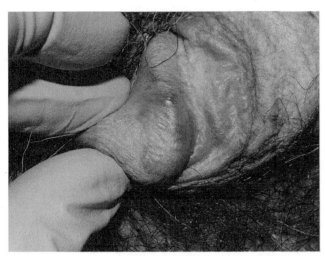

Fig. 5-72. Este liquen plano del glande y el prepucio ventral muestra una placa de color lavanda bien delimitada y de superficie plana, que también es típica de este diagnóstico.

rojas o marrones, o bien, liquen plano mucoso blanco reticulado o modificado de la vulva, la vagina o la boca. Las lesiones patognomónicas de la mucosa son pápulas blancas, lineales y ramificadas que a menudo forman un patrón en forma de helecho o encaje (fig. 5-75). Los parches rojos, atróficos y lisos o las erosiones rojas son frecuentes pero inespecíficas, aunque la exploración cuidadosa muestra a menudo pápulas blancas diagnósticas (fig. 5-76). A veces, los parches rojos y atróficos del liquen plano de las mucosas pueden ser difíciles de diferenciar de las erosiones reales por este liquen (*véase* fig. 5-75). Incluso cuando el epitelio vaginal no parece tener alteraciones, es frecuente que haya una vaginitis inflamatoria inespecífica caracterizada por un gran número de leucocitos y una mayor proporción de células parabasales (epitelio inmaduro) (*véase* cap. 13). Dado que la mayoría de las mujeres con liquen plano vulvovaginal son posmenopáusicas, el montaje húmedo en este grupo no se puede diferenciar de la vaginitis atrófica de las mujeres posmenopáusicas que no reciben sustitución de estrógenos. La respuesta a los estrógenos tópicos es

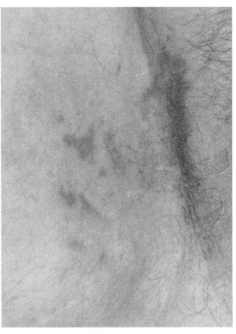

Fig. 5-74. Las pápulas planas confluentes de color rosa o marrón son inespecíficas y para diagnosticarse sería necesaria la biopsia o la identificación de una forma de liquen plano más habitual.

necesaria tanto para la distinción de estas dos entidades como para la comodidad máxima de la paciente.

Diagnóstico

El diagnóstico del liquen plano se realiza con base en la morfología clínica y se confirma por el hallazgo de color blanco, reti-

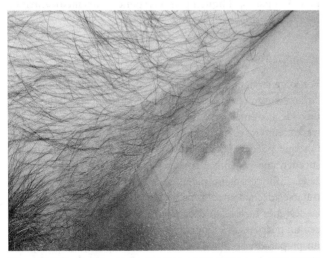

Fig. 5-73. A veces, el liquen plano puede mostrar un color marrón rosado, con escamas más gruesas que no se ven brillantes.

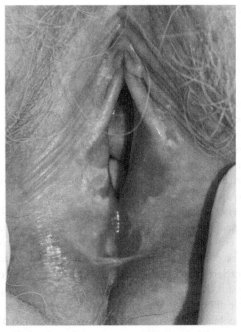

Fig. 5-75. En el vestíbulo vulvar se observa una placa roja atrófica con placas blancas lineales y anulares circundantes que indican el diagnóstico de liquen plano.

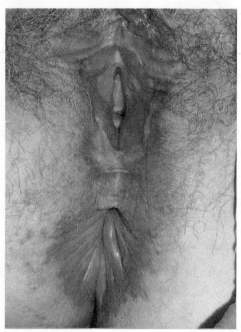

Fig. 5-76. Esta paciente presenta un liquen plano vulvar erosivo típico y una placa edematosa de color rojo oscuro concomitante del liquen plano perianal.

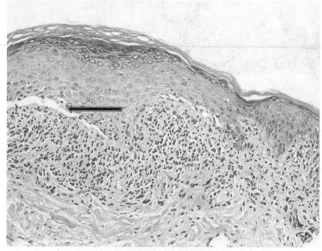

Fig. 5-77. La biopsia del liquen plano papular rojo en la piel queratinizada se manifiesta con inflamación crónica que ciñe y desorganiza la capa basal de la epidermis, que aquí produce el desprendimiento de esta última capa de la dermis (*flecha*) (cortesía del Dr. Jason Reutter).

çular o en forma de helecho de carácter diagnóstico, o bien, por las características histológicas en la biopsia. Además, la dermatoscopia pone de manifiesto el hallazgo clínico clásico de las estrías de Wickham: líneas blancas finas en forma de red. Con menor frecuencia, pueden aparecer estrías secundarias lineales, «radiales», anulares, redondas y delicadas que se ramifican desde el sistema venoso blancuzco central, unidas en ambos extremos, asemejando la estructura cristalina de la nieve, y el aspecto del «cielo estrellado» (puntos blancos foliculares agrupados).[7] En las personas de tez oscura, estas estrías pueden verse azules. Las dermatosis en recuperación o cicatrizadas pueden mostrar estrías similares.[7] En la biopsia del liquen plano papular se ve el engrosamiento de la epidermis en un patrón constante en forma de dientes de sierra (fig. 5-77). Además, hay prominencia de la capa de las células granulares y ausencia de paraqueratosis. El infiltrado mononuclear en forma de banda presente en la epidermis superior ciñe la unión dermoepidérmica y degenera algunas zonas de la vacuola de la capa de las células basales. En la epidermis hay queratinocitos disqueratósicos individuales dispersos.

El liquen plano papular del glande y la vulva puede ser una lesión intraepitelial escamosa de alto grado (LIEAG) indistinguible (papulosis bowenoide, carcinoma escamocelular *in situ* debido a la infección por el virus del papiloma humano [VPH]) o una neoplasia intraepitelial diferenciada (enfermedad de Bowen, eritroplasia de Queyrat, carcinoma escamocelular *in situ* en caso de una enfermedad crónica cutánea, sobre todo liquen escleroso o liquen plano). La psoriasis, la candidiasis y la mucositis de las células plasmáticas (Zoon) también pueden parecerse al conocido liquen plano del glande. Los parches y las placas blancas y erosionadas en las mucosas modificadas de la vulva o del glande incircunciso pueden confundirse con el pénfigo vulgar, el penfigoide de las mucosas, la infección por el virus del herpes simple o la candidiasis.

LIQUEN PLANO PAPULAR	Diagnóstico

- Morfología con pápulas bien delimitadas, rojas, de punta plana, sobre la piel seca y queratinizada, a veces con estrías blancas suprayacentes, a menudo con erosiones en el pene incircunciso, la vagina o las mucosas modificadas de la vulva
- Frecuentemente, con erosiones bucales o estrías blancas en la mucosa bucal
- Biopsia que muestra los cambios del liquen plano

Fisiopatología

Se considera que el liquen plano constituye una enfermedad de autoinmunidad celular. Además de los datos que señalan hacia este origen, los hallazgos histológicos del liquen plano son similares a los de la enfermedad de injerto contra huésped. Asimismo, el liquen plano responde a los medicamentos inmunodepresores.

Tratamiento

Por lo general, el liquen plano papular es autolimitado y suele curarse en un plazo de varios años, a diferencia del curso crónico de las enfermedades erosivas. Si no es sintomático, el tratamiento no es necesario. Las cicatrices y los tumores malignos que pueden producirse con esta enfermedad erosiva no suceden con las enfermedades papulares en la piel queratinizada. El liquen plano papuloso en la piel queratinizada suele tratarse adecuadamente con un corticoide tópico. Sin embargo, las lesiones no suelen desaparecer, sino que solo se desvanecen un poco y causan menos prurito. Por desgracia, se requiere un preparado de potencia bastante alta, y es probable que la dispersión de este fármaco a la parte interna de los muslos y al pliegue crural circundantes produzca atrofia.

Otros tratamientos incluyen una terapia de choque breve de prednisona oral de 40 a 60 mg/día, retinoides orales como la crema de tretinoína (comenzando con la concentración más baja de 0.025%, ya que es muy irritante para la piel genital) e hidroxicloroquina oral. Es imperativo prestar mucha atención a la vagina, ya que puede producirse una enfermedad erosiva vaginal simultánea asociada a la enfermedad vulvar papular, con irritación del introito debida a la dermatitis de contacto irritativa por la secreción inflamatoria, y el estrechamiento o incluso obliteración permanente del espacio vaginal. El liquen plano vaginal se aborda en el capítulo 13. El tratamiento del liquen plano se trata a detalle en el capítulo 11.

LIQUEN PLANO PAPULAR	Tratamiento

- Corticoide tópico superpotente como el ungüento de clobetasol si presenta síntomas, con un seguimiento cuidadoso de los efectos secundarios
- Vigilancia de la vagina y la boca para detectar enfermedades erosivas concomitantes

Pitiriasis rosada

La pitiriasis rosada (PR) es una enfermedad cutánea muy frecuente, la cual no afecta específicamente la piel genital, sino que suele afectar el tronco, donde a menudo se extiende a la zona del bikini. Por lo general, cuando esto sucede en la zona genital, se diagnostica erróneamente.

La pitiriasis rosada es más frecuente en los adolescentes y los adultos jóvenes. Esta enfermedad, que a veces es pruriginosa, se caracteriza por la presencia típica de pápulas ovaladas de color rosado de 0.5 a 1.5 cm **(figs. 5-78 y 5-79)**. Estas pápulas, de aspecto casi macular, presentan una descamación muy sutil que a menudo pasa desapercibida en la exploración y, a veces,

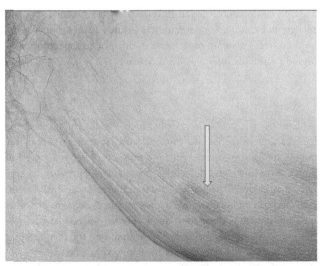

Fig. 5-78. La pitiriasis rosada se manifiesta con pápulas de color rosa, ligeramente descamativas, ovaladas y situadas en las líneas naturales de la piel (*flecha*); estas también deben ir acompañadas de lesiones extragenitales.

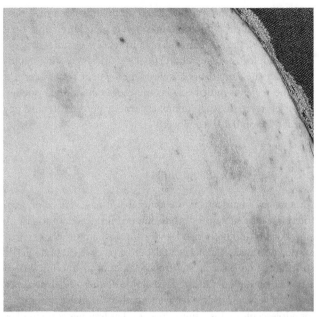

Fig. 5-79. Las lesiones de la pitiriasis rosada son diferenciadas y diversas, con los ejes ovalados paralelos entre sí.

hay que raspar la superficie con la uña para levantar la fina descamación granulosa. Estas pápulas suelen estar alineadas con el eje longitudinal de la lesión ovalada que se extiende a lo largo de las líneas cutáneas del tronco. Cada lesión suele mostrar un collarete de escamas. Lo más frecuente es que el paciente observe una lesión de mayor tamaño (a veces redonda en lugar de ovalada): el parche heráldico. El diagnóstico se realiza a partir de la morfología y del contexto. La dermatoscopia muestra un fondo de eritema punteado de vasos rojos en un patrón inespecífico, con escamas blancas o marrones.[56] Los puntos marrones también son frecuentes.

La enfermedad principal que se debe tener en cuenta en el diagnóstico diferencial es la sífilis secundaria. Sin embargo, esta última presenta linfadenopatía generalizada y, a diferencia de la pitiriasis rosada, las lesiones en las palmas también son frecuentes. Deberán realizarse los estudios serológicos de la sífilis si hubiera alguna duda sobre el diagnóstico. Otras enfermedades cutáneas que pueden parecerse a la pitiriasis rosada son la psoriasis en gotas y la variante roja del liquen plano papular. De vez en cuando, los fármacos pueden producir una erupción similar a la pitiriasis rosada; entre los fármacos implicados se encuentran la clozapina, la lamotrigina, el rituximab, la nortriptilina, el interferón α, el bupropión y las vacunas contra el VPH. Sin embargo, la PR es frecuente, por lo que algunas de estas coincidencias podrían ser fortuitas. La psoriasis en gotas suele presentar una descamación más evidente, pero a veces puede parecerse a la PR.

Se desconoce la causa de la pitiriasis rosada, pero muchos consideran que es una respuesta a una infección viral leve. Recientemente, se han propuesto como causas los herpesvirus 6 y 7, y se ha comprobado que el aciclovir acorta el curso. Ha habido informes recientes sobre el aumento de los casos de pitiriasis rosada y erupciones similares a esta en relación con la COVID-19, probablemente debido a la reactivación del virus del herpes humano (VHH) 6 o 7.[57,58] En los pacientes altamente sintomáticos, el tratamiento corto con prednisolona oral produjo una mejoría y un curso más breve, pero la recidiva final fue mayor.[59] La exposición a la luz ultravioleta es útil y los corticoides tópicos reducen el prurito. La pitiriasis rosada es autolimitada y suele durar unos 2 meses, pero puede reaparecer. Un informe reciente indica que las mujeres embarazadas pueden correr el riesgo de sufrir complicaciones y pérdidas fetales por la reactivación del VHH-6 y el VHH-7.[60]

Pitiriasis (tiña) versicolor

Aunque antiguamente se denominaba «tiña» versicolor, esta infección micótica no es producida por un dermatofito (tiña), sino por un tipo de hongo levaduriforme. La pitiriasis versicolor no suele afectar la piel genital, pero a veces se extiende desde su localización habitual del tronco superior al inferior y llega a la piel genital queratinizada, incluido el cuerpo del pene. La pitiriasis versicolor suele ser asintomática y es más frecuente en los adolescentes y los adultos jóvenes. Las lesiones son rosadas, bronceadas o hipopigmentadas, de ahí el nombre «versicolor». Las pápulas individuales están bien delimitadas y suelen afectar de forma más notoria la parte superior del tórax y la espalda, con la fusión de pápulas de 2 a 10 mm que forman placas más grandes (**figs. 5-80 y 5-81**). Aunque la superficie está ligeramente descamada, suele ser tan sutil que a menudo hay que rascar la superficie de la piel para levantar las escamas y que sean visibles.

Las causas de la pitiriasis versicolor son diversas especies de *Malassezia*, microorganismos ubicuos. Por lo general, esta infección no se transmite de persona a persona, sino que se contrae del medio ambiente por un hospedero cuyo sistema inmunitario no dispone de las defensas adecuadas. Estos no son pacientes con inmunodepresión clínicamente significativa, pero el tratamiento de esta pitiriasis suele venir seguido por recidivas.

El tratamiento consiste en azoles tópicos, incluyendo clotrimazol, miconazol o econazol una o dos veces al día. La pitiriasis versicolor muy diseminada se trata por vía oral. Las opciones

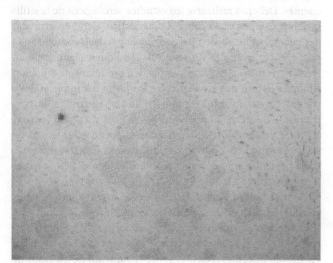

Fig. 5-80. La pitiriasis (tiña) versicolor es una infección micótica que aparece en forma de pequeñas pápulas planas confluentes con escamas finas; las lesiones pueden ser de color rosa, bronceadas o incluso hipopigmentadas; de ahí el nombre de «versicolor».

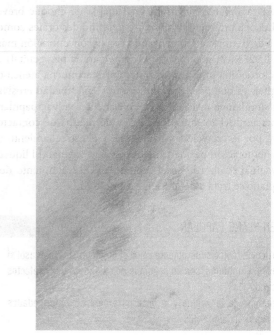

Fig. 5-81. Aunque la pitiriasis (tiña) versicolor aparece ocasionalmente en la zona del bikini, es mucho más frecuente en la parte superior del cuerpo.

incluyen el itraconazol a dosis de 200 mg/día durante 5 o 7 días y el fluconazol 300 mg/semana durante 2 semanas; además, en un ensayo reciente también se mostraron beneficios con el adapaleno tópico.[61,62] El tratamiento habitual es el uso habitual de una crema con azoles para prevenir la recidiva o la reinstauración de la terapia si hay lesiones nuevas.

Mucositis de células plasmáticas (vulvitis y balanitis de células plasmáticas, mucositis de Zoon, vulvitis plasmocelular y balanitis circunscrita plasmocelular)

Se trata de una enfermedad infrecuente y poco conocida de la piel genital y, con menor frecuencia (nunca vista por uno de los autores), de la mucosa oral que se define por su aspecto morfológico y sus características histológicas.

Presentación clínica

Se desconoce la prevalencia de la mucositis de células plasmáticas. Aunque se piensa que es rara, probablemente sea más frecuente de lo que se cree. Aunque pocas mujeres han referido padecer de mucositis de células plasmáticas, la autora ha tratado a más de 27 pacientes (todas mujeres excepto dos) con esta afección en los últimos 20 años en su consultorio personal y ha observado el desarrollo de la vulvitis por células plasmáticas en ellas. Esta enfermedad se presenta en todas las edades pospuberales, aunque existen informes sobre la balanitis de Zoon infantil. En la literatura, no parece haber predilección por una raza en especial, aunque la autora la ha visto solo en personas caucásicas. La mucositis de células plasmáticas se ha informado con mayor frecuencia en hombres que en mujeres.

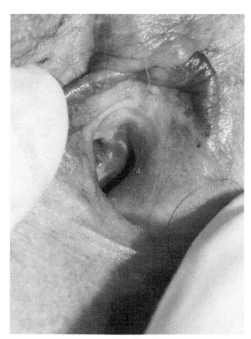

Fig. 5-82. Este parche periuretral y vestibular de color rojo sangre es típico de la vulvitis de células plasmáticas temprana; en realidad, se trata de una púrpura.

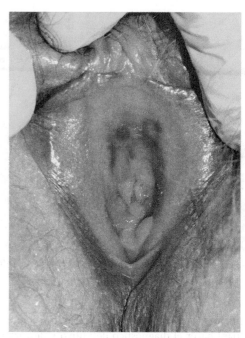

Fig. 5-84. Las lesiones anteriores de la vulvitis de células plasmáticas muestran colores marrones por el hierro de las lesiones purpúricas.

La mucositis de células plasmáticas se presenta como una placa brillante, no pálida, de color rojo intenso a rojo óxido a marrón oscuro o negro bien delimitada, generalmente única, que se erosiona con facilidad y puede sangrar **(figs. 5-82 a 5-88)**. Suele ser estable, sin aumentar ni disminuir espontáneamente ni migrar a otras zonas. Cuando se produce en el glande, solo se manifiesta en hombres incircuncisos. Las lesiones de la mucositis de células

plasmáticas no tienen escamas evidentes y pueden caracterizarse por prurito, dolorimiento o quemazón, pero pueden ser asintomáticas. Esta afección no está relacionada con ninguna otra enfermedad cutánea o sistémica. Hay informes, además de la experiencia de la autora, de la coexistencia de mucositis de células plasmáticas con el liquen plano y escleroso.[63]

Diagnóstico

El diagnóstico de la mucositis de células plasmáticas se realiza mediante la presencia del típico cambio de color rojo intenso bien delimitado y las características histológicas. La dermatoscopia de la balanitis de células plasmáticas muestra zonas focales o difusas sin estructura de color naranja amarillento y vasos curvos bastante enfocados que pueden ser

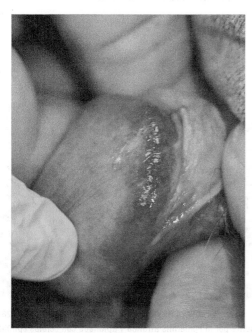

Fig. 5-83. El parche oscuro de esta mucositis de células plasmáticas en la corona está rodeado por el color anaranjado de una púrpura antigua en el borde de la lesión.

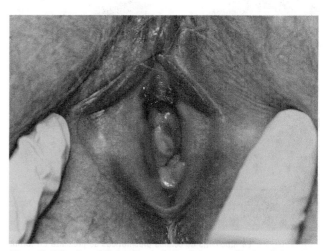

Fig. 5-85. Con el tiempo, las lesiones de la mucositis de células plasmáticas pueden adquirir un color marrón aún más oscuro, a veces casi negro.

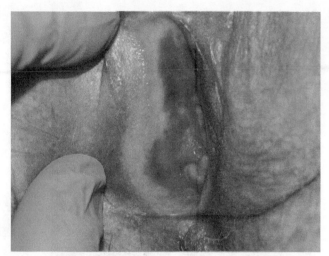

Fig. 5-86. La mucositis de células plasmáticas casi siempre afecta las mucosas. Este color óxido es típico.

serpentiformes o convolutos.[64] Sin embargo, se requiere la biopsia para hacer el diagnóstico definitivo y descartar otros parches y erosiones rojos (fig. 5-89). La biopsia se caracteriza por la epidermis adelgazada y aplanada compuesta por queratinocitos en forma de diamante, a veces necróticos y separados por el edema intercelular. Hay un infiltrado dérmico superior de células plasmáticas.

Se debe considerar cualquier parche rojo bien delimitado; el liquen plano erosivo posiblemente sea el más difícil de diferenciar en ocasiones. No obstante, la mucositis de células plasmáticas no deja cicatrices y, a diferencia del liquen plano erosivo, no suele llevar al carcinoma escamocelular. La psoriasis en la piel húmeda puede parecerse a la mucositis de células plasmáticas y tanto la candidiasis como la neoplasia intraepitelial diferenciada (carcinoma escamocelular *in situ*) son afecciones que deben incluirse en el diagnóstico diferencial.

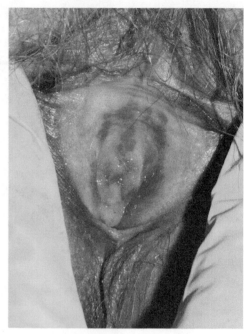

Fig. 5-88. Las máculas rojas bien delimitadas en el vestíbulo son características de la vulvitis de células plasmáticas.

MUCOSITIS DE CÉLULAS PLASMÁTICAS	Diagnóstico

- Morfología distintiva con parches purpúricos bien delimitados de color rojo intenso, rojo anaranjado o rojo pardo en la mucosa modificada o la mucosa vulvar y en el glande del pene o el prepucio anterior
- Confirmado por una biopsia característica que muestra un denso infiltrado inflamatorio dérmico superior que contiene muchas células plasmáticas, así como una borradura de la epidermis con queratinocitos en forma de rombo

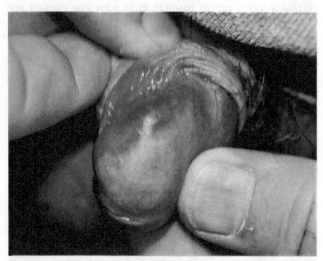

Fig. 5-87. La mucositis de células plasmáticas se presenta en forma de pápulas o placas rojas, húmedas y generalmente bien delimitadas, que a menudo se asemejan al liquen plano.

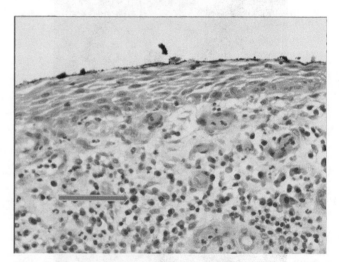

Fig. 5-89. La mucositis de células plasmáticas se caracteriza histológicamente por la epidermis atrófica y aplanada con células epiteliales en forma de rombo e inflamación dérmica con un gran número de células plasmáticas (*flecha*) (cortesía del Dr. Jason Reutter).

Fisiopatología

Se desconoce la causa de la mucositis de células plasmáticas; por lo tanto, algunos no creen que represente una entidad específica, sino un patrón reactivo inflamatorio inespecífico. Sin embargo, *mucositis de células plasmáticas* es un término útil para indicar esta manifestación tan característica.

Algunos han postulado una asociación con el liquen plano; como anécdota, dos mujeres con liquen plano vulvar tratadas exitosamente por uno de los autores desarrollaron posteriormente mucositis de células plasmáticas, y una paciente con liquen plano ha desarrollado vulvitis de células plasmáticas.

Tratamiento

No existe un tratamiento satisfactorio y no hay estudios en los que se evalúen. La circuncisión es la elección predominante de tratamiento para la balanitis de células plasmáticas en los hombres incircuncisos.[65] Los testimonios anecdóticos han mostrado que los corticoides tópicos potentes son útiles y que los intralesionales a veces eliminan las lesiones. Se ha notificado que el imiquimod y los inhibidores de la calcineurina, tacrólimus en ungüento y pimecrólimus en crema, son útiles de forma variable, y que el valerato de betametasona al 0.1% mezclado con ácido fusídico al 2% fue útil en algunos pacientes.[66] En un informe sobre el tratamiento con láser ablativo erbio:granate de itrio y aluminio se señaló su éxito en 17 de 20 hombres con balanitis de células plasmáticas.[67] La terapia fotodinámica ha tenido menos éxito: 1 de 6 hombres con esta balanitis presentó mejoría, aunque existe un informe de un caso favorable adicional.[68,69] Se ha utilizado el láser de dióxido de carbono.[70] Algunos han considerado útil el tratamiento tópico compuesto de clobetasol, oxitetraciclina y nistatina, pero no hay datos que lo respalden (comunicación personal, Dra. Lynne Margesson). Sin embargo, hay que tener en cuenta que existen informes esporádicos de carcinoma escamocelular en los pacientes con balanitis de células plasmáticas;[71,72] además, uno de los autores tiene un paciente con fimosis clitorídea y vulvitis de células plasmáticas que afecta esa zona, por lo que se debe tener cuidado con el seguimiento de los pacientes para detectar estos posibles problemas.

MUCOSITIS DE CÉLULAS PLASMÁTICAS Tratamiento

- Corticoides tópicos superpotentes como el ungüento de clobetasol c/24 o c/12 h, y luego...
- Corticoides intralesionales como triamcinolona intralesional 10 mg/mL, después...
- Tacrólimus al 0.1% o pimecrólimus al 1% c/12 h, después considerar...
- Lisis con láser de CO_2 o terapia fotodinámica

Vestibulodinia (síndrome de la vestibulitis vulvar, adenitis vestibular)

La vestibulodinia constituye un síndrome de dolor localizado, particularmente la dispareunia de entrada, que se aborda de manera más detallada en el capítulo 13. Esta afección se define como la sensación de dolor que incluye ardor, escozor, piel en carne viva, inflamación, irritación y desgarro, presentes en ausencia de hallazgos físicos objetivos relevantes y alteraciones de laboratorio. El prurito está ausente o es un síntoma menor. Sin embargo, la mayoría de las pacientes describen eritema e hinchazón. Estas son anomalías difíciles de medir en una zona que suele tener grados variables de eritema.

El indicio clásico de la vestibulodinia es el eritema mal delimitado, el cual rodea los orificios de las glándulas vestibulares situadas junto a la cara externa de las carúnculas himeneales (**fig. 5-90**). No obstante, en la biopsia, la inflamación crónica inespecífica leve es la misma que la hallada en el vestíbulo sin anomalías ni dolor.

El diagnóstico de este síndrome es de exclusión, con la corrección de cualquier infección, insuficiencia de estrógenos, anomalías cutáneas y síndromes neuropáticos específicos como la neuralgia postherpética. El diagnóstico solo requiere una exploración visual cuidadosa y sistemática, un montaje húmedo y, posiblemente, un micocultivo negativo. Además, el tratamiento consiste en la medicación oral para el dolor neuropático, fisioterapia del piso pélvico para tratar la disfunción muscular que suele producirse y atención a los aspectos psicológicos, como la ansiedad, la depresión y la disfunción sexual. El tratamiento más definitivo y eficaz consiste en la vestibulectomía, la cual suele ser el último recurso porque no siempre se necesita, es dolorosa, con un tiempo de recuperación importante y costosa. Este procedimiento, que es más eficaz cuando se lleva a cabo con la medicación oral adecuada y fisioterapia, implica la extirpación quirúrgica de la piel adolorida y es útil cuando el dolor está completamente localizado en el vestíbulo.

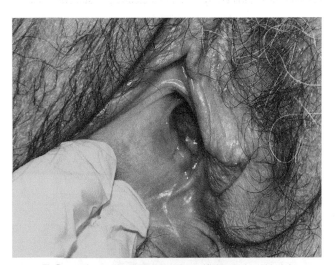

Fig. 5-90. El eritema alrededor de los orificios de las glándulas vestibulares en las pacientes con vestibulodinia (antes llamada «vestibulitis vulvar») sugería inicialmente que se trataba de una afección inflamatoria. Sin embargo, estas zonas rojas también se observan en las mujeres asintomáticas; además, las biopsias no muestran más inflamación en las mujeres con vestibulodinia que en las asintomáticas.

Síndrome del escroto rojo

Síndrome del escroto rojo es el nombre para la sensación de ardor o hipersensibilidad en el escroto cuando no hay enfermedades cutáneas objetivas distintas al eritema de grado variable. Esto no se refiere a una sola alteración aceptada. Algunos médicos consideran que se trata de un sinónimo de la dermatitis por corticoides (también denominada *adicción a los corticoides*),[73] mientras que otros opinan que se trata del eritema de rebote tras el uso de corticoides, o eritromelalgia.[74] Algunos lo utilizan como denominación del síndrome doloroso llamado *escrotodinia* y es análogo a la vulvodinia, con un grado de eritema que entra en lo habitual, pero el paciente insiste en que el enrojecimiento es nuevo. Algunos creen que es un malestar neuropático.[75] Por último, algunos artículos de revistas informan que el síndrome del escroto rojo es una dermatitis inflamatoria producida por el uso de corticoides, que a veces persiste durante años tras el cese y responde a la doxiciclina.[76] Por lo tanto, es probable que los distintos testimonios se refieran a afecciones diferentes. Dado que en casi todas las enfermedades inflamatorias crónicas de la piel genital se reciben antimicóticos provisionales y tratamiento con corticoides, implicar a este último como causa puede ser delicado, especialmente cuando la cronología es distante.

El concepto unificador es que el paciente describe ardor y eritema macular (**fig. 5-91**). Por lo tanto, la persona que consulta por molestias y eritema escrotal debe ser examinada para detectar enfermedades cutáneas y descartar infecciones micóticas, aunque estas suelen producirse en la parte proximal y medial de los muslos, no en el escroto. Por lo general, solo el prurito, no el ardor, la irritación o el dolor, responde a los corticoides y probarlo durante 1 semana es un ensayo diagnóstico suficiente para determinar la presencia de una dermatosis que responde a los corticoides. El tratamiento de 1 semana no es suficiente para producir efectos secundarios por los corticoides. Los tratamientos que se han probado implican evitar los corticoides tópicos, los ensayos con doxiciclina por sus efectos anti-

inflamatorios y los fármacos como la pregabalina para el dolor neuropático.[75,77] Los pacientes que parecen especialmente ansiosos, sobre todo los preocupados por infecciones no diagnosticadas y enfermedades de transmisión sexual, necesitan más tiempo y evaluación (*véase* cap. 13).

Estos autores consideran que el síndrome del escroto rojo suele ser una afección análoga a la vestibulodinia o vulvodinia en las mujeres, pero a menudo se asocia a los hombres con ansiedad y disfunción sexual más notables. Uno de los autores cree que existe una enorme variedad de disfunciones en estos hombres, con algunos que responden de forma rápida a los fármacos orales para la neuropatía, mientras que otros no están dispuestos a aceptar este diagnóstico y tratamiento o no responden a él.

Dermatitis por corticoides (adicción a los corticoides)

Esta respuesta característica a los corticoides tópicos solo se presenta en la piel genital y facial, y únicamente en respuesta a las formulaciones potentes utilizadas de forma crónica. Se trata de una afección reconocida por dermatólogos y vulvólogos, pero que no se encuentra con facilidad en la literatura médica.

Presentación clínica

La dermatitis por corticoides, a veces denominada *síndrome de adicción a los corticoides*, consiste en eritema, por lo general con escozor y ardor, que se manifiesta sobre todo en la piel genital o facial de las mujeres por el uso crónico de corticoides potentes.[78] Existen dos formas principales: papulopustular (rosácea esteroidea) y subtipos eritematoedematosos; uno de los autores ve con más frecuencia este último subtipo.

Esta afección reversible pero molesta se produce en la piel seca y queratinizada, sobre todo en los labios mayores y el monte del pubis; asimismo, da lugar a parches mal delimitados de color rojo oscuro y por lo general no descamativos (**figs. 5-92 y 5-93**). La dermatoscopia, o incluso la exploración minuciosa con una lupa de mano, permite observar telangiectasias.

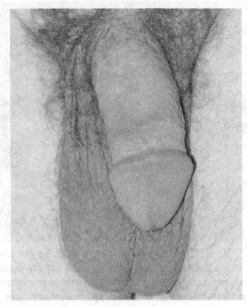

Fig. 5-91. El eritema del escroto descrito por los hombres con el síndrome del escroto rojo o escrotodinia suele estar dentro del intervalo habitual.

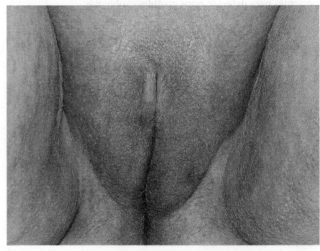

Fig. 5-92. La dermatitis por corticoides es un eritema oscuro producido por el uso excesivo de corticoides tópicos en la piel seca y con vello, por lo general, de la vulva.

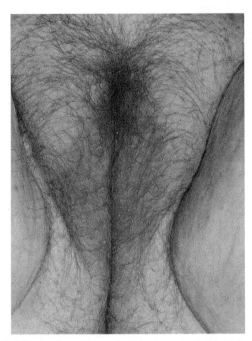

Fig. 5-93. La dispersión involuntaria de un corticoide tópico potente suele ser la causa de la dermatitis por corticoides; esto hace hincapié en la importancia de mostrar al paciente la cantidad ínfima de medicamento que se utiliza y enseñarle exactamente dónde debe aplicarse.

Diagnóstico

El diagnóstico de la dermatitis por corticoides se puede establecer mediante la presencia de eritema y ardor mal delimitados, con mayor frecuencia en los labios mayores o el escroto, en un contexto de uso crónico de corticoides. En ocasiones, el enigma para el profesional médico es si el eritema y los síntomas son el resultado del infratratamiento de una enfermedad primaria subyacente de la piel roja o del desarrollo de dermatitis por corticoides debido al uso excesivo de estos fármacos. No obstante, las enfermedades primarias cutáneas como el eccema, el LSC, el liquen escleroso, la dermatitis de contacto y la psoriasis, las enfermedades más frecuentes tratadas con corticoides tópicos, causan prurito, mientras que la dermatitis por corticoides produce ardor. Dado que los pacientes con dermatitis por corticoides experimentan un empeoramiento de rebote del eritema y ardor al suspender el corticoide, la mejoría con la suspensión del medicamento no puede utilizarse como criterio diagnóstico.

Además de las dermatitis rojas infratratadas, la candidiasis debe considerarse en el diagnóstico diferencial; asimismo, la dermatitis por corticoides puede confundirse o coexistir con la escrotodinia o la vulvodinia que presentan eritema y han sido tratadas con corticoides tópicos.

Fisiopatología

Se desconoce tanto la causa de la dermatitis por corticoides como el motivo por el cual suele limitarse a la piel de la cara y los genitales.

Tratamiento

El tratamiento de la dermatitis por corticoides consiste en suspender el fármaco. Suele observarse una reagudización de los síntomas cuando se interrumpe el medicamento, con mejoría que requiere 1 mes o más, aunque la mayoría de los pacientes evolucionan bien. Los cuidados de apoyo, como los baños de inmersión con agua fresca del grifo, la lidocaína tópica y el consuelo, suelen ser útiles, y los corticoides de baja potencia, como el ungüento de hidrocortisona al 1% a 2.5%, pueden ayudar en la transición si es necesario. La reacción eritematosa suele consistir en el empeoramiento leve del eritema y el edema, pero se han descrito pápulas y pústulas.

Si se advierte adecuadamente a los pacientes de que se espera esta reacción y que disminuirá, la mayoría tolera el aumento de las molestias. Por lo general, en el seguimiento después de 1 mes, la piel ha mejorado, aunque a menudo persiste el eritema porque el enrojecimiento debido a las telangiectasias no se elimina, sino que se vuelve asintomático.

Enfermedad de Paget extramamaria

La enfermedad de Paget es un adenocarcinoma infrecuente que aparece sobre todo en la piel anogenital o mamaria. Cuando sucede en la piel de la mama, la enfermedad de Paget siempre es un indicio de carcinoma de mama subyacente. La enfermedad de Paget extramamaria (EPEM) es heterogénea y se presenta como un tumor maligno primario que surge dentro de la epidermis, o como un proceso secundario que surge de una neoplasia maligna subyacente. El tumor subyacente suele ser de origen genitourinario o gastrointestinal.

Presentación clínica

La EPEM se manifiesta con mayor frecuencia en las personas mayores de 50 años y mucho más a menudo en las mujeres que en los hombres. No obstante, en los últimos 40 años, la incidencia en los varones ha aumentado un 3.2% al año. Las personas de ascendencia africana tienen un riesgo cuatro veces menor de presentar esta enfermedad, mientras que los asiáticos o de las islas del Pacífico tienen un riesgo cuatro veces mayor en comparación con los de tez blanca.[79] La EPEM invasiva se ha más que duplicado en los Estados Unidos en los últimos 30 años.[80] El prurito crónico es el síntoma inicial más frecuente en la mayoría de los pacientes, y el dolor y la exudación son los motivos de consulta menos habituales. Como era de esperar, la respuesta a los corticoides tópicos y a otros antiinflamatorios es escasa.

La localización más frecuente de la EPEM es la vulva, tanto en la piel queratinizada como en las superficies con mucosa modificada, así como la piel perianal. Los sitios menos frecuentes son el perineo, el escroto, el monte del pubis y el pene. La EPEM se manifiesta como una placa roja bien delimitada con una superficie escamosa o húmeda, a menudo con manchas de epitelio blanco **(figs. 5-94 a 5-97)**. Las erosiones también son frecuentes. La EPEM pigmentada es una variante bastante reconocida.

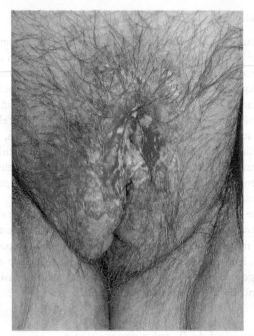

Fig. 5-94. Esta placa roja con manchas blancas de hiperqueratosis es clásica de la enfermedad de Paget extramamaria.

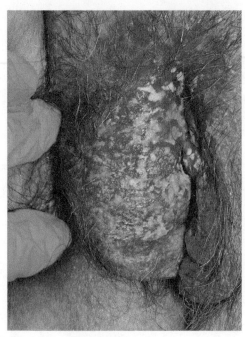

Fig. 5-96. Las mujeres se ven más afectadas por la enfermedad de Paget extramamaria que los hombres, sobre todo en los países occidentales.

Todavía es materia de debate cuál es la proporción de pacientes con EPEM que presentan una neoplasia subyacente asociada. A menudo se cita entre un 15% y un 30% de pacientes con una neoplasia maligna asociada, aunque en una de las series más grandes se informa solo un 4%,[81] y en una gran serie de hombres asiáticos con la EPEM se refiere un 8% con neoplasias malignas concomitantes.[82] Incluso las EPEM primarias pueden invadir y producir metástasis, aunque suele tratarse de una enfermedad indolora. La invasión, los nódulos dentro de la placa y la afectación de los ganglios linfáticos son, como es lógico, signos de un pronóstico desfavorable. Los pacientes con carcinomas subyacentes tienen un pronóstico mucho peor.

Diagnóstico

El diagnóstico de la enfermedad de Paget se realiza ante la sospecha clínica y se confirma mediante la biopsia. El aspecto dermatoscópico de la EPEM no está bien caracterizado debido a su aparición infrecuente, pero la mayoría de las lesiones muestran áreas de color rojo lechoso.[83] En buena parte de los pacientes, el diagnóstico se retrasa porque su aspecto se asemeja al de varias enfermedades cutáneas benignas. La biopsia cutánea de la enfermedad de Paget muestra una epidermis con células claras grandes dispersas que presentan atipia nuclear (fig. 5-98). Estas células suelen observarse en los folículos pilosos y en los conductos de las glándulas sudoríparas. A menudo hay un infiltrado inflamatorio crónico subyacente.

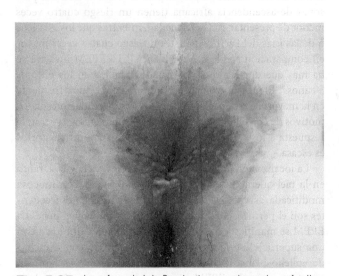

Fig. 5-95. La enfermedad de Paget extramamaria puede confundirse con el eccema, pero las manchas blancas de hiperqueratosis son un fuerte indicio de esta afección.

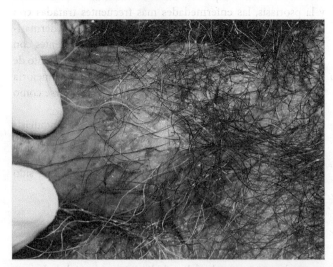

Fig. 5-97. Esta pequeña placa de la enfermedad de Paget extramamaria en el cuerpo proximal del pene es menos característica, con hiperqueratosis difusa más impresionante que indica carcinoma escamocelular.

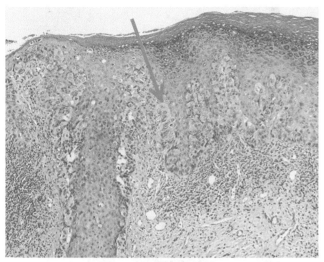

Fig. 5-98. Las características histológicas de la enfermedad de Paget extramamaria son representativas de la enfermedad: células grandes atípicas con el citoplasma rosa claro y núcleos grandes que contrastan con las células sanas (*flecha*) (cortesía del Dr. Jason Reutter).

La enfermedad de Paget se parece mucho al eccema, el LSC, la tiña eccematizada, la dermatitis de contacto y la psoriasis por roce o rascado. También puede simular las lesiones por atipia escamosa como la LIEAG y la neoplasia intraepitelial diferenciada, antes denominada «carcinoma escamocelular *in situ*», «enfermedad de Bowen», «papulosis bowenoide», «eritroplasia de Queyrat», «neoplasia intraepitelial vulvar», etcétera. La enfermedad de Paget pigmentada puede parecer un melanoma de diseminación superficial.

ENFERMEDAD DE PAGET EXTRAMAMARIA **Diagnóstico**

- Morfología con placas rojas con escamas, erosión o exudación, así como manchas de epitelio blanco que pueden presentarse en la piel seca y queratinizada o en las mucosas modificadas
- Confirmada en la biopsia

Fisiopatología

La EPEM es una neoplasia cuya causa es motivo de controversia. La enfermedad primaria parece surgir de la epidermis; puede ser de las células de las glándulas apocrinas de la epidermis, los queratinocitos o las células de Toker de las glándulas de tipo mamario de la vulva. La EPEM secundaria surge de las células que migran desde el adenocarcinoma subyacente. No se conocen las causas desencadenantes de la enfermedad de Paget además del adenocarcinoma subyacente de la forma secundaria.

Tratamiento

Por defecto, dado que no existen estudios grandes bien diseñados, la cirugía es el tratamiento preferido más aceptado.[84,85] Esto permite no solo la extirpación del tumor, sino también la evaluación de toda la lesión en busca de invasión dérmica; aquellos pacientes con menos de 1 mm de invasión rara vez mueren a

causa de su enfermedad o manifiestan metástasis. Las recidivas locales son habituales y se esperan tanto en la EPEM invasiva como *in situ*; ambas requieren terapia de resección o tópica.

Recientemente, los testimonios sobre la cirugía micrográfica de Mohs (CMM) indican que esta técnica es superior, ya que con la resección local amplia hay una recidiva 2.5 veces superior en comparación con la CMM.[86] En el informe de un caso reciente, se ha propuesto que una técnica de extirpación que evalúe tanto los bordes periféricos como los de la mucosa mediante la CMM puede reducir aún más la tasa de recurrencia.[87]

En los pacientes que no son candidatos para la cirugía o que la rechazan, cada vez hay más indicios de que el imiquimod tópico es útil,[84] y tanto el imiquimod como la radioterapia son los tratamientos no quirúrgicos principales.[88] Entre las opciones menos útiles se incluye la terapia fotodinámica, que mostró un índice de respuesta cercana al 60% en una revisión reciente de la literatura. Esta modalidad fue más útil tanto en combinación con otros tratamientos como para lesiones recurrentes, lesiones tratadas previamente y ciertas lesiones invasivas.[89]

La EPEM que se extiende más de 1 mm en la dermis puede avanzar rápidamente y producir metástasis. El pronóstico de la enfermedad asociada a adenocarcinomas subyacentes también depende del estado de esta neoplasia maligna relacionada. Los pacientes deben someterse a una evaluación de cribado para detectar un carcinoma genitourinario o una neoplasia maligna gastrointestinal, ya que pueden causar la muerte si no se detectan y tratan adecuadamente. Los estudios de inmunohistoquímica pueden ayudar a diferenciar entre la enfermedad de Paget primaria y la secundaria.

ENFERMEDAD DE PAGET EXTRAMAMARIA **Tratamiento**

- Resección
- Para quienes no son candidatos para intervenciones quirúrgicas o en combinación con la cirugía:
- Imiquimod tópico
- Radioterapia

Carcinoma escamocelular *in situ*, neoplasia intraepitelial escamosa, lesión intraepitelial escamosa (tratada principalmente en el capítulo 7)

Existen dos formas de neoplasia intraepitelial escamosa anogenital: la que se produce mediante la infección por el VPH y la que se manifiesta con el liquen escleroso o el liquen plano. En el pasado, se agrupaban bajo el nombre de neoplasia intraepitelial (neoplasia intraepitelial vulvar I, II, III; neoplasia intraepitelial peneana I, II, III, etc., en función de la gravedad de la displasia). Esta terminología generó confusión en cuanto al potencial maligno o la ausencia de este.

La forma más frecuente de la lesión intraepitelial escamosa es la producida por las formas oncogénicas de la infección por el VPH y la nueva denominación para esta es LIEAG. La forma más agresiva, pero menos frecuente, ahora se denomina *neoplasia intraepitelial diferenciada*, el nombre adecuado de la displasia de espesor total de la epidermis generalmente relacionada con el liquen escleroso o el liquen plano y no asociada a la infección por el VPH.

La tercera forma de carcinoma escamocelular *in situ* que afecta la piel queratinizada, no necesariamente de la zona anogenital y no asociada al VPH o al liquen escleroso crónico o plano, es la enfermedad de Bowen. La causa suele ser incierta.

Lesión intraepitelial escamosa de alto grado

Aunque a menudo son asintomáticas, estas lesiones cutáneas de la LIEAG causadas por el VPH pueden ser pruriginosas o los pacientes pueden referir irritación. En los pacientes jóvenes con mayor riesgo de contraer esta enfermedad de transmisión sexual, las lesiones suelen ser varias pápulas pequeñas, del color de la piel, marrones, rojas o blancas. A veces se unen y forman placas, sobre todo en las personas inmunodeprimidas con mayor riesgo de un curso agresivo (**figs. 5-99 a 5-102**). Las «verrugas» que tienen la punta plana y, en los pacientes de tez clara, hiperpigmentadas son bastante sospechosas de LIEAG. El tratamiento es mediante resección o lisis, con una exploración cuidadosa de las zonas cervical y rectal, las cuales tienen mayor riesgo de invasión rápida y metástasis. A veces se utiliza imiquimod.

Neoplasia intraepitelial diferenciada vulvar, peneana y anal III: NIV III, NIP III, NIA III (carcinoma escamocelular *in situ*, eritroplasia de Queyrat).

La neoplasia intraepitelial diferenciada tiene muchos aspectos morfológicos diferentes, y algunos de ellos son los parches o las placas rojas.

Presentación clínica

La neoplasia intraepitelial vulvar diferenciada (NIVd), la neoplasia intraepitelial peneana diferenciada (NIPd) y la neoplasia

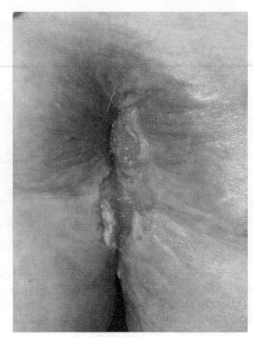

Fig. 5-100. Las lesiones intraepiteliales escamosas de alto grado son frecuentes en la piel perianal tanto de los hombres como de las mujeres.

intraepitelial anal diferenciada (NIAd) se observan a una edad avanzada, tras años de liquen escleroso mal controlado o, con menor frecuencia, de liquen plano. Esta lesión suele ser única. La morfología abordada en este capítulo es roja, por lo regular bien delimitada y de superficie lisa (**fig. 5-103**). Otros aspectos tratados en otros capítulos incluyen pápulas y placas blancas firmes hiperqueratósicas, erosiones o incluso lesiones hiperpigmentadas. La zona perianal, el perineo, el glande del pene (donde esta afección se denomina *eritroplasia de Queyrat*) y la vulva son zonas frecuentes.

Diagnóstico

La neoplasia intraepitelial diferenciada se diagnostica por sospecha clínica y se confirma mediante la biopsia cutánea.

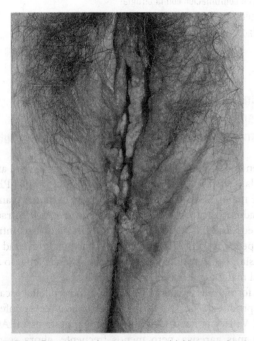

Fig. 5-99. Esta placa roja verrugosa en el labio mayor izquierdo y la piel circundante es una lesión intraepitelial escamosa de alto grado causada por el virus del papiloma humano o el carcinoma escamocelular.

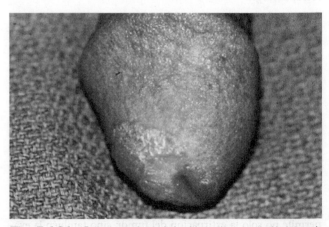

Fig. 5-101. Esta placa roja en el glande constituye una lesión intraepitelial escamosa de alto grado o carcinoma escamocelular *in situ* inducido por el virus del papiloma humano (cortesía del Dr. Chris Tiegland).

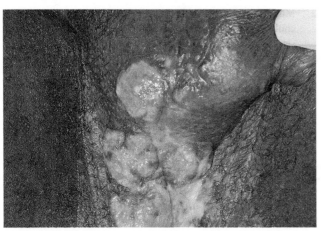

Fig. 5-102. Esta paciente inmunodeprimida con verrugas genitales experimentó la progresión a zonas verrugosas rojas de la lesión intraepitelial escamosa de alto grado, ahora con áreas de carcinoma escamocelular.

La biopsia cutánea muestra displasia de todo el espesor del epitelio, pero no hay invasión de estas células a través de la membrana basal hacia la dermis, como ocurre en el carcinoma escamocelular invasor.

Esta afección puede ser difícil de distinguir de la psoriasis, el liquen plano y la candidiasis, sobre todo si se presenta en el glande del pene.

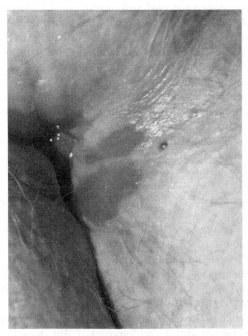

Fig. 5-103. La neoplasia intraepitelial diferenciada es mucho más frecuente en las mujeres, ya que está relacionada con el liquen escleroso o el liquen plano, tal como en esta paciente; ambas enfermedades ocurren con mayor frecuencia en las mujeres y sobre todo en los hombres incircuncisos. Este parche rojo de la neoplasia intraepitelial diferenciada vulvar podría ser vulvitis de células plasmáticas o liquen plano, pero su relación con el liquen escleroso evidente y sus antecedentes de vulvectomía por carcinoma escamocelular indican firmemente el diagnóstico correcto.

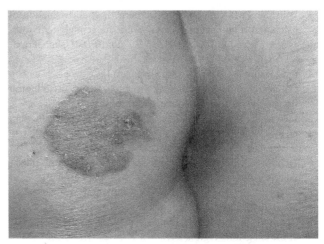

Fig. 5-104. Esta placa descamativa roja y bien delimitada de la enfermedad de Bowen (carcinoma escamocelular *in situ* de causa desconocida) en la piel queratinizada puede semejarse a una placa única de psoriasis o liquen plano y parece más una afección inflamatoria que un tumor.

Fisiopatología

La neoplasia intraepitelial diferenciada se produce como consecuencia de algunas dermatosis crónicas, en especial el liquen escleroso y el liquen plano, tras años de mal control.

Tratamiento

La neoplasia intraepitelial diferenciada se trata mediante la resección quirúrgica, que confiere la ventaja de una evaluación histológica de la invasión de toda la zona o su ablación. Recientemente, la crema de imiquimod ha mostrado en series reducidas que a veces cura esta afección y su uso es razonable en los que no son candidatos para intervenciones quirúrgicas.

Enfermedad de Bowen

Los pacientes con carcinoma escamocelular *in situ* de la piel queratinizada no asociado a infección por VPH, liquen escleroso o plano subyacente presentan el tipo morfológico denominado *enfermedad de Bowen*. Estas lesiones, poco frecuentes en la piel anogenital, casi siempre se producen no solo por la exposición crónica al sol, sino también por la exposición al arsénico, como el que se encuentra en el agua de algunos pozos. A menudo, se desconoce la causa. Estas lesiones suelen ser asintomáticas e indoloras. Clínicamente, la enfermedad de Bowen presenta una placa roja y descamativa bien delimitada, por lo regular única, en la superficie cutánea queratinizada **(fig. 5-104)**. El tratamiento se realiza mediante resección o lisis.

REFERENCIAS

1. Lynch PJ, Moyal-Barracco M, Bogliatto F, et al. 2006 ISSVD classification of vulvar dermatoses: pathologic subsets and their clinical correlates. *J Reprod Med.* 2007;52:3-9.
2. Barbarot S, Auziere S, Gadkari A, et al. Epidemiology of atopic dermatitis in adults: results from an international survey. *Allergy.* 2018;73(6):1284-1293. doi:10.1111/all.13401

3. Warshaw EM, Kimyon RS, Silverberg JI, et al. Evaluation of patch test findings in patients with anogenital dermatitis. *JAMA Dermatol.* 2020;156(1):85-91. doi:10.1001/jamadermatol.2019.3844

4. Rajalakshmi R, Devinder MT, Telanseri JJ, Amiya KN. Lichen simplex chronicus of anogenital region: a clinico-etiological study. *Indian J Dermatol Venereol Leprol.* 2011;77:28-36.

5. Kaaz K, Szepietowski JC, Matusiak Ł. Influence of itch and pain on sleep quality in atopic dermatitis and psoriasis. *Acta Derm Venereol.* 2019;99(2):175-180. doi:10.2340/00015555-3065

6. Treister AD, Stefek H, Grimaldi D, et al. Sleep and limb movement characteristics of children with atopic dermatitis coincidentally undergoing clinical polysomnography. *J Clin Sleep Med.* 2019;15(8):1107-1113. doi:10.5664/jcsm.7800

7. Lynch PJ. Lichen simplex chronicus (atopic/neurodermatitis) of the anogenital region. *Dermatol Ther.* 2004;17:8-19.

8. Errichetti E. Dermoscopy of inflammatory dermatoses (inflammoscopy): an up-to-date overview. *Dermatol Pract Concept.* 2019;9:169-180. doi:10.5826/dpc.0903a01

9. Grobe W, Bieber T, Novak N. Pathophysiology of atopic dermatitis. *J Dtsch Dermatol Ges.* 2019;17(4):433-440. doi:10.1111/ddg.13819

10. McKenzie AN. Type-2 innate lymphoid cells in asthma and allergy. *Ann Am Thorac Soc.* 2014;11(Suppl 5):S263-S270.

11. Kouris A, Christodoulou C, Efstathiou V, et al. Comparative study of quality of life and obsessive-compulsive tendencies in patients with chronic hand eczema and lichen simplex chronicus. *Dermatitis.* 2016;27(3):127-130. doi:10.1097/DER.0000000000000180

12. Cheng BT, Silverberg JI. Depression and psychological distress in US adults with atopic dermatitis. *Ann Allergy Asthma Immunol.* 2019;123(2):179-185. doi:10.1016/j.anai.2019.06.002

13. Fiorillo L, Marcoux D, Ramien M. Contemporary role of topical calcineurin inhibitors: a pediatric dermatology perspective. *J Cutan Med Surg.* 2019;23(4_suppl):11S-18S. doi:10.1177/1203475419857975

14. Deleuran M, Thaçi D, Beck LA, de Bruin-Weller M, et al. Dupilumab shows long-term safety and efficacy in patients with moderate to severe atopic dermatitis enrolled in a phase 3 open-label extension study. *J Am Acad Dermatol.* 2020;82(2):377-388. doi:10.1016/j.jaad.2019.07.074

15. Seegräber M, Srour J, Walter A, Knop M, Wollenberg A. Dupilumab for treatment of atopic dermatitis. *Expert Rev Clin Pharmacol.* 2018;11(5):467-474. doi:10.1080/17512433.2018.1449642

16. Ratchataswan T, Banzon TM, Thyssen JP, Weidinger S, Guttman-Yassky E, Phipatanakul W. Biologics for treatment of atopic dermatitis: current status and future prospect. *J Allergy Clin Immunol Pract.* 2021;9:1053-1065.

17. Kouwenhoven TA, van de Kerkhof PCM, Kamsteeg M. Use of oral antidepressants in patients with chronic pruritus: a systematic review. *J Am Acad Dermatol.* 2017;77(6):1068-1073.e7. doi:10.1016/j.jaad.2017.08.025

18. Farmer WS, Marathe KS. Atopic dermatitis: managing the itch. *Adv Exp Med Biol.* 2017;1027:161-177. doi:10.1007/978-3-319-64804-0_13

19. Cheng BT, Fishbein AB, Silverberg JI. Mental health symptoms and functional impairment in children with atopic dermatitis. *Dermatitis.* 2021;32(5):353-361.

20. Corazza M, Virgili A, Toni G, et al. Pictorial representation of illness and self-measure to assess the perceived burden in patients with chronic inflammatory vulvar diseases: an observational study. *J Eur Acad Dermatol Venereol.* 2020;34(11):2645-2651. doi:10.1111/jdv.16637

21. Misery L, Taïeb C, Schollhammer M, Bertolus S, et al. Psychological consequences of the most common dermatoses: data from the Objectifs Peau study. *Acta Derm Venereol.* 2020;100(13):adv00175. doi:10.2340/00015555-3531

22. Foley CC, White S, Merry S, Nolan U, et al. Understanding the role of cutaneous allergy testing in anogenital dermatoses: a retrospective evaluation of contact sensitization in anogenital dermatoses. *Int J Dermatol.* 2019;58(7):806-810. doi:10.1111/ijd.14360

23. Cheng HS, Fernández-Peñas P. Allergic contact dermatitis of the anogenital region in men and women. *J Low Genit Tract Dis.* 2020;24(2):221-224. doi:10.1097/LGT.0000000000000516

24. Gilissen L, Schollaert I, Huygens S, Goossens A. Iatrogenic allergic contact dermatitis in the (peri)anal and genital area. *Contact Dermatitis.* 2021;84(6):431-438. doi:10.1111/cod.13764

25. Owen JL, Vakharia PP, Silverberg JI. The role and diagnosis of allergic contact dermatitis in patients with atopic dermatitis. *Am J Clin Dermatol.* 2018;19(3):293-302. doi:10.1007/s40257-017-0340-7

26. Brites GS, Ferreira I, Sebastião AI, et al. Allergic contact dermatitis: from pathophysiology to development of new preventive strategies. *Pharmacol Res.* 2020;162:105282. doi:10.1016/j.phrs.2020.105282

27. Caminati M, Giorgis V, Palterer B, Racca F, Salvottini C, Rossi O. Allergy and sexual behaviours: an update. *Clin Rev Allergy Immunol.* 2019;56(3):269-277. doi:10.1007/s12016-017-8618-3

28. Everink IHJ, Kottner J, van Haastregt JCM, Halfens R, Schols JMGA. Skin areas, clinical severity, duration and risk factors of intertrigo: a secondary data analysis. *J Tissue Viability.* 2021;30(1):102-107. doi:10.1016/j.jtv.2020.12.005

29. Beck KR, Telisman L, van Koppen CJ, Thompson GR III, Odermatt A. Molecular mechanisms of posaconazole- and itraconazole-induced pseudohyperaldosteronism and assessment of other systemically used azole antifungals. *J Steroid Biochem Mol Biol.* 2020;199:105605. doi:10.1016/j.jsbmb.2020.105605

30. Borda LJ, Perper M, Keri JE. Treatment of seborrheic dermatitis: a comprehensive review. *J Dermatolog Treat.* 2019;30(2):158-169. doi:10.1080/09546634.2018.1473554

31. Mease PJ, Gladman DD, Papp KA, et al. Prevalence of rheumatologist-diagnosed psoriatic arthritis in patients with psoriasis in European/North American dermatology clinics. *J Am Acad Dermatol.* 2013;69(5):729-735.

32. Eberz B, Berghold A, Regauer S. High prevalence of concomitant anogenital lichen sclerosus and extragenital psoriasis in adult women. *Obstet Gynecol.* 2008;111(5):1143-1147. doi:10.1097/AOG.0b013e31816fdcdf

33. Susan Simpkin S, Oakley A. Clinical review of 202 patients with vulval lichen sclerosus: a possible association with psoriasis. *Australas J Dermatol.* 2007;48(1):28-31. doi:10.1111/j.1440-0960.2007.00322.x

34. Lin I-C, Heck JE, Chen L, Feldman SR. Psoriasis severity and cardiometabolic risk factors in a representative US National Study. *Am J Clin Dermatol.* 2021;22(5):719-730. doi:10.1007/s40257-021-00600-z

35. Takeshita J, Grewal S, Langan SM, et al. Psoriasis and comorbid diseases Part I. Epidemiology. *J Am Acad Dermatol.* 2017;76:377-390. doi:10.1016/j.jaad.2016.07.064

36. Armstrong AW, Guerin A, Sundaram M, et al. Psoriasis and risk of diabetes-associated microvascular and macrovascular complications. *J Am Acad Dermatol.* 2015;72:968-977.e2.

37. Abuabara K, Azfar RS, Shin DB, et al. Cause-specific mortality in patients with severe psoriasis: a population-based cohort study in the U.K. *Br J Dermatol.* 2010;163:586-592.

38. Sondermann W, Fiege O, Körber A, Scherbaum N. Psycholog-

ical burden of psoriatic patients in a German university hospital dermatology department. *J Dermatol.* 2021;48(6):794-806. doi:10.1111/1346-8138.15721

39. Micali G, Verzì AE, Giuffrida G, et al. Inverse psoriasis: from diagnosis to current treatment options. *Clin Cosmet Investig Dermatol.* 2019;12:953-959.

40. Reynolds KA, Pithadia DJ, Lee EB, Wu JJ. Treatments for inverse psoriasis: a systematic review. *J Dermatolog Treat.* 2020;31(8):786-793. doi:10.1080/09546634.2019.1620912

41. Egeberg A, Skov L, Joshi AA, et al. The relationship between duration of psoriasis, vascular inflammation, and cardiovascular events. *J Am Acad Dermatol.* 2017;77:650-656.

42. da Silva N, Augustin M, Langenbruch A, et al. Disease burden and treatment needs of patients with psoriasis in sexually-sensitive and visible body areas: results from a large-scale survey in routine care. *Eur J Dermatol.* 2020;30:267-278.

43. Lukmanji A, Basmadjian RB, Vallerand IA, Patten SB, Tang KL. Risk of depression in patients with psoriatic disease: a systematic review and meta-analysis. *J Cutan Med Surg.* 2021;25(3):257-270. doi:10.1177/1203475420977477

44. Bhat YJ, Keen A, Hassan I, Latif I, Bashir S. Can dermoscopy serve as a diagnostic tool in dermatophytosis? A pilot study. *Indian Dermatol Online J.* 2019;10(5):530-535. doi:10.4103/idoj.IDOJ_423_18

45. Sonthalia S, Ankad BS, Goldust M, Jha AK. Dermoscopy—a simple and rapid in vivo diagnostic technique for tinea incognito. *An Bras Dermatol.* 2019;94:612-614. doi:10.1016/j.abd.2019.09.017

46. Gupta AK, Renaud HJ, Quinlan EM, Shear NH, Piguet V. The growing problem of antifungal resistance in onychomycosis and other superficial mycoses. *Am J Clin Dermatol.* 2021;22(2):149-157. doi:10.1007/s40257-020-00580-6

47. Gaurav V, Bhattacharya SN, Sharma N, et al. Terbinafine resistance in dermatophytes: time to revisit alternate antifungal therapy. *Mycol Med.* 2020;31(1):101087. doi:10.1016/j.mycmed.2020.101087

48. van Zuuren EJ, Fedorowicz Z, El-Gohary M. Evidence-based topical treatments for tinea cruris and tinea corporis: a summary of a Cochrane systematic review. *Br J Dermatol.* 2015;172:616-641.

49. Avci O, Tanyildizi T, Kusku E. A comparison between the effectiveness of erythromycin, single-dose clarithromycin and topical fusidic acid in the treatment of erythrasma. *J Dermatolog Treat.* 2013;24:70-74.

50. Greywal T, Cohen PR. Erythrasma: a report of nine men successfully managed with mupirocin 2% ointment monotherapy. *Dermatol Online J.* 2017;23:13030. https://www.ncbi.nlm.nih.gov/pubmed/28537862

51. Errichetti E, Lallas A, Di Stefani A, et al. Accuracy of dermoscopy in distinguishing erythroplasia of Queyrat from common forms of chronic balanitis: results from a multicentric observational study. *J Eur Acad Dermatol Venereol.* 2019;33(5):966-972.

52. Liegeon AL, Berville S, Wendling-Héraud J, Micheline Moyal-Barracco M. Group A streptococcal vulvitis in adult women: clinical features and association with psoriasis. *J Low Genit Tract Dis.* 2019;23(4):287-289. doi:10.1097/LGT.0000000000000492

53. Serban ED. Perianal infectious dermatitis: an underdiagnosed, unremitting and stubborn condition. *World J Clin Pediatr.* 2018;7:89-104. doi:10.5409/wjcp.v7.i4.89

54. Heath C, Desai N, Silverberg NB. Recent microbiological

shifts in perianal bacterial dermatitis: *Staphylococcus aureus* predominance. *Pediatr Dermatol.* 2009;26:696-700.

55. Olson D, Edmonson MB. Outcomes in children treated for perineal group A beta-hemolytic streptococcal dermatitis. *Pediatr Infect Dis J.* 2011;30:933-936.

56. Makhecha M, Singh T, Khatib Y. Dermoscopy differentiates guttate psoriasis from a mimicker—pityriasis rosea. *Dermatol Pract Concept.* 2021;11:e2021138. doi:10.5826/dpc.1101a138

57. Drago F, Ciccarese G, Rebora A, Parodi A. Human herpesvirus-6, -7, and Epstein-Barr virus reactivation in pityriasis rosea during COVID-19. *J Med Virol.* 2021;93:1850-1851. doi:10.1002/jmv.26549

58. Wang CJ, Worswick S. Cutaneous manifestations of COVID-19. *Dermatol Online J.* 2021;27:13030/qt2m54r7nv.

59. Sonthalia S, Kumar A, Zawar V. Double-blind randomized placebo-controlled trial to evaluate the efficacy and safety of short-course low-dose oral prednisolone in pityriasis rosea. *J Dermatolog Treat.* 2018;29:617-622. doi:10.1080/09546634.2018.1430302

60. Rebora A, Ciccarese G, Herzum A, Parodi A, Drago F. Pityriasis rosea and other infectious eruptions during pregnancy: possible life-threatening health conditions for the fetus. *Clin Dermatol.* 2020;38:105-112. doi:10.1016/j.clindermatol.2019.10.020

61. Gupta AK, Lane D, Paquet M. Systematic review of systemic treatments for tinea versicolor and evidence-based dosing regimen recommendations. *J Cutan Med Surg.* 2014;18:79-90.

62. Shi TW, Ren XK, Yu HX, Tang YB. Roles of adapalene in the treatment of pityriasis versicolor. *Dermatology.* 2012;224(2):184-188.

63. Delaleu J, Cavelier-Balloy B, Bagot M, Fouéré S, Dauendorffer JN. Zoon's plasma cell balanitis associated with male genital lichen sclerosus. *JAAD Case Rep.* 2020;6:670-672. doi:10.1016/j.jdcr.2020.05.018

64. Errichetti E, Stinco G. Dermoscopy in general dermatology: a practical overview. *Dermatol Ther (Heidelb).* 2016;6:471-507. doi:10.1007/s13555-016-0141-6

65. Kumar B, Narang T, Dass Radotra B, Gupta S. Plasma cell balanitis: clinicopathologic study of 112 cases and treatment modalities. *J Cutan Med Surg.* 2006;10(1):11-15.

66. Virgili A, Borghi A, Minghetti S, Corazza M. Comparative study on topical immunomodulatory and anti-inflammatory treatments for plasma cellvulvitis: long-term efficacy and safety. *J Eur Acad Dermatol Venereol.* 2015;29(3):507-514.

67. Wollina U. Ablative erbium:YAG laser treatment of idiopathic chronic inflammatory non-cicatricial balanoposthitis (Zoon's disease)—a series of 20 patients with long-term outcome. *J Cosmet Laser Ther.* 2010;12(3):120-123.

68. Calzavara-Pinton PG, Rossi MT, Aronson E, Sala R; Italian Group For Photodynamic Therapy. A retrospective analysis of real-life practice of off-label photodynamic therapy using methyl aminolevulinate (MAL-PDT) in 20 Italian dermatology departments. Part 1: inflammatory and aesthetic indications. *Photochem Photobiol Sci.* 2013;12(1):148-157.

69. Pinto-Almeida T, Vilaça S, Amorim I, Costa V, Alves R, Selores M. Complete resolution of Zoon balanitis with photodynamic therapy—a new therapeutic option? *Eur J Dermatol.* 2012;22(4):540-541.

70. Retamar RA, Kien MC, Chouela EN. Zoon's balanitis: presentation of 15 patients, five treated with a carbon dioxide laser. *Int J Dermatol.* 2003;42:305-307.

71. Balato N, Scalvenzi M, La Bella S, Di Costanzo L. Zoon's bal-

anitis: benign or premalignant lesion? *Case Rep Dermatol.* 2009;1:7-10. doi:10.1159/000210440

72. Starritt E, Lee S. Erythroplasia of Queyrat of the glans penis on a background of Zoon's plasma cell balanitis. *Australas J Dermatol.* 2008;49(2):103-105.

73. Verma SB, Wollina U, Das A. A curious observation of passive transfer of steroid antifungal combination creams to the scrotum in patients of tinea cruris—is this forme fruste of red scrotum syndrome? *Dermatol Ther.* 2020;33:e14212. doi:10.1111/dth.14212

74. Khalil S, Kurban M, Abbas O. Red scrotum syndrome: an update on clinicopathologic features, pathogenesis, diagnosis, and management. *J Am Acad Dermatol.* 2020;S0190-9622(20)30988-9. doi:10.1016/j.jaad.2020.05.113

75. Miller J, Leicht S. Pregabalin in the treatment of red scrotum syndrome: a report of two cases. *Dermatol Ther.* 2016;29:244-248. doi: 10.1111/dth.12354

76. Abbas O, Kibbi AG, Chedraoui A, Ghosn S. Red scrotum syndrome: successful treatment with oral doxycycline. *J Dermatolog Treat.* 2008;19:1-2. doi:10.1080/09546630802033858

77. Cardenas-de la Garza JA, Villarreal-Villarreal CD, Cuellar-Barboza A, et al. Red scrotum syndrome treatment with pregabalin: a case series. *Ann Dermatol.* 2019;31(3):320-324. doi:10.5021/ad.2019.31.3.320

78. Hajar T, Leshem YA, Hanifin JM, et al.; the National Eczema Association Task Force. A systematic review of topical corticosteroid withdrawal ("steroid addiction") in patients with atopic dermatitis and other dermatoses. *J Am Acad Dermatol.* 2015;72(3):541-549.e2.

79. Herrel LA, Weiss AD, Goodman M, et al. Extramammary Paget's disease in males: survival outcomes in 495 patients. *Ann Surg Oncol.* 2015;22(5):1625-1630.

80. Kilts TP, Long B, Glasgow AE, et al. Invasive vulvar extramammary Paget's disease in the United States. *Gynecol Oncol.* 2020;157(3):649-655. doi:10.1016/j.ygyno.2020.03.018

81. Fanning J, Lambert HC, Hale TM, et al. Paget's disease of the vulva: prevalence of associated vulvar adenocarcinoma, invasive Paget's disease, and recurrence after surgical excision. *Am J Obstet Gynecol.* 1999;180(1 Pt 1):24-27.

82. Kang Z, Zhang Q, Zhang Q, et al. Clinical and pathological characteristics of extramammary Paget's disease: report of 246 Chinese male patients. *Int J Clin Exp Pathol.* 2015;8(10):13233-13240.

83. Mun JH, Park SM, Kim GW, et al. Clinical and dermoscopic characteristics of extramammary Paget's disease: a study of 35 cases. *Br J Dermatol.* 2016;174:1104-1107. 10.1111/bjd.14300

84. Edey KA, Allan E, Murdoch JB, Cooper S, Bryant A. Interventions for the treatment of Paget's disease of the vulva. *Cochrane Database Syst Rev.* 2019;6(6):CD009245. doi:10.1002/14651858. CD009245.pub3

85. Edey KA, Allan E, Murdoch JB, Cooper S, Bryant A. Interventions for the treatment of Paget's disease of the vulva. *Cochrane Database Syst Rev.* 2013;(10):CD009245. doi:10.1002/14651858. CD009245.pub2

86. Long B, Schmitt AR, Weaver AL. A matter of margins: surgical

and pathologic risk factors for recurrence in extramammary Paget's disease. *Gynecol Oncol.* 2017;147(2):358-363.

87. Chang MS, Mulvaney PM, Danesh MJ, Feltmate CM, Schmults CD. Modified peripheral and central Mohs micrographic surgery for improved margin control in extramammary Paget disease. *JAAD Case Rep.* 2020;7:71-73. doi:10.1016/j.jdcr.2020.11.002

88. Snast N, Sharon E, Ran Kaftory R, et al. Nonsurgical treatments for extramammary Paget disease: a systematic review and meta-analysis. *Dermatology.* 2020;236(6):493-499. doi:10.1159/000506832

89. Shim PJ, Zeitouni NC. Photodynamic therapy for extramammary Paget's disease: a systematic review of the literature. *Photodiagnosis Photodyn Ther.* 2020;31:101911. doi:10.1016/j.pdpdt.2020.101911

LECTURAS RECOMENDADAS

Atzmony L, Reiter O, Hodak E, Gdalevich M, Mimouni D. Treatments for cutaneous lichen planus: a systematic review and meta-analysis. *Am J Clin Dermatol.* 2016;17(1):11-22. doi:10.1007/s40257-015-0160-6

Cartron AM, Nguyen TH, Roh YS, Kwatra MM, Kwatra SG. Janus kinase inhibitors for atopic dermatitis: a promising treatment modality. *Clin Exp Dermatol.* 2021;46(5):820-824. doi:10.1111/ced.14567

Forouzan P, Cohen PR. Erythrasma revisited: diagnosis, differential diagnoses, and comprehensive review of treatment. *Cureus.* 2020;12(9):e10733. doi:10.7759/cureus.10733

Morris CR, Hurst EA. Extramammary Paget disease: a review of the literature—Part I: History, epidemiology, pathogenesis, presentation, histopathology, and diagnostic work-up. *Dermatol Surg.* 2020;46:151-158. doi:10.1097/DSS.0000000000002064

Morris CR, Hurst EA. Extramammary Paget's disease: a review of the literature Part II: treatment and prognosis. *Dermatol Surg.* 2020;46:305-311. doi:10.1097/DSS.0000000000002240

Sahi FM, Masood A, Danawar NA, Mekaiel A, Malik BH. Association between psoriasis and depression: a traditional review. *Cureus.* 2020;12(8):e9708. doi:10.7759/cureus.9708

Sbidian E, Chaimani A, Garcia-Doval I, et al. Systemic pharmacological treatments for chronic plaque psoriasis: a network meta-analysis. *Cochrane Database Syst Rev.* 2017;12(12):CD011535. doi:10.1002/14651858.CD011535.pub2

Tier HL, Balogh EA, Bashyam AM, et al. Tolerability of and adherence to topical treatments in atopic dermatitis: a narrative review. *Dermatol Ther (Heidelb).* 2021;11(2):415-431. doi:10.1007/s13555-021-00500-4

Zhou S, Qi F, Gong Y, Zhang J, Zhu B. Biological therapies for atopic dermatitis: a systematic review. *Dermatology.* 2021;237(4):542-552. doi:10.1159/000514535

Trastornos rojos: pápulas y nódulos rojos

PETER J. LYNCH

Los trastornos anogenitales que se presentan como pápulas o nódulos rojos suelen ser neoplasias o lesiones inflamatorias. Las neoplasias *vasculares* tienden a presentarse como pápulas y nódulos de color rojo brillante, rojo oscuro o violáceo, con bordes bien delimitados. Las neoplasias rojas *no vasculares* también están bien delimitadas, pero tienden a ser de color rojo más claro. Las pápulas y los nódulos inflamatorios suelen ser de color rojo medio a oscuro en el centro y tienden a desvanecerse a rojo claro o rosa en la periferia. Suelen tener bordes menos definidos que las neoplasias rojas. La mayoría de las lesiones consideradas en este capítulo carecen de escamas, por lo que son de superficie lisa tanto de forma visual como palpable. En ocasiones, numerosas pápulas y nódulos del color de la piel pueden verse de color rosa o rojo debido a la inflamación secundaria o al aumento de la vascularización. Esto es más evidente en los pacientes de tez clara. Por esta razón, cuando se encuentren pápulas o nódulos rosas o rojos, el profesional médico también puede considerar los trastornos del color de la piel de la sección A del capítulo 7. Se debe considerar que algunos trastornos rojos pueden presentarse con una combinación de pápulas y nódulos. En estos casos, hay que intentar determinar si lás lesiones dominantes son pápulas (sección A) o nódulos (sección B). Sin embargo, a veces se presenta una mezcla de pápulas y nódulos, por lo que puede ser necesario considerar los trastornos de ambas secciones.

SECCIÓN A: PÁPULAS ROJAS

Foliculitis

La foliculitis bacteriana, candidiásica y dermatofítica puede manifestarse como pequeñas pápulas rojas (figs. 6-1 y 6-2). Las lesiones suelen ser diversas y a menudo están agrupadas. Muchas veces, algunas de estas lesiones tienen una pústula blanca o blanca amarillenta en la cúspide. Este rasgo distintivo, seguido de una preparación de hidróxido de potasio adecuada o un cultivo de la pústula, permite establecer el diagnóstico correcto. El debate principal sobre la foliculitis se halla en el capítulo 10.

Queratosis pilar

Presentación clínica

La queratosis pilar (QP) es una forma no infecciosa de la foliculitis. Hace poco se revisó a fondo, y gran parte de la siguiente información se basa en dicha revisión.[1] La QP es una enfermedad muy frecuente que suele surgir con un patrón autosómico dominante. Existe un ligero predominio masculino. Es más frecuente en los niños y los adolescentes, donde la prevalencia puede alcanzar el 30%. La QP desaparece espontáneamente durante la adolescencia y, con una excepción, no es frecuente encontrarla después de la cuarta o quinta década. La excepción se asocia a lo que los autores creen que es su presencia habitual en las nalgas de las mujeres adultas, donde muy a menudo se diagnostica erróneamente como foliculitis bacteriana.

La apariencia clínica de la QP es la de pápulas diminutas (1-2 mm) muy juntas y agrupadas. Algunas de las pápulas tendrán un pequeño pelo que emerge de su cima; asimismo, no es infrecuente hallar algunas pápulas blancas sumidas y entrelazadas con las pápulas rojas más típicas (*véase* el párrafo siguiente). Todas las lesiones tienen aproximadamente el mismo tamaño y están espaciadas de manera equidistante entre sí (figs. 6-3 y 6-4). Esto confiere un aspecto uniforme al proceso y es un indicio diagnóstico útil.

En las personas con afectación menos grave, las pápulas pueden ser del color de la piel o rosas, pero en la mayoría de los pacientes, tanto las pápulas como el estrecho halo que las rodea son muy rojos. Algunas de las lesiones de mayor tamaño pueden estar cubiertas por una cima blanca, sólida y firme (seudopústula) formada por queratina compacta retenida en el orificio folicular. Si se raspa esta «bola» blanca y sólida de queratina, a veces contiene un pelo fino enrollado en su interior. Las zonas más frecuentemente afectadas por la QP son la parte superior externa de los brazos y los muslos. Las nalgas también se ven afectadas con frecuencia y, en esta localización, a menudo se diagnostica erróneamente como foliculitis bacteriana. Al pasar de forma sutil las yemas de los dedos sobre las lesiones agrupadas, se percibe una textura similar a la de una lija, un poco áspera. La QP suele ser asintomática aunque, sobre todo en las personas atópicas, puede haber prurito.

Diagnóstico

La queratosis pilar se diagnostica según la clínica. Las características clave incluyen 1) un gran número de pápulas homogéneas muy juntas, 2) localización en la parte lateral superior de brazos, muslos y nalgas, 3) larga duración con pocos o ningún cambio en el aspecto clínico y 4) falta de respuesta al tratamiento antibiótico.

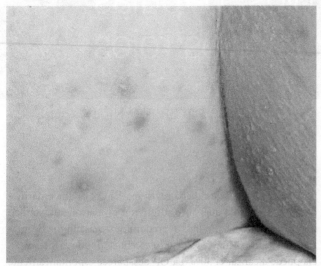

Fig. 6-1. Estas pápulas rojas constituyen una infección por *Staphylococcus aureus* de los folículos pilosos, pero las nalgas también son una localización frecuente de la foliculitis irritativa. Aunque la foliculitis se considera una afección pustulosa, la mayoría de las lesiones son pápulas, ya que la pústula suele ser sutil y se rompe fácilmente.

QUERATOSIS PILAR	Diagnóstico

- Pápulas rojas agrupadas y pequeñas (1-2 mm)
- Cúspide queratósica sólida con capuchón blanco sobre algunas pápulas dispersas
- Pelos que emergen de la cima de algunas pápulas
- Espaciado equidistante entre todas las pápulas
- Localización en la parte lateral de los brazos y los muslos o en las nalgas
- Sensación áspera como de lija a la palpación
- Falta de respuesta a los antibióticos

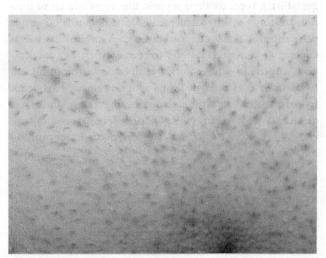

Fig. 6-2. El afeitado es una causa frecuente de la foliculitis irritativa con eritema en la base de cada vello afeitado.

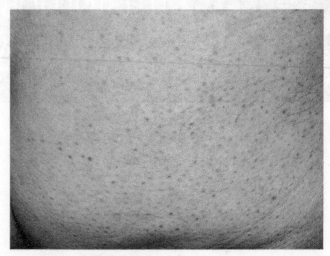

Fig. 6-3. La queratosis pilar presenta pápulas foliculares monomorfas con un tapón queratósico que le confiere textura arenosa a la piel; aunque a veces es del color de la piel, muchos pacientes presentan eritema, como se observa en las nalgas de este paciente. Este paciente también presentaba queratosis pilar típica en la parte lateral superior de los brazos.

Fisiopatología

La queratosis pilar es causada por el exceso de queratinización (obstrucción por queratina) de la parte externa de los folículos pilosos. Se desconoce la causa de esta acumulación de queratina, pero es probable que esté relacionada con una anomalía de la diferenciación de los queratinocitos, ya que la QP se presenta sobre todo en quienes tienen antecedentes de ictiosis vulgar o atópicos. Estas dos afecciones se asocian casi siempre a alteraciones en la diferenciación de los queratinocitos y son particularmente más propensas a tener mutaciones en el gen de la filagrina. Histológicamente, la inflamación linfohistiocítica perifolicular rodea estos folículos obstruidos por la queratina.

Tratamiento

No se requiere ningún tratamiento médico. Esta casualidad es afortunada, ya que ningún tratamiento es eficaz en su totalidad.

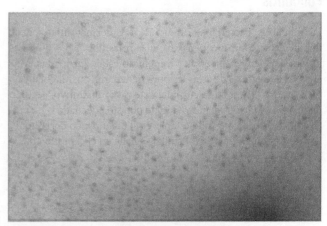

Fig. 6-4. Aunque la queratosis pilar a veces se ve inflamada, por lo regular es asintomática.

Los pacientes a los que les moleste el aspecto o el prurito pueden darse un baño prolongado en la bañera periódicamente, seguido de una ligera abrasión con una esponja vegetal o un cepillo suave. La lubricación, en especial con productos que contienen humectantes como urea, ácido láctico o ácido salicílico, mejora la textura de la piel. Los retinoides tópicos, aunque en teoría son atractivos como sustancias terapéuticas, tienden a aumentar la inflamación, por lo que no son útiles de forma sistemática. En casos especialmente sintomáticos o graves, puede considerarse la terapia con láser.[2]

QUERATOSIS PILAR	Tratamiento

- Baño de inmersión de 20 min
- Frotar ligeramente con un cepillo suave o una esponja vegetal
- Aplicar una crema hidratante después del baño y la exfoliación
- Ensayo prudente con retinoides tópicos

Escabiasis

El debate principal sobre la escabiasis se encuentra en la sección sobre temas pediátricos del capítulo 15. A continuación se resumen algunos puntos. Por lo general, la escabiasis se presenta como una erupción papular de color rosa o rojo. La aparición de algunas vesículas lineales o pápulas edematosas alargadas (surcos por ácaros) es característica (**fig. 6-5**). La dermatoscopia puede mostrar estos surcos con mayor claridad e incluso, en ocasiones, mostrar al propio ácaro. Por lo general, las lesiones se desarrollan en los espacios interdigitales, la cara anterior de las muñecas y los codos. No obstante, pueden verse afectados los genitales en los hombres y la zona mamaria en las mujeres adultas. Se trata de un trastorno sumamente frecuente en los países subdesarrollados, donde se estima que su prevalencia está entre 150 millones y 200 millones de personas. Los niños son los más afectados, pero también se presenta en los lactantes y los adultos sexualmente activos. Hoy en día, en los países occidentales, es más frecuente en los adultos mayores que habitan residencias colectivas. El tratamiento más habitual es con crema de permetrina al 5% o ivermectina oral a dosis de 200 µg/kg. La forma nodular de la escabiasis se aborda junto con las lesiones nodulares en la sección B de este capítulo.

Mordeduras e infestaciones de diversas fuentes

Las mordeduras más frecuentes que se producen en la zona anogenital se deben a las niguas. Estas «mordeduras» suelen manifestarse especialmente en la cintura, en los pliegues inguinales o en el cuerpo del pene. Recientemente se publicó una revisión a fondo.[3] Las niguas, también llamadas «ácaros de la cosecha», están activas durante los meses más cálidos, cuando colonizan las hierbas altas y la maleza. La forma larvaria de estos ácaros se adhiere a la piel expuesta, no cubierta de ropa, de quienes entran en contacto con dicha vegetación. Estas larvas de ácaros son sumamente pequeñas, por lo que generalmente requieren ampliación para verlas. La dermatoscopia puede ser útil con tal fin. A continuación, buscan y se instalan en las zonas con pliegues o donde la ropa tiende a adherirse a la piel. No muerden en el verdadero sentido de la palabra. Más bien, se adhieren a la piel utilizando sus estructuras bucales; a la vez su saliva licua las células epidérmicas del estrato córneo para formar un «tubo» a través del cual succionan el líquido nutritivo que baña las células epidérmicas inferiores de la piel. Esto da lugar al desarrollo de pápulas muy pruriginosas, rojas, no descamativas y en forma de cúpula de 0.5 a 1.0 cm (**figs. 6-6 y 6-7**). A menudo puede verse en el centro de la pápula un punto rojo más oscuro, el cual constituye el «tubo» de alimentación. Suele haber cúmulos de muchas de las pápulas, lo que es una característica diagnóstica distintiva de las mordeduras de niguas.

Los ácaros se desprenden del hospedero en 2 a 4 días y las pápulas desaparecen con lentitud de forma espontánea. Los antihistamínicos orales y los corticoides tópicos brindan cierta mejoría sintomática del prurito. La prevención de las «mordeduras» de niguas es la mayor parte del tratamiento. Esto puede

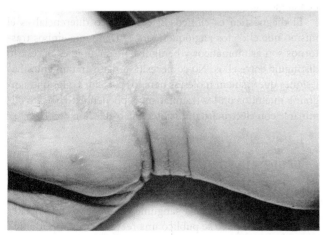

Fig. 6-5. La escabiasis suele producirse en los pliegues cutáneos en forma de pápulas ovaladas pequeñas, pero a veces pueden surgir pápulas rojas insoportablemente pruriginosas (cortesía de Lynette J. Margesson).

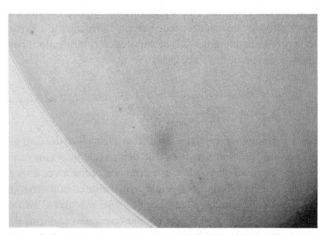

Fig. 6-6. Tras una excursión, esta paciente desarrolló pápulas rojas en forma de cúpula, pruriginosas y no descamativas producidas por niguas alrededor de la zona del elástico de la ropa interior. En general, se concentran en esta área.

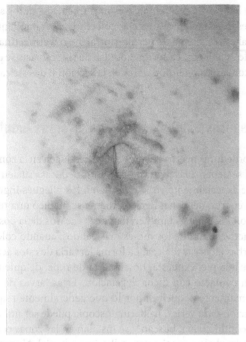

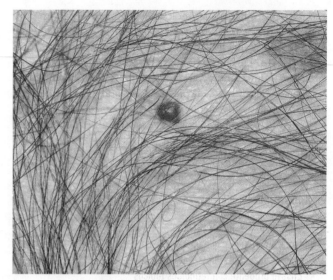

Fig. 6-8. Los angiomas en cereza son de color rojo brillante, están bien delimitados y se observan mejor en las personas de tez clara.

Fig. 6-7. Esta mujer presenta pápulas rosadas mal delimitadas y en forma de cúpula por mordeduras de insectos en el monte del pubis y la parte inferior del abdomen.

lograrse mediante el uso de repelentes de insectos convencionales y el uso de mangas largas y pantalones largos.

Las mordeduras de insectos en la zona genital, además de las producidas por las niguas, son infrecuentes porque esta zona suele estar protegida por la ropa. Sin embargo, estas mordeduras se producen en los campistas y los excursionistas que exponen la zona genital al orinar, defecar o mantener relaciones sexuales al aire libre. Cuando surgen estas lesiones, también se ven como pápulas rojas pruriginosas. Por lo general, solo se presentan unas pocas pápulas y, cuando son varias, es mucho menos probable que se agrupen como en el caso de las mordeduras de niguas. Aunque no hay nada que identifique clínicamente qué insecto es el responsable de estas mordeduras, la probabilidad de que una pápula roja determinada se deba a uno u otro tipo de insecto puede sugerirse firmemente a partir de la presencia de numerosos eosinófilos en el infiltrado inflamatorio de la muestra de biopsia.

Hemangioma capilar en cereza

Los hemangiomas capilares en cereza (manchas de Campbell de Morgan) son una neoplasia benigna de los vasos sanguíneos capilares agrupados. Aparecen por primera vez en los adultos jóvenes y después aumentan lentamente en número con la edad. Estos angiomas pueden ser pequeñas máculas al inicio, pero se convierten con bastante rapidez en pápulas en forma de cúpula con bordes nítidos de color rojo brillante, rojo oscuro o incluso violáceo (fig. 6-8).[4] Su tamaño varía desde lesiones puntiformes casi planas hasta pápulas de 3 o 4 mm. La mayoría de las personas de tez clara habrán desarrollado al menos

una a los 40 años, y el adulto promedio puede tener 30 lesiones o más. No es que las personas de tez oscura tengan menos angiomas, sino que son menos visibles sobre un fondo más oscuro. Los hemangiomas en cereza eruptivos, una variante poco frecuente, implican el desarrollo explosivo de 50 lesiones o más en un período muy corto. Los hemangiomas en cereza se encuentran con mayor frecuencia en el tronco y las extremidades proximales, pero en ocasiones también se observan en los muslos, las nalgas, el pubis y los genitales.[4]

Se desconoce la causa de los angiomas en cereza, aunque la frecuencia del desarrollo familiar indica una predisposición genética, lo mismo que la alta frecuencia de mutaciones genéticas de *GNA* que se producen, en especial la de *GNA14*.[5] Un factor de riesgo para el desarrollo de estos angiomas es el uso de la tamsulosina, un bloqueador de los receptores adrenérgicos α.[4] Otros posibles factores de riesgo incluyen la presencia de dislipidemia, inmunodepresión crónica, hipertrofia prostática benigna y diversas neoplasias malignas. El uso del fármaco clopidogrel puede reducir la probabilidad de desarrollar estos hemangiomas.[4]

El diagnóstico es clínico. El diagnóstico diferencial es el mismo que el de los angioqueratomas. Dado que ambos trastornos son asintomáticos y benignos, no siempre es necesario distinguir entre ellos. No se necesita ningún tratamiento. Las lesiones que resultan molestas para los pacientes o las que sangran a menudo con los traumatismos pueden extirparse o eliminarse con electrocirugía, crioterapia o ablación con láser.[6]

Angioqueratoma

Los angioqueratomas suelen aparecer en los genitales y consisten en grupos de vasos sanguíneos cutáneos superficiales dilatados. Hace poco se publicó una reevaluación importante.[7] Estas pápulas benignas reciben a veces el epíteto epónimo de *Fordyce*, pero este nombre no debe confundirse con el de las *manchas de Fordyce*, que se refiere a las glándulas sebáceas prominentes en los labios o en los genitales. Los angioquerato-mas son lo suficientemente frecuentes como para considerarlos una variante normal más que una enfermedad. No se conoce la prevalencia, pero según la experiencia de los autores, se desa-rrollan en la edad adulta temprana en aproximadamente el 10% de los hombres, pero con una frecuencia mucho menor que en las mujeres. En los hombres, surgen como diversas pápulas rojas de 1 a 2 mm, de superficie lisa y en forma de cúpula, que aparecen sobre todo en el escroto y, rara vez, en el cuerpo del pene (fig. 6-9).[7] A veces se alinean como pequeñas «cuen-tas de collar» de evaginación a lo largo del vaso telangiectá-sico lineal (fig. 6-10). Por lo general, se presentan entre 10 y 30 pápulas escrotales. En las mujeres, las lesiones se encuentran en la vulva, sobre todo en los labios mayores, donde son menos numerosas (a menudo únicas), de mayor tamaño (3-8 mm) y de color más oscuro (rojo oscuro, violáceo o azul) (figs. 6-11 y 6-12). En ambos sexos, a veces se producen hemorragias ante los traumatismos leves, pero por otra parte los angioquerato-mas son asintomáticos.

El diagnóstico se realiza con base en la clínica. En los hom-bres, el principal diagnóstico diferencial son los hemangiomas en cereza (manchas de Campbell de Morgan). Los angioque-ratomas que se encuentran en una muy inusual enfermedad ligada al cromosoma X, el angioqueratoma *corporis diffusum* (enfermedad de Anderson-Fabry), tienen un aspecto distintivo similar, pero en este trastorno sistémico mortal son mucho más numerosos y se producen en un patrón de distribución más

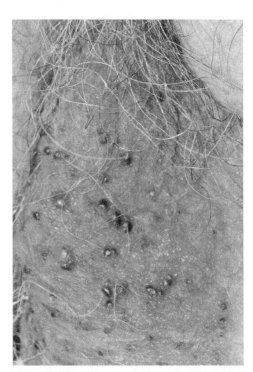

Fig. 6-10. En el escroto, los angioqueratomas a veces se alinean a lo largo de las venas dando lugar a este peculiar patrón a manera de cuentas.

amplio que incluye la parte inferior del tronco y la parte supe-rior de los muslos. En las mujeres, las lesiones únicas y más oscuras pueden confundirse con nevos o incluso con melano-mas, por lo cual suele ser necesaria la biopsia. La dermatos-copia muestra la índole vascular de estas lesiones en caso de duda. La biopsia no suele ser necesaria en los hombres. Des-de el punto de vista histológico, los angioqueratomas presentan

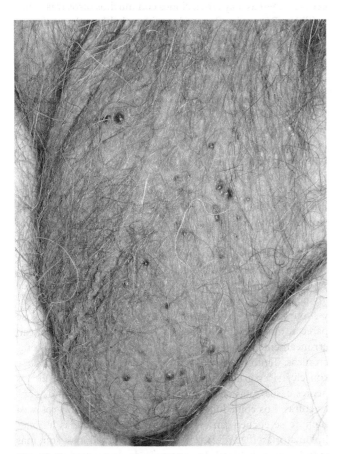

Fig. 6-9. Los angioqueratomas del escroto suelen ser numerosos y por lo general de color púrpura oscuro.

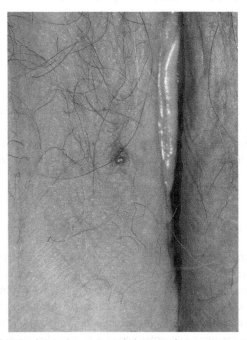

Fig. 6-11. Los angioqueratomas vulvares suelen ser menos numerosos o incluso únicos.

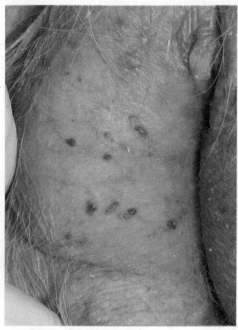

Fig. 6-12. A veces, la vulva también presenta un gran número de angioqueratomas; estos varían desde ser muy diminutos hasta de varios milímetros y de color rojo brillante a púrpura oscuro, casi negro.

vasos dilatados, agrupados y característicos en la dermis superior. La epidermis suprayacente está ligeramente engrosada y las crestas epidérmicas alargadas suelen extenderse hacia la dermis alrededor de los vasos, a veces rodeándolos por completo. Se desconoce la causa de estas lesiones. No obstante, dada su aparición frecuente a lo largo de los vasos dilatados en el escroto, es posible que se desarrollen como varices saculares en los capilares envejecidos y de paredes débiles.

SECCIÓN B: NÓDULOS ROJOS

En esta sección se abordan los trastornos que son principalmente nodulares. En otras palabras, se centra en aquellos trastornos en los que la mayoría de las lesiones tienen 1.5 cm de diámetro o incluso mucho más. Sin embargo, en algunos casos, puede haber lesiones más pequeñas (pápulas) entremezcladas con los nódulos más grandes.

Hidradenitis supurativa (acné inverso)

La hidradenitis supurativa (HS) es una enfermedad crónica deformante y difícil de tratar con éxito. Suele venir acompañada de dolor, supuración y olor. Como tal, tiene el potencial de reducir de forma sustancial la calidad de vida de los pacientes afectados. Recientemente se han publicado varias revisiones exhaustivas sobre esta enfermedad. Comprenden artículos divididos en dos partes en el 2019 y el 2020[8-11] y otro artículo único extenso en el 2020.[12] Estas publicaciones respaldan casi

todo lo que se encuentra a continuación, por lo que no se remitirá a ellas en cada punto planteado.

Presentación clínica

La hidradenitis supurativa es un problema bastante frecuente, con una prevalencia estimada en torno al 1 a 2% en los países occidentales y una tasa ligeramente superior en otros lugares. Del mismo modo, afecta más a menudo a las mujeres que a los hombres en el occidente, pero ellos desarrollan HS con mayor frecuencia y gravedad en otros lugares. A excepción de los casos familiares, rara vez se desarrolla antes de los 20 años; asimismo, es más habitual durante la tercera y cuarta décadas de la vida. La aparición después de la menopausia es inusual y la actividad de la enfermedad, siempre que comienza, tiende a disminuir con lentitud al paso del tiempo. La mayoría de los médicos creen que la HS es más frecuente en los africanos y los afroamericanos, pero los datos que apoyan esta suposición no son muy persuasivos. Alrededor de un tercio de los pacientes tienen antecedentes familiares de HS. El hábito tabáquico (actual y anterior), la obesidad y los antecedentes familiares de HS son factores predisponentes notorios asociados a su desarrollo (véase la sección «Fisiopatología» más adelante). De forma parecida a la paradoja del huevo y la gallina, no está claro si la relación con el «síndrome metabólico» (perímetro abdominal grande, hiperglucemia, hipertensión e hiperlipidemia) es un factor predisponente o se produce como resultado de padecer HS. Además, hay asociaciones con muchos otros trastornos médicos. Entre ellos figuran la enfermedad intestinal inflamatoria, el pioderma gangrenoso, el síndrome del ovario poliquístico, la arteriosclerosis, la disfunción tiroidea y los trastornos artropáticos. La HS también puede relacionarse con el acné quístico intenso y la celulitis disecante (quistes inflamatorios no infecciosos) del cuero cabelludo (tríada de retención folicular).

La calidad de vida de los pacientes con HS está muy deteriorada, quizá más que la de aquellos con cualquier otra enfermedad dermatológica habitual. Los pacientes tienen obstáculos tanto sociales como laborales por el hedor y la secreción. La intimidad sexual se vuelve imposible para muchas de las personas que padecen HS. Algunos incluso son rechazados por los médicos a los que acuden en busca de tratamiento. A menudo se genera una discapacidad psicológica grave; la mayoría de los pacientes con esta enfermedad de moderada a grave desarrollan ansiedad o depresión importantes. No es sorprendente que aumente el riesgo de suicidio.

La HS comienza con nódulos rojos dolorosos, muchos de los cuales acaban rompiéndose y formando fístulas crónicas y supurantes (figs. 6-13 a 6-21). Los nódulos inflamatorios se parecen mucho a los furúnculos y a menudo se diagnostican erróneamente como tales. También pueden aparecer úlceras crónicas. Tanto las fístulas como las úlceras tienden a curarse con cicatrices gruesas en forma de cuerda (fig. 6-22). En los peores casos, estas cicatrices dan lugar a la formación de contracturas. Los comedones, con tapones foliculares negros, casi siempre se encuentran en las zonas alrededor de las lesiones inflamatorias (figs. 6-23 y 6-24). Estos comedones son más grandes de lo habitual. La presencia de dos comedones separados por solo 1 a 2 mm de piel sin anomalías (comedones «gemelos») es lo suficiente distintiva para indicar un signo

(continúa en la p. 113)

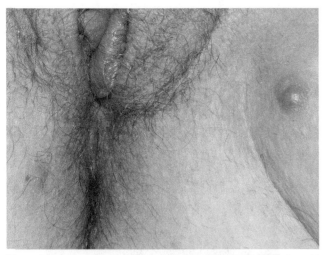

Fig. 6-13. La hidradenitis supurativa va desde un quiste inflamado esporádico, como en esta paciente, hasta varios nódulos confluentes.

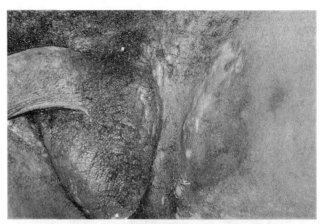

Fig. 6-16. Otras personas tienen nódulos confluentes que se conectan en el tejido subcutáneo, produciendo cicatrices fibróticas e induración profundas.

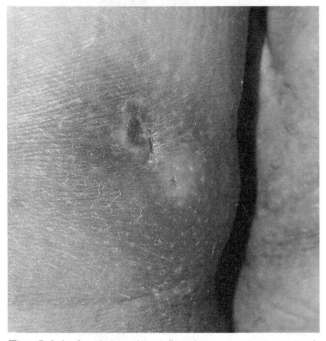

Fig. 6-14. Cuando los quistes inflamados se rompen, a veces terminan convirtiéndose en fístulas supurantes crónicas, erosiones superficiales y cicatrices hundidas.

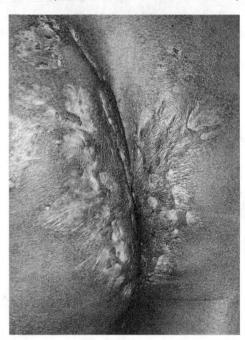

Fig. 6-17. La hidradenitis supurativa también puede afectar la piel perianal y las nalgas, de modo que incluso sentarse resulta doloroso.

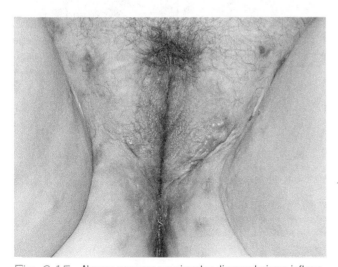

Fig. 6-15. Algunas personas experimentan diversas lesiones inflamatorias, en su mayoría separadas, que van fluctuando.

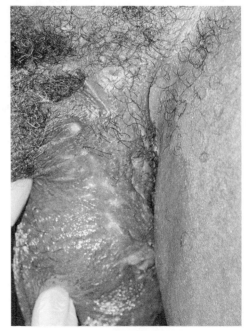

Fig. 6-18. La supuración constante de las fístulas causa dermatitis de contacto irritativa, hedor e hipersensibilidad, como en este hombre.

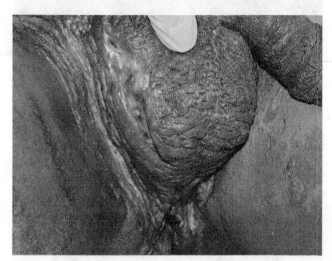

Fig. 6-19. La cicatrización por la hidradenitis supurativa ha dado lugar al edema duro y sin fóvea en el escroto.

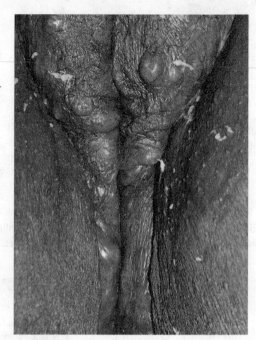

Fig. 6-21. Esta mujer tiene humedad constante por los quistes causados por la hidradenitis supurativa que supuran continuamente.

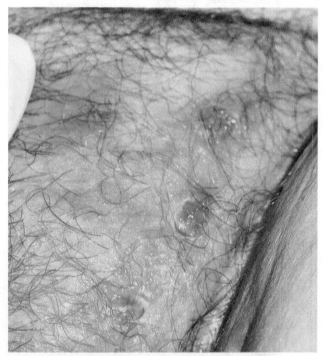

Fig. 6-20. A veces se forman nódulos rojos, erosionados y exofíticos en la salida de las fístulas supurantes.

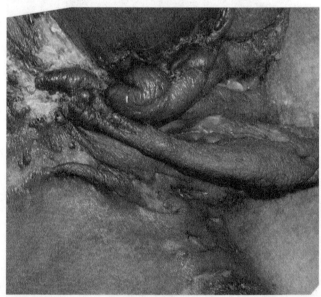

Fig. 6-22. La enfermedad se produce a menudo en las axilas; este hombre tiene cicatrices y supuración constante en una axila y en las nalgas.

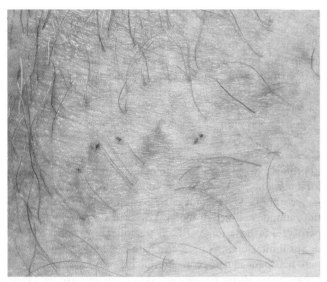

Fig. 6-23. Los comedones relativamente sutiles, algunos de los cuales son «gemelos», son característicos a partir de la inspección cuidadosa.

del trastorno útil para el diagnóstico. La bibliografía más antigua indicaba que estos puntos negros «gemelos» se producían como resultado de una salida folicular bifurcada. Más recientemente, se ha descubierto que, al menos en muchos casos, se trata de seudocomedones sin folículos pilosos completos adheridos y que se forman como parte del proceso de cicatrización postinflamatoria.[13]

Las lesiones inflamatorias de la HS, por lo general, se producen solo en lugares que poseen folículos pilosos con glándulas apocrinas asociadas, aunque estas no parecen estar implicadas en la patogenia directa de las lesiones. Debido a la relación entre las glándulas mamarias y las apocrinas, no es de extrañar que casi todas las lesiones de la HS se produzcan a lo largo de la «línea mamaria» que va desde las axilas a través de la zona mamaria y se extiende hasta la zona púbica, inguinal, genital, perineal y perianal. Pueden encontrarse lesiones dispersas (sobre todo relacionadas a los folículos apocrinos ectópicos) en las nalgas y los muslos. A menudo, las axilas y las nalgas son las localizaciones más afectadas en los hombres, mientras que en

las mujeres la zona anogenital y la parte superior interna de los muslos son las localizaciones más frecuentemente implicadas. Se han propuesto varios sistemas para documentar la gravedad de la HS. La estadificación de Hurley y la puntuación de Sartorius son los dos más utilizados en los análisis clínicos; ninguno de ellos se usa a menudo en la práctica clínica diaria.[14]

Diagnóstico

El diagnóstico de la HS es clínico.[15] Los rasgos clínicos que conducen al diagnóstico incluyen *1)* la presencia de varias lesiones bilaterales, *2)* la localización de las lesiones dentro de la línea mamaria, *3)* la recurrencia de las lesiones en el mismo sitio, *4)* la duración prolongada (semanas a meses) de las lesiones únicas, *5)* los cultivos bacterianos negativos o que muestran una multiplicidad de especies bacterianas y *6)* la falta de respuesta rápida (7-10 días) y completa al tratamiento antibiótico. Se han propuesto algoritmos de diagnóstico que incluyen muchas de estas características. La biopsia rara vez está indicada y, debido a la inflamación inespecífica que se halla, no suele ser útil si se lleva a cabo. En cambio, cuando se sospecha la enfermedad de Crohn y no hay antecedentes de enfermedad intestinal, la biopsia puede ser útil para distinguirla de la HS.

En la lista de diagnósticos diferenciales deben tenerse en cuenta dos enfermedades frecuentes. En primer lugar, la furunculosis es la enfermedad con la que más se confunde la HS. Existen varios rasgos clínicos que son útiles para identificar la furunculosis: *1)* solo suele haber uno o dos, en lugar de varios, nódulos inflamatorios en cualquier momento, *2)* las lesiones se encuentran en sitios al azar más que en la línea mamaria, *3)* el cultivo revela una sola especie bacteriana (casi siempre *Staphylococcus aureus*) y *4)* hay una respuesta completa al tratamiento antibiótico adecuado dentro de 7 a 10 días. En segundo lugar, la enfermedad de Crohn cutánea anogenital puede parecerse mucho a la HS. Los antecedentes de síntomas y signos intestinales, la ausencia de comedones «gemelos», la falta de lesiones fuera de la región anogenital, la presencia de fístulas anales y los hallazgos histológicos más característicos en la biopsia indicarían un diagnóstico de enfermedad de Crohn. Sin embargo, hay que tener en cuenta que, aunque parezcan entidades totalmente separadas, existen varios informes que muestran que ambas enfermedades coexisten con una frecuencia mayor de lo que se esperaría por azar. Otros trastornos que pueden presentar lesiones e imitan los nódulos inflamatorios de la HS son las infecciones micóticas profundas (sobre todo en los inmunodeprimidos), las infecciones por micobacterias, el granuloma inguinal y los quistes inflamados de diversos tipos.[12]

HIDRADENITIS SUPURATIVA	Diagnóstico

- Hay múltiples lesiones
- Lesiones localizadas dentro de la línea mamaria
- Recurrencia de las lesiones en el mismo lugar
- Larga duración de las lesiones individuales
- Regresión escasa o nula espontánea de la enfermedad general
- Cultivos estériles o que contienen diversas especies de bacterias
- Resolución lenta e incompleta con antibióticos orales

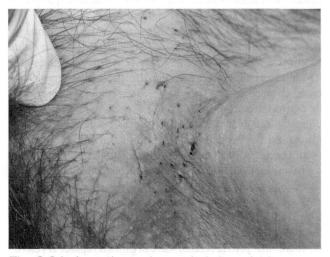

Fig. 6-24. A veces, los comedones son bastante prominentes.

Fisiopatología

Hay varios elementos asociados al desarrollo de la HS. Algunos de ellos son los *factores relacionados con el estilo de vida*. Una proporción desconcertantemente alta de los pacientes presenta antecedentes de hábito tabáquico. Es curioso que dejar de fumar conduce a una mejoría escasa o nula de la HS del paciente. También es frecuente la obesidad con o sin características del síndrome metabólico completo (*véase* más arriba). Esta obesidad contribuye a la retención del sudor y a la fricción, dos factores que aportan al desarrollo de la inflamación. Los *factores genéticos* también son importantes. Como se ha indicado anteriormente, casi un tercio de los pacientes con HS tienen antecedentes familiares del trastorno. Cabe señalar que, a nivel molecular, algunos pacientes asiáticos con HS familiar presentan mutaciones en el gen de la secretasa γ, lo que lleva a la deficiencia del receptor de Notch. Estas mutaciones, al menos en los ratones, generan hiperqueratosis folicular y desarrollo de quistes en los folículos pilosos.[12,16] Los *factores inmunitarios* también desempeñan un papel. Se produce el aumento de la interleucina 1β y del factor de necrosis tumoral α, los cuales incrementan la presencia de los neutrófilos. Estos neutrófilos dan lugar a la formación de abscesos con rotura final de los folículos pilosos afectados y exudado purulento. Si esta necrosis relacionada al absceso atraviesa la piel, puede producirse colonización bacteriana secundaria o infección. Tanto estas como otras anomalías similares indican que la HS forma parte del espectro de trastornos autoinflamatorios y ayudan a explicar su supuesta relación con la enfermedad de Crohn y el pioderma gangrenoso.[12,16]

Pronóstico

La HS es una enfermedad extremadamente crónica que se prolonga durante muchos años o incluso décadas. Cuando la HS no se trata o se hace de forma inadecuada, los abscesos *no supurantes* acaban eliminándose de forma espontánea en el transcurso de varios meses. Por desgracia, el recrudecimiento en los mismos sitios se produce con frecuencia. Las fístulas *supurantes* permanecen en su lugar incluso más tiempo, a veces durante años. Y, por supuesto, las cicatrices que dejan estas lesiones duran toda la vida. En resumen, en el estado no tratado, hay una tendencia a que el proceso se extienda localmente dentro del área de los folículos vinculados a las glándulas apocrinas. Esta prolongación se debe por lo regular a la liberación de citocinas inflamatorias con la consiguiente lisis de los folículos adyacentes relacionada con la inflamación. Con el tiempo, tras años de actividad, la cicatrización hace que el proceso termine gradualmente en la solución espontánea.

Las secuelas clínicas de esta enfermedad de larga duración incluyen cicatrices hipertróficas en forma de cuerdas, distorsión estructural del tejido afectado (sobre todo de los genitales) y limitación de moderada a grave en la movilidad de las extremidades. Puede desarrollarse edema vulvar o escrotal masivo y persistente. Además, se ha notificado la aparición de carcinoma escamocelular cutáneo en las úlceras crónicas por HS en casi 100 pacientes.[17] Estos carcinomas se han observado con mayor frecuencia en los hombres y se han desarrollado principalmente en la zona anogenital. Se desconoce la patogenia de dicha neoplasia maligna, pero parece estar relacionada con la inflamación persistente y la cicatrización de forma análoga al desarrollo del carcinoma escamocelular (úlceras de Marjolin) en las úlceras estásicas persistentes. El pronóstico de estos pacientes es muy malo.

Tratamiento

El primer paso en el tratamiento es intentar mejorar el entorno local al reducir la retención del sudor y la fricción de los pliegues corporales. La pérdida de peso es bastante útil en este sentido, aunque es difícil de lograr.[12] Dejar de fumar es menos útil pero vale la pena intentarlo. El tratamiento médico, a pesar de sus limitaciones, es necesario para casi todos los pacientes, pero más para aquellos con enfermedad propagada o grave. El debate sobre dicho tratamiento puede encontrarse en varios artículos de revisión.[9,11,12,14] Básicamente, los pacientes que exhiben abscesos no supurantes pueden tratarse de manera tópica con la aplicación a largo plazo de lociones o cremas antibióticas de clindamicina al 1% o eritromicina al 2%. Los abscesos individuales, sobre todo si son pocos, pueden inyectarse de forma intralesional con acetónido de triamcinolona a una concentración de 5 a 10 mg/mL. Los nódulos pequeños requerirán de 0.1 a 0.5 mL; los más grandes pueden necesitar de 0.5 a 1.0 mL.

Los pacientes con lesiones abundantes deben recibir tratamiento antibiótico oral a largo plazo. Este tratamiento requiere de antibióticos específicos que posean propiedades antiinflamatorias.[18] Obsérvese que estos efectos antiinflamatorios superan por mucho la importancia de su efecto antimicrobiano. Los productos más utilizados son la tetraciclina a 250 mg c/6 h, la doxiciclina a 100 mg c/12 h y la minociclina 100 mg c/12 h. Estos tres productos parecen ser igual de eficaces. Un abordaje un poco más agresivo consiste en la administración simultánea de clindamicina (300 mg c/12 h) y rifampicina (300 mg c/12 h). No obstante, hay cierta preocupación sobre la inocuidad a largo plazo cuando se utiliza este tratamiento combinado; asimismo, la creciente incidencia de *Clostridium difficile* puede ser un motivo de inquietud con la clindamicina. El tratamiento antibiótico solo suele brindar una mejoría moderada, que por lo regular causa recaída cuando se interrumpe.

En el caso de las mujeres, puede considerarse el tratamiento hormonal, aunque solo se han publicado pocos datos sobre su eficacia.[19] Este abordaje se inicia con anticonceptivos orales (en especial los que incorporan drospirenona o ciproterona como fármaco progestacional) y viene seguido, si es necesario, de espironolactona o finasterida. Los pacientes con HS tienen una mayor probabilidad de padecer diabetes de tipo 2 y, en las mujeres, síndrome del ovario poliquístico. Por este motivo, la metformina, a dosis crecientes de hasta 1.5 mg diarios, puede ser bastante eficaz para las mujeres e incluso puede ser útil para las que no padecen ninguno de estos dos trastornos.[20]

Los corticoides sistémicos pueden utilizarse de manera eficaz para mejorar a corto plazo la reacción eritematosa aguda de la HS. Por lo general, se administra prednisona a una dosis oral de 40 mg/día, pero la recaída suele llegar con rapidez al cesarla.

Los autores han obtenido resultados igualmente buenos y con mucho menos riesgo de recaída cuando se inyectan 80 mg de acetónido de triamcinolona, un corticoide de absorción prolongada, por vía intramuscular en la nalga.

A pesar del elevado costo, los posibles efectos adversos graves y, como en todos los tratamientos para la HS, la necesidad de inyecciones continuas, hoy en día existe gran entusiasmo por el uso de los biofármacos antiinflamatorios.[19,21] El más estudiado de ellos y el único aprobado en la actualidad para la HS por la Food and Drug Administration (FDA) de los Estados Unidos es el adalimumab. Es un antagonista del factor de necrosis tumoral y ha mostrado ser moderadamente eficaz para la HS de moderada a grave. Este medicamento no cura de ninguna manera a todos los pacientes con HS, pero para los autores ha sido por mucho, el tratamiento más eficaz disponible, además quizá de la pérdida de peso drástica en los pacientes con obesidad. Este fármaco puede cambiar la vida. Existen indicios de que los pacientes que no responden bien pueden beneficiarse de la vigilancia terapéutica del fármaco, ya que los que tienen una respuesta más deficiente muestran concentraciones séricas mínimas del fármaco más bajas.[22] El personal decidido casi siempre puede conseguir adalimumab para los pacientes asegurados y se dispone de ayuda para los que no tienen seguro o tienen un copago elevado. Se están utilizando muchos otros biofármacos en los análisis clínicos, pero el debate sobre su eficacia aún no se ha desarrollado en su totalidad. No obstante, los autores creen que vale la pena mencionar el apremilast porque es un fármaco oral (en lugar de inyectable) que ha sido bastante eficaz para la HS en distintos estudios y tiene un perfil de seguridad excelente que no requiere análisis de seguimiento.[23] Sin embargo, como es costoso y no está aprobado por la FDA para la HS, puede ser más difícil de conseguir para los pacientes.

Se pueden mencionar otros fármacos sistémicos; ninguno de ellos se tratará en detalle, ya que su uso suele quedar fuera del ámbito de aquellos que no son dermatólogos. Los retinoides orales se han probado por su eficacia contra el acné, pero tienen un valor muy limitado para el tratamiento de la HS. Otros tratamientos incluyen la administración de dapsona, ciclosporina, gluconato de zinc y metronidazol.

Dadas las limitaciones importantes del tratamiento, muchos médicos consideran que la HS es una enfermedad para la cual la cirugía es el mejor abordaje. Se han utilizado diversos procedimientos quirúrgicos.[24] El abordaje más sencillo, la incisión y el drenado de las lesiones individuales, ofrece poco valor a largo plazo y en general ya no se recomienda. La marsupialización («destechamiento»), aunque bastante eficaz, es un procedimiento de cicatrización prolongada y se utiliza con menos frecuencia que hace unos años (véase cap. 4). Sin embargo, es muy eficaz en caso de los quistes y fístulas supurativos crónicos o recurrentes; además, es una intervención menor fácil y rápida. La resección quirúrgica con cierre primario es muy eficaz para las zonas con enfermedad escasa. Hay controversia sobre cuál es la mejor técnica cuando se realiza la resección para la enfermedad extendida. Algunos prefieren la cirugía con injerto, otros permiten la cicatrización por segunda intención y otros prefieren la extirpación por etapas con cierres primarios para cada una.

Por desgracia, muchos médicos dudan acerca de operar la HS por dos motivos. En primer lugar, temen que se produzca una infección en la herida debido a la supuración dentro y alrededor del campo quirúrgico. En respuesta a esta inquietud, cabe señalar que el pus presente en la HS suele ser estéril y no se ha notificado el aumento de las infecciones de la herida más allá de lo que podría ocurrir en ausencia de este exudado purulento. En segundo lugar, consideran el desarrollo de nuevas lesiones en el borde quirúrgico, lo que ocurre con frecuencia, como un fracaso quirúrgico. Sin embargo, las lesiones que se producen en el borde quirúrgico suelen manifestar lesiones «nuevas» en lugar de «recidivas» y pueden extirparse con eficacia en una fecha posterior según la necesidad. Cabe destacar que la satisfacción de los pacientes con los procedimientos quirúrgicos en caso de HS en realidad es bastante alta y casi siempre es superior a la satisfacción expresada por los cirujanos que la realizaron.

Las diversas formas de terapia basada en la luz y la terapia con láser cuentan con algunos partidarios entusiastas,[25] pero hoy en día no son abordajes predominantes. Lo mismo ocurre con la radioterapia (con rayos X).[26] Por este motivo, en este capítulo no se abordarán estos últimos tres tratamientos.

HIDRADENITIS SUPURATIVA	Tratamiento

- Tratamiento prolongado con antibióticos por su efecto antiinflamatorio
- Tratamiento hormonal para las mujeres
- Adalimumab y otros «biofármacos» en caso de enfermedad de moderada a grave
- Resección quirúrgica de las zonas afectadas

Furunculosis (furúnculos)

Los furúnculos se desarrollan como una forma profunda de foliculitis bacteriana y suelen manifestarse como un nódulo único, rojo y en forma de cúpula (figs. 6-25 y 6-26). La mayoría tienen un diámetro de entre 2 y 4 cm. Son dolorosos, calientes y sensibles al tacto. A la palpación, pueden ser firmes o tener una zona central blanda de fluctuación. La superficie puede estar intacta o dehiscente, en cuyo caso suele haber exudado purulento. El término «absceso» se usa en caso de infecciones idénticas, de aspecto similar, que aparecen en sitios no foliculares. Los furúnculos estrechamente agrupados se denominan *ántrax*.

Los furúnculos y los abscesos casi siempre son causados por infecciones por *Staphylococcus aureus,* y en casi la mitad de los casos, estas bacterias son *S. aureus* resistentes a la meticilina (SARM). Además, estos microorganismos estafilocócicos suelen ser portadores del factor de virulencia leucocidina de Panton-Valentine. Este factor produce la lisis de los neutrófilos y la liberación de enzimas lisosomales que, en consecuencia, favorece la necrosis tisular y la purulencia.[27] El ambiente cálido y húmedo de la zona anogenital facilita la creación de estas lesiones, al igual que la fricción piel con piel, como ocurre con la obesidad, las relaciones sexuales y algunos ejercicios. La debilidad, la inmunodepresión, el tratamiento con corticoides, la dermatitis atópica, la diabetes, el alcoholismo, la higiene personal

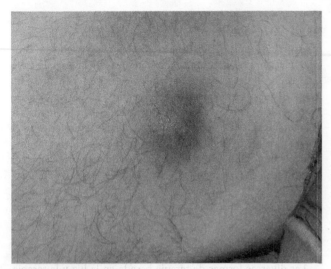

Fig. 6-25. Este nódulo rojo y doloroso podría ser un furúnculo, una infección bacteriana o un quiste inflamado. Solo un cultivo puede mostrarlo con seguridad; está indicado para determinar las sensibilidades.

deficiente y la colonización nasal por *S. aureus* pueden funcionar como cofactores en la causalidad. En particular, las personas que son portadoras nasales crónicas de *S. aureus* a menudo tienden a manifestar lesiones recurrentes.[28]

Los nódulos inflamatorios de la HS suelen confundirse con los furúnculos. No obstante, la presencia de varios nódulos, su localización en lugares característicos, el cultivo de distintas especies de bacterias diferentes a *S. aureus*, así como la falta de respuesta rápida y completa al tratamiento antibiótico suelen facilitar la identificación correcta de la HS. Los quistes inflamados también tienen un aspecto similar al de los furúnculos. En

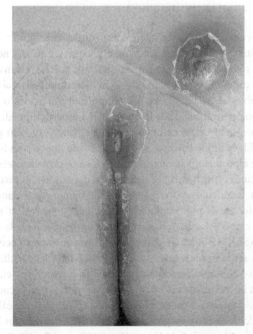

Fig. 6-26. Esta paciente padece psoriasis inversa mal controlada con descamación de la piel, que suele estar colonizada por *Staphylococcus aureus*. No se observaron quistes precedentes y un cultivo indicó la presencia de *S. aureus* resistente a la meticilina.

el caso de estos quistes, suele haber antecedentes de un nódulo no inflamado previo (quiste no inflamado preexistente) en ese mismo sitio. Estos antecedentes, junto con una mala respuesta al tratamiento antibiótico, facilitan la identificación correcta. Otras afecciones a tener en cuenta en la lista de diagnósticos diferenciales de los trastornos que se producen en la región anogenital son los quistes pilonidales y la enfermedad de Crohn. Si la lesión es muy grande y no es purulenta, también debe considerarse la celulitis y la fase inicial de la fascitis necrosante.

Por lo regular, el diagnóstico es clínico. La confirmación mediante cultivo bacteriano solo es posible si la lesión es fluctuante y puede tomarse una muestra de pus; el aspirado de lesiones sólidas con aguja rara vez ofrece el líquido suficiente para el cultivo. Las lesiones pequeñas y relativamente asintomáticas pueden desaparecer de manera espontánea. Para todos los demás furúnculos, tanto si es posible realizar un cultivo como si no, deben considerarse como tratamiento de primera línea los antibióticos orales que suelen ser eficaces contra el SARM, como la doxiciclina o la trimetoprima-sulfametoxazol.[27] A continuación, en las lesiones que se hayan cultivado, se pueden realizar los cambios adecuados en los antibióticos una vez obtenidos los resultados del antibiograma. El uso de antibióticos parenterales en los pacientes hospitalizados con enfermedad grave queda fuera del alcance de este capítulo. Por último, aunque a menudo se recomiendan las compresas calientes y húmedas, existen pocos indicios objetivos que respalden su uso.

Quistes inflamados

La mayoría de los quistes de la región anogenital no están inflamados y, por lo tanto, son del color de la piel y asintomáticos. Por ello, la discusión principal sobre estas lesiones se encuentra en el capítulo 7. Sin embargo, a veces estos quistes se inflaman. En esta situación, el paciente puede presentar un nódulo rojo y sensible. La inflamación que aparece dentro o alrededor del quiste es causada por una fuga o rotura de la pared del quiste, liberando su contenido hacia el tejido conjuntivo circundante. El contenido de estos quistes causa una reacción inflamatoria de tipo cuerpo extraño. Cabe señalar que muchos profesionales médicos hablan de estos quistes inflamados como si estuvieran infectados pero, en realidad, la infección es un evento muy poco probable. No obstante, puede producirse una infección si el quiste inflamado ha sufrido necrosis y supura hacia la superficie de la piel.

Los quistes no inflamados suelen ser asintomáticos, pero los inflamados suelen ser sensibles y dolorosos. Cuando el paciente presenta inicialmente un quiste inflamado, el primer diagnóstico (erróneo) suele ser el de un furúnculo. El diagnóstico correcto del quiste inflamado suele ser posible con base en los antecedentes de una lesión preexistente, no sensible y del color de la piel. Este hallazgo y el tamaño invariable durante 1 semana o más, así como la falta de respuesta rápida y completa al tratamiento antibiótico, facilita la identificación clínica correcta. Los tipos de quistes más propensos a inflamarse son los epidermoides («sebáceos») (fig. 6-27), los pilonidales (fig. 6-28) y los del conducto de Bartolino (fig. 6-29). Otras afecciones que deben tenerse en cuenta en la lista de diagnósticos diferenciales son la enfermedad de Crohn cutánea y la HS.

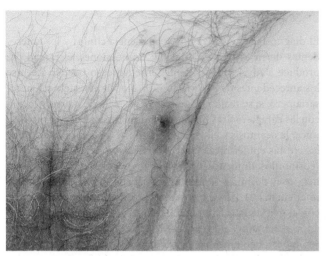

Fig. 6-27. Este nódulo era tan rojo y doloroso como un furúnculo producido por una infección, pero el cultivo fue negativo, por lo que se diagnosticó un quiste inflamado.

El tratamiento de los quistes inflamados depende del tipo de quiste. Sin embargo, en la mayoría de los casos, la incisión y el drenado con el cultivo bacteriano del contenido son el primer paso más conveniente. Si la cavidad del quiste es bastante grande, puede justificarse hacer un tapón con una gasa estéril de yodoformo. A menudo se administran antibióticos, aunque la infección rara vez está presente en los quistes intactos. Con frecuencia, se produce cierta mejoría con los antibióticos, pero cabe suponer que esto está más relacionado con la propiedad antiinflamatoria de la mayoría de los antibióticos que con cualquier efecto antimicrobiano directo.[18] Por lo general, se recomiendan los baños de inmersión y de asiento con agua caliente del grifo, pero hay pocos datos que respalden su uso.

No todos los quistes deben extirparse en su totalidad, aunque la tasa de recidiva es bastante elevada si no se hace. En cualquier caso, es mejor posponer la extirpación definitiva y completa del quiste hasta que se haya solucionado la inflama-

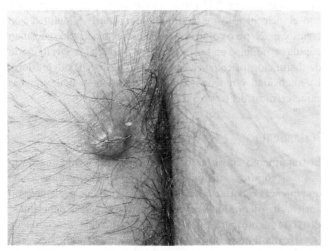

Fig. 6-28. Este nódulo de un quiste pilonidal ha resultado molesto para este hombre durante años; aunque parecería fácil extirparlo en el consultorio, puede ser muy profundo y solo debe extraerse en un quirófano donde pueda explorarse la profundidad de la lesión.

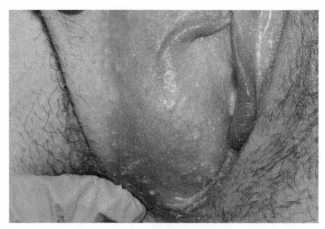

Fig. 6-29. El absceso del quiste del conducto de las glándulas de Bartolino se manifiesta como una inflamación difusa, dolorosa y roja de la vulva subyacente al vestíbulo posterior y al labio mayor, atravesada por el pliegue interlabial (desde la transparencia).

ción inicial, ya que así se reconoce mejor el tamaño real de la lesión que debe retirarse. La extirpación de los quistes pilonidales y de Bartolino requiere conocimientos especiales; los planteamientos sobre este tema quedan fuera del alcance de este capítulo.

Quistes inflamados de las glándulas de Bartolino

Véase la sección «Nódulos del color de la piel» en el capítulo 7.

SECCIÓN C: PÁPULAS Y NÓDULOS ROJOS DIVERSOS E INFRECUENTES

Prurigo nodular (nódulos del recolector)

Presentación clínica

El prurigo nodular (PN) se produce en los pacientes que se rascan, pican o escarban de forma crónica una pequeña zona de la piel.[29-31] El rascado prolongado genera una reacción en forma de callo, ya que las células epiteliales proliferan y producen mayores cantidades de queratina en respuesta al traumatismo crónico. Las lesiones individuales son pápulas y nódulos rosas, rojos o marrón rojizos de 0.5 a 2.0 cm, por lo general, con excoriación o ulceración suprayacente **(figs. 6-30 y 6-31)**. La superficie es rugosa a la palpación dada la presencia de escamas compactadas y costras. A veces también se producen erosiones y hemorragias. Por lo regular, no se observan lesiones primarias, pero a veces se observa que un problema subyacente coexistente, como la foliculitis, ha sido el objetivo principal del rascado inicial.

El prurigo nodular puede aparecer en cualquier parte del cuerpo, sobre todo en la superficie de extensión de las extremidades. Cuando las lesiones se producen en la zona anogenital, es probable que estén en los labios mayores en las mujeres, en el escroto en los hombres y en el pubis en ambos sexos.

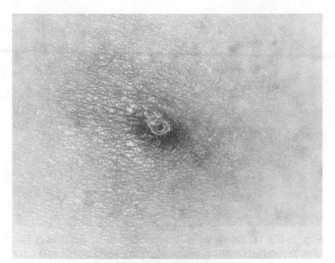

Fig. 6-30. Estos nódulos de prurigo son típicos por su eritema oscuro y la erosión superficial provocada por la excoriación.

La excoriación puede comenzar por el prurito, pero la irritación habitual, a menudo a nivel completamente subconsciente, desempeña el papel principal en la perpetuación de estas lesiones. El PN se presenta más en las mujeres que en los hombres y se desarrolla con más frecuencia en los afroamericanos que en los caucásicos, en quienes tiene un aspecto más marrón que rojo. Con frecuencia hay antecedentes de atopia o dermatitis atópica. Otros trastornos pruriginosos subyacentes que pueden causar el PN son la infección por el virus de la inmunodeficiencia humana (VIH), las neoplasias hemáticas, la enfermedad renal crónica y diversos trastornos autoinmunitarios. Es digno de mención que algunos pacientes expresan (erróneamente) la creencia de que hay «bichos» o «fibras» en la piel y que su excoriación solo se produce al intentar eliminarlos (*véase* «delirios de parasitosis» en la sección sobre cuestiones psicosexuales del capítulo 15).

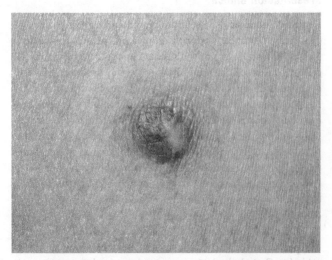

Fig. 6-31. El prurigo nodular es más frecuente en las personas de ascendencia africana, en quienes las afecciones inflamatorias como estos nódulos tienden a ser marrones en lugar de rojos.

Diagnóstico

El diagnóstico se realiza por la apariencia clínica y los antecedentes de rascado o excoriación. En ocasiones, el rascado se produce a nivel subconsciente, en cuyo caso pueden negarse los antecedentes de excoriación. La biopsia no suele ser necesaria pero, si se realiza, muestra la presencia de liquenificación con las características histológicas de la hiperqueratosis epidérmica, la acantosis y el descenso irregular de la proliferación de las crestas epidérmicas. En la dermis hay células inflamatorias (eosinófilos, linfocitos T y mastocitos) y proliferación de fibras nerviosas dérmicas. Puede haber concentraciones elevadas de interleucina 31 (IL-31), sustancia P y del péptido relacionado con el gen de la calcitonina. El diagnóstico diferencial del PN en la zona anogenital incluye la enfermedad de Fox-Fordyce (en especial en las mujeres), la escabiasis nodular (sobre todo en los hombres) y las seudoverrugas (más frecuentes en los lactantes y los adultos que usan pañal). La enfermedad de Fox-Fordyce se trata en el capítulo 7 y los dos últimos trastornos se abordan más adelante en este capítulo.

PRURIGO NODULAR	Diagnóstico

- Pápulas o nódulos de superficie rugosa excoriados
- Antecedentes de rascado o excoriación habitual
- Creencia esporádica de que «algo está en la piel y debe ser eliminado»
- Confirmación mediante biopsia, si es necesario

Fisiopatología

La fisiopatología de estos nódulos no se conoce bien, pero probablemente está relacionada con la desregulación neuroinmunitaria, que genera una respuesta protectora en forma de callo de las células epiteliales ante el traumatismo crónico al escarbar, rascar y frotar.[29] El proceso es análogo al que se produce con el ciclo prurito-rascado que da lugar a la liquenificación (*véase* cap. 2), pero como el rascado es tan localizado se forman pápulas y nódulos en lugar de placas. Suele haber cierto grado de disfunción psicológica (en especial ansiedad y depresión). La intensidad y repetitividad de la excoriación tiene muchas características del trastorno obsesivo-compulsivo.

Tratamiento

El tratamiento consiste en identificar y, en la medida de lo posible, eliminar cualquier afección pruriginosa subyacente que inicia la excoriación, como la foliculitis. Los pacientes con ansiedad o depresión (las cuales son frecuentes) deben buscar tratamiento para estos problemas psicológicos. Se puede tratar cada lesión con bastante eficacia mediante inyecciones intralesionales de 0.2 a 0.5 mL de acetónido de triamcinolona 10 mg/mL. La congelación leve con nitrógeno líquido puede ayudar temporalmente, ya que estas temperaturas tan frías destruyen de forma selectiva las terminaciones nerviosas que transmiten el prurito antes de causar otros tipos de daños tisulares. Suele recetarse el tratamiento con corticoides tópicos de alta potencia pero, utilizado por sí solo, este abordaje no suele ser de gran ayuda. La sedación nocturna con hidroxizina o un fármaco tricíclico como la doxepina puede disminuir el rascado durante el sueño. Un inhibidor selectivo de la recaptación de serotonina (ISRS) puede ser muy beneficioso si se administra por vía oral y se utiliza en las dosis recomendadas para el tratamiento de la enfermedad obsesivo-compulsiva. En los casos más graves, puede valer la pena probar la administración de un antipsicótico atípico. El uso de estos últimos fármacos se analiza más a detalle en el capítulo 3.

La fototerapia (ultravioleta B de banda estrecha y PUVA [psoraleno y luz ultravioleta A]) suele ser útil si está disponible. La terapia inmunodepresora con metotrexato o ciclosporina es el tratamiento de «tercera línea». No es de extrañarse que se haya informado la utilidad de varios «biofármacos». El dupilumab, ya aprobado por la FDA en caso de dermatitis atópica, se ha utilizado con éxito[32] y el nemolizumab, un antagonista de los receptores de la IL-31 que recibió aprobación modificada por la FDA, también ha mostrado ser útil.[33]

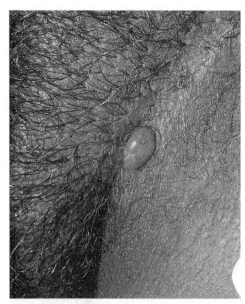

Fig. 6-32. El granuloma piógeno se reconoce por su morfología pediculada y superficie roja.

PRURIGO NODULAR	Tratamiento

- Inyección intralesional de corticoides, triamcinolona 10 mg/mL, 0.2 a 0.5 mL en cada lesión
- Ensayo de terapia breve y leve con nitrógeno líquido
- Hidroxizina o doxepina, 25 mg 2 h antes de acostarse; aumentar a 75 mg si es necesario
- Inhibidor selectivo de la recaptación de serotonina, como el citalopram, si es necesario un tratamiento diurno

Granuloma piógeno

Esta neoplasia reactiva es más frecuente en la mucosa bucal y los dedos de los niños y las mujeres embarazadas. Los genitales no son el lugar de mayor predilección, pero se han descrito algunos casos que afectan estas zonas (figs. 6-32 y 6-33). Además, los autores creen que se produce con mayor frecuencia en las regiones anogenitales de lo que indican estos testimonios poco frecuentes. De forma clínica, el granuloma piógeno se presenta como uno o varios nódulos pequeños, rojos o violáceos de aproximadamente 1.5 a 2.0 cm de diámetro. Cuando las lesiones son múltiples, suelen estar agrupadas. Los granulomas piógenos únicos pueden estar algo pediculados (es decir, se pueden «pinzar» en la base). Dado que el epitelio superficial de estas lesiones está muy adelgazado, tienden a mostrar una superficie brillante que sangra con facilidad tras un traumatismo mínimo. El diagnóstico suele ser evidente en la exploración clínica, pero deben tenerse en cuenta muchas de las lesiones comentadas en este capítulo en la lista de los diagnósticos diferenciales. Es importante destacar que el melanoma amelanótico puede parecerse mucho al granuloma piógeno.[34] Por este motivo, suele justificarse la confirmación del diagnóstico clínico mediante una biopsia.

El granuloma piógeno es una neoplasia reactiva benigna. La hemorragia es la única dificultad importante de estas lesiones. Se desconoce la causa de los granulomas piógenos, pero en muchos casos surgen tras un traumatismo, tal vez por la alteración de la angiogénesis reparadora habitual. Dado que estas lesiones se producen con mucha más frecuencia durante el embarazo y en los años antes de la pubertad, es posible que los factores hormonales desempeñen un papel en su patogenia.

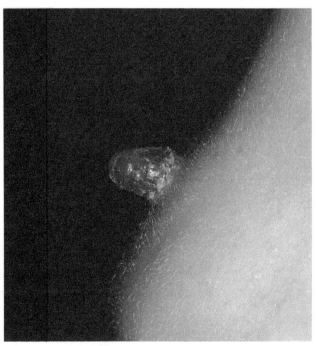

Fig. 6-33. Este granuloma piógeno es un nódulo clásico con superficie roja y brillante.

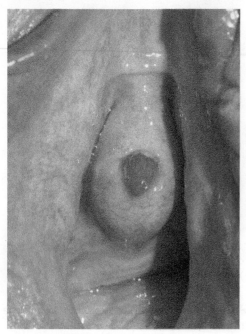

Fig. 6-34. Las carúnculas uretrales son frecuentes en las mujeres posmenopáusicas y pueden presentar tanto inflamación como molestias, pero por lo general son asintomáticas.

El tratamiento preferido es la resección por rasurado al nivel de la piel circundante. Así se proporciona una buena muestra para el análisis histológico. La base de la resección debe tratarse con electrocirugía, ya que de lo contrario puede producirse una hemorragia y la tasa de recidiva es inaceptablemente alta.

Carúncula uretral

La carúncula uretral se presenta en las mujeres de mediana y avanzada edad, aunque se han descrito unos cuantos casos en

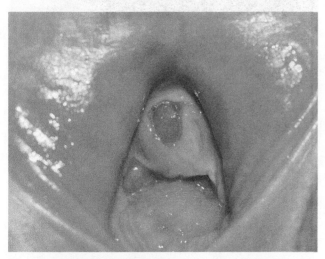

Fig. 6-35. Las carúnculas uretrales a veces son grandes, pero otras veces son pequeñas y sutiles.

niñas.[35] Se manifiesta como una única pápula roja en el meato uretral (figs. 6-34 y 6-35). Estas carúnculas tienen 1 cm o menos de diámetro y suelen ser pediculadas (se pueden pinzar en la base) o en forma de cúpula. La mayoría se localizan en el labio posterior de la uretra. Son asintomáticas, pero la superficie es friable y, por esta razón, a menudo son descubiertas por la paciente debido a una hematuria leve o a la presencia de sangre en el papel higiénico después de limpiarse. Otras solo se detectan en el examen ginecológico sistemático. Las carúnculas uretrales difieren del prolapso uretral, ya que las primeras son focales y el segundo es circunferencial. Las características microscópicas incluyen la dilatación vascular y la infiltración de neutrófilos en el estroma del tejido conjuntivo laxo.

Se desconoce la causa, pero dado que se observan casi solo en las mujeres posmenopáusicas, se sospecha de la insuficiencia de estrógenos. Las lesiones asintomáticas pequeñas pueden dejarse sin tratar. Si se desea tratamiento, existen varias opciones disponibles.[35] Vale la pena probar el tratamiento tópico con corticoides, aunque incluso si tiene éxito, las recidivas son frecuentes cuando se interrumpe su aplicación. Si el tratamiento tópico no produce regresión, la lesión puede extirparse mediante la resección por afeitado en la base de la lesión. Es conveniente aplicar electrocirugía leve tras la extirpación para lograr la hemostasia y evitar la recidiva. La muestra extirpada debe someterse al análisis histológico para descartar otros tipos de tumores uretrales.

Prolapso uretral

El prolapso de la uretra solo se observa en las mujeres; ocurre sobre todo en las niñas premenárquicas africanas y afroamericanas, así como en las mujeres caucásicas posmenopáusicas.[36] Se presenta como un manguito circular, rojo y edematoso formado por la mucosa uretral prolapsada. El manguito casi siempre rodea por completo el meato uretral (fig. 6-36). Este

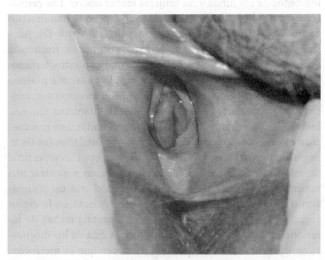

Fig. 6-36. Aunque el prolapso uretral se asemeja a una carúncula uretral, el nódulo eritematoso es circular alrededor del meato, por lo que tiene forma de rosquilla con el orificio uretral en el centro.

trastorno puede ser asintomático, pero tanto en las niñas como en las mujeres adultas puede haber sangrado, disuria y la presencia palpable de una masa con o sin síntomas de malestar local. El diagnóstico suele realizarse mediante la exploración visual y puede confirmarse, si es necesario, introduciendo una sonda urinaria en el centro de la lesión y observando la presencia de orina. La biopsia rara vez es necesaria pero, si se realiza, las características histológicas son las del epitelio uretral sin anomalías con una cantidad variable de inflamación subyacente inespecífica.

Se desconoce la causa del prolapso uretral. Dado que se observa sobre todo en las niñas prepúberes y las mujeres posmenopáusicas, es probable que la insuficiencia de estrógenos desempeñe un papel importante. En raras ocasiones se produce como una anomalía congénita, pero la mayoría de las veces el prolapso parece precipitarse por un traumatismo o el esfuerzo pélvico, sobre todo en las personas con sobrepeso. El tratamiento tópico con corticoides y la reducción manual del prolapso suelen tener éxito, pero las recidivas son frecuentes. A veces es necesaria la resección quirúrgica, la ligadura o la lisis electroquirúrgica.

Endometriosis vulvar y perineal

Presentación clínica

La presencia de tejido endometrial en sitios ectópicos cutáneos y mucosos es una afección relativamente infrecuente que se manifiesta como una pápula, un nódulo o una placa de tamaño y color muy variables. La endometriosis vulvar y perineal puede ser *primaria* (aparece en el tejido no cicatrizado) o, lo que es mucho más frecuente, *secundaria* (aparece en un sitio quirúrgico previo). Por lo general, solo se observa una lesión única, pero en raras ocasiones puede haber varias lesiones agrupadas. La endometriosis puede ubicarse en el vestíbulo vulvar (donde es probable que se confunda con un quiste del conducto de Bartolino), en el epitelio queratinizado de los labios mayores y, con mayor frecuencia, en el perineo de las mujeres que han tenido una episiotomía.[37,38] Las lesiones superficiales pequeñas se muestran como pápulas o nódulos de color rosado, rojo, violáceo, marrón o del color de la piel, con la superficie lisa. Las lesiones más grandes y profundas suelen ser del color de la piel, marrón rojizo, azul o violáceo (**fig. 6-37**). El tamaño promedio es de unos 2 cm.

Diagnóstico

Por lo general, el reconocimiento puede hacerse con base en la clínica porque estos nódulos se agrandan de forma característica y se vuelven dolorosos al mismo tiempo que sucede la menstruación uterina. Regresan al tamaño original después de la menstruación. El diagnóstico sospechado clínicamente se confirma con biopsia, que revela tejido endometrial. Las afecciones incluidas en el diagnóstico diferencial son el hidradenoma papilífero, el granuloma piógeno, los tumores vasculares y los quistes inflamados. Otros tumores inflamados de forma secundaria también pueden simular la endometriosis vulvar.

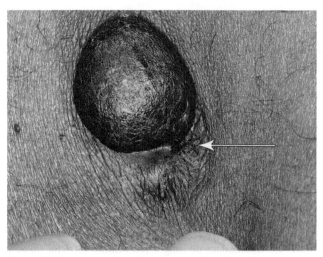

Fig. 6-37. Los nódulos de la endometriosis cutánea tienen forma de cúpula y son poco distintivos, pero esta lesión aumentó de tamaño durante la menstruación y se produjo hemorragia en uno de los bordes (*flecha*).

ENDOMETRIOSIS	Diagnóstico

- Por lo regular, una sola lesión localizada en o dentro de la vulva
- Color variable
- Superficie lisa e intacta
- Agrandamiento y molestias durante la menstruación, seguida de regresión

Fisiopatología

La endometriosis cutánea se desarrolla cuando el tejido endometrial surge de manera espontánea (poco frecuente), de forma ectópica o se implanta por accidente (relativamente frecuente), en una localización extrapélvica. Esto último ocurre más a menudo en un sitio de episiotomía, pero también puede producirse por el flujo menstrual que contiene trozos microscópicos del tejido endometrial. El desarrollo de las lesiones visibles de la endometriosis vulvar puede retrasarse meses o años tras la implantación endometrial inicial.

Tratamiento y pronóstico

Puede haber invasión del esfínter anal y se han descrito casos de carcinoma en las lesiones de larga evolución. La resección quirúrgica extensa suele ser adecuada para las lesiones pequeñas. Sin embargo, las recidivas son bastante frecuentes, sobre todo en las lesiones de mayor tamaño. Estas lesiones más grandes pueden requerir la supresión hormonal de la menstruación con agonistas de la hormona liberadora de gonadotropina tras la resección quirúrgica.[38]

ENDOMETRIOSIS	Tratamiento

- Resección quirúrgica
- Posible ablación con láser tras la biopsia
- Alta tasa de recurrencia
- Supresión hormonal de la ovulación posquirúrgica

Hematoma

Los *hematomas* son la acumulación localizada de sangre secundaria a un traumatismo. Estos se generan con bastante facilidad en la vulva y el escroto debido al tejido conjuntivo laxo y distensible de estos lugares, así como a la ubicación de los genitales en función de la postura. Por lo general en los hombres, y a veces en las mujeres, se producen tras traumatismos accidentales o sexuales (**fig. 6-38**). En las mujeres, los hematomas vulvares surgen con mayor frecuencia al momento del parto vaginal o tras una episiotomía.[39] El aspecto clínico es el de una inflamación nodular aguda o subaguda con cambios de coloración púrpura mal delimitados y sin manchas. Tras los primeros días, el color violáceo original es sustituido por tonos amarillos, verdes y marrones. También pueden producirse loculaciones no traumáticas de sangre (en sentido estricto, no son hematomas) que, por su color rojo púrpura, pueden imitar el aspecto de los hematomas. En las mujeres, por ejemplo, este tipo de loculación podría desarrollarse como un hematocolpos, en el que la sangre menstrual queda atrapada en el interior de la vagina por el himen no perforado. En los niños y los hombres este ejemplo puede presentarse como un varicocele.

Dependiendo de la índole del traumatismo que haya producido el hematoma, debe considerarse la posibilidad de rotura uretral, daño testicular o daño tisular intrapélvico. El diagnóstico por imagen puede ser muy útil para estudiar estas posibilidades.[39] El tratamiento del hematoma genital suele ser expectante y conservador. Las compresas húmedas y el control del dolor pueden ser útiles. La incisión quirúrgica y la eliminación del coágulo pueden ser necesarias en los casos de hematomas más grandes o en expansión.[40]

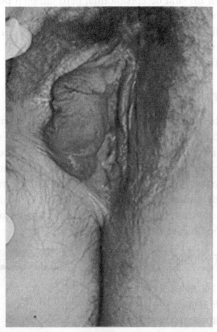

Fig. 6-38. El tejido conjuntivo laxo de la vulva produce hematomas expansivos con bastante facilidad.

Hidradenoma papilífero (adenoma de tipo glándula mamaria)

El hidradenoma papilífero (HP) es una neoplasia infrecuente de la zona anogenital femenina.[41,42] Se desarrolla en su mayoría en las mujeres de mediana y avanzada edad. En casi todos los casos, los nódulos son únicos y la mayoría son pápulas o nódulos pequeños (1.5-3 cm). Suelen ser del color de la piel, pero a menudo tienen un tono ligeramente rosado. Algunos parecen quísticos y otros sólidos. La superficie de la piel puede ser lisa, en cuyo caso las lesiones son asintomáticas, pero alrededor de un tercio se ulceran con el sangrado y el malestar concomitantes (**fig. 6-39**). El HP suele localizarse en particular en el surco interlabial (en el espacio entre los labios mayores y menores) de la vulva, pero a veces se desarrolla en los labios mayores, los menores, el perineo o la región perianal. Las afecciones más frecuentes en el diagnóstico diferencial son los quistes epidermoides y los fibromas. El diagnóstico puede sugerirse de manera clínica, sobre todo en el caso de los nódulos situados en el surco interlabial, pero debe hacerse una biopsia para confirmarlo.

En un principio se pensó que el HP era un tumor de las glándulas apocrinas, pero ahora se sabe que es un adenoma derivado de las glándulas anogenitales similares a las mamarias. Como tal, el HP puede considerarse análogo al papiloma intraductal de mama. Por este motivo, no es sorprendente que la alta frecuencia de mutaciones activadoras en el gen *PIK3CA*, que se sabe que se producen con frecuencia en caso de papiloma intraductal mamario, también se observe a menudo en el HP.[43] A pesar de estas mutaciones, se trata fundamentalmente de una neoplasia benigna en la que, de forma excepcional, se encuentran casos de carcinoma ductal al momento de la biopsia. El tratamiento es la resección quirúrgica y la recidiva es poco frecuente.

Escabiasis nodular

La escabiasis se trata principalmente en la sección de pediatría del capítulo 15; aquí solo se considerará la forma nodular de

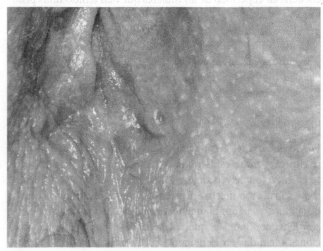

Fig. 6-39. Este hidradenoma papilífero muestra la localización típica cerca del surco interlabial y la morfología característica de una pápula roja con una hendidura central.

la infestación. La escabiasis, incluida la nodular, se reevaluó a fondo hace poco.[44] Se manifiesta como una reacción de hipersensibilidad retardada de tipo 4 a las partes del ácaro, los huevos y las heces (fecalitos). Esta se produce semanas o meses después de que se observan por primera vez las lesiones iniciales de la escabiasis y, en la mayoría de los casos, aparece tras el tratamiento satisfactorio de la enfermedad activa. Suponiendo que ya se haya realizado un tratamiento adecuado, estos nódulos no contienen microorganismos vivos y, por lo tanto, no son causa de transmisión a otras personas.

En cambio, la distribución de las lesiones no corresponde a la de la escabiasis clásica, ya que existe una predilección especial por el glande, el cuerpo del pene y el escroto de los niños y los hombres adultos. Se desconoce la razón de esta predilección por la ubicación y el sexo. No obstante, las lesiones nodulares también pueden desarrollarse a veces en otras partes en ambos sexos. Cuando esto ocurre, la región púbica, la ingle, las nalgas y las axilas se ven afectadas con mayor frecuencia. Las lesiones de la escabiasis nodular pueden ser pápulas o nódulos e incluso una mezcla de ambos. Tienen forma de cúpula, son de color rojo a rojo pardo y suelen medir entre 5 y 20 mm de diámetro (**figs. 6-40 y 6-41**). El prurito es demasiado intenso. Como resultado, la superficie de algunas de las lesiones puede presentar descamación debido al roce prolongado o la erosión por el rascado vigoroso.

Las características clínicas de la escabiasis nodular coinciden de manera notoria con las lesiones del PN y, por tal motivo, estas dos afecciones pueden ser clínicamente indistinguibles. Sin embargo, a menudo se sugiere el diagnóstico de la escabiasis nodular con base en el lugar de la lesión, los antecedentes de escabiasis tratada previamente y la urticación (signo de Darier)cuando el médico la rasca con delicadeza. Cuando el diagnóstico clínico es incierto, debe realizarse una biopsia. De forma microscópica, suelen encontrarse partes de los ácaros, huevos o heces en el estrato córneo, lo que se viene acompañado por infiltrado inflamatorio notable de eosinófilos localizado en la dermis.

Si no se tratan, las lesiones de la escabiasis nodular pueden persistir durante meses, pero terminan desapareciendo de forma espontánea. Suponiendo que el paciente haya sido tratado

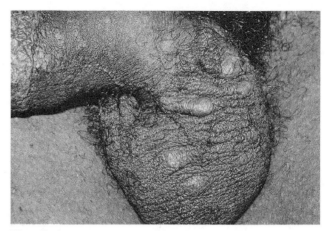

Fig. 6-41. La escabiasis nodular en los pacientes de tez oscura, al igual que otras afecciones inflamatorias en la piel oscura, no suele verse de color rojo.

con éxito por una infestación más generalizada, la aplicación frecuente de escabicidas o el tratamiento oral con ivermectina no son útiles. El uso de corticoides tópicos de alta potencia o el tratamiento leve con nitrógeno líquido pueden mejorar el prurito, pero rara vez lo eliminan. La mejoría tanto del prurito como de la reducción del tamaño de las lesiones puede lograrse de forma más fiable con las inyecciones intralesionales de 0.2 a 0.4 mL de acetónido de triamcinolona a una concentración de 10 mg/mL en cada lesión.

Sarcoma de Kaposi

El sarcoma de Kaposi (SK) es una neoplasia maligna de bajo grado de origen celular endotelial. Las lesiones del SK son pápulas o nódulos en forma de cúpula, de color marrón rojizo oscuro o violáceo (**fig. 6-42**). También pueden aparecer parches y placas planas de un color similar. Casi todos los tipos

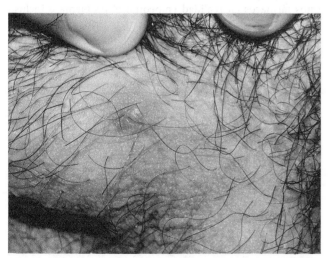

Fig. 6-40. La escabiasis nodular muestra predilección por el pene, el escroto y las axilas.

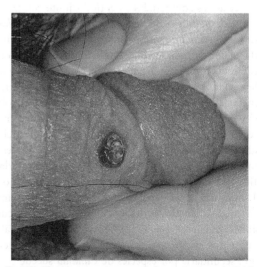

Fig. 6-42. El púrpura o púrpura marrón es el color más habitual del sarcoma de Kaposi en los pacientes de tez blanca. El antecedente de infección por virus de la inmunodeficiencia humana facilita mucho el diagnóstico.

de SK cutáneos son asintomáticos. Existen cuatro tipos del sarcoma: *1)* el relacionado con el VIH o el sida, *2)* la afección «clásica» de las piernas en los hombres de edad avanzada, en su mayoría judíos, *3)* el endémico africano y *4)* el relacionado con los trasplantes, de los cuales todos parecen ser causados por el virus del herpes asociado al sarcoma de Kaposi, también conocido como el *virus del herpes humano de tipo 8*.[45] Curiosamente, y por razones que no se comprenden bien, los hombres predominan en las cuatro variantes del SK. Los tipos del SK más frecuentes en los países occidentales son los relacionados con la inmunodepresión significativa, como ocurre en los pacientes con VIH o sida y en las personas sometidas a un trasplante de órganos. No es sorprendente que la prevalencia del SK haya disminuido de forma apreciable en la última década, desde la instauración de la terapia antirretroviral altamente eficaz para las personas infectadas por el VIH.

En el SK del inmunodeprimido, las lesiones se encuentran con mayor frecuencia en el tronco y en las superficies mucosas de la boca. No hay una predilección particular por la zona anogenital, pero en ocasiones se producen lesiones en esta ubicación. Parece que, debido a que el SK se presenta más en los hombres, la afectación del pene es la lesión genital notificada más frecuentemente. Existen muy pocos informes de casos relacionados con la vulva. El tratamiento suele ser innecesario para cierto número de tumores asintomáticos pequeños, pero si se desea atender, las lesiones individuales pueden tratarse con crioterapia, radiación, resección quirúrgica, así como vinblastina o vincristina intralesionales.[46] La quimioterapia es conveniente y eficaz en caso de las lesiones generalizadas y deformantes o el SK sistémico, pero el uso de este tratamiento queda fuera del ámbito de este libro.

Granulomas del pañal (dermatitis del pañal de Jacquet, granuloma glúteo infantil)

Muchos médicos, entre los que se incluyen los autores, creen que las afecciones enumeradas en el título, junto con las conocidas como *dermatitis erosiva del pañal* y *pápulas y nódulos seudoverrugosos perianales*, son variantes de un solo trastorno. Sin importar el nombre que se utilice, las lesiones se presentan en la zona cubierta crónicamente por el pañal como pápulas y nódulos diferenciados aplanados o en forma de cúpula. Con menor frecuencia, las pápulas muy juntas parecen placas. El color de la lesión es bastante variable y puede ser rosa, roja, marrón rojiza o violácea (**figs. 6-43 y 6-44**). Dado que la superficie está formada por estrato córneo hidrófilo engrosado, las lesiones pueden verse blancas cuando están húmedas y maceradas. La superficie de las lesiones puede estar intacta, erosionada o ulcerada. La mayoría de las pápulas y nódulos miden aproximadamente 1 cm de diámetro, pero también son bastante frecuentes las lesiones de mayor tamaño. El que los pliegues inguinales no estén afectados es un rasgo característico. La colonización o infección secundaria por especies de *Candida* sucede con frecuencia. Este trastorno no es habitual en los países occidentales, pero se observa con regularidad considerable en aquellas zonas donde prolifera la diarrea crónica.[47]

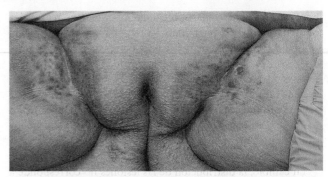

Fig. 6-43. La benzocaína aplicada a la dermatitis de contacto irritativa ligada a la incontinencia ha producido estas pápulas erosionadas en la ingle. Aunque la causa más frecuente de las seudoverrugas en los adultos es el uso de la benzocaína, esta mujer ha experimentado esta forma inusual de dermatitis de contacto por la incontinencia constante.

Se ha conjeturado que esta afección surge como una reacción callosa protectora contra la irritación crónica de la piel expuesta a un entorno continuamente húmedo. Por ese motivo, las lesiones se producen tanto en los lactantes que usan pañal como en los adultos postrados que padecen incontinencia y utilizan pañal. La irritación crónica puede deberse a la orina o las heces. En raras ocasiones, se producen problemas similares cuando se fijan equipos a la piel en las zonas periestomales. Las alteraciones como la infección por el virus del papiloma humano (verrugas), el condiloma plano, la escabiasis nodular, el PN, los mastocitomas y la histiocitosis de las células de Langerhans deben tenerse en cuenta en la lista de los diagnósticos diferenciales.[48] El diagnóstico suele realizarse con base en la clínica, aunque puede considerarse realizar la biopsia cuando parezca sensato para descartar estos otros trastornos.

El tratamiento requiere mejorar el entorno local, sobre todo la reducción de la cantidad y la duración de la orina, el sudor o las heces retenidas. Los productos protectores cutáneos como el ungüento de óxido de zinc, los que son a base de vaselina o el sucralfato líquido tópico son moderadamente útiles. Existe controversia sobre la utilidad de los corticoides tópicos, ya que algunos profesionales médicos consideran que estos fármacos en realidad empeoran el problema e incluso

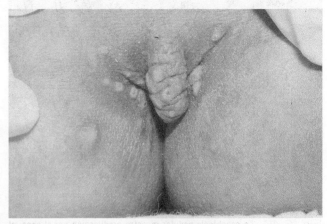

Fig. 6-44. Este niño con genitales ambiguos tiene incontinencia crónica, lo que da origen a estos nódulos erosionados de seudoverrugas.

pueden desempeñar un papel en su causa. No obstante, al autor (PJL) le ha sido útil el uso de corticoides tópicos de alta potencia durante un período limitado. La terapia anticándida concomitante suele estar justificada. De forma infrecuente, se requiere de algún corticoide sistémico administrado por vía oral o intramuscular.

Histiocitosis de las células de Langerhans

Las células de Langerhans son células dendríticas presentadoras de antígenos que residen en la piel, las mucosas y otros órganos. Histológicamente, se caracterizan por ser positivas a la CD1a, la CD207 (langerina) y la S100. La proliferación de estas células, por lo general de tipo clonal, se observa en una variedad de alteraciones que varían desde las lesiones únicas que afectan solo a un órgano, como la piel, hasta las enfermedades sistémicas muy propagadas. Estos trastornos dispares en el pasado se agrupaban como «histiocitosis X», pero ahora se clasifican en su mayoría como *histiocitosis de las células de Langerhans*. El padecimiento más frecuente de este grupo (enfermedad de Letterer-Siwe) se manifiesta como una afección diseminada en los lactantes y los niños con lesiones cutáneas que suelen afectar la zona anogenital (**fig. 6-45**). Se trata en la sección de pediatría del capítulo 15.

En la variante adulta menos frecuente de la histiocitosis de células de Langerhans, pueden desarrollarse lesiones cutáneas en la zona anogenital.[49] Se han descrito menos de 50 casos vulvares; los casos en pene y escroto son aún menos frecuentes. Las lesiones cutáneas anogenitales tienen un aspecto bastante pleomorfo. Las que se desarrollan en los genitales o cerca de ellos pueden presentarse como pápulas, nódulos o placas del color de la piel, rosados o rojos. La superficie de estas lesiones puede estar intacta, erosionada o ulcerada. También puede haber úlceras separadas, a menudo de tipo lineal («corte de cuchillo»).

Es importante tener en cuenta que las lesiones genitales pueden producirse como parte de una enfermedad sisté-mica ya presente o pueden ser primarias en la piel. Asimismo, debe entenderse que algunos de los pacientes que parecían tener lesiones primarias en la piel desarrollaron después una enfermedad sistémica.[50] Por este motivo, todos los pacientes deben ser evaluados para detectar una posible enfermedad sistémica, no solo en el momento del diagnóstico, sino de forma periódica a partir de entonces. Se han descrito algunos casos de transformación maligna en pacientes con enfermedades cutáneas residuales o recurrentes. No se abordará la evaluación y el tratamiento de la histiocitosis de células de Langerhans, ya que queda fuera del alcance de este capítulo.

Sarcoidosis

Alrededor del 25% al 35% de los pacientes con sarcoidosis sistémica tienen, o desarrollarán, lesiones cutáneas. Sin embargo, se han registrado menos de 20 casos en hombres y mujeres en la región anogenital.[51,52] Las lesiones cutáneas de la sarcoidosis pueden presentarse como pápulas, nódulos y placas; la superficie puede estar intacta o ulcerada. Las lesiones cutáneas pueden ser del color de la piel, rojas, marrón rojizas o incluso pigmentadas de forma oscura (**fig. 6-46**). Suelen ser asintomáticas y tienden a desarrollarse sobre todo en el tejido cicatricial. En la biopsia se observan granulomas no caseificantes (es decir, no necróticos) que suelen estar presentes en el tejido sarcoideo. Se han registrado casos de sarcoidosis primaria (sin afectación sistémica reconocida) en pacientes con lesiones cutáneas ubicadas en sitios extragenitales, pero los pacientes con lesiones anogenitales (tal vez debido al retraso en la detección y el diagnóstico en esta localización) presentaban enfermedad sistémica en el momento en el que se identificaron sus lesiones mucocutáneas.

Enfermedad de Crohn

La enfermedad de Crohn que se manifiesta en el área anogenital se presenta por lo regular con úlceras (a menudo de morfología

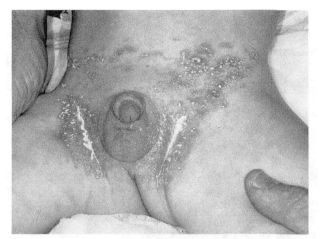

Fig. 6-45. La histiocitosis de células de Langerhans a veces se asemeja morfológicamente a la dermatitis seborreica en los niños; sin embargo, las pápulas rojas juntas que a menudo tienen escamas amarillentas están más induradas.

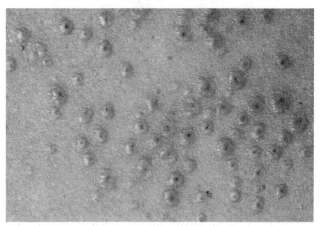

Fig. 6-46. Estas pápulas translúcidas y brillantes son clásicas de la sarcoidosis, aunque esta enfermedad es conocida por su capacidad para imitar muchas formas y colores diferentes.

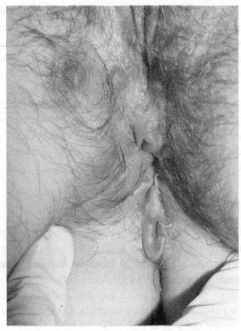

Fig. 6-47. La enfermedad de Crohn en este caso manifiesta varios nódulos rojos y hay uno alrededor de una fístula perianal supurante.

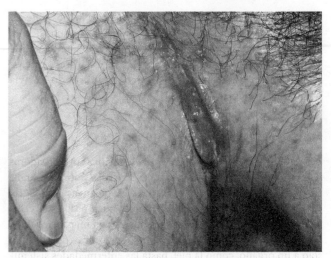

Fig. 6-49. El pliegue inguinal de este hombre exhibe los nódulos rojos lineales de la enfermedad de Crohn que rodean a las úlceras.

lineal en forma de «corte de cuchillo»), fístulas y edema genital (figs. 6-47 a 6-49). La enfermedad de Crohn se discute principalmente en la sección «Úlceras» del capítulo 11. Sin embargo, junto con estas úlceras, también puede haber papilomas cutáneos perianales eritematosos, así como pápulas y nódulos rojos en forma de cúpula. Todas estas lesiones tienen un aspecto bastante similar a las que se producen en la HS, por lo que a veces resulta difícil distinguir clínicamente estos dos trastornos.

Adenitis sebácea vulvar

La adenitis sebácea (adenitis vulvar de Fordyce) representa la causa reconocida más reciente de las pápulas y los nódulos rojos dolorosos crónicos que se encuentran sobre todo en los labios menores o mayores en la zona de las manchas de Fordyce (fig. 6-50). Estas pápulas, que hace poco se describieron en una revisión de la literatura médica, se detectaron en personas de entre 16 y 60 años, con una edad promedio de 36 años al momento del diagnóstico.[53] Esta afección, a veces asociada al acné vulvar o a la hidradenitis, se trata la mayoría de las veces con una tetraciclina como la doxiciclina o la minociclina, o bien, con un antiandrógeno como la espironolactona o el acetato de ciproterona (no disponible en los Estados Unidos). Los casos recalcitrantes responden a la isotretinoína.

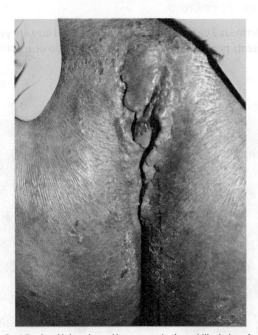

Fig. 6-48. La clásica ulceración como corte de cuchillo de la enfermedad de Crohn cutánea muestra los bordes rojos solapados característicos de dicha alteración.

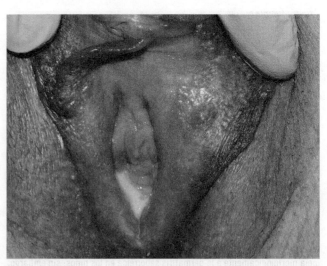

Fig. 6-50. El nódulo rojo e hipersensible en este labio menor medial izquierdo es típico en los casos de adenitis sebácea vulvar.

REFERENCIAS

1. Wang JF, Orlow SJ. Keratosis pilaris and its subtypes: associations, new molecular and pharmacologic etiologies, and therapeutic options. *Am J Clin Dermatol.* 2018;19(5):733-757. doi:10.1007/s40257-018-0368-3

2. Maghfour J, Ly S, Haidari W, Taylor SL, Feldman SR. Treatment of keratosis pilaris and its variants: a systematic review. *J Dermatolog Treat.* 2022;33:1231–1242. doi:10.1080/09546634.2020.1818678

3. Alexander L, Buckley CJ. Chigger bites. In: *StatPearls* [Internet]. StatPearls Publishing; 2020.

4. Nazer RI, Bashihab RH, Al-Madani WH, Omair AA, AlJasser MI. Cherry angioma: a case–control study. *J Family Community Med.* 2020;27(2):109-113. doi:10.4103/jfcm.JFCM_293_19

5. Liau JY, Lee JC, Tsai JH, Chen CC, et al. High frequency of GNA14, GNAQ, and GNA11 mutations in cherry hemangioma: a histopathological and molecular study of 85 cases indicating GNA14 as the most commonly mutated gene in vascular neoplasms. *Mod Pathol.* 2019;32(11):1657-1665. doi:10.1038/s41379-019-0284-y

6. Buslach N, Foulad DP, Saedi N, Mesinkovska NA. Treatment modalities for cherry angiomas: a systematic review. *Dermatol Surg.* 2020;46(12):1691-1697. doi:10.1097/DSS.0000000000002791

7. Cohen PR, Celano NJ. Penile Angiokeratomas (PEAKERs) revisited: a comprehensive review. *Dermatol Ther (Heidelb).* 2020;10(4):551-567. doi:10.1007/s13555-020-00399-3

8. Alikhan A, Sayed C, Alavi A, Alhusayen R, et al. North American clinical management guidelines for hidradenitis suppurativa: a publication from the United States and Canadian Hidradenitis Suppurativa Foundations: part I: diagnosis, evaluation, and the use of complementary and procedural management. *J Am Acad Dermatol.* 2019;81(1):76-90. doi:10.1016/j.jaad.2019.02.067

9. Alikhan A, Sayed C, Alavi A, Alhusayen R, et al. North American clinical management guidelines for hidradenitis suppurativa: a publication from the United States and Canadian Hidradenitis Suppurativa Foundations: part II: topical, intralesional, and systemic medical management. *J Am Acad Dermatol.* 2019;81(1):91-101. doi:10.1016/j.jaad.2019.02.068

10. Goldburg SR, Strober BE, Payette MJ. Hidradenitis suppurativa: epidemiology, clinical presentation, and pathogenesis. *J Am Acad Dermatol.* 2020;82(5):1045-1058. doi:10.1016/j.jaad.2019.08.090

11. Goldburg SR, Strober BE, Payette MJ. Hidradenitis suppurativa: current and emerging treatments. *J Am Acad Dermatol.* 2020;82(5):1061-1082. doi:10.1016/j.jaad.2019.08.089

12. Sabat R, Jemec GBE, Matusiak Ł, Kimball AB, et al. Hidradenitis suppurativa. *Nat Rev Dis Primers.* 2020;6(1):18. doi:10.1038/s41572-020-0149-1

13. Lacarrubba F, Musumeci ML, Nasca MR, Verzì AE, et al. Double-ended pseudocomedones in hidradenitis suppurativa: clinical, dermoscopic, and histopatho-logical correlation. *Acta Derm Venereol.* 2017;97(6):763-764. doi:10.2340/00015555-2601

14. Patel K, Liu L, Ahn B, Silfvast-Kaiser AS, Paek SY. Hidradenitis suppurativa for the nondermatology clinician. *Proc (Bayl Univ Med Cent).* 2020;33(4):586-591. doi:10.1080/08998280.2020.1793643

15. Revuz JE, Jemec GB. Diagnosing hidradenitis suppurativa. *Dermatol Clin.* 2016;34(1):1-5. doi:10.1016/j.det.2015.08.009

16. Nomura T. Hidradenitis suppurativa as a potential subtype of autoinflammatory keratinization disease. *Front Immunol.* 2020;11:847. doi:10.3389/fimmu.2020.00847

17. Kohorst JJ, Shah KK, Hallemeier CL, Baum CL, Davis MDP. Squamous cell carcinoma in perineal, perianal, and gluteal hidradenitis suppurativa: experience in 12 patients. *Dermatol Surg.* 2019;45(4):519-526. doi:10.1097/DSS.0000000000001713

18. Huckle AW, Fairclough LC, Todd I. Prophylactic antibiotic use in COPD and the potential anti-inflammatory activities of antibiotics. *Respir Care.* 2018;63(5):609-619. doi:10.4187/respcare.05943

19. Folkes AS, Hawatmeh FZ, Wong A, Kerdel FA. Emerging drugs for the treatment of hidradenitis suppurativa. *Expert Opin Emerg Drugs.* 2020;25(3):201-211. doi:10.1080/14728214.2020.1787984

20. Jennings L, Hambly R, Hughes R, Moriarty B, Kirby B. Metformin use in hidradenitis suppurativa. *J Dermatolog Treat.* 2020;31:261-263. doi:10.1080/09546634.2019.1592100

21. Abdalla T, Lowes MA, Kaur N, Micheletti RG, Steinhart AH, Alavi A. Is there a role for therapeutic drug monitoring in patients with hidradenitis suppurativa on tumor necrosis factor-alpha inhibitors? *Am J Clin Dermatol.* 2021;22(2):139-147. doi:10.1007/s40257-020-00579-z

22. Flood KS, Porter ML, Kimball AB. Biologic treatment for hidradenitis suppurativa. *Am J Clin Dermatol.* 2019;20(5):625-638. doi:10.1007/s40257-019-00439-5

23. Maloney NJ, Zhao J, Tegtmeyer K, Lee EY, Cheng K. Off-label studies on apremilast in dermatology: a review. *J Dermatolog Treat.* 2020;31(2):131-140. doi:10.1080/09546634.2019.1589641

24. Vellaichamy G, Braunberger TL, Nahhas AF, Hamzavi IH. Surgical procedures for hidradenitis suppurativa. *Cutis.* 2018;102(1):13-16.

25. Lyons AB, Townsend SM, Turk D, et al. Laser and light-based treatment modalities for the management of hidradenitis suppurativa. *Am J Clin Dermatol.* 2020;21(2):237-243. doi:10.1007/s40257-019-00491-1

26. Thompson AM, Seivright J, Atluri S, et al. Radiotherapy for hidradenitis suppurativa: a systematic review. *Dermatology.* 2021;237:357–364. doi:10.1159/000514027

27. Hatlen TJ, Miller LG. Staphylococcal skin and soft tissue infections. *Infect Dis Clin North Am.* 2021;35(1):81-105. doi:10.1016/j.idc.2020.10.003

28. Nowicka D, Grywalska E. *Staphylococcus aureus* and host immunity in recurrent furunculosis. *Dermatology.* 2019;235(4):295-305. doi:10.1159/000499184

29. Williams KA, Roh YS, Brown I, et al. Pathophysiology, diagnosis, and pharmacological treatment of prurigo nodularis. *Expert Rev Clin Pharmacol.* 2021;14(1):67-77. doi:10.1080/17512433.2021.1852080

30. Huang AH, Williams KA, Kwatra SG. Prurigo nodularis: epidemiology and clinical features. *J Am Acad Dermatol.* 2020;83(6):1559-1565. doi:10.1016/j.jaad.2020.04.183

31. Williams KA, Huang AH, Belzberg M, Kwatra SG. Prurigo nodularis: pathogenesis and management. *J Am Acad Dermatol.* 2020;83(6):1567-1575. doi:10.1016/j.jaad.2020.04.182

32. Holm JG, Agner T, Sand C, Thomsen SF. Dupilumab for prurigo nodularis: case series and review of the literature. *Dermatol Ther.* 2020;33(2):e13222. doi:10.1111/dth.13222

33. Ständer S, Yosipovitch G, Legat FJ, et al. Trial of nemolizumab in moderate-to-severe prurigo nodularis. *N Engl J Med.* 2020;382(8):706-716. doi:10.1056/NEJMoa1908316

34. Moshe M, Levi A, Ad-El D, et al. Malignant melanoma clinically mimicking pyogenic granuloma: comparison of clinical evaluation and histopathology. *Melanoma Res.* 2018;28(4):363-367. doi:10.1097/CMR.0000000000000451

35. Verma V, Pradhan A. Management of urethral caruncle: a systematic review of the current literature. *Eur J Obstet Gynecol Reprod Biol.* 2020;248:5-8. doi:10.1016/j.ejogrb.2020.03.001

36. Fornari A, Gressler M, Murari JCL. Urethral prolapse: a case series and literature review. *J Obstet Gynaecol India.* 2020;70(2):158-162. doi:10.1007/s13224-019-01288-2

37. Corazza M, Schettini N, Pedriali M, Toni G, Borghi A. Vulvar endometriosis. A clinical, histological and dermoscopic riddle. *J Eur Acad Dermatol Venereol.* 2020;34(7):e321-e322. doi:10.1111/jdv.16257

38. Liu Y, Pi R, Luo H, et al. Characteristics and long-term outcomes of perineal endometriosis: a retrospective study. *Medicine (Baltimore).* 2020;99(23):e20638. doi:10.1097/MD.0000000000020638

39. Bellussi F, Cataneo I, Dodaro MG, et al. The use of ultrasound in the evaluation of postpartum paravaginal hematomas. *Am J Obstet Gynecol MFM.* 2019;1(1):82-88. doi:10.1016/j.ajogmf.2019.03.002

40. Lapresa Alcalde MV, Hernández Hernández E, Bustillo Alfonso S, Doyague Sánchez MJ. Non-obstetric traumatic vulvar hematoma: conservative or surgical approach? A case report. *Case Rep Womens Health.* 2019;22:e00109. doi:10.1016/j.crwh.2019.e00109

41. El-Khoury J, Renald MH, Plantier F, Avril MF, Moyal-Barracco M. Vulvar hidradenoma papilliferum (HP) is located on the sites of mammary-like anogenital glands (MLAGs): analysis of the photographs of 52 tumors. *J Am Acad Dermatol.* 2016;75(2):380-384. doi:10.1016/j.jaad.2016.01.034

42. Konstantinova AM, Michal M, Kacerovska D, et al. Hidradenoma papilliferum: a clinicopathologic study of 264 tumors from 261 patients, with emphasis on mammary-type alterations. *Am J Dermatopathol.* 2016;38(8):598-607. doi:10.1097/DAD.0000000000000495

43. Liau JY, Lan J, Hong JB, et al. Frequent PIK3CA-activating mutations in hidradenoma papilliferums. *Hum Pathol.* 2016;55:57-62. doi:10.1016/j.humpath.2016.04.014

44. Leung AKC, Lam JM, Leong KF. Scabies: a neglected global disease. *Curr Pediatr Rev.* 2020;16(1):33-42. doi:10.2174/1573396315666190717114131

45. Cesarman E, Damania B, Krown SE, et al. Kaposi sarcoma. *Nat Rev Dis Primers.* 2019;5(1):9. doi:10.1038/s41572-019-0060-9

46. Etemad SA, Dewan AK. Kaposi sarcoma updates. *Dermatol Clin.* 2019;37(4):505-517. doi:10.1016/j.det.2019.05.008

47. Abu-Alhaija H, Zayed E, Abu-Alhaija B. Anogenital papular lesions in children five year old and younger: gender differences. *Med Arch.* 2020;74(1):28-33. doi:10.5455/medarh.2020.74.28-33

48. Ramos Pinheiro R, Matos-Pires E, Baptista J, Lencastre A. Granuloma gluteale infantum: a re-emerging complication of diaper dermatitis. *Pediatrics.* 2018;141(2):e20162064. doi:10.1542/peds.2016-2064

49. Sirka CS, Sethy M, Rout AN, Sahu K. Langerhans cell histiocytosis of vulva and perineum. *Indian J Dermatol Venereol Leprol.* 2021;87(1):75-77. doi:10.25259/IJDVL_399_20

50. Wieland R, Flanagan J, Everett E, Mount S. Langerhans cell histiocytosis limited to the female genital tract: a review of literature with three additional cases. *Gynecol Oncol Rep.* 2017;22:4-8. doi:10.1016/j.gore.2017.08.005

51. Pereira IB, Khan A. Sarcoidosis rare cutaneous manifestations: vulval and perianal involvement. *J Obstet Gynaecol.* 2017;37(4):539-540. doi:10.1080/01443615.2016.1256964

52. Al-Riyami HA, Al-Kiyumi MH, Al-Harthi RR, Al-Mahrezi AM. Sarcoidosis presenting as a penile lesion: a case report. *Oman Med J.* 2020;35(1):e94. doi:10.5001/omj.2020.12

53. Poizeau F, Plantier F, Bell H, Moyal-Barracco M. Vulvar Fordyce adenitis: a cohort of 45 women. *Ann Dermatol Venereol.* 2021;148:221-227.

LECTURAS RECOMENDADAS

Alexander L, Buckley CJ. Chigger bites. In: *StatPearls* [Internet]. StatPearls Publishing; 2020.

Alikhan A, Sayed C, Alavi A, et al. North American clinical management guidelines for hidradenitis suppurativa: a publication from the United States and Canadian Hidradenitis Suppurativa Foundations: part I: diagnosis, evaluation, and the use of complementary and procedural management. *J Am Acad Dermatol.* 2019;81(1):76-90. doi:10.1016/j.jaad.2019.02.067

Alikhan A, Sayed C, Alavi A, et al. North American clinical management guidelines for hidradenitis suppurativa: a publication from the United States and Canadian Hidradenitis Suppurativa Foundations: part II: topical, intralesional, and systemic medical management. *J Am Acad Dermatol.* 2019;81(1):91-101. doi:10.1016/j.jaad.2019.02.068

Goldburg SR, Strober BE, Payette MJ. Hidradenitis suppurativa: epidemiology, clinical presentation, and pathogenesis. *J Am Acad Dermatol.* 2020;82(5):1045-1058. doi:10.1016/j.jaad.2019.08.090

Goldburg SR, Strober BE, Payette MJ. Hidradenitis suppurativa: current and emerging treatments. *J Am Acad Dermatol.* 2020;82(5):1061-1082. doi:10.1016/j.jaad.2019.08.089

Maghfour J, Ly S, Haidari W, Taylor SL, Feldman SR. Treatment of keratosis pilaris and its variants: a systematic review. *J Dermatolog Treat.* 2022;33:1231-1242. doi:10.1080/09546634.2020.1818678

PETER J. LYNCH

SECCIÓN A: PÁPULAS DEL COLOR DE LA PIEL

«Del color de la piel» hace referencia a aquellos trastornos cuyo color es de la misma tonalidad que el tejido circundante sin anomalías del paciente. Así, en una persona con pigmentación oscura, las lesiones del color de la piel serían bronceadas o marrones, mientras que en una persona con pigmentación más clara, serían casi sin pigmento o blancas. Del mismo modo, las lesiones del color de la piel sobre una superficie mucosa de color rosada o roja serán de estos mismos colores. Las lesiones del color de la piel pueden ser benignas o malignas.

Verrugas genitales

Las verrugas genitales son causadas por el virus del papiloma humano (VPH). Estos virus causan neoplasias benignas frecuentes y son importantes debido a *1)* su transmisibilidad, *2)* la asociación de algunos tipos del VPH con el desarrollo de neoplasias malignas y *3)* nuestra incapacidad actual para erradicar el VPH latente de los tejidos infectados. A diferencia del virus del herpes simple (VHS), en el que solo hay dos tipos, el VHS-1 y el VHS-2, hay más de 200 tipos de VPH, de los cuales alrededor de una cuarta parte pueden infectar la región anogenital.[1]

Presentación clínica

La mayoría de las infecciones anogenitales por VPH se producen de forma subclínica y asintomática y solo un pequeño porcentaje de los infectados (alrededor del 10%) desarrollarán lesiones clínicas en forma de verrugas genitales y lesiones precancerosas. La infección anogenital *asintomática* debida al VPH es bastante habitual. La mayoría (75-90%) de las personas sexualmente activas se infectarán a lo largo de su vida, lo que convierte al VPH en la enfermedad de transmisión sexual (ETS) más frecuente del mundo.[1] Además, alrededor del 10% a 20% de los hombres y las mujeres en su segunda y tercera década presentan indicios de infección por VPH. Esta tasa disminuye con la edad, reduciéndose a casi el 5% en las personas mayores. No es sorprendente que las tasas sean aún más elevadas en grupos específicos como los presos, los pacientes que acuden al consultorio de ETS y los hombres que tienen relaciones sexuales con hombres (HSH). Por otro lado, la prevalencia de la infección anogenital *sintomática* (verrugas anogenitales y lesiones precancerosas) basada en el examen genital varía de un país a otro y es del ~0.1% al 5% en los hombres y las mujeres de todo el mundo. Es importante destacar que hay indicios de que la vacunación contra el VPH está reduciendo estas cifras de prevalencia.[2]

La infección por el virus del papiloma humano es bastante transmisible y el factor de riesgo principal para la adquisición del virus está relacionado con la actividad sexual. En concreto, el riesgo de infección se asocia más a la edad de la primera relación sexual y el número de parejas sexuales anteriores. Otro factor de riesgo importante es la inmunodepresión por el virus de la inmunodeficiencia humana (VIH) o el sida y el trasplante de órganos.[1] La mayor parte de la transmisión del VPH se produce por vía vaginal y anal, pero otras formas de actividad sexual con contacto piel a piel también dan lugar a tasas elevadas de transmisión. En cambio, entre los niños con verrugas anogenitales, es probable que la mayor parte de la transmisión se produzca por autoinoculación y contacto inocente no sexual. Aunque las pruebas no son concluyentes, el uso del preservativo y la circuncisión masculina parecen disminuir el riesgo de transmisión.

Existen cuatro variantes morfológicas principales de las verrugas genitales. Las que se encuentran en las zonas que siempre están húmedas tienden a ser del color de la piel y filiformes (p. ej., altas y estrechas), con o sin punta en forma de pincel **(fig. 7-1)**. Esta variante se denomina de forma adecuada

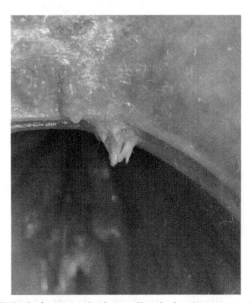

Fig. 7-1. La forma acuminada o puntiaguda de esta verruga genital da nombre a la morfología de tipo condiloma acuminado de las verrugas genitales externas.

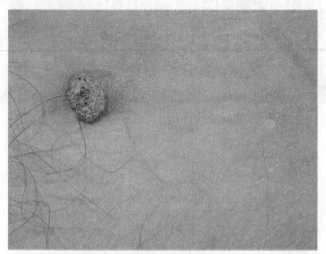

Fig. 7-2. Esta verruga tiene la morfología de una verruga habitual; estas se encuentran en la piel seca más queratinizada y muestran una superficie muy rugosa y queratósica.

condiloma acuminado y, en sentido estricto, es el único tipo de verrugas para el que debe utilizarse este término. La segunda variante que aparece en la zona anogenital es la verruga vulgar (**figs. 7-2 y 7-3**). Estas son del color de la piel y de aspecto similar a las verrugas de las manos. Son tan anchas (5-10 mm) como altas y suelen tener una rugosidad superficial palpable, si bien no visible, debido a la presencia de escamas; también puede que verse una superficie como de pincel en la parte superior de estas lesiones. Se localizan en las partes más secas del tejido anogenital. La tercera variante se manifiesta como pápulas de superficie lisa y cima plana o en forma de cúpula, más anchas que altas (**figs. 7-4 y 7-5**). Suelen tener entre 3 y 15 mm de diámetro y pueden aparecer en las áreas húmedas o

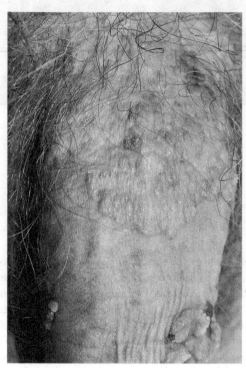

Fig. 7-4. El cuerpo proximal muestra una verruga plana ancha.

secas. Aunque suelen ser del color de la piel, estas verrugas planas pueden ser rosas, rojas, marrones o negras. Por último, las verrugas globulares grandes, de 2 a 4 cm de diámetro, corresponden a la cuarta variante (**fig. 7-6**). Tienen una superficie lisa pero a menudo parecida a la coliflor y son del color de la piel, rosas o rojas. Este tipo de lesión suele denominarse *condiloma gigante* o *tumor de Buschke-Lowenstein*.

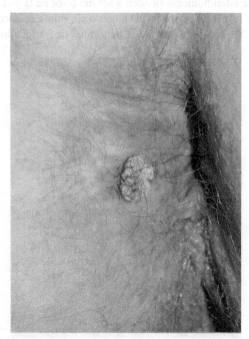

Fig. 7-3. Esta verruga es tan alta como ancha, como es típico en la morfología de las verrugas convencionales.

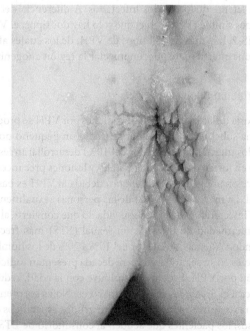

Fig. 7-5. Estas verrugas perianales son en su mayoría más anchas que altas y tienen la superficie lisa.

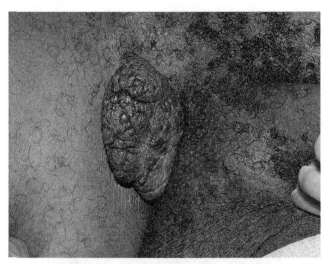

Fig. 7-6. Las verrugas globulares inusualmente grandes se denominan *condilomas gigantes* o *tumores de Buschke-Lowenstein*.

Las verrugas genitales aparecen con mayor frecuencia en las personas de entre 16 y 25 años. Aunque las verrugas genitales suelen ser asintomáticas, en ocasiones producen prurito o irritación. El número y el tamaño de las lesiones en una persona infectada dependen en su mayoría de la resistencia inmunitaria del hospedero contra el virus infeccioso. De este modo, algunas personas con respuesta inmunitaria muy buena pueden tener solo unas pocas lesiones pequeñas que desaparecen de manera espontánea o responden con facilidad al tratamiento. Otros pacientes con menor respuesta inmunitaria presentan numerosas lesiones pequeñas y grandes que pueden ser resistentes a la mayoría de los intentos de tratamiento.

En los hombres, la mayoría de las verrugas genitales aparecen en el cuerpo del pene y, con menor frecuencia, en el glande, el prepucio, el escroto, la ingle y la zona periuretral o intrauretral. Las verrugas perianales y anales se presentan con mayor frecuencia en los hombres que tienen coito anal con hombres, pero también pueden desarrollarse en los hombres heterosexuales que no lo practican. En las mujeres, las verrugas genitales aparecen con más regularidad alrededor del introito vaginal, el vestíbulo vulvar y la piel anogenital circundante. Alrededor de la mitad de las mujeres con verrugas vulvares presentan indicios de infección cervical por VPH. Las mujeres pueden desarrollar verrugas perianales y, como es lógico, su presencia en este sitio es muy probable en quienes practican coito anal receptivo.

Diagnóstico

Por lo general, el diagnóstico de las verrugas anogenitales se realiza con base en la clínica. No obstante, la biopsia es necesaria en caso de dos tipos de verrugas, descritas anteriormente como la tercera y la cuarta variante. Se trata de las lesiones de punta plana y superficie lisa, así como los condilomas gigantes. El examen histológico es necesario en estas dos variantes porque el carcinoma escamocelular (CEC) *in situ* o invasor puede estar presente en estas infecciones por el VPH de apariencia clí-

nica «normal». En un intento por identificar mejor las verrugas genitales, algunos médicos aplican ácido acético al 5% (vinagre común) en la zona anogenital durante varios minutos antes de la exploración visual. El blanqueamiento indica dónde hay verrugas, pero los autores consideran que ni la especificidad ni la sensibilidad de este procedimiento son lo suficientemente altas como para recomendarlo. El aumento de baja potencia, por lo general con una lámpara con lupa montada en el centro y rodeada por una bombilla fluorescente circular, puede ser útil para detectar las lesiones pequeñas. Los ginecólogos y los dermatólogos a veces exploran la zona anogenital con gran aumento utilizando un colposcopio o un dermatoscopio. Se ha descrito que los hallazgos dermatoscópicos muestran una apariencia similar a la de un dedo, con un patrón altamente vascularizado rodeado por halos blanquecinos.[3] La colposcopia, junto con el raspado para obtener una muestra citológica como en el caso de la infección cervical por VPH, es muy útil para identificar la infección anal por dicho virus, sobre todo en el caso de las mujeres positivas al VIH que practican coito anal y de los HSH.[4] El autor cree que con esta única excepción, este abordaje tan amplio es poco útil y aumenta demasiado la duración y el costo de la exploración.

La biopsia puede confirmar el diagnóstico clínico de verrugas genitales y es muy recomendable en ciertas circunstancias, como en el caso de las personas con la tercera o cuarta variante de estas verrugas. Las características histológicas incluyen la acantosis variable, a menudo con elongación de las crestas epidérmicas. La presencia de coilocitosis (células vacuoladas con núcleos oscuros picnóticos) es particularmente útil. La coilocitosis se produce en la mayoría de las capas de la epidermis. Los patólogos que no son expertos en patología cutánea a menudo ignoran esta característica, sin darse cuenta de que las células vacuoladas dispersas (por lo regular sin cambio nuclear) están casi siempre presentes en el tejido anogenital. Hay unas 250 pruebas moleculares disponibles en el mercado para determinar el tipo o tipos específicos del VPH.[5] Debido a la identificación de los tipos de VPH de bajo y alto riesgo, el entusiasmo por el uso de la tipificación del VPH ha ido aumentando paulatinamente. Sin embargo, en la actualidad, los autores consideran que el tratamiento y el seguimiento de los pacientes pueden seguir basándose en gran medida en el grado de displasia, si lo hay, identificado en la biopsia. No se pueden realizar cultivos virales, ya que el VPH no se puede cultivar en los medios artificiales.

En la lista de los diagnósticos diferenciales de las verrugas genitales deben tenerse en cuenta numerosas afecciones. En las mujeres, la papilomatosis vestibular puede confundirse fácilmente con verrugas genitales. Las pacientes con esta afección presentan pápulas hemisféricas, diminutas y muy juntas, dispuestas en forma de empedrado dentro del vestíbulo vulvar (**fig. 7-7**). Se trata de una variante fisiológica habitual que no necesita tratamiento. El trastorno equivalente en los hombres, las pápulas perladas del pene (PPP), consiste en una o dos filas de pápulas diminutas que rodean la corona del glande (**fig. 7-8**). Otras afecciones a tener en cuenta son el molusco contagioso, los papilomas cutáneos comunes, la linfangiectasia, la elefantiasis por edema crónico y las glándulas sebáceas agrandadas

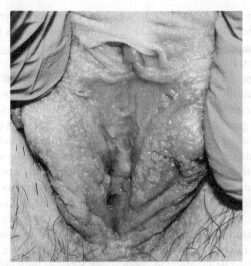

Fig. 7-7. Las papilas vulvares se parecen a las verrugas genitales, pero se diferencian por sus puntas redondas en lugar de puntiagudas, así como por el hecho de que cada papila está diferenciada hasta la base en vez de estar fusionada, como es habitual en las verrugas.

(manchas de Fordyce) (figs. 7-9 a 7-12). Como se ha indicado, tanto el CEC *in situ* como el CEC invasor relacionado con el VPH pueden tener un aspecto idéntico en caso de la tercera y la cuarta variantes de las verrugas, las pápulas planas y las placas o las lesiones globulares grandes.

Fisiopatología

Los virus del papiloma humano se agrupan en cinco géneros, de los cuales solo los géneros α y β son importantes para los profesionales médicos. Los virus de ambos géneros pueden causar infecciones latentes (asintomáticas). Por otro lado, los virus del género α son los responsables principales de la gran mayoría de las lesiones mucosas y cutáneas tanto benignas como malignas (infecciones sintomáticas) en la región anogenital.[1] Estos virus del papiloma α se dividen a su vez en categorías

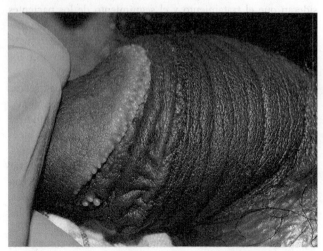

Fig. 7-8. Las pápulas perladas del pene son pápulas monomorfas del color de la piel o blancas dispuestas en una o más hileras alrededor de la corona; se observan casi exclusivamente en los hombres incircuncisos.

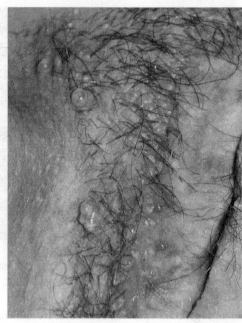

Fig. 7-9. Esta paciente presenta linfangiectasias (también denominadas *linfangiomas circunscritos secundarios*) que salen a través de la superficie cutánea debido al edema crónico derivado de una intervención quirúrgica pélvica.

de «riesgo alto», «riesgo incierto» y «bajo riesgo». La infección anogenital puede producirse por los virus de cualquiera de estas tres categorías. El período promedio de incubación es de unos 3 meses. Alrededor del 90% de las infecciones clínicamente reconocibles se deben a cuatro tipos de VPH. La gran mayoría de ellas son causadas por los tipos de bajo riesgo, los VPH 6 y 11, y el resto se deben sobre todo a los tipos de alto riesgo como los VPH 16 y 18. No es posible determinar de forma clínica cuál de estos tipos de VPH es la causa de las lesiones genitales. La coinfección con varios tipos de VPH sucede con bastante frecuencia.

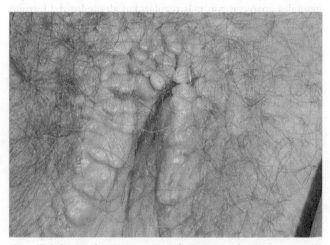

Fig. 7-10. La elefantiasis es una reacción cutánea particular al edema crónico que consiste en la aparición de nódulos firmes que pueden parecerse a las verrugas genitales; esta paciente solo tenía edema moderado por el liquen plano erosivo.

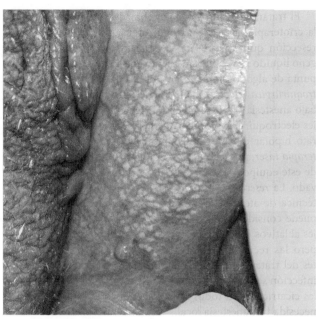

Fig. 7-11. Las manchas de Fordyce son glándulas sebáceas ectópicas que se encuentran en las mucosas modificadas de la vulva, en este caso en el labio menor medial izquierdo. Aunque por lo regular se presentan en las mujeres premenopáusicas, esta paciente manifiesta lesiones inusualmente prominentes que pueden confundirse con verrugas planas.

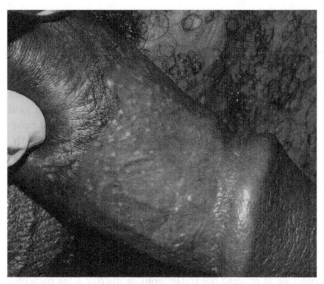

Fig. 7-12. En el cuerpo del pene también hay glándulas sebáceas ectópicas, que en este caso se ven como pequeñas pápulas claras diferenciadas; también hay verrugas planas hiperpigmentadas en el cuerpo proximal.

| VERRUGAS GENITALES | Diagnóstico |

- Se presentan con mayor frecuencia en las personas sexualmente activas de 15 a 30 años de edad
- Cuatro variantes clínicas: *1)* verrugas filiformes, *2)* verrugas vulgares, *3)* pápulas o placas planas y *4)* nódulos globulares grandes
- Las lesiones pueden ser del color de la piel, rosas, rojas, marrones o negras
- La biopsia, en particular en el caso de la tercera y la cuarta variantes, es necesaria para confirmar el diagnóstico y descartar las neoplasias malignas
- Considerar la posibilidad de afectación cervical en las mujeres y anal en ambos sexos

Pronóstico

La información sobre la duración de las infecciones asintomáticas por el VPH en las que no hay lesiones visibles (por mucho el tipo más usual de infección) se basa ante todo en los datos serológicos antiguos que implican la detección de anticuerpos contra la proteína L1 del VPH. Lamentablemente, dado que el virus solo está en las células epidérmicas por encima de la membrana basal (donde solo puede haber un procesamiento limitado del antígeno), estos datos son muy sospechosos. Sin embargo, sí indican que la depuración inmunitaria se produce en cuestión de unos pocos meses para la mayoría de las infecciones por los virus de bajo riesgo y un poco más (alrededor de 1 año) para la mayoría de los de alto riesgo. Pero también se reconoce que la latencia, con una carga vírica persistente muy baja, se produce en un porcentaje desconocido de casos. Es de suponer que la probabilidad

de latencia es mayor con los virus de alto riesgo y también lo es en las personas que padecen cierto grado de inmunodepresión. La depuración también se produce con mayor rapidez en las personas jóvenes que en las mayores, quizás debido a una respuesta inmunitaria más fuerte en los jóvenes.

La resolución espontánea de las verrugas visibles ocurre cuando hay una respuesta inmunitaria mediada por células (IMC) específica del VPH. La resolución sin tratamiento, si se produce, tarda en promedio varios meses. Por desgracia, es probable que las verrugas con los tipos de VPH de alto riesgo y las que aparecen en los pacientes inmunodeprimidos permanezcan en el sitio durante más tiempo o incluso de forma indefinida. Esta respuesta IMC, más que la inmunidad humoral, parece ser mucho más importante para la resolución de la lesión. Esta suposición se basa en cuatro hallazgos. En primer lugar, el título y el momento de la respuesta de los anticuerpos no se correlacionan bien con la resolución de las verrugas; en segundo, muchos pacientes con lesiones visibles no son seropositivos; en tercero, los que son seropositivos no tienen en la actualidad una infección clínicamente detectable; y en cuarto, las personas con una respuesta IMC demasiado deprimida, en particular los que padecen VIH o sida, se infectan con más facilidad, tienen un mayor número de lesiones y rara vez las eliminan de forma espontánea.

Tratamiento

A pesar de la posibilidad de resolución, la mayoría de las verrugas anogenitales deben tratarse para reducir el contagio que ocurre con la actividad sexual y otros contactos piel a piel. Ante todo, esto es importante porque no es posible determinar de forma clínica qué verrugas contienen focos de cambio displásico. No obstante, es primordial tener en cuenta que el tratamiento solo erradica las lesiones visibles; el virus puede permanecer latente en el sitio de forma indefinida. Esto da lugar a tasas elevadas de recidiva, sin importar el tipo de tratamiento empleado.

Antes de contemplar las opciones de tratamiento, los médicos deben considerar si debe realizarse o no la biopsia de una o más lesiones. Como se ha indicado, debe obtenerse la biopsia de las verrugas planas (sin importar el color) y de las globulares grandes debido a la posibilidad de que esté presente el CEC *in situ* o invasor. La biopsia por afeitado es aceptable para las verrugas planas. Por otro lado, se prefiere la resección local para las verrugas globulares grandes por tres razones: la penetración más profunda (incluso cuando no hay invasión dérmica), el riesgo de ignorar la verdadera invasión dérmica y el riesgo de un error de muestreo en estas lesiones. Las lesiones filiformes y las que se asemejan a las verrugas de las manos (*véase* más arriba) pueden tratarse sin biopsia debido a la escasa probabilidad de que haya displasia.

Existen distintos abordajes para el tratamiento.[6-8] Este debe individualizarse para cada paciente, ya que no existe uno solo que tenga aceptación universal. Una de las prioridades principales en el proceso del tratamiento es instruir a los pacientes sobre los aspectos contagiosos de la infección viral, la probabilidad de recidiva tras este y, en algunos casos, el potencial de transformación maligna. Una vez hecho esto, se debe pedir la opinión del paciente sobre si el tratamiento debe ser llevado a cabo por sí mismo (tratamiento basado en el paciente) o por el médico (basado en el médico). También hay que tener en cuenta el costo y, en los Estados Unidos, la cobertura del seguro. Por último, en el caso del tratamiento basado en el médico, la disponibilidad del equipo y la experiencia del profesional influirán en la elección de la terapia.

Tratamiento basado en el paciente. Existen cuatro fármacos, todos ellos sujetos a receta médica, disponibles para el tratamiento basado en el paciente: podofilotoxina al 0.5%, imiquimod al 3.75%, imiquimod al 5% y sinecatequinas al 15%. La solución o crema de podofilotoxina se aplica sobre las verrugas c/12 h durante 3 días, seguido de 4 días sin tratamiento. Esto suele llevarse a cabo durante 4 o 5 semanas; se debe tener en cuenta que la podofilotoxina está contraindicada durante el embarazo. El imiquimod en crema al 3.75% o al 5% se aplica una vez al día dos o tres veces por semana (en días alternos) durante un máximo de 16 semanas. El ungüento de sinecatequinas al 15% se aplica c/8 h durante un máximo de 16 semanas. Se producen efectos adversos de eritema, ardor, dolor y erosión con estos cuatro productos. Las tasas de depuración (entre el 50% y el 75%) son un poco mejores con la podofilotoxina; las tasas de recidiva (entre el 25 y el 35%) son aproximadamente similares con los cuatro fármacos.[6,8]

Tratamiento basado en el médico. Puede ser médico o instrumentado. El abordaje *médico* consiste en la aplicación de ácido tricloroacético (al 80-90%) realizada con mucho cuidado en el consultorio a intervalos de 2 o 3 semanas. Se han descrito tasas de depuración del 70% a 80%, pero las tasas de recidiva son similares a las del tratamiento basado en el paciente, que se describió más arriba.[7] El ardor durante la aplicación resulta molesto para los pacientes y es posible que se formen úlceras si se usa una cantidad muy abundante. No obstante, es un método razonable cuando las verrugas son relativamente no queratósicas y las lesiones son pocas y de tamaño pequeño. Tiene la ventaja de no requerir equipo especializado. Otro abordaje médico, la aplicación de podofilina al 25%, ya no se recomienda.

El tratamiento *instrumentado* basado en el médico incluye la crioterapia, la lisis electroquirúrgica, la lisis con láser y la resección quirúrgica.[6] Con la *crioterapia* se pulveriza nitrógeno líquido (o se aplica mediante una sonda o aplicadores con punta de algodón) a intervalos de 2 a 3 semanas. La *lisis electroquirúrgica* (electrofulguración, electrodesecación) se realiza bajo anestesia local. También pueden emplearse otros abordajes electroquirúrgicos mediante la resección con asa o un aparato bipolar de tipo Bovie. También se puede considerar la *terapia láser*, por lo general con un láser de CO_2, pero el costo de este equipo, y por lo tanto del tratamiento, es bastante elevado. La *resección quirúrgica* se lleva a cabo a menudo con la técnica de afeitado tangencial o de tijera; en raras ocasiones puede considerarse la extirpación elíptica. Estos tres abordajes ablativos dan lugar a tasas de depuración cercanas al 90%, pero las recidivas siguen siendo elevadas. Los inconvenientes del tratamiento quirúrgico incluyen la posibilidad de una infección secundaria, el tiempo de cicatrización bastante largo, las cicatrices y, en todos los casos excepto en la crioterapia, la necesidad de anestesia local.

La elección entre el abordaje médico o el instrumentado depende de las preferencias del paciente y del grado de experiencia del médico. Para la mayoría de los pacientes, el autor (PJL) prefiere la lisis electroquirúrgica, la extirpación con tijera o la resección tangencial por afeitado. Si la hemorragia persiste, puede detenerse con una electrocirugía muy leve en la base. Estos dos abordajes son clásicos, poco costosos y no dependen del cumplimiento del paciente. Además, por lo general solo es necesaria una única consulta, y el paciente sale con la certeza de que está libre de la mayoría o incluso de todas las lesiones visibles. Por supuesto, cuando haya muchas verrugas grandes, puede ser necesaria la eliminación escalonada a intervalos mensuales.

Las verrugas anogenitales en los pacientes pediátricos presentan un problema particular debido a la preocupación de que haya habido abuso sexual. Sin embargo, en el caso de los niños menores de 2 años, no es probable que la transmisión se haya producido por contacto sexual.[1] Las verrugas anogenitales en estos pacientes de muy corta edad pueden haber surgido a través del contacto habitual con los padres, por autoinoculación o por contagio desde el canal de parto infectado. Debe haber un mayor grado de preocupación sobre el abuso sexual en los mayores de 4 años y, en cualquier caso, debe haber una indagatoria por parte de un médico experimentado o de otros entrevistadores calificados en todos los pacientes pediátricos con verrugas anogenitales.

Vacunación

El mejor abordaje para la infección por el VPH (y las lesiones asociadas a esta infección) es evitar que se produzca en primer lugar. Durante las dos últimas décadas, se han aprobado tres vacunas contra el VPH en la mayoría de los países.[9] Estas son Cervarix®, Gardasil® y Gardasil 9®. Las tres vacunas están dirigidas contra la proteína estructural L1 del VPH y no contienen ninguna parte de este virus que permita su replicación tras la vacunación.[9] Cervarix® es una vacuna bivalente dirigida contra los VPH 16 y 18, los dos tipos de virus asociados al desarrollo de aproximadamente el 70% de las neoplasias malignas ano-genitales. Gardasil® es una vacuna tetravalente que ofrece la misma protección contra los VPH 16 y 18 que contra los VPH 6 y 11, los dos tipos de bajo riesgo que causan alrededor del 90% de las verrugas anogenitales benignas. Gardasil 9® es una vacuna nonavalente diseñada para prevenir la infección por los tipos 6, 11, 16, 18, 31, 33, 45, 53 y 58 del VPH, cubriendo así el riesgo de ~90% de las neoplasias cervicales y otras de tipo anogenital. Es curioso que, aunque estas tres vacunas fueron aprobadas originalmente por la Food and Drug Administration (FDA) de los Estados Unidos, hoy en día Gardasil 9® es la única disponible en aquel país.

Las tres vacunas se aplican mediante tres inyecciones intramusculares administradas a lo largo de un período de 6 meses, con la segunda inyección aplicada 1 a 2 meses después de la primera. La tercera inyección se administra hacia el sexto mes. Aunque se recomiendan tres dosis para los adultos, hay indicios de que dos dosis son suficientes para los pacientes pediátricos. Es preferible administrar las tres vacunas antes iniciar las relaciones sexuales (por lo regular entre los 9 y los 11 años), ya que las vacunas no son eficaces contra sus respectivos tipos de VPH una vez que han producido la infección. La vacunación de seguimiento (para ofrecer protección contra los tipos de VPH que aún no se han adquirido) se recomienda para los adolescentes y los adultos que no se hayan vacunado antes.

La inocuidad de estas vacunas es excelente y hasta ahora no se han detectado problemas graves de seguridad.[9] La vacunación no se recomienda de forma específica para las mujeres embarazadas, pero parece ser segura cuando se administra. La eficacia de la vacunación también es excelente. Cuando las vacunas se administran a las personas sin indicios de infección previa por VPH (grupo sin VPH), la prevención de las neoplasias anogenitales relacionadas con este virus es de al menos el 90%.[9] Cuando se administra la vacuna tetravalente al grupo sin VPH, se obtiene una protección casi completa contra el desarrollo de las verrugas anogenitales.[9] En los estudios se ha comprobado que esta protección dura al menos 6 a 10 años. Por desgracia, en el mundo real, la prevalencia de la vacunación y el momento tardío de la vida en el que suelen administrarse las vacunas limitan la eficacia hasta llegar a tasas de protección bastante bajas. Las tasas de vacunación de las mujeres son más elevadas que las de los hombres, pero, por fortuna, existen algunas pruebas de «inmunidad de rebaño» para los hombres heterosexuales a medida que aumenta la tasa de vacunación de las mujeres.

VERRUGAS GENITALES `Tratamiento`

- Tratamiento en el hogar con imiquimod o podofilotoxina
- Tratamiento en el consultorio con nitrógeno líquido o ácido tricloroacético
- Tratamiento en el consultorio con electrocirugía, resección o ablación con láser
- Seguimiento de recidivas y desarrollo de nuevas verrugas
- Corroborar abuso sexual en los niños que presentan verrugas anogenitales
- Prevenir la infección con la vacunación antes del inicio de la vida sexual

---

Molusco contagioso

La infección por el virus del molusco contagioso (VMC) es frecuente, benigna y autolimitada. Puede considerarse más una molestia que una amenaza para la salud o el bienestar. En el 2019 se publicó una revisión del tema y muchos de los puntos que se presentan a continuación están relacionados con esta.[10]

Presentación clínica

El molusco contagioso (MC) es una infección habitual que se presenta sobre todo en los niños y, con menor frecuencia, en los adultos mayores sexualmente activos y las personas inmunodeprimidas. En los niños de 1 a 4 años, las tasas de incidencia en el Reino Unido y en Norteamérica parecen ser de alrededor del 0.1% a 1.5% al año. La tasa de prevalencia en un momento dado en los niños a escala mundial es, en promedio, menor al 3% o 4%. Aunque hoy en día es controvertido, históricamente se ha creído que los niños con dermatitis atópica («eccema») y los que nadan con frecuencia pueden estar predispuestos a adquirir la infección.[10] El abuso sexual no es causa de MC. El contagio (heteroinoculación) entre los niños dentro de familias es posible, pero ocurre con poca frecuencia. También es posible la autoinoculación. Los adultos representan solo una pequeña parte de todas las infecciones por el VMC. La mayoría de estas infecciones se producen en los adultos jóvenes sexualmente activos y en quienes compiten en deportes de contacto estrecho piel a piel, como la lucha libre. Además, las personas inmunodeprimidas, ya sea por enfermedad o por tratamiento inmunosupresor, están predispuestas a la infección y a las lesiones más numerosas y un poco más grandes. Las tasas de infección son similares entre los hombres y las mujeres. La transmisión se produce en su mayoría por el contacto piel a piel y se ve facilitada por el daño de la capa de protección epidérmica.

Las lesiones del molusco contagioso son pápulas semiesféricas del color de la piel, rosas, blancas u, ocasionalmente, translúcidas (por lo que les llaman «verrugas de agua») de 3 a 8 mm de diámetro (**figs. 7-13 y 7-14**). En raras ocasiones, se forma un

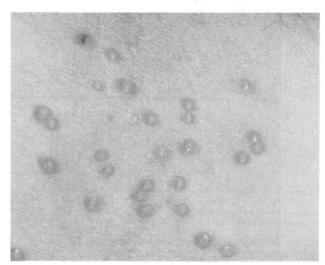

Fig. 7-13. Estas pápulas diferenciadas brillantes en forma de cúpula son típicas del molusco contagioso.

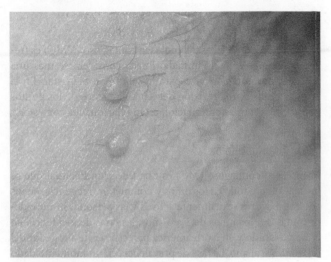

Fig. 7-14. Aunque los médicos buscan la depresión central como el signo diagnóstico en las lesiones del molusco contagioso, la mayoría no muestran este indicio útil.

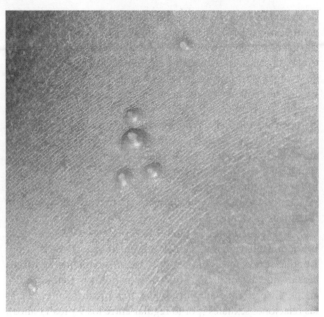

Fig. 7-16. Todos estos moluscos contagiosos muestran la umbilicación central, lo que confirma el diagnóstico.

halo rojo claro alrededor de la pápula del molusco.[10] Rara vez, sobre todo en los pacientes inmunodeprimidos, se observan lesiones gigantes. En un momento dado, los pacientes con inmunidad intacta suelen tener entre 15 y 50 lesiones; algunas de ellas pueden estar agrupadas. La mayoría de las lesiones se desarrollan en la piel epitelial queratinizante, pero a veces se producen también en las mucosas. La piel que rodea las lesiones no suele presentar anomalías visibles, pero pueden producirse eritema y cambios eccematosos alrededor.[10] A veces, al inicio de la fase de resolución («el principio del fin»), cada MC desarrolla inflamación rápida y roja (fig. 7-15).

Las pápulas completamente desarrolladas del MC presentan de forma característica una depresión central o umbilicación. Sin embargo, muchas lesiones, en especial las tempranas y pequeñas, carecen de esta característica (fig. 7-16). Aunque esta umbilicación puede no verse en todas las lesiones, la exploración cuidadosa, sobre todo con aumento, suele permitir encontrar al menos algunas de estas lesiones umbilicadas distintivas. El MC suele ser asintomático, pero algunos pacientes pueden experimentar prurito leve. En los niños, las lesiones pueden aparecer en cualquier parte de la piel, pero son más frecuentes en el torso. En las mujeres sexualmente activas, el MC suele localizarse en el monte del pubis, la parte interna de los muslos y en las nalgas. En ambos sexos pueden formarse en los genitales.

Diagnóstico

El diagnóstico, en especial cuando hay lesiones umbilicadas, suele hacerse con base en la clínica. A veces, el diagnóstico puede ser confuso, por lo que resulta útil la dermatoscopia. El aumento realza la umbilicación central y muestra estructuras amorfas polilobulares de color blanco a amarillento y vasos coronarios periféricos.[10] De lo contrario, la confirmación del diagnóstico clínico es posible mediante la extirpación de una lesión por legrado para después «aplastarlo» y esparcirlo en un portaobjetos de microscopio; esto revela un pequeño «cuerpo de molusco» blanco típico. La biopsia por afeitado sometida a la observación microscópica puede ser adecuada si la apariencia clínica es atípica. Los hallazgos histológicos incluyen características patognomónicas de los cuerpos de inclusión intracitoplasmáticos (cuerpos de «Henderson-Patterson») formados por proteínas virales globulares.

La lista de los diagnósticos diferenciales incluye la infección por el VPH (verrugas genitales), la escabiasis, el hidradenoma papilífero, la linfangiectasia y, en los hombres, las PPP y el liquen nítido. Las verrugas genitales no suelen ser semiesféricas y a menudo presentan una superficie rugosa en lugar de lisa. Las lesiones de la escabiasis se presentan en un patrón de distribución característico (espacios interdigitales, pliegues axilares,

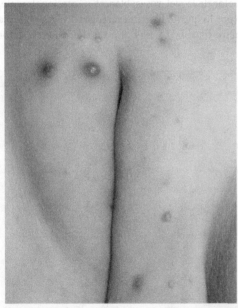

Fig. 7-15. Los moluscos contagiosos no son un signo de abuso sexual en los niños; en este caso las lesiones inflamadas de esta paciente indican que se está entrando a una fase de resolución.

areolas y pene) y se pueden encontrar pequeños surcos lineales. Las pequeñas pápulas y vesículas de la linfangiectasia contienen líquido cuando se perforan con una aguja. En el liquen nítido, las lesiones son más numerosas, en su mayoría planas y morfológicamente más homogéneas. Las PPP surgen solo en la corona y, a veces, en el surco coronal del glande del pene.

MOLUSCO CONTAGIOSO **Diagnóstico**

- Pápulas pequeñas, lisas y en forma de cúpula
- Blancas, rosas, translúcidas o del color de la piel
- La umbilicación en la cima es característica
- Puede verse un color rojo brillante cuando se van a resolver las lesiones
- Confirmar mediante el raspado y el análisis microscópico en busca de un cuerpo de molusco

---

Fisiopatología

El molusco contagioso es causado por el VMC, que es un poxvirus de ADN muy grande. Existen cuatro tipos de VMC (en comparación con los dos del VHS y los más de 200 del VPH).[10] La mayoría de las infecciones son producidas por el VMC-1; otras por el VMC-2. La infección debida a los VMC 3 y 4 es bastante infrecuente. No hay diferencias significativas en la apariencia o la distribución de las infecciones causadas por los cuatro tipos de VMC. La infección por el virus solo afecta las células epidérmicas. Como ya se ha indicado, la transmisión se produce en su mayoría por el contacto piel a piel, pero también es posible que los fómites desempeñen un papel menor. El período promedio de incubación tras la inoculación del virus es de unas 4 a 8 semanas, pero se han notificado intervalos mucho más largos. Al parecer, la latencia del virus no se produce en las células epidérmicas. El VMC no puede cultivarse utilizando medios artificiales.

La resolución de la infección se asocia al desarrollo de una respuesta tanto humoral como IMC. En la mayoría de los pacientes con la enfermedad se encuentran anticuerpos contra el VMC. No obstante, el momento de aparición de los anticuerpos y sus concentraciones no se corresponden con la gravedad o la duración de la infección. La respuesta IMC es mucho más importante que los anticuerpos para erradicar la infección. El inicio de la respuesta IMC a veces se manifiesta de forma clínica por el incremento de la inflamación con eritema concomitante en cada lesión y alrededor de ellas. Una vez que estas lesiones inflamadas están presentes, suele seguir su eliminación total en aproximadamente 1 mes.

Tratamiento

En los pacientes *inmunocompetentes*, cada lesión del molusco contagioso no tratada desaparece de manera espontánea en cuestión de varios meses. Sin embargo, con frecuencia se produce la «siembra» del virus en la piel circundante o en ubicaciones distantes, de modo que se producen nuevas lesiones mientras se resuelven las antiguas. La duración total de la infección es en promedio de 2 años; en cambio, se han notificado plazos mucho más cortos y más largos (como de 12 a 36 meses). Por otro lado, en las personas *inmunodeprimidas*, el número de lesiones es mayor, hay más variabilidad en su tamaño y la resolución espontánea tarda mucho más o puede no producirse en absoluto. También es posible una infección bacteriana secundaria, pero a menudo se «diagnostica de más» debido al enrojecimiento relacionado con la respuesta IMC antes de la eliminación espontánea o debido a la inflamación después del tratamiento.

Todos los tratamientos disponibles en la actualidad son controvertidos o problemáticos de una u otra forma. En concreto, no existe un consenso basado en la evidencia sobre cuál es el mejor tratamiento.[10,11] Por este motivo, la mayoría de los médicos recomiendan la «actitud expectante» en lugar del tratamiento activo, sobre todo en los pacientes pediátricos. En el caso de los adultos y de los pacientes que insisten en el tratamiento, son posibles tanto los abordajes médicos como los instrumentados.

Tratamiento médico en el consultorio

La solución de cantaridina al 0.9% se aplica con mucho cuidado en cada pápula para evitar el contacto con la piel sana circundante. Debe tenerse especial cuidado si se utiliza cantaridina en las zonas intertriginosas para evitar la infección bacteriana secundaria no deseada o la propagación de la solución aplicada. Para las lesiones en la zona anogenital, es útil aplicar un vendaje no muy justo (como una tirita) sobre las lesiones tratadas para evitar la dispersión de la cantaridina por la fricción y el sudor retenido. Muchos médicos aconsejan que la cantaridina se elimine de 6 a 8 h después de la aplicación, pero el autor (PJL) no lo ha considerado necesario. En cualquier caso, se forma una ampolla en un plazo de 24 h en el sitio de aplicación de la cantaridina y la lesión acaba por desprenderse alrededor de 1 semana después, cuando se desprende el techo de la ampolla. Dado que es probable que sigan apareciendo nuevas lesiones, suelen ser necesarias varias consultas para hacer aplicaciones repetidas. La cantaridina es indolora cuando se aplica al inicio y, por este motivo, suele ser el tratamiento preferido para los niños. Posteriormente puede haber dolor leve e irritación. La tasa de curación de cada lesión tratada se aproxima al 100%; por ello, la satisfacción de los pacientes (o los padres) es bastante alta.

Puede aplicarse una solución de ácido tricloroacético al 85%, pero con mucho más cuidado para que la solución no escurra de la pápula a la piel sana y cause necrosis y posibles cicatrices. Este abordaje es bastante eficaz, pero resulta algo doloroso al poco tiempo de haberse aplicado. Es probable que todas las lesiones tratadas se lisen con una sola aplicación, aunque serán necesarios varios tratamientos para las nuevas lesiones que vayan surgiendo.

Tratamiento médico en el hogar

La crema de imiquimod al 5% puede utilizarse en casa y el método de uso es idéntico al descrito en la sección sobre las verrugas genitales más arriba. La aplicación en casa disminuye la vergüenza que siente el paciente por el MC que se produce en la zona anogenital, y también reduce el número y los gastos de las múltiples consultas. Ahora bien, este abordaje terapéutico genera molestias considerables por la inflamación en el lugar de la aplicación. Además, la duración del tratamiento necesario es lo bastante larga como para dificultar el cumplimiento por parte del paciente. Por último, incluso hay cierta controversia sobre si el tratamiento con imiquimod supera realmente a su vehículo y, por lo tanto, puede ser solo un placebo.

El hidróxido de potasio (KOH), por lo general en una concentración al 10%, también puede aplicarse a cada pápula del MC en casa. La frecuencia de aplicación recomendada varía de una vez cada dos días a dos veces al día. En cualquier caso, se aplica hasta que se produce inflamación. Parece ser que la solución de KOH al 10% y el imiquimod son casi igual de eficaces e irritantes. Tal vez la eficacia de ambos dependa de la inflamación que producen, que a su vez podría iniciar la respuesta IMC que cura la infección.

Muchos otros abordajes médicos son posibles, pero la experiencia limitada con ellos y la falta de estudios sobre su eficacia restringen la recomendación de su uso. Algunos de ellos, que no se tratarán con mayor detalle, son la podofilotoxina, el ácido glicólico, el ácido láctico, el ácido salicílico, los retinoides, el peróxido de benzoílo, el aceite de árbol de té, el interferón α inyectado y la cimetidina por vía oral (v.o.).

Tratamiento instrumentado

Los procedimientos más utilizados son la crioterapia y el raspado. La crioterapia con nitrógeno líquido se utiliza de la misma manera que en el caso de las verrugas (*véase* «Verrugas genitales» en este capítulo). Puede aplicarse mediante una técnica de pulverización o con una sonda y está disponible en la mayoría de los consultorios de ginecología y en casi todos los de dermatología. Se recomienda un tiempo total de congelación de unos 10 a 15 s, lo cual puede lograrse con una sola congelación o un ciclo de congelación-descongelación-congelación. Es un tanto doloroso y moderadamente eficaz, pero, como en todo tratamiento, son necesarias varias consultas para tratar los nuevos MC a medida que se producen.

El legrado, en el que se raspa la lesión con el borde de una legra cutánea, también es un tanto doloroso, pero el hecho de que todas las lesiones visibles se eliminen por completo tras la primera sesión del tratamiento hace que la satisfacción del paciente sea alta. Debido a las molestias, tanto la crioterapia como el raspado se prefieren en los adultos, en especial cuando el número de lesiones es menor. En las manos de un profesional experto, la probabilidad de que se produzcan efectos adversos, como cicatrices, es bastante reducida.

Se dispone de abordajes quirúrgicos. La electrocirugía es muy eficaz, pero su uso es limitado porque los MC son muy superficiales y, por desgracia, la profundidad de la lisis es algo difícil de controlar con este método. Por lo tanto, este procedimiento se asocia a cierto potencial de infección secundaria y cicatrices. La terapia con láser también es bastante eficaz, pero su uso está restringido debido a su costo elevado y su disponibilidad limitada.

MOLUSCO CONTAGIOSO	**Tratamiento**

- Considerar la observación sin tratamiento específico en los niños
- La aplicación de cantaridina en el consultorio es indolora y eficaz
- Crioterapia con nitrógeno líquido si hay muchas lesiones
- Legrado para la extirpación si hay pocas lesiones
- La crema de imiquimod o el hidróxido de potasio pueden considerarse para la tratamiento en el hogar

Papilomas cutáneos (acrocordón, pólipo fibroepitelial)

Los papilomas cutáneos son neoplasias benignas de la piel que afectan al menos a la mitad de la población adulta. Comienzan a formarse en la mediana edad o antes en las personas con sobrepeso. Luego la cantidad aumenta paulatinamente hasta alrededor de los 70 años.[12] Las lesiones pequeñas suelen denominarse *papilomas cutáneos*, mientras que las grandes pueden llamarse *pólipos fibroepiteliales* (figs. 7-17 y 7-18). Las personas con obesidad, trastornos lipídicos, acantosis *nigricans*, pigmentación más oscura de la piel y diabetes mellitus parecen estar predispuestas a la formación de papilomas cutáneos.[13]

Los papilomas cutáneos (acrocordones) son pápulas blandas, asintomáticas, del color de la piel o bronceadas. Suelen ser lesiones pediculadas de 2 mm de diámetro y 3 a 8 mm de longitud; suelen presentarse sobre todo en las axilas, alrededor del cuello y en el torso. Los papilomas cutáneos pequeños suelen ser numerosos y estar algo agrupados. Los papilomas cutáneos más largos y grandes (pólipos fibroepiteliales) son pediculados, con una base delgada (1 a 3 mm) y un cuerpo más grande (5 a 15 mm). Estos pólipos fibroepiteliales de mayor tamaño,

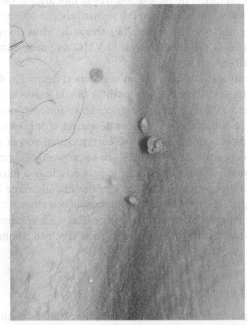

Fig. 7-17. Los papilomas cutáneos son pápulas pequeñas, carnosas y pediculadas que aparecen sobre todo en los pliegues cutáneos; asimismo, son muy frecuentes en los pacientes con sobrepeso.

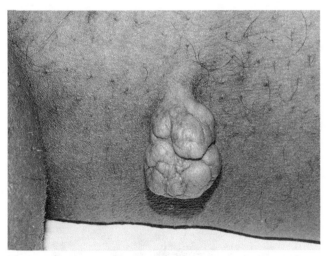

Fig. 7-18. El pólipo fibroepitelial es un papiloma cutáneo grande, por lo general único.

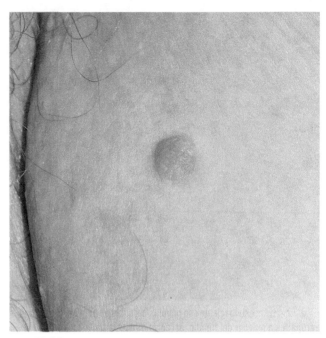

Fig. 7-19. Los nevos intradérmicos son tumores benignos de melanocitos, pero por lo regular son del color de la piel, bien delimitados y suaves al tacto.

a menudo únicos, son más frecuentes en la cara interna superior de los muslos, los pliegues inguinales y las nalgas. Los papilomas cutáneos son escasos en el pene y en el vestíbulo vulvar. En cambio, hay que tener en cuenta que los papilomas cutáneos (en particular los más grandes y edematosos) se encuentran con mayor frecuencia de la esperada en los pacientes con enfermedades intestinales inflamatorias, sobre todo en aquellos con la enfermedad de Crohn.[14]

El diagnóstico de los papilomas cutáneos es clínico. En raras ocasiones, pueden confundirse con verrugas genitales, nevos intradérmicos y neurofibromas aislados. Los papilomas cutáneos son siempre benignos y no necesitan tratamiento, salvo que se inflamen por fricción de la piel, torsión espontánea o por haberse atorado en la ropa. En esta situación, las lesiones pueden cortarse con tijeras finas. La hemorragia leve que se produce puede detenerse mediante la aplicación de solución de subsulfato férrico, cloruro de aluminio o electrocirugía cuidadosa. El nitrato de plata no es una buena opción para la hemostasia debido a la posibilidad de manchar la piel. Los papilomas cutáneos muy pequeños pueden eliminarse mediante crioterapia con nitrógeno líquido, cauterización o electrodesecación leve. Existe un remedio casero eficaz, pero poco recomendado, en el que se ata un hilo firmemente alrededor de la base de la lesión. Al cabo de una semana, el papiloma cutáneo se necrosa y tanto este como la ligadura se caen.

Nevos intradérmicos (nevos dérmicos)

Los nevos intradérmicos son neoplasias benignas. Se diferencian clínicamente de los nevos de la unión y compuestos por su color más claro e histológicamente por la localización de las células del nevo (melanocitos) únicamente dentro del tejido conjuntivo dérmico. Se presentan como pápulas blandas, por lo regular, semiesféricas y de 5 a 15 mm de diámetro (fig. 7-19). El color es variable, ya que pueden ser del color de la piel, rosa o bronceado claro. Los nevos intradérmicos rara vez aparecen en el pene, el escroto o la vulva, pero son bastante frecuentes en los muslos, las

nalgas y el pubis. Estas lesiones deben diferenciarse de los carcinomas basocelulares, las verrugas genitales, el molusco contagioso y los neurofibromas aislados. En algunos casos, son lo suficientemente pediculados como para confundirlos con los papilomas cutáneos. Siempre son benignos y nunca son precursores del melanoma. No es necesario ningún tratamiento a menos que estén inflamados por traumatismos. Si es necesario eliminarlos, pueden rasurarse de manera tangencial o extirparse.

Pápulas perladas del pene

Las PPP son tan frecuentes que se consideran una variante normal más que una enfermedad (*véase* cap. 1).[15] Se estima que están presentes en alrededor del 25% de los hombres, pero su prevalencia es mayor en los incircuncisos y los afroamericanos. Estas pápulas pueden aparecer desde la pubertad; su prevalencia suele aumentar hasta la tercera década de la vida. Aunque son asintomáticas y completamente benignas, su presencia puede causar ansiedad debido a la inquietud del paciente o de la pareja sexual de que sean una ETS. Las PPP son pequeñas pápulas del color de la piel, blanquecinas o rosas que pueden ser alargadas (filiformes) o en forma de cúpula (figs. 7-20 a 7-22; *véase* fig. 7-8). Las lesiones más pequeñas tienen solo 1 mm de diámetro y altura, mientras que las lesiones filiformes más grandes pueden tener 2 mm de ancho y hasta 4 a 5 mm de longitud. Suelen ubicarse en la corona dorsal del pene, aunque a menudo rodean por completo el glande. Puede haber una sola fila de lesiones, pero no es inusual encontrar filas dobles o triples. Con menor frecuencia, se producen en el surco coronal o incluso en el cuerpo distal del pene.

El diagnóstico se realiza con base en la morfología característica y la localización. En la dermatoscopia se ve una apariencia empedrada o en forma de uva de color rosa blanquecino

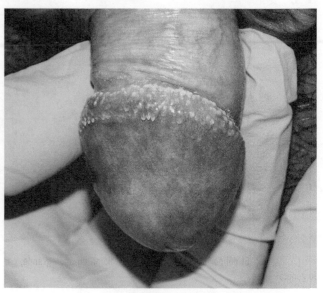

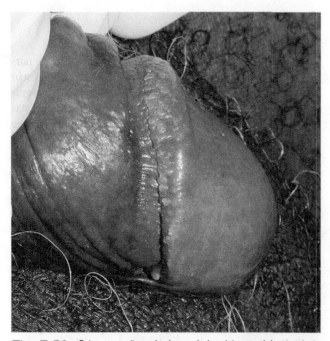

Fig. 7-20. Este paciente con pápulas perladas en el pene tiene pápulas agrupadas alrededor del frenillo, así como alrededor de la corona.

Fig. 7-22. Tanto las pápulas en forma de cúpula como las lesiones filiformes son visibles en este hombre con pápulas perladas en el pene.

Papilomatosis vestibular vulvar

La papilomatosis vestibular vulvar (PVV) es una variante anatómica normal y puede considerarse análoga a las PPP en el hombre.[17] Las primeras publicaciones describían una prevalencia de solo el 1%, pero testimonios posteriores, y la propia experiencia clínica de los autores, indican que la PVV se produce en aproximadamente un tercio de las mujeres premenopáusicas (*véase* cap. 1). Las papilas son asintomáticas, blandas, semiesféricas o un poco alargadas, con un diámetro y una altura de 1 a 2 mm. Sin embargo, algunas lesiones filiformes pueden alcanzar los 5 mm de altura. Las pápulas son rosadas o rojas y, como tales, similares al color del tejido vestibular del que surgen. A veces solo hay pocas pápulas, pero no es raro ver de 50 a 100 agrupadas de tal forma que todo el vestíbulo está tapizado con ellas (**figs. 7-23 y 7-24;** *véase* **fig. 7-7**). Las pápu-

con los vasos centrales punteados o en forma de coma en cada pápula.[16] Deben distinguirse de las glándulas sebáceas agrandadas que aparecen tanto en la cara interna del prepucio (glándulas de Tyson) como en el cuerpo distal del pene (manchas de Fordyce). En ocasiones es necesaria la biopsia, que muestra características histológicas angiofibromatosas, para diferenciar las PPP de las verrugas genitales filiformes. El tratamiento es innecesario, pero si al paciente o a su pareja sexual les molesta su presencia, pueden lisarse con electrocirugía, crioterapia o ablación con láser.[15]

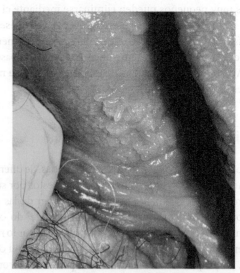

Fig. 7-23. Estas papilas vestibulares tienen las típicas puntas en forma de cúpula y lesiones diferenciadas en la base.

Fig. 7-21. Estas pequeñas pápulas perladas del pene del color de la piel se encuentran en una minoría significativa de los hombres incircuncisos, pero a menudo son sutiles y se pasan por alto.

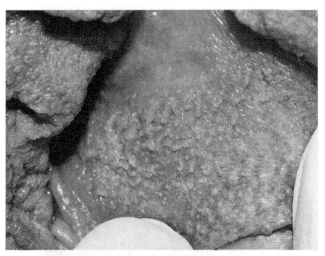

Fig. 7-24. Aunque estas papilas se denominan *papilas vestibulares vulvares*, también se producen en otras zonas de las mucosas modificadas; en este caso, cubren los labios menores mediales.

las pueden estar dispuestas en forma de empedrado, pero a menudo, si se observan de cerca, puede verse que se presentan en hileras lineales (**fig. 7-25**).

Las pápulas de la papilomatosis vestibular no deben confundirse con las verrugas genitales vestibulares, como en realidad ocurría hasta hace unos 30 años. La diferenciación clínica de las verrugas genitales se basa en las siguientes características de la PVV: *1)* el aspecto general es muy homogéneo y cada pápula es bastante similar a sus vecinas en cuanto a su morfología, *2)* las pápulas permanecen separadas y diferenciadas hasta su base, *3)* las pápulas son blandas al tacto y *4)* a menudo puede distinguirse un patrón de disposición lineal. Al principio, la confusión con las verrugas genitales se debió a los testimonios que mencionaban que a veces el ADN del VPH estaba presente dentro de las pápulas. Ahora bien, hoy en día existe un consenso, basado en tinciones histológicas especiales y en estudios moleculares, de que el ADN del VPH no está presente con mayor frecuencia de la que se encuentra en los vestíbulos de las mujeres sin PVV.

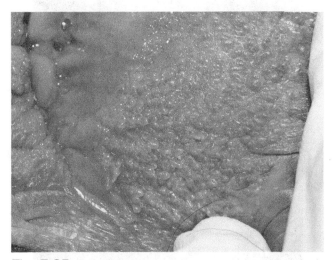

Fig. 7-25. La papilomatosis vulvar a veces consiste en pápulas más pequeñas, en forma de cúpula, casi confluentes, que le dan a la piel un aspecto empedrado.

El diagnóstico es clínico y, si es necesario, se puede apoyar mediante el aumento por dermatoscopia, colposcopia o microscopia confocal de reflectancia. La dermatoscopia muestra canales vasculares profusos e irregulares en diversas proyecciones cilíndricas filiformes.[17] Si se realiza una biopsia, el médico (y el patólogo) debe considerar que en el epitelio mucoso sano hay células grandes parecidas a los coilocitos que se encuentran en las verrugas genitales. En ocasiones, esto genera un diagnóstico incorrecto de infección por VPH. Las pápulas de la PVV también deben diferenciarse de las glándulas sebáceas ectópicas (manchas de Fordyce), que son menos numerosas, no tan elevadas y más amarillas. Dado que las lesiones son asintomáticas, no es necesario realizar ningún tratamiento.

Manchas de Fordyce, gránulos de Fordyce, glándulas de Tyson e hiperplasia de las glándulas sebáceas

Estas cuatro afecciones se componen de glándulas sebáceas. Las glándulas ectópicas se encuentran en su mayoría en las superficies mucosas, donde no suele haber unidades pilosebáceas. En un inicio, se denominaron *manchas de Fordyce, gránulos de Fordyce* y, en la mucosa modificada del prepucio, *glándulas de Tyson*.[18] La hiperplasia de las glándulas sebáceas, por otra parte, se presenta como glándulas grandes ectópicas o eutópicas.[19] En cualquier caso, estas cuatro entidades consisten de manera histológica en lobulillos sebáceos que no están unidos a los folículos pilosos completamente formados, como ocurre con las glándulas sebáceas habituales. En la opinión de los autores, todas ellas se presentan en los genitales con mucha más frecuencia de lo que indican los escasos documentos publicados.

Las manchas de Fordyce y los gránulos de Fordyce son sinónimos de pápulas pequeñas (1-3 mm), a menudo agrupadas y con forma de cúpula, que se desarrollan en las superficies mucosas de los labios, el vestíbulo vulvar y la porción no pilosa del pene (**figs. 7-26 a 7-29;** *véanse* figs. 7-11 y 7-12). Las glándulas de Tyson son pápulas de tamaño y forma similares agrupadas en la superficie mucosa modificada e interna del prepucio. Al principio parecen tener el mismo color que el tejido circundante, pero si se estira el tejido que las rodea, se hacen más evidentes y adquieren un tono más blanco amarillento.

Las pápulas de la hiperplasia de glándulas sebáceas son pápulas únicas de gran tamaño que aparecen en el rostro (frente, mejillas y nariz), las aréolas mamarias (tubérculos de Montgomery), los labios menores, los mayores y el cuerpo del pene. Tienen un diámetro medio de 5 a 10 mm y a veces están umbilicadas (con hoyuelos) debido al infundíbulo (poro) en el que se vacían los lobulillos sebáceos agrandados. Suelen ser del color de la piel, pero a veces tienen un color blanco amarillento.

Todas estas afecciones de las glándulas sebáceas son completamente benignas y, en su mayoría, asintomáticas. No obstante, puede haber prurito o dolor cuando los pacientes están demasiado preocupados por la posibilidad de contagio o de neoplasia maligna. El diagnóstico casi siempre es posible con base en la clínica; la biopsia brindará una respuesta concluyente si hay dudas. Por lo general, basta con dar consuelo al paciente pero, si es necesario, puede procederse con la lisis o la resección.

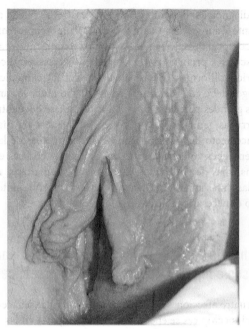

Fig. 7-26. Las manchas de Fordyce se ven como pápulas planas del color de la piel o amarillentas; son más prominentes en los labios menores mediales.

Enfermedad de Fox-Fordyce (miliaria apocrina)

La enfermedad de Fox-Fordyce (EFF) es una afección inflamatoria crónica, pruriginosa y poco frecuente de los folículos pilosos que contienen glándulas apocrinas. La EFF no debe confundirse con las afecciones de las glándulas sebáceas de denominación similar y epónima descritas en la sección anterior. Recientemente se ha publicado una revisión exhaustiva.[20] Más

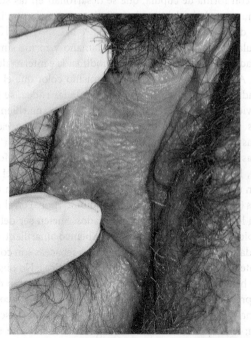

Fig. 7-27. Las manchas de Fordyce desaparecen en la menopausia a menos que se restituya el estrógeno; a veces las lesiones pueden ser lineales.

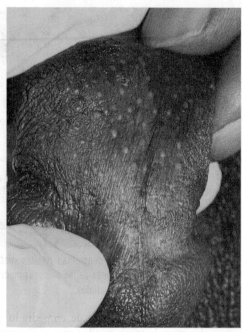

Fig. 7-28. Las manchas de Fordyce son más evidentes cuando se estira la piel.

del 90% de los casos notificados se han producido en mujeres. Resulta interesante que, en casi todas estas mujeres, el inicio se produjo en la pubertad con una mejoría notable o resolución en la menopausia. Además, la mayoría de las pacientes experimentaron brotes perimenstruales y mejoraron con el embarazo. Se han descrito algunos casos familiares.

Cada lesión es una pápula folicular en forma de cúpula de aspecto monótono. En la mayoría de las personas afectadas,

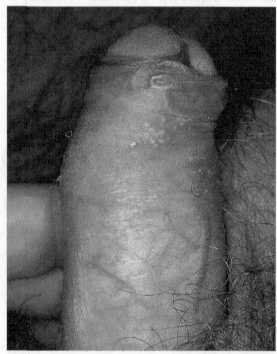

Fig. 7-29. Las manchas de Fordyce pueden ser más sutiles en la tez más clara.

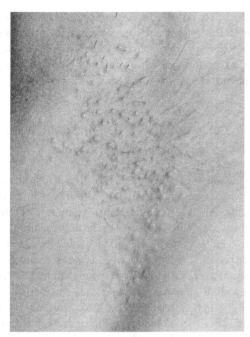

Fig. 7-30. En la enfermedad de Fox-Fordyce se presentan pápulas pruriginosas del color de la piel, monomorfas y en forma de cúpula en las axilas y la zona genital.

las pápulas son del color de la piel, pero a veces tienen tonalidades amarillas o marrones. Estas pápulas se caracterizan por estar diferenciadas y agrupadas de forma equidistante y en lo que se ha denominado un «patrón empedrado». Casi siempre se localizan en los sitios donde se producen de forma natural las glándulas apocrinas, por lo que, con menos frecuencia, se sitúan en las axilas, la región púbica, alrededor de las aréolas mamarias y sobre el esternón (fig. 7-30). De manera sorprendente, la EFF no suele manifestarse en los genitales.[21]

Por lo general, el diagnóstico es posible con base en la clínica debido al patrón de distribución característico y por la morfología distintiva de las lesiones. La sospecha diagnóstica puede confirmarse mediante biopsia, en la que el corte transversal muestra dilatación infundibular y obstrucción hiperqueratósica del conducto de la glándula apocrina. Suele haber espongiosis de las células epidérmicas foliculares, así como infiltrado inflamatorio linfocítico perifolicular y perivascular. La presencia de macrófagos espumosos perifoliculares es un hallazgo útil y relativamente característico.

Se desconoce la patogenia de esta enfermedad. Una hipótesis indica que la obstrucción de la salida de los folículos relacionados con la glándula apocrina lleva a la retención y dilatación del conducto apocrino y de la glándula. Así, la extravasación del sudor apocrino hacia la dermis circundante podría causar inflamación y prurito. Se desconoce la causa de la supuesta obstrucción folicular inicial. Cabe destacar que se han producido al menos 10 casos de EFF tras una terapia láser con fines de depilación, un proceso que produce daños por el calor en el infundíbulo del folículo piloso, lo que indica que los traumatismos de los folículos vinculados con las glándulas apocrinas podrían desempeñar un papel destacado.[22] Los bro-

tes menstruales, junto con el momento de aparición en la pubertad y la resolución en la menopausia, indican que los factores hormonales pueden ser importantes en la fisiopatología del trastorno. Por último, se han publicado algunos casos familiares que indican que los aspectos genéticos también pueden ejercer un papel en la etiología.

Como puede deducirse a partir de la larga lista de tratamientos que se han probado, no existe uno totalmente establecido para la EFF.[20,22] Los corticoides tópicos, los inhibidores de calcineurina tópicos, la crema de tretinoína (que suele ser demasiado irritante para utilizarla con eficacia) y la isotretinoína oral pueden reducir los síntomas en algunas personas. La gravedad del prurito mejora un poco con el embarazo y mientras se toman anticonceptivos orales.

Liquen nítido

El liquen nítido (LN) es un trastorno infrecuente que se presenta sobre todo en niños y adultos jóvenes.[23] En la mayoría de las revisiones se indica que no hay preferencia por sexo, pero en ciertas series de casos y en la propia experiencia de los autores, parece predominar en los hombres. El LN se caracteriza por la presencia de varias pápulas diminutas (1-2 mm), brillantes y planas que suelen ser del color de la piel, aunque pueden ser blancas o rosadas (figs. 7-31 y 7-32). Las lesiones suelen ser asintomáticas, pero algunos pacientes refieren prurito de leve a moderado. Esta erupción suele afectar el torso y los miembros superiores. Algunos testimonios de erupciones generalizadas mencionan la afectación de los muslos y el pubis. De forma relevante, en los hombres la afectación del cuerpo del pene es frecuente y característica. No parece haberse noti-

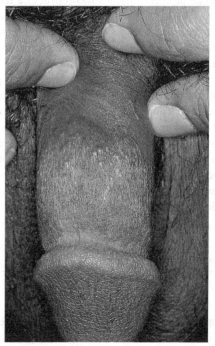

Fig. 7-31. El cuerpo del pene es una zona predilecta del liquen nítido, que consiste en pápulas diminutas, muy juntas y en forma de cúpula.

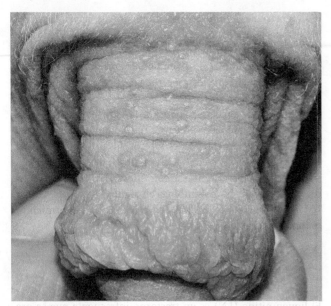

Fig. 7-32. El liquen nítido es bastante frecuente en los niños y suele afectar al pene.

ficado ningún caso que afecte específicamente a la vulva. En la mayoría de los casos, se produce la remisión espontánea al cabo de 6 a 12 meses; excepcionalmente, hay casos que han persistido durante años.

El diagnóstico se sospecha de forma clínica y la dermatoscopia resulta útil. Muestra pequeñas zonas redondas blancas sin marcas cutáneas.[24] El diagnóstico puede confirmarse mediante biopsia. Desde el punto de vista histológico, se observa un cuadro único de reacción liquenoide con pequeños granulomas linfohistiocíticos focales ubicados en la dermis papilar. Estos granulomas están parcial o totalmente rodeados por capas de epidermis que proliferan hacia abajo (estructura de «bola en forma de garra»). Por lo general hay células gigantes multinucleadas. La vacuolización de la capa basal de la epidermis se produce por encima de las masas de células inflamatorias.

La causa del liquen nítido se desconoce. En un principio se pensó que se trataba de una variante del liquen plano. De hecho, el liquen plano y el liquen nítido rara vez pueden producirse de forma concomitante. Sin embargo, hoy en día se considera un trastorno separado y único de patogenia desconocida. Ningún tratamiento es por completo satisfactorio, aunque la aplicación de corticoides tópicos de potencia media a superpotente puede acelerar su resolución. No obstante, dado que suele ser asintomático y se tiende a reducir con el tiempo, en la mayoría de los casos parece razonable no tratarlo.

SECCIÓN B: NÓDULOS DEL COLOR DE LA PIEL

Aquí se aplica la misma aclaración que se indica en el caso de las pápulas: «del color de la piel» significa que el color de la lesión es similar al del tejido circundante ya sea de la piel o de la mucosa. Así, el color de la lesión en una persona de tez oscura puede ser bronceada o marrón; en la tez clara puede ser casi blanca. Las lesiones que se producen en las mucosas suelen ser de color rosa o rojo. Obsérvese también que, aunque los siguientes trastornos se catalogan como «nodulares», puede haber una mezcla con algunas pápulas más pequeñas.

Hidradenoma papilífero (adenoma de tipo glándula mamaria)

El hidradenoma papilífero (HP) es una neoplasia anexial vulvar benigna bastante frecuente. Este trastorno se discute principalmente en el capítulo 6, pero aquí se agregan algunos comentarios adicionales. Se trata de una lesión que se forma solo en las mujeres y se produce sobre todo en el tejido vulvar de las que son de mediana edad y de ascendencia caucásica. En la mayoría de los casos, la lesión es única y se encuentra en los labios menores o mayores de la vulva; aparece sobre todo en el surco interlabial.[25] En raras ocasiones, el HP se observa en el ano o perianalmente.[26] Suele presentarse como un nódulo asintomático de 1 a 2 cm, de consistencia semiblanda a firme, del color de la piel o rojo (figs. 7-33 y 7-34). La superficie del nódulo puede ser lisa o ulcerada. A veces, el HP tiene un aspecto un poco translúcido de tipo quístico. La mayoría de las lesiones son asintomáticas, pero en una minoría de los casos hay prurito, hemorragia y dolor leve. Las lesiones pueden ser muy variables en cuanto a su morfología y dermatoscopia, por lo que el diagnóstico se realiza mediante biopsia.

En un principio se pensó que estas neoplasias eran tumores derivados de las glándulas apocrinas, pero ahora se sabe que se forman a partir de glándulas similares a las mamarias de tipo apocrino, pero que se identifican por separado, y se localizan en la zona anogenital de las mujeres.[27] Esta nueva categoría de adenomas de tipo glándula mamaria puede englobar otros adenomas anogenitales poco frecuentes como los tubulares y el siringocistoadenoma papilífero. Casi todos los tumores son benignos,

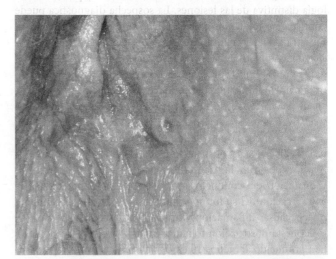

Fig. 7-33. El hidroadenoma papilífero es un tumor infrecuente que se encuentra más a menudo en la vulva que en los genitales masculinos; es una pápula del color de la piel, en forma de cúpula, que a menudo parece quística y a veces tiene una hendidura central.

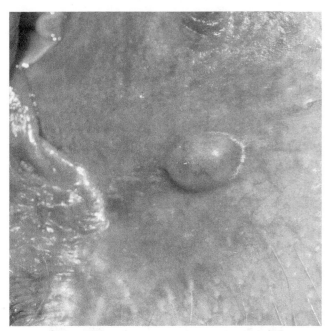

Fig. 7-34. En este hidroadenoma papilífero se puede ver una gota de material mucoide en una fosa superficial.

aunque al menos algunas pacientes han presentado carcinoma ductal *in situ*. No obstante, es interesante señalar que alrededor del 75% de las muestras de biopsia albergan mutaciones en los genes asociados al cáncer.[28] Se desconoce el significado de este hallazgo. El tratamiento por resección local es curativo.

Neurofibroma

Los neurofibromas son nódulos asintomáticos, blandos, del color de la piel o bronceado claro. Los dermatólogos suelen

dividirlos en dos grupos: los neurofibromas pequeños, únicos y superficiales (que no forman parte de la neurofibromatosis generalizada de tipo 1) y los neurofibromas más grandes y profundos (que forman parte de la neurofibromatosis segmentaria de tipo 5 o de la generalizada de tipo 1).

Los neurofibromas pequeños y solitarios se asemejan de forma clínica a los pólipos fibroepiteliales en tanto que son blandos, pediculados y del color de la piel. Sin embargo, se invaginan con facilidad («signo del ojal»). Puede haber una o varias lesiones y la mayoría de las veces se producen en la parte inferior del torso y los muslos, pero solo afectan directamente los genitales de forma excepcional (**figs. 7-35 y 7-36**). No tienen importancia médica, pero si causan irritación al atorarse en la ropa, pueden «cortarse» con facilidad.

Los nódulos más grandes son menos blandos, del color de la piel a bronceado claro y se reconocen con facilidad como parte de la neurofibromatosis generalizada de tipo 1 (enfermedad de Von Recklinghausen).[29] Se producen junto con otros nódulos similares y parches de color café con leche dispersos. Estas lesiones no evolucionan a sarcomas. Pueden aparecer nódulos aún más grandes, no pediculados y un poco alargados unidos a los nervios subyacentes como neurofibromas plexiformes.[30,31] También surgen en los genitales (sobre todo alrededor del clítoris) como parte del tipo 1 (neurofibromatosis generalizada) o del tipo 5 (neurofibromatosis segmentaria). Estas últimas lesiones tienen el potencial de sufrir cambios sarcomatosos, por lo que deben extirparse mediante disección neuroquirúrgica.

Condiloma plano

Condiloma plano es el nombre que se les da a las pápulas y los nódulos planos que se producen en la zona anogenital durante la fase secundaria de la sífilis.[32] Estas lesiones son poco frecuentes en la práctica habitual en el consultorio, pero se encuentran con regularidad en las clínicas de ETS y a veces en

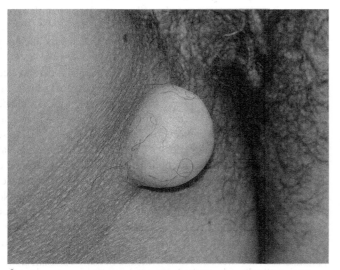

A

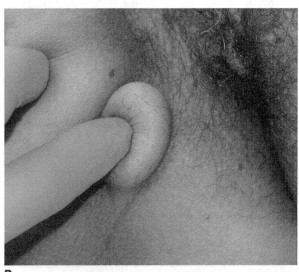

B

Fig. 7-35. **A, B.** Aunque el término «fibroma» implica que algo es fibrótico y firme, el neurofibroma es notablemente flexible y blando, a menudo descrito como una «bolsa de gusanos» a la palpación. Su carácter superficial, así como la considerable suavidad, ayudan a distinguir el neurofibroma de un lipoma y de un quiste epidérmico.

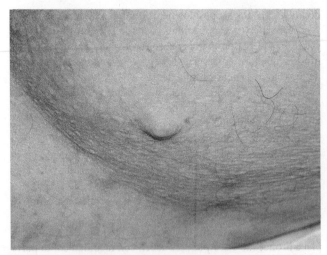

Fig. 7-36. Los neurofibromas pequeños son tumores frecuentes, de poca importancia médica y a menudo se pasan por alto.

los hospitales de referencia. La discusión principal acerca de la sífilis se encuentra en la sección sobre chancros del capítulo 11. Aquí solo se tratarán la presentación clínica y el tratamiento de los condilomas planos.

Los condilomas planos son nódulos grandes (1-2 cm), bien delimitados, planos, del color de la piel o rosados (**fig. 7-37**). Cuando las lesiones se encuentran en las mucosas o en las zonas intertriginosas, pueden tener una superficie blanca que se debe a la humedad retenida en las capas externas de la epidermis engrosada e hiperqueratósica (**fig. 7-38**). Son más frecuentes en la vulva y la zona perianal, pero pueden estar en

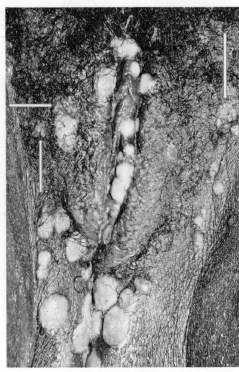

Fig. 7-38. El hecho subyacente de que estos condilomas planos sean del color de la piel se aprecia en la piel seca más periférica, en comparación con las zonas que permanecen húmedas en los pliegues cutáneos, con lo que se produce el exudado de fibrina blanca en la superficie.

otras partes de los genitales y de la piel perigenital. De forma excepcional, se desarrollan en ubicaciones intertriginosas no anogenitales. A diferencia de las demás lesiones cutáneas de la sífilis secundaria, la superficie del condiloma plano está repleta de espiroquetas y supone un alto riesgo de transmisión a otras personas. Los condilomas planos suelen asociarse a otros signos y síntomas de la sífilis secundaria, como fiebre, malestar y linfadenopatías generalizadas. También pueden presentarse otros indicios cutáneos de la sífilis secundaria: pápulas rojas ligeramente escamosas en el torso, pápulas palmoplantares de color marrón rojizo, parches blancos en las mucosas bucales y caída irregular del cabello.

La presentación clínica puede dar indicios del diagnóstico correcto de sífilis, pero es obligatorio confirmarlo. Los pacientes con condiloma plano casi siempre presentan una serología *no treponémica* positiva, como una prueba de reagina plasmática rápida (RPR) o una prueba de sífilis del Venereal Disease Research Laboratory (VDRL).[33] Las únicas excepciones son las personas gravemente inmunodeprimidas (p. ej., por el VIH o el sida) y las que tienen concentraciones de anticuerpos tan elevadas que presentan el denominado *fenómeno de prozona*. No obstante, los pacientes con lesiones clínicamente sospechosas, sea positiva o no la prueba no treponémica, deben someterse a una prueba *treponémica* como la de absorción de anticuerpos antitreponémicos fluorescentes (FTA-ABS, *fluorescent treponemal antibodies absorption*). La combinación de estos dos tipos de pruebas indicará siempre el diagnóstico correcto.

Las lesiones del condiloma plano pueden confundirse con las verrugas inducidas por el VPH (condiloma acumi-

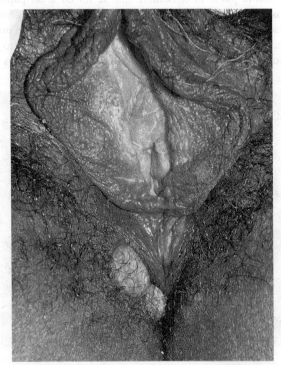

Fig. 7-37. La morfología tan plana de estas pápulas es la razón del término *condiloma plano*, a diferencia del condiloma acuminado producido por el virus del papiloma humano.

nado) y las neoplasias intraepiteliales de la vulva, el pene y el escroto. Si existen dudas sobre la entidad correcta, debe realizarse una biopsia, así como las pruebas serológicas mencionadas en el párrafo anterior. Por lo general, el tratamiento recomendado en caso de sífilis secundaria, incluidos los condilomas planos, es una única inyección intramuscular (i.m.) de 2.4 millones de unidades de penicilina G benzatínica.[33]

Linfogranuloma venéreo

Hasta hace poco, el linfogranuloma venéreo (LGV) era poco frecuente en los países occidentales. Sin embargo, durante los últimos 20 años, ha habido un aumento significativo en el número de casos notificados en el Reino Unido y Europa, junto con un pequeño incremento en los Estados Unidos.[34] Casi toda esta alza se debe a las infecciones rectales que se producen en los HSH, y se encuentra frecuentemente en los hombres infectados por el VIH. El LGV rara vez se diagnostica en las mujeres, quizá porque en esta población la infección suele ser asintomática. El aumento se ha visto favorecido por el alza de los viajes alrededor del mundo y la mayor facilidad de conexión social a través de las redes en línea.

En un inicio, cuando la infección se producía a través de las relaciones sexuales heterosexuales, la lesión clínica inicial del LGV era en forma de pápula, pústula o úlcera superficial no dolorosa. Dichas lesiones eran bastante pasajeras y, debido a su naturaleza asintomática, no solían notarse o, si se detectaban, eran ignoradas por el paciente. En general, estos pacientes no buscaban atención médica hasta la aparición de la linfadenopatía. En la actualidad, casi todos (90-95%) los pacientes con LGV presentan proctitis y pueden tener linfadenopatía leve. El debate sobre la proctitis por el LGV queda fuera del ámbito de este libro de texto.

La característica más llamativa desde el punto de vista de este libro son las impresionantes linfadenopatías (bubones) que se producen cuando están infectados los genitales, en lugar del recto. Los ganglios linfáticos inguinales son los más afectados, aunque en algunos casos también los femorales. Cuando ambos grupos de ganglios están afectados, el ligamento de Poupart (ligamento inguinal) crea un surco característico (el «signo del surco») entre ambos grupos (fig. 7-39). Los ganglios agrandados suelen ser bilaterales y presentan mucha sensibilidad. En los pacientes sin tratamiento, los ganglios que se han manifestado durante cierto tiempo sufren licuefacción con la consiguiente fluctuación. Con el tiempo, se produce la rotura de la piel suprayacente, lo que forma fístulas purulentas crónicas que supuran. Con frecuencia se desarrolla edema genital masivo (elefantiasis). Los pacientes con proctitis sin tratar desarrollan estenosis rectal, constricción y formación de abscesos perianales. Estos pacientes pueden confundirse con los que padecen la enfermedad de Crohn.

El linfogranuloma venéreo es causado por los serotipos L1, L2 o L3 de la bacteria *Chlamydia trachomatis*. Casi todos los nuevos casos notificados en los HSH han sido con el serotipo subvariante L2 o L2b.[34] El diagnóstico del LGV suele sospecharse con base en la clínica, pero pueden producirse adenopatías similares en caso de chancroide. La confirmación del

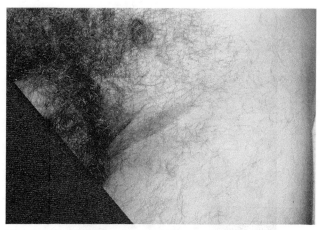

Fig. 7-39. La linfadenopatía del LGV es muy dolorosa, se enrojece y, sin tratamiento, puede romperse y formar fístulas supurantes crónicas. La señal del surco se observa aquí con facilidad.

diagnóstico requiere de la identificación de un serotipo del LGV en el sitio de la infección. Antes, esto se conseguía en la mayoría de los casos con cultivos bacterianos, pero hoy en día se utilizan más las técnicas moleculares que solo se encuentran en los laboratorios especializados. En las situaciones en las que no se dispone de estas pruebas, pueden utilizarse técnicas serológicas, pero existen muchos problemas de sensibilidad y especificidad.[34]

El tratamiento recomendado hoy en día es con doxiciclina v.o. 100 mg c/12 h durante 3 semanas.[34] A fin de obtener un mejor cumplimiento, también se ha utilizado la azitromicina en dosis única o de corta duración, pero las tasas de curación parecen ser más bajas con este fármaco. Los ganglios linfáticos fluctuantes deben aspirarse.

Siringomas

Los siringomas son lesiones anexiales benignas de las glándulas o conductos sudoríparos. Suelen presentarse en el rostro, sobre todo alrededor de los párpados. Son mucho más frecuentes en las mujeres que en los hombres. Se han descrito algunos casos familiares. Por lo regular, aparecen de forma insidiosa durante la pubertad o en la vida adulta joven; sin embargo, cuando son asintomáticos, pueden pasar desapercibidos hasta mucho más tarde. Los informes de lesiones genitales publicados son infrecuentes, pero los dos autores de este libro, y otros, se han encontrado con siringomas vulvares con suficiente frecuencia como para creer que a menudo pasan desapercibidos o al menos no se notifican.[35] Las lesiones vulvares son mucho más frecuentes que las peneanas o escrotales.

El aspecto clínico suele ser el de varias pápulas o nódulos de superficie lisa, cima plana o borde inclinado (figs. 7-40 y 7-41). Habitualmente se presentan de 10 a 20 lesiones de 5 a 20 mm de diámetro en ambos lados. Con menor frecuencia se han descrito pápulas o nódulos únicos. La mayoría son del color de la piel, pero también pueden ser de color blanco, amarillo o bronceado. En la vulva, casi siempre se localizan en los labios mayores. En la mayoría de los casos, las lesiones son asintomáticas.[35]

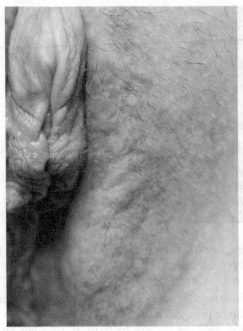

Fig. 7-40. Los siringomas son pápulas del color de la piel en forma de cúpula que, a veces, son lesiones sutiles que pueden parecerse a la liquenificación en los pacientes con prurito.

No obstante, algunos pacientes presentan prurito que puede ser bastante molesto. Una vez presentes, su tamaño permanece estable y persisten indefinidamente.

Por lo general, es posible realizar el diagnóstico clínico, pero la dermatoscopia también puede resultar útil. Hay estructuras brillantes que tienen un color amarillo blanquecino, redondas u ovaladas, sobre un fondo rosado decolorado, con vasos puntiformes y lineales cortos, agrupados e irregulares.[36] Sin embargo, la sospecha diagnóstica debe confirmarse mediante

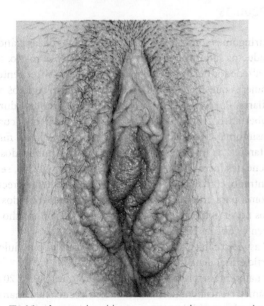

Fig. 7-41. A veces, los siringomas son grandes y se asemejan a los quistes epidérmicos.

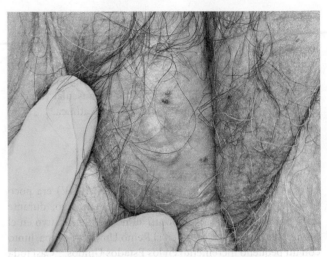

Fig. 7-42. Los quistes epidérmicos son un nódulo firme, en forma de cúpula, de color blanco, amarillo, rosado o del color de la piel; a veces son incluso azulados debido a la melanina de la queratina contenida en el quiste.

biopsia, ya que tanto su aspecto clínico como histológico pueden confundirse con el carcinoma anexial microquístico.[35] Las características histológicas constituyen estructuras tubulares estrechas que se asemejan a las observadas en los conductos sudoríparos ecrinos normales. Los siringomas pueden dejarse sin tratamiento, pero cuando se produce prurito intenso puede mejorarse mediante la resección o lisis con electrocirugía, ablación con láser o crioterapia.[35]

Quistes epidérmicos (quistes epidermoides)

Los quistes epidérmicos (QE) suelen denominarse por error *quistes sebáceos*, ya que contienen queratina y no sebo. Los QE son el tipo más frecuente de quistes que se encuentran en la zona anogenital, donde se manifiestan como pápulas o nódulos firmes, con borde inclinado, de superficie lisa, blancos, blanco amarillentos, ligeramente rosados o del color de la piel (figs. 7-42 y 7-43). Los quistes muy pequeños (1-2 mm) se denominan *milios*, pero no es frecuente encontrarlos en la zona anogenital. El diámetro promedio del QE genital es de 0.5 a 2.0 cm. Los quistes que no están inflamados suelen ser asintomáticos. Los QE se desarrollan sobre todo en las partes pilosas de los genitales. Suelen localizarse en el escroto en los hombres y en los labios mayores en las mujeres. Estos quistes también se presentan en la zona alrededor del clítoris en las mujeres[37] y como una pequeña proporción de los quistes del rafe medio en los hombres (fig. 7-44).[38] Pueden estar presentes uno o varios y, en ocasiones, hay de 10 a 20 lesiones agrupadas (fig. 7-45). El diagnóstico suele basarse en la apariencia clínica. La dermatoscopia puede resultar útil en los casos atípicos; en la mayoría se encuentra un fondo blanco marfil, con un signo de punto o poro en casi la mitad de los casos.[39] Puede obtenerse una confirmación aún más certera cuando se visualiza el contenido blanco del quiste tras incidir y apretar suavemente la lesión. Los diagnósticos diferenciales incluyen las afecciones que se

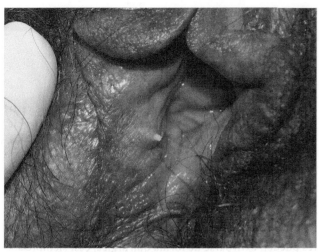

Fig. 7-43. El diagnóstico de este quiste pequeño es fácil de hacer, ya que la queratina de su interior está siendo extruida.

mencionan a continuación. Los siringomas que se presentan en los labios mayores pueden confundirse con los quistes epidérmicos. Las lesiones del molusco contagioso también pueden parecerse a estos quistes, pero las lesiones del MC son más superficiales y parecen estar en la superficie, no dentro de la piel. Las glándulas sebáceas ectópicas (manchas de Fordyce) en las superficies mucosas de los genitales pueden asemejarse a los milios.

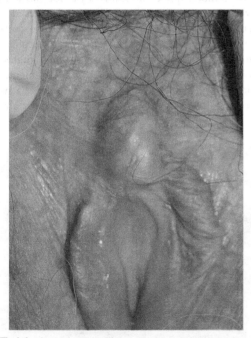

Fig. 7-44. Aunque estos nódulos que se encuentran en las mujeres con dermatosis cicatriciales se denominan a veces *seudoquistes del clítoris*, en realidad son quistes epidermoides. La queratina descamada que queda atrapada bajo el capuchón del clítoris cicatrizado distiende la piel circundante; en este caso puede verse un poco de queratina blanca entre las puntas selladas del capuchón del clítoris.

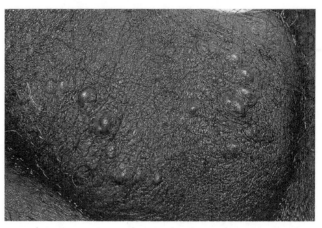

Fig. 7-45. Los lugares donde se presentan más frecuentemente los quistes de mayor tamaño son el escroto y los labios mayores.

Los denominados *quistes de inclusión* se presentan cuando partes del epitelio se implantan en la piel durante una intervención quirúrgica o debido a algún traumatismo capaz de romper la superficie de la piel. El término «quiste de inclusión» no debe utilizarse como sinónimo de «quiste epidérmico». El quiste epidérmico típico, mucho más frecuente y que se encuentra en los genitales, se produce a partir del resto de una unidad pilosebácea anatómicamente malformada que carece de una salida adecuada a la superficie de la piel. El material blanco localizado dentro del quiste epidérmico está hecho de queratina producida por los queratinocitos que están situados en el revestimiento de la pared del quiste. En los hombres, el contenido de los quistes epidérmicos escrotales a veces se calcifica. Sin embargo, en algunos casos de calcificación, la pared celular epidérmica ha desaparecido, y en tales casos se utiliza el término «calcinosis cutánea idiopática».[40]

Los quistes epidérmicos carecen de importancia médica y no causan problemas a menos de que la pared del quiste presente filtraciones o roturas. Si esto ocurre, el contenido de queratina del quiste entra en contacto con el tejido conjuntivo que lo rodea. Esta queratina actúa como un «cuerpo extraño» y genera una reacción inflamatoria rápida. Esta inflamación hace que el contenido del quiste se licue y forme pus. A pesar de su aspecto y olor, esta mezcla de queratina licuada y células inflamatorias casi siempre carece de bacterias patógenas, por lo que no constituye una infección verdadera. No obstante, estas lesiones pueden tener características clínicas parecidas las de un furúnculo o a un seudoquiste inflamatorio como el que se observa en la hidradenitis supurativa. No es necesario ningún tratamiento para los quistes que no están inflamados. Los quistes inflamados pueden incidirse y extraerse. La mayoría de los médicos recetan antibióticos para los quistes inflamados, pero es probable que cualquier efecto beneficioso que se produzca se deba a las propiedades antiinflamatorias, más que a las antimicrobianas, de estos fármacos. Rara vez, los síntomas o la insistencia del paciente harán necesaria la ablación con láser o la extirpación por resección de los quistes no inflamados. La incisión simple junto con la extirpación del contenido del quiste casi siempre vienen seguidos de recidiva.

Quistes del rafe medio

El «rafe medio» es el punto de unión embrionario de la línea media de dos tejidos simétricos. En la zona anogenital de los hombres, el rafe medio se extiende desde el ano hacia delante a través del perineo, a lo largo del escroto desplegándose por la cara inferior del pene y terminando en el meato uretral en la punta del glande. El rafe es visible y palpable como una cresta leve del color de la piel o marrón claro. Los quistes o sus conductos pueden producirse en cualquier parte a lo largo de este rafe, pero surgen con mayor frecuencia en la parte inferior del pene. Por lo general, solo se presenta una pápula o nódulo único, que constituye un solo quiste, pero en algunos casos se encuentran varios quistes a lo largo del rafe. Las lesiones surgen como pápulas o nódulos semiesféricos en forma de cúpula, del color de la piel, translúcidos, amarillos o bronceados, de 2 a 15 mm de diámetro (**fig. 7-46**). La mayoría están presentes desde el nacimiento, pero el crecimiento lento y la falta de síntomas hacen que no se les preste atención hasta una edad más avanzada. Con menor frecuencia se desarrollan en la vida adulta como quistes de «inclusión» que surgen debido a la implantación del tejido que se produce por los traumatismos que rompen la piel. En ocasiones excepcionales, se produce inflamación por traumatismos o infección. Histológicamente, pueden estar revestidas de epitelio escamoso cilíndrico o estratificado. No es necesario ningún tratamiento para las lesiones asintomáticas; las lesiones sintomáticas o inflamadas (usualmente por irritación o trau-

matismos durante la actividad sexual) pueden extirparse. El tema ha sido revisado recientemente.[38]

Quistes vestibulares mucinosos

Los quistes vestibulares mucinosos se localizan en el vestíbulo vulvar. Estos quistes se forman con bastante frecuencia, aunque existe una sorprendente falta de informes publicados sobre ellos. Los quistes mucinosos se desarrollan sobre todo a partir de anomalías anatómicas o de la obstrucción de las glándulas vestibulares menores. La acumulación de secreción glandular forma estos nódulos blandos de 0.5 a 2 cm (**figs. 7-47 y 7-48**). Pueden ser translúcidos, del color de la piel, amarillos o azules. Aunque los quistes vestibulares pueden extirparse de forma quirúrgica, casi siempre son asintomáticos y no suelen requerir tratamiento.

Seno pilonidal (quiste pilonidal)

Aunque a menudo se denominan «quistes pilonidales», estas lesiones carecen de una pared quística epitelial y, por lo tanto, se identifican de forma más adecuada como *senos pilonidales*. Estos surgen como una lesión adquirida en la que los pelos, atrapados en los pliegues del tejido, penetran a la fuerza en la piel y producen una reacción inflamatoria de tipo cuerpo extraño.[41] El seno pilonidal se presenta con mayor frecuencia en los hombres que en las mujeres y se localiza a menudo en la zona sacrococcígea (**fig. 7-49**). Los factores de riesgo incluyen obesidad, sedentarismo, exceso de vello corporal y falta de higiene. Sin embargo, se han descrito localizados en otras zonas, como las axilas, los espacios interdigitales de las manos y los genitales. Se han notificado relativamente pocos episodios con afectación de la vulva o del pene. La mayoría de los casos vulvares se han producido en un lugar alrededor

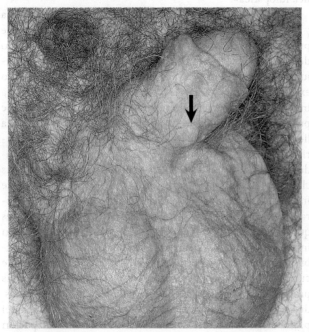

Fig. 7-46. Se produce un quiste del rafe medio a lo largo de la línea media de la cara ventral del pene.

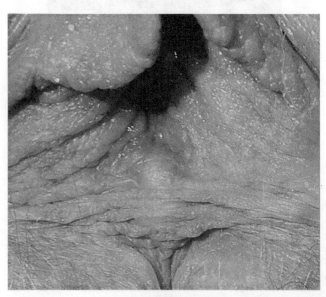

Fig. 7-47. Los quistes vestibulares mucinosos pueden ser del color de la piel, azulados o blancos.

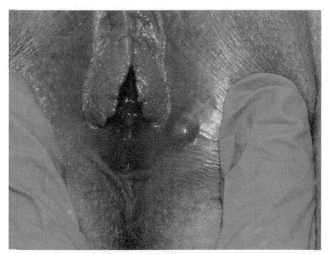

Fig. 7-48. No todos los quistes mucinosos vulvares se encuentran en el vestíbulo, pero todos están en alguna parte de las mucosas o en las mucosas modificadas.

del clítoris, donde evolucionan a un absceso clitorídeo o periclitorídeo (**fig. 7-50**).[42] En los hombres incircuncisos, se han encontrado lesiones peneanas en el surco coronal.[43]

El seno pilonidal se ve primero como un nódulo asintomático, blando y del color de la piel, que se vuelve rojo y muy doloroso a medida que se produce inflamación por un cuerpo extraño. A veces pueden verse pelos que salen de la superficie de la lesión cuando se separan los pliegues cutáneos que la rodean. El pus acumulado dentro de la lesión puede supurar desde la fístula. El tratamiento es más difícil de lo que podría esperarse.[41] Debe extirparse por completo el tejido inflamado

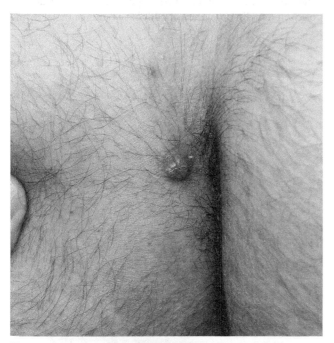

Fig. 7-49. Este quiste pilonidal se encuentra en una localización clásica cerca de la porción superior del pliegue interglúteo; aunque parece superficial y fácilmente extirpable, a menudo se trata solo de la porción superior de una fístula que puede requerir cirugía bastante extensa.

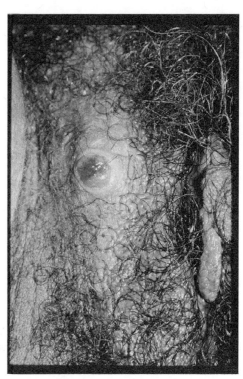

Fig. 7-50. Cuando los quistes pilonidales se producen en la vulva, suelen localizarse alrededor del clítoris.

y la fístula, de preferencia mediante ablación capilar realizada con láser. Incluso con una cirugía cuidadosa y exhaustiva, la tasa de recurrencia es bastante alta.

Quistes y abscesos de Bartolino

Las glándulas de Bartolino (las glándulas vestibulares mayores) se abren hacia el vestíbulo vulvar alrededor de la posición de las 5 y las 7 horas, de forma distal al anillo himeneal. Se encuentran en la base de los labios menores y se vacían a través de conductos de unos 2 cm de longitud. Estas glándulas proporcionan una pequeña cantidad de líquido mucinoso y lubricante durante la actividad sexual. Hace poco se publicó una revisión sobre los quistes y los abscesos que pueden producirse en estas estructuras.[44]

Los quistes y los abscesos del conducto de Bartolino son relativamente frecuentes y presentan un riesgo de por vida que se estima en torno al 2%. Es más probable que se produzcan durante la tercera década y el riesgo disminuye con lentitud a medida que las glándulas comienzan a involucionar. La dilatación de los conductos que forma el quiste aparece si se obstruye la salida del conducto. Dicha obstrucción produce un nódulo unilateral, del color del tejido, de superficie lisa y borde inclinado que oscila entre 1 y 5 cm de diámetro. Los quistes pequeños no inflamados suelen ser asintomáticos. Surgen en la cara lateral del vestíbulo dentro del labio menor (**fig. 7-51**). El posicionamiento de la pared medial del labio menor directamente sobre el centro aproximado del quiste es un rasgo muy característico.

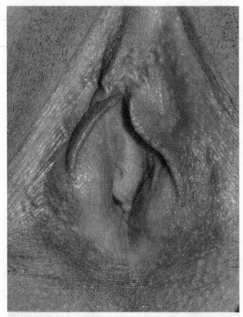

Fig. 7-51. Esta mujer tiene quistes bilaterales del conducto de las glándulas de Bartolino; por lo general, los labios menores atraviesan el quiste.

Los quistes de Bartolino pueden inflamarse debido a una infección o la rotura del quiste. No es necesaria la presencia previa de un quiste no inflamado para que se produzca un absceso de la glándula de Bartolino. La inflamación y la hinchazón de estos abscesos producen dolor profundo y pueden venir acompañadas de fiebre. En el caso de los quistes infectados, al principio se creía que *Neisseria gonorrhoeae* era la bacteria que causaba el absceso con mayor frecuencia, pero hoy en día se identifican más a menudo muchas bacterias diferentes, sobre todo *Staphylococcus aureus* y *Escherichia coli*.

El diagnóstico se realiza con base en la clínica. Los quistes no inflamados contienen líquido mucinoso estéril y transparente. Los quistes pequeños asintomáticos pueden dejarse sin tratar en las mujeres jóvenes. Suele haber pus en el interior de los quistes o glándulas con abscesos. A menudo, del orificio del conducto se puede extraer suficiente material purulento para el cultivo con un masaje suave. Si la lesión es demasiado sensible para dicha manipulación, puede obtenerse pus para el cultivo mediante aspiración con aguja o mediante incisión y drenaje. Los quistes no inflamados no requieren tratamiento a menos que sean lo suficientemente grandes como para causar molestias. Sin embargo, dado que la posibilidad de que se produzca adenocarcinoma o carcinoma escamocelular aumenta después de los 40 años, la mayoría de los médicos recomiendan la biopsia de los quistes que se forman en las mujeres posmenopáusicas. Los quistes inflamados suelen tratarse con antibióticos v.o.; varios de ellos se resuelven. Los quistes más grandes o inflamados pueden tanto aspirarse como incidirse y drenarse para aliviar las molestias. Por desgracia, los quistes tratados de esta forma reaparecen con frecuencia. Existe una gran controversia sobre cuál es el tratamiento definitivo de estas lesiones.[45] La mayoría de los ginecólogos están a favor de la colocación del catéter de Word, ya que puede realizarse como una intervención menor bastante sencilla.[46] Otras alternativas son la marsupialización, la escleroterapia y la colocación de un anillo de Jacobi. El análisis detallado de estos tratamientos queda fuera del alcance de este libro.

Lipoma

Los *lipomas* son hamartomas de grasa de aparición frecuente. Pueden surgir en cualquier parte del cuerpo como nódulos asintomáticos, lobulillares, blandos, del color de la piel y lisos. Su tamaño es variable, pero en general oscila entre 2 y 5 cm. Los lipomas genitales son poco habituales.[46] En la vulva, los lipomas se localizan más a menudo en el interior de los labios mayores (fig. 7-52). Los lipomas perineales, en su mayoría congénitos o en los lactantes, son un poco más recurrentes (fig. 7-53).[47] El paciente suele solicitar la resección quirúrgica debido a la distorsión de los genitales. Las características histológicas incluyen la presencia de adipocitos maduros. También debe considerarse la resección porque unos cuantos casos de neoplasia mesenquimatosa se han presentado clínicamente como lipomas.

Linfangitis esclerosante y tromboflebitis de Mondor del pene

La linfangitis esclerosante no venérea es una afección infrecuente que suele presentarse como un nódulo asintomático muy firme, lineal, de superficie lisa, en forma de cuerda, que se localiza en el surco coronal o proximal a este (fig. 7-54).[48] En este lugar, rodea el pene de forma parcial o, con menor frecuencia, por completo. En ocasiones, el nódulo se ramifica de tal forma

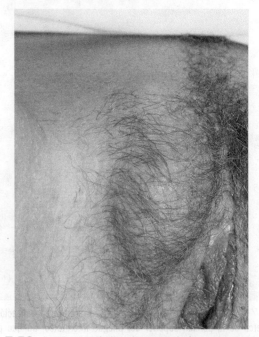

Fig. 7-52. Los lipomas de la vulva son más frecuentes en los labios mayores.

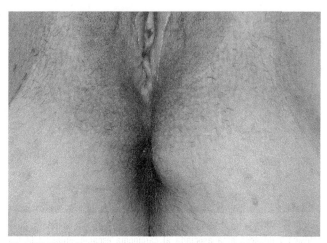

Fig. 7-53. El perineo es una ubicación bastante frecuente de los lipomas anogenitales; a menudo, el alcance de estos tumores benignos es más fácil de palpar que de ver.

que existe una pequeña prolongación perpendicular a poca distancia de forma proximal a lo largo del cuerpo del pene. La piel suprayacente puede moverse con libertad sobre este.

La afección casi siempre se presenta pocos días después de un período prolongado de tener relaciones sexuales vigorosas o de masturbación frecuente. Debido a su aparición bastante habitual después del coito, deben realizarse pruebas de detección de ETS aunque no haya pruebas de que la alteración en sí sea causada por una infección de transmisión sexual. Existe una gran controversia sobre si la linfangitis esclerosante es una trombosis de los vasos linfáticos o de las venas. En cualquier caso, la linfangitis esclerosante puede considerarse análoga a la tromboflebitis de Mondor de la vena dorsal superficial del pene y, de hecho, cuando la enfermedad de Mondor del pene se produce distalmente, en el surco coronal o cerca de él, puede ser difícil distinguir ambas afecciones de forma clínica.[49] El tratamiento de primera línea de ambas alteraciones benignas es evitar la actividad sexual, incluida la masturbación. Si se consigue, cabe esperar la resolución espontánea de ambos trastornos en 4 a 6 semanas.

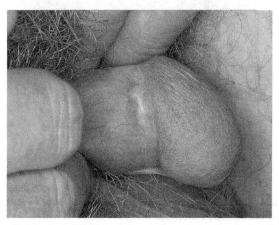

Fig. 7-54. La linfangitis esclerosante tiene el aspecto característico de un cordón firme paralelo a la corona.

Carcinoma escamocelular de los genitales

Tanto en los hombres como en las mujeres, existen dos vías distintas a través de las cuales puede producirse el CEC genital: una relacionada con el VPH y una no relacionada con él. Las lesiones que se desarrollan por cada una de estas vías tienen apariencias y pronósticos bastante diferentes. Las lesiones que se presentan a través de la vía relacionada con el VPH tienden a mostrar un aspecto más abigarrado (pápulas y placas rosadas, rojas, marrones, negras o del color de la piel) y una duración más prolongada entre el estadio *in situ* y el invasor. Por otro lado, aquellas lesiones que no están relacionadas con el VPH suelen ser menos coloridas (nódulos rojos, blancos y del color de la piel) con una progresión más rápida entre los estadios *in situ* e invasor. Con toda esta variabilidad, es lógico que estas neoplasias malignas podrían haberse considerado en cualquiera de los otros capítulos; la localización del abordaje principal del tema en este capítulo en particular por parte de los autores es bastante arbitraria.

Carcinoma escamocelular de los genitales masculinos

Presentación clínica

El carcinoma escamocelular constituye la gran mayoría de los tumores malignos que afectan el pene y el escroto. Históricamente, los CEC se han clasificado según su morfología histológica en tumores *in situ* e *invasores*. En años más recientes, se ha preferido clasificarlos en función de su patogenia en tumores *relacionados* y *no relacionados con el VPH*. Los autores prefieren el primero por su sencillez y bajo costo. En general, en muchos países, las pruebas definitivas (determinación mediante la reacción en cadena de la polimerasa) para detectar la presencia del VPH no están disponibles y, cuando lo están, son demasiado costosas para su uso sistemático. Además, hay bastantes pruebas falsas positivas y falsas negativas en busca del VPH utilizando la técnica menos costosa y más disponible (inmunotinción p16) para determinar la presencia del VPH causante. Por último, aunque con la tinción p16 se puede identificar el tipo más frecuente de VPH de alto riesgo, el VPH 16, existen otros tipos de VPH de alto riesgo que se han asociado al desarrollo del CEC.

El CEC peneano *no invasor* (neoplasia intraepitelial del pene [PeIN, *penile intraepithelial neoplasia*]) es bastante frecuente y puede presentarse en el prepucio o el glande (históricamente denominado *eritroplasia de Queyrat*) o en el cuerpo (históricamente denominado *enfermedad de Bowen* o *papulosis bowenoide*). La PeIN (excepto el tipo no relacionado con el VPH según la diferenciación histológica) tiende a ser multicéntrica, puesto que a menudo se observan varias lesiones. Se presenta en forma de pápulas o placas planas **(fig. 7-55)**. Estas últimas pueden llegar a medir 2 o 3 cm de diámetro. Las pápulas y placas de la PeIN que se encuentran en el cuerpo del pene pueden ser rosadas, rojas, marrones o del color de la piel. Las del glande y el prepucio suelen ser blancas, rosas o rojas. La superficie de la PeIN no está ulcerada y puede ser lisa o, sobre todo en el cuerpo del pene, un poco escamosa **(fig. 7-56)**. Una variante poco frecuente de la PeIN

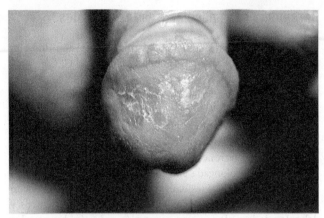

Fig. 7-55. Esta neoplasia intraepitelial peneana (eritroplasia de Queyrat, carcinoma escamocelular *in situ*) del glande es descamativa y podría confundirse con la psoriasis.

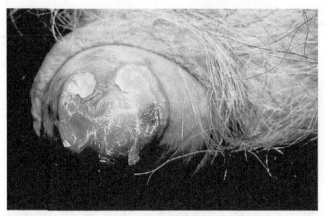

Fig. 7-57. Se ha observado que la balanitis seudoepiteliomatosa, queratósica y micácea está asociada al carcinoma escamocelular, el liquen escleroso y, según se descubrió hace poco, a la infección por el VPH de bajo riesgo en algunos casos. Se ha tratado de forma quirúrgica, con fluorouracilo, crioterapia, acitretina y terapia fotodinámica.

es la balanitis seudoepiteliomatosa queratósica y micácea, en la que la lesión luce como escamas y costras gruesas amontonadas (**fig. 7-57**).

El CEC *invasor* de pene y escroto constituye un trastorno poco frecuente en los países occidentales. En general, el CEC *invasor peneano* comprende únicamente el 1% de las neoplasias malignas que se producen en cualquier sitio en los hombres.[50] Las tasas son algo más elevadas que entre los hispanos y los afroamericanos en los Estados Unidos; a su vez, las tasas son apreciablemente más altas para las personas en los países menos desarrollados. La incidencia anual del CEC invasor peneano en todos los grupos aumenta con la edad y se produce en su mayoría después de los 50 años. El CEC *escrotal* invasor es todavía menos habitual que el CEC peneano y su frecuencia ha disminuido bastante a medida que se ha reducido la exposición ocupacional a las toxinas causantes y ha aumentado el blindaje escrotal durante la terapia con psoralenos y rayos ultravioleta A.[51]

Casi todos los CEC invasores del pene se producen en el glande, el prepucio y el surco coronal. Suele presentarse como un nódulo único de 1 a 3 cm de color rojo o blanco (**fig. 7-58**). En las lesiones avanzadas, la superficie a menudo está ulcerada, en cuyo caso puede haber tejido frágil con hemorragia en la base de la úlcera. El carcinoma verrugoso, que representa solo alrededor del 1% de los CEC del pene, se manifiesta como una masa globular no descamativa, similar a una coliflor, que es indistinguible de forma clínica del condiloma gigante no maligno (tumor de Buschke-Lowenstein) (**fig. 7-59**). La linfadenopatía regional, que a veces se debe a la inflamación del carcinoma más que a la metástasis, está presente en casi la mitad de los pacientes con carcinoma invasor.

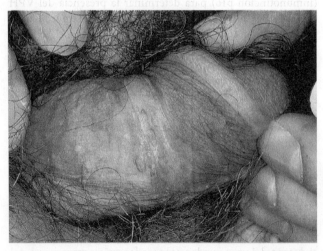

Fig. 7-56. La neoplasia intraepitelial en el cuerpo del pene (papulosis bowenoide, carcinoma escamocelular *in situ*) suele presentar descamación y puede ser del color de la piel, rosa o marrón.

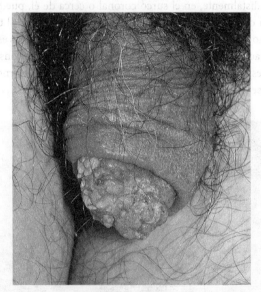

Fig. 7-58. Este carcinoma escamocelular invasor muestra una masa verrugosa del color de la piel en una localización típica que sobresale del glande de un hombre incircunciso.

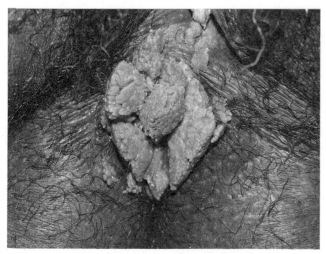

Fig. 7-59. Este tumor perianal de Buschke-Lowenstein es una verruga muy grande que, de forma clínica, no se distingue del carcinoma verrugoso.

Obsérvese que puede haber metástasis ganglionar en los ganglios no palpables.

Diagnóstico

Aunque el diagnóstico del CEC peneano suele ser evidente por los hallazgos clínicos, siempre se requiere la biopsia para confirmar el diagnóstico. Por histología, el CEC peneano, como se ha indicado antes, se divide en cáncer *in situ* (PeIN) e *invasor*. De las lesiones *in situ*, alrededor del 80% son positivas para el ADN del VPH; de las lesiones *invasoras*, cerca del 50% son positivas para el ADN del VPH.[45,47] Histológicamente, según diversos autores y sus instituciones, existen múltiples subtipos del CEC peneano. Basta decir que los situados dentro de la categoría «basaloide» y «verrugoso» (*warty*) tienen muchas probabilidades de contener ADN del VPH de alto riesgo, mientras que los subtipos carcinoma queratinizante (diferenciado) y verrugoso (*verrucous*) tienen muchas menos probabilidades de contenerlo.

En cuanto a los diagnósticos diferenciales, la PeIN en el cuerpo del pene no puede diferenciarse de forma clínica de las verrugas relacionadas con el VPH. Asimismo, el carcinoma verrugoso en cualquier sitio anogenital no puede diferenciarse clínicamente del condiloma gigante benigno relacionado con el VPH (tumor de Buschke-Lowenstein). La queratosis seborreica ubicada en el cuerpo del pene puede parecerse a la PeIN en esa localización. La psoriasis y el liquen plano pueden tener un aspecto muy similar a la PeIN en el cuerpo, el glande y el prepucio. La enfermedad de Paget extramamaria (EPEM) también se parece a la PeIN, aunque el diámetro de las placas de la EPEM suele ser mucho mayor.

Patogenia

Como se ha señalado, parece haber dos vías principales por las que se produce el CEC peneano: la relacionada con el VPH y

CARCINOMA ESCAMOCELULAR EN HOMBRES · Diagnóstico

- *Relacionado con el VPH*: pápulas y placas planas de color rojo, marrón o del color de la piel
  - Se produce en los hombres jóvenes (< 50 años)
  - Usualmente hay varias lesiones
  - Se localiza con mayor frecuencia en el cuerpo del pene, el pubis y el tejido perianal
  - La biopsia suele mostrar displasia *in situ* (neoplasia intraepitelial del pene); el cáncer invasor es mucho menos frecuente
- *No relacionado con el VPH*: pápulas, placas, úlceras o nódulos rosas, rojos, blancos o del color de la piel
  - Se produce en los hombres mayores (> 50 años)
  - Suele presentarse una lesión única
  - La mayoría se localiza en el glande, el surco coronal y la cara interna del prepucio
  - Asociación al liquen escleroso o, con menor frecuencia, el liquen plano erosivo
  - La biopsia muestra displasia *in situ* o cáncer invasor

la no relacionada con él. La primera se asocia más a menudo con el desarrollo de displasia *in situ* que con el CEC invasor. En esta vía, los mismos tipos de VPH de alto riesgo responsables del carcinoma cervical (en particular el VPH 16, 18, 31, 33, etc.) parecen causar la mayoría de las PeIN y casi el 50% de los CEC invasores peneanos.[50,52] De ellos, el VPH 16 es el que se identifica con mayor frecuencia, aunque a menudo se encuentran varios tipos de VPH en un solo tumor, en cuyo caso puede haber una mezcla de tipos de bajo riesgo, en especial el 6 y el 11. La situación del condiloma gigante benigno y del carcinoma verrugoso es más ambigua. Estas dos lesiones son indistinguibles clínica e histológicamente; además, tienen muchas características que coinciden. No obstante, casi siempre se encuentran tipos de bajo riesgo (VPH 6 u 11) en los condilomas gigantes, mientras que la mayoría de los carcinomas verrugosos carecen de ADN de VPH. Los factores de riesgo del carcinoma *in situ* están relacionados en su mayoría con la adquisición del VPH e incluyen las parejas sexuales tempranas y numerosas, el sexo oral peneano y las relaciones sexuales con mujeres que tienen una neoplasia cervical o antecedentes de verrugas anogenitales.

La vía no relacionada con el VPH no se conoce tan bien, pero probablemente implique la presencia de toxinas (p. ej., humo de tabaco, esmegma retenido) o una enfermedad inflamatoria crónica subyacente, como ocurre en el caso del liquen plano y el liquen escleroso (también conocido como *balanitis xerótica obliterante*). Existen diversos factores de riesgo asociados al desarrollo del CEC *invasor* peneano. Los cuatro más importantes identificados en los estudios publicados han sido la falta de circuncisión al nacer, el hábito tabáquico, la fimosis y el liquen escleroso (LE) del glande. Aunque la relación con el LE parece indiscutible, en la mayoría de las series de pacientes publicadas se sugiere que solo una pequeña proporción de quienes padecen LE desarrollan una neoplasia maligna. No obstante, en algunos casos de CEC peneano y vulvar, se encontraron pruebas histológicas de LE en el tejido peritumoral, aunque no fuera visible de forma clínica.

Tratamiento

Es pertinente la estadificación de los pacientes con CEC peneano. Para ello se suele utilizar el sistema de estadificación por tumor, ganglios (*nodes*) y metástasis (TNM) de la 8.ª edición del American Joint Committee on Cancer (AJCC).[53] «Tis» es el término TNM utilizado para la PeIN. «T1» se aplica a los carcinomas que invaden solo la lámina propia (mucosa) o el tejido conjuntivo más superficial (piel). «T1» se divide a su vez en «T1a» (sin invasión linfovascular o perineural y con características histológicas favorables) y «T1b» (con invasión linfovascular y perineural o con características histológicas menos favorables).[53]

La discusión del tratamiento en este capítulo se limita al carcinoma *in situ* y muy poco al invasor, ya que las formas más profundas requieren de la participación de oncólogos ginecólogos o urólogos. Históricamente, la resección local o la penectomía parcial (por lo general, con control de los bordes mediante sección congelada) han sido los tratamientos preferidos para las neoplasias malignas Tis y T1a. La información publicada sobre la cirugía micrográfica de Mohs es muy limitada. Sin embargo, los métodos líticos (ablación con láser, radioterapia o electrocirugía) y los tratamientos tópicos (fluorouracilo o imiquimod) se utilizan más para aquellos casos de PeIN que están asociados de forma verificable al VPH. Por supuesto, un problema del tratamiento lítico y tópico es depender del muestreo limitado de la biopsia para suponer que no se está produciendo una invasión más profunda en otras partes de la lesión.

No obstante, se espera que aquellos con CEC Tis y T1a tengan una supervivencia del 100% a 5 años. Las disecciones ganglionares no se realizan en caso de neoplasia Tis. El muestreo ganglionar se recomienda para la T1a y otras categorías de enfermedad más avanzada, ya que se encuentran metástasis ganglionares en aproximadamente el 25% de los pacientes sin ganglios palpables. Se debe tener en cuenta que, dado que al menos el 50% de los CEC peneanos parecen estar relacionados con el VPH, resulta tentador creer que la vacunación contra el VPH podría prevenir una parte importante de estos; por desgracia, actualmente, los datos publicados siguen siendo debatidos.[54]

CARCINOMA ESCAMOCELULAR EN HOMBRES · Tratamiento

Carcinoma *in situ* (PeIN):

- *Relacionado con el VPH*: resección o lisis con electrocirugía, láser o tratamiento tópico
- *No relacionado con el VPH*: resección o penectomía parcial
- Sin biopsia del ganglio centinela ni disección ganglionar

Carcinoma invasor:

- Utilizar la estadificación por tumor, ganglios y metástasis (TNM)
- Resección para todos
- Si hay invasión perineural o linfovascular, biopsia del ganglio centinela
- Disección ganglionar si son positivos más de dos ganglios centinela

---

Carcinoma escamocelular de los genitales femeninos

El espectro del CEC vulvar incluye tanto la neoplasia intraepitelial vulvar (NIV) *in situ* como el CEC invasor. La NIV y el CEC vulvar invasor representan alrededor del 80% a 90% de todas las neoplasias malignas vulvares; la frecuencia de ambas está aumentando con lentitud (*véase* más adelante el debate sobre la nomenclatura y la clasificación).

Existen muchas similitudes entre el CEC genital en los hombres y las mujeres. En primer lugar, ambos se desarrollan a través de las mismas dos vías: una relacionada con el VPH y otra no.[55,56] En segundo lugar, la neoplasia intraepitelial escamosa asociada a la infección por VPH tiende a ser multifocal, se presenta en mujeres jóvenes, progresa con más lentitud que la enfermedad *in situ* y, cuando se desarrolla un CEC, tiene un pronóstico un poco más favorable. Por otro lado, la neoplasia intraepitelial no asociada al VPH tiende a ser unifocal, se observa en las mujeres de mayor edad, progresa con rapidez hacia la invasión desde el estadio *in situ* y, cuando se desarrolla un CEC, tiene un pronóstico algo desfavorable.[55]

En tercer lugar, como se ha mencionado en la sección sobre los hombres, el CEC en las mujeres se ha clasificado históricamente en función de la morfología histológica como maligno *in situ* (NIV) y maligno *invasor*. En los últimos años, se ha producido un movimiento importante hacia la clasificación de los CEC basada en la patogenia en tumores *relacionados* y *no relacionados con el VPH*. Muchos grupos, entre ellos la International Society for the Study of Vulvovaginal Disease (ISSVD) y la Organización Mundial de la Salud, en específico recomiendan ahora una clasificación y terminología para la NIV similares a las utilizadas para la neoplasia intraepitelial cervical: *1)* lesiones escamosas intraepiteliales de bajo grado (LIEBG) para las verrugas benignas que contienen tipos de VPH de bajo riesgo, *2)* lesiones escamosas intraepiteliales de alto grado (LIEAG) para lo que antes se denominaba «NIV habitual con tipos de VPH de alto riesgo» y *3)* NIV diferenciadas (NIVd) para las lesiones intraepiteliales que no están relacionadas con el VPH.[55]

Aunque este tipo de clasificación es lógica e intelectualmente satisfactoria, en este momento los autores siguen optando por usar NIV y CEC invasor. Esta preferencia se basa en la simplicidad histológica (las pruebas histológicas de rutina no tienen una precisión del 100% para separar las vías relacionadas y no relacionadas con el VPH) y por el alto costo o la falta de disponibilidad en muchos laboratorios de las técnicas definitivas (reacción en cadena de la polimerasa, hibridación *in situ*) para detectar la presencia de los tipos de VPH de alto riesgo.

Presentación clínica de la neoplasia intraepitelial vulvar

La NIV parece ser cada vez más frecuente, mientras que la edad a la que aparece está disminuyendo. Por otro lado, la incidencia de los CEC invasores se mantiene casi estable o apenas aumenta. Estos cambios probablemente se deban al aumento de las infecciones por el papilomavirus de transmisión sexual, algunas de las cuales serán con tipos de VPH de alto riesgo. Por la misma razón, la edad a la que se produce el carcinoma vulvar invasor está disminuyendo. A diferencia de lo que ocurre con el CEC anogenital en los hombres, la NIV y el CEC invasor parecen ser más frecuentes en las mujeres de tez blanca que en las afroamericanas o hispanas. Por supuesto, es probable que todo esto cambie en el futuro en función de la impresionante eficacia de la vacunación contra el VPH y el ritmo creciente al que se está administrando. Las manifestaciones clínicas de la NIV varían en función de si está relacionada o no con el VPH.

Neoplasia intraepitelial vulvar asociada al VPH (también llamada «lesión intraepitelial escamosa de alto grado»)

La NIV asociada a la infección por VPH se presenta casi de manera exclusiva en las mujeres jóvenes de 15 a 50 años. Representa alrededor del 90% a 95% de todos los casos de NIV. La mayoría de las veces se trata de un proceso multifocal en el que se observan varias lesiones de forma concomitante (figs. 7-60 y 7-61). Las lesiones son pápulas y placas planas cuyo diámetro varía de 0.5 a 3 cm. El tejido que rodea las lesiones se presenta sin anomalías clínicas. A veces estas lesiones crecen de forma confluente dando lugar a placas aún mayores que pueden ocupar gran parte del vestíbulo vulvar y la piel queratinizante del resto del área anogenital. El color de la NIV relacionada con el VPH es muy variable; puede ser del color de la piel, rosa, rojo, blanco, marrón o negro. La superficie suele ser lisa o un poco escamosa pero, en raras ocasiones, puede estar un tanto erosionada. En la mayoría de los casos, las lesiones son asintomáticas, aunque puede haber prurito leve. En la biopsia, suele encontrarse un patrón «basaloide» o «verrugoso»; la inmunotinción p16 es altamente positiva.

Neoplasia intraepitelial vulvar no asociada al VPH

La NIV no relacionada con el VPH (NIVd) se presenta de forma bastante diferente. Estas lesiones son mucho menos habituales, a menudo únicas y se producen sobre todo en las mujeres posmenopáusicas de edad avanzada. Se observan como placas o nódulos que suelen tener entre 2 y 5 cm de diámetro. Es frecuente la presencia de escamas palpables, erosión o ulcera-

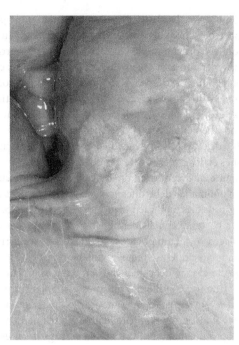

Fig. 7-61. El virus del papiloma humano es la causa subyacente de esta neoplasia intraepitelial, o lesión intraepitelial escamosa de alto grado, en forma de placa plana del color de la piel a bronceado a blanco en el perineo.

ción, en especial cuando la NIV se superpone a las lesiones del liquen escleroso o erosivo. Las lesiones son de color rojo, blanco o marrón; asimismo, se producen sobre todo en el vestíbulo cuando la NIV se asocia al liquen escleroso o plano (fig. 7-62). En raras ocasiones, la NIV no relacionada con el VPH puede encontrarse en la piel queratinizante de cualquier parte de la zona anogenital. Las lesiones que recubren el liquen escleroso y el liquen plano erosivo concomitantes suelen asociarse a prurito,

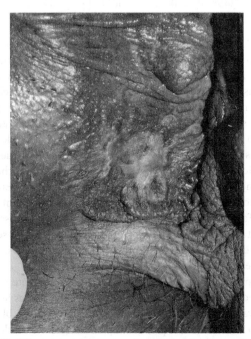

Fig. 7-60. La morfología aplanada con confluencia que forma una placa grande sugiere el diagnóstico correcto de lesión intraepitelial escamosa de alto grado.

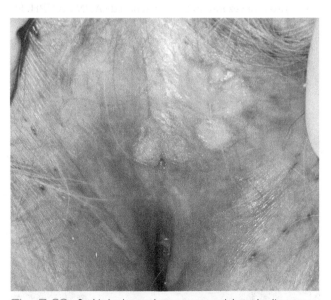

Fig. 7-62. Casi todos los carcinomas escamocelulares *in situ* que parten del liquen escleroso o plano (neoplasia intraepitelial vulvar diferenciada [NIVd]) son de color rojo o blanco en lugar del color de la piel. Aunque la superficie más bien rugosa sugiere al virus del papiloma humano como causa, el antecedente de liquen escleroso y la biopsia que no muestra indicios del virus, así como las características histológicas diferenciadas, indican el diagnóstico correcto de NIVd, una forma mucho más agresiva del carcinoma *in situ*.

quemazón o dolor. Las lesiones que se presentan en la piel que parece no tener anomalías suelen ser asintomáticas, aunque a veces producen prurito y dolor. La biopsia revela un patrón diferenciado, a menudo superpuesto a cambios histológicos compatibles con el liquen escleroso. Hace poco se reconocieron otros dos patrones histológicos precursores, el de la «lesión intraepitelial vulvar exofítica diferenciada» (LIVED) y el de la «acantosis vulvar con alteraciones en la diferenciación» (ACAD).[56] En el 80% a 90% de estas NIV independientes del VPH se encuentran mutaciones en los genes supresores de los tumores.

En cuanto al diagnóstico diferencial, la NIV que surge de la piel sin anomalías debe diferenciarse de las verrugas anogenitales, la psoriasis, el liquen plano y la queratosis seborreica. Puede ser bastante difícil identificar la NIV suprayacente al liquen escleroso y plano por separado de dichos trastornos. En todas estas situaciones, se requiere una biopsia.

El aspecto clínico del *carcinoma verrugoso* es prácticamente idéntico al de los condilomas gigantes benignos (tumores de Buschke-Lowenstein). Se presenta como un nódulo verrugoso o en coliflor de crecimiento lento y gran tamaño (**fig. 7-63**) El autor optó por incluir el carcinoma verrugoso en esta sección sobre neoplasias escamosas intraepiteliales porque, en la mayoría de los casos, el crecimiento descendente histológicamente impresionante de las crestas epidérmicas que se adentran de forma profunda en la dermis, junto con los nidos no contiguos de las células epiteliales, dificulta la determinación de si realmente se ha roto o no la membrana basal.[57] En cierto momento se pensó que el carcinoma verrugoso era una transformación maligna de los condilomas gigantes relacionados con el VPH, pero esta hipótesis ha perdido vigencia por dos razones: *1)* los condilomas gigantes benignos solo están asociados a los tipos de VPH de bajo riesgo (en particular VPH 6 y 11) y, por lo tanto, no deberían evolucionar a cáncer, y *2)* las pruebas de reacción en cadena de la polimerasa del carcinoma verrugoso rara vez muestran la presencia de ADN del VPH. En

la actualidad, parece más probable que el carcinoma verrugoso esté relacionado con la LIVED o la ACAD.[56] Cabe destacar que estas afecciones comparten morfologías histológicas algo similares y presentan una frecuencia alta de mutaciones de los genes *PIK3CA* y *HRAS*.[57]

NEOPLASIA INTRAEPITELIAL VULVAR EN LAS MUJERES — Diagnóstico

Relacionada con el VPH: pápulas y placas planas rojas, marrones o del color de la piel; mujeres jóvenes; generalmente se presentan múltiples lesiones; representan del 85% al 90% de las neoplasias intraepiteliales vulvares:

- Localización en el vestíbulo, los labios mayores, perivulvar y perianal
- La biopsia solo muestra el carcinoma *in situ* (neoplasia intraepitelial vulvar); la invasión solo está presente en el 5% de los casos

No relacionada con el VPH: pápula y nódulo rosado, rojo o blanco, superficie rugosa o ulcerada; mujeres mayores; por lo general se presenta una sola lesión; representa del 10% al 15% de las neoplasias intraepiteliales vulvares:

- Localización dentro del vestíbulo y los labios menores; ocasionalmente en otros lugares
- A menudo se presenta con liquen escleroso o, con menor frecuencia, liquen plano, lesión intraepitelial vulvar exofítica diferenciada, acantosis vulvar con alteraciones en la diferenciación
- La biopsia suele mostrar una o varias zonas de invasión

Presentación clínica del carcinoma escamocelular invasor

El CEC invasor no es un cáncer frecuente, pero tiene una tasa de incidencia de aproximadamente 2 o 3 por cada 100 000 mujeres al año. Además de la biopsia, no es posible determinar si una o varias lesiones con aspecto de NIV relacionada con el VPH (*véase* más arriba) albergan indicios de invasión. De hecho, suelen ser necesarias varias biopsias solo para asegurarse de que no se esté pasando por alto una zona pequeña de invasión. Es cierto que la NIV no relacionada con el VPH que surge en el liquen escleroso o plano sufre invasión con mucha más frecuencia y rapidez que la relacionada con el VPH. En consecuencia, solo una minoría de los CEC invasores son multifocales. También es cierto que la mayoría de los CEC invasores se presentan en las mujeres mayores de 50 años, pero cabe señalar que alrededor del 15% de estos cánceres surgen en las mujeres menores de 40 años.

Al principio de su evolución, el CEC ligeramente invasor no puede distinguirse de forma clínica de la NIV. Las lesiones más avanzadas se presentan como placas o nódulos blancos, rojos o del color de la piel. La superficie suele estar ulcerada y la cavidad de la úlcera contiene tejido frágil que sangra con facilidad. Es frecuente que haya prurito o dolor.

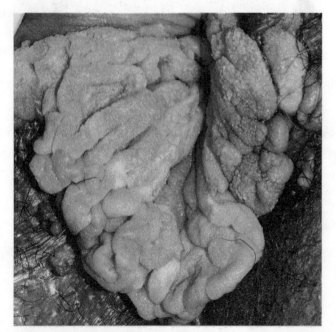

Fig. 7-63. Esta enorme verruga presentó cambios malignos en el análisis patológico cuando fue extirpada.

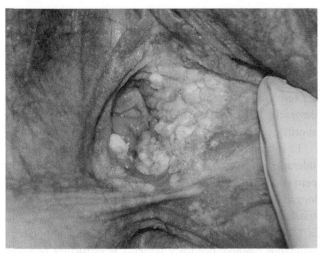

Fig. 7-64. La placa verrugosa de la verruga genital ha aumentado de tamaño y se ha transformado en una lesión intraepitelial escamosa (neoplasia intraepitelial vulvar) de alto grado y, posteriormente, en un carcinoma escamocelular invasor que afecta gran parte de la parte izquierda de la vulva.

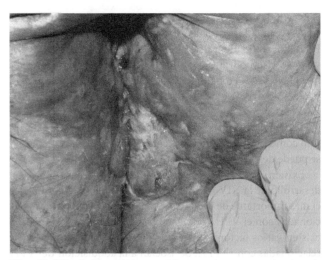

Fig. 7-65. Es bien sabido que el liquen escleroso se asocia al carcinoma escamocelular, como ha ocurrido en este caso, donde un tumor grande erosionado del color de la piel cubre el perineo izquierdo.

A corto plazo, el CEC invasor surge en casi el 10% de las NIV relacionadas con el VPH no tratadas y es probable que se produzca en casi todas estas pacientes a largo plazo. Esta progresión de la enfermedad relacionada con el VPH *in situ* es mucho más frecuente en las mujeres que en los hombres (**fig. 7-64**). El CEC invasor precoz puede desarrollarse con un aspecto similar o idéntico al de la NIV y es muy probable que esté presente en las personas con liquen escleroso erosionado, ulcerado o hiperqueratósico (**fig. 7-65**). Los autores consideran que también puede producirse en las placas erosionadas del liquen plano, aunque esta opinión es algo debatible. Excepcionalmente, el CEC invasor surge en un tejido totalmente sin anomalías.

El CEC más avanzado se ve como una masa exofítica voluminosa, a menudo con úlceras y hemorragias. El CEC invasor, sobre todo en las lesiones tempranas, puede ser asintomático, pero en la mayoría de los casos el prurito, el dolor o la hemorragia alertan a la paciente o al médico de su presencia. Cuando el prurito es intenso, como suele ser en las pacientes con liquen escleroso, se produce la respuesta epidérmica engrosada de la liquenificación debido al roce y rascado prolongados. Hay controversia sobre si la proliferación de las células epiteliales durante la liquenificación desempeña o no algún papel en el desarrollo o la evolución de la malignidad.[56] Sin embargo, podría ser que la liquenificación se diagnosticara erróneamente cuando, en realidad, formaba parte del espectro de la LIVED o la ACAD y era un verdadero precursor del CEC (*véase* más arriba).[57]

Diagnóstico de la neoplasia intraepitelial vulvar y el carcinoma escamocelular invasor

El diagnóstico de la NIV o el CEC invasor puede sospecharse de forma clínica, pero debe confirmarse mediante el examen histopatológico. Si hay varias lesiones o si la lesión es grande, es recomendable efectuar varias biopsias. Es de gran importancia realizar la biopsia (e incluso volver a tomarla) de cualquier zona que se mantenga elevada o erosionada en el liquen escleroso y en el liquen plano que no haya respondido por completo al tratamiento adecuado.

Fisiopatología

Como se ha indicado antes, existen dos vías relacionadas con el desarrollo del CEC vulvar: una relacionada con el VPH y una sin esta relación.[55] Estas dos vías se correlacionan correctamente, pero no a la perfección, con patrones histológicos separados: un patrón verrugoso o basaloide en la enfermedad relacionada con el VPH y un patrón diferenciado (queratinizante) en la enfermedad sin esta asociación. La vía relacionada con el VPH implica la infección con los mismos tipos de VPH de alto riesgo (en especial el VPH 16 y, con mucha menor frecuencia, los 18, 31, 33, 45, 52 y 58) responsables del carcinoma del cuello uterino. Este tipo de infección conduce primero al desarrollo de la NIV verrugosa o basaloide (LIEAG), seguida en muchos casos por la formación del carcinoma invasor con esas mismas características histológicas. Las pruebas de reacción en cadena de la polimerasa revelan que el ADN del VPH está presente en la gran mayoría de las NIV verrugosas y basaloides, con un porcentaje elevado semejante de carcinomas invasores con características histológicas verrugosas o basaloides. A nivel molecular, y en términos más sencillos, las proteínas virales E6 y E7 del VPH se unen a las proteínas supresoras de los tumores p53 y RB e interfieren con su efecto.[58]

La vía no relacionada con el VPH es menos clara. Sin embargo, recientemente se ha hecho más evidente la importancia de la inflamación crónica en el desarrollo de muchos tipos de cáncer. La mayoría de las NIV diferenciadas, aunque no todas, surgen en el contexto de las enfermedades inflamatorias como el liquen escleroso o, con menor frecuencia, el liquen plano erosivo. Aproximadamente el 70% a 90% de estas pacientes presentan mutaciones en los genes supresores de los tumores, lo que podría explicar la tendencia a desarrollar CEC.[56] Pero, ¿qué ocurre con el 10% o 30% que no alberga estas mutaciones? Parece haber dos posibilidades. En primer lugar, existe una alta frecuencia de hiperplasia escamocelular (los cambios acantósicos que se encuentran en la liquenificación) en el tejido peritumoral en ciertas neoplasias no relacionadas con el VPH, lo que plantea la posibilidad de que la inflamación crónica, inducida por el roce y el rascado constantes, pueda estar implicada.

En segundo lugar, la acantosis y la ausencia de atipia celular son en realidad las de la LIVED o la ACAD (*véase* más arriba). Estas dos entidades suelen contener mutaciones en *PIK3CA* y *HRAS* que podrían identificarlas como verdaderas lesiones precursoras.[56,57] Por último, cabe señalar también que en un pequeño porcentaje de los casos de NIVd y CEC invasor asociado se encuentra ADN de diversos tipos de VPH de bajo y alto riesgo. Parece más probable que ese ADN del VPH esté ahí solo como un «espectador inocente», pero en este momento no se puede descartar por completo un papel etiológico.

Existen diversos factores de riesgo clínicos asociados al desarrollo de la NIV y del CEC invasor. El hábito tabáquico es el más importante de todos ellos, tanto para las neoplasias relacionadas con el VPH como para las no relacionadas. Además, existen varios factores de riesgo que solo se aplican a las NIV relacionadas con el VPH. Se asocian a la adquisición del VPH ante una iniciación sexual a edad temprana, múltiples parejas sexuales y los antecedentes de citologías anómalas y de verrugas anogenitales. La inmunodepresión y el uso de diversas hormonas también pueden desempeñarse como factores de riesgo.

Tratamiento

Estadificación

Tanto la NIV como el CEC invasor se estadifican mediante el abordaje TNM. Tanto la clasificación del AJCC del 2016 como la de la Federation of Gynecology and Obstetrics (FIGO) del 2009 son de uso generalizado.[59,60] Aquí no se proporcionarán muchos detalles, ya que, al igual que en el caso del cáncer peneano, el tratamiento de los pacientes con ganglios positivos o metástasis va más allá del alcance de este libro. El término del AJCC para el carcinoma *in situ* es «Tis», mientras que no existe un término para las neoplasias malignas *in situ* en el sistema de la FIGO. Los términos del AJCC y de la FIGO para el carcinoma temprano son muy parecidos (T1a y IA) para aquellas lesiones de 2 cm o menos de diámetro y con invasión estromal de 1.0 mm o menos. Los términos del AJCC y de la FIGO también son similares (T1b y IB) para aquellas lesiones mayores de 2 cm o con invasión estromal superior a 1.0 mm.

Tratamiento de la neoplasia intraepitelial vulvar

Se ha descrito la regresión espontánea de la NIV relacionada con el VPH (LIEAG) en algunas mujeres jóvenes (menores de 35 años) y en unas cuantas pacientes tras el parto. Esta posibilidad, junto con una probabilidad baja de evolución maligna en estas mujeres jóvenes, indica que sería razonable simplemente revisar a las pacientes jóvenes sin tratamiento durante aproximadamente 1 año, con la esperanza de que su respuesta inmunitaria fuerte les permita resolver el problema. Para las mayores de 35 años con LIEAG y para todas las pacientes con NIV de tipo diferenciado (NIVd), la resección local amplia poco después del diagnóstico es el tratamiento preferido.[55] Existe cierta controversia con respecto a la amplitud adecuada de los bordes para estas extirpaciones. La mayoría de los ginecólogos consideran que 5 mm son suficientes en el caso de la LIEAG, pero algunos creen que la NIVd debe tratarse con bordes más

amplios (10 mm) debido a su mayor riesgo de recidiva y, en general, a sus resultados peores. En teoría, estos bordes más amplios podrían ser convenientes, pero deben equilibrarse con el daño estructural mayor, la posible disfunción sexual y la peor calidad de vida. La cirugía micrográfica de Mohs debería ofrecer resultados excelentes en todos los tipos de NIV pero, por desgracia, hay muy pocos estudios publicados para que este abordaje pueda recomendarse con firmeza en este momento.

La ablación con láser o la terapia fotodinámica pueden considerarse en caso de NIV relacionada con el VPH (LIEAG), pero el dolor postoperatorio persistente y la cicatrización prolongada generalmente hacen que estas técnicas líticas sean el tratamiento de segunda línea.[55] El tratamiento médico para la LIEAG con imiquimod o cidofovir también proporciona resultados bastante buenos y preserva la estructura habitual, lo que hace que algunos pacientes la prefieran.[55] Sin embargo, el mayor inconveniente tanto del tratamiento ablativo como del médico es la consiguiente falta de tejido para el examen histológico, lo que conlleva la gran posibilidad de que se ignoren focos de invasión estromal.

El pronóstico de la NIV depende de la edad de la paciente, de su inmunocompetencia y de si la NIV está relacionada con el VPH o es de tipo diferenciado. Las pacientes inmunocomprometidas y las que presentan NIVd parecen tener un pronóstico menos favorable. El pronóstico general de las pacientes tras la cirugía por resección en caso de NIV es bastante bueno. No obstante, las tasas de recurrencia son demasiado elevadas incluso con bordes histológicos claros; alrededor del 5% de las pacientes con LIEAG tratada y el 35% de aquellas con NIVd desarrollan CEC invasor.[55]

Las recomendaciones para la estadificación del carcinoma vulvar figuran en el primer párrafo de esta sección acerca del tratamiento. El tratamiento preferido para el primer estadio (lesiones < 2 cm) con invasión de no más de 1.0 mm (T1a, IA) es la resección local amplia con márgenes de aproximadamente 1 cm.[59] Esta forma limitada de cirugía es tan eficaz como la vulvectomía radical, antes recomendada pero devastadora. Dado que la probabilidad de afectación ganglionar es muy baja, las pacientes con T1a y sin ganglios palpables pueden ahorrarse la disección ganglionar y ser tratadas mediante observación. El tratamiento preferido para el segundo estadio (T1b, IB), es decir, lesiones > 2 cm o invasión con profundidad mayor de 1.0 mm y sin ganglios palpables, es también la resección local amplia con bordes de alrededor de 1 cm.[59] En cambio, en este estadio, aunque la probabilidad de afectación ganglionar sigue siendo baja, se recomienda la disección ganglionar ipsilateral o la biopsia del ganglio centinela. El pronóstico para estos dos estadios tratados como se ha indicado con anterioridad es bastante bueno, con una supervivencia global a 2 años de alrededor del 90% y una supervivencia a 5 años de aproximadamente el 80%. Por último, como ya se ha señalado, la vacunación profiláctica contra el VPH con cualquiera de las vacunas disponibles en la actualidad tiene el potencial de eliminar las formas de cáncer vulvar relacionadas con el VPH.

NEOPLASIA INTRAEPITELIAL
VULVAR EN LAS MUJERES   **Tratamiento**

Carcinoma in situ *(neoplasia intraepitelial vulvar):*

- Relacionado con el VPH (neoplasia intraepitelial vulvar habitual, lesión intraepitelial escamosa de alto grado): resección; considerar la electrocirugía, la ablación con láser o el imiquimod tópico
- Tras la biopsia, es pertinente 1 año de observación en las mujeres menores de 35 años
- No relacionado con el VPH (neoplasia intraepitelial vulvar diferenciada): es obligatoria la resección local amplia

Carcinoma invasor:

- Utilizar la estadificación de la FIGO o del AJCC
- Resección con bordes de 1 cm para todos los casos
- Si la invasión es > 1 mm, biopsia del ganglio centinela o disección ganglionar

Carcinoma basocelular

El carcinoma basocelular (CBC) es la neoplasia cutánea diagnosticada con mayor frecuencia en la piel expuesta al sol, pero es poco habitual en los sitios cubiertos con ropa como los genitales. De hecho, estos CBC genitales representan solo alrededor del 1% de todos los CBC y solo entre el 5 y el 8% de todas las neoplasias malignas genitales. Hace poco, investigadores chinos, mediante los datos recopilados de 18 registros de la *Surveillance, Epidemiology and End Results* (SEER), publicaron una revisión de los CBC que afectan los genitales masculinos y femeninos.[61] Esta revisión incluyó 1607 casos notificados entre el 2000 y el 2017, lo que la convierte en la mayor revisión de este tipo realizada hasta la fecha. Gran parte del material que se presenta en los siguientes párrafos se basa en sus resultados.

Se han descrito varios tipos de CBC que surgen en la piel expuesta al sol. Los CBC nodulares son, por mucho, los más frecuentes y probablemente representen del 90% al 95% de estos tumores. El segundo tipo más frecuente es el CBC superficial en forma de placa, que puede considerarse de forma simplificada como un análogo del CEC *in situ*. Casi en ninguno de los casos notificados de CBC anogenital se indica de qué tipo es. De hecho, el autor ha podido encontrar menos de media docena de casos publicados que identifican en específico los CBC superficiales, aunque sospecha que hay muchos más. Con esto en cuenta, en esta sección solo se describe la forma nodular del CBC.

Presentación clínica

La mediana de edad en el momento de la presentación, tanto en los hombres como en las mujeres, se sitúa en la octava década. No obstante, el rango de edad es bastante amplio, ya que la mitad de los tumores se han producido entre los 60 y los 85 años. Casi el 100% de los CBC anogenitales aparecen en los tejidos donde hay folículos pilosos. El CBC genital predomina en las mujeres y representa alrededor del 85% de todos los casos notificados. La mayoría se encuentra en los labios mayores de la vulva, mientras que solo ha habido unos pocos casos en los labios menores y alrededor del clítoris. Los hombres solo representaron el 15% de los casos, en donde el escroto se vio afectado con el doble de

frecuencia que el pene. Excepcionalmente, se han encontrado CBC en la zona perianal. Las lesiones suelen haber estado presentes durante un largo período antes del diagnóstico, quizás porque suelen ser asintomáticas y muchas de ellas, en especial en las mujeres, no son fáciles de observar por las pacientes.

Probablemente por las mismas razones, estas neoplasias son más grandes que los CBC que se forman en otros sitios. Tienen un diámetro promedio de 1.0 a 3.0 cm. Casi todas las lesiones son únicas y suelen presentarse como pápulas o nódulos de 1.0 a 3.0 cm del color de la piel o rosadas. En ocasiones, se observan tonalidades bronceadas o incluso marrones, sobre todo en las personas de tez morena, debido al aumento de la pigmentación por la melanina (**fig. 7-66**). Al principio, las lesiones pequeñas son de superficie lisa, pero alrededor del 30% de los tumores se ulceran. Las lesiones grandes pueden tener bordes enrollados.

Diagnóstico

A veces, el diagnóstico correcto se sospecha por la clínica, pero todas las lesiones requieren biopsia para su confirmación. La dermatoscopia del CBC nodular se caracteriza por vasos similares a los árboles, grandes vasos rojos brillantes ramificados, entre muchos otros hallazgos posibles.[62] El aspecto histológico suele ser bastante distintivo, pero a veces el patólogo tiene problemas para distinguir el CBC nodular de otros tumores derivados del folículo piloso y de los CEC basaloides. Entre los trastornos que suelen considerarse en el diferencial se encuentran el CEC y los nevos intradérmicos. Con menos frecuencia, habrá que considerar otras lesiones del color de la piel descritas en este capítulo.

CARCINOMA BASOCELULAR
DE LA REGIÓN ANOGENITAL   **Diagnóstico**

- Hombres y mujeres mayores
- Del color de la piel, rosa o, en los pacientes de tez oscura, bronceado
- Suele presentarse como una pápula o nódulo únicos
- La lesión puede estar ulcerada
- Solo sucede en la piel con pelo y queratinizada (no mucosas)
- Localización: labios mayores en la mujer; pene y escroto en el hombre; zona perianal en ambos sexos
- Biopsia para el diagnóstico y la confirmación

Fisiopatología

La exposición crónica a la luz ultravioleta desempeña un papel muy importante en los CBC que aparecen en las pieles expuestas al sol. Es evidente que esta no es la situación de las lesiones genitales. Todos los pacientes con síndrome de Gorlin (síndrome de CBC nevoide, síndrome del nevo basocelular) y la mayoría con CBC esporádico presentan mutaciones en los genes (sobre todo en los genes *patched* y *smoothened*) que forman parte de la vía de señalización de *Sonic hedgehog*. También se producen mutaciones en *TP53* y polimorfismos en *MC1R*. Aunque no está documentado, es probable que los pacientes con CBC anogenital también presenten estos defectos genéticos. Es factible que dichas mutaciones actúen junto con otros factores ambientales, como la irritación y la inflamación crónicas, para inducir la aparición de esta neoplasia maligna en la región anogenital.[63]

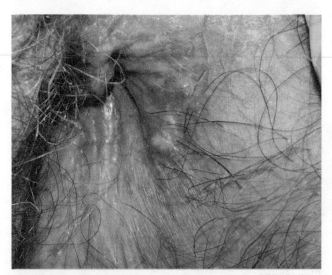

Fig. 7-66. Este carcinoma basocelular es una placa perianal del color de la piel en las posiciones de las 3 y las 5 horas con una superficie translúcida brillante; la zona inferior muestra coloración blanca superficial debida a la hidratación de una superficie engrosada.

Tratamiento

La resección ha sido históricamente el tratamiento preferido. Sin embargo, debido a su gran tamaño junto con el intento de preservar la estructura normal, los bordes histológicos observados tras la resección pueden no ser claros. Por este motivo, se han notificado tasas de recurrencia de hasta el 20%. Debe considerarse con seriedad la cirugía micrográfica de Mohs, ya que combina la conservación tisular máxima con la capacidad para obtener bordes libres de tumores documentados microscópicamente en el momento de la intervención inicial.[64] La aplicación de imiquimod en crema en teoría es atractiva debido a los excelentes resultados estéticos asociados a su uso. Sin embargo, no está aprobado por la FDA para el CBC nodular y la experiencia con su uso para el CBC genital es limitada.

El pronóstico general del CBC que se presenta en los sitios no genitales es excelente, ya que rara vez produce metástasis. Aún así, se han descrito diseminación regional y metástasis en el 2% o 3% de los CBC anogenitales. Esta cifra parece ser demasiado alta, pero este aparente exceso puede explicarse al observar que los pacientes con CCB genitales parecen haber tenido los tumores durante más tiempo, presentan lesiones más grandes y son bastante mayores (por lo tanto, con una respuesta inmunitaria menos robusta) que los pacientes con lesiones en otras partes del cuerpo.

CARCINOMA BASOCELULAR — Tratamiento

- Resección para todos los casos aunque las tasas de recurrencia sean bastante altas
- Considerar la cirugía micrográfica de Mohs, ya que las recidivas son mucho menos frecuentes
- El riesgo de metástasis es pequeño
- Sin biopsia del ganglio centinela
- Sin disección ganglionar a menos que los ganglios sean palpables

REFERENCIAS

1. Magalhães GM, Vieira ÉC, Garcia LC, De Carvalho-Leite MLR, Guedes ACM, Araújo MG. Update on human papilloma virus—part I: epidemiology, pathogenesis, and clinical spectrum. *An Bras Dermatol.* 2021;96(1):1-16. doi:10.1016/j.abd.2020.11.003
2. Hirth J. Disparities in HPV vaccination rates and HPV prevalence in the United States: a review of the literature. *Hum Vaccin Immunother.* 2019;15(1):146-155. doi:10.1080/21645515.2018.1512453
3. Seong SH, et al. Dermoscopic findings of genital keratotic lesions: Bowenoid papulosis, seborrheic keratosis, and condyloma acuminatum. *Photodiagnosis Photodyn Ther.* 2021;36:102448. doi:10.1016/j.pdpdt.2021.102448
4. Tosato Boldrini NA, Bondi Volpini LP, de Freitas LB, et al. Anal HPV infection and correlates in HIV-infected patients attending a Sexually Transmitted Infection clinic in Brazil. *PLoS One.* 2018;13(7):e0199058. doi:10.1371/journal.pone.0199058
5. Poljak M, Oštrbenk Valenčak A, Gimpelj Domjanič G, Xu L, Arbyn M. Commercially available molecular tests for human papillomaviruses: a global overview. *Clin Microbiol Infect.* 2020;26(9):1144-1150. doi:10.1016/j.cmi.2020.03.033
6. Bertolotti A, Ferdynus C, Milpied B, Dupin N, Huiart L, Derancourt C. Local management of anogenital warts in non-immunocompromised adults: a network meta-analysis of randomized controlled trials. *Dermatol Ther (Heidelb).* 2020;10(2):249-262. doi:10.1007/s13555-020-00357-z
7. Gilson R, Nugent D, Werner RN, Ballesteros J, Ross J. 2019 IUSTI-Europe guideline for the management of anogenital warts. *J Eur Acad Dermatol Venereol.* 2020;34(8):1644-1653. doi:10.1111/jdv.16522
8. Jung JM, Jung CJ, Lee WJ, et al. Topically applied treatments for external genital warts in nonimmunocompromised patients: a systematic review and network meta-analysis. *Br J Dermatol.* 2020;183(1):24-36. doi:10.1111/bjd.18638
9. Cheng L, Wang Y, Du J. Human papillomavirus vaccines: an updated review. *Vaccines (Basel).* 2020;8(3):391. doi:10.3390/vaccines8030391
10. Meza-Romero R, Navarrete-Dechent C, Downey C. Molluscum contagiosum: an update and review of new perspectives in etiology, diagnosis, and treatment. *Clin Cosmet Investig Dermatol.* 2019;12:373-381. doi:10.2147/CCID.S187224
11. van der Wouden JC, van der Sande R, Kruithof EJ, Sollie A, van Suijlekom-Smit LW, Koning S. Interventions for cutaneous molluscum contagiosum. *Cochrane Database Syst Rev.* 2017;5(5):CD004767. doi:10.1002/14651858.CD004767.pub4
12. Pandey A, Sonthalia S. Skin tags. In: *StatPearls* [Internet]. StatPearls Publishing; 2021.
13. Platsidaki E, Vasalou V, Gerodimou M, et al. The association of various metabolic parameters with multiple skin tags. *J Clin Aesthet Dermatol.* 2018;11(10):40-43.
14. Pogacnik JS, Salgado G. Perianal Crohn's disease. *Clin Colon Rectal Surg.* 2019;32(5):377-385. doi:10.1055/s-0039-1687834
15. Honigman AD, Dubin DP, Chu J, Lin MJ. Management of pearly penile papules: a review of the literature. *J Cutan Med Surg.* 2020;24(1):79-85. doi:10.1177/1203475419887730
16. Ozeki M, Saito R, Tanaka M. Dermoscopic features of pearly penile papules. *Dermatology.* 2008;217:21-22. doi:10.1159/000118509
17. Thakare SA, Udare S. Importance of dermoscopy to diagnose vulvar vestibular papillomatosis vs. warts. *Indian Dermatol*

Online J. 2020;11(4):680-681. doi:10.4103/idoj.IDOJ_463_18

18. Paolino G, Muscardin LM, Panetta C, Donati M, Donati P. Linear ectopic sebaceous hyperplasia of the penis: the last memory of Tyson's glands. *G Ital Dermatol Venereol.* 2018;153(3):429-431. doi:10.23736/S0392-0488.16.05129-4

19. Roma AA, Barry J, Pai RK, Billings SD. Sebaceous hyperplasia of the vulva: a series of cases reporting no association with the Muir-Torre syndrome. *Int J Gynecol Pathol.* 2014;33(4):437-442. doi:10.1097/PGP.0b013e31829ff21e

20. Salloum A, Bouferraa Y, Bazzi N, et al. Pathophysiology, clinical findings, and management of Fox-Fordyce disease: a systematic review. *J Cosmet Dermatol.* 2022;21:482-500. doi:10.1111/jocd.14135

21. Gurusamy L, Jegadeesan M, Jayakumar S. Fox-Fordyce disease of the vulva. *Indian J Sex Transm Dis AIDS.* 2016;37(1):65-67. doi:10.4103/0253-7184.180293

22. Byth LA, Byth J. Fox-Fordyce disease: insights from cases induced by laser hair removal. *Australas J Dermatol.* 2020;61(2):188-189. doi:10.1111/ajd.13194

23. Kundak S, Çakır Y. Pediatric lichen nitidus: a single-center experience. *Pediatr Dermatol.* 2019;36(2):189-192. doi:10.1111/pde.13749

24. Errichetti E. Dermoscopy of Inflammatory Dermatoses (Inflammoscopy): an up-to-date overview. *Dermatol Pract Concept.* 2019;9:169-180. doi:10.5826/dpc.0903a01

25. Tosti G, Salvini C, Barisani A, et al. Vulval hidroadenoma papilliferum: a clinical and dermoscopic study. *Clin Exp Dermatol.* 2020;45(8):1035-1039. doi:10.1111/ced.14254

26. Seo GJ, Seo JH, Cho KJ, Cho HS. Hidroadenoma papilliferum of the anus: a report of 2 cases and review of the literature. *Ann Coloproctol.* 2019;35(6):361-363. doi:10.3393/ac.2018.08.03

27. El-Khoury J, Renald MH, Plantier F, Avril MF, Moyal-Barracco M. Vulvar hidroadenoma papilliferum (HP) is located on the sites of mammary-like anogenital glands (MLAgs): analysis of the photographs of 52 tumors. *J Am Acad Dermatol.* 2016;75(2):380-384. doi:10.1016/j.jaad.2016.01.034

28. Pfarr N, Allgäuer M, Steiger K, et al. Several genotypes, one phenotype: PIK3CA/AKT1 mutation-negative hidroadenoma papilliferum show genetic lesions in other components of the signalling network. *Pathology.* 2019;51(4):362-368. doi:10.1016/j.pathol.2019.01.010

29. Ku S, Balasubramanian A, Kao CS, Eisenberg ML, Skinner EC. Co-manifestations of genital neurofibromatosis in a patient with neurofibromatosis type 1. *Urology.* 2020;141:e49-e50. doi:10.1016/j.urology.2020.03.030

30. Rabley A, Bayne CE, Shenoy A, DeMarco RT. Genital neurofibromatosis presenting as painful clitoromegaly. *Urology.* 2019;133:219-221. doi:10.1016/j.urology.2019.07.016

31. Banthia R, Yadav P, Agarwal R, Lal H. Plexiform neurofibromatosis of penis: a rare presentation of type 1 neurofibromatosis. *BMJ Case Rep.* 2020;13(11):e236542. doi:10.1136/bcr-2020-236542

32. Forrestel AK, Kovarik CL, Katz KA. Sexually acquired syphilis: Historical aspects, microbiology, epidemiology, and clinical manifestations. *J Am Acad Dermatol.* 2020;82(1):1-14. doi:10.1016/j.jaad.2019.02.073

33. Forrestel AK, Kovarik CL, Katz KA. Sexually acquired syphilis: laboratory diagnosis, management, and prevention. *J Am Acad Dermatol.* 2020;82(1):17-28. doi:10.1016/j.jaad.2019.02.074

34. de Vries HJC, de Barbeyrac B, de Vrieze NHN, et al. 2019 European guideline on the management of lymphogranuloma venereum. *J Eur Acad Dermatol Venereol.* 2019;33(10):1821-1828. doi:10.1111/jdv.15729

35. Garib G, Lullo JJ, Andea AA. Vulvar syringoma. *Cutis.* 2020;105(5):E7-E10.

36. Corazza C, Borghi C, Minghetti S, Ferron P, Virgili A. Dermoscopy of isolated syringoma of the vulva. *J Am Acad Dermatol.* 2017;76:S37-S39. doi:10.1016/j.jaad.2016.06.009

37. DiCarlo-Meacham AM, Dengler KL, Snitchler AN, Gruber DD. Clitoral epidermal inclusion cyst leading to anorgasmia: a case report and literature review. *J Pediatr Adolesc Gynecol.* 2020;33(3):321-323. doi:10.1016/j.jpag.2020.01.150

38. Syed MMA, Amatya B, Sitaula S. Median raphe cyst of the penis: a case report and review of the literature. *J Med Case Rep.* 2019;13(1):214. doi:10.1186/s13256-019-2133-5

39. Suh KS, et al. Usefulness of dermoscopy in the differential diagnosis of ruptured and unruptured epidermal cysts. *Ann Dermatol.* 2017;29:33-38.doi:10.5021/ad.2017.29.1.33

40. Syed MMA, Rajbhandari A, Paudel U. Idiopathic calcinosis cutis of the scrotum: a case report and review of the literature. *J Med Case Rep.* 2018;12(1):366. doi:10.1186/s13256-018-1922-6

41. Nixon AT, Garza RF. Pilonidal cyst and sinus. In: *StatPearls* [Internet]. StatPearls Publishing; 2021.

42. Kanis MJ, Momeni M, Zakashansky K. Pilonidal cyst of the clitoris. *Female Pelvic Med Reconstr Surg.* 2014;20(5):297-298. doi:10.1097/SPV.0000000000000065

43. Shanmugathas N, Yassin M, Ross C, Minhas S. Pilonidal sinus disease of the penis: a case report and review of the literature. *Andrologia.* 2021;53(1):e13837. doi:10.1111/and.13837

44. Omole F, Kelsey RC, Phillips K, Cunningham K. Bartholin duct cyst and gland abscess: office management. *Am Fam Physician.* 2019;99(12):760-766.

45. Illingworth B, Stocking K, Showell M, Kirk E, Duffy J. Evaluation of treatments for Bartholin's cyst or abscess: a systematic review. *BJOG.* 2020;127(6):671-678. doi:10.1111/1471-0528.16079

46. Reda A, Gomaa I. Vulvar lipoma: a case report. *Rev Bras Ginecol Obstet.* 2018;40(10):647-649. doi:10.1055/s-0038-1670642

47. Goto Y, Takiguchi K, Shimizu H, Go H, Tanaka H. Congenital perianal lipoma: a case report and review of the literature. *Surg Case Rep.* 2019;5(1):199. doi:10.1186/s40792-019-0753-z

48. Bhanja DB, Chakraborty S, Sil A, Panigrahi A. Non-venereal sclerosing lymphangitis of the penis. *Int J Dermatol.* 2020;59(11):e395-e396. doi:10.1111/ijd.15007

49. Foresti M, Parmiggiani A. Penile Mondor's disease: imaging in two cases. *J Radiol Case Rep.* 2020;14(12):24-30. doi:10.3941/jrcr.v14i12.3926

50. Eich ML, Del Carmen Rodriguez Pena M, Schwartz L, et al. Morphology, p16, HPV, and outcomes in squamous cell carcinoma of the penis: a multi-institutional study. *Hum Pathol.* 2020;96:79-86. doi:10.1016/j.humpath.2019.09.013

51. Zhu Y, Ye DW. Preneoplastic and primary scrotal cancer: updates on pathogenesis and diagnostic evaluation. *Urol Clin North Am.* 2016;43(4):523-530. doi:10.1016/j.ucl.2016.06.013

52. Olesen TB, Sand FL, Rasmussen CL, et al. Prevalence of human papillomavirus DNA and p16^{INK4a} in penile cancer and penile intraepithelial neoplasia: a systematic review and meta-analysis. *Lancet Oncol.* 2019;20(1):145-158. doi:10.1016/S1470-2045(18)30682-X

53. Khalil MI, Kamel MH, Dhillon J, et al. What you need to know: updates in penile cancer staging. *World J Urol.* 2021;39:1413-1419. doi:10.1007/s00345-020-03302-z

54. da Costa Nunes JF, Pires S, Chade DC. Human papillomavirus vaccination and prevention of intraepithelial neoplasia and

penile cancer: review article. *Curr Opin Urol.* 2020;30(2):208-212. doi:10.1097/MOU.0000000000000730

55. Lebreton M, Carton I, Brousse S, et al. Vulvar intraepithelial neoplasia: classification, epidemiology, diagnosis, and management. *J Gynecol Obstet Hum Reprod.* 2020;49(9):101801. doi:10.1016/j.jogoh.2020.101801

56. Jenkins TM, Mills AM. Putative precancerous lesions of vulvar squamous cell carcinoma. *Semin Diagn Pathol.* 2021;38(1):27-36. doi:10.1053/j.semdp.2020.09.006

57. Akbari A, Pinto A, Amemiya Y, Seth A, Mirkovic J, Parra-Herran C. Differentiated exophytic vulvar intraepithelial lesion: clinicopathologic and molecular analysis documenting its relationship with verrucous carcinoma of the vulva. *Mod Pathol.* 2020;33(10):2011-2018. doi:10.1038/s41379-020-0573-5

58. Szymonowicz KA, Chen J. Biological and clinical aspects of HPV-related cancers. *Cancer Biol Med.* 2020;17(4):864-878. doi:10.20892/j.issn.2095-3941.2020.0370

59. Rogers LJ, Cuello MA. Cancer of the vulva. *Int J Gynaecol Obstet.* 2018;143(Suppl 2):4-13. doi:10.1002/ijgo.12609

60. Le ST, Karia PS, Vollenhoven BJ, Besaw RJ, Feltmate CM, Schmults CD. Evaluation of AJCC and an alternative tumor classification system for primary vulvar squamous cell carcinoma. *J Natl Compr Canc Netw.* 2018;16(1):42-49. doi:10.6004/jnccn.2017.7022

61. Chen X, Hou Y, Chen C, Jiang G. Basal cell carcinoma of the external genitalia: a population-based analysis. *Front Oncol.* 2021;10:613533. doi:10.3389/fonc.2020.613533

62. Cameron MC, et al. Basal cell carcinoma: contemporary approaches to diagnosis, treatment, and prevention. *J Am Acad Dermatol.* 2019;80321-80339.doi:10.1016/j.jaad.2018.02.083

63. Dika E, Scarfì F, Ferracin M, et al. Basal cell carcinoma: a comprehensive review. *Int J Mol Sci.* 2020;21(15):5572. doi:10.3390/ijms21155572

64. Sinha K, Abdul-Wahab A, Calonje E, Craythorne E, Lewis FM. Basal cell carcinoma of the vulva: treatment with Mohs micrographic surgery. *Clin Exp Dermatol.* 2019;44(6):651-653. doi:10.1111/ced.13881

LECTURAS RECOMENDADAS

Bhanja DB, Chakraborty S, Sil A, Panigrahi A. Non-venereal sclerosing lymphangitis of the penis. *Int J Dermatol.* 2020;59:e395-e396. doi:10.1111/ijd.15007

Dehlendorff C, Baandrup L, Kjaer SK. Real-world effectiveness of human papillomavirus vaccination against vulvovaginal high-grade precancerous lesions and cancers. *J Natl Cancer Inst.* 2021;113:869-874.

Iorga L, et al. Penile carcinoma and HPV infection (Review). *Exp Ther Med.* 2020;20:91-96. doi:10.3892/etm.2019.8181

Irshad U, Puckett Y. Giant condylomata acuminata of Buschke and Lowenstein. In: *StatPearls* [Internet]. StatPearls Publishing; 2021.

Leslie SW, Sajjad H, Kumar S. Genital warts. In: *StatPearls* [Internet]. StatPearls Publishing; 2021.

Salloum A, Bazzi N, Saad W, Bachour J, Mégarbané H. Pseudoepitheliomatous keratotic and micaceous balanitis: a literature review. *Australas J Dermatol.* 2021;62:421-426.

Salloum A, Bouferraa Y, Bazzi N, et al. Pathophysiology, clinical findings, and management of Fox-Fordyce disease: a systematic review. *J Cosmet Dermatol.* 2022;21:482-500. doi:10.1111/jocd.14135

Singh N, Gilks CB. Vulval squamous cell carcinoma and its precursors. *Histopathology.* 2020;76:128-138. doi:10.1111/his.13989

Sivaraj V, Ahamed A, Gurung M, Menon-Johansso AS. Anogenital molluscum contagiosum: treatment choices. *Sex Transm Infect.* 2022;98:230. doi:10.1136/sextrans-2021-055108

Sugai S, Nishijima K, Enomoto T. Management of condyloma acuminata in pregnancy: a review. *Sex Transm Dis.* 2021;48:403-409.doi:10.1097/OLQ.0000000000001322

8

LIBBY EDWARDS

Las lesiones cutáneas blancas pueden producirse por falta de pigmento, piel gruesa húmeda e hidratada, restos de fibrina en la base de una úlcera y sustancias en la piel como crema u hongos levaduriformes. En el pasado, toda coloración blanca de una mucosa se denominaba *leucoplaquia* y se creía que este cambio blanco era una afección precancerosa. Aunque el carcinoma escamocelular (CEC) y la displasia escamosa suelen ser blancas, es evidente que no todas las enfermedades blancas confieren un mayor riesgo de transformación maligna.

Parches y placas blancos

Vitiligo

El vitiligo es prácticamente la única afección adquirida que consiste en la pérdida completa de pigmento o despigmentación de la piel, en lugar de la hipopigmentación, o pérdida parcial del color. Se trata de una afección frecuente, que se presenta en el 1% a 2% de la población mundial, aunque es mucho más fácil de reconocer en las personas de tez más oscura. Además de las preocupaciones estéticas a raíz de esta afección, en algunas culturas existe un enorme estigma asociado a los parches blancos,[1] en parte porque la lepra (enfermedad de Hansen) puede presentar zonas blancas.

Presentación clínica

El vitiligo se caracteriza por la aparición asintomática de parches blancos del color de la leche sin indicios de cambios en la textura. A veces, distinguir entre la despigmentación del vitiligo y la hipopigmentación de otros parches blancos puede ser difícil de confirmar, sobre todo en las personas de tez clara. La lámpara de Wood ayuda a diferenciar estos dos estados: la despigmentación se ve de color blanco brillante y corrobora el diagnóstico de vitiligo, mientras que la hipopigmentación muestra poca diferencia en comparación con los alrededores no afectados. Además, el vitiligo no causa arrugas, asperezas, escamas, liquenificación, suavidad ni brillo **(figs. 8-1 a 8-3)**. La pérdida de pigmento puede ser en parches o generalizada y confluente. Los pacientes suelen presentar lesiones extragenitales que se distinguen mejor cuando la piel circundante se oscurece por el bronceado.

Hay una predilección por las zonas del cuerpo que suelen estar irritadas o lesionadas (denominada *respuesta isomorfa*, antes llamada «fenómeno de Koebner»). Esto ayuda a expli-

car las localizaciones típicas como los genitales externos, la piel sobre las articulaciones metacarpianas y alrededor de la boca. También ayuda a comprender por qué el vitiligo a veces aparece en el contexto de una enfermedad cutánea subyacente como el liquen simple crónico (LSC) o el liquen escleroso. Aunque el vitiligo no produce prurito ni dolor, el rascado por las alteraciones como el LSC puede causar vitiligo. El liquen escleroso es muy conocido por presentarse con el vitiligo, incluso con el vitiligo extragenital **(fig. 8-4)**. Entonces, la liquenificación, las excoriaciones y el cambio de textura del LSC en el contexto del vitiligo pueden confundir al médico, ya que espera que no haya ningún cambio de textura ni síntomas con el vitiligo.

El pelo dentro de los parches despigmentados a veces pierde su pigmento (poliosis) **(fig. 8-5)**. Los últimos melanocitos en desaparecer y los primeros en reaparecer se encuentran en la base de los folículos pilosos; el vitiligo a menudo presenta máculas foliculares del color de la piel dentro de un parche de despigmentación **(fig. 8-6)**. El borde de la piel despigmentada a veces está hiperpigmentado y en ocasiones hay máculas hipopigmentadas además de la hiperpigmentación y la

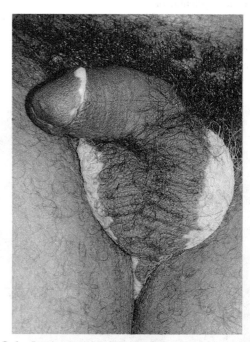

Fig. 8-1. Este hombre presenta tanto vitíligo escrotal como afectación de la corona y el perineo. Los parches están bien delimitados y consisten únicamente en cambios de color.

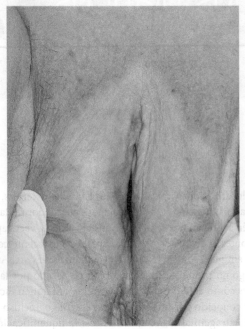

Fig. 8-2. Este parche de vitiligo se confunde con facilidad con el liquen escleroso debido al color y la distribución; sin embargo, no hay cambio de textura, pérdida de estructura ni síntomas de prurito o dolor.

despigmentación (fig. 8-7). En algunos casos, el vitiligo generalizado puede ser difícil de distinguir de una alteración hiperpigmentada (fig. 8-8) en la cual el color usual de la piel puede interpretarse de manera errónea como hiperpigmentación en los pacientes de tez clara. A veces, incluso el paciente cree que tiene parches marrones en vez del color habitual de la piel en un fondo de despigmentación.

Los pacientes con vitiligo generalizado presentan un aumento de otras enfermedades autoinmunitarias, sobre todo la enfermedad tiroidea; además, tienen más autoanticuerpos circulantes.

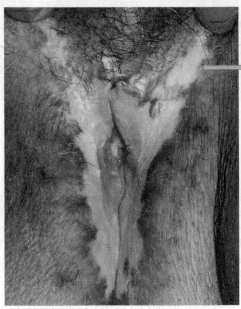

Fig. 8-4. El vitiligo es propenso a aparecer en zonas de irritación o lesión; esta paciente presenta tanto liquen escleroso como vitiligo. La pérdida de estructura y el cambio de textura indican el diagnóstico de liquen escleroso, pero el parche blanco macular sin anomalías superficiales (*flecha*) es típico del vitiligo. El color blanco inusual del liquen escleroso y la hiperpigmentación periférica indican que el vitiligo se superpone a las placas del liquen escleroso.

Fisiopatología

Aunque existen varias teorías sobre el origen del vitiligo, la más destacada es la causa autoinmunitaria con factores genéticos. El vitiligo se asocia al hipotiroidismo autoinmunitario, la alopecia areata, el liquen escleroso y los nevos con halos, todas afecciones autoinmunitarias, así como el aumento de los autoanticuerpos en comparación con las personas no afectadas. Se ha indicado la citotoxicidad de los neurotransmisores e incluso la insuficiencia de vitamina D.

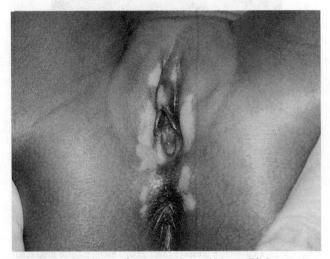

Fig. 8-3. El vitiligo es frecuente en los pacientes pediátricos, como se observa en esta niña con máculas confluentes y parches tanto en la vulva como en la piel perianal.

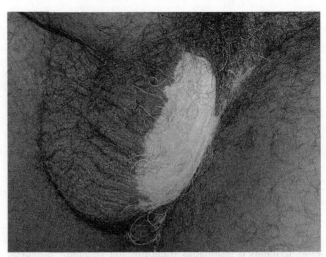

Fig. 8-5. El pelo dentro de un parche de vitiligo también suele ser blanco, lo que se conoce como *poliosis*.

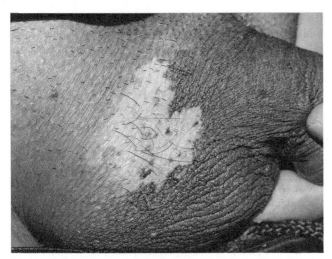

Fig. 8-6. Este parche blanco del color de la leche muestra máculas marrones del color de la piel desde la base de los folículos, los últimos melanocitos afectados y los primeros en recuperarse.

El vitiligo ocupacional puede presentarse en la zona genital de los hombres como consecuencia de la lisis de melanocitos por exposición al *paraterbutilfenol*, una sustancia que se encuentra en las resinas para adhesivos de la industria automovilística. Además, se ha comprobado que algunos fármacos nuevos, como los inhibidores de puntos de control inmunitarios utilizados en el tratamiento de las neoplasias malignas y los biofármacos utilizados para la artritis reumatoide, la psoriasis y la enfermedad intestinal inflamatoria, en particular los bloqueadores del factor de necrosis tumoral α, causan vitiligo.[2,3] El imiquimod tópico uti-

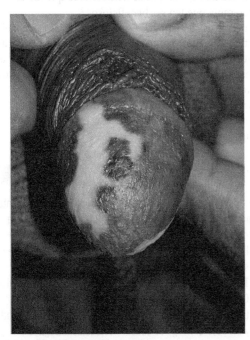

Fig. 8-7. Además del color normal de la piel y la despigmentación blanca, a veces el vitiligo presenta hiperpigmentación, con mayor frecuencia en la periferia del parche despigmentado, como se ve en este caso. En otros casos, pueden aparecer parches de color bronceado intermedio entre la despigmentación y el color usual de la piel, lo que se denomina *vitiligo tricrómico*.

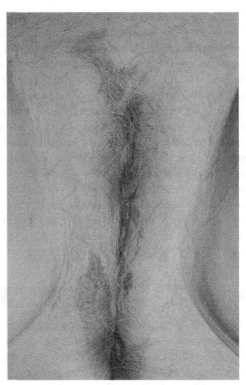

Fig. 8-8. En ocasiones, la despigmentación del vitiligo es tan generalizada que el color de piel normal restante puede confundirse con hiperpigmentación, lo cual a veces desconcierta incluso al paciente.

lizado para las verrugas anogenitales se ha asociado al desarrollo de vitiligo,[4-6] que bien podría deberse a la inflamación cutánea producida frecuentemente por el imiquimod. En teoría, cualquier terapia destructiva o inflamatoria podría ocasionar vitiligo.

Diagnóstico

El vitiligo se diagnostica de forma clínica por la presencia de despigmentación y la ausencia de cambios en la textura. El diagnóstico es más difícil cuando el vitiligo se presenta en el contexto de enfermedades cutáneas subyacentes como el liquen escleroso o el LSC. Los hallazgos más específicos en la dermatoscopia son zonas blancas bien delimitadas, densas y brillantes. En ocasiones, los pelos blancos y la pigmentación perifolicular también se consideran características específicas del vitiligo.[7] En algunos casos puede ser necesaria la biopsia.

Desde el punto de vista histopatológico, los melanocitos y la melanina están ausentes de la epidermis. Esto puede ser difícil de discernir en las tinciones habituales de hematoxilina y eosina, pero la incubación con 3,4-dihidroxifenilalanina al 0.01% (también llamada *dopa*) tiñe de negro los melanocitos enzimáticamente activos en la capa basal; la microscopia electrónica puede corroborar la pérdida de melanocitos. También hay infiltrado linfocítico dérmico de leve a moderado en los bordes de algunas lesiones. Los melanocitos de esta zona suelen ser grandes con dendritas largas que contienen melanina.

El diagnóstico diferencial del vitiligo incluye cualquier parche o placa blancos con cambios sutiles escamosos o de textura.

Puede haber confusión entre el vitiligo y la hipopigmentación postinflamatoria, sobre todo en las primeras lesiones del vitiligo. Esta distinción puede ser particularmente difícil en los pacientes de tez oscura con hipopigmentación como secuela postinflamatoria de una afección inflamatoria como el LSC. El diagnóstico diferencial principal en la zona anogenital es el liquen escleroso. Tiene un color blanco mármol similar, pero los cambios de textura en la piel del liquen escleroso ayudan a diferenciar estas afecciones. Los parches anestésicos e hipopigmentados de la lepra también pueden parecerse al vitiligo, pero las pruebas de sensibilidad en la piel blanca no muestran anomalías en caso de vitiligo. Esta afección es muy poco frecuente en los Estados Unidos, pero la inmigración puede ampliar los diagnósticos diferenciales habituales. Los corticoides tópicos pueden causar hipopigmentación, pero no despigmentación, y los bordes suelen estar mal delimitados.

VITILIGO **Diagnóstico**

- Parches blancos despigmentados y bien delimitados
- Sin cambios escamosos, de superficie o textura de ningún tipo
- Por lo general, no es necesaria la biopsia y las pruebas histológicas de rutina suelen ser normales; puede requerir tinciones con dopa para confirmar la ausencia de melanocitos

---

Tratamiento

El vitiligo es solo una cuestión estética. Sin embargo, esta afección puede ser muy molesta para algunos pacientes, en especial los de los países orientales.[1] Además, cualquier deformación de los genitales puede ser traumática para muchos, lo que da como resultado disfunción sexual y otras inquietudes.[8,9] Dado que nuestras opciones para la repigmentación exitosa del vitiligo son limitadas en este momento, el personal médico debe ser muy consciente de las implicaciones psicológicas para algunos de los pacientes y tratar o derivar a esas personas.

A algunos pacientes no les molesta su vitiligo genital en sí, por lo que no necesitan tratamiento. Para quienes deseen seguir un tratamiento existen opciones médicas y quirúrgicas, aunque en la práctica es muy difícil encontrar médicos que ofrezcan opciones quirúrgicas en los Estados Unidos. La luz ultravioleta en combinación con fármacos tópicos se ha considerado útil, pero aumenta el riesgo de CEC, sobre todo en la piel anogenital. La mayoría de los médicos comienzan con tratamientos tópicos, en su mayoría corticoides superpotentes, teniendo cuidado de realizar el seguimiento cuidadoso de la atrofia y otros efectos secundarios.[10] Un método consiste en probar un corticoide tópico potente (p. ej., propionato de clobetasol o propionato de halobetasol durante no más de 8 semanas en un ciclo). Cuando se produce cierta repigmentación con este tratamiento, pueden utilizarse ciclos de un corticoide, por ejemplo, 6 semanas sí y 6 semanas no. Hay que tener cuidado, sobre todo en los pliegues genitocrurales, la parte interna superior de los muslos y el escroto, ya que estas zonas son susceptibles a la atrofia por corticoides. Muchos médicos también utilizan un inhibidor de la calcineurina tópico c/12 h, ya sea tacrólimus

o pimecrólimus, a menudo en combinación con el corticoide tópico.[11] Estos fármacos costosos no suelen estar cubiertos por el seguro con este fin, pero no tienen efectos secundarios de atrofia o dermatitis por corticoides.[5] Pueden causar escozor durante la aplicación y tienen advertencia de recuadro negro de la Food and Drug Administration (FDA) de los Estados Unidos por las complicaciones improbables de CEC y linfomas. A veces también se utiliza el calcipotriol tópico, un análogo de la vitamina D.[12,13]

Los pulsos de corticoides intravenosos (no orales) han comprobado ser útiles.[14] Los tratamientos biológicos con inhibidores de JAK también se han mostrado prometedores.[15] Algunos tratamientos más agresivos que no se utilizan de forma sistemática incluyen los injertos epidérmicos y el trasplante de melanocitos y queratinocitos.[16,17] Aunque la dermoabrasión se suele utilizar solo para preparar la piel receptora para los injertos, se ha constatado la utilidad de la dermoabrasión sola con 5-fluorouracilo tópico complementario[18] y tacrólimus.[19] Cualquier cosa que dañe la piel supone el riesgo de empeorar el vitiligo debido a la respuesta isomorfa.

La fototerapia se ha utilizado durante años contra el vitiligo, pero es desfavorable en la zona anogenital debido al mayor riesgo de CEC que se producen con la terapia ultravioleta crónica. Se ha empleado el láser excimérico de 308 nm, pero parece ser menos eficaz que los inhibidores de la calcineurina.[20] Existen ensayos tempranos en los que se utiliza el láser de CO_2 fraccionado, tanto solo como en combinación con otros tratamientos. En un resumen de una revisión sistemática de Cochrane sobre el tratamiento del vitiligo se muestra que los datos proceden de ensayos mal diseñados y concluye que, a partir de los datos, solo puede demostrarse que los corticoides y la fototerapia pueden ser beneficiosos.[21]

Las personas con vitiligo generalizado o que causa deformación estética pueden tratarse con terapia de despigmentación, en la que se utiliza monobencil éter de hidroquinona al 20% para despigmentar la piel sana, de modo que no muestre parches pigmentados. Este fármaco debe ser compuesto y tiene un riesgo bastante elevado de causar dermatitis de contacto. El apoyo y el consuelo suelen ser el tratamiento más eficaz en caso de vitiligo genital.

VITILIGO **Tratamiento**

- No existe ningún tratamiento satisfactorio para repigmentar la zona genital, pero a veces son útiles los siguientes, ya sea solos o combinados:
  - Ungüento de corticoides ultrapotentes aplicado c/12 h en pulsos de 6 a 8 semanas
  - Tacrólimus o pimecrólimus aplicado c/12 h ininterrumpido
  - Calcipotrieno en crema aplicado c/12 h
  - La luz ultravioleta no es práctica ni segura para los genitales y conlleva el riesgo de causar neoplasias malignas
- Cuando se ven afectadas zonas grandes del cuerpo, la piel sana alrededor puede despigmentarse de forma permanente con monobencil éter de hidroquinona al 20% aplicado c/12 h para igualar el color de la piel

Hipopigmentación postinflamatoria

Presentación clínica

Las lesiones o inflamación cutáneas pueden causar hiper- o hipopigmentación. La hipopigmentación puede ser leve o marcada y, por lo general, existe un antecedente. Los cambios de color son más evidentes en las personas de tez oscura. Se produce hipopigmentación mal delimitada en el lugar de la inflamación o la lesión precedente **(fig. 8-9)**. La pérdida de pigmento suele ser muy sutil y, a menos que la causa de la inflamación sea continua, la piel solo debería mostrar hipopigmentación, sin cambios de textura ni escamas. Cuando la lesión es grave, como una quemadura química, los bordes pueden estar bien delimitados.

Diagnóstico

Por lo general, el diagnóstico puede determinarse por el patrón de hipopigmentación en relación con la presencia anterior o presente de una enfermedad o lesión cutánea. No obstante, a menudo los pacientes olvidan los episodios anteriores o no son conscientes de ellos, por lo que es frecuente la falta de antecedentes coherentes. Es probable que la dermatoscopia muestre características de la afección cutánea preexistente causante de la inflamación. La biopsia solo se requiere en algunas ocasiones y muestra que hay disminución de la cantidad de melanina en los queratinocitos basales, pero con melanocitos presentes. En la dermis subyacente puede haber macrófagos cargados de pigmento.

La palidez del liquen escleroso, el plano y el simple puede ser similar a la hipopigmentación postinflamatoria y coexistir con ella, pero los cambios de textura y la cicatrización ayudan a distinguir estos trastornos. El vitiligo debido a la despigmentación puede parecerse a la hipopigmentación postinflamatoria y el examen con lámpara de Wood suele permitir diferenciar entre ambas.

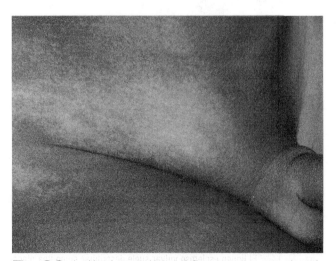

Fig. 8-9. La hipopigmentación postinflamatoria tiene un color más claro, pero no la ausencia de color que se observa en el vitiligo. Este niño presenta hipopigmentación postinflamatoria residual por una dermatitis del pañal reciente.

HIPOPIGMENTACIÓN POSTINFLAMATORIA — Diagnóstico

- Patrón de hipopigmentación que se correlaciona con una inflamación o lesión pasada conocida u ordinaria; dermatitis del pañal, liquen simple crónico, traumatismos del tratamiento verrugoso, etcétera
- Parches pálidos e hipopigmentados
- Sin cambios escamosos o superficiales, excepto los asociados a cualquier proceso inflamatorio causal subyacente en curso
- La biopsia no suele ser necesaria para el diagnóstico; las tinciones muestran la presencia de melanocitos

Fisiopatología

Cualquier dermatosis inflamatoria o lesión puede dejar hipopigmentación o hiperpigmentación residual en las regiones afectadas. La causa subyacente de la hipopigmentación postinflamatoria es el daño o la destrucción de los melanocitos. Por lo general, esto dura poco y los melanocitos se recuperan. En ocasiones, se producen cicatrices y el cambio de color es permanente. La hipopigmentación permanente también es una secuela de los tratamientos líticos, en los que los melanocitos pueden ser más susceptibles a sufrir daños, como ocurre tras la crioterapia o la radioterapia.

Tratamiento

No hay ningún tratamiento para la hipopigmentación postinflamatoria que no sea el tratar o prevenir las dermatosis o lesiones nuevas. La pigmentación normal de la piel vuelve de manera espontánea con el tiempo.

HIPOPIGMENTACIÓN POSTINFLAMATORIA — Tratamiento

- Control de cualquier proceso inflamatorio subyacente en curso
- De lo contrario, resolución espontánea; no hay tratamiento alguno que acelere la repigmentación

Liquen escleroso

El liquen escleroso (LE) es una enfermedad relativamente frecuente con una fuerte predilección por la piel anogenital, sobre todo la de las mujeres posmenopáusicas. En un estudio reciente se indica que el 0.05% de las mujeres desarrollan liquen escleroso anogenital,[22] que es menos de lo notificado en el pasado, así como inferior a la probabilidad del 1.6% de adquirir liquen escleroso a los 80 años, informado en el registro nacional finlandés en el 2020.[23] La incidencia del liquen escleroso en los hombres depende de si la circuncisión es prevalente o no, ya que el liquen escleroso se produce casi en su totalidad en los incircuncisos. La incidencia oscila entre el 0.07% y el 0.3%; además, es probable que se trate de subestimaciones por la falta de familiaridad de los médicos con el LE, la vergüenza de los pacientes y el hecho de que los profesionales no exploren el pene ni retraigan el prepucio.[24-26] En ambos sexos, esta situación generalmente es bimodal; sucede sobre todo en los niños, los adultos mayores, las mujeres posmenopáusicas y los hombres de 61 años o más.

En el pasado, por lo general se utilizaban los términos «craurosis vulvar» y «balanitis xerótica obliterante» para describir el liquen escleroso avanzado en las mujeres y los hombres, respectivamente.

Presentación clínica

La presentación más frecuente del LE es en la mujer posmenopáusica. Sin embargo, esta alteración puede aparecer en cualquier momento, incluso en la infancia. El síntoma principal es el prurito, que puede ser insoportable, a menudo asociado al dolor por erosiones en la piel frágil debido al roce y el rascado o a traumatismos menores por lo demás irrelevantes, incluida la actividad sexual. A menudo, el LE es asintomático hasta que un acontecimiento como una infección por levaduras produce síntomas que causan irritación, con el consiguiente roce y rascado que perpetúan la inflamación y la lesión.

El estreñimiento es una molestia frecuente en las niñas prepúberes, ya que el liquen escleroso alrededor del conducto rectal produce fisuras y defecación dolorosa con la consiguiente retención anal. La afectación perianal casi nunca se presenta en los niños y los hombres.

Los hallazgos clásicos del liquen escleroso consisten en pápulas y placas blancas que suelen estar muy bien delimitadas (fig. 8-10). El clítoris a menudo está hinchado, blanco y liso, mientras que la piel circundante por lo general está blanca y arrugada. En las mujeres, el liquen escleroso suele afectar primero y de forma más prominente la zona del clíto-

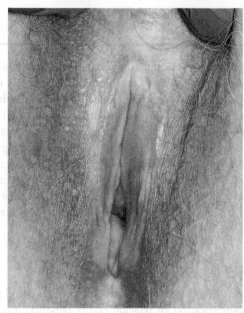

Fig. 8-11. El liquen escleroso se presenta sobre todo en el perineo y la zona alrededor del clítoris; suelen ser las primeras zonas afectadas y las más difíciles de aliviar.

ris, así como el cuerpo perineal (fig. 8-11). En algunas mujeres se observa afectación de toda la mucosa modificada y de la piel perianal, la cual muchos médicos ven como un patrón en forma de ocho (fig. 8-12). En los hombres, el LE se presenta en el glande, el prepucio y, con menor frecuencia, el cuerpo del pene (figs. 8-13 y 8-14). De vez en cuando se ve afectado el escroto (fig. 8-15).

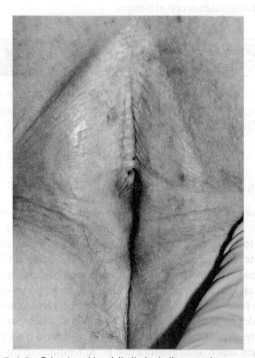

Fig. 8-10. Esta placa bien delimitada de liquen escleroso presenta el color blanco y la pérdida de los labios menores característicos, con piel brillante y arrugada, así como cicatrices en el capuchón del clítoris.

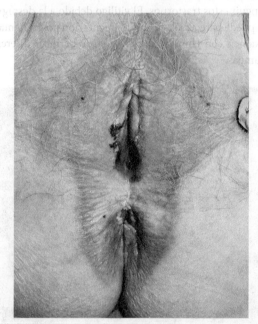

Fig. 8-12. El liquen escleroso vulvar suele describirse como una placa en forma de ocho; esta paciente también presenta púrpura, hinchazón del capuchón del clítoris y de los labios menores, así como fisuras y erosión en las zonas de hiperqueratosis.

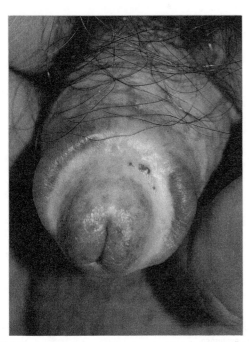

Fig. 8-13. La hipopigmentación y las cicatrices también se presentan en los hombres, y el glande es el sitio más frecuentemente afectado. A veces se producen ectasias vasculares y angiomas, tanto en los hombres como en las mujeres, en las zonas de liquen escleroso.

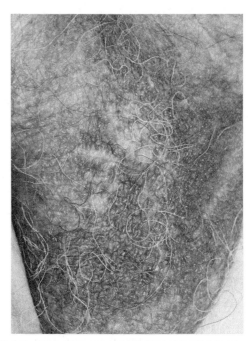

Fig. 8-15. El escroto no es una ubicación habitual del liquen escleroso; estas estrías lineales, casi como helechos, requirieron biopsia para su diagnóstico. Aunque el paciente presente el liquen escleroso peneano clásico, puede haber liquen plano y escleroso en los mismos pacientes.

Aunque puede haber hipopigmentación en muchas enfermedades cutáneas, la textura del liquen escleroso es un gran indicio diagnóstico. La superficie cutánea por lo regular muestra arrugas finas, un signo fiable del liquen escleroso (fig. 8-16). A veces, la piel puede ser brillante y lisa, cérea o hiperqueratósica y áspera, pero siempre hay cambios de textura (figs. 8-17 a 8-20).

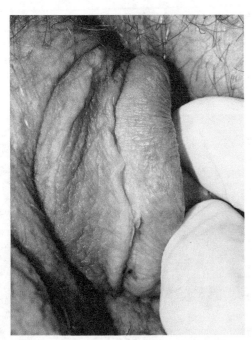

Fig. 8-14. En este caso es evidente la aglutinación precoz del glande con el prepucio.

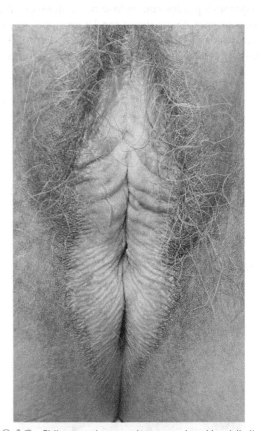

Fig. 8-16. El liquen escleroso suele ser una placa bien delimitada de piel blanca y arrugada; esta placa es gruesa por el roce y el rascado. A veces el liquen escleroso está rodeado de hiperpigmentación.

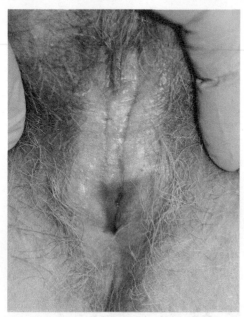

Fig. 8-17. Aunque el arrugamiento es clásico, a veces el liquen escleroso se manifiesta con un epitelio brillante; la pérdida de estructura es una característica adicional de la enfermedad avanzada.

En algunos casos, en vez de placas, se producen pequeñas pápulas diferenciadas que a menudo son confluentes y forman placas (fig. 8-21). La equimosis es un indicio que sugiere firmemente el liquen escleroso (figs. 8-22 y 8-23; *véase* fig. 8-12). Estas equimosis pueden confundirse con indicios de abuso en las chicas jóvenes. Otros signos son las erosiones o las ulceraciones debidas a la fragilidad del liquen escleroso. Algunas ocasiones se producen placas hiperqueratósicas, a veces por el

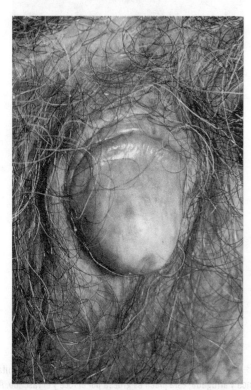

Fig. 8-18. En algunas ocasiones, la textura del glande también se observa fina y lisa, así como con hipopigmentación más sutil, lo cual dificulta el diagnóstico.

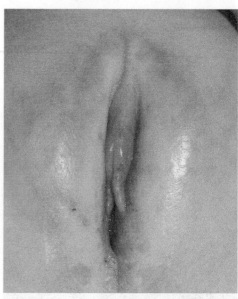

Fig. 8-19. Con menos frecuencia, la piel es cérea, pero siempre hay un cambio de textura en comparación con la piel sin anomalías en el contexto del liquen escleroso.

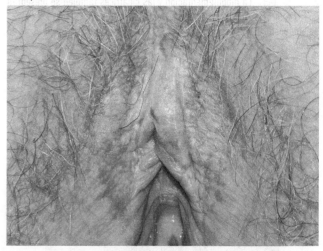

Fig. 8-20. El cambio de textura más engrosado e hiperqueratósico suele ser un acontecimiento tardío y esta evolución puede indicar un mayor riesgo de transformación maligna.

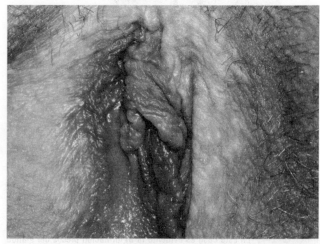

Fig. 8-21. En algunos casos, el liquen escleroso puede presentarse en forma de pápulas blancas pequeñas, diferenciadas y planas, que a menudo se unen para formar placas.

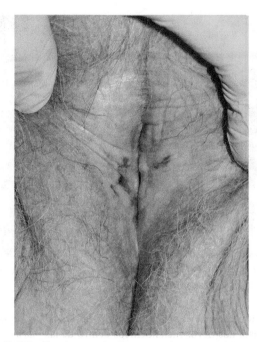

Fig. 8-22. Si no fuera por la púrpura prominente, se podría pensar que esta paciente con liquen escleroso parcialmente tratada está casi sana.

roce y el rascado, en otras de forma espontánea, lo que es preocupante en cuanto a una posible neoplasia intraepitelial vulvar diferenciada (NIVd) incipiente (o carcinoma escamocelular *in situ*) (*véase* **fig. 8-23**).

En los hombres jóvenes, el liquen escleroso suele producirse con fimosis; asimismo, el LE es una causa importante de circuncisiones médicas. El LE suele pasar desapercibido hasta que se analiza mediante pruebas histológicas el prepucio extirpado. En el glande y el prepucio ventral aparecen pápulas blancas que producen las mismas placas blancas y frágiles que pueden mostrar púrpura. El cuerpo también puede estar afectado.

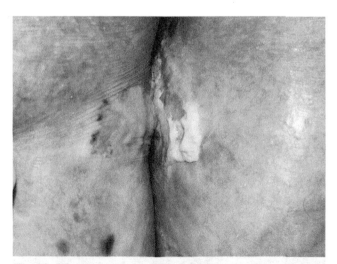

Fig. 8-23. La malignización es más frecuente en las lesiones hiperqueratósicas de las mujeres posmenopáusicas que han padecido liquen escleroso durante años; las lesiones como estas deben llevarse a biopsia de inmediato. Por fortuna esta lesión fue benigna, aunque varios años después desarrolló carcinoma escamocelular circundante.

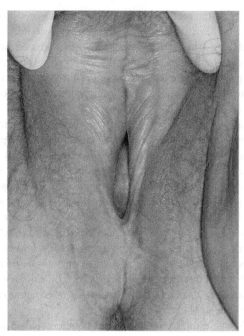

Fig. 8-24. Esta paciente muestra la reabsorción de los labios menores y la cicatrización de la línea media que cubre el clítoris de tantas mujeres con liquen escleroso.

La cicatrización es habitual en la enfermedad más avanzada; en las mujeres, se manifiesta con la reabsorción de los labios menores y la cicatrización del capuchón hasta el clítoris, con sellado final del capuchón, o prepucio, que oculta el glande del clítoris debajo **(fig. 8-24)**. A veces, la bolsa que se forma bajo el capuchón del clítoris se impacta con los restos de queratina de los queratinocitos atrapados que se desprendieron de la superficie del epitelio, formando así un seudoquiste **(fig. 8-25)**. Aunque

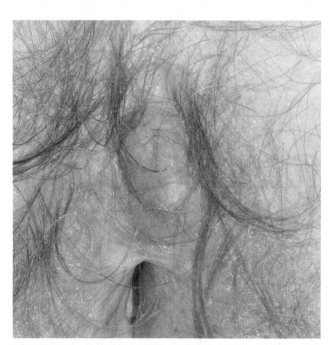

Fig. 8-25. Cuando se sella la punta del capuchón del clítoris, a veces se forma un seudoquiste; la queratina y el epitelio descamados quedan atrapados en esta bolsa y se agrandan, por lo general, sin causar problemas relevantes. Cuando esto resulta incómodo o interfiere con la función, puede abrirse y marsupializarse o reconstruirse de otro modo.

suelen ser asintomáticos, estos seudoquistes a veces producen molestias por la distensión y disminuyen la sensibilidad del clítoris debido a la queratina acumulada entre dicha estructura y la superficie cutánea. La rotura del seudoquiste produce una rápida respuesta de cuerpo extraño, lo que forma un nódulo rojo y doloroso que puede supurar tanto queratina como material purulento.

Las adherencias en la línea media causan el estrechamiento del introito. El liquen escleroso no suele afectar la superficie mucosa de la vagina, lo que a veces se considera una característica diferenciadora del liquen plano, aunque solo se han descrito cuatro casos en la literatura médica. Sin embargo, la autora (LE) tiene seis pacientes con liquen escleroso vaginal comprobado mediante biopsia, por lo que esta afección claramente ocurre con mayor frecuencia de lo que se cree.[8-26] Por lo general, se produce por encima de un cistocele o rectocele prominente y expuesto en una zona de metaplasia escamosa. Sin embargo, a diferencia de lo que ocurre con el liquen plano, no se han descrito casos de estrechamiento de la vagina en sí en caso de liquen escleroso (**fig. 8-26**).

Dado que es más probable que el liquen escleroso afecte a los hombres incircuncisos, la cicatrización conduce al endurecimiento gradual del prepucio y, por último, la fimosis. El surco coronal también puede destruirse con las adherencias (**fig. 8-27**). Algunas veces, el liquen escleroso afecta al epitelio queratinizado que rodea el meato uretral y a la parte inferior de la uretra (**fig. 8-28**), lo cual produce estenosis que puede llevar a problemas importantes para el tratamiento.

A veces el LE se asocia a hiperpigmentación. Puede tratarse de hiperpigmentación postinflamatoria, una reacción inespecífica a una lesión (**fig. 8-29**) o, lo que es más interesante, lentiginosis. Esta afección se manifiesta con máculas y parches marrones, a menudo muy oscuros o abigarrados, que pueden parecerse a un melanoma (**fig. 8-30**). Esto se trata más a detalle en el capítulo 9, que aborda las lesiones oscuras. Aunque la lentiginosis no se transforma en melanoma, estos cambios deben tomarse en serio y realizarse una biopsia, ya que puede

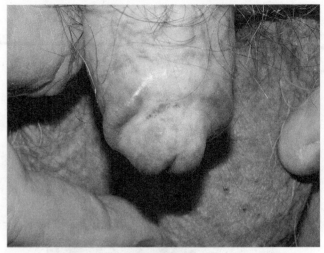

Fig. 8-27. Se ha producido pérdida de la corona debido a la cicatrización del liquen escleroso.

haber un mayor riesgo de melanoma en las zonas de liquen escleroso. Los nevos melanocíticos dentro de las placas del LE son más atípicos desde el punto de vista histológico que los de la vulva no afectada y existen varios testimonios de melanomas que aparecen dentro de las zonas del LE.

Se ha notificado liquen escleroso extragenital en el 15% a 20% de los pacientes (**fig. 8-31**).[27] Aún así, en una revisión de 250 historias clínicas de las pacientes de esta autora (LE) con liquen escleroso, las cuales recibieron una exploración cutánea general inicial, se descubrió solo un 6% con liquen escleroso extragenital. Esto se correlaciona con el juicio clínico general de la autora. Las ubicaciones extragenitales más frecuentes son la parte superior de la espalda, las axilas, la cara palmar de las muñecas y las zonas expuestas a la fricción, como los hombros y la región inframamaria. La distribución de las lesiones en las zonas de fricción puede explicarse en parte por el fenómeno isomorfo (antes llamado «de Koebner»), según el cual algunas enfermedades tienden a producirse en las zonas de lesión o irritación. Se han descrito casos muy infrecuentes de liquen escleroso en el

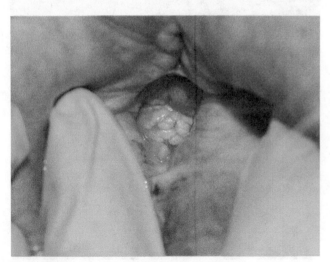

Fig. 8-26. Se cree que el liquen escleroso vaginal es muy infrecuente, pero a veces se produce, sobre todo en la superficie de un rectocele o cistocele expuesto. Dado que la mayoría de los médicos no exploran la vagina con detenimiento, los casos pueden ser más usuales de lo que se informa.

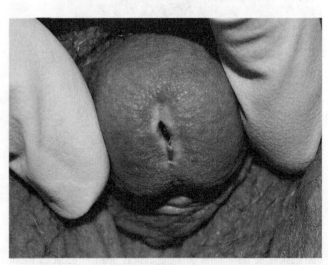

Fig. 8-28. El liquen escleroso suele afectar el meato uretral y puede producir estenosis que interfiere en la función.

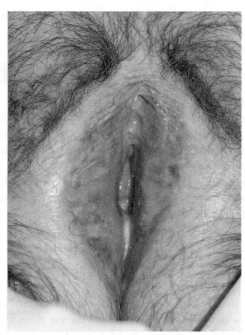

Fig. 8-29. El liquen escleroso produce hiperpigmentación postinflamatoria con mayor frecuencia que la mayoría de las otras dermatosis genitales, y se caracteriza por las coloración marrón en parches mal delimitados.

rostro, el cuero cabelludo, las uñas y la boca. Las lesiones bucales del liquen escleroso son bastante raras, y esta autora, que explora la boca de todos los pacientes que acuden por alteraciones genitales, nunca ha visto liquen escleroso bucal.

Existe una relación con otros trastornos mediados por linfocitos, como es el caso del liquen plano y la morfea; algunos pacientes desarrollan las tres afecciones. El vitiligo también

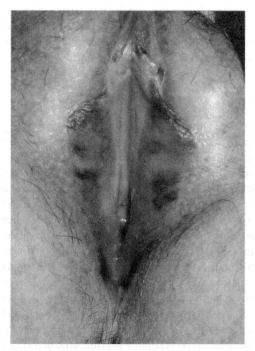

Fig. 8-30. La lentiginosis es otra forma de hiperpigmentación asociada al liquen escleroso, que se manifiesta por uno o más parches de hiperpigmentación irregular que a menudo presentan diversos tonos marrones, algunos con una coloración muy oscura.

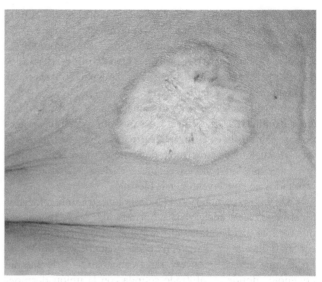

Fig. 8-31. El liquen escleroso extragenital se encuentra con mayor frecuencia en el torso y presenta la misma coloración blanca con superficie arrugada; sin embargo, este liquen responde mucho menos al tratamiento, aunque suele ser asintomático y no deja cicatrices ni evoluciona a carcinoma escamocelular.

puede presentarse junto con el liquen escleroso. También se ha observado que la psoriasis aparece con más frecuencia de lo esperado (fig. 8-32),[28] y la mayoría de las mujeres posmenopáusicas con LE padecen hipotiroidismo.

Diagnóstico

Aunque el diagnóstico del LE puede establecerse de forma clínica en los casos habituales, el liquen plano u otras dermatosis erosivas, cicatriciales o el LSC a veces se asemejan al LE.

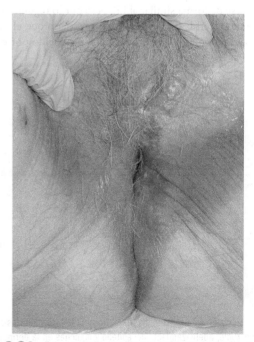

Fig. 8-32. Esta paciente con liquen escleroso desarrolló psoriasis superpuesta que en un inicio se confundió con candidiasis y dermatitis de contacto.

Estos pacientes deben someterse a una biopsia para confirmar el diagnóstico. La dermatoscopia muestra tapones foliculares queratósicos, que corresponden a la hiperqueratosis folicular, y parches blancos brillantes bien definidos, derivados de la fibrosis superficial.[29] Además, la descamación y las manchas hemorrágicas son específicas.[29]

Si hay dudas, debe realizarse una biopsia, de preferencia antes de iniciar el tratamiento. La piel que presenta arrugas finas o equimosis es el lugar ideal para la biopsia; si no hay arrugas, cualquier otro cambio de textura es aceptable. Aquellos pacientes sin lesiones cutáneas clásicas suelen mostrar resultados no concluyentes en la biopsia.

En el LE no complicado, la biopsia muestra una epidermis hiperqueratósica, adelgazada y borrada (fig. 8-33). La epidermis recubre una banda de hialinización en la dermis superior con un infiltrado linfocítico mixto inmediatamente por debajo. En algunas zonas, se encuentran pequeños focos de cambio liquenoide donde el infiltrado colinda con la unión dermoepidérmica. De vez en cuando, la epidermis presenta las características histológicas de la hiperplasia escamocelular, es decir, está engrosada (acantósica). Esto es importante, ya que parece existir una relación entre este tipo de cambio y la formación del CEC.

Aunque los pacientes que presentan una apariencia clásica no requieren biopsia, se recomienda la documentación fotográfica, o al menos la descripción sumamente cuidadosa de los hallazgos clínicos, para evitar que futuros médicos no crean el diagnóstico y suspendan el tratamiento.

La palidez, la atrofia y la pérdida de las características anatómicas habituales asociadas al LE bien establecido dan pie al diagnóstico diferencial con otras enfermedades que producen un cuadro terminal común, sobre todo el liquen plano, el penfigoide mucoso (cicatricial) y la morfea. El LSC puede verse blanco ademas de parecerse y coexistir con el LE. El vitiligo puede verse de forma similar al LE, pero por lo regular no presenta cambios en la textura. No obstante, dado que el vitiligo presenta el fenómeno isomorfo, el daño producido por el roce

y el rascado del liquen simple crónico puede causar vitiligo y asemejar al liquen escleroso.

LIQUEN ESCLEROSO	Diagnóstico

- Placas blancas, arrugadas o brillantes
- Afectación de los labios menores, la piel alrededor del clítoris, los labios mayores medios, el cuerpo perineal y la piel perianal en las mujeres; el glande y el prepucio ventral en los hombres
- Cicatrices a menudo prominentes
- Cuando no es clásico, se confirma mediante una biopsia que muestre infiltrado inflamatorio crónico y hialinización de la dermis superior y alteración de la membrana basal

Fisiopatología

Se trata de una dermatosis inflamatoria crónica mediada por linfocitos con cada vez más evidencia de que es un trastorno autoinmunitario. Existe una fuerte relación con otras enfermedades autoinmunitarias, en particular las enfermedades de la tiroides en las mujeres con autoanticuerpos. Una familia aislada muestra una fuerte predisposición genética, pero la mayoría de los pacientes no tienen familiares afectados conocidos. La localización en la piel es importante; la extirpación del LE anogenital con injerto de una ubicación extragenital se asocia a la recidiva en la piel implantada. Sin embargo, un caso de LE vulvar que se injertó de la espalda mostró regresión del liquen. Algunos investigadores plantean la hipótesis de que participan aspectos hormonales, ya que la aparición es más frecuente en las mujeres antes de la pubertad y después de la menopausia, posiblemente relacionados con la insuficiencia de estrógenos. Cada vez hay más pruebas de que la retención de orina bajo el prepucio, o en los pliegues cutáneos, en los hombres que padecen obesidad es un factor.[30,31]

Tratamiento

Aunque el tratamiento de primera línea indiscutible para el LE es un corticoide tópico superpotente, limitarse a entregar al paciente un tubo de medicamento es un error. Ofrecer instrucción al paciente sobre la enfermedad, el pronóstico, las expectativas y la naturaleza crónica del LE constituye la intervención inicial fundamental. Evitar los irritantes como el jabón o los protectores diarios es importante para muchas personas. Las que padecen prurito intenso deben recibir sedación durante las horas de sueño para reducir el frotamiento y el rascado al mínimo durante este lapso. Las mujeres con dispareunia e insuficiencia de estrógenos deben recibir algún tipo de reemplazo estrogénico, como crema de estradiol a una dosis de 1 o 2 g dos o tres veces por semana (*véase* el cap. 13 para consultar el tratamiento de la vagina atrófica). Para los hombres, es importante evitar el contacto con el jabón y la orina, así como el uso de un ungüento de barrera. Algunos consideran que el vello púbico debe recortarse para evitar la irritación por el vello atrapado bajo el prepucio.[32]

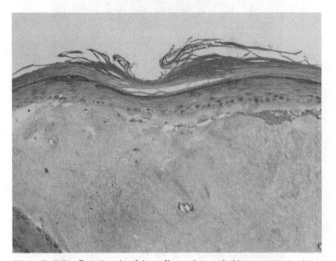

Fig. 8-33. En esta microfotografía se observa la hiperqueratosis típica en la superficie, adelgazamiento del epitelio y manchas en la dermis superior. Esta dermis superior es frágil, se ha separado y ha producido una hendidura llena de sangre que se manifiesta de forma clínica como púrpura.

En el pasado, el tratamiento específico preferido para los hombres con LE era la circuncisión, que se creía era curativa. En la actualidad, los ungüentos de corticoides superpotentes se han convertido en el tratamiento preferido también para los hombres, de modo que la circuncisión se recomienda solo para aquellos en los que ha fracasado la terapia médica.[32] Se ha comprobado que el tratamiento precoz con ungüento de clobetasol en los hombres con afectación uretral ayuda a prevenir y controlar las estenosis uretrales, antes tratadas con cirugía, con una tasa de recidiva elevada.[33]

El tratamiento de primera línea del LE en las mujeres es un ungüento ultrapotente de corticoides (p. ej., propionato de clobetasol al 0.05% o propionato de halobetasol al 0.05%, dipropionato de betametasona al 0.05% en vehículo aumentado o diacetato de diflorasona al 0.05%) (fig. 8-34 A y B). En algunos ensayos controlados aleatorizados realizados solo en mujeres recientemente, se analizó el efecto del clobetasol, aunque la experiencia anecdótica y el sentido común indican, pero sin duda no demuestran, que cualquier corticoide tópico ultrapotente debería ser beneficioso. Por lo tanto, tampoco hay datos que apoyen un corticoide ultrapotente sobre otro. Con frecuencia, esta decisión se toma en función de la cobertura del seguro y los precios locales.

Como en el caso de otras dermatosis genitales, se prefiere el ungüento porque es menos irritante, sobre todo ante las fisuras y erosiones dolorosas. Al principio, se aplica una cantidad muy pequeña del medicamento, mucho menor que el tamaño de un chícharo o guisante, c/24 h o c/12 h. Las pacientes responden a velocidades variables y las distintas zonas de la vulva y la piel perianal mejoran a ritmos diferentes, siendo a menudo el perineo y la zona alrededor del clítoris las más difíciles. Por lo tanto, el tratamiento debe individualizarse, reevaluando cada 4 a 8 semanas las mejorías y los efectos secundarios, así

como disminuyendo la potencia o la frecuencia de aplicación según se vayan curando las zonas. Las pacientes no deben tratarse en función de los síntomas, sino de los indicios clínicos de la enfermedad. Las molestias se resuelven mucho antes de que se curen los cambios cutáneos del LE. El tratamiento guiado por los síntomas lleva al aumento de las cicatrices y a un mayor riesgo de transformarse en CEC. Por lo general, la aplicación diaria puede reducirse a un tratamiento de mantenimiento a largo plazo tras 3 o 4 meses; 15 g del ungüento deberían durar al menos 6 meses para el tratamiento inicial.

La interrupción del tratamiento suele causar recidivas. Sin tratamiento, existe hasta un 5% de riesgo de desarrollar CEC en caso de LE vulvar prolongado (figs. 8-35 y 8-36). El riesgo de CEC peneano es menos conocido, pero probablemente sea menor, con un 1% notificado en una serie de 771 hombres.[34] En la actualidad existen pruebas de que el tratamiento continuo limita la cicatrización y el desarrollo del CEC en el LE anogenital en las mujeres.[35]

No hay datos sobre el tipo y la frecuencia del tratamiento de mantenimiento. La mayoría de los vulvólogos de los Estados Unidos reducen las recidivas con un ungüento de corticoides de potencia media, como la triamcinolona al 0.1%, a diario, o con un ungüento de corticoides ultrapotentes, como el clobetasol al 0.05% o el halobetasol al 0.05%, una vez al día tres veces por semana (p. ej., lunes, miércoles y viernes por la mañana o por la noche).

El LE peneano que no mejora lo suficiente con un corticoide tópico superpotente debe someterse a la circuncisión.

La gran mayoría de las mujeres que no mejoran adecuadamente suelen tener otros problemas participantes: adherencias, insuficiencia de estrógenos, dermatitis de contacto, infección, etcétera. Estas mujeres deben ser evaluadas para asegurarse de que están utilizando la medicación de forma correcta y en las

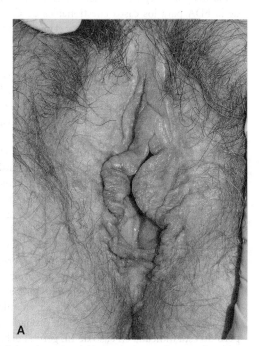 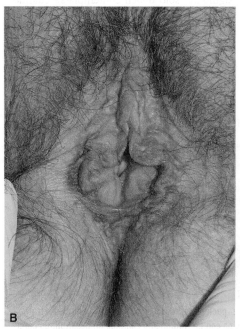

Fig. 8-34. **A.** Esta vulva antes del tratamiento muestra una placa blanca con erosiones e hiperqueratosis. **B.** Cinco semanas después del tratamiento con ungüento de halobetasol c/12 h, la piel casi se ha normalizado, una respuesta más rápida de lo habitual.

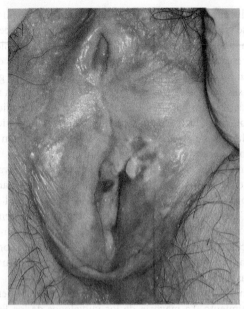

Fig. 8-35. Las erosiones con hiperqueratosis gruesa resultaron ser una neoplasia intraepitelial vulvar diferenciada en la biopsia. Tras una vulvectomía parcial, la neoplasia intraepitelial vulvar diferenciada ha reaparecido.

zonas adecuadas. Muchos pacientes con obesidad o de edad avanzada no pueden ver bien o alcanzar los sitios afectados y no aplican la medicación en las zonas correctas. Los que han desarrollado una neoplasia intraepitelial diferenciada asociada (carcinoma escamocelular *in situ* histológico) experimentan una falta de respuesta de estas zonas. A veces, la vagina atrófica produce síntomas de irritación o dolor; la dermatitis de contacto, en general por un irritante, puede causar síntomas similares al LE.

Los abordajes siguientes solo deben contemplarse cuando los pacientes no mejoren lo suficiente con corticoides tópicos, cuando los signos visibles del LE persistan y cuando se hayan

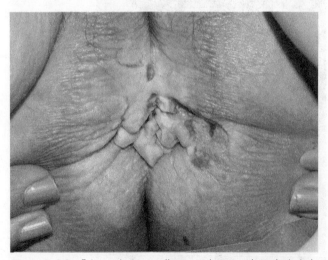

Fig. 8-36. Esta paciente con liquen escleroso prolongado tratada según los síntomas y no con un tratamiento continuo ha desarrollado carcinoma escamocelular invasor.

descartado otras causas de los síntomas. Entonces, estas modalidades deben añadirse a los corticoides tópicos, no sustituirlos.

LIQUEN ESCLEROSO	Tratamiento

- Corrección de infecciones, insuficiencia local de estrógenos, dermatitis de contacto irritativa, etcétera
- Ungüento de corticoides ultrapotentes (propionato de clobetasol al 0.05%, etc.)
  - Una o dos veces al día hasta que adquiera una textura sin anomalías (por lo general a los 4 meses)
  - Después, corticoides continuos una vez al día tres veces por semana o de potencia media (triamcinolona al 0.1%, etc.) a diario para mantener el control
- Tacrólimus o pimecrólimus c/12 h añadido como tratamiento de segunda línea
- Seguimiento cuidadoso, de 6 a 8 semanas, hasta que la enfermedad esté controlada, después dos veces al año para evaluar los efectos secundarios del fármaco, el control de la enfermedad y la malignización

Otros medicamentos

El propionato de testosterona tópico ya no se utiliza para el tratamiento del LE y en los estudios controlados no se encontró ninguna ventaja sobre el vehículo. El tacrólimus y el pimecrólimus, dos inhibidores de la calcineurina tópicos, se han empleado contra el LE que no ha mejorado lo suficiente con corticoides tópicos o en casos en los que ha habido efectos secundarios de los corticoides. Sin embargo, en la mayoría de los pacientes producen ardor al aplicarse, son más costosos, a menudo no están cubiertos por el seguro y tienen advertencia de recuadro negro de la FDA para los casos cuestionables de CEC y linfoma. La mejoría en caso de LE es más lenta y el beneficio menor de lo que ocurre con los corticoides.[36] Cuando se utilizan para la enfermedad recalcitrante, los inhibidores de la calcineurina deben añadirse al corticoide, no sustituirlo. En cambio, para los pacientes que no pueden aplicar el fármaco en las cantidades correctas en los lugares adecuados, puede ser útil un inhibidor de la calcineurina para que la persona aplique cualquier cantidad en toda la zona.

Los retinoides pueden ser útiles, pero casi no hay datos sobre esta clase de medicamentos. Generalmente utilizados para la enfermedad hiperqueratósica, los retinoides tópicos no suelen tolerarse debido a la irritación. En un ensayo más reciente en el que se evaluó el uso de la tretinoína en crema al 0.025% aplicada en días alternos, se indicó que solo el 18% mostraba respuesta objetiva; el LE resistente mostraría menos beneficios.[37] La acitretina oral para el LE grave en los hombres produjo resolución total en 12 de los 33 pacientes que recibieron el medicamento activo y en otros 12 hubo resolución parcial.[38]

A veces se emplean análogos de la vitamina D, pero no hay datos al respecto. También se ha probado la fototerapia,[19] pero no está indicada en caso de LE genital debido al riesgo de producir CEC.

El metotrexato oral se ha utilizado para el LE recalcitrante prácticamente sin datos al respecto. Se ha informado su utilidad en combinación con corticoides en pulsos a dosis altas en el LE extragenital de siete pacientes,[39] el cual es mucho más difícil de controlar que la afectación genital; asimismo, en una carta reciente se notificó la «mejoría» en la mitad de 21 mujeres con liquen vulvar recalcitrante tratadas con 2.5 a 17.5 mg de metotrexato cada semana de 1 a 17 meses.[40] La autora se ha encontrado con que el metotrexato es muy útil en una minoría de mujeres con enfermedad resistente a los corticoides tópicos e intralesionales, así como a los inhibidores de la calcineurina tópicos.

Procedimientos

Los más utilizados son los corticoides intralesionales (*véanse* los detalles en el cap. 4). No existen datos sobre este procedimiento, pero los dermatólogos recurren a él con regularidad para cualquier dermatosis que responda a los corticoides y que no responda al tratamiento tópico. Es especialmente útil para la piel engrosada e hiperqueratósica que es resistente a los fármacos tópicos y para aquellos pacientes que muestran cumplimiento inconstante. El procedimiento se repite cada mes hasta que se controle la enfermedad.

Algunos médicos consideran que los corticoides intramusculares son útiles, de nuevo, sin datos. Pueden utilizarse dosis de 40 mg (pacientes delgados) a 80 mg (pacientes voluminosos). Por lo general, esto se realiza cada 3 meses según la necesidad.

Se ha comprobado que la lisis del LE lo elimina; la terapia fotodinámica, la crioterapia, el ultrasonido focalizado (por lo regular utilizado en caso de tumores) y el láser de CO_2 ablativo suelen ser útiles, aunque casi siempre vienen seguidos de recidiva.[41-44] Además, la autora ha visto cómo el LE desaparece (temporalmente) por completo tras una reacción ampollosa de contacto irritativa a un anestésico tópico aplicado en el consultorio. Esto es contradictorio, ya que el LE se desencadena por lesiones e irritaciones.

El uso de injertos de grasa para atenuar el deterioro de los vasos sanguíneos locales y promover la curación de las lesiones cutáneas inducidas por la radiación está bien documentado en los modelos murinos.[45] El injerto de grasa autóloga se probó hace poco para el LE. En el estudio abierto prospectivo más reciente de 33 mujeres se constató una mejoría de los síntomas y el estado de ánimo; además, la puntuación basada en el médico indicó una mejoría general «en mayor o menor grado».[46] La conclusión fue que se necesitaban más ensayos para descartar un efecto placebo.

En los últimos 5 años, se ha publicitado el tratamiento con plasma rico en plaquetas, sobre todo entre las mujeres con LE, como una posible terapia. Los reportes de casos y los ensayos abiertos han sido prometedores, pero en un reciente estudio doble ciego con placebo y con histología del antes y el después se observaron escasas diferencias entre las mujeres tratadas y las no tratadas.[47] En un estudio prospectivo de cinco hombres con LE resistente tratados con plasma rico en plaquetas se mostró mejoría de los síntomas a los 10 meses, pero pocos cambios visibles en la piel.[48] Además, en una revisión de estudios realizada en el 2019 se demostraron indicios escasos de beneficio,[49] por lo que este tratamiento no puede recomendarse en este momento.

El láser no ablativo contra el LE se ha vuelto popular entre los médicos recientemente, y en los últimos 2 años han aparecido en la literatura médica diversos documentos que en general sugieren beneficios, en su mayoría reportes de casos y series pequeñas. Aunque se utiliza en su mayoría para los procedimientos estéticos dermatológicos y no está aprobado por la FDA para todas las indicaciones vulvovaginales, el láser de CO_2 fraccionado se ha empleado para el tratamiento del LE en los últimos años. En un estudio abierto de 40 mujeres con liquen sintomático a pesar del tratamiento con clobetasol tópico, se descubrió que el 72.5% de las pacientes notificaron mejoría general de al menos el 66%, pero el color blanco solo disminuyó en un decepcionante 20%.[50] Al momento de este escrito, existen dos estudios controlados en los que se comparan los corticoides tópicos con un láser no ablativo, en donde en ambos se concluye que el láser fue superior a los corticoides. Ambos tenían defectos en la metodología; entre ellos estaba la notable infrautilización del corticoide tópico en comparación con el modelo para el tratamiento del LE.[51,52] En otro estudio controlado del 2021 no se mostró ningún beneficio significativo del láser de CO_2 fraccionado como monoterapia para el LE vulvar.[53] En uno de los pocos informes del láser no ablativo para el LE en los hombres se encontró un efecto positivo en la función sexual y la calidad de vida, pero no se mencionaron cambios objetivos.[54] En los estudios actuales no se provee una respuesta y, de hecho, se observa que algunos investigadores no comprenden el uso correcto del tratamiento actual de primera línea para el LE. En una declaración de postura de la Society for the Study of Vulvovaginal Disease, se manifestó en el 2019 que «el uso del láser en las mujeres con vulvodinia o liquen escleroso no se debe recomendar en la práctica médica habitual».[55] Con gran escepticismo, la autora trató a 11 mujeres con liquen muy recalcitrante con láser de CO_2 fraccional con un corticoide tópico superpotente concomitante. A diez les fue muy bien, pero necesitaron tratamiento tópico continuo. La autora sospecha que los láseres no ablativos pueden añadirse al tratamiento del LE recalcitrante cuando se combinan con un corticoide tópico.

Por lo general, la cirugía solo está indicada para corregir las cicatrices y, a menos que sea urgente, solo después de controlar la enfermedad cutánea. La cirugía ante una enfermedad cutánea activa suele producir recidiva inmediata. La lisis de las adherencias de lado a lado que producen el estrechamiento del introito con fisuras, la corrección de la fimosis del clítoris y la desobstrucción de los seudoquistes del clítoris deben retrasarse hasta que se controle el LE. No obstante, a veces los hombres sufren estenosis uretrales que pueden requerir corrección urgente. En este caso, las recidivas también son frecuentes con la enfermedad activa, por lo que se prefiere el tratamiento profiláctico con clobetasol. Es evidente que el CEC y la neoplasia intraepitelial requieren intervención quirúrgica inmediata. Excepcionalmente, cuando la afección es muy grave, la extirpación de la enfermedad recalcitrante seguida de la administración inmediata de ungüentos de corticoides de mantenimiento ha demostrado de forma anecdótica ser el último recurso para prevenir la recidiva.

Situaciones especiales

A menudo se recurre a la regresión de la experiencia intralesional del LE en la pubertad. Ahora sabemos que, aunque los síntomas del liquen suelen mejorar, quizá debido al surgimiento de estrógenos, la enfermedad solo se resuelve en algunos casos. En un estudio prospectivo se mostró que el 25% de las niñas experimentaron remisión.[56] En un estudio más reciente se informó que el 80% de las niñas pospúberes estuvieron asintomáticas después de la pubertad, el 70% sin tratamiento, pero no se les exploró, y es bien sabido que estas niñas con LE activo a menudo se encuentran asintomáticas mientras padecen cicatrices silenciosas continuas.[57] Esta autora ofrece el cese del tratamiento en la pubertad con seguimiento trimestral durante 2 años a aquellas niñas con absolutamente ningún signo del LE. No hay información sobre la recidiva del LE durante la menopausia en las pacientes en las que la enfermedad parece desaparecer en la pubertad.

Las lesiones hiperqueratósicas suelen ser resistentes al tratamiento, en ocasiones porque el fármaco tópico no penetra con facilidad, otras porque la enfermedad es más grave y otras porque ha iniciado el proceso neoplásico. Si estas zonas no responden relativamente rápido al tratamiento tópico o intralesional, está indicada la biopsia para descartar la neoplasia intraepitelial vulvar diferenciada o el CEC. Si la zona es pequeña, la resección puede ser una buena opción, ya que a veces se observa que incluso las lesiones hiperqueratósicas que son insignificantes en la biopsia se transforman con el tiempo en carcinoma de tipo escamocelular. Los retinoides también son útiles en caso de lesiones hiperqueratósicas, sobre todo si no son fáciles de extirpar.

Seguimiento

El seguimiento a largo plazo dos veces al año está indicado para la mayoría de los pacientes con LE bien controlado para evaluar el control en curso, los efectos secundarios y cualquier signo de transformación maligna precoz. Cuanto más tiempo se padezca la enfermedad, mayor será el riesgo de presentar un CEC secundario. En un amplio estudio se constató que el 1.4% de las mujeres que presentaron LE durante 24 meses desarrollaron CEC, mientras que aquellas que tuvieron la enfermedad durante 300 meses mostraron un aumento al 36.8%.[58] Sin embargo, este estudio no informó sobre el tratamiento y el control del LE. Por lo tanto, el médico no debe generar una falsa sensación de seguridad en las mujeres a las que les va bien durante años.

Liquen plano

El liquen plano presenta diversas morfologías y se trata en diversos capítulos de la obra (5, 9, 11 y s13) además de este. En la piel genital, el liquen plano a menudo es erosivo, por lo que el planteamiento principal se encuentra en el capítulo 11.

Presentación clínica

El liquen plano es una enfermedad inflamatoria autoinmunitaria mediada por linfocitos que a veces se presenta como pápulas o placas blancas. Las pacientes suelen describir prurito, con frecuencia asociado a ardor, dolor y dispareunia, debido a que la enfermedad erosiva también suele estar presente.

Por encima de las típicas pápulas planas de color rojo oscuro en la piel seca queratinizada, se encuentran las clásicas estrías blancas, denominadas *estrías de Wickham*, que no suelen ser visibles sin aumento. También son patognomónicas las estrías blancas en forma de encaje en las mucosas, las cuales a veces se presentan como pápulas anulares diferenciadas o confluentes (figs. 8-37 a 8-39). Esta apariencia es más frecuente en la boca, pero de vez en cuando se presenta en la piel anogenital (fig. 8-40). Es rara la presencia del epitelio uniforme, blanquecino y confluente que se asemeja al liquen escleroso, aunque las arrugas y la equimosis están ausentes (figs. 8-41 y 8-42). Aunque las pápulas rojas y las estrías blancas del liquen escleroso no suelen asociarse a las cicatrices, es probable que cualquier morfología acompañe al liquen plano erosivo, que es bien conocido por causar cicatrices.

La forma erosiva, tratada en el capítulo 11, afecta de manera predominante las superficies mucosas y suele asociarse a las lesiones blancas adyacentes (fig. 8-43). En el síndrome de Hewitt y Pelisse, también conocido como *síndrome vulvovaginal-gingival*, las zonas afectadas son las encías, la vagina y el vestíbulo vulvar. La asociación de las erosiones del glande y de las encías es menos frecuente. Las zonas afectadas presentan el eritema vidrioso característico o están bien erosionadas y delimitadas por un borde de epitelio hiperqueratósico blanco. Este borde es el mejor lugar para realizar la biopsia, ya que a menudo las zonas de eritema vidrioso, sobre todo en el vestíbulo, no muestran los rasgos característicos del liquen plano y muchas se diagnostican como mucositis de células plasmáticas.

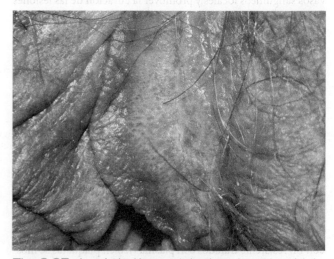

Fig. 8-37. Las pápulas blancas entrelazadas en la cara lateral de los labios menores son patognomónicas del liquen plano; no se necesita una biopsia para realizar este diagnóstico.

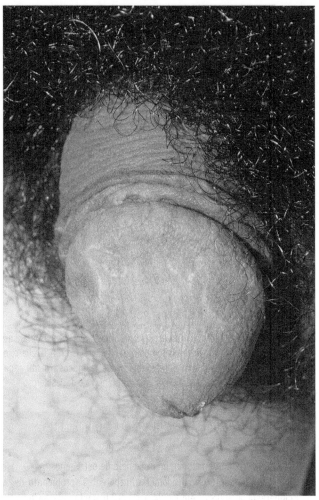

Fig. 8-38. En algunas ocasiones, las lesiones blancas del liquen plano son anulares.

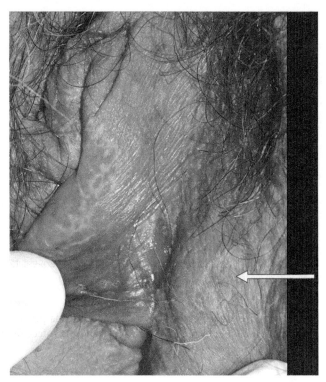

Fig. 8-39. Estas estrías blancas entrelazadas y anulares son características del liquen plano, pero a veces este también se presenta como epitelio blanco sólido (*flecha*).

lesiones son muy similares a las del liquen plano. Los análisis de inmunofluorescencia deberían ayudar a la diferenciación. Cuando el liquen plano se presenta en forma de pápulas o placas del epitelio uniforme y blanco, debe diferenciarse del

Diagnóstico

Cuando hay estrías reticuladas o en forma de helecho, el diagnóstico es clínico y no se requiere la biopsia. La dermatoscopia de estas lesiones muestra sobre todo la ampliación del patrón blanco en forma de red, encaje o anular, que puede ser algo azul en los pacientes de tez oscura, con puntos marrones que rodean las estrías.[59] En cambio, se producen «seudoestrías de Wickham» en las lesiones cutáneas con cierta cicatrización o en resolución, en especial los nódulos de prurigo, el lupus eritematoso discoide y la escabiasis nodular, pero estas presentan vasos más dilatados.

Los pacientes con epitelio blanco sólido suelen requerir una biopsia para diferenciarlo del LE y, en ocasiones, del LSC. En la enfermedad prolongada, en la que se produce la pérdida completa de la estructura vulvar, el liquen plano es indistinguible del LE terminal, la morfea o el penfigoide mucoso. Las pápulas blancas del liquen plano a veces llevan a pensar la posibilidad de candidiasis o las pápulas blancas observadas en las mucosas modificadas en la enfermedad de Reiter. El lupus eritematoso es poco frecuente en la piel anogenital, pero las

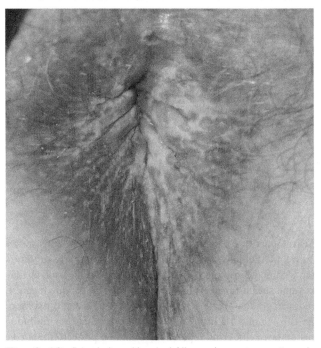

Fig. 8-40. Estas lesiones blancas del liquen plano se acompañaron de enfermedad erosiva justo dentro del borde rectal.

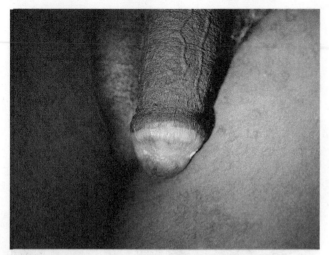

Fig. 8-41. El liquen escleroso anogenital en ocasiones se presenta como epitelio blanco sólido que puede imitar al liquen plano.

liquen simple, el liquen escleroso, la piel macerada, la psoriasis o el eccema, la enfermedad de Hailey-Hailey, la infección micótica y el vitiligo.

LIQUEN PLANO (MORFOLOGÍA BLANCA) **Diagnóstico**

- Mujeres: estrías reticuladas blancas o epitelio blanco, a menudo erosiones circundantes; erosiones vaginales y secreciones vaginales inflamatorias frecuentes
- Hombres: estrías blancas reticuladas o anulares, pápulas blancas planas más frecuentes en el glande; con menos frecuencia, erosiones con epitelio blanco circundante
- Tanto en las mujeres como en los hombres, liquen plano bucal a menudo con estrías blancas, +/− erosiones en las mucosas bucales o gingivales
- Confirmado por biopsia que muestra infiltrado inflamatorio crónico dérmico superior que colinda con la membrana basal y la altera, células disqueratósicas; a menudo, la biopsia se interpreta como una «dermatitis liquenoide» inespecífica, por lo que el diagnóstico se realiza por correlación clínica

Tratamiento

El tratamiento de primera línea del liquen plano consiste en corticoides tópicos, por lo regular un ungüento diario superpotente como el propionato de clobetasol o de halobetasol, fármacos que suelen producir una respuesta adecuada, que luego se reducen gradualmente a tres veces por semana como máximo. En caso de mejoría insuficiente, pueden añadirse los inhibidores de la calcineurina tópicos tacrólimus o pimecrólimus con las mismas advertencias señaladas con anterioridad en el caso del LE y el vitiligo. Por lo general, las formas blancas del liquen plano responden bien al tratamiento tópico.

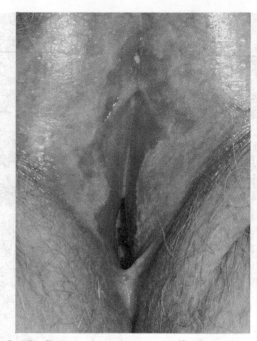

Fig. 8-42. El liquen plano a veces se manifiesta con placas blancas pero sin el arrugamiento característico del liquen escleroso. El parche rojo atrófico o la erosión superficial del vestíbulo y de la mucosa modificada adyacente también es característica del liquen plano y no del escleroso.

LIQUEN PLANO (MORFOLOGÍA BLANCA) **Tratamiento**

- Tratamiento de la infección, insuficiencia de estrógenos
- Mujeres: ungüento de corticoides ultrapotentes (propionato de clobetasol al 0.05%, etc.) c/24 h o c/12 h hasta que no haya anomalías de la textura, luego disminuir la frecuencia en la medida de lo posible para mantener el control
- Tratamiento de segunda línea con tacrólimus o pimecrólimus añadidos c/12 h; puede utilizarse con un corticoide para recibir beneficio adicional cuando sea necesario
- Hombres: circuncisión si es bastante grave; de lo contrario, igual que para las mujeres
- Seguimiento cuidadoso, al principio mensual, para evaluar los efectos secundarios del fármaco, el control de la enfermedad y la malignización

Liquen simple crónico

El LSC se presenta con mayor frecuencia como placas liquenificadas rojas (o hiperpigmentadas, en los pacientes de tez morena); esto se trata junto con otras placas rojas principalmente en el capítulo 5. Sin embargo, la piel del LSC engrosada por el roce y el rascado puede ser blanca cuando se hidrata, como ocurre en esta zona ocluida, al igual que las palmas de las manos y las plantas de los pies se vuelven blancas cuando se empapan de agua (figs. 8-44 a 8-46). Además, la lesión por el roce y el rascado a veces produce hipopigmentación postinflamatoria. Por último, la lesión por el roce y el rascado puede desencadenar vitiligo en el paciente predispuesto.

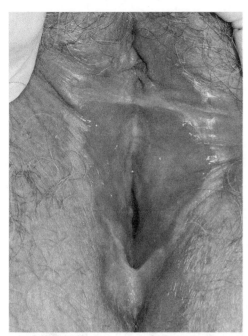

Fig. 8-43. Muchas erosiones presentan un borde de hipopigmentación, como esta erosión del liquen plano; sin embargo, este borde también es un hallazgo inespecífico de muchas erosiones crónicas.

El diagnóstico suele sustentarse en los antecedentes de prurito intenso y placer con el rascado, la presencia de liquenificación y la ausencia de cicatrices genitales. No obstante, el LSC grave superpuesto puede ocultar un LE subyacente y, con menor frecuencia, la psoriasis o la dermatitis de contacto. Si se sospecha, debe realizarse una biopsia. Aunque por lo general se puede detectar la presencia del LE subyacente al LSC, los cambios superpuestos del LSC que confunden el diagnóstico morfológico pueden complicar también el diagnóstico histológico. Al microscopio, la biopsia del LSC muestra la hiperqueratosis evidente que recubre el epitelio hiperplásico

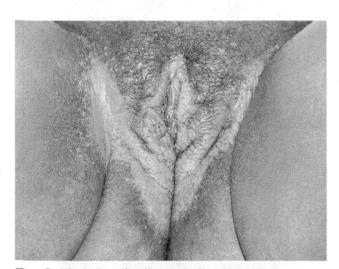

Fig. 8-44. La liquenificación notable observada en esta paciente con liquen simple crónico se ha vuelto blanca por la humedad, extendiéndose más allá de las zonas habituales de humedad genital por el exceso de peso, la sudoración y la oclusión.

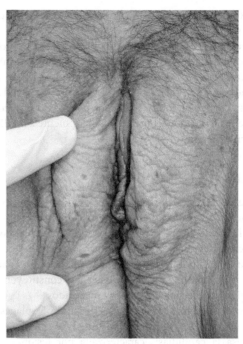

Fig. 8-45. La piel hidratada engrosada por el roce y el rascado reiterados se vuelve blanca; si la paciente permanece en los estribos durante 15 min, el color blanco se desvanecerá. Las erosiones lineales e irregulares de la excoriación también son características del liquen simple crónico.

psoriasiforme irregular con una prominente capa de células granulares. Puede haber infiltrado perivascular de linfocitos y eosinófilos; a menudo se observa la fibrosis laminar de la dermis papilar.

La enfermedad de Hailey-Hailey (pénfigo familiar benigno), la psoriasis, la enfermedad de Paget extramamaria y las formas

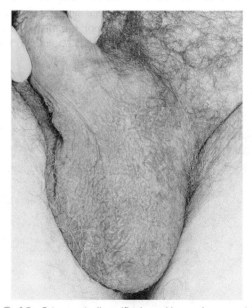

Fig. 8-46. Este escroto liquenificado es blanco, de nuevo debido al ambiente ocluido y relativamente húmedo; este color blanco es menos frecuente en el pene y el escroto, ya que son más secos que la vulva y la piel perianal.

hipertróficas del liquen plano y del liquen escleroso pueden parecerse al LSC.

El tratamiento consiste en corticoides tópicos ultrapotentes, evitar los irritantes y sedación durante las horas de sueño para prevenir frotarse y rascarse por la noche con el fin de ayudar a romper el ciclo prurito-rascado (*véase* cap. 5). Puede instituirse un corticoide tópico de menor potencia o una dosificación menos frecuente del preparado ultrapotente a medida que el paciente mejora.

Candidiasis

Aunque las lesiones primarias de la candidiasis son placas y erosiones rojas, la candidiasis mucosa o intertriginosa, en especial cuando es grave, puede mostrar epitelio blanco o una superficie cubierta de exudado blanco adherente, que puede eliminarse raspando la zona (**figs. 8-47 y 8-48**). Otros pacientes presentan pápulas blancas confluentes que constituyen pústulas frágiles con techos ampollosos macerados (**fig. 8-49**). Esta afección se trata más a detalle en el capítulo 5 (placas rojas) y en el capítulo 13 (vaginitis y balanitis). El microorganismo que causa la candidiasis caracterizada por lesiones blancas suele ser *Candida albicans* o, con menor frecuencia, *Candida tropicalis*. Aunque otras cepas como *Candida (Torulopsis) glabrata* y *Candida parapsilosis* rara vez causan síntomas vulvovaginales, estas formas de *Candida*, por lo general, solo producen irritación de la piel mucosa de la vagina y el introito, en lugar de lesiones blancas de la piel exterior queratinizada.

Las lesiones blancas de la candidiasis vulvar o peneana se observan con mayor frecuencia en los pacientes con obesidad, diabetes o inmunodepresión.

La mayoría de las vulvitis candidiásicas se producen de forma conjunta con la candidiasis vaginal, por lo que el término *vulvovaginitis* sería la descripción más exacta de este problema.

Los hombres incircuncisos pueden adquirir candidiasis genital a través del contacto con parejas sexuales afectadas o a partir de la colonización intestinal por *Candida*, sobre todo cuando existe una dermatosis subyacente, obesidad o inconti-

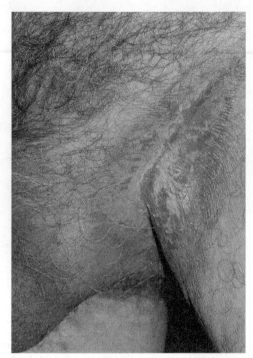

Fig. 8-48. La candidiasis intertriginosa es a menudo un factor en la dermatitis intertrigo; esta sustancia blanca superficial comprende tanto epitelio macerado como hongos levaduriformes en este hombre con diabetes.

nencia. Los lugares predilectos son la cara interna del prepucio y la superficie del glande. Aunque los parches suelen ser eritematosos y estar erosionados, la lesión inicial puede ser pustulosa o presentar un epitelio blanco y macerado similar al que se observa en algunas mujeres. Por lo general, el diagnóstico se realiza mediante la identificación de las seudohifas y las hifas de cándida en la microscopia directa o mediante micocultivo.

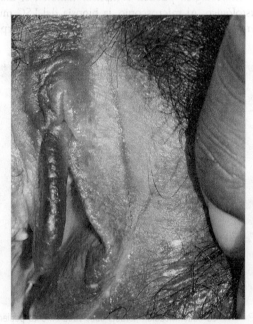

Fig. 8-49. Esta paciente inmunodeprimida con candidiasis presenta una sustancia superficial blanca no adherente que, vista al microscopio, consiste en hongos levaduriformes.

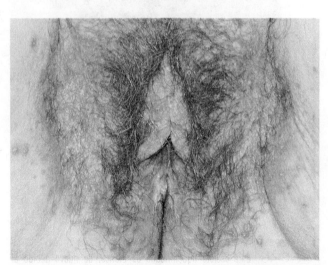

Fig. 8-47. La superficie blanca de esta placa roja de candidiasis es fácil de retirar y muestra láminas de micelio en la preparación micótica.

Muchas dermatosis pueden confundirse con la vulvitis candidiásica, en particular la psoriasis, el eccema, el LSC y la enfermedad de Hailey-Hailey (pénfigo familiar benigno). El epitelio blando e hidratado de las ampollas y de la piel hiperqueratósica afectada por el pénfigo vegetante puede parecerse a una infección por *Candida*. En ocasiones, las erosiones blancas de la infección por el virus del herpes simple son casi indistinguibles de la candidiasis.

Los fármacos anticándida tópicos, entre los que se incluyen cualquier crema con azoles y el ungüento de nistatina, son tratamientos eficaces, pero las cremas suelen causar escozor al aplicarse. Además, la vagina debe examinarse o tratarse de forma empírica en las mujeres, ya que la mayoría de las que son premenopáusicas presentan candidiasis vaginal concomitante. El fluconazol oral también es eficaz. Dado que la candidiasis intertriginosa suele ser recurrente debido a los factores predisponentes como la obesidad, la diabetes, la incontinencia, entre otros, se pueden proporcionar fármacos tópicos a los pacientes para utilizar en caso de recidivas o a diario para prevenir la reaparición de la candidiasis.

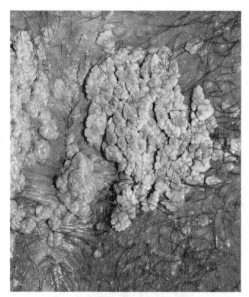

Fig. 8-50. La hiperqueratosis de las verrugas anogenitales hace que se vean blancas en las zonas ocluidas y húmedas como la piel perianal.

CANDIDIASIS	Diagnóstico

- Parches rojos, a veces con exudado blanco, sobre todo en las mucosas en general o en las mucosas modificadas de la vulva, el glande, el prepucio o los pliegues cutáneos
- Preparado micótico o cultivo que muestre levaduras
- La biopsia no es necesaria

CANDIDIASIS	Tratamiento

- Fluconazol oral o cualquier azol tópico, nistatina
- Control de cualquier proceso subyacente (antibióticos, inmunodepresión, incontinencia)

Verrugas genitales

Las verrugas genitales se presentan con mayor frecuencia como tumores del color de la piel o marrones; estas se abordan principalmente en el capítulo 7, «Lesiones del color de la piel». Sin embargo, cuando se presentan en la piel húmeda, la superficie hiperqueratósica de las verrugas suele ser blanca debido a la hidratación (**figs. 8-50 y 8-51**).

Las verrugas anogenitales (condilomas acuminados) son tumores epidérmicos benignos producidos por cualquiera de los diversos tipos del virus del papiloma humano (VPH). Los tipos 6 y 11 del VPH son causantes de la mayoría de las verrugas anogenitales y están reconocidos como virus *de bajo riesgo*, ya que la transformación maligna es poco frecuente. Los tipos de VPH 16, 18, 31 y 33 son *de alto riesgo* y están implicados en la génesis de la neoplasia intraepitelial y el carcinoma escamocelular. Los tratamientos incluyen la destrucción física

mediante nitrógeno líquido, electrocauterización y láser; la destrucción química con ácido tricloroacético y podofilotoxina, y el fomento de la inmunidad cutánea local con cremas moduladoras de la respuesta inmunitaria como el imiquimod.

Las nuevas vacunas son una medida útil de prevención.

Lesiones escamosas intraepiteliales de alto grado

Las lesiones intraepiteliales escamosas de alto grado (LIEAG), antes denominadas «neoplasia intraepitelial», «papulosis bowenoide» y «carcinoma escamocelular *in situ*», son una displasia de

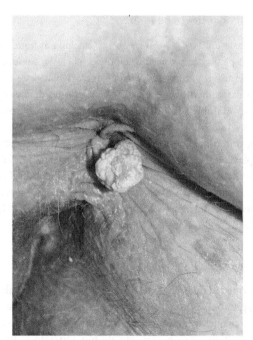

Fig. 8-51. Aunque las verrugas suelen ser del color de la piel, su superficie es blanca en las zonas húmedas.

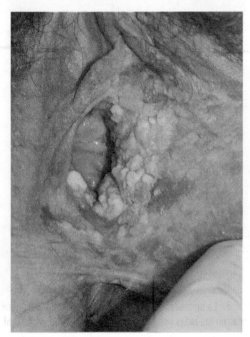

Fig. 8-52. Al igual que las verrugas, esta LIEAG, que es un carcinoma escamocelular *in situ* por la infección por VPH, también se ve
blanca sobre la piel húmeda.

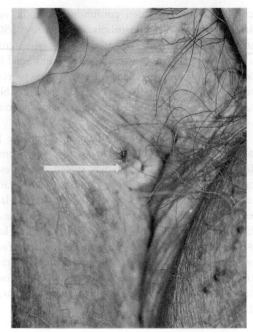

Fig. 8-53. Este nódulo blanco (*flecha*) constituye una neoplasia
intraepitelial vulvar diferenciada o carcinoma escamocelular *in situ* en un
contexto de liquen escleroso; a menudo se trata de un tumor invasor.

espesor completo del epitelio producida por la infección por el
VPH. Esto se trata principalmente en el capítulo 7, «Trastornos
del color de la piel», pero también se aborda en los capítulos 5 y
9. Al igual que en el caso de las verrugas anogenitales, las alteraciones de la LIEAG se ven blancas cuando se presentan sobre
la piel húmeda, de modo que la piel hiperqueratósica hidratada
confiere una apariencia blanca (**fig. 8-52**). No obstante, a veces
estas lesiones son rojas, del color de la piel o marrones.

Neoplasia intraepitelial diferenciada

La displasia epitelial de espesor total asociada al liquen escleroso y al plano, y no a la infección por el VPH, se denomina
actualmente *neoplasia intraepitelial diferenciada*. Este tema se
trata principalmente en el capítulo 7, «Lesiones del color de la
piel», pero también se menciona en el capítulo 5. Se presenta
en forma de pápulas y placas planas bien delimitadas de color
blanco, rojo o del color de la piel (**fig. 8-53**). El diagnóstico de
la neoplasia intraepitelial se realiza por su aspecto morfológico
con confirmación mediante biopsia, que muestra displasia de
espesor completo. Los diagnósticos diferenciales de las lesiones
de la neoplasia intraepitelial blanca incluye la LIEAG, el liquen
plano, el LE y el carcinoma basocelular.

Enfermedad de Paget extramamaria

La enfermedad de Paget extramamaria (tratada principalmente
en el capítulo 5) es una neoplasia maligna infrecuente de la piel
anogenital que se manifiesta habitualmente con placas rojas
mal delimitadas en un contexto de hiperqueratosis hipopig-
mentada (**fig. 8-54**). Esta enfermedad se confunde a menudo
con el eccema del liquen simple.

Enfermedad de Hailey-Hailey (pénfigo familiar benigno)

La enfermedad de Hailey-Hailey, tratada sobre todo en el capítulo 10, es un trastorno autosómico dominante poco frecuente
que produce fragilidad de la piel, de modo que la epidermis
se separa fácilmente de la dermis, causando ampollas superficiales, delicadas y pequeñas que, por lo general, no se reconocen como ampollas. Las lesiones confluentes y la fragilidad de
la piel producen placas de epitelio blanco hidratado con fisuras lineales pequeñas y cortas (**fig. 8-55**). Se forman con mayor
facilidad en los pliegues cutáneos donde hay fricción, como la
piel anogenital y las axilas.

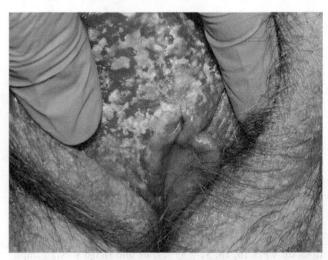

Fig. 8-54. La enfermedad de Paget extramamaria clásica se manifiesta como una placa roja cubierta de islas blancas de hiperqueratosis
blanca adherente.

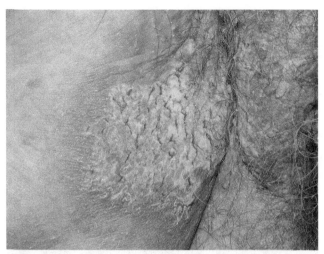

Fig. 8-55. Aunque la enfermedad de Hailey-Hailey (pénfigo familiar benigno) es una afección producida por ampollas pequeñas debidas a la fragilidad de la piel, casi no se observan ampollas como tales; la placa blanca y gruesa está formada por techos de ampollas macerados y las diversas fisuras lineales, pequeñas y cortas son un rasgo clásico.

Pápulas y nódulos blancos

Quistes y milios epidérmicos (epidermoides, de inclusión epidérmica, «sebáceos»)

Los quistes epidérmicos son nódulos benignos de aparición frecuente que se producen cuando se obstruyen los folículos pilosos y la porción profunda del folículo se expande de forma gradual por las células descamadas que se desprenden del epitelio folicular (*véanse* caps. 6 y 7). Son tan frecuentes que se consideran un hallazgo normal. Sin embargo, a veces los pacientes presentan un gran número de quistes, sobre todo en el escroto o los labios mayores.

Los quistes epidérmicos pueden surgir en cualquier momento, pero lo más frecuente es que lo hagan en la mediana edad y aparezcan en su mayoría en los labios mayores, los labios menores, el cuerpo del pene, el escroto y la zona perianal. No se producen en el vestíbulo ni, por lo general, en el glande del pene. Se presentan como pápulas o nódulos en forma de cúpula, blancos, amarillos o del color de la piel, a menudo con un tapón central **(figs. 8-56 y 8-57)**. Suelen ser asintomáticos, pero pueden inflamarse y volverse sensibles por una reacción de cuerpo extraño a la queratina cuando se rompe el quiste. La infección es infrecuente. Las pápulas muy pequeñas de 1 a 2 mm se denominan *milios*. Las lesiones prolongadas pueden calcificarse.

El diagnóstico es clínico y se confirma con facilidad si se perfora una lesión con una hoja de bisturí del número 11 y se observa una sustancia caseosa. Las características histológicas son la pared quística compuesta de epitelio plano estratificado que rodea una cavidad que contiene queratina birrefringente laminar y pelo.

Los nódulos blancos que pueden parecerse a los quistes epidérmicos son las manchas de Fordyce, los esteatocistomas, los quistes de vello y las lesiones del molusco contagioso. Hay que tener en cuenta los quistes vestibulares, pero estos suelen ser

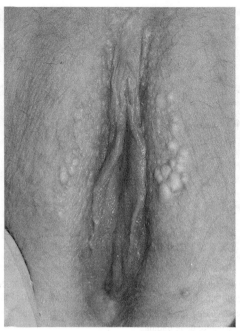

Fig. 8-56. Los quistes epidérmicos (también conocidos como *quistes epidermoides* o *quistes «sebáceos»*) son nódulos comunes formados por un folículo ocluido que produce la retención de queratina blanca (y odorífera) atrapada dentro del folículo. La vulva y el escroto son las zonas en las que suelen producirse. Los quistes muy pequeños se denominan *milios*.

azulados, del color de la piel o más amarillos y se localizan en el vestíbulo vulvar.

En la mayoría de los casos no es necesario el tratamiento, pero las lesiones más grandes que resultan molestas pueden extraerse; asimismo, los quistes y milios más pequeños pueden extirparse, cauterizarse o tratarse con electrocirugía.

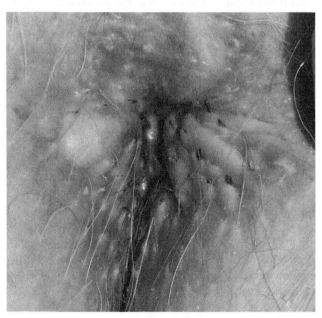

Fig. 8-57. Los quistes también son frecuentes en la piel perianal; estos pueden producirse igualmente por el uso crónico de corticoides que disminuyen la elasticidad cutánea. Estos quistes empezaron como comedones abiertos, como se observa por el tapón negro en la superficie de muchas de las lesiones.

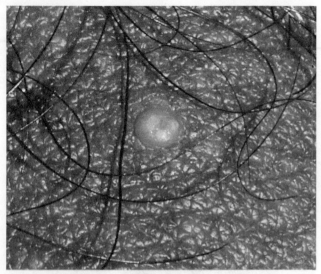

Fig. 8-58. Los moluscos contagiosos suelen ser del color de la piel pero, cuando son blancos, a veces son difíciles de diferenciar de los milios; este molusco contagioso en el cuerpo del pene muestra tres cuerpos blancos del molusco dentro de la pápula.

Molusco contagioso

Los *moluscos contagiosos* son lesiones cutáneas producidas por un poxvirus y suelen transmitirse sexualmente cuando se presentan en los genitales de los adultos. Estos se tratan sobre todo en el capítulo 7, «Trastornos del color de la piel». Los moluscos pueden ser pápulas en forma de cúpula del color de la piel, rosas o blancas (**fig. 8-58**). De forma clásica, al menos algunas lesiones presentan una hendidura o depresión central. Se encuentran en la piel queratinizada y, en las personas inmunocompetentes, son autolimitadas y se resuelven solas. Estas lesiones involucionan de forma espontánea después de cualquier traumatismo, lo que incluye la extirpación con un palito de naranjo afilado o una aguja de calibre 21 o 22, el raspado, la crioterapia leve, la electrocirugía y la cantaridina. La crema inmunomoduladora de imiquimod también es eficaz para el tratamiento de las lesiones generalizadas, sobre todo en los niños que no toleran los otros métodos.

Carcinoma verrugoso

Presentación clínica

Este tumor inusual se presenta en los pacientes de edad avanzada, a menudo en la octava o novena década, pero hay casos anecdóticos descritos en personas más jóvenes. La lesión se ve como un nódulo verrugoso o papilomatoso de crecimiento lento, localizado con mayor frecuencia en los labios mayores (**fig. 8-59**), el glande o la piel perianal. También se han descrito carcinomas verrugosos en la vagina, el cuello uterino, el pene, el escroto, el recto y la vejiga, así como en localizaciones extragenitales (es decir, la nasofaringe y el esófago).

Diagnóstico

El diagnóstico del carcinoma verrugoso a menudo es difícil ante sus características histológicas inespecíficas, en particu-

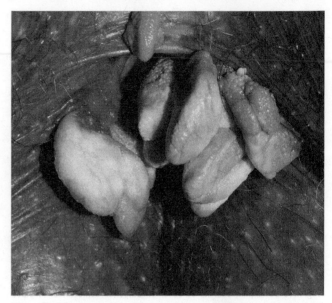

Fig. 8-59. Los carcinomas verrugosos son carcinomas escamocelulares de bajo grado que imitan las verrugas anogenitales de gran tamaño; no obstante, no se ha confirmado la etiología por VPH.

lar si se trata de diferenciar la lesión de un condiloma acuminado gigante. Los cambios histopatológicos no son dramáticos e incluyen hiperqueratosis visible y acantosis con crestas epidérmicas penetrantes de manera profunda, redondeadas y crecientes. La capa basal está intacta y bien definida; además, hay una ausencia notable de atipia celular en todo el epitelio. Alrededor y debajo del tumor hay infiltrado inflamatorio inespecífico. La capa granular prominente con células coilocíticas transparentes es un hallazgo frecuente.

Además de una verruga de gran tamaño, la alteración principal que hay que diferenciar del carcinoma verrugoso es el CEC típico. El análisis histológico debe ayudar a discernir ambas enfermedades.

CARCINOMA VERRUGOSO	Diagnóstico

- Nódulo verrugoso o papilomatoso
- Con mayor frecuencia en los labios mayores, el glande del pene o la piel perianal
- La biopsia es necesaria, pero a menudo resulta ambigua e inespecífica, lo que requiere un alto índice de sospecha, así como el diagnóstico y el tratamiento empíricos

Fisiopatología

En la actualidad, el carcinoma verrugoso es considerado una variante del CEC bien diferenciado. A pesar de su apariencia histológica benigna engañosa, el crecimiento del tumor es destructivo e invasor a nivel local. En algunos casos, ha habido pruebas de infección por el VPH, antecedentes de verrugas genitales y, a veces, antecedentes de LE. El VPH no se encuentra con frecuencia en estas lesiones.

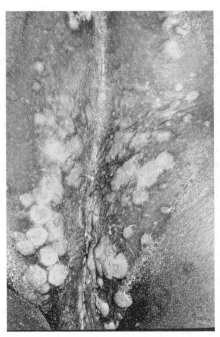

Fig. 8-60. Estas pápulas planas tienen la superficie blanca debido a la erosión superficial y a los restos blancos de fibrina.

Tratamiento

La resección quirúrgica es el tratamiento preferido; la linfadenectomía rara vez está indicada porque las metástasis en los ganglios linfáticos son muy infrecuentes.[60] La radioterapia no se utiliza porque muchos tumores no son radiosensibles. La acitretina, un retinoide oral, se ha utilizado con éxito en unos cuantos pacientes con o sin destrucción.

CARCINOMA VERRUGOSO	**Tratamiento**

- Resección quirúrgica

Condiloma plano

Los condilomas planos son lesiones que se encuentran sobre todo en las mucosas generales o modificadas como manifestación de la sífilis secundaria. Este tema también se trata en el capítulo 7. El término «lata», del nombre en griego (*condylomata lata*), alude a la morfología plana, a diferencia del condiloma acuminado, que describe una morfología de la infección por el VPH, en la que las lesiones son puntiformes (acuminadas). Las lesiones son pápulas bien delimitadas, del color de la piel, de bordes planos que, en la piel húmeda, tienen la superficie blanca (**fig. 8-60**). El tratamiento consiste en antibióticos para la sífilis secundaria.

REFERENCIAS

1. Hans A, Reddy KA, Black SM, et al. Transcultural assessment of quality of life in patients with vitiligo. *J Am Acad Dermatol.* 2022;86(5):1114-1116. doi:10.1016/j.jaad.2021.03.118

2. Lambert JLW, De Schepper S, Speeckaert R. Cutaneous manifestations in biological-treated inflammatory bowel disease patients: a narrative review. *J Clin Med.* 2021;10(5):1040. doi:10.3390/jcm10051040

3. Wongvibulsin S, Pahalyants V, Kalinich M, et al. Epidemiology and risk factors for the development of cutaneous toxicities in patients treated with immune checkpoint inhibitors: a United States population-level analysis. *J Am Acad Dermatol.* 2022;86(3):563-572. doi:10.1016/j.jaad.2021.03.094

4. Maatouk I. Vitiligo-like lesions following imiquimod 5% application for condyloma acuminata: An additional case. *Indian J Dermatol Venereol Leprol.* 2016;82(5):572-574. doi:10.4103/0378-6323.182808

5. Alatabani M, Ghobara Y, Alissa A. Vitiligo-like depigmentation following treatment with Imiquimod 5% cream for Condylomata Acuminata. *Case Rep Dermatol.* 2021;13(1):36-41. doi:10.1159/000510736

6. García-Montero P, Repiso Jiménez JB, Fernández Morano MT, de Troya Martín M. Genital vitiligo-like hypopigmentation after treatment with 5% imiquimod. *Actas Dermosifiliogr.* 2017;108(4):378-380. doi:10.1016/j.ad.2016.10.007

7. Errichetti E, Stinco G. Dermoscopy in general dermatology: a practical overview. *Dermatol Ther (Heidelb).* 2016;6(4): 471-507.

8. Vinay N, Ranugha PSS, Betkerur JB, Shastry V, Ashwini PK. Non-venereal genital dermatoses and their impact on quality of life-A cross-sectional study. *Indian J Dermatol Venereol Leprol.* 2022;88(3):354-359. doi:10.25259/IJDVL_329_18

9. Morales-Sánchez MA, Vargas-Salinas M, Peralta-Pedrero ML, Olguín-García MG, Jurado-Santa Cruz F. Impact of vitiligo on quality of life. *Actas Dermosifiliogr.* 2017;108(7):637-642. doi:10.1016/j.ad.2017.03.007

10. Stinco G, Trevisan G, Buligan C, et al. Narrow band-ultraviolet B versus clobetasol propionate foam in the treatment of vitiligo: a retrospective study. *Dermatol Ther (Heidelb).* 2013;3(1):95-105. doi:10.1007/s13555-013-0028-8

11. Rokni GR, Golpour M, Gorji AH, Khalilian A, Ghasemi H. Effectiveness and safety of topical tacrolimus in treatment of vitiligo. *J Adv Pharm Technol Res.* 2017;8(1):29-33. doi:10.4103/2231-4040.197388

12. Guenther L, Lynde C, Poulin Y. Off-label use of topical calcineurin inhibitors in dermatologic disorders. *J Cutan Med Surg.* 2019;23(4_suppl):27S-34S. doi:10.1177/1203475419857668

13. Sharma CK, Sharma M, Aggarwal B, Sharma V. Different advanced therapeutic approaches to treat vitiligo. *J Environ Pathol Toxicol Oncol.* 2015;34:321-334.

14. Wada-Irimada M, Tsuchiyama K, Sasaki R, et al. Efficacy and safety of i.v. methylprednisolone pulse therapy for vitiligo: a retrospective study of 58 therapy experiences for 33 vitiligo patients. *J Dermatol.* 2021;48(7):1090-1093. doi:10.1111/1346-8138.15858.

15. Niu C, Xie HX, Aisa HA. Janus kinase inhibitors: a review of their application in the vitiligo. *Mini Rev Med Chem.* 2021;21(20):3203-3218. doi:10.2174/1389557521666210325120233

16. Mobasher P, Shiu J, Lentsch G, Ganesan AK. Comparing the efficacy of 2 different harvesting techniques for melanocyte keratinocyte transplantation in vitiligo. *Dermatol Surg.* 2021;47(5):732-733. doi:10.1097/DSS.0000000000002922

17. Doolan BJ, Weaich M, Mamo J, Gupta M. Autologous non-cultured epidermal cellular grafting in the surgical treatment of stable vitiligo: the skin hospital protocol. *Dermatology.* 2022;238(1):167-169. doi:10.1159/000515084

18. Asilian A, Kazemipour S, Mokhtari F, et al. Effective-

ness of dermabrasion plus 5-fluorouracil vs suction blis-ter in treating vitiligo: a comparative study. *Dermatol Ther.* 2021;34(2):e14750. doi:10.1111/dth.14750

19. Abd-Elazim NE, Yassa HA, Mahran AM. Microdermabrasion and topical tacrolimus: a novel combination therapy of vitiligo. *J Cosmet Dermatol.* 2020;19(6):1447-1455. doi:10.1111/jocd.13193

20. Bae JM, Hong BY, Lee JH, Lee JH, Kim GM. The efficacy of 308-nm excimer laser/light (EL) and topical agent combination therapy versus EL monotherapy for vitiligo: a systematic review and meta-analysis of randomized controlled trials (RCTs). *J Am Acad Dermatol.* 2016;74:907-915.

21. Whitton M, Pinart M, Batchelor JM, et al. Evidence-based management of vitiligo: summary of a Cochrane systematic review. *Br J Dermatol.* 2016;174(5):962-969. doi:10.1111/bjd.14356

22. Melnick LE, Steuer AB, Bieber AK, Wong PW, Pomeranz MK. Lichen sclerosus among women in the United States. *Int J Womens Dermatol.* 2020;6(4):260-262. doi:10.1016/j.ijwd.2020.05.001

23. Halonen P, Jakobsson M, Heikinheimo O, Gissler M, Pukkala E. Incidence of lichen sclerosus and subsequent causes of death: a nationwide Finnish register study. *BJOG.* 2020;127(7):814-819. doi:10.1111/1471-0528.16175

24. Kirtschig G. Lichen sclerosus-presentation, diagnosis and management. *Dtsch Arztebl Int.* 2016;113(19):337-343. doi:10.3238/arztebl.2016.0337

25. Lewis FM, Tatnall FM, Velangi SS, et al. British Association of Dermatologists guidelines for the management of lichen sclerosus, 2018. *Br J Dermatol.* 2018;178(4):839-853. doi:10.1111/bjd.16241

26. Dinh H, Purcell SM, Chung C, et al. Pediatric lichen sclerosus: a review of the literature and management recommendations. *J Clin Aesthet Dermatol.* 2016;9(9):49-54.

27. Kreuter A, Kryvosheyeva Y, Terras S, et al. Association of autoimmune diseases with lichen sclerosus in 532 male and female patients. *Acta Derm Venereol.* 2013;93(2):238-241.

28. Eberz, B, Berghold A, Regauer S. High prevalence of concomitant anogenital lichen sclerosus and extragenital psoriasis in adult women. *Obstet Gynecol.* 2008;111(5)1143-1147.

29. Errichetti E, Lallas A, Apalla Z, Di Stefani A, Stinco G. Dermoscopy of morphea and cutaneous lichen sclerosus: clinicopathological correlation study and comparative analysis. *Dermatology.* 2017;233(6):462-470.

30. Watchorn RE, van den Munckhof EHA, Quint KD, et al. Balanopreputial sac and urine microbiota in patients with malegenital lichen sclerosus. *Int J Dermatol.* 2021;60(2):201-207. doi:10.1111/ijd.15252

31. Doiron PR, Bunker CB Obesity-related male genital lichen sclerosus. *J Eur Acad Dermatol Venereol.* 2017;31(5):876-879. doi:10.1111/jdv.14035

32. Bunker CB, Shim TN. Male genital lichen sclerosus. *Indian J Dermatol.* 2015;60:111-117.

33. Hayden JP, Boysen WR, Peterson AC. Medical management of penile and urethral lichen sclerosus with topical clobetasol improves long-term voiding symptoms and quality of life. *J Urol.* 2020;204(6):1290-1295. doi: 10.1097/JU.0000000000001304

34. Kantere D, Löwhagen GB, Alvengren G, Månesköld A, Gillstedt M, Tunbäck P. The clinical spectrum of lichen sclerosus in male patients—a retrospective study. *Acta Derm Venereol.* 2014;94(5):542-546. doi:10.2340/00015555-1797

35. Lee A, Bradford J, Fischer G. Long-term management of adult vulvar lichen sclerosus: a prospective cohort study of 507 women. *JAMA Dermatol.* 2015;151:1061-1067.

36. Funaro D, Lovett A, Leroux N, Powell J. A double-blind, randomized prospective study evaluating topical clobetasol propionate 0.05% versus topical tacrolimus 0.1% in patients with vulvar lichen sclerosus. *J Am Acad Dermatol.* 2014;71:84-91.

37. Borghi A, Corazza M, Minghetti S, Virgili A. Topical tretinoin in the treatment of vulvar lichen sclerosus: an advisable option? *Eur J Dermatol.* 2015;25:404-409.

38. Ioannides D, Lazaridou E, Apalla Z, Sotiriou E, Gregoriou S, Rigopoulos D. Acitretin for severe lichen sclerosus of male genitalia: a randomized, placebo controlled study. *J Urol.* 2010;183(4):1395-1399. doi:10.1016/j.juro.2009.12.057

39. Kreuter A, Tigges C, Gaifullina R, Kirschke J, Altmeyer P, Gambichler T. Pulsed high-dose corticosteroids combined with low-dose methotrexate treatment in patients with refractory generalized extragenital lichen sclerosus. *Arch Dermatol.* 2009;145(11):1303-1308. doi:10.1001/archdermatol.2009.235

40. Cuellar-Barboza A, Bashyam AM, Ghamrawi RI, Aickara D, Feldman SR, Pichardo RO. Methotrexate for the treatment of recalcitrant genital and extragenital lichen sclerosus: a retrospective series. *Dermatol Ther.* 2020;33(4):e13473. doi:10.1111/dth.13473

41. Olejek A, Gabriel I, Bilska-Janosik A, Kozak-Darmas I, Kawczyk-Krupka A. ALA-Photodynamic treatment in Lichen sclerosus-clinical and immunological outcome focusing on the assessment of antinuclear antibodies. *Photodiagnosis Photodyn Ther.* 2017;18:128-132. doi:10.1016/j.pdpdt.2017.02.006

42. Kastner U, Altmeyer P. [Cryosurgery--the last resort or a surgical alternative in the treatment of lichen sclerosus et atrophicus of the vulva (LSAV)?]. *J Dtsch Dermatol Ges.* 2003;1(3):206-211. doi:10.1046/j.1610-0387.2003.03517.x

43. Wu C, Zou M, Xiong Y, et al. Short- and long-term efficacy of focused ultrasound therapy for non-neoplastic epithelial disorders of the vulva. *BJOG.* 2017;124(Suppl 3):87-92. doi:10.1111/1471-0528.14747

44. Wu M, Reitamo S. Treatment of lichen sclerosus with carbon dioxide laser vaporization. *Br J Dermatol.* 1997;136(3):356-359.

45. Vyas KS, Saba ES, Tran N. Regenerative properties of autologous fat grafting in a complicated radiation-induced wound. *Wounds.* 2021;33(2):E20-E23.

46. Almadori A, Hansen E, Boyle D, et al. Fat grafting improves fibrosis and scarring in vulvar lichen sclerosus: results from a prospective cohort study. *J Low Genit Tract Dis.* 2020;24(3):305-310. doi:10.1097/LGT.0000000000000520

47. Goldstein AT, Mitchell L, Govind V, Heller D. A randomized double-blind placebo-controlled trial of autologous platelet-rich plasma intradermal injections for the treatment of vulvar lichen sclerosus. *J Am Acad Dermatol.* 2019;80(6):1788-1789. doi:10.1016/j.jaad.2018.12.060

48. Navarrete J, Echarte L, Sujanov A, et al. Platelet-rich plasma for male genital lichen sclerosus resistant to conventional therapy: first prospective study. *Dermatol Ther.* 2020;33(6):e14032. doi:10.1111/dth.14032

49. Eshtiaghi P, Sadownik LA. Fact or fiction? Adipose-derived stem cells and platelet-rich plasma for the treatment of vulvar lichen sclerosus. *J Low Genit Tract Dis.* 2019;23(1):65-70. doi:10.1097/LGT.0000000000000440

50. Balchander D, Nyirjesy P. Fractionated CO2 laser as therapy in recalcitrant lichen sclerosus. *J Low Genit Tract Dis.*

2020;24(2):225-228. doi:10.1097/LGT.0000000000000512

51. Bizjak Ogrinc U, Senčar S, Luzar B, Lukanović A. Efficacy of non-ablative laser therapy for lichen sclerosus: a randomized controlled trial. *J Obstet Gynaecol Can.* 2019;41(12):1717-1725. doi:10.1016/j.jogc.2019.01.023

52. Burkett LS, Siddique M, Zeymo A, et al. Clobetasol compared with fractionated carbon dioxide laser for lichen sclerosus: a randomized controlled trial. *Obstet Gynecol.* 2021;137(6):968-978. doi:10.1097/AOG.0000000000004332

53. Mitchell L, Goldstein AT, Heller D, et al. Fractionated carbon dioxide laser for the treatment of vulvar lichen sclerosus: a randomized controlled trial. *Obstet Gynecol.* 2021;137(6):979-987. doi:10.1097/AOG.0000000000004409

54. Ferrara F, Messori S, Abbenante D, Patrizi A, Bardazzi F. Fractional CO(2) laser therapy of lichen sclerosus in males: a new therapeutic opportunity? *J Dermatolog Treat.* 2022;33(2):941-945. doi:10.1080/09546634.2020.1793886

55. Preti M, Vieira-Baptista P, Digesu GA, et al. The clinical role of LASER for vulvar and vaginal treatments in gynecology and female urology: an ICS/ISSVD Best Practice Consensus Document. *J Low Genit Tract Dis.* 2019;23(2):151-160. doi:10.1097/LGT.0000000000000462

56. Smith SD, Fischer G. Childhood onset vulvar lichen sclerosus does not remit at puberty: a prospective case series. *Pediatr Dermatol.* 2009;26:725-729.

57. Kammire MS, Anderson K, Howell JO, McShane DB, Corley SB, Morrell DS. Pediatric vulvar lichen sclerosus: a survey of disease course. *J Pediatr Adolesc Gynecol.* 2021;34(5):597-602. doi:10.1016/j.jpag.2021.04.010

58. Micheletti L, Preti M, Radici G, et al. Vulvar lichen sclerosus and neoplastic transformation: a retrospective study of 976 cases. *J Low Genit Tract Dis.* 2016;20:180-183.

59. Errichetti E. Dermoscopy of inflammatory dermatoses (inflammoscopy): an up-to-date overview. *Dermatol Pract Concept.* 2019;9:169-180. doi:10.5826/dpc.0903a01

60. Fawaz B, et al. Surgical treatment of verrucous carcinoma: a review. *J Dermatolog Treat.* 2022;1-5. doi:10.1080/09546634.2021.1914312

LECTURAS RECOMENDADAS

Vitiligo

Rashighi M, Harris JE. Vitiligo pathogenesis and emerging treatments. *Dermatol Clin.* 2017;35(2):257-265. doi:10.1016/j.det.2016.11.014

Liquen escleroso

Kantere D, Löwhagen GB, Alvengren G, Månesköld A, Gillstedt M, Tunbäck P. The clinical spectrum of lichen sclerosus in male patients - a retrospective study. *Acta Derm Venereol.* 2014;94(5):542-546. doi:10.2340/00015555-1797.

Krapf JM, Mitchell L, Holton MA, Goldstein AT. Vulvar lichen sclerosus: current perspectives. *Int J Womens Health.* 2020;12:11-20. doi:10.2147/IJWH.S191200. eCollection 2020. Review.

Kwok R, Shah TT, Minhas S. Recent advances in understanding and managing Lichen Sclerosus. *F1000Res.* 2020;9:F1000 Faculty Rev-369. doi:10.12688/f1000research.21529.1. eCollection 2020. Review.

Singh N, Mishra N, Ghatage P. Treatment options in vulvar lichen sclerosus: a scoping review. *Cureus.* 2021;13(2):e13527. doi:10.7759/cureus.13527. Review.

PETER J. LYNCH

La hiperpigmentación es frecuente en la piel de los genitales. Puede suceder de forma difusa o como lesiones pigmentadas individuales. Los motivos de esta hiperpigmentación incluyen la pigmentación fisiológica (hormonal, racial, etc.), la hiperpigmentación postinflamatoria (HPI), algunas infecciones y algunas neoplasias benignas o malignas. La mayoría de los colores oscuros surgen debido a la pigmentación por melanina, la cual se produce dentro de los orgánulos citoplasmáticos (melanosomas) en los melanocitos que se encuentran a lo largo de la membrana basal del epitelio. La cantidad de color tanto en la piel sin anomalías como en las diversas lesiones se determina mediante varios factores: la densidad de melanocitos, la cantidad de melanina producida por estos últimos y la velocidad de transferencia de los melanosomas melanizados a los casi 30 queratinocitos que rodean a cada melanocito. La densidad de melanocitos no varía de forma evidente en las personas de distintos orígenes raciales, pero sí varía según el sitio. El tejido genital, por ejemplo, tiene aproximadamente un 50% más de melanocitos por unidad de superficie que la piel troncal. El desarrollo de la mayor pigmentación depende de factores genéticos (variabilidad en los grupos raciales) y hormonales (sobre todo en las mujeres). También depende de factores adquiridos, como la luz ultravioleta (UV), la inflamación (en particular la que implica daños en la capa basal) y algunos tipos de infección (en especial la infección por el virus del papiloma humano [VPH] en la zona genital y perigenital). El aumento de la pigmentación también se observa cuando prolifera el número de queratinocitos generalmente melanizados (hiperplasia epitelial) o cuando se incrementa la retención de los queratinocitos melanizados en el estrato córneo. En algunos de los trastornos de este capítulo, el pigmento hemo, más que la melanina, explica la presencia del color oscuro.

Hiperpigmentación fisiológica

En la hiperpigmentación fisiológica, la pigmentación de color bronceado intenso, marrón, marrón oscuro o incluso negro se presenta como oscurecimiento simétrico, plano, de superficie lisa y asintomático de la piel anogenital. Las zonas afectadas con mayor frecuencia incluyen el rafe medio del pene y el escroto en los hombres, así como los labios mayores y los bordes externos de los labios menores en las mujeres (figs. 9-1 y 9-2).[1,2] La piel perianal de ambos sexos suele mostrar cierto grado de hiperpigmentación fisiológica. Se producen variaciones notorias en la tonalidad entre los grupos raciales y también de una persona a otra, incluso dentro de un mismo grupo racial. El grado de pigmentación puede ser tan ligero que apenas se note o tan oscuro que sea casi negro.

El diagnóstico de la hiperpigmentación fisiológica se realiza con base en la clínica. La dermatoscopia es inespecífica y puede adoptar las características de la afección que produjo la hiperpigmentación. El diagnóstico diferencial incluye la HPI, pero esta última tiene antecedentes de inflamación, puede presentar algunos matices rojos o pardo rojizos residuales, tiende a estar más en parches y suele tener una distribución menos simétrica. Si se realiza la biopsia porque el paciente o el médico están preocupados, se encontrará un aumento de melanina tanto en los melanocitos como en los queratinocitos que recubren la capa basal del epitelio. La hiperpigmentación fisiológica de los genitales se produce debido a la mayor

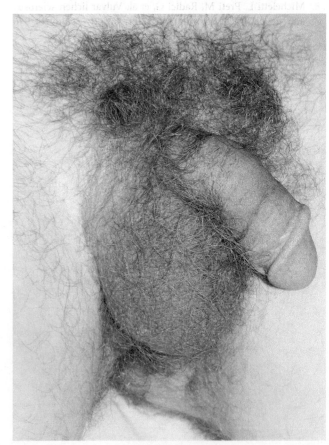

Fig. 9-1. La hiperpigmentación fisiológica se produce por lo regular en el escroto.

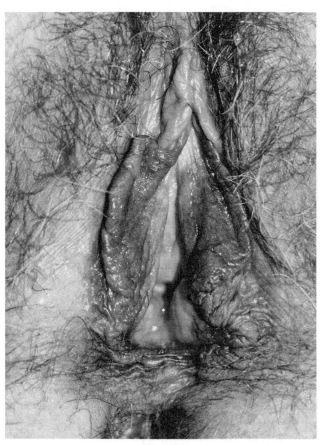

Fig. 9-2. Las mujeres de tez más oscura suelen presentar hiperpigmentación de los labios menores y la horquilla posterior; la piel perianal suele ser oscura en ambos sexos.

densidad de melanocitos en los genitales en comparación con la piel circundante. Estas zonas de hiperpigmentación se oscurecerán aún más bajo la influencia de las hormonas sexuales endógenas y exógenas. Este oscurecimiento es más evidente durante el embarazo. También se producirá oscurecimiento por el aumento de la hormona estimulante de melanocitos en los recién nacidos y en los pacientes con trastornos como la enfermedad de Addison, debido a la notable alteración de la función del eje hipofisario-suprarrenal.

El tratamiento de la hiperpigmentación fisiológica no es necesario y ni siquiera conveniente. No obstante, cabe señalar que la obsesión de los pacientes por la hiperpigmentación anogenital ha dado lugar a la prestación de servicios de blanqueamiento por parte de profesionales sanitarios con y sin licencia.

Acantosis *nigricans*

La prevalencia de la acantosis *nigricans* (AN) varía según el color de la piel y la raza. Está presente en alrededor del 20% a 25% de los niños y adolescentes afroamericanos, el 20% de los hispanos y el 5% de los caucásicos.[3] La acantosis *nigricans* era un trastorno poco frecuente hace 50 años, pero en los últimos años se encuentra con mucha mayor frecuencia debido al pronunciado aumento de la obesidad, sobre todo en los niños.

Aunque la acantosis *nigricans* es más frecuente en las personas con obesidad, también sucede en conjunto con diversas endocrinopatías, neoplasias malignas, síndrome metabólico y uso de algunos fármacos.

La acantosis *nigricans* se presenta como lesiones mal delimitadas de color marrón claro a marrón oscuro alrededor del cuello, las axilas y los pliegues crurales (fig. 9-3). En raras ocasiones, se produce en otras zonas plegadas del cuerpo y en los genitales. En un inicio, la hiperpigmentación es plana, pero de forma gradual se desarrolla un engrosamiento. De forma característica, se observan crestas lineales elevadas que son paralelas entre sí. La superficie de las lesiones es un poco abultada y suele ser aterciopelada o algo rugosa a la palpación. A menudo hay papilomas cutáneos presentes dentro de las lesiones bien desarrolladas (fig. 9-4). La acantosis *nigricans* es asintomática o ligeramente pruriginosa, aunque resulta preocupante para el paciente porque genera la apariencia de que la piel está sucia.

Se han publicado diversas clasificaciones de las distintas formas de AN, pero no han mostrado ser de gran ayuda clínica y, en cualquier caso, no hay acuerdo en cuanto a qué abordaje debe utilizarse. Lo mismo puede decirse de las numerosas propuestas para determinar la gravedad. El diagnóstico se establece de forma clínica, pero existe una apariencia dermatoscópica característica. Hay puntos marrones en configuración lineal que corresponden a las crestas paralelas de la piel.[4] Si se realiza una biopsia para confirmarlo, puede hallarse un patrón

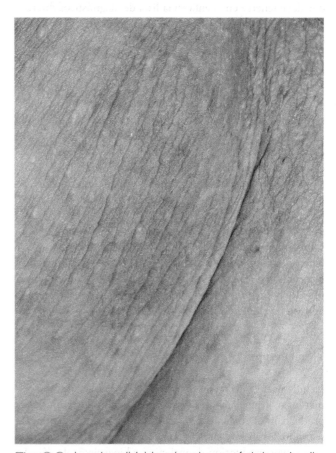

Fig. 9-3. La parte medial del muslo suele verse afectada por los pliegues lineales de la acantosis *nigricans*; asimismo, esta afección es frecuente en los pacientes con sobrepeso.

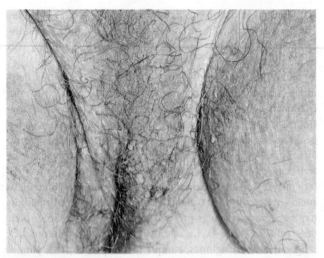

Fig. 9-4. La acantosis *nigricans* se manifiesta por la hiperpigmentación de pliegues cutáneos causada por los cambios papilomatosos en la piel, a menudo asociados a papilomas cutáneos, como ha ocurrido en el perineo y la cara medial del muslo de esta mujer.

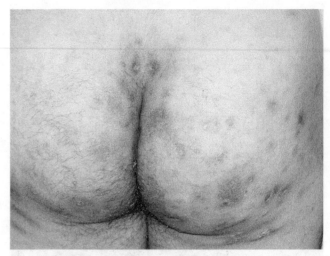

Fig. 9-5. Este paciente con hidradenitis supurativa presenta máculas marrones de hiperpigmentación postinflamatoria de quistes inflamados y escaras antiguos.

característico. Esto incluye la hiperqueratosis ortoqueratósica, la papilomatosis y el aumento de la melanina en la epidermis y en el estrato córneo. La inflamación dérmica, la melanocitosis y, de manera sorprendente dado el nombre del trastorno, incluso la acantosis suelen estar ausentes. La principal afección que debe tenerse en cuenta en la lista de diagnósticos diferenciales es la dermatitis atópica o el liquen simple crónico en el que se ha producido algún grado de HPI.

El tratamiento de la AN es problemático. Se pueden probar los retinoides tópicos y la abrasión con ácido tricloroacético, pero a menudo los efectos secundarios se consideran peores que el trastorno. Los retinoides orales y la metformina pueden ser útiles. Sin embargo, el aspecto puede mejorarse mediante la pérdida de peso, así como con el tratamiento eficaz de cualquier endocrinopatía o neoplasia maligna asociada. La evaluación de los pacientes con AN suele ser conveniente debido a la presencia frecuentemente asociada de hiperglucemia, resistencia a la insulina, concentraciones anómalas de glucosa, hipertensión y dislipidemia.[3] En los adultos, la AN se relaciona excepcionalmente con la formación de neoplasias malignas, sobre todo las que afectan el tubo digestivo. Esta relación debe tenerse en cuenta en las personas de mediana edad o mayores que carecen de endocrinopatías, no tienen obesidad, presentan prurito notorio o tienen antecedentes recientes de pérdida de peso involuntaria.

Hiperpigmentación postinflamatoria

La inflamación afecta a los melanocitos de dos maneras. En primer lugar, los melanocitos *gravemente* dañados interrumpen la producción de melanina, lo cual causa hipopigmentación. En segundo, los melanocitos *ligeramente* dañados reaccionan con una mayor producción de melanina e hiperpigmentación. La HPI es un ejemplo del segundo mecanismo en el que la hiper-

pigmentación se produce en un sitio de inflamación actual o previa. La inflamación puede ser un componente inherente de la enfermedad cutánea o puede formarse en vez de un traumatismo, como podría ocurrir tras el uso de nitrógeno líquido, la aplicación de ácido tricloroacético o la terapia con láser. Incluso el bronceado tras una quemadura solar leve puede considerarse un ejemplo de HPI externa; el color oscuro que aparece con las lesiones del acné sería un ejemplo de la interna. La HPI se reconoce de forma clínica como máculas y parches no palpables de color marrón claro a oscuro que surgen en las personas de tez clara, mientras que los colores más oscuros, que a veces tienen tonos grises, azules o negros, se observan en aquellas de tez más oscura (fig. 9-5). La distribución y la intensidad de la hiperpigmentación dependen de la causa subyacente de la inflamación previa.

Las enfermedades como el liquen escleroso y el liquen plano, en las que la inflamación daña sobre todo la capa basal del epitelio, con la consiguiente captación de melanina por los macrófagos dérmicos (melanófagos), tienen más probabilidades de asociarse a la pigmentación gris más oscura o incluso negra que otros trastornos inflamatorios (figs. 9-6 y 9-7). No es sorprendente que los pacientes de tez más oscura desarrollen con mayor frecuencia la HPI; este hallazgo parece ser independiente de la etnicidad.[5] Del mismo modo, dado que el color habitual de los genitales suele ser más oscuro que el de la piel circundante, es particularmente probable que la inflamación del tejido genital cause HPI. Los trastornos cutáneos pruriginosos que causan rascado o frotamiento suelen manifestar más pigmentación que las afecciones no pruriginosas.

Los antecedentes de traumatismos o inflamaciones previas son un indicio diagnóstico importante, pero a veces no es posible obtenerlos. Esto es cierto sobre todo en los casos como el liquen plano anogenital y el liquen escleroso, en los que puede observarse por primera vez una hiperpigmentación demasiado prolongada mucho tiempo después de haberse resuelto cualquier signo clínico de inflamación. En algunos casos en los que no se pueden obtener los antecedentes de inflamación previa,

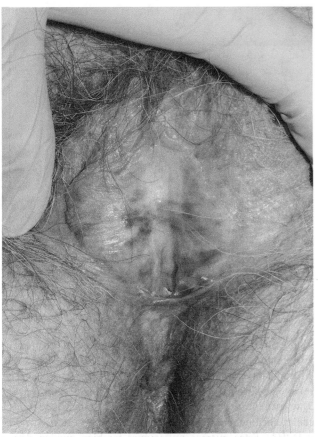

Fig. 9-6. La hiperpigmentación postinflamatoria es bastante frecuente en los casos de liquen escleroso, donde hay inflamación y alteración de la unión dermoepidérmica, que también es donde se ubican los melanocitos.

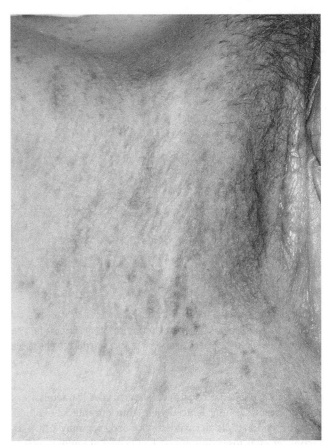

Fig. 9-7. El liquen plano es otra afección que altera la unión dermoepidérmica y produce un cambio de coloración postinflamatorio evidente y bastante duradero tanto en la piel seca como en la queratinizada.

será necesaria la biopsia para confirmar el diagnóstico de la HPI. Esto aplica particularmente en el caso de las máculas pigmentadas o los parches en los que la densidad del pigmento es variable o en los que hay matices grises o negros. Las características histológicas suelen mostrar aumento de la melanina epidérmica, melanófagos en la dermis superficial y algunas células inflamatorias inespecíficas alrededor de los vasos sanguíneos en la dermis papilar.[5] La dermatoscopia suele ser inespecífica, pero puede mostrar los cambios de la causa original de la inflamación subyacente.[4]

Dado que la HPI suele resolverse a lo largo de varios meses, en la mayoría de los casos el tratamiento es innecesario. En cambio, la pigmentación presente a veces oculta la inflamación continua de bajo grado. Por lo tanto, si la pigmentación persiste más de lo esperado, se puede obtener una biopsia para determinar si hay o no inflamación subclínica. En tal caso, debe administrarse un tratamiento antiinflamatorio, por ejemplo, con corticoides tópicos. Los fármacos tópicos para lograr la decoloración, como la hidroquinona al 4%, pueden mejorar la pigmentación localizada en la epidermis, pero son de escasa o nula utilidad para la pigmentación que yace a mayor profundidad en los melanófagos dérmicos. Otros abordajes para el tratamiento de la HPI se han resumido en la revisión del 2018 de Kaufman y cols.[5]

Queratosis seborreica

Las queratosis seborreicas (QS) son tumores benignos muy frecuentes. Su prevalencia aumenta con la edad. La mayoría de las personas mayores de 40 años tienen al menos una o dos lesiones y, a menudo, entre 50 y 100. La mayoría se sitúan en el torso, pero a veces se observan en las extremidades proximales y en la piel con vello de la zona anogenital. Las QS se presentan como pápulas bien delimitadas, anchas, de color bronceado, marrón, gris o negro, de 8 a 15 mm de ancho y 2 a 10 mm de alto (**figs. 9-8 y 9-9**). Excepcionalmente se observan QS muy grandes («gigantes») (**fig. 9-10**). La delimitación acentuada y su grosor (transición en forma de precipicio a la piel normal circundante) confieren un aspecto característico de «estar pegadas». La superficie a menudo tiene escamas visibles y suele ser áspera a la palpación. Sin embargo, en algunos casos, la superficie tiene una sensación «cérea» suave que simula una gota de cera de vela en la superficie cutánea (**fig. 9-11**). No obstante, en estas lesiones lisas, la presencia de escamas puede identificarse si se raspa con suavidad la superficie con un bisturí sostenido de forma perpendicular a la parte superior de la lesión.

La presencia de escamas es un punto muy útil para distinguir las QS de los nevos, los lentigos y los melanomas. Pueden

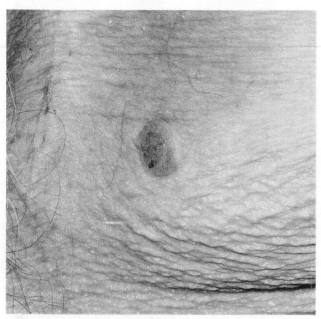

Fig. 9-8. La queratosis seborreica típica es una pápula bronceada, bien delimitada, de superficie plana, rugosa, queratósica o verrugosa que puede confundirse con una verruga.

encontrarse pequeñas cicatrices superficiales características cuando se utiliza una lente de aumento durante la exploración. En concreto, la dermatoscopia puede ser muy útil para reconocer estas fosas diminutas.[6] La QS genital también puede ser bastante difícil de diferenciar tanto de las verrugas genitales pigmentadas como de la neoplasia intraepitelial relacionada con el VPH. También puede parecerse a los carcinomas basocelulares pigmentados. Dado que es muy importante distinguir la QS de dichas lesiones, la mayoría de las queratosis genitales deben llevarse a biopsia, al igual que todas las que presenten inflamación, erosión, ulceración o hemorragia.

Se desconoce la causa de la QS, pero los patrones familiares frecuentes en relación con la edad de aparición y el número de

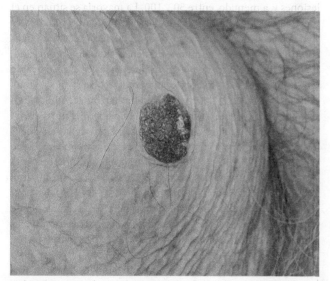

Fig. 9-9. Las queratosis seborreicas genitales vienen acompañadas por queratosis seborreicas similares en otras zonas del cuerpo, como el torso.

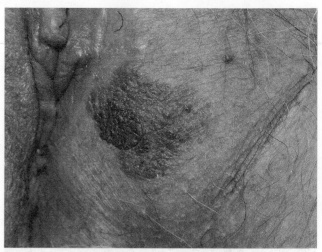

Fig. 9-10. Las queratosis seborreicas esporádicas como esta pueden ser grandes y mostrar diversos colores, asemejándose a un melanoma o una neoplasia intraepitelial escamosa asociada al virus del papiloma humano, también denominada *lesión intraepitelial escamosa de alto grado*. Aunque la dermatoscopia puede ser útil, si existen dudas, debe realizarse la biopsia.

lesiones indican que tanto los factores genéticos como el envejecimiento desempeñan algún papel. Es de gran interés que las mutaciones somáticas en el receptor 3 del factor de crecimiento de fibroblastos (*FGFR3, fibroblast growth factor receptor 3*) se encuentren en el 50% a 75% de las QS. Además, se producen mutaciones en muchos otros genes, como *PIK3CA, TERT* y *DPH3*.[7] Estas mismas mutaciones también pueden detectarse en otras lesiones que se comportan de forma maligna, mientras que las neoplasias malignas rara vez, o nunca, se forman en las QS; las razones que explican esta discrepancia no se conocen del todo, pero puede encontrarse más información sobre este tema en otros lugares.[8] Existe controversia sobre si la infección por el VPH desempeña algún papel en el desarrollo de la QS anogenital; los autores dudan que sea así. Sin embargo, otros no están de acuerdo.[9]

La biopsia resulta conveniente ante la incertidumbre sobre el diagnóstico. No es necesario ningún tratamiento para las QS típicas desde el punto de vista clínico o comprobadas de manera

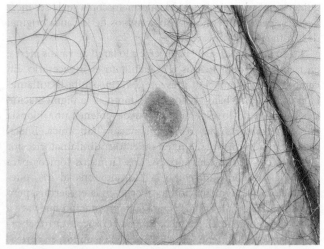

Fig. 9-11. El brillo de la superficie de esta queratosis seborreica muestra la textura lisa y cérea, más que rugosa, de esta lesión.

histológica. Las lesiones que se irritan con la ropa y las que son particularmente molestas para el paciente pueden tratarse con crioterapia o con resección por afeitado. Esta última se prefiere para las QS anogenitales, ya que proporciona una muestra para el análisis histológico. Hace poco, la Food and Drug Administration (FDA) de los Estados Unidos aprobó el tratamiento médico con peróxido de hidrógeno al 40%. Es moderadamente eficaz cuando se utiliza para las QS leves como las que surgen en el rostro, pero no se recomienda para las que se presentan en otras partes del cuerpo.

Varicosidades genitales

Las varicosidades pueden ser pequeñas o grandes. Los vasos grandes dilatados suelen ser de color azul (**fig. 9-12**). Estas várices se producen en la vulva con una frecuencia notable. De hecho, se desarrollan en casi el 10% de las mujeres embarazadas; asimismo, esta incidencia aumenta con el número de partos.[10] Por fortuna, hay regresión tras el parto, pero es muy seguro que reaparezcan en los embarazos posteriores. Las varicosidades vulvares también pueden observarse con frecuencia en mujeres embarazadas o no como parte del síndrome de congestión pélvica, el cual es un síndrome de dolor pélvico crónico asociado a las varicosidades pélvicas.[11]

Las varicosidades son menos frecuentes en el pene y el escroto. El varicocele escrotal es el análogo del síndrome de congestión pélvica femenina. No obstante, las várices que se producen con el varicocele están contenidas por completo den-

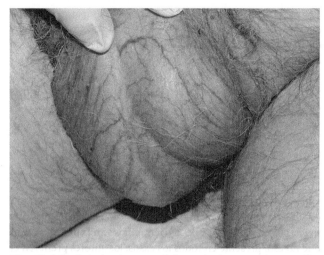

Fig. 9-13. En los hombres son más frecuentes los vasos rojos pequeños y medianos superficiales en el escroto.

tro de la bolsa escrotal más que en la piel del escroto, y aunque son palpables (la llamada «bolsa de gusanos»), su color azul oscuro es algo apagado, si es que son visibles.[12] Es más probable que los vasos dilatados de diámetro muy pequeño («arañas vasculares») sean de color rojo violáceo u oscuro (**fig. 9-13**). Tales telangiectasias se producen por lo regular en el escroto y, a menudo, hay angioqueratomas diminutos (*véase* cap. 6) sobre estos pequeños vasos telangiectásicos (**fig. 9-14**).

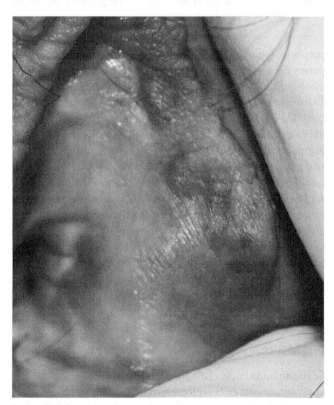

Fig. 9-12. Las varicosidades grandes dilatadas son más frecuentes durante el embarazo o pueden estar relacionadas con el síndrome de congestión pélvica. Los varicoceles se producen en la profundidad de la piel en los hombres.

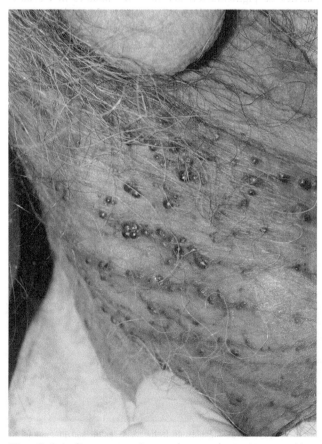

Fig. 9-14. De vez en cuando se producen angioqueratomas en el trayecto de los vasos superficiales.

Las varicosidades se identifican por su desaparición tras la compresión con un portaobjetos de vidrio (diascopia). El tratamiento de las várices grandes queda fuera del alcance de este capítulo. El tratamiento de los vasos telangiectásicos pequeños no suele ser necesario, pero cuando se producen hemorragias repetidas a causa de traumatismos, pueden requerir de lisis electroquirúrgica.

Melanosis genital (lentiginosis)

Los médicos han utilizado de manera indistinta los términos «melanosis genital» y «lentiginosis genital» pero, en sentido estricto, este último término solo es aplicable a las lesiones que muestran un patrón histológico lentiginoso en la biopsia. Dado que no está presente en todos los casos, los autores prefieren el término *melanosis genital*.

Presentación clínica

Las lesiones pigmentadas de tipo melanocítico son frecuentes en los genitales, con una prevalencia estimada de alrededor del 10% a 15% tanto en los hombres como en las mujeres.[6] En las mujeres, alrededor del 60% a 70% de todas las lesiones pigmentadas vulvares se deben a la melanosis vulvar; quizá esto también sea cierto para los hombres.[6]

La melanosis genital consiste en una o varias máculas y parches de pigmentación que no son palpables ni elevados (**figs. 9-15 a 9-17**). Se desarrollan sobre todo en la mediana edad, en promedio a los 40 años, pero pueden aparecer desde la adolescencia tardía o hasta los 80 años. Esta pigmentación se produce con mayor frecuencia en las mucosas convencionales o modificadas, pero también puede estar en la piel queratinizada. En concreto, en las mujeres, la mayoría de estos parches pigmentados se encuentran en los labios menores, seguidos de los labios mayores y, cuando hay varias lesiones, a menudo se desarrollan en ambas estructuras.[13] En los hombres, la mayoría de las lesiones se producen en el glande y la cara interna del

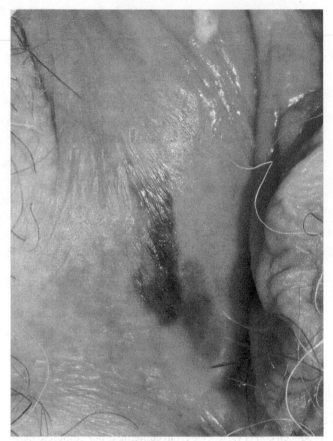

Fig. 9-16. Esta paciente solo tiene una zona de lentiginosis, un parche de color marrón irregular que va del bronce a casi negro en la parte derecha del vestíbulo y en el labio mayor medial.

prepucio, pero también es posible la afectación del cuerpo del pene y del meato uretral (**fig. 9-18**).[6] Las lesiones pueden ser únicas o multifocales, y estas últimas son un poco más frecuentes. Existe gran variación en el tamaño y el color de la pigmentación. Las lesiones son en su mayoría pequeñas (5-10 mm), pero varias pueden ser mucho más grandes, de hasta 2 cm.[6,13,14] La asimetría en la distribución de las lesiones multifocales es habitual y la configuración de las lesiones solitarias puede ser angulada. El color de la pigmentación puede ser bronceado, marrón, azul o negro, pero cuando hay varias lesiones presentes el color es bastante uniforme en todas ellas. A menudo hay variegación pigmentaria («moteado») dentro de las lesiones y, en ocasiones, se observan pequeñas áreas de hipopigmentación. Los bordes pueden estar poco o muy delimitados. Durante los primeros años, suele haber cierto aumento del diámetro de las lesiones u oscurecimiento de la pigmentación, pero con el paso del tiempo se estabilizan el tamaño y el color.

Diagnóstico

Se recomienda hacer el diagnóstico exacto, quizá con ayuda de la dermatoscopia en la exploración clínica.[6,13] Sin embargo, en la gran mayoría de los casos, debe realizarse una biopsia para descartar tanto neoplasias benignas (p. ej., HPI) como malignas (p. ej., formas superficiales de melanomas). Nunca se insistirá

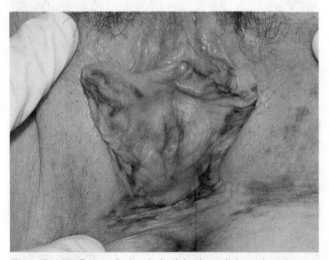

Fig. 9-15. Estas máculas de lentiginosis genital son irregulares en cuanto a color, tamaño y forma, y son indistinguibles de un melanoma *in situ*. La invasión por parte de las lesiones en la piel seca y queratinizada es inusual.

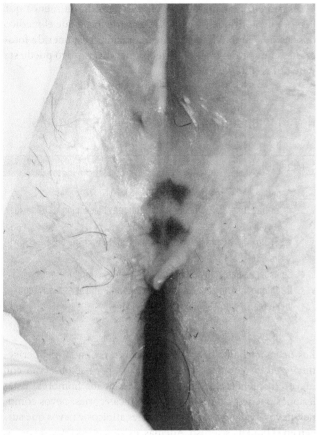

Fig. 9-17. Estas dos máculas casi negras de la lentiginosis se han producido con antecedentes de liquen escleroso.

lo suficiente lo mucho que se parece clínicamente la melanosis genital al melanoma y lo poco útiles que son las guías simples para identificar melanomas (como el muy publicitado abordaje ABCDE) para distinguirlos. No obstante, cabe señalar que los pacientes con melanosis genital prácticamente nunca desarrollan un melanoma dentro de sus lesiones de melanosis pero, aún así, tienen una relación muy interesante, complicada y contro-

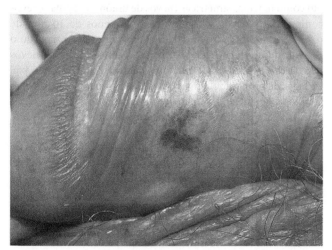

Fig. 9-18. Las máculas irregulares bronceadas de la lentiginosis también se presentan en los hombres, con mayor frecuencia en el glande, el prepucio ventral y el cuerpo del pene.

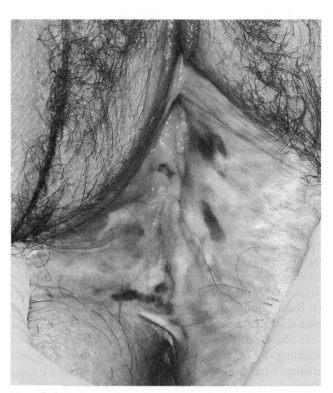

Fig. 9-19. Esta paciente con liquen escleroso muestra máculas diferenciadas de color marrón oscuro variable.

vertida. Específicamente, los pacientes con melanosis parecen tener más probabilidades de presentar antecedentes familiares y personales de melanoma (casi siempre en una localización no genital) y, durante el seguimiento, de desarrollar un melanoma (de nuevo, en una localización no genital).[13,14]

Aunque solo se refleja en unos cuantos estudios publicados, los autores creen que es muy probable que la melanosis genital surja dentro de una zona de liquen escleroso (**fig. 9-19**).[13] Sin embargo, se debe tener en cuenta que cuando se diagnostica la melanosis genital en los pacientes muy jóvenes, deben inspeccionarse las mucosas bucales para detectar la presencia de pigmentación lentiginosa similar. Si ocurre lo anterior, debe considerarse la posibilidad de que pueda estar presente alguna afección poco frecuente, como el síndrome de Peutz-Jeghers, el síndrome de Laugier-Hunziker, el síndrome de Bannayan-Riley-Ruvalcaba, el síndrome LEOPARD, así como los diversos síndromes con lentigos y mixomas cardiocutáneos.[13]

La dermatoscopia de la lentiginosis requiere un médico experimentado; no existe un patrón único.[6] El patrón para-

MELANOSIS	Diagnóstico

- Parche oscuro (por lo general negro), plano, liso, de 5 a 25 mm
- Configuración asimétrica o angular
- Se localiza sobre todo en el tejido no queratinizante (mucoso)
- Apariencia sin cambios (si el paciente ha sido consciente previamente de la lesión)
- Biopsia incisional para descartar la displasia y las neoplasias malignas

lelo con estructuras lineales y curvas uniformes se encontró en el 52.5% de las lesiones, el patrón globular en el 32.5% y el patrón anular en el 50% de los casos, más en aquellos con lesiones múltiples que en una sola. La biopsia es imprescindible. Desde el punto de vista histológico, la mayoría de las muestras de la melanosis genital, aunque no todas, presentan alargamiento lentiginoso de las crestas epidérmicas con hiperproliferación leve de los melanocitos de aspecto benigno dentro de la capa basal. Suele haber al menos unos pocos macrófagos pigmentados dispersos («melanófagos») presentes en la dermis.

Fisiopatología

Se desconoce la causa de la melanosis genital y lo que se encuentra a continuación son especulaciones. La presencia poco frecuente, aunque mayor que si fuera al azar, de antecedentes familiares y personales de melanoma, así como el riesgo bajo de desarrollo futuro de un melanoma en una ubicación no genital, hacen que uno se pregunte sobre la predisposición genética para el surgimiento de este trastorno pigmentario (como se ha señalado, los lentigos genitales pueden presentarse en varias afecciones hereditarias, lo que indica de nuevo un componente etiológico genético). Por último, aunque no suele haber antecedentes de un problema cutáneo asociado en los pacientes con melanosis, el desarrollo de estas lesiones en una zona de liquen escleroso plantea la posibilidad de un fenómeno inmunitario que desempeña un papel en la causa de ambos trastornos.

Tratamiento

Se considera que la melanosis genital, una vez estabilizado su aspecto, es una afección benigna. No parece haber una tendencia a que la lesión o lesiones progresen a melanoma a pesar de su aspecto ominoso e inquietante. Una vez que se confirma de forma histológica el diagnóstico de melanosis genital, no se requiere tratamiento adicional. Prácticamente todos los pacientes registrados permanecieron libres de melanoma dentro de sus lesiones durante todo el tiempo que se les realizó el seguimiento. Sin embargo, debido al escaso número de pacientes notificados y a la duración relativamente breve del seguimiento, probablemente deba concluirse que la evolución natural de estas lesiones sigue sin estar clara. En cualquier caso, se recomienda encarecidamente el seguimiento minucioso. Esto es necesario sobre todo en el caso de los pacientes cuya melanosis surgió en el sitio de un liquen escleroso genital previo, ya que puede haber una relación entre el liquen y el melanoma, como ocurre con otra neoplasia maligna: el carcinoma escamocelular. Así, en un estudio finlandés, los autores descubrieron que las mujeres con liquen escleroso vulvar tenían muchas más probabilidades de desarrollar melanoma vulvar en su liquen que aquellas sin indicios de padecerlo.[15] Por otra parte, debe reconocerse que existe una gran controversia en cuanto a la diferenciación de los nevos genitales atípicos, más que en la de los melanomas genitales «verdaderos», en estas pacientes bastante jóvenes.[16] En cualquier caso, es recomendable realizar el seguimiento a largo plazo de las pacientes con melanosis genital, pero no es necesario efectuar una nueva biopsia periódica a menos que la paciente notifique un cambio de apariencia o que el médico observe un cambio al hacer la exploración. Disponer de fotografías clínicas del momento del primer diagnóstico puede ser muy útil en este sentido.

Nevo melanocítico («lunar», nevo pigmentado)

MELANOSIS	Tratamiento

- Depende de los resultados de la biopsia:
  - Si hay displasia o neoplasias malignas, resección de toda la lesión
  - Si no hay displasia ni neoplasias malignas, la observación es adecuada
- Se espera una evolución benigna con pocos o ningún cambio
- Dado que los datos sobre la evolución natural son escasos, conviene realizar un seguimiento periódico

Los nevos melanocíticos suelen encontrarse en la piel perigenital y en los genitales de ambos sexos, pero se observan con mayor frecuencia en las mujeres que en los hombres. Estas lesiones pueden clasificarse en cuatro categorías: nevos comunes, nevos displásicos, nevos genitales atípicos y nevos que surgen en el liquen escleroso. Además, existen otros tipos de nevos (nevos de Spitz, nevos azules, nevos con halo, etc.) que se presentan con muy poca frecuencia en la región genital como para que se justifique tratarlos en este capítulo.

Presentación clínica

Nevos comunes

Los nevos «comunes» (sin características clínicas anómalas) representan la mayor proporción de los nevos en la región anogenital. Estos nevos melanocíticos benignos se presentan como máculas simétricas (nevos de unión) o pápulas (nevos compuestos y nevos intradérmicos) de menos de 10 mm de diámetro con bordes bien delimitados y un color bronceado o marrón homogéneo (figs. 9-20 a 9-23) (aunque algunos nevos papulares de tipo intradérmico pueden ser del color de la piel en lugar de bronceado o marrón). Los nevos papulares son algo blandos a la palpación, una particularidad que ayuda a distinguirlos de las neoplasias malignas más inquietantes. A veces puede estar presente un solo rasgo atípico, como un borde irregular o una ligera variegación pigmentario (figs. 9-24 y 9-25). Los nevos comunes pueden localizarse en las mucosas o en la piel pilosa, o estar presentes al nacer o adquirirse después en la vida. Los nevos congénitos suelen ser más grandes que los adquiridos, oscilando entre 1 cm y lesiones gigantes (fig. 9-26). Un subtipo interesante del nevo común se presenta infrecuentemente en el pene; se trata del denominado *nevo dividido* («en beso»), que aparece en la corona del glande con un nevo paralelo en la parte inferior del prepucio (hombres incircuncisos) o en el cuerpo en el surco coronal (hombres circuncidados).[17]

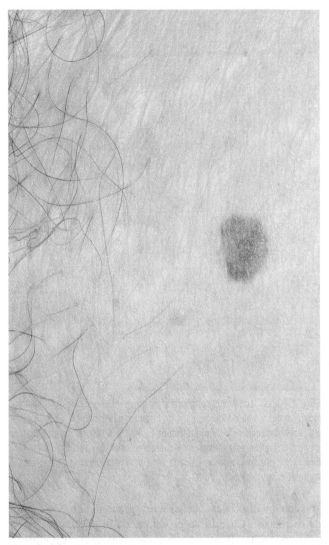

Fig. 9-20. El nevo de unión benigno es una mácula marrón pigmentada de manera uniforme, bien delimitada y con bordes lisos regulares.

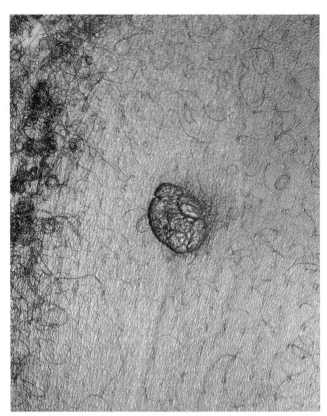

Fig. 9-21. El nevo compuesto es una pápula bien delimitada, carnosa, de color marrón y con pigmento homogéneo.

Nevo displásico

Los nevos displásicos surgen tanto en los hombres como en las mujeres y representan alrededor del 5% de los nevos que aparecen en la región anogenital. Casi todas estas lesiones se localizan en la zona perigenital y no en los genitales. Lo más frecuente es que aparezcan en las personas con el síndrome del nevo displásico, en el que el paciente y otros miembros de la familia tienen un gran número (60 a 100) de nevos con carac-

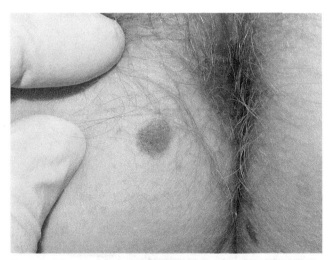

Fig. 9-22. Esta pápula ligeramente elevada es una pápula compuesta sin anomalías; tiene bordes bien delimitados y regulares, así como un pigmento marrón homogéneo.

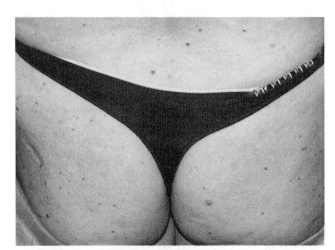

Fig. 9-23. Los nevos son infrecuentes en la zona que cubre el traje de baño; los nevos múltiples son un indicador del uso de camas de bronceado. Esta mujer también tiene lentigos pequeños o «manchas solares» que no se distinguen de los nevos de unión pequeños.

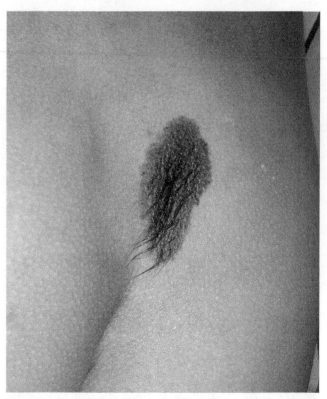

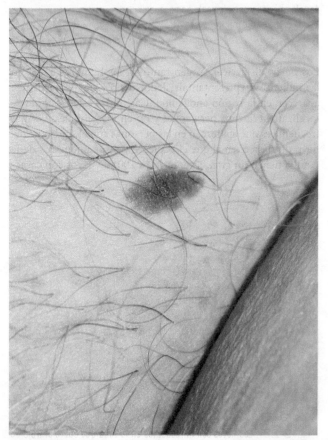

Fig. 9-24. Este nevo benigno muestra signos tranquilizadores tales como bordes bien delimitados y pigmentación uniforme. El borde está un poco irregular; casi ningún nevo se apega por completo a las reglas ABCDE.

terísticas clínicas atípicas. Los nevos displásicos son planos o un poco elevados, y de forma característica presentan cierto grado de asimetría en su forma, bordes indistintos y variegación de la densidad del pigmento. Suelen ser de color marrón oscuro o incluso negro algo moteado. También puede haber tonos rojos, blancos y azules (figs. 9-27 a 9-30). Las lesiones más

Fig. 9-26. Los nevos congénitos, como se ve en este caso, suelen ser más grandes y, sobre todo después de la pubertad, tienden a ser más gruesos, a menudo con vello terminal oscuro. El riesgo de neoplasias malignas es un poco mayor en estas lesiones, y cualquier lesión que recubra de manera directa la columna vertebral puede asociarse a anomalías vertebrales o medulares subyacentes.

gravemente displásicas suelen ser de gran tamaño (7 a 15 mm de diámetro). Cuando se producen nevos displásicos en la zona anogenital, pueden tener características clínicas e histológicas similares a las de los nevos melanocíticos atípicos de tipo genital (NMATG) que se tratan en el párrafo siguiente.[18]

Fig. 9-25. Los bordes ligeramente irregulares y el centro más oscuro se exageran en esta fotografía de primer plano de este nevo benigno. Cada dermatólogo tiene distintos umbrales de preocupación, pero pocos se preocuparían por esta lesión.

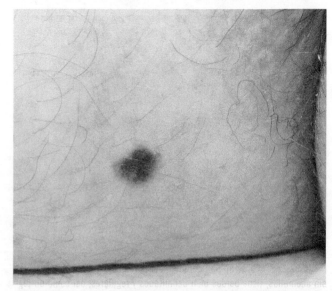

Fig. 9-27. Los nevos displásicos se caracterizan por su mayor tamaño, así como por su forma y pigmentación irregulares.

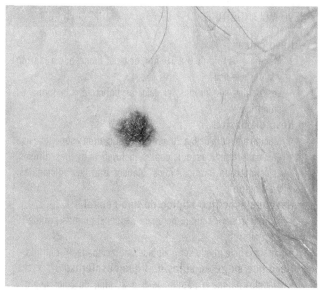

Fig. 9-28. La descripción de un nevo displásico, sobre todo los de borde y color irregulares, es similar a la descripción de un melanoma. No obstante, las anomalías son menos llamativas en un nevo atípico; la experiencia y las biopsias son importantes para diferenciar estos tumores.

Nevo melanocítico atípico de tipo genital

Los NMATG se identificaron como un subtipo específico de nevo hace casi 50 años. En el pasado, a menudo se pensaba por error que estas lesiones eran melanomas y, en ocasiones, todavía se diagnostican incorrectamente como tales.[6] A pesar de su nombre, los NMATG no se limitan solo a los genitales y suelen aparecer a lo largo de la línea mamaria anatómica, con mayor frecuencia en las axilas y en los senos de las mujeres.[18,19] Estas lesiones son mucho más habituales en las mujeres que en los hombres.[18] En la región anogenital, aparecen tanto en las superficies mucosas como en la piel con vello. La mayoría de los NMATG se localizan en los labios menores y mayores, pero pueden producirse lesiones en el monte del pubis, el clítoris y el perineo. Los NMATG se desarrollan sobre todo en las niñas y las mujeres jóvenes desde la infancia y continúan hasta

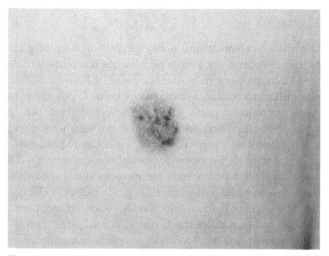

Fig. 9-29. Los nevos displásicos suelen presentarse en la piel extragenital queratinizada y seca más que en la piel genital.

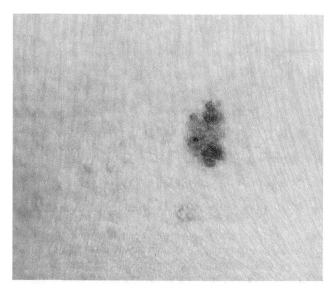

Fig. 9-30. Esta pápula muestra la misma variegación de la pigmentación y los bordes irregulares que los nevos displásicos, pero las irregularidades son más llamativas; la biopsia mostró un melanoma.

los 20 o 30 años (mientras que los melanomas anogenitales, con los que pueden confundirse, casi siempre se presentan en las mujeres de 50 años o más).[20] Estos nevos varían mucho de tamaño, pero la mayoría tienen unos 6 mm de diámetro. Casi siempre son papulares y pueden tener una superficie polipoide. A menudo se presentan características clínicas e histológicas atípicas, como las señaladas con anterioridad en el caso de los nevos displásicos.[18,19]

Nevos que surgen en el liquen escleroso

Se han descrito nevos asociados a las lesiones de liquen escleroso genital (fig. 9-31). La mayoría se han descrito con el liquen escleroso vulvar, pero unas pocas también se han presentado en los hombres.[16] La mayor parte de las lesiones se han caracterizado como pequeñas máculas negras (de 3 a 6 mm), aunque también se han detallado algunas de mayor tamaño. El color negro oscuro de estas lesiones y el tipo de atipia histológica (similar o idéntica a la encontrada en los NMATG) indican la posibilidad de un melanoma.[16] Esto es bastante importante, ya que se ha indicado una relación (quizás errónea) entre el liquen escleroso y el desarrollo del melanoma.[15]

Diagnóstico

Mientras que los nevos benignos «comunes» suelen identificarse como tales de forma clínica, la situación es diferente para los otros tres tipos de nevos descritos, en los que la necesidad de la biopsia es más controvertida. Los dermatólogos pueden estar satisfechos con el diagnóstico clínico de las lesiones que no muestren atipia clínica, mientras que otros médicos por lo general preferirán efectuar la biopsia de todas las lesiones pigmentadas anogenitales. Para ambos tipos de profesionales, la biopsia es obligatoria ante cualquier lesión con características clínicas atípicas, así como para todos los pacientes que presenten lesiones pigmentadas que aparezcan dentro de zonas de liquen

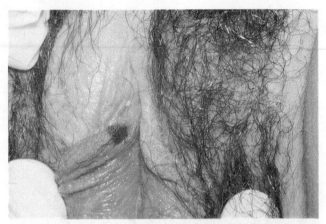

Fig. 9-31. Los nevos que surgen en una zona de liquen escleroso, como esta lesión, muestran características histológicas muy atípicas, al igual que los nevos melanocíticos atípicos de tipo genital, que suelen presentarse en los labios menores y tienden a ser bastante oscuros con una superficie polipoide. Estas lesiones a menudo se diagnostican erróneamente como melanomas.

NEVO MELANOCÍTICO	Diagnóstico

- **Nevo común**
  - Mácula o pápula de 3 a 10 mm, de color bronceado a marrón y superficie lisa
  - Los bordes son nítidos, el color es uniforme y la forma es simétrica
- **Nevo displásico**
  - Mácula o pápula de 6 a 20 mm, de color marrón y superficie lisa
  - Las características adicionales incluyen márgenes difusos, color moteado (matices rojos, blancos o azules adicionales) y asimetría
- **Nevo melanocítico atípico de tipo genital**
  - Similar al nevo común, pero con frecuencia o más grande (6 a 15 mm)
  - La superficie puede ser polipoide (mamelonada, «abultada»)
- **Nevo que surge en sitios de liquen escleroso**
  - Mácula, parche o pápula de 5 a 20 mm, de color negro y superficie lisa

escleroso. Para quienes tienen experiencia con su uso, la dermatoscopia puede ser de gran ayuda a la hora de tomar la decisión de realizar o no la biopsia de los nevos de apariencia «normal».[6]

La dermatoscopia es útil para los dermatólogos experimentados, pero incluso los principiantes pueden tranquilizarse a veces con los hallazgos clásicos de la queratosis seborreica. Los nevos melanocíticos atípicos de tipo genital presentan más de un patrón en la dermatoscopia, mostrando con mayor frecuencia el patrón globular o mixto.[6] La dermatoscopia de los nevos displásicos se caracteriza por la irregularidad y los diferentes patrones, pero se trata de un caso especial complicado que requiere experiencia y capacitación. Se requieren biopsias para el diagnóstico. La mayoría de los patólogos conocen bien las características histológicas de los nevos comunes y displásicos, por lo que las lesiones llevadas a biopsia se diagnosticarán de forma correcta. Sin embargo, la situación de los NMATG y los nevos que surgen en el liquen escleroso es diferente. Las características histológicas de los NMATG revelan muchos cambios que suelen estar presentes en caso de melanoma, como la notable proliferación melanocítica en sitios de unión (ya sea en un patrón lentiginoso o con formación de nidos ovalados inusualmente grandes), la diseminación melanocítica leve en la epidermis media y diversos grados de atipia citológica.[18] Se observa una situación similar con los nevos que surgen en los pacientes con liquen escleroso genital; en este caso, suele estar presente una atipia histológica similar a la que se produce con los NMATG y puede diagnosticarse erróneamente con facilidad como un melanoma.[16]

Los diagnósticos diferenciales de los nevos incluyen el melanoma, la neoplasia intraepitelial pigmentada, la melanosis mucosa y la HPI.

Fisiopatología

Se cree que los nevos son hamartomas del desarrollo o proliferaciones benignas de los melanocitos que poseen alguna ventaja de crecimiento sobre los melanocitos normales. No obstante, se desconoce la razón exacta por la que surgen los nevos. Los factores genéticos parecen desempeñar una función en su formación, ya que a menudo existe un patrón familiar relacionado con la apariencia clínica y el número de casos. La exposición a la radiación UV desempeña un papel importante en los nevos que aparecen en las superficies expuestas al sol, pero es evidente que no es el caso de los nevos anogenitales. Es probable que los factores hormonales sean importantes, en especial para el desarrollo de los NMATG, ya que estas lesiones casi siempre surgen en las mujeres jóvenes y se producen sobre la línea mamaria. Las mutaciones en *BRAF*, que suelen estar presentes en los casos de nevos y melanomas en la piel expuesta al sol, pero que son menos frecuentes en los nevos y melanomas en lugares no expuestos al sol, se encuentran en los nevos genitales tanto de tipo común como en los NMATG.[20] La falta de mutaciones adicionales inducidas por la radiación UV quizá explique por qué estas mutaciones de *BRAF* en los nevos genitales siguen siendo de naturaleza benigna.[20]

Tratamiento

Los nevos con biopsias que tienen características histológicas benignas pueden dejarse en su lugar, ya que la probabilidad de progresión a melanoma es escasa o nula. De hecho, casi ningún melanoma genital, a diferencia de los de la piel expuesta al sol, se produce a partir de los nevos. Es materia de debate si los nevos displásicos identificados histológicamente como atípicos deben extirparse o no. Hoy en día es más probable que la relación de los nevos displásicos con el desarrollo del melanoma (como ocurre en la piel expuesta al sol) se base en las mutaciones adicionales inducidas por la radiación UV. Los NMATG, a pesar de su aspecto histológico sospechoso, tienen una baja tasa de recidiva tras la resección y no parecen evolucionar a melanoma.[19,20] Sin embargo, dada la escasez de información sobre el seguimiento de estos casos, se recomienda la extirpación con bordes de resección limpios. Los nevos que surgen en el liquen esceloso por las razones comentadas con anterioridad también deben extirparse con bordes limpios.

Melanoma

La frecuencia de aparición de los melanomas en la región anogenital es muy baja. La incidencia del melanoma vulvar en el mundo occidental es inferior a 2.0 por cada millón de personas, mientras que el melanoma peneano es unas 10 veces menos frecuente, con aproximadamente 0.2 por cada millón. El melanoma escrotal es aún más raro. El melanoma anorrectal, tanto en los hombres como en las mujeres, tiene una incidencia de ~0.4 por cada millón y es el único melanoma que se produce en la región anogenital cuya incidencia parece aumentar.[21] No obstante, estos melanomas poco frecuentes se tratan aquí porque el reconocimiento precoz tiene un efecto bastante positivo en lo que de otro modo sería un resultado de supervivencia muy desalentador.

Los melanomas anogenitales difieren de los melanomas cutáneos que surgen en la piel expuesta al sol en diversos aspectos. En primer lugar, con la excepción del melanoma anal, se observa una incidencia estable o incluso decreciente. En segundo, se producen en un grupo de considerablemente mayor edad. En tercero, es evidente que no están relacionados con el daño del ADN secundario a la radiación UV. En cuarto, solo excepcionalmente hay una relación con un nevo precedente. En quinto, la proporción de melanomas amelanóticos es mayor. En sexto, en una gran proporción de los casos, el patrón histológico es el de un melanoma de tipo mucoso y es sorprendentemente similar al que se produce en el melanoma lentiginoso acral. En séptimo, el pronóstico, sin duda relacionado en parte con el retraso en el diagnóstico, es mucho peor. En octavo, los melanomas cutáneos presentan una alta frecuencia de mutaciones en el gen *BRAF*, mientras que en los melanomas mucosos, *KIT* es el gen que presenta mutaciones más a menudo.[22]

Por desgracia, debido a la escasa frecuencia con la que se producen los melanomas anogenitales, todos los informes publicados consideran dentro de un mismo grupo tanto a los tumores que surgen en la mucosa (melanoma mucoso) como a los que se producen en la piel queratinizante y pilosa (melanoma cutáneo). Se podría pensar que es probable que existan diferencias importantes entre estos dos tipos de melanoma anogenital desde la perspectiva histológica, pero los datos indican que, sin importar dónde surjan los melanomas en la región anogenital, contienen un perfil mutacional que es del tipo «melanoma mucoso».[22] Esto sucede quizá debido a la falta de daño por la radiación UV en el tejido anogenital y, por lo tanto, la ausencia de mutaciones relacionadas con esta.

Presentación clínica

Melanoma vulvar

El melanoma es la segunda neoplasia maligna más frecuente que se presenta en la vulva, pero aun así, solo representa alrededor del 5% de todas las neoplasias vulvares malignas y menos del 3% de todas las que aparecen en cualquier lugar en las mujeres.[23,24] Mientras que la incidencia del melanoma que se produce en la piel expuesta al sol está aumentando con bastante rapidez, la incidencia del melanoma vulvar se ha mantenido estable durante los últimos 50 años.[23] Es más frecuente y desproporcionado en la población de tez blanca y a su vez se presenta de forma predominante en las mujeres de edad avanzada, con una edad promedio de diagnóstico entre mediados y finales de la séptima década.[23,24] Es importante destacar que los pocos melanomas vulvares notificados que se presentan en los niños y las mujeres muy jóvenes se han descrito casi de manera exclusiva en el contexto del liquen escleroso.[15] En cambio, como se ha mencionado antes, hay que tener en cuenta que muchos, incluidos los autores de este libro, consideran que estos últimos melanomas pueden haber sido NMATG que se diagnosticaron por error como melanomas.[16]

La mayoría de los melanomas vulvares tienen un aspecto clínico similar tanto a los NMATG como a los melanomas que se producen en otras localizaciones cutáneas. Entre las características que indican la presencia de un melanoma se incluyen el tamaño grande (2-3 cm), la pigmentación marrón oscura o negra, el moteado oscuro del pigmento sobre un fondo más claro, la variegación del color con matices rojos, blancos y azules, los bordes mal definidos y la forma angulada o asimétrica **(figs. 9-32 a 9-38)**.[23,24] A diferencia de los melanomas que se producen en la piel expuesta al sol, alrededor del 20% de los melanomas vulvares son multifocales, del 5% al 25% son amelanóticos **(fig. 9-39)** y del 50% al 75% se producen en la piel lampiña o el tejido mucoso.[23-25] La mayoría de los melanomas vulvares son asintomáticos, pero cuando se presentan signos y síntomas, lo más frecuente es que incluyan prurito, aparición de una lesión palpable, hemorragia o cambio de aspecto en una lesión previa. Los tumores se encuentran con mayor frecuencia en los labios mayores y menores, pero la ubicación en el clítoris y la zona periclitorídea también es bastante frecuente.[24,25] Como reflejo de su gran tamaño y supuesta larga duración antes de su reconocimiento, se observa la ulceración de la superficie con gran frecuencia.[24] En el momento del diagnóstico, alrededor del 50% de las mujeres presentan enfermedades localizadas sin indicios de diseminación regional o a distancia.[23] Los tipos de melanoma nodular y lentiginoso están sobrerrepresentados entre los melanomas vulvares

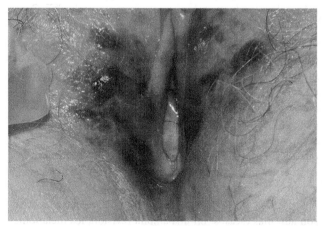

Fig. 9-32. La pigmentación gris oscura e irregular de la vulva es un signo clásico de melanoma o lentiginosis genital; en este caso, es melanoma. El nódulo negro indica el diagnóstico correcto (cortesía de la Dra. Hope Haefner).

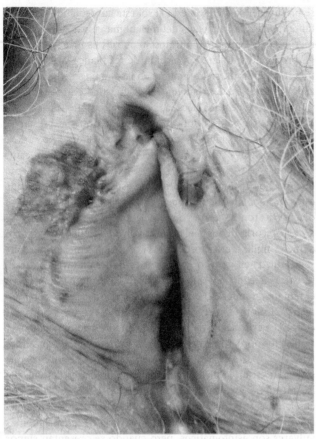

Fig. 9-33. Algunos melanomas presentan colores grises y rojos. Al igual que en el caso de muchos melanomas vulvares, esta paciente tiene tumores multifocales (cortesía de la Dra. Claudia Marchitelli).

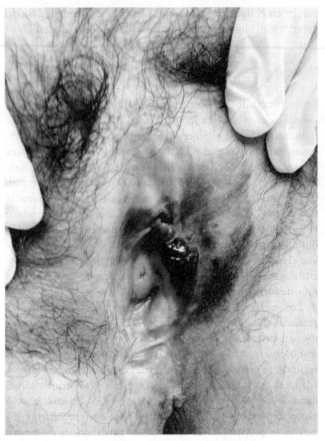

Fig. 9-34. Un amplio parche negro y gris mal definido con un melanoma nodular central grande indica el mal pronóstico de la mayoría de los melanomas genitales que se descubren de forma tardía (cortesía de la Dra. Claudia Marchitelli).

en comparación con la alta frecuencia de los melanomas de diseminación superficial encontrados en otras localizaciones cutáneas no anogenitales.[23,25]

Melanoma peneano y escrotal

Dos revisiones bastante similares de los datos del programa *Surveillance, Epidemiology, and End Results* (SEER) de los Estados Unidos proporcionan la mayor parte de la información sobre los melanomas peneanos y escrotales.[26,27] Como ya se ha señalado, los melanomas de pene son muy poco frecuentes. La edad promedio del diagnóstico se sitúa en la séptima década, por lo que la edad de aparición es similar a la del melanoma vulvar. La mayoría de estas neoplasias se producen en el glande y el prepucio interno, pero también es posible la afectación del cuerpo del pene o la uretra.[27] Las lesiones pueden ser parches planos o pápulas y nódulos elevados; muchas son polipoides. Alrededor del 40% están ulceradas. Al igual que con el melanoma vulvar, parece que un número mayor de lo esperado de melanomas peneanos son amelanóticos. La mayoría de los pacientes presentan enfermedades localizadas al momento del diagnóstico.[27] Los melanomas escrotales son aún más escasos. En una amplia revisión, los melanomas escrotales se encontraron solo con la mitad de frecuencia que los peneanos.[26]

Melanoma anal

Los melanomas anales son poco frecuentes; su incidencia (aproximadamente 0.4 por cada millón) se sitúa entre la del melanoma vulvovaginal y la del penoescrotal. La incidencia del melanoma anorrectal parece ser la única entre los distintos tipos de melanoma anogenitales que está aumentando. Sin embargo, el número de tumores relevantes para la mayoría de los lectores de este texto es algo incierto porque en muchas de las series publicadas no se identifican por separado a los pacientes con melanoma *anal* de aquellos con melanoma *rectal*. Al parecer, alrededor de dos tercios de los casos notificados se producen en el ano o el conducto anal, por lo que podrían ser relevantes para los médicos que estén leyendo este libro.[28,29] En este caso, también se producen más melanomas anorrectales en las mujeres que en los hombres, invirtiendo la situación de los melanomas que surgen en la piel expuesta al sol.[29] Así como sucede con el melanoma genital, el anorrectal se presenta de forma predominante en la población de edad avanzada, con la edad promedio en la séptima década en el momento del diagnóstico.[28] Los síntomas y signos más frecuentes durante el cuadro clínico inicial fueron hemorragia rectal, dolor anal, presencia de una masa y cambio en los hábitos intestinales.[28] Tal como sucede con los melanomas genitales,

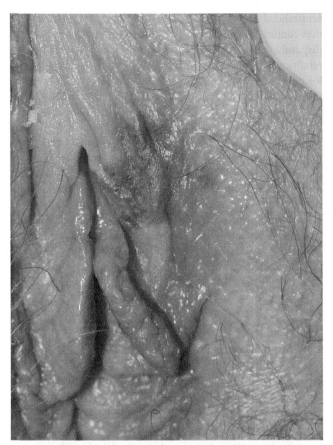

Fig. 9-35. Este melanoma es gris y grande, pero bien delimitado y de color uniforme; la morfología general no corresponde con ninguna lesión habitual y necesita realizarse una biopsia.

una gran proporción (alrededor del 20%) de estos melanomas son amelanóticos.[21] Otros datos, como la apariencia clínica, el tamaño de los tumores, el porcentaje ulcerado, etcétera, no son de fácil acceso en las revisiones publicadas recientemente. Solo un tercio de los pacientes presentan la enfermedad localizada al momento de la primera consulta; los otros dos tercios tienen metástasis ganglionares o a distancia.[21]

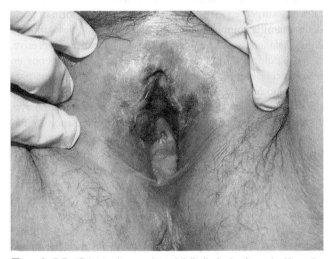

Fig. 9-36. Este parche grande mal delimitado de pigmentación variegada que incluye colores negros y grises es clásico del melanoma (cortesía de la Dra. Sophie Berville-Levy).

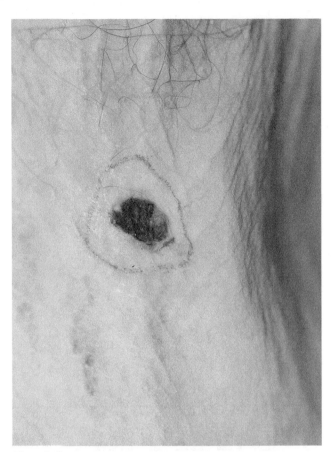

Fig. 9-37. La autora (LE) pensó que esta pequeña pápula negra y bien delimitada podía ser una queratosis seborreica, pero el color negro y el carácter un poco atípico la llevó a realizar una biopsia. Resultó ser un melanoma. Debe tomarse una muestra de toda lesión pigmentada con características que no sean absolutamente típicas de una lesión benigna.

Diagnóstico de los melanomas anogenitales

Los melanomas anogenitales pueden ser planos, nodulares, en forma de placa o polipoides. A menudo es posible realizar el diagnóstico clínico a partir de los hallazgos de una persona mayor con pigmentación oscura, por lo regular variegada, que puede entremezclarse con otras tonalidades azules, grises, rojas o blancas (*véanse* figs. 10-21 a 10-24). La evaluación dermatoscópica puede ser útil para ayudar a los médicos con el diagnóstico clínico. Los colores azul, gris y blanco tienen un alto valor predictivo, al igual que la membrana azul blanquecina. Las líneas blancas, los puntos negros periféricos y las zonas grises azuladas sin estructura también son importantes. No obstante, los tumores amelanóticos, que representan alrededor del 20% a 25% de los melanomas anogenitales, pasan desapercibidos con facilidad (*véase* fig. 9-39). Con la dermatoscopia, el melanoma amelanótico muestra vasos polimorfos. Está claro que la biopsia es crucial.

Entre las alteraciones que deben tenerse en cuenta en el diagnóstico diferencial se incluyen nevos atípicos, lentiginosis, hemorroides, trombosis vasculares, queratosis seborreicas, carcinomas basocelulares pigmentados y las formas tanto pigmentadas como no pigmentadas del carcinoma escamocelular.

La sospecha del diagnóstico clínico debe, por supuesto, confirmarse con una biopsia. Se prefiere la biopsia por resec-

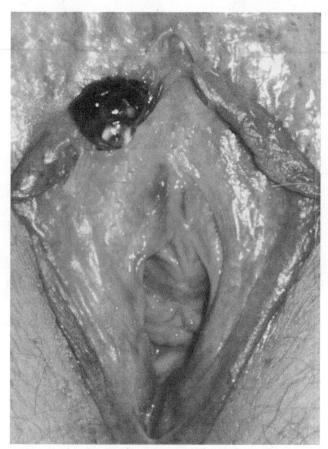

Fig. 9-38. Los melanomas nodulares no presentan los signos ABCD clásicos del melanoma (crédito: Dr. Ron Jones).

ción para poder analizar toda la lesión desde el punto de vista histológico. Sin embargo, en el caso de las lesiones de mayor tamaño, puede ser conveniente realizar una o varias biopsias por incisión o en sacabocados. El diagnóstico suele ser evidente con la tinción habitual de hematoxilina y eosina. No obstante, en algunos casos, sobre todo en el melanoma amelanótico, existen técnicas especiales que pueden aumentar la

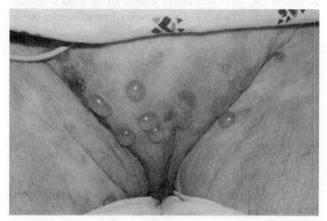

Fig. 9-39. Los melanomas amelanóticos están sobrerrepresentados en las zonas anogenitales; esta masa en la horquilla posterior es ante todo amelanótica, aunque hay un poco de pigmento en los bordes (cortesía del Dr. Ron Jones).

sensibilidad y la especificidad del diagnóstico. En el abordaje más común se utiliza la tinción inmunohistoquímica, que está disponible en la mayoría de los laboratorios patológicos y es relativamente económica.[30] Los marcadores melanocíticos son los más utilizados y ayudan a identificar si las células en cuestión son melanocitos: el melan-A/MART-1 y el HMB-45 tienen una alta especificidad, mientras que el S100 y el SOX10 tienen una sensibilidad un poco mayor.[30] También se dispone de marcadores de proliferación, pero en la actualidad la identificación del melanoma se determina sobre todo contando el número de mitosis por milímetro cuadrado. También se determinan la profundidad de Breslow y los niveles de Clark, en un intento de proporcionar información sobre el pronóstico.[30] Es curioso que, a diferencia de los melanomas que se producen en la piel expuesta al sol, en los melanomas anogenitales nunca se encuentra un nevo contiguo. Esto indica que casi todos los melanomas anogenitales son de nueva aparición y no a partir de nevos existentes.

MELANOMA	Diagnóstico

- Paciente mayor (50 a 80 años)
- Características atípicas: prácticamente negro, apariencia variegada (tonos rojos, blancos o azules); considerar melanoma amelanótico si el color es rosa o rojo
- La superficie puede estar frágil o ulcerada
- Los síntomas (prurito, dolor) y los signos (masa palpable, antecedentes de crecimiento rápido) pueden estar o no presentes
- Realizar la biopsia de cualquier lesión ante la más mínima sospecha

Fisiopatología

No se sabe muy bien qué causa los melanomas anogenitales. Es cierto que no tienen nada que ver con los daños ocasionados por la luz solar, que es un factor evidente e importante en la causa de los melanomas cutáneos. De hecho, los melanomas anogenitales que surgen en los tejidos no expuestos al sol forman parte de una familia completamente distinta de melanomas conocida como *melanomas de las mucosas* (MDM). De manera sorpresiva, la fisiopatología de los melanomas anogenitales, al menos en relación con las mutaciones genéticas, parece ser la misma para los melanomas que surgen en la piel lampiña o pilosa que para los que crecen en las mucosas «verdaderas».[22] Sin embargo, algunos factores genéticos se comparten con el melanoma cutáneo común, mientras que otros no. Las similitudes clínicas con los melanomas cutáneos incluyen el desarrollo de diversos melanomas primarios en sitios no genitales con la misma frecuencia que para los melanomas anogenitales. El número total de nevos cutáneos y la tasa de desarrollo de cáncer de piel no melanocítico son los mismos en ambos grupos. Las diferencias clínicas entre ambos grupos incluyen los antecedentes familiares de melanoma más frecuentes en el grupo de los MDM, la edad avanzada y la mayor preponderancia de las mujeres en los MDM.

Las otras diferencias que existen entre ambos grupos se pueden explicar de forma parcial con el diagnóstico tardío de quienes padecen MDM anogenitales. Estas diferencias tienen mayor probabilidad de presentar ganglios linfáticos regionales positivos al momento del diagnóstico, mayor profundidad media de Breslow, mayor probabilidad histológica de mostrar un patrón de melanoma lentiginoso frente a uno de diseminación superficial, y mayor frecuencia de fallecimientos relacionados con el melanoma. La conclusión es que quizá se deberían separar los melanomas en aquellos con señales de daño por radiación UV (p. ej., melanomas «cutáneos») y aquellos que carecen de este daño (p. ej., melanomas «de las mucosas»). Este abordaje es respaldado por los análisis genéticos que muestran una alta tasa de mutaciones de *BRAF* V600 y *NRAS* en el grupo de los «melanomas cutáneos» y los que indican una alta tasa de mutaciones de *KIT* y *SF3B1* en el grupo de los MDM.[22,31] Sin embargo, hay que tener en cuenta que también existen otros tipos de melanomas (acral, desmoplásico, familiar, etc.) que tienen sus propios perfiles mutacionales.

A diferencia del conocido papel que desempeña la radiación UV en la aparición de las mutaciones en los melanomas que se producen en la piel expuesta al sol, la causa de las mutaciones en el caso de los melanomas anogenitales sigue siendo un enigma. Ni siquiera existe un consenso claro sobre los factores de riesgo relacionados con el estilo de vida que podrían causar el desarrollo de estos melanomas. Sin embargo, hay acuerdo en que la infección por el VPH y la presencia de inflamación crónica, dos factores importantes en la causa del carcinoma escamocelular anogenital, no conducen al desarrollo de melanomas anogenitales.

Tratamiento

El tratamiento del melanoma anogenital suele estar a cargo de médicos especializados en la terapia contra el melanoma. No obstante, está justificado un debate general sobre el pronóstico y el tratamiento. La estadificación es el primer paso del tratamiento, ya que es importante determinar la malignización en un momento dado y después estratificar tanto la morbilidad como el pronóstico final de estas neoplasias. La estadificación también ayuda a establecer el mejor abordaje para el tratamiento.

La estadificación puede ser tan sencilla y práctica como el método utilizado por el grupo de bases de datos del SEER, que usa un sistema sencillo con tres estadios: enfermedad localizada, enfermedad regional y enfermedad a distancia.[29] Sin embargo, esto constituye un método demasiado sencillo con un número insuficiente de variables para ofrecer un abordaje completo y preciso. Por tal motivo, cada vez más autores, al menos en los Estados Unidos y Canadá, utilizan la 8.ª edición del sistema de estadificación del melanoma del American Joint Committee on Cancer (AJCC) que se implementó en el 2018.[32] El planteamiento detallado aquí es quizá demasiado arcaico para los lectores probables de este libro, pero sería adecuado y necesario para aquellos médicos especializados en la atención oncológica. Basta decir que la estadificación de la AJCC incorpora el sistema de tumor, ganglios (*nodes*) y metástasis (TNM) e incluye información sobre el componente tumoral (niveles de grosor y ulceración tumoral de Breslow) que influye de forma directa en el pronóstico y el tratamiento de la enfermedad loca-

lizada (estadios I y II). Es curioso que la tasa mitótica se utilizó en la 7.ª edición, pero se abandonó en la octava al observarse que no predecía el resultado tan bien como la profundidad del tumor y la presencia o ausencia de ulceración.

En diversos estudios se ha comprobado que la resección local amplia en el caso de todos los tipos de melanoma anogenital ofrece resultados al menos tan buenos como los que se obtenían con los procedimientos más radicales realizados en el pasado. Además, es interesante que el mapeo (cartografía) de los ganglios linfáticos y la biopsia del ganglio linfático centinela hayan sustituido casi por completo a la linfadenectomía profiláctica para tomar las decisiones sobre el tratamiento de los ganglios regionales. También se dispone de inmunoterapia como tratamiento complementario, pero el debate sobre este abordaje es en caso de enfermedad avanzada y, por lo tanto, queda fuera del alcance de este libro.

A pesar del tratamiento, el pronóstico del melanoma anogenital sigue siendo desfavorable. Para las mujeres con melanoma vulvar (el más habitual de todos los melanomas anogenitales), la supervivencia global a 5 años oscila entre el 25% y 60%.[25] En cambio, para las pacientes con enfermedad temprana, localizada y sin afectación ganglionar puede llegar hasta el 70% a 75%.[23] No obstante, la supervivencia está relacionada con el tiempo transcurrido entre el diagnóstico y el tratamiento. Así, en un estudio realizado hace más de una década, las tasas de supervivencia a 1, 5 y 10 años fueron del 85%, 51% y 30%, respectivamente. La supervivencia de las personas con melanoma anorrectal es aún peor. En una publicación reciente, la supervivencia a 5 años fue del 27% para la enfermedad en estadio I (localizada), del 10% para el estadio II (metástasis a ganglios regionales) y del 0% en el estadio III (diseminada).[28] Debido a la baja frecuencia con la que se presenta, los datos sobre los hombres con melanoma peneano y escrotal son limitados. Sin embargo, quizá en parte relacionado con su mayor visibilidad, la supervivencia parece ser un poco mejor para estos hombres que para las pacientes con melanoma vulvar y quienes presentan melanoma anorrectal.[26,27] En una revisión retrospectiva bastante amplia, los pacientes con melanoma peneano y escrotal en general (cutáneo y mucoso) tuvieron una supervivencia a 5 años del 69%.[26]

MELANOMA — Tratamiento

- Realizar la estadificación (*véase* texto)
- Considerar la biopsia del ganglio centinela en caso de lesiones con más de 1 mm de invasión
- Resección local amplia
- La cirugía radical rara vez está indicada

Liquen plano

El debate principal sobre el liquen plano (LP) se puede encontrar en el capítulo 5 sobre los parches y las placas rojas. También se menciona de forma breve en este capítulo en el apartado de la HPI. Se vuelve a comentar aquí para señalar

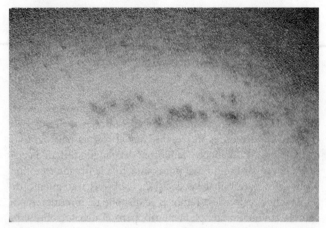

Fig. 9-40. El liquen plano a veces es hiperpigmentado más que rojo o erosivo cuando se presenta en la piel seca y queratinizada, sobre todo en los pacientes de tez más oscura. La forma lineal y la superficie brillante indican este diagnóstico.

que la mayoría de los autores consideran que, si bien el LP comienza como pápulas y placas eritematosas, con el paso del tiempo progresa a una fase de lesiones violáceas (púrpura) y finalmente entra a una fase más oscura e hiperpigmentada. En algún punto, de forma espontánea o con tratamiento, termina como HPI gris o negra.[33] Estas fases son bastante evidentes en los pacientes de tez oscura, en los que la hiperpigmentación negra se observa de forma precoz en hasta un 15% de los casos (fig. 9-40).[34]

Prurigo nodular

El prurigo nodular (PN) se trata sobre todo en el capítulo 6, en la sección sobre nódulos rojos. También se menciona aquí

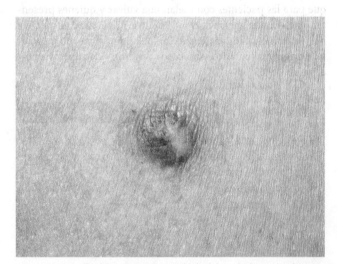

Fig. 9-41. El nódulo de prurigo, o nódulo del recolector, se produce por la excoriación crónica que genera la liquenificación y la hiperpigmentación postinflamatoria, sobre todo en los pacientes de tez más oscura. Puede verse la acentuación de las marcas cutáneas que exhiben la liquenificación; la zona de color claro es una cicatriz. A menudo el centro muestra erosión o excoriación en vez de una cicatriz.

porque a veces se presenta como un nódulo hiperpigmentado. Por lo general, se describe clínicamente como un nódulo de color rosa a rojo con un borde oscuro hiperpigmentado en forma de anillo. Sin embargo, cuando se muestran fotografías de los pacientes en las publicaciones (y en la realidad clínica), el PN suele verse como un nódulo hiperpigmentado de color marrón rojizo, marrón o incluso negro (fig. 9-41). Esta situación, al igual que con otros nódulos rojos de duración prolongada, es muy evidente en los pacientes de tez oscura. En cualquier caso, los antecedentes de prurito intenso seguido de rascado y escoriación incesantes por lo regular facilitan el diagnóstico clínico. La dermatoscopia puede ser útil; esta muestra una línea o un halo blanco circular periférico dispuesto de forma radial, con algunas proyecciones gruesas centrífugas sobre un fondo parduzco o rojizo, el denominado *patrón blanco en estallido de estrellas*.[35]

Verrugas pigmentadas

Las verrugas genitales de tipo plano, que con frecuencia se producen en la zona anogenital, suelen ser de color bronceado, marrón, marrón rojizo o negro (figs. 9-42 y 9-43). Estas lesiones se tratan junto con todos los demás tipos de verrugas en el capítulo 7.

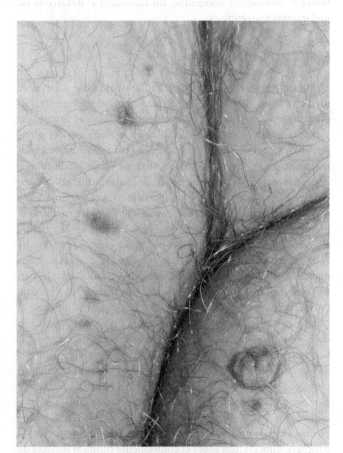

Fig. 9-42. Las verrugas anogenitales pueden ser del color de la piel, marrones, hipopigmentadas o rojas.

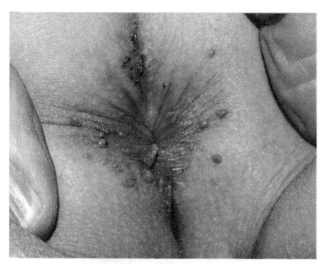

Fig. 9-43. Los pacientes de tez oscura suelen presentar verrugas anogenitales hiperpigmentadas.

Neoplasia intraepitelial genital

La neoplasia intraepitelial vulvar, peneana y escrotal relacionada con el VPH, por lo regular, es de color bronceado, marrón o negro (**figs. 9-44 y 9-45**). Estos trastornos se analizan en los capítulos 5 y 7.

Carcinomas basocelulares pigmentados

Los carcinomas basocelulares por lo general son del color de la piel, pero una pequeña proporción contiene la melanina suficiente para ser, al menos de forma parcial, de color marrón, azul o negro (**fig. 9-46**). Estas lesiones se tratan en el capítulo 7.

Angioqueratomas

Los angioqueratomas genitales suelen ser de color rojo claro a oscuro, pero los vulvares a veces son azules, morados o negros (**figs. 9-47 y 9-48**). Estas lesiones se tratan en el capítulo 6.

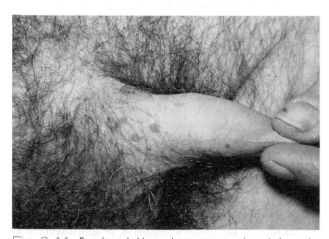

Fig. 9-44. Es más probable que las «verrugas» pigmentadas en los pacientes de tez clara constituyan una neoplasia intraepitelial relacionada con el virus del papiloma humano, también denominada *lesión intraepitelial escamosa de alto grado*. Esta morfología se denomina *papulosis bowenoide*.

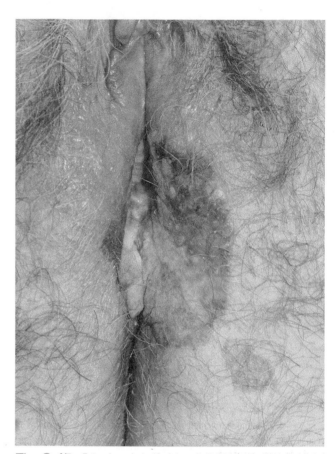

Fig. 9-45. Esta placa de lesión intraepitelial escamosa de alto grado, o neoplasia intraepitelial relacionada con el virus del papiloma humano, muestra zonas hiperpigmentadas, hipopigmentadas y rojas.

Sarcoma de Kaposi

Los nódulos y las placas del sarcoma de Kaposi que se presentan en el torso y los genitales suelen ser de color rojo medio a oscuro. Con menos frecuencia son de color más oscuro y pueden tener tonalidades azules, púrpuras o incluso negras (**fig. 9-49**). Esta afección también se analiza en los capítulos 6 y 15.

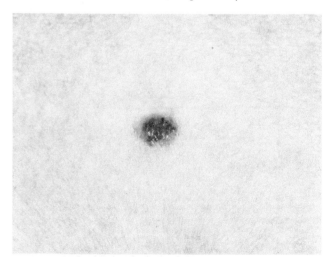

Fig. 9-46. Los carcinomas basocelulares pigmentados de forma clásica se ven translúcidos con motas o glóbulos diminutos de pigmento negro suspendidos dentro de la pápula.

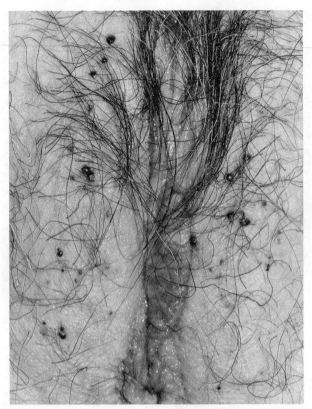

Fig. 9-47. Aunque los angioqueratomas son neoplasias vasculares, a veces se ven de color negro. Sin embargo, la dermatoscopia muestra la presencia de vasos pequeños.

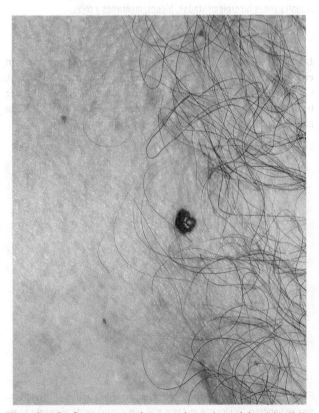

Fig. 9-48. De vez en cuando, un angioqueratoma único debe distinguirse de un melanoma nodular.

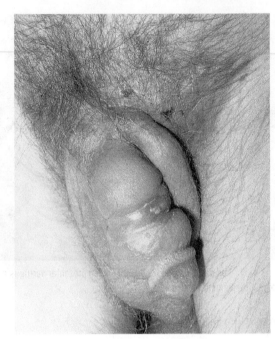

Fig. 9-49. El sarcoma de Kaposi es otra neoplasia vascular que puede tener un aspecto púrpura o marrón rojizo; a veces puede verse hiperpigmentado, en especial en los pacientes de tez oscura.

REFERENCIAS

1. Venkatesan A. Pigmented lesions of the vulva. *Dermatol Clin.* 2010;28(4):795-805. doi:10.1016/j.det.2010.08.007

2. Gabrielson AT, Le TV, Fontenot C, Usta M, Hellstrom WJG. Male genital dermatology: a primer for the sexual medicine physician. *Sex Med Rev.* 2019;7(1):71-83. doi:10.1016/j.sxmr.2018.09.004

3. Maguolo A, Maffeis C. Acanthosis nigricans in childhood: a cutaneous marker that should not be underestimated, especially in obese children. *Acta Paediatr.* 2020;109(3):481-487. doi:10.1111/apa.15031

4. Sandhu S, Neema S, Radhakrishnan S. Dermoscopy of disorders of hyperpigmentation. *Pigment Int.* 2021;8:14-21.

5. Kaufman BP, Aman T, Alexis AF. Postinflammatory hyperpigmentation: epidemiology, clinical presentation, pathogenesis and treatment. *Am J Clin Dermatol.* 2018;19(4):489-503. doi:10.1007/s40257-017-0333-6

6. Cengiz FP, Emiroglu N, Wellenhof RH. Dermoscopic and clinical features of pigmented skin lesions of the genital area. *An Bras Dermatol.* 2015;90(2):178-183. doi:10.1590/abd1806-4841.20153294

7. Wollina U. Recent advances in managing and understanding seborrheic keratosis. *F1000Res.* 2019;8:F1000 Faculty Rev-1520. doi:10.12688/f1000research.18983.1

8. Karadag AS, Parish LC. The status of the seborrheic keratosis. *Clin Dermatol.* 2018;36(2):275-277. doi:10.1016/j.clindermatol.2017.09.011

9. Dasgupta S, van Eersel R, Morrel B, et al. Relationship of human papillomavirus with seborrheic keratosis of the female genital tract–a case-series and literature review. *Histol Histopathol.* 2021;36:1209-1218. doi:10.14670/HH-18-357

10. Kim AS, Greyling LA, Davis LS. Vulvar varicosities: a

review. *Dermatol Surg.* 2017;43(3):351-356. doi:10.1097/DSS.0000000000001008

11. Basile A, Failla G, Gozzo C. Pelvic congestion syndrome. *Semin Ultrasound CT MR.* 2021;42(1):3-12. doi:10.1053/j.sult.2020.07.001

12. Xu C, Xia W, Sun Y, Chen H, Song T. Positive effects of the inclusion of open-mouth pressure for elimination of blood in microscopic subinguinal varicocelectomy. *Int Urol Nephrol.* 2019;51(11):1933-1939. doi:10.1007/s11255-019-02228-9

13. De Giorgi V, Gori A, Salvati L, et al. Clinical and dermoscopic features of vulvar melanosis over the last 20 years. *JAMA Dermatol.* 2020;156(11):1185-1191. doi:10.1001/jamadermatol.2020.2528

14. Haugh AM, Merkel EA, Zhang B, et al. A clinical, histologic, and follow-up study of genital melanosis in men and women. *J Am Acad Dermatol.* 2017;76(5):836-840. doi:10.1016/j.jaad.2016.11.003

15. Hieta N, Kurki S, Rintala M, et al. Association of vulvar melanoma with lichen sclerosus. *Acta Derm Venereol.* 2019;99(3):339-340. doi:10.2340/00015555-3103

16. Tekin HG, Skyum H, Spaun E, Juel J. Lichen sclerosus-associated nevus on glans penis mimicking melanoma. *JAAD Case Rep.* 2020;6(4):323-325. doi:10.1016/j.jdcr.2020.02.017

17. Savas S, Balı YY, Erdemir AV, Simsek H. Divided nevus of the penis. *Int J Dermatol.* 2018;57(6):724-726. doi:10.1111/ijd.13899

18. Xavier JCC Jr, Ocanha-Xavier JP, Camilo DJ Jr, D'ávilla SCGP, Mattar NJ. Series of 50 special-site nevi cases: is it a unique entity or only one variant of dysplastic nevi? *J Cutan Pathol.* 2020;47(7):664-666. doi:10.1111/cup.13670

19. Ahn CS, Guerra A, Sangüeza OP. Melanocytic nevi of special sites. *Am J Dermatopathol.* 2016;38(12):867-881. doi:10.1097/DAD.0000000000000568

20. Yélamos O, Merkel EA, Sholl LM, et al. Nonoverlapping clinical and mutational patterns in melanomas from the female genital tract and atypical genital nevi. *J Invest Dermatol.* 2016;136(9):1858-1865. doi:10.1016/j.jid.2016.05.094

21. Callahan A, Anderson WF, Patel S, et al. Epidemiology of anorectal melanoma in the United States: 1992 to 2011. *Dermatol Surg.* 2016;42(1):94-99. doi:10.1097/DSS.0000000000000579

22. Zarei S, Voss JS, Jin L, et al. Mutational profile in vulvar, vaginal, and urethral melanomas: review of 37 cases with focus on primary tumor site. *Int J Gynecol Pathol.* 2020;39(6):587-594. doi:10.1097/PGP.0000000000000636

23. Wohlmuth C, Wohlmuth-Wieser I, May T, et al. Malignant melanoma of the vulva and vagina: a US population-based study of 1863 patients. *Am J Clin Dermatol.* 2020;21(2):285-295. doi:10.1007/s40257-019-00487-x

24. Joste M, Dion L, Brousse S, et al. Vulvar and vaginal melanomas: a retrospective study spanning 19 years from a tertiary center. *J Gynecol Obstet Hum Reprod.* 2021;50(5):102091. doi:10.1016/j.jogoh.2021.102091

25. Tan A, Bieber AK, Stein JA, Pomeranz MK. Diagnosis and management of vulvar cancer: a review. *J Am Acad Dermatol.* 2019;81(6):1387-1396. doi:10.1016/j.jaad.2019.07.055

26. Sanchez A, Rodríguez D, Allard CB, et al. Primary genitourinary melanoma: epidemiology and disease-specific survival in a large population-based cohort. *Urol Oncol.* 2016;34(4):166.e7-166.e14. doi:10.1016/j.urolonc.2015.11.009

27. Vyas R, Thompson CL, Zargar H, Selph J, Gerstenblith MR. Epidemiology of genitourinary melanoma in the United States: 1992 through 2012. *J Am Acad Dermatol.* 2016;75(1):144-150. doi:10.1016/j.jaad.2015.10.015

28. Dodds TJ, Wilmott JS, Jackett LA, et al. Primary anorectal melanoma: clinical, immunohistology and DNA analysis of 43 cases. *Pathology.* 2019;51(1):39-45. doi:10.1016/j.pathol.2018.09.060

29. Zheng Y, Cong C, Su C, Sun Y, Xing L. Epidemiology and survival outcomes of primary gastrointestinal melanoma: a SEER-based population study. *Int J Clin Oncol.* 2020;25(11):1951-1959. doi:10.1007/s10147-020-01759-x

30. Davis LE, Shalin SC, Tackett AJ. Current state of melanoma diagnosis and treatment. *Cancer Biol Ther.* 2019;20(11):1366-1379. doi:10.1080/15384047.2019.1640032

31. Nassar KW, Tan AC. The mutational landscape of mucosal melanoma. *Semin Cancer Biol.* 2020;61:139-148. doi:10.1016/j.semcancer.2019.09.013

32. Keung EZ, Gershenwald JE. The eighth edition American Joint Committee on Cancer (AJCC) melanoma staging system: implications for melanoma treatment and care. *Expert Rev Anticancer Ther.* 2018;18(8):775-784. doi:10.1080/14737140.2018.1489246

33. Kaur H, Nikam BP, Jamale VP, Kale MS. Lichen planus severity index: a new, valid scoring system to assess the severity of cutaneous lichen planus. *Indian J Dermatol Venereol Leprol.* 2020;86(2):169-175. doi:10.4103/ijdvl.IJDVL_650_17

34. Diop A, Ly F, Ndiaye MT, et al. Epidemiology, clinical features, and associated factors in 78 cases of lichen planus on black skin. *Int J Dermatol.* 2020;59(2):137-142. doi:10.1111/ijd.14698

35. Errichetti E. Dermoscopy of inflammatory dermatoses (inflammoscopy): an up-to-date overview. *Dermatol Pract Concept.* 2019;9:169-180. doi:10.5826/dpc.0903a01

LECTURAS RECOMENDADAS

Cengiz FP, Emiroglu N, Wellenhof RH. Dermoscopic and clinical features of pigmented skin lesions of the genital area. *An Bras Dermatol.* 2015;90(2):178-183. doi:10.1590/abd1806-4841.20153294

Davis LE, Shalin SC, Tackett AJ. Current state of melanoma diagnosis and treatment. *Cancer Biol Ther.* 2019;20(11):1366-1379. doi:10.1080/15384047.2019.1640032

De Giorgi V, Gori A, Salvati L, et al. Clinical and dermoscopic features of vulvar melanosis over the last 20 years. *JAMA Dermatol.* 2020;156(11):1185-1191. doi:10.1001/jamadermatol.2020.2528

Haugh AM, Merkel EA, Zhang B, et al. A clinical, histologic, and follow-up study of genital melanosis in men and women. *J Am Acad Dermatol.* 2017;76(5):836-840. doi:10.1016/j.jaad.2016.11.003

Tan A, Bieber AK, Stein JA, Pomeranz MK. Diagnosis and management of vulvar cancer: a review. *J Am Acad Dermatol.* 2019;81(6):1387-1396. doi:10.1016/j.jaad.2019.07.055

Tuma B, Sergio Yamada S, Atallah AN, Araujo FM, Hirata SH. Dermoscopy of black skin: a cross-sectional study of clinical and dermoscopic features of melanocytic lesions in individuals with type V/VI skin compared to those with type I/II skin. *J Am Acad Dermatol.* 2015;73:114-119. doi:10.1016/j.jaad.2015.03.043

LIBBY EDWARDS

Las *ampollas* son lesiones cutáneas llenas de líquido. Las lesiones más grandes de medio centímetro se denominan *ampollas* y las más pequeñas, *vesículas*. Es cierto que hay solapamiento entre las ampollas y las vesículas, pero la mayoría de las enfermedades vesiculares tienen en particular ampollas pequeñas, mientras que las ampollosas tienen ampollas prominentes más grandes. Las *pústulas* son ampollas llenas de pus y casi siempre son pequeñas. A veces, identificar las ampollas y las pústulas no es sencillo. Cuando las ampollas se producen en la piel frágil, como la zona genital o cualquier mucosa, se desprenden con rapidez y dejan erosiones de tal forma que no se aprecia la naturaleza ampollosa original. Además, algunas lesiones ampollosas son superficiales y, por lo tanto, intrínsecamente frágiles; la rotura de la ampolla se produce dentro de la epidermis. Las erosiones producidas por ampollas suelen estar bien delimitadas y ser redondas o arqueadas cuando las ampollas se unen antes de erosionar. A menudo, hay ampollas en la piel circundante o extragenital que dan un indicio de la naturaleza ampollosa. A medida que envejece una vesícula intacta, el líquido puede verse turbio y parecerse a una pústula. Sin embargo, si se perfora la lesión, el líquido es transparente en lugar de pus espeso, lo que muestra la verdadera naturaleza vesicular.

Infecciones ampollosas

Infección por el virus del herpes simple

La enfermedad vesicular genital clásica es la infección por el virus del herpes simple (VHS), una enfermedad de transmisión sexual de por vida que suele ser asintomática pero que, cuando es sintomática, se manifiesta con ampollas y erosiones dolorosas recurrentes. Existen dos tipos de VHS: el tipo 1, que produce principalmente la infección bucal, y el tipo 2, que causa la gran mayoría de las infecciones genitales por VHS. Los Centers for Disease Control and Prevention (CDC) han publicado que hay una proporción cada vez mayor de casos de VHS-1 en la piel genital,[1] quizá debido a la frecuencia del sexo oral.

Se estima que en el 2016 había casi 500 millones de personas de 0 a 49 años en todo el mundo con infecciones genitales por el VHS, de las cuales solo entre 122 y 192 millones eran causadas por el VHS-1.[2] En los Estados Unidos, se estimaba una prevalencia de 18.6 millones de personas de entre 18 y 49 años con VHS-2; asimismo, dos tercios de las infecciones se producían en las mujeres.[3] Las personas mayores tienen mayor probabilidad de ser seropositivas que las más jóvenes; las cifras más elevadas se registran en África, seguidas del Pacífico sur, Asia meridional y América. En los Estados Unidos, el 12.1% de las personas de entre 14 y 49 años dieron positivo al VHS-2, frente al 18% en 1999 al 2000.[2] Las cifras más altas se registraron en los afroamericanos no hispanos (34.6%), y las más bajas en los asiáticos no hispanos (3.8%), con casi el doble de mujeres afectadas que los hombres.[2]

Presentación clínica

La infección por el virus del herpes simple es muy probable en las personas más jóvenes y sexualmente activas, así como en aquellas que tienen mayores riesgos de contagio por tener varias parejas sexuales durante su vida.

La mayoría de las personas con VHS genital no son conscientes de su enfermedad y presentan la enfermedad latente. El VHS produce tanto infecciones primarias como recurrentes. La infección primaria por el VHS suele ser subclínica y pasar desapercibida; se estima que se produce en casi el 80% de los casos. Cuando se identifica una infección primaria, el brote es mucho más grave que los episodios recurrentes. La infección genital primaria por el VHS se produce entre 2 y 7 días después de la exposición y suele causar fiebre, malestar, cefalea y otros síntomas generales. La linfadenopatía regional es habitual; el dolor y el edema pueden producir retención urinaria. Las lesiones se presentan como vesículas de 1 a 3 mm, dispersas y agrupadas, que por lo regular aparecen en la mucosa y la porción mucosa modificada vulvar; a veces se extienden a la piel queratinizada, o al glande o al cuerpo del pene en los hombres (figs. 10-1 a 10-9). Además, en lugar de vesículas, a menudo se observan erosiones bien delimitadas, diferenciadas, redondeadas y arqueadas, porque las ampollas son frágiles y se rompen con rapidez. La cicatrización requiere unas 2 semanas, pero puede complicarse por la irritación debida al lavado excesivo o los fármacos tópicos utilizados de manera empírica por el paciente ansioso.

Tras la infección primaria, el VHS permanece latente en las células neuronales situadas en los ganglios dorsales. Después, el virus puede reactivarse de forma intermitente, produciendo enfermedad recurrente que suele ser más leve, localizada y de menor duración. Estas recidivas no suelen tener relación con los síntomas generales. No obstante, los pacientes experimentan pródromos de hormigueo, ardor o disestesias localizados antes del surgimiento de las lesiones cutáneas. El VHS recurrente también suele localizarse en las mucosas y en la porción mucosa modificada vulvar, así como en el

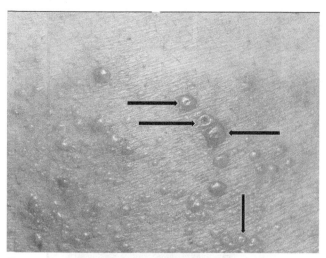

Fig. 10-1. Las vesículas agrupadas son clásicas de la infección recurrente por el virus del herpes simple. La vesícula herpética clásica, tanto la del herpes simple como la del virus de la varicela zóster, se colapsa en el centro a medida que envejece. Varias de estas pequeñas ampollas presentan depresiones diminutas, más o menos evidentes según el grado de colapso en el centro (*flechas*).

glande y el cuerpo del pene, pero las lesiones pueden formarse en cualquier superficie epitelial, incluidas las nalgas, la zona sacra, el escroto, la piel perianal y los labios mayores pilosos. En lugar de vesículas diferenciadas dispersas, los episodios recurrentes se caracterizan por una pequeña zona de vesículas agrupadas que se convierten con rapidez en erosiones bien delimitadas, redondas y en forma de arco. En la piel seca y queratinizada, como el cuerpo del pene o los labios mayores con vello, son frecuentes las costras redondas en vez de las erosiones. Excepcionalmente, los brotes recurrentes del VHS pueden presentarse en forma de fisuras, más a menudo en los pliegues cutáneos como los surcos interlabiales vulvares o dentro de las arrugas cutáneas habituales del cuerpo del pene.

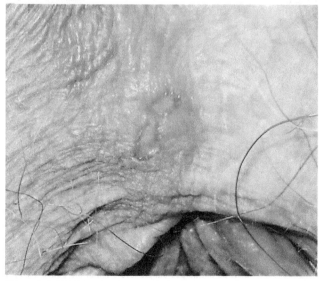

Fig. 10-2. Estas erosiones ovaladas son típicas de los restos de las vesículas frágiles del virus del herpes simple en la piel delicada.

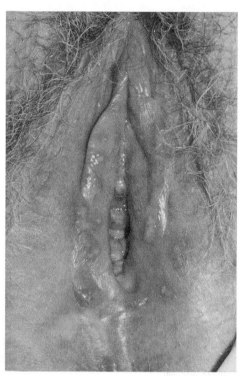

Fig. 10-3. La infección primaria por el virus del herpes simple se caracteriza por causar erosiones diferenciadas y confluentes generalizadas en lugar de una placa localizada de erosiones o vesículas.

Por lo general, el primer episodio reconocido de la infección genital por el VHS tiene un patrón y un curso recurrentes, ya que la infección primaria suele ser subclínica y por lo tanto no se reconoce. Dado que la manifestación de este primer episodio clínico no primario se retrasa, no es posible determinar el

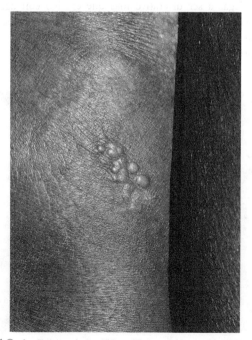

Fig. 10-4. Estas vesículas típicas del virus del herpes simple recurrente en las nalgas se encuentran en la piel queratinizada y tienden a permanecer como ampollas más tiempo que las de la piel genital más fina o la mucosa.

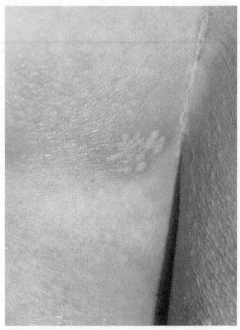

Fig. 10-5. Las vesículas más antiguas suelen verse pustulosas; sin embargo, si se perforan, surge un líquido transparente que muestra la verdadera naturaleza vesicular.

momento y las circunstancias de la transmisión; en ocasiones, este retraso es de años. ·

Los pacientes inmunodeprimidos a veces son incapaces de contener sus infecciones por VHS. Esto es más frecuente en las personas con problemas mediados por células, como ocurre con la enfermedad por el virus de la inmunodeficiencia humana (VIH) y los fármacos inmunosupresores (*véanse* caps. 7 y 15). Es probable que estos pacientes presenten el VHS crónico, que puede llegar a ser ulcerativo más que erosivo con agrandamiento continuo de la zona afectada (**fig. 10-10**). Además, existe un efecto sinérgico del VHS y el VIH, ya que la infección por el VHS predispone a la infección por el VIH.

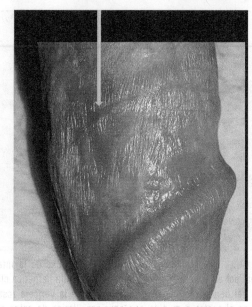

Fig. 10-7. En raras ocasiones, el virus del herpes simple produce fisuras (*flecha*).

Asimismo, se ha constatado que en las mujeres el VHS es un factor de riesgo en la vaginosis bacteriana. Es bien sabido que se relaciona con la depresión, la pérdida del autoestima y la vergüenza. En un estudio reciente se muestra que la depresión asociada al VHS puede ser incluso mayor que la asociada al VIH.[4]

Diagnóstico

El diagnóstico del VHS clásico es clínico, pero la confirmación del laboratorio suele ser importante para el paciente, ya que el diagnóstico es crucial desde el punto de vista psicológico. La prueba preferida es la reacción en cadena de la polimerasa (PCR, *polymerase chain reaction*), con una sensibilidad del 80% a 90%. El frotis en busca de anticuerpos fluorescentes directos

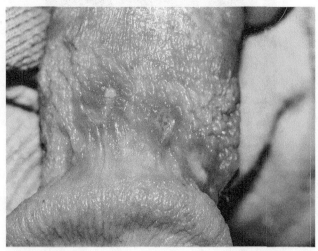

Fig. 10-6. En ocasiones, estas erosiones superficiales se maceran y pierden su definición nítida que de otro modo presentarían las erosiones redondeadas del virus del herpes simple.

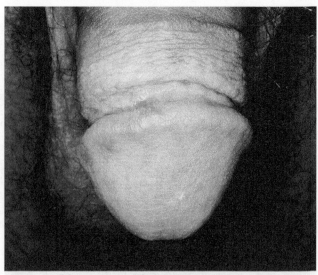

Fig. 10-8. El virus del herpes simple leve o temprano puede ser muy sutil y solo mostrar pápulas rojas sin vesículas clínicas. No obstante, la biopsia muestra los cambios microscópicos del virus del herpes simple.

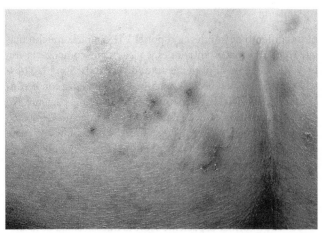

Fig. 10-9. El virus del herpes simple sacro suele ser pruriginoso, y tanto el roce como el rascado resultantes le confieren un aspecto más eccematoso que vesicular. Solo la naturaleza recurrente y la localización sugieren el diagnóstico.

es rápido y da positivo en el 60% a 70% de los casos, pero es de suma importancia adquirir una muestra adecuada.[5] El raspado de la base de la úlcera con una hoja del número 15 suele bastar para obtener una muestra celular adecuada, pero los CDC informan que la sensibilidad es insuficiente.[1] El cultivo viral solo es positivo en cerca del 50% de los pacientes con VHS. La biopsia cutánea por rasurado del borde de una erosión o de una vesícula intacta es muy sensible (fig. 10-11). No obstante, la biopsia solo diagnostica la presencia de una ampolla herpética, pero no diferencia el VHS del virus de la varicela zóster (VVZ). Por lo general, esa diferenciación puede hacerse de forma clínica. La preparación de Tzanck, aunque rápida, es menos fiable, incluso en manos experimentadas, y de nuevo no diferencia entre el

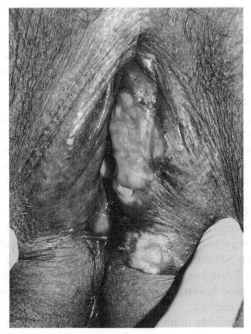

Fig. 10-10. El virus del herpes simple en el paciente inmunodeprimido a veces no se autolimita, sino que se agranda de forma implacable, con lo que pierde todo indicio de su naturaleza ampollosa original, como ha ocurrido en esta mujer sometida a trasplante de riñón.

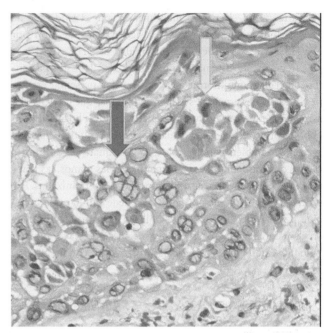

Fig. 10-11. La biopsia del virus del herpes simple es un método sensible para diagnosticar una ampolla herpética, aunque no puede diferenciar entre el herpes simple y el zóster. Las células epidérmicas se fusionan y forman células multinucleadas (flecha roja) con los núcleos conglomerados. Las células rojas están necrosadas (flecha azul); esta necrosis acaba formando una vesícula a medida que se deshacen las células necrosadas.

VHS y el VVZ.[1] La serología no es un método adecuado para diagnosticar un brote del VHS. La inmunoglobulina G (IgG) positiva para el VHS varía mucho según el país y se encuentra hasta en el 80% de los adultos, lo que denota exposición pero no enfermedad activa actual. La serología negativa indica que no ha habido infección en el pasado, pero no descarta un episodio primario, ya que se necesitan unas 6 semanas para la conversión.

Los rasgos histológicos del VHS incluyen la dermatitis vesicular intraepidérmica formada por la acantólisis. Los queratinocitos solitarios muestran edema intracelular (abombamiento) y degeneración reticular (edema intracelular que rompe las paredes celulares). Puede haber cuerpos de inclusión intranucleares eosinófilos. Los queratinocitos multinucleados son patognomónicos de las infecciones por el virus del herpes, pero no distinguen entre las infecciones por VHS y VVZ.

El VHS debe diferenciarse de otras enfermedades vesiculares y pustulosas. A veces puede resultar difícil distinguir entre la infección genital por el VHS y por el VVZ, ya que ambas presentan vesículas agrupadas o erosiones. En cambio, la infección genital por el VVZ suele producirse en los pacientes mayores y se presenta con un patrón dermatómico, que también afecta la parte interna del muslo o la nalga de forma unilateral. La infección por el VVZ ocurre una sola vez en los pacientes inmunocompetentes y no de forma recurrente, como es habitual en la infección por el VHS. El techo frágil de las pústulas de la candidiasis de las mucosas modificadas vulvares o del glande incircunciso a veces se asemejan a las erosiones del VHS. En ese caso, el frotis micótico es positivo. Las pápulas, las pústulas o las costras rojas diferenciadas dispersas de la foliculitis, tanto irritativa como estafilocócica, pueden parecerse al VHS primario. Tanto el eritema multiforme como el síndrome de Stevens-Johnson imitan y a veces siguen a la infección por el VHS. La reacción de hipersensibilidad al VHS es la causa más frecuente de eritema multiforme recurrente. Estos pacientes con eritema multiforme ampolloso suelen presentar erosiones intrabucales y genitales menos delimitadas que las del VHS; asimismo, este virus no surge en el interior de la boca, salvo en el brote primario inicial. Además, el eritema multiforme suele presentar también pápulas rojas no descamativas, de bordes planos o incluso ampollas en las palmas de las manos, las plantas de los pies y, a veces, en otras superficies queratinizadas. Por último, la erupción fija por fármacos puede simular una infección por el VHS al producir ampollas o erosiones recurrentes en el mismo lugar, pero las lesiones suelen ser de mayor tamaño y no presentan pequeñas vesículas ni erosiones confluentes.

INFECCIÓN POR HERPES SIMPLE	Diagnóstico

- Presentación
- VHS primario: primer episodio con vesículas dispersas y agrupadas, así como erosiones redondas en la piel genital y perianal
- Recurrente con vesículas agrupadas o erosiones
- Pródromo de hormigueo o ardor
- Confirmación mediante la técnica de reacción en cadena de la polimerasa o la biopsia

Fisiopatología

Los tipos 1 y 2 del virus del herpes simple son virus de ADN bicatenarios (*Herpesvirus hominis*) capaces de producir enfermedades mucocutáneas vesiculares y erosivas. La infección genital por el VHS suele ser causada por el VHS de tipo 2, mientras que las enfermedades mucocutáneas bucales y oculares son producto del tipo 1, a pesar de la frecuencia de la actividad sexual oral. En esencia, todo el VHS-2 se transmite por el contacto genital a genital, mientras que el VHS-1 se transmite por el contacto oral a genital, a través de la saliva, así como por contacto directo con lesiones bucales activas. El VHS-1 oral preexistente protege frente a la adquisición del VHS-1 genital, pero no frente al contagio del VHS-2. Por fortuna, la enfermedad genital producida por el VHS-1 es menos grave y menos recurrente que la ocasionada por el VHS-2; el VHS neonatal es menos problemático en las mujeres con el VHS-1.

Se sabe que el estradiol protege frente a la adquisición del VHS-2, lo que resulta sorprendente, ya que esta infección es dos veces más frecuente en los hombres que en las mujeres. En un estudio reciente se indica que el mecanismo de acción puede ser un establecimiento mejorado de las respuestas de los linfocitos T de memoria antiviral cuando el estradiol se expone al VHS.[6] Aún así, existen pruebas de que algunos anticonceptivos hormonales, sobre todo el acetato de medroxiprogesterona de depósito, pueden aumentar el riesgo de contraer el VHS.[7]

Tratamiento

El tratamiento de la infección por el VHS implica mucho más que recetar fármacos antivirales, e idealmente comenzaría con prevenir y educar al paciente antes de la exposición.[8] No obstante, desde una perspectiva práctica, esto comienza con la educación y la orientación sensible y sin prejuicios del paciente. No es un diagnóstico que deba dar un oficinista que no es médico o por correo electrónico. Estos pacientes presentan ansiedad, depresión, miedo y problemas de autoestima. Hay pocos datos sobre cuáles son los mejores métodos para el tratamiento de los efectos psicológicos del diagnóstico de la infección genital por VHS, pero se debe proporcionar o facilitar la orientación y el apoyo.

Se debe informar al paciente sobre la infecciosidad de la alteración, su naturaleza recurrente y la importancia de evitar las relaciones sexuales cuando haya lesiones abiertas. Sin embargo, también debe advertirse a los pacientes que la diseminación intermitente del virus puede ocurrir sin indicios de infección activa por el VHS, y la infección puede transmitirse incluso en ausencia de ampollas y erosiones. De hecho, la mayoría de las infecciones por el VHS se contraen durante los episodios asintomáticos. La excreción de virus también se produce en las personas que reciben fármacos antivirales inhibidores a largo plazo, aunque en menor cantidad. Se ha constatado que la circuncisión y los preservativos confieren protección moderada frente a la infección. Por lo tanto, el uso del preservativo, incluso cuando no hay lesiones evidentes, es prudente y confiere protección significativa pero no total.[9] La transmisión neonatal del VHS durante el parto debe comentarse para garantizar la protección de los futuros bebés, aunque la mayoría de las infecciones neonatales por el VHS se producen mediante la infección primaria materna, o al menos el contagio reciente.

Las infecciones por el VHS se acortan con el tratamiento rápido con antivirales orales específicos.[1] Existen tres opciones antivirales muy eficaces contra el VHS. La infección primaria por el VHS puede tratarse con 400 mg de aciclovir c/8 h, 1 g de valaciclovir c/12 h o 250 mg de famciclovir c/12 h durante 7 a 10 días; la duración puede prolongarse si las lesiones no han cicatrizado. La infección inicial leve no predice recurrencias leves, por lo que algunos pacientes experimentarán brotes graves más adelante. Todos los pacientes deben estar preparados para las recidivas, al menos con las recetas, y mejor aún con los medicamentos que ya han adquirido. Los fármacos deben iniciarse con el pródromo, o al menos con el primer signo de las lesiones. Las recidivas pueden tratarse con 800 mg de aciclovir c/8 h durante 2 días u 800 mg c/12 h durante 5 días; 1 g de famciclovir c/12 h durante 1 día o 500 mg una vez, seguidos de 250 mg c/12 h durante 2 días, o bien, 125 mg c/12 h durante 5 días; o 500 mg de valaciclovir durante 3 días o 1 g diario durante 5 días. Los efectos secundarios son mínimos con cada uno de ellos. Los fármacos antivirales tópicos proporcionan un beneficio mínimo.

El tratamiento inhibidor con estos antivirales orales crónicos por lo regular se utiliza en los pacientes que experimentan recurrencias frecuentes, así como para disminuir la excreción y limitar, pero no eliminar, el riesgo de transmisión. Los regímenes para las personas con VHS-2 genital incluyen 400 mg de aciclovir c/12 h, 500 mg o 1 g de valaciclovir al día, o 250 mg de famciclovir c/12 h.[1] Las recidivas en caso de VHS-1 genital son mucho menos frecuentes y, después del primer año, la excreción asintomática es mucho menor, por lo que a menudo no se requiere un tratamiento inhibidor.

El aciclovir intravenoso (i.v.) a dosis de 5 a 10 mg/kg c/8 h hasta la resolución clínica a veces es necesario si la enfermedad es grave o si hay afectación orgánica, sobre todo si el paciente está inmunodeprimido o si la absorción gastrointestinal es un problema importante, como puede ocurrir en el paciente infectado por el VIH. La resistencia del VHS a los fármacos orales disponibles en la actualidad es poco frecuente y se produce en especial en los pacientes inmunodeprimidos, por lo que los siguientes son tratamientos alternativos.[1] Estos incluyen 40 a 80 mg/kg de foscarnet i.v. c/8 h hasta que se produzca la resolución clínica (este es el tratamiento de primera línea). También se utiliza el cidofovir i.v. a dosis de 5 mg/kg por semana. Ambos fármacos son nefrotóxicos y deben ser administrados por especialistas en enfermedades infecciosas. El imiquimod al 5% aplicado en la lesión durante 8 h tres veces a la semana ha mostrado ser eficaz, al igual que el cidofovir en gel al 1% aplicado de dos a cuatro veces al día; sin embargo, el cidofovir debe prepararse en una farmacia.

Las vacunas terapéuticas se han estudiado durante años con muchos resultados en la literatura médica; la COVID-19 ha dejado nuevas ideas y métodos con el uso de las vacunas de ARNm. Se ha comprobado que algunas vacunas son prometedoras, con títulos neutralizantes elevados y respuesta inmunitaria robusta de los linfocitos B.[10,11]

Algunos pacientes creen de forma errónea que la infección por el VHS puede venir seguida de una neuralgia postherpética. Por fortuna, no se trata de una secuela de esta infección; esta solo se produce tras la infección por el virus del herpes zóster. La infección primaria por el VHS puede causar malestar general y fiebre, y a veces los brotes pueden generar dolor radicular. En muy raras ocasiones, el VHS puede ocasionar encefalitis.

INFECCIÓN POR HERPES SIMPLE	Tratamiento

- Instruir a los pacientes
- Tratamiento antiviral primario
  - Aciclovir 400 mg c/8 h durante 7 a 10 días
  - Valaciclovir 1 g c/12 h durante 7 a 10 días
  - Famciclovir 250 mg c/8 h durante 7 a 10 días
- Tratamiento antiviral en caso de recurrencias
  - Aciclovir 800 mg c/12 h durante 5 días o 800 mg c/8 h durante 2 días
  - Valaciclovir 1 g diario durante 5 días o 500 mg c/12 h durante 3 días
  - Famciclovir 1 g c/12 h durante 1 día, o 500 mg una vez, luego 250 mg c/12 h durante 2 días, o 125 mg c/12 h durante 5 días
- Inhibición del VHS-2
  - Aciclovir 400 mg c/12 h
  - Valaciclovir 500 mg a 1 g/día
  - Famciclovir 250 mg c/12 h

Infección por virus del herpes zóster (varicela, culebrilla)

El de la varicela zóster es un virus relacionado con el VHS que causa ampollas de morfología similar y permanece latente en los ganglios nerviosos igual que el VHS. En contraste, este virus causa dos alteraciones distintas a las producidas por el VHS: la infección primaria de vesículas diferenciadas dispersas, la varicela, y el herpes zóster, con vesículas agrupadas a lo largo de un dermatoma. Ambas formas pueden afectar los genitales, pero se presentan de maneras muy distintas. El primer episodio del VVZ (varicela) es poco frecuente en los países occidentales debido a la disponibilidad de una vacuna muy eficaz; aparece con una erupción generalizada. El episodio posterior del VVZ, el herpes zóster, es localizado y doloroso. Por fortuna, con la disponibilidad de las vacunas contra la varicela y el herpes zóster, estas afecciones serán cada vez menos frecuentes.

Presentación clínica

La infección inicial por el VVZ es la varicela. Suele presentarse en la infancia y es extraordinariamente infecciosa, por lo que, en el pasado, casi todos los adultos habían tenido varicela, se recordara o no. Ahora, en la mayoría de los países industrializados, los adultos mayores de 30 años fueron vacunados de niños, motivo por el cual la varicela infantil es rara. La varicela se presenta con fiebre y síntomas inespecíficos; después aparece la erupción pruriginosa generalizada de vesículas con predilección por la piel genital y la vagina. Las lesiones comienzan como pequeñas pápulas rojas, que luego evolucionan a vesículas que desarrollan la depresión central característica de las vesículas herpéticas y, después, una costra central. Los estadios múltiples simultáneos de estas lesiones son característicos **(fig. 10-12)**. A menudo se ven afectadas las mucosas.

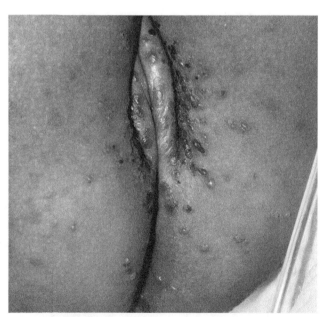

Fig. 10-12. La varicela es sobre todo una enfermedad pediátrica; se manifiesta con pápulas rojas, vesículas y costras que afectan tanto la piel queratinizada como las mucosas.

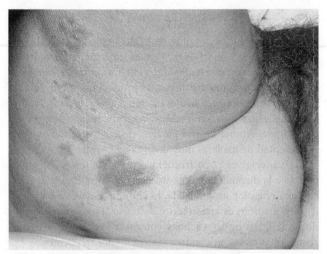

Fig. 10-13. Las vesículas agrupadas y confluentes sobre una base roja distribuidas a lo largo de un dermatoma son características del herpes zóster.

La reactivación del virus latente de la varicela zóster, el herpes zóster, se produce sobre todo en los pacientes con inmunodeficiencia en virtud de su edad, enfermedades o fármacos, pero en ocasiones ocurre en las personas jóvenes y sanas. Los síntomas generales son mínimos o inexistentes en comparación con la varicela, pero muchos pacientes experimentan pródromo localizado con dolor, prurito, quemazón o dolor, seguido, en uno o pocos días, por pápulas y placas rosas no descamativas que se asemejan a la urticaria en una distribución dermatómica unilateral (**figs. 10-13 y 10-14**) en la zona sintomática. Las ampollas se forman en las placas rosas y se fusionan creando ampollas más grandes. La hemorragia dentro de las ampollas después confiere un color morado purpúrico a algunas de ellas (**fig. 10-15**). Después, las ampollas forman costras y se curan en las 2 o 3 sema-

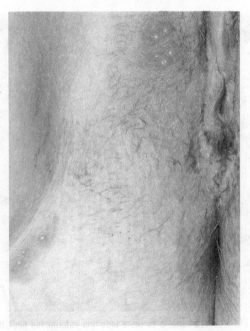

Fig. 10-14. Al igual que el virus del herpes simple, el herpes zóster suele ir precedido de un pródromo de dolor en el lugar de las lesiones cutáneas.

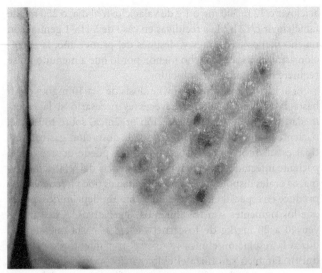

Fig. 10-15. Las vesículas del herpes zóster surgen de una base de color rojo más oscuro que las del virus del herpes simple; a menudo se unen y forman una vesícula más grande. La hemorragia en las vesículas del herpes zóster a veces les da un aspecto gris o morado.

nas siguientes. La superficie de las ampollas frágiles de las mucosas normales y modificadas de los genitales se destecha con rapidez, de modo que en esas zonas suelen predominar las erosiones. Asimismo, la fricción de los pliegues cutáneos y la ropa suele romper los techos de las ampollas incluso en la piel genital más queratinizada. El herpes zóster puede volverse diseminado, ulcerativo, crónico o hiperqueratósico en los pacientes inmunodeprimidos (*véase* cap. 15).

El herpes zóster a veces se asocia a una cefalea leve, malestar general y fiebre baja. No obstante, la principal complicación de la infección por el herpes zóster es la aparición de la neuralgia postherpética, en la que el dolor crónico persiste tras la desaparición de la erupción. Es más frecuente en las personas mayores de 60 años y en las inmunodeprimidas. A diferencia del VHS, el VVZ no suele reaparecer en los pacientes inmunocompetentes, y la mayoría de los pacientes con «culebrilla recurrente» en los genitales en realidad experimentan el VHS recurrente. Aunque algunos médicos creen que la neuralgia postherpética es causante de la vulvodinia, la penodinia y la escrotodinia, históricamente el herpes zóster rara vez se notifica como un acontecimiento precedente. En la actualidad, se ha sugerido que la vacunación contra la COVID-19 puede causar la aparición del herpes zóster.[12]

Diagnóstico

El diagnóstico del herpes zóster suele ser clínico, con base en las placas de ampollas distribuidas a lo largo de los dermatomas. Si es necesario, puede confirmarse mediante la identificación del ADN viral con PCR. El virus es de cultivo bastante difícil, por lo que los cultivos a veces son falsamente negativos, pero la técnica de la PCR es muy sensible y ahora se puede obtener con facilidad cuando se realiza en las primeras 48 a 72 h. La preparación de Tzanck está poco validada y no diferencia el VHS del VVZ. La biopsia es bastante sensible, pero tampoco distingue entre ambas infecciones, una distinción que por lo general puede hacerse clínicamente.

La apariencia histológica de la infección por el herpes zóster es idéntica a la de la infección por VHS. Los queratinocitos se hinchan y se revientan, mientras que ciertas células epiteliales forman células gigantes. En ocasiones, una vasculitis leucocitoclástica subyace a estos cambios epiteliales, pero esto no indica un problema primario o tal vez sistémico de vasculitis.

A veces, el herpes zóster genital puede ser difícil de diferenciar del VHS. No obstante, este último es una enfermedad recurrente, mientras que el herpes zóster es un acontecimiento único, excepto en los pacientes demasiado inmunodeprimidos. Ambas enfermedades pueden ser unilaterales y, por lo regular, son dolorosas. Deben tenerse en cuenta otras afecciones ampollosas, como el impétigo ampolloso, pero estas suelen mostrar ampollas más grandes, no es frecuente que estén agrupadas, no son muy dolorosas y no tienen una distribución dermatómica.

INFECCIÓN POR HERPES ZÓSTER | **Diagnóstico**

- Morfología de placas dolorosas de vesículas agrupadas en una distribución dermatómica
- Confirmación por reacción en cadena de la polimerasa si es necesario

---

Fisiopatología

La infección por el herpes zóster es una enfermedad ampollosa que surge por la reactivación del VVZ que ha estado latente en los ganglios nerviosos desde un episodio distante de varicela. Esta enfermedad se presenta con mayor frecuencia en las personas mayores, cuyo sistema inmunitario es menos eficaz, o en los pacientes inmunodeprimidos.

Tratamiento

El control del dolor es más importante para la mayoría de los pacientes que el tratamiento antiviral. Algunos pacientes necesitan analgesia con opiáceos durante las primeras semanas. Solo el diagnosticar y tratar de forma precoz (en un plazo de 72 h, pero sobre todo de 48 h) con el tratamiento antiviral oral reduce un poco la duración de la infección aguda. Esta mejoría no es notable, por lo que el tratamiento es opcional en los pacientes más jóvenes y sanos. El tratamiento después de este lapso no afecta el curso a corto o largo plazo de la enfermedad. En cambio, las personas inmunodeprimidas o de edad avanzada deben recibir tratamiento. En algunos estudios se ha mostrado una reducción posiblemente significativa de la neuralgia postherpética en los pacientes tratados de forma expedita.

Las opciones incluyen 800 mg de aciclovir cinco veces al día durante 7 a 10 días, 500 mg de famciclovir c/8 h durante 7 días y 1 g de valaciclovir c/8 h durante 7 días. La ventaja del valaciclovir y el famciclovir es la menor frecuencia de dosificación.

Los pacientes que experimentan neuralgia postherpética requieren medicamentos para el dolor neuropático, como la amitriptilina, la gabapentina, la pregabalina, la venlafaxina o la duloxetina, los mismos fármacos que se utilizan para los síndromes de dolor genital que se comentan en el capítulo 13. A veces es necesario remitir al paciente a una unidad del dolor. Estos fármacos pueden iniciarse precozmente, ya que se necesitan varias semanas para que se presente el alivio.

Por otro lado, el mejor tratamiento actual es la prevención. Existe una vacuna eficaz de dos dosis para la prevención del herpes zóster, aprobada por la Food and Drug Administration (FDA) de los Estados Unidos para los mayores de 60 años.

INFECCIÓN POR HERPES ZÓSTER | **Tratamiento**

- Instruir a los pacientes
- Tratamiento antiviral
  - Aciclovir 800 mg 5 veces al día durante 7 a 10 días
  - Valaciclovir 1 g c/8 h durante 7 días
  - Famciclovir 500 mg c/8 h durante 7 días
- Control del dolor
- Atender la neuralgia postherpética

Impétigo

El *impétigo* es una infección bacteriana de la epidermis superficial que produce ampollas, costras y erosiones. Algunos tipos de fagos de *Staphylococcus aureus* producen la separación del estrato córneo del resto de la epidermis, así como ampollas muy frágiles con pérdida rápida de su techo endeble. Después, son típicas las erosiones redondeadas superficiales bien delimitadas en collaretes (**fig. 10-16**). Cuando se produce

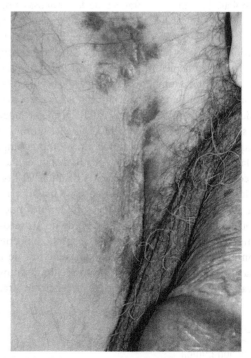

Fig. 10-16. El impétigo ampolloso consiste en ampollas extremadamente frágiles, de modo que el techo de la ampolla se descama con rapidez, dejando una erosión muy superficial con una base roja.

por infección por *Streptococcus* alfahemolítico, suelen manifestarse las clásicas costras y erosiones de color miel. El impétigo suele venir acompañado por foliculitis bacteriana, en la que la infección se ha extendido a los folículos pilosos cercanos, produciendo pápulas y pústulas rojas diferenciadas, así como erosiones y costras pequeñas. El diagnóstico se confirma mediante el cultivo bacteriano y la respuesta al tratamiento. Es importante realizar el cultivo debido a la frecuencia de *S. aureus* resistentes. El tratamiento consiste en un antibiótico eficaz contra las especies de *S. aureus* y *Streptococcus*, como cefalexina, clindamicina y trimetoprima-sulfametoxazol, mientras se esperan los resultados del cultivo. A pesar de la respuesta rápida al tratamiento, a veces las lesiones reaparecen después. Esto ocurre con mayor frecuencia en los portadores nasales de *S. aureus*, quienes se benefician al aplicar crema o ungüento de mupirocina intranasal c/6 h durante 1 semana cada mes durante varios meses para reducir el estado de portador.

Erupciones ampollosas no infecciosas

Las ampollas que no se producen por una infección suelen ser ocasionadas por enfermedades autoinmunitarias, reacciones de hipersensibilidad o quemaduras químicas o térmicas, pero la enfermedad de Hailey-Hailey se presenta por una anomalía genética en la estructura cutánea.

En las enfermedades ampollosas autoinmunitarias, los autoanticuerpos se dirigen contra los antígenos diana que intervienen en la adhesión de las células epiteliales entre sí o a la membrana basal. Dichos anticuerpos se fijan al antígeno diana y desencadenan la activación del complemento que deshace la adherencia de estas estructuras entre sí, produciendo las ampollas. Las ampollas frágiles de las mucosas normales y modificadas son tan pasajeras que pasan desapercibidas; su aspecto habitual es como el de una erosión. En cambio, las formas redondeadas de las erosiones y las frecuentes ampollas concomitantes en la piel queratinizada cercana a menudo confirman la naturaleza ampollosa subyacente de la enfermedad.

La biopsia es importante para el diagnóstico correcto de las enfermedades ampollosas no infecciosas. El mejor lugar para la biopsia es el borde de la ampolla en la piel no mucosa, de forma que se visualicen tanto la piel sana como la ampolla y se vea la localización de esta última dentro de la piel. La muestra se coloca en formol para la biopsia habitual. El borde de la erosión suele proveer el diagnóstico si no hay una ampolla intacta. Si no hay ampollas intactas en la piel queratinizada, puede tomarse una muestra del borde de una erosión o una ampolla en la mucosa. Cuando se sospeche una enfermedad inmunoampollosa, debe tomarse una muestra de la piel cercana sin anomalías y colocarse en un medio de transporte para realizar las pruebas de inmunofluorescencia directa.

Pénfigo

Presentación clínica

El pénfigo abarca un grupo de enfermedades ampollosas superficiales autoinmunitarias asociadas que afectan la piel y las mucosas. Existen tres tipos principales de pénfigo: vulgar, que constituye alrededor del 70% de todos los pacientes con pénfigo; foliáceo, que no presenta afectación de las mucosas; y paraneoplásico. El texto que sigue se centra en el pénfigo vulgar, que se presenta con mayor frecuencia entre los 30 y los 60 años de edad, más a menudo en las mujeres, y es más habitual en la población judía asquenazí y en aquellas personas con ascendencia mediterránea.[13] Los casos infantiles son infrecuentes.

La mayoría de los pacientes con pénfigo vulgar presentan erosiones bucales dolorosas que no se reconocen como ampollas. Las ampollas en la piel no mucosa pueden aparecer hasta después de varios meses. Casi todas las personas con pénfigo vulgar padecen enfermedad de las mucosas en algún momento. El 41% de los pacientes experimentan afectación genital y el 35% de las mujeres tienen estudios citológicos que informan acantólisis e inflamación compatibles con el pénfigo, pero que no son diagnósticas de este;[14] son frecuentes las ampollas y las erosiones genitales.

El pénfigo vulgar surge en la piel queratinizada, así como en todas las mucosas con epitelio plano y modificado. Las ampollas del pénfigo son muy superficiales y frágiles, por lo que rara vez se identifican clínicamente en las mucosas. En cambio, las primeras lesiones que se observan suelen ser erosiones un tanto genéricas e inespecíficas (fig. 10-17 a 10-19). De manera clásica, el pénfigo es una enfermedad no cicatricial, pero la vulva cicatriza con facilidad, por lo que es frecuente la reabsorción de los labios menores y puede haber fimosis del clítoris. La fase final se parece al liquen plano, el liquen escleroso y el penfigoide mucoso.

El pénfigo vulgar peneano es menos frecuente que el vulvar y, cuando se presenta, lo hace con mayor frecuencia en el glande, aunque el cuerpo distal y la corona también se ven afectados. Puede haber cicatrices en el pene, con borramiento de la

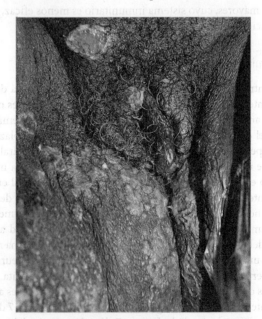

Fig. 10-17. Las ampollas del pénfigo vulgar son muy frágiles, por lo que a menudo no se observan las ampollas intactas llenas de líquido. En este caso, hay lesiones colapsadas con techos ampollosos necrosados y flácidos, así como erosiones.

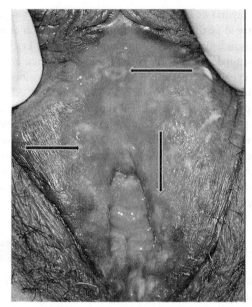

Fig. 10-18. Estas ampollas frágiles del pénfigo vulgar en las mucosas y las mucosas modificadas se han desgastado hasta convertirse en erosiones superficiales de aspecto anular y arqueado debido al borde blanco de epitelio macerado del margen de las ampollas (*flechas*).

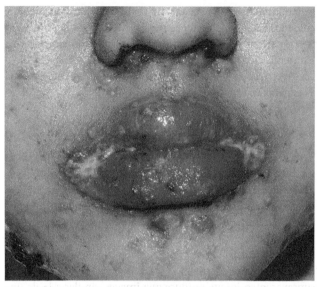

Fig. 10-20. El pénfigo también afecta de forma habitual la boca y, al igual que en la piel genital, la norma son las erosiones en vez de las ampollas intactas. Sin embargo, pueden observarse pequeñas vesículas alrededor de la nariz.

corona en los hombres circuncidados y fimosis en los incircuncisos. La mucosa bucal suele estar afectada tanto en los hombres como en las mujeres (fig. 10-20).

Las ampollas del pénfigo en la piel queratinizada son superficiales y flácidas. La tracción suave sobre una ampolla la extiende al cizallar la adherencia endeble de la epidermis superior al tejido subyacente, produciendo el signo de Nikolsky. Estas ampollas muy superficiales se rompen con faci-

lidad para dejar grandes zonas erosionadas, pero por lo regular se curan sin dejar cicatriz, excepto en los genitales.

El pénfigo vegetante es una variante del pénfigo vulgar caracterizada por erosiones, a menudo con pústulas periféricas en las fases iniciales de la enfermedad. Después se presentan placas grandes, engrosadas y, por lo general, verrugosas (fig. 10-21).

El pénfigo foliáceo es una afección poco frecuente que suele manifestarse en el pecho, el cuero cabelludo y la cara; no se reconoce como una enfermedad ampollosa debido a la naturaleza superficial y al tamaño diminuto de las ampollas. No suele afectar las mucosas. El pénfigo paraneoplásico tiene muchas presentaciones clínicas diferentes, pero por lo regular se manifiesta con erosiones dolorosas en las mucosas y parches oscuros cutáneos que se descaman después. La enfermedad

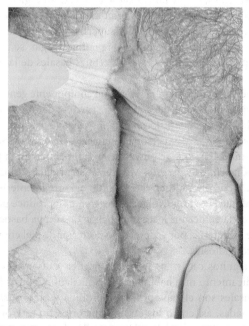

Fig. 10-19. Aunque el pénfigo vulgar suele considerarse una afección no cicatricial debido a su naturaleza muy superficial, definitivamente hay cicatrización en la piel anogenital. En la piel blanca puede parecerse al liquen escleroso, con pérdida de estructura e hipopigmentación.

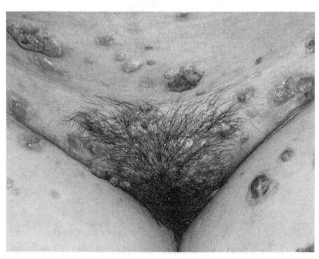

Fig. 10-21. El pénfigo vegetante es una manifestación infrecuente del pénfigo en la que las erosiones están cubiertas por placas hiperqueratósicas engrosadas.

generalizada grave puede causar deshidratación que requiere cuidados intensivos o atención en un centro de quemaduras; la afectación genital es un problema relativamente menor. Esta enfermedad suele ser sistémica en lugar de afectar solo las superficies epiteliales, usualmente es mortal y está asociada a las neoplasias linfoproliferativas.[15]

Diagnóstico

Todas las variantes del pénfigo se diagnostican mediante biopsia cutánea, aunque la morfología clínica de las ampollas frágiles con el antecedente de erosiones mucosas es un indicio fuerte. La biopsia cutánea muestra una ampolla superficial dentro de la epidermis (fig. 10-22). El pénfigo vulgar y el pénfigo vegetante temprano presentan una ampolla situada justo encima de la capa de las células basales. Las células basales se adhieren a la membrana basal, pero no entre sí ni a las células suprayacentes, lo que produce una imagen similar a la de una hilera de lápidas. Además, dentro de la cavidad de la ampolla hay células epidérmicas desprendidas que, al perder la cohesión con las células circundantes, se ven redondas y se denominan *células acantolíticas*. Las biopsias por inmunofluorescencia directa obtenidas de la piel sin anomalías evidentes cerca de una ampolla o erosión muestran depósitos de IgG en la sustancia intercelular epidérmica. Además, el 70% a 90% de los pacientes con pénfigo vulgar presentan autoanticuerpos IgG que se unen a la superficie celular epidérmica en la inmunofluorescencia indirecta del suero.[13]

Las biopsias del pénfigo vegetante suelen mostrar, además, inflamación neutrofílica que produce abscesos intraepiteliales. En su forma más tardía e hiperqueratósica, el pénfigo vegetante revela hiperplasia escamosa y seudoepiteliomatosa en la biopsia, además de la ampolla suprabasilar característica. En el pénfigo foliáceo se observa una ampolla muy superficial formada por acantólisis en la epidermis superior.

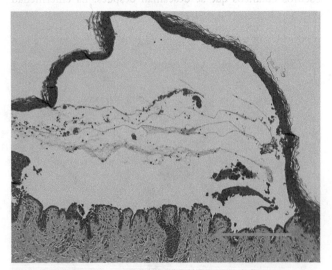

Fig. 10-22. Las características histológicas del pénfigo vulgar explican la fragilidad de las ampollas: el techo de la ampolla es solo parte de la epidermis, con la base de la ampolla compuesta por células basales todavía adheridas a la membrana basal (*flecha*) (cortesía del Dr. Jason Reutter).

La mayoría de las demás enfermedades ampollosas pueden parecerse al pénfigo vulgar, que suele comenzar con erosiones mucosas indistinguibles del liquen plano erosivo. Las biopsias convencionales suelen diferenciar las dos afecciones: el pénfigo vulgar evoluciona hasta producir ampollas y erosiones en la piel queratinizada, a diferencia del liquen plano. Al principio, el pénfigo vulgar se asemeja al penfigoide mucoso, ya que ambos producen erosiones mucosas inespecíficas. La aparición más leve e intermitente de una erupción fija por fármacos y la presentación explosiva de las formas ampollosas del eritema multiforme, el síndrome de Stevens-Johnson y la necrólisis epidérmica tóxica suelen permitir la distinción de estas enfermedades y el pénfigo.

PÉNFIGO VULGAR	Diagnóstico

- Morfología de erosiones mucosas, ampollas flácidas de piel seca y queratinizada
- Inicio gradual en comparación con el síndrome de Stevens-Johnson y la necrólisis epidérmica tóxica
- Confirmación mediante biopsia convencional y por inmunofluorescencia directa

Fisiopatología

El pénfigo es un grupo de enfermedades ampollosas intraepidérmicas autoinmunitarias producidas por los autoanticuerpos de la inmunoglobulina A (IgA) contra la superficie de las células epidérmicas. La IgG se dirige sobre todo contra las desmogleínas 1 y 3, proteínas que intervienen en la unión de las células planas entre sí, pero otros autoanticuerpos también suelen estar presentes, lo que tal vez cause un efecto sinérgico.[13]

Al final, esto conduce a la pérdida de la adherencia de estas células, formando una ampolla superficial dentro de la epidermis. La forma más habitual, el pénfigo vulgar, se produce por la pérdida de adhesión de las células basales de la epidermis superior.

El pénfigo vulgar también tiene un componente genético, ya que ciertas moléculas del complejo principal de histocompatibilidad (MHC, *major histocompatibility complex*) de clase II son más frecuentes en las personas con esta enfermedad. Se trata del mismo MHC que se observan más a menudo en la población judía, en los países del Mediterráneo oriental y el Oriente Medio, y corroborado en la epidemiología de la enfermedad. Al igual que el pénfigo vulgar, el vegetante se produce por una rotura en la epidermis justo por encima de la capa basocelular, pero se caracteriza por el desarrollo posterior de piel engrosada e hiperqueratósica.

En algunos casos, los fármacos pueden causar el pénfigo. El medicamento más habitual es la penicilamina; otros fármacos causales son el captopril, la tiopronina y otras sustancias relacionadas, así como los antiinflamatorios no esteroideos y los antagonistas del calcio.[16] Hasta un 7% de los pacientes que toman penicilamina durante 6 meses pueden desarrollar pénfigo vulgar.[17] En ocasiones, los traumatismos también causan pénfigo. Una forma de la enfermedad, el pénfigo familiar benigno (también llamado *enfermedad de Hailey-Hailey*), es de origen autosómico dominante y no autoinmunitario; esto se trata más adelante en el presente capítulo.

Tratamiento

En general, el pénfigo rara vez se controla con tratamiento tópico, aunque los genitales se benefician de los cuidados locales. Esta enfermedad tan generalizada se trata de forma sistémica, es evaluada por un dermatólogo, e idealmente incluye la valoración cuidadosa de la salud general del paciente, así como la contratación de un médico de cabecera con disponibilidad de otros especialistas como odontólogos y oftalmólogos para ayudar con el tratamiento de los problemas habituales de la enfermedad y los efectos secundarios del tratamiento.[18] Las comorbilidades como la hipertensión, la diabetes, la obesidad, la osteoporosis, etcétera, son frecuentes debido al tratamiento, por lo que deben preverse y tratarse.[19]

El tratamiento específico de primera línea para el pénfigo ahora son los corticoides sistémicos y los inhibidores del CD20, en concreto, las infusiones de rituximab, ya aprobadas por la FDA en caso de pénfigo. La llegada de los corticoides sistémicos ha salvado la vida de estos pacientes, que por lo general morían antes del uso de los corticoides.[20] Ahora, la causa de muerte en los pacientes con pénfigo es sobre todo la neumonía y la septicemia debidas al tratamiento.[21] La terapia inicial es prednisona o su equivalente, comenzando con 40 a 80 mg/día e incrementando o disminuyendo la dosis según la necesidad. El pénfigo no es una enfermedad curable, por lo que el objetivo es su control. Esta afección es crónica, por lo que los pacientes suelen recibir tratamientos prolongados con corticoides sistémicos. No obstante, el uso más reciente del rituximab ha sido una aportación importante al tratamiento del pénfigo, ya que a menudo permite que los pacientes suspendan la prednisona. Este fármaco elimina los anticuerpos contra las desmogleínas mediante la reducción de los linfocitos B y puede ser más eficaz si se inicia en la fase temprana de la enfermedad. Tras la dosificación inicial, se suele mantener a los pacientes con infusiones semestrales.

El tratamiento de segunda línea consiste en los fármacos ahorradores de corticoides, como la azatioprina y el micofenolato de mofetilo, seguidos de infusiones de inmunoglobulina i.v., ciclofosfamida e inmunoadsorción.[13,18,19]

El cuidado local de la zona genital es importante para la comodidad, así como para evitar cicatrices que interfieran con el funcionamiento sexual y la micción. El tratamiento con corticoides tópicos, además del tratamiento sistémico, puede ser útil. Los corticoides intralesionales son un tratamiento seguro y rentable para las erosiones persistentes (*véase* cap. 4). También se ha descrito la utilidad del rituximab intralesional.[22] En un estudio de 11 pacientes se trató el pénfigo recalcitrante con dos inyecciones intralesionales de rituximab biosimilar.[23] Se observó la disminución de los anticuerpos séricos y los linfocitos B con este tratamiento, así como la curación de las lesiones; asimismo, se constató un perfil más seguro en comparación con las infusiones intravenosas. En un ensayo se notificaron resultados equivalentes del acetónido de triam-cinolona intralesional en comparación con el rituximab por vía intralesional.[24]

También son importantes las medidas para prevenir las infecciones secundarias de la piel genital, en especial la cándida. Las mujeres que toman corticoides sistémicos deben ser vigiladas y tratadas con fluconazol una vez a la semana, sobre todo si toman antibióticos o tienen diabetes. A diferencia de muchas afecciones cutáneas en los hombres, el pénfigo no desaparece con la circuncisión y requiere tratamiento médico. Las mujeres con afectación vaginal deben introducirse dilatadores con regularidad para prevenir las adherencias vaginales, mientras que los hombres incircuncisos deben retraer el prepucio a diario y aplicarse vaselina para prevenir la fimosis.

Aunque el pronóstico del pénfigo vulgar ha mejorado de forma notable desde el uso de los corticoides y ahora el rituximab, la recidiva o persistencia de bajo grado es frecuente.

PÉNFIGO VULGAR	**Tratamiento**

- Prednisona 40 a 80 mg/día al inicio e infusiones de rituximab
- Fármacos complementarios ahorradores de corticoides cuando sea necesario
- Micofenolato de mofetilo
- Azatioprina
- Inmunoglobulina intravenosa
- Ciclofosfamida
- Inmunoadsorción
- Cuidados locales para evitar las cicatrices

Penfigoide ampolloso

Presentación clínica

Aunque el penfigoide ampolloso es la enfermedad ampollosa autoinmunitaria más frecuente, no suele afectar las mucosas ni las mucosas modificadas, por lo que no se presenta en sí como una dermatosis genital. Aparece por igual en los hombres y en las mujeres, y es más frecuente en las personas mayores de 60 años, sin predilección por etnia. Sin embargo, el penfigoide ampolloso rara vez surge en la infancia. Alrededor del 10% de los pacientes presentan afectación genital, sobre todo del epitelio queratinizado más que de las mucosas.

Los pacientes por lo general consultan por el prurito, que suele preceder a las ampollas, a veces durante meses. En ocasiones, la piel pruriginosa se parece a la urticaria y con el tiempo aparecen pequeñas vesículas y luego las ampollas. Las zonas genitales más propensas a verse afectadas son las áreas pilosas de la cara interna de los muslos, el pliegue inguinal y el perineo. Las ampollas están tensas y llenas de líquido de color amarillo a naranja y, en ocasiones, hemorrágico (**figs. 10-23 a 10-25**). La cicatrización no se produce en ausencia de complicaciones, como una infección secundaria, ya que el penfigoide ampolloso no afecta las mucosas.

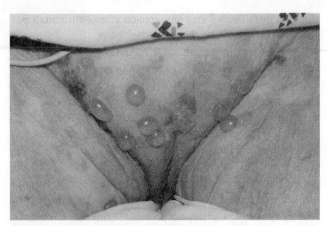

Fig. 10-23. A diferencia del pénfigo vulgar, el penfigoide ampolloso presenta ampollas tensas (cortesía del Dr. Errol Craig).

Se ha descrito la relación del penfigoide ampolloso con las alteraciones neurológicas, en particular la demencia y la enfermedad de Parkinson,[25] pero su asociación con las neoplasias malignas, debatida por mucho tiempo, parece estar perdiendo adeptos. Existe una relación controvertida del penfigoide ampolloso con las neoplasias malignas subyacentes.[26,27]

Diagnóstico

La presentación clínica del penfigoide ampolloso permite el diagnóstico provisional, pero la confirmación mediante biopsia para el análisis histológico sistemático y la inmunofluorescencia directa es obligatoria. La biopsia de una ampolla nueva intacta muestra características histológicas particulares; es habitual la formación de ampollas subepidérmicas con infiltrado inflamatorio dérmico variable que contiene eosinófilos (fig. 10-26). La biopsia por inmunofluorescencia directa de la piel perilesional muestra depósitos de IgG y componentes del complemento a lo largo de la zona de la membrana basal (ZMB). El examen por inmunofluorescencia directa de la piel separada con sal muestra que la unión al techo de la ampo-

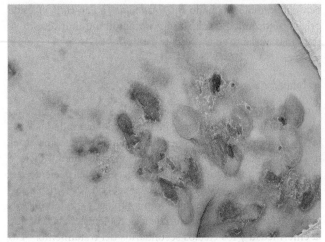

Fig. 10-25. Las ampollas del penfigoide ampolloso se producen a partir de una hendidura más profunda de la piel, bajo la epidermis, formando ampollas tensas y de color amarillo a naranja en lugar de lesiones flácidas.

lla es epidérmica. Esto diferencia el penfigoide ampolloso de la epidermólisis ampollosa adquirida, en la que la unión se produce en la base o el lado dérmico de la ampolla. Los estudios de inmunofluorescencia indirecta del suero de los pacientes con penfigoide ampolloso muestran la presencia de IgG dirigida contra los antígenos diana del penfigoide en la lámina lúcida de la ZMB.

La mayoría de las otras afecciones ampollosas pueden diferenciarse por la morfología y la forma de inicio, pero la epidermólisis ampollosa adquirida y la dermatosis pro IgA lineal pueden ser difíciles de distinguir sin biopsias. Otras enfermedades ampollosas a tener en cuenta son el síndrome de Stevens-Johnson y la necrólisis epidérmica tóxica, pero estas prácticamente siempre presentan lesiones mucosas y el inicio suele ser más repentino. El pénfigo vulgar, a diferencia del penfigoide ampolloso, suele afectar de forma prominente las mucosas y se caracteriza por erosiones y ampollas flácidas, más que

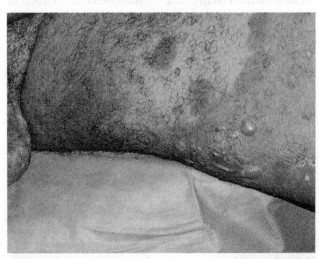

Fig. 10-24. El penfigoide ampolloso afecta las regiones con piel queratinizada, evitando por lo general las mucosas comunes y modificadas de los genitales.

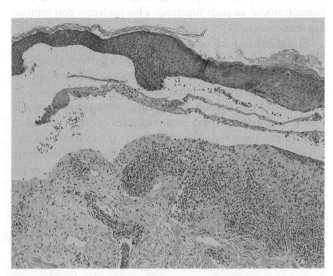

Fig. 10-26. La biopsia del penfigoide ampolloso permite ver la pérdida de adherencia de la epidermis con la dermis, por lo que el techo de la ampolla es más grueso y la ampolla menos frágil (cortesía del Dr. Jason Reutter).

por ampollas tensas. Con menor frecuencia, el impétigo ampolloso puede parecerse al penfigoide ampolloso. Sin embargo, las ampollas suelen ser escasas, flácidas y de aparición tanto repentina como reciente. Las mucosas no se ven afectadas.

Fisiopatología

Las ampollas del penfigoide ampolloso son producidas por autoanticuerpos dirigidos contra las proteínas hemidesmosomales de los queratinocitos basales, antígeno BP 230 (BPAG1) y antígeno BP 180 (BPAG2 o colágeno de tipo XVII), que son fundamentales para la adhesión del epitelio a la dermis. La unión de estos autoanticuerpos viene seguida de inflamación y activación del complemento, lo que al final daña la unión dermoepidérmica y produce el desprendimiento de la epidermis.[28] Aunque suele suceder de forma espontánea y sin un factor causal identificable, el penfigoide ampolloso se asocia en ocasiones a medicamentos específicos, como los diuréticos de asa, los antagonistas de la aldosterona, los inhibidores de la dipeptidil-dipeptidasa y los inhibidores de la PD1 y la PDL-1.[29]

Las vacunas de ARNm contra la COVID-19 parecen estar relacionadas con la formación del penfigoide ampolloso, habiéndose notificado también un aumento de la gravedad de la enfermedad con la segunda vacunación.[30,31]

Tratamiento

Para la enfermedad localizada y preampollosa, el tratamiento con corticoides tópicos potentes a veces es suficiente, sobre todo en los adultos mayores y en aquellos para los que los corticoides sistémicos son muy peligrosos. Para el penfigoide ampolloso generalizado, los corticoides sistémicos son el tratamiento de primera línea. Sin embargo, las dosis requeridas suelen ser de 40 a 60 mg/día, reduciéndose gradualmente en función de la respuesta. Suelen añadirse fármacos inmunosupresores ahorradores de corticoides, cuyo efecto es más retardado y menos eficaz; entre ellos figuran la azatioprina, la ciclofosfamida o la minociclina con nicotinamida. El metotrexato también se ha utilizado como fármaco ahorrador de corticoides. Recientemente, se han empleado los biofármacos, incluido el omalizumab, ya que parecen ser más beneficiosos.[32,33] El rituximab ha mostrado eficacia, pero menos que para el pénfigo; en un estudio se indica que es análogo al omalizumab.[33,34] La eficacia del dupilumab es muy interesante; solo está aprobado por la FDA para la dermatitis atópica, pero su utilidad en caso de penfigoide ampolloso se ha constatado en varios informes y tiene un perfil de seguridad muy bueno.[35,36]

Las lesiones del penfigoide ampolloso no son cicatriciales y su curso es autolimitado, con una remisión en los pacientes tratados que suele ocurrir en meses o hasta 6 años. En parte debido a que la enfermedad se presenta sobre todo en los adultos mayores y dada la toxicidad del tratamiento, su mortalidad global en el primer o segundo año tras el diagnóstico es casi siete veces superior a la de la población de referencia.[37] Aunque el tratamiento no favorece de manera significativa la mortalidad, mejora la calidad de vida, la cual puede verse gravemente deteriorada por el prurito irresoluble e insoportable. La enfermedad puede reaparecer, pero las recidivas suelen ser más leves que el brote inicial.

Penfigoide de las mucosas (penfigoide cicatricial)

Según la guía sobre el penfigoide de las mucosas elaborada por el Grupo de trabajo de las enfermedades ampollosas autoinmunitarias de la European Academy of Dermatology and Venereology, esta forma de penfigoide es un grupo de afecciones ampollosas autoinmunitarias cutáneas y mucosas caracterizadas por el curso crónico y la afectación predominante de la mucosa.[38] El penfigoide de las mucosas debe considerarse un fenotipo de enfermedad en el que las diferentes afecciones producen distintos autoanticuerpos dirigidos contra varios autoantígenos. Aunque desde el punto de vista histológico el penfigoide mucoso se asemeja al ampolloso, esta afección presenta una enfermedad mucosa particular y cicatrización muy predominante. Aunque es poco frecuente, la afectación genital es prominente y su tratamiento puede ser difícil.

Presentación clínica

El penfigoide de las mucosas es mucho menos frecuente que el ampolloso, pero esta forma fenotípica afecta la mucosa de los genitales y suele ser más difícil de diagnosticar. Muchos pacientes no presentan ampollas intactas en la piel extramucosa; la erosión rápida de las ampollas de la mucosa oculta la naturaleza ampollosa subyacente de la enfermedad. La edad de aparición de esta variante se sitúa entre los 60 y los 80 años y es más frecuente en las mujeres.[38]

En dos series, el penfigoide de las mucosas afecta los genitales en un 28% a 38%.[39,40] Afecta la piel queratinizada solo en un 20% a 35% de los casos.[38] Dado que el diagnóstico es difícil si no existen ampollas intactas en la piel pilosa, puede retrasarse o a veces pasarse por alto. Este penfigoide suele comenzar con irritación, ampollas leves y erosiones en la boca, los ojos y los genitales. Los hombres describen lesiones en el pene, disuria y dificultad para retraer el prepucio. Las mujeres presentan dolor, prurito y disuria. Desde una perspectiva morfológica, el penfigoide de la mucosa genital se caracteriza por las erosiones dolorosas y las cicatrices (figs. 10-27 y 10-28). Estas erosiones mucosas pueden progresar con rapidez hasta producir cicatrices con morbilidad importante. Las erosiones iniciales, que son inespecíficas y aumentan de tamaño, producen cicatrices en la enfermedad más desarrollada. Los hombres pueden presentar estenosis del meato y fimosis; las mujeres, estenosis uretral, fusión de los labios, ocultamiento del clítoris y estenosis del introito.

Resultan habituales las erosiones dolorosas en la boca (fig. 10-29). El eritema y las erosiones de la encía pueden causar cicatrices y retracción con la consiguiente enfermedad dental secundaria. El esófago también puede estar implicado. Además, pueden verse afectadas la mucosa nasal, la laringe y la faringe y puede haber estridor, disfonía o disfagia. El ojo, a pesar de sentirse seco y arenoso, puede parecer normal al inicio, pero en la exploración oftalmológica se detectan las anomalías tempranas: disminución del lagrimeo o adherencias

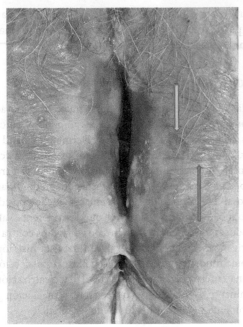

Fig. 10-27. A primera vista, esta paciente podría tener liquen plano; no obstante, hay erosiones redondas que indican ampollas rotas (*flecha verde*), así como una ampolla intacta en el labio mayor interno izquierdo (*flecha azul*). Para el diagnóstico se requieren tanto biopsias ordinarias como por inmunofluorescencia directa.

de la conjuntiva bulbar a la palpebral (**fig. 10-30**). Después, las cicatrices de mayor alcance pueden causar adherencias graves, entropión y cicatrices corneales con ceguera. Las lesiones no mucosas, cuando están presentes, son muy útiles para

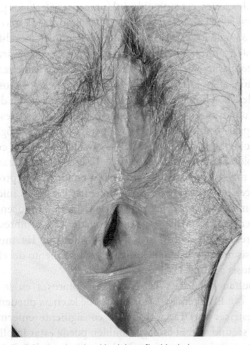

Fig. 10-28. La cicatrización del penfigoide de las mucosas puede ser indistinguible del liquen escleroso y del liquen plano, pero la presencia de otras zonas de enfermedad de las mucosas, la ausencia del cambio de textura típico del liquen escleroso y, a menudo, las ampollas en la piel extragenital ayudan a diferenciar las afecciones.

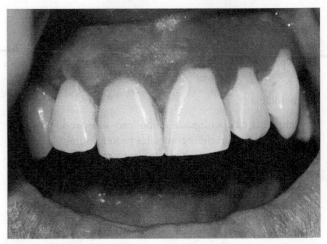

Fig. 10-29. En los pacientes con penfigoide de las mucosas habitualmente se observa gingivitis erosiva indistinguible de la del pénfigo vulgar y la del liquen plano erosivo.

mostrar la naturaleza ampollosa subyacente del proceso. Las lesiones son ampollas pequeñas de color amarillo que pueden dejar cicatrices.

Diagnóstico

El diagnóstico se sospecha por la constelación de irritación y erosiones oculares, bucales y genitales, así como por el alto índice de sospecha que se confirma por la identificación de anticuerpos de la ZMB en la piel circundante sin anomalías. Hay depósito lineal de IgG, IgA y C3 (complemento) en la ZMB. El diagnóstico suele retrasarse, lo que lleva a la formación de cicatrices. La biopsia para la histología convencional también puede ser útil, pero es menos sensible y menos específica. Si no hay ampollas, debe tomarse la muestra del borde de una erosión. Las características histológicas muestran ampollas subepidérmicas, infiltrado inflamatorio mixto y cicatrices dérmicas. Los estudios de inmunofluorescencia de la piel separada

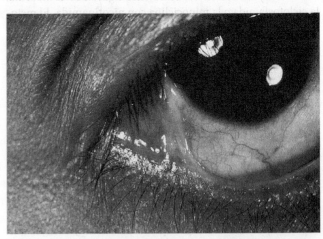

Fig. 10-30. Una característica patognomónica del penfigoide de las mucosas es la cicatrización de la conjuntiva, con sinequias tempranas entre la conjuntiva palpebral y bulbar. Puede evolucionar hasta producir ceguera, pero las sutiles señales iniciales pueden requerir equipo especializado para su detección.

con sal muestran que los anticuerpos se encuentran en el techo o parte superior (epidérmica) de la ampolla, aunque algunos se localizan en la zona del piso (dérmica) de la ampolla.

Todas las enfermedades erosivas de las mucosas deben considerarse al inicio en los pacientes con penfigoide de las mucosas. Las afecciones ampollosas que pueden simular el penfigoide de las mucosas son el pénfigo vulgar y la epidermólisis ampollosa adquirida. Aunque las dos enfermedades son diferentes a nivel clínico, el penfigoide de las mucosas y el ampolloso se ven idénticos en cuanto a sus características histológicas, y algunos antígenos diana del penfigoide de las mucosas son similares a los del penfigoide ampolloso. No obstante, como se ha señalado, el penfigoide de las mucosas es un grupo heterogéneo de afecciones que se dirigen a diferentes antígenos, incluso dentro de este grupo fenotípico.[38] Dado que las ampollas no suelen ser evidentes en los pacientes con penfigoide de las mucosas, otras enfermedades cicatriciales como el liquen plano erosivo o el escleroso erosivo forman parte del diagnóstico diferencial del penfigoide genital de las mucosas.

PENFIGOIDE DE LAS MUCOSAS	Diagnóstico

- Ampollas, erosiones en las mucosas
- A menudo, ampollas tensas de la piel seca y queratinizada
- Confirmación mediante biopsias convencionales y por inmunofluorescencia directa

Fisiopatología

El *penfigoide de las mucosas* es un fenotipo de un grupo de alteraciones ampollosas subepidérmicas autoinmunitarias inmunoquímicamente distintas. Al igual que con el penfigoide ampolloso, el cual está estrechamente relacionado, los anticuerpos se dirigen contra diversos componentes de la membrana basal, lo que conduce a la pérdida de adhesión de la epidermis a la dermis y la consiguiente formación de ampollas.

Tratamiento

El penfigoide de las mucosas suele ser difícil de controlar; el tratamiento modifica la enfermedad pero, por lo general, no la inhibe en su totalidad. Sin embargo, con los tratamientos biológicos recientes se notifican pacientes con remisiones completas de la enfermedad.[41] Las directrices aceptadas para el tratamiento del penfigoide de las mucosas varían de un país a otro.[42-46]

El objetivo primordial del tratamiento es la comodidad del paciente y evitar la cicatrización del ojo y la ceguera, así como la cicatrización de los genitales, las vías respiratorias y el esófago. Aunque a menudo se emplean corticoides tópicos superpotentes, por lo regular no son suficientes para lograr el control, e incluso son menos eficaces y mal tolerados que el ungüento de tacrólimus aplicado c/12 h. Los datos sobre el tratamiento tópico se limitan a los reportes de casos. Los cor-

ticoides intralesionales pueden ser útiles para las erosiones mucosas (*véase* cap. 4).

La mayoría de los pacientes requieren, hasta ahora, tratamiento sistémico. Aquellos con enfermedad más leve pueden responder a los antibióticos que tienen efectos antiinflamatorios, sobre todo la dapsona y las tetraciclinas, con o sin nicotinamida.[43,44] La doxiciclina o la minociclina a 100 mg c/12 h con los alimentos para limitar el riesgo de gastritis con o sin nicotinamida ha mostrado ser útil. Puede utilizarse la dapsona, comenzando con 25 mg/día y aumentando la dosis hasta 100 mg c/12 h, prestando especial atención a los efectos secundarios hemáticos, el riesgo de hemólisis de los eritrocitos, la metahemoglobinemia y la neuropatía. Los pacientes con afectación bucal, faríngea, esofágica, laríngea u ocular más grave y con peligro de cicatrización deben empezar a tomar corticoides sistémicos de forma temprana. Una opción es la prednisona sistémica o su equivalente a unos 50 a 80 mg/día con reducción de la dosis en función de la respuesta. Los corticoides sistémicos suelen acompañarse con los fármacos ahorradores de corticoides. Las opciones tradicionales incluyen ciclofosfamida oral o en pulsos, la azatioprina, el micofenolato de mofetilo y el metotrexato.

Recientemente, se han utilizado biofármacos en caso de penfigoide de las mucosas. En un estudio reciente de la literatura se evaluaron ensayos que incluían a 154 pacientes tratados con inmunoglobulina i.v., 112 pacientes con rituximab y 7 con un inhibidor del factor de necrosis tumoral (TNF, *tumor necrosis factor*) α.[41] De los que recibieron inmunoglobulina i.v., el 61.7% mostró una remisión completa, con una tasa de recidiva del 22.7%. El 70.5% de aquellos tratados con rituximab alcanzó la remisión completa, mientras que el 35.7% experimentó recidiva. Cinco de los siete tratados con el inhibidor del TNF-α lograron la remisión y ninguno experimentó recurrencias.

Los cuidados locales de las erosiones genitales son importantes tanto para la comodidad del paciente como para reducir las cicatrices.

Los corticoides tópicos potentes son útiles. El ungüento de tacrólimus se considera útil, pero rara vez se tolera. La solución de tacrólimus puede utilizarse en forma de lavado vaginal, disolviendo una cápsula de 1 mg en 500 mL de agua, un fármaco asequible. No hay datos sobre este preparado. Además, el cuidado local de las mucosas por parte de varias especialidades y la prevención de infecciones secundarias son esenciales. El uso de un dilatador para prevenir la formación de sinequias vaginales es importante cuando hay erosiones vaginales y del introito. Los hombres incircuncisos deben lubricar y retraer de forma habitual el prepucio para prevenir la fimosis, así como estar atentos a la afectación y estenosis del meato. La cirugía solo debe realizarse cuando la enfermedad está controlada o existe obstrucción de urgencia.

El penfigoide de las mucosas es una enfermedad crónica, aunque su actividad puede fluctuar. Es necesaria la atención continua. No hay ninguna asociación comprobada con la neoplasia maligna interna, pero se ha descrito el carcinoma de estructuras implicadas, quizás debido a la erosión crónica y el tratamiento inmunodepresor.

PENFIGOIDE DE LAS MUCOSAS   **Tratamiento**

- Corticoides tópicos e intralesionales para la enfermedad leve
- Doxiciclina o minociclina 100 mg c/12 h con los alimentos con o sin nicotinamida o dapsona 50 a 100 mg c/12 h
- Corticoides orales, prednisona 50 a 80 mg/día o equivalente al inicio para la enfermedad mucosa de ojos, faringe, laringe, esófago, o grave de otras mucosas, con
- Ciclofosfamida, azatioprina, metotrexato, micofenolato de mofetilo o
- Doxiciclina o minociclina 100 mg c/12 h
- Si es necesario, añadir rituximab o
- Inmunoglobulina intravenosa o
- Inhibidores del factor de necrosis tumoral α
- Cuidados locales para evitar las cicatrices

Dermatosis ampollosa por inmunoglobulina A lineal

Epidemiología y morfología clínica

La dermatosis ampollosa por IgA lineal (DAL) es una dermatosis inmunoampollosa infrecuente que aparece a cualquier edad, con un valor máximo de incidencia por encima de los 60 años. Alrededor de un tercio de los casos suceden en niños, donde se denomina *enfermedad ampollosa crónica de la infancia*.

La presentación inicial de la DAL consiste en ampollas tensas que se parecen al penfigoide ampolloso (**fig. 10-31**). Sin embargo, se producen placas rojas anulares, eritematosas, no descamativas y con ampollas periféricas; además, las ampollas son anulares de manera característica, pero pueden ser lineales o en forma de salchicha (**fig. 10-32**). Estas placas se generalizan de forma progresiva. La afectación de las mucosas se observa en casi el 80% de los adultos.[29] Los niños presentan ampollas genitales y peribucales, lo que indica la posibilidad de abuso sexual. Cuando es inducida por fármacos, la enfermedad puede ser grave, llegando a imitar la necrólisis epidérmica tóxica.

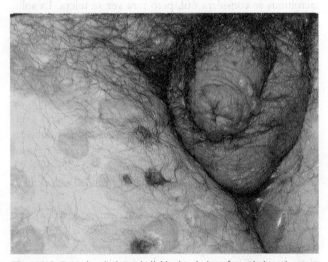

Fig. 10-31. Las lesiones individuales de la enfermedad por inmunoglobulina A lineal se parecen a las del penfigoide ampolloso, con ampollas tensas de color amarillento.

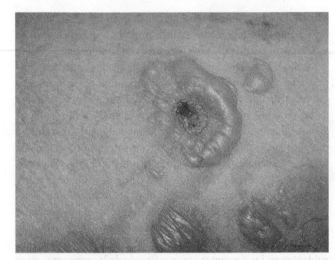

Fig. 10-32. Las ampollas características de la enfermedad por IgA lineal son anulares y muestran colapso central, así como costra y ampollas periféricas.

Diagnóstico

Esta afección se sospecha por la morfología anular particular de las lesiones cutáneas y se confirma mediante biopsia por inmunofluorescencia directa de la piel sin anomalías alrededor de una ampolla que tiene una banda lineal de depósito de IgA en la ZMB. Los estudios de inmunofluorescencia de la piel separada con sal muestran que el depósito de IgA es epidérmico; los análisis de inmunofluorescencia indirecta del suero muestran anticuerpos IgA en todos los niños y en la mayoría de los adultos. Sin embargo, sobre todo en el caso de la DAL inducida por fármacos, los estudios de inmunofluorescencia pueden ser negativos. La respuesta bastante rápida al tratamiento con dapsona es una prueba diagnóstica menos sofisticada. La biopsia convencional muestra la ampolla subepidérmica con infiltrado neutrofílico.

Las placas anulares rosas iniciales pueden confundirse con la urticaria, por lo que, una vez que se producen ampollas, debe considerarse la posibilidad de penfigoide ampolloso, síndrome de Stevens-Johnson y necrólisis epidérmica tóxica. Aún así, las placas ampollosas anulares clásicas son exclusivas de la DAL.

Fisiopatología

La DAL es una enfermedad ampollosa autoinmunitaria adquirida que reacciona a múltiples antígenos diana y produce daño tisular.[29] En ocasiones, esta enfermedad es producida por fármacos, sobre todo por la vancomicina, la amiodarona, el diclofenaco, el captopril, la ceftriaxona-metronidazol, el naproxeno, el piroxicam y la fenitoína.[29] Los cambios hormonales pueden alterar la capacidad de la IgA para unirse al antígeno y, aunque el embarazo mejora la enfermedad, es frecuente recaer 3 meses después del parto. Existen varios informes de colitis ulcerosa asociada a la DAL.[47] A veces, la DAL localizada puede presentarse en los sitios de traumatismos cutáneos, como una quemadura. Puede haber una mayor incidencia tras una infección o la administración de antibióticos.

Tratamiento

Se requiere tratamiento sistémico para el control de la DAL. El tratamiento con dapsona o sulfonamidas genera mejoría en la mayoría de los pacientes con DAL en 48 h. En el caso de las personas alérgicas a las sulfamidas, se suelen utilizar corticoides sistémicos, pero se ha informado la utilidad ocasional de la colchicina, la talidomida, la ciclosporina y la niacinamida. Se ha probado la minociclina con nicotinamida, o la azatioprina con dapsona, a veces con éxito en aquellos resistentes al tratamiento, además de combinaciones de dapsona y corticoides sistémicos. Las inmunoglobulinas i.v., el rituximab y el omalizumab también han mostrado su utilidad en algunos reportes de casos.[29,48,49] El cuidado de las mucosas, la prevención de las infecciones secundarias y el uso de corticoides tópicos también son importantes para el tratamiento.

El 60% de los adultos experimentan remisión, por lo general en 3 años. Los depósitos inmunitarios desaparecen de la piel. La enfermedad es autolimitada en los niños; la mayoría presenta remisión antes de la pubertad. Las lesiones de las mucosas pueden ser más resistentes.

Los pacientes con afección inusualmente grave pueden tener más probabilidades de padecer el tipo de enfermedad antiepiligrina. Esto puede ser importante porque los fármacos inmunosupresores utilizados en caso de penfigoide de las mucosas pueden acelerar la actividad de cualquier adenocarcinoma subyacente, que es más probable que se produzca con esta forma de penfigoide.

Pénfigo familiar benigno (enfermedad de Hailey-Hailey)

Presentación clínica

La *enfermedad de Hailey-Hailey* es un trastorno autosómico dominante que afecta a 1 de cada 50 000 personas; se presenta entre los 20 y 30 años con gravedad variable.[50] Aunque se trata de una enfermedad ampollosa, las vesículas son tan pequeñas y superficiales que a menudo no se reconoce su naturaleza ampollosa y la piel se macera. Las lesiones cutáneas de la enfermedad de Hailey-Hailey se caracterizan por las ampollas y erosiones costrosas recurrentes, pequeñas y por lo general sutiles que se producen sobre una base eritematosa, sobre todo en las zonas intertriginosas y la piel perianal **(figs. 10-33 a 10-35)**. Estas evolucionan a placas rojas engrosadas y maceradas que presentan fisuras lineales cortas e irregulares características. La exudación es frecuente y las vesículas pueden convertirse en pústulas. Puede haber placas eritematosas expansivas con descamación periférica en las axilas, la ingle y el perineo que se asemejan a una infección micótica. No hay lesiones en las mucosas.

Diagnóstico

El diagnóstico se realiza según la morfología, los antecedentes familiares y la biopsia convencional. La biopsia cutánea muestra pérdida de adhesión entre las células de epitelio plano por encima de la capa basal, de modo que hay hendiduras en el epitelio y zonas de separación intraepidérmica **(fig 10-36)**. La inmunofluorescencia es negativa.

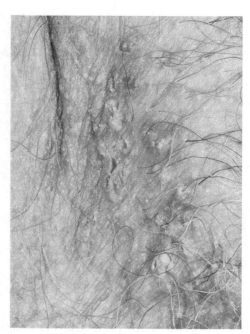

Fig. 10-33. Las vesículas blandas, superficiales, húmedas y confluentes de la enfermedad de Hailey-Hailey tienen la superficie blanca típica debida a la hidratación del epitelio necrótico.

La morfología más habitual (placas exudativas rojas y escamosas) puede parecerse a la tiña crural, el eccema y la psoriasis. Cuando hay pústulas, debe considerarse la candidiasis como diagnóstico o factor de complicación. Además, el VHS puede parecerse a las pequeñas erosiones en las placas. A veces el VHS puede infectar de manera secundaria la zona con enfermedad de Hailey-Hailey (erupción variceliforme de Kaposi), por lo que en caso de resistencia se debe evaluar esta posibilidad. Sin embargo, las erosiones de la candidiasis y el VHS suelen ser

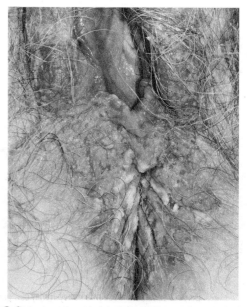

Fig. 10-34. La enfermedad de Hailey-Hailey consiste en piel frágil que, en las zonas de fricción como los pliegues cutáneos, produce erosiones y desprendimiento del epitelio blanco necrótico, evitando las mucosas.

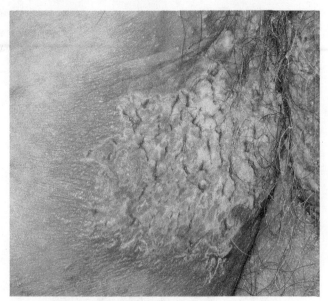

Fig. 10-35. La enfermedad de Hailey-Hailey suele evolucionar a placas rojas de epitelio blanco macerado con grietas lineales características debidas al epitelio fracturado.

redondas o arqueadas por las ampollas confluentes, mientras que las erosiones pequeñas de la enfermedad de Hailey-Hailey son características lineales y anguladas.

ENFERMEDAD DE HAILEY-HAILEY	Diagnóstico

- Placas húmedas, por lo general blancas, con fisuras lineales cortas en los pliegues cutáneos como la piel perianal y los pliegues crurales
- Antecedentes familiares de afecciones cutáneas similares
- Confirmada mediante biopsia convencional si no hay antecedentes familiares

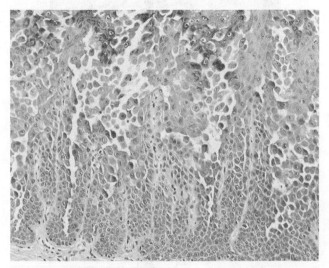

Fig. 10-36. Biopsia de la enfermedad de Hailey-Hailey con pérdida de adherencia de las células individuales del epitelio plano, mostrando cómo la fricción puede partir y desgarrar la epidermis superficial frágil, dejando una superficie blanca, necrótica y macerada (cortesía del Dr. Jason Reutter).

Fisiopatología

La enfermedad de Hailey-Hailey es un trastorno autosómico dominante que causa anomalías en la adhesión habitual entre los queratinocitos. Esta enfermedad está asociada a diversas mutaciones en el gen *ATP2C1*. La fricción, el calor, la transpiración, la colonización bacteriana y de hongos levaduriformes, así como las infecciones más notorias en los pliegues cutáneos causan tanto la separación de la epidermis de la dermis como las erosiones resultantes. En ocasiones, la infección por el VHS también desempeña cierto papel.

Tratamiento

No hay un tratamiento satisfactorio y específico para la enfermedad de Hailey-Hailey. Los cuidados de apoyo son importantes, incluido el tratamiento rápido de la infección secundaria. La formación de ampollas puede reducirse mediante la inhibición de las bacterias cutáneas con la administración a largo plazo de antibióticos tópicos como las soluciones de clindamicina o eritromicina, o bien, fármacos orales como la doxiciclina o la clindamicina. Además, un antitranspirante puede reducir la fricción que empeora con la sudoración, con las consiguientes ampollas y maceración. Sin embargo, los antitranspirantes pueden producir escozor e irritación notables cuando se aplican sobre la piel erosionada o macerada, por lo que estos solo deben utilizarse como tratamiento de mantenimiento en las pieles relativamente bien controladas. Si los antitranspirantes potentes de venta libre de «potencia clínica» de hasta el 12% no son lo suficientemente eficaces, puede utilizarse cloruro de aluminio con receta. Los corticoides tópicos de potencia media, como el ungüento de triamcinolona (aplicado con mucha moderación para no aumentar la humedad de la zona), pueden ser útiles para la inflamación causada por las erosiones crónicas. El ungüento de tacrólimus suele ser demasiado irritante y causa escozor con la aplicación.

Un tratamiento antiguo y eficaz pero doloroso es la terapia ablativa con CO_2.[51] Este tratamiento altera las glándulas sudoríparas. La dapsona, el metotrexato, la terapia fotodinámica, la dermoabrasión, el láser Er:YAG, el láser vascular, la radiofrecuencia y el haz de electrones son tratamientos respaldados solo por los reportes de casos y series pequeñas tanto abiertas como revisadas de forma reciente.[51]

En algunos ensayos abiertos más recientes se comunican resultados notables con la toxina botulínica de tipo A intralesional, de 50 a 100 UI por lugar en los pacientes con la enfermedad, quizá debido a la eliminación de la sudoración.[52,53] Los resultados en los pacientes de la autora no han sido tan impresionantes. Los últimos informes sobre las dosis bajas de naltrexona también han sido prometedores.[54,55] En reportes recientes de casos aislados se han notificado buenos resultados con el dupilumab y el apremilast.[56,57] La ventaja de estas estrategias actuales es la ausencia de dolor y daño tisular, pero la desventaja es tanto el costo financiero como la falta de datos.

La enfermedad evoluciona con exacerbaciones y remisiones espontáneas. Suele empeorar en los meses calurosos, cuando la sudoración agrava la afección. No hay tendencia a mejorar con la edad.

ENFERMEDAD DE HAILEY-HAILEY   **Tratamiento**

- Control del sudor
- Antitranspirantes
- Toxina botulínica A
- Tratamientos líticos que alteran la sudoración, como el láser de CO_2 y la terapia fotodinámica
- Antibióticos tópicos como la clindamicina para reducir la irritación por los microorganismos colonizadores
- Corticoides tópicos como triamcinolona en ungüento o en crema al 0.1% c/12 h según la necesidad

Síndrome de Stevens-Johnson y necrólisis epidérmica tóxica

El *síndrome de Stevens-Johnson* (SSJ) y la *necrólisis epidérmica tóxica* (NET) son reacciones de hipersensibilidad peligrosas inducidas por fármacos distribuidas en un espectro; producen reacciones ampollosas generalizadas que incluyen las mucosas.

Presentación clínica

El síndrome de Stevens-Johnson y la necrólisis epidérmica tóxica son reacciones ampollosas medicamentosas que se diferencian por la gravedad y la superficie afectada. Alteran las mucosas, incluidos a menudo los genitales, y son un poco más frecuentes en las mujeres. Ambos suelen venir precedidos de fiebre, dolor de garganta, tos, mialgias, seguidos de erupción y dolor cutáneos. Alrededor del 15% de los pacientes no tienen antecedentes de tomar un fármaco que produzca la erupción. Es más frecuente el paciente sin tratamiento previo que inició el medicamento causal entre 2 semanas y 3 meses antes de la aparición de la enfermedad, o uno que retomó hace poco un fármaco administrado con anterioridad. Las pápulas o placas planas, rojas y diferenciadas causan esfacelo o forman ampollas o grandes áreas de desprendimiento del eritema **(figs. 10-37 a 10-43)**. Si alteran menos del 10% de la superficie de la piel, la afección se denomina *síndrome de Stevens-Johnson*; si afectan más del 30%, el paciente presenta *necrólisis epidérmica tóxica*. Entre el 10% y el 30% se considera solapamiento. El pronóstico

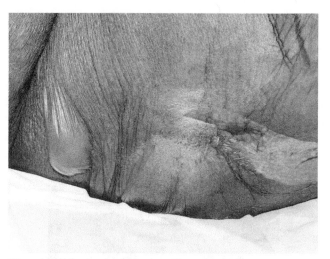

Fig. 10-38. La necrólisis epidérmica tóxica es el extremo grave del espectro en el que más del 40% de la piel está afectada y se desprenden capas de epitelio rojo y doloroso. En este caso, como se trata de un paciente de tez oscura, el eritema es sutil.

depende del alcance de la enfermedad, ya que la afección generalizada se asocia a una tasa de mortalidad muy elevada.

El SSJ y la NET suelen afectar varias mucosas y, al igual que otros trastornos ampollosos, las ampollas de las mucosas normales y modificadas se rompen casi al instante, lo que produce erosiones en lugar de ampollas intactas que se puedan reconocer.

Los pacientes con lesiones generalizadas presentan toxicidad, riesgo evidente de infección secundaria, deshidratación, desviaciones electrolíticas e inestabilidad térmica, y en general tienen las mismas complicaciones que las personas quemadas. Cuando la afectación cutánea es generalizada, la mortalidad

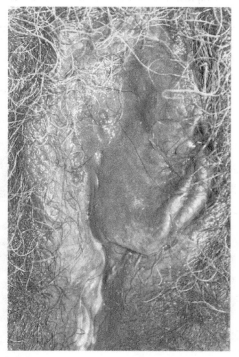

Fig. 10-39. Las erosiones diferenciadas en las mucosas convencionales y modificadas son típicas de las formas más leves del espectro del síndrome de Stevens-Johnson y la necrólisis epidérmica tóxica.

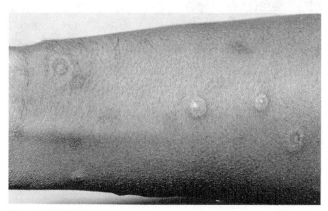

Fig. 10-37. El síndrome de Stevens-Johnson se presenta como pápulas rojas con ampollas o erosiones centrales en un contexto que incluye erosiones de las mucosas.

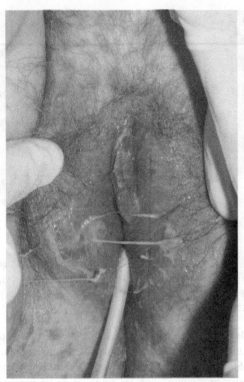

Fig. 10-40. Esta paciente mostró formación generalizada de ampollas y descamación, que incluye la piel queratinizada, la vagina, la boca y los ojos, debido a la alergia a un antiinflamatorio no esteroideo. Las mujeres pueden desarrollar sinequias vaginales como consecuencia de las erosiones asociadas al síndrome de Stevens-Johnson y la necrólisis epidérmica tóxica.

puede ser elevada. Por ello, a menudo se descuida el tratamiento de las mucosas. Aunque las lesiones cutáneas pueden curarse con rapidez tras retirar o tratar el factor desencadenante, las cicatrices de los genitales y los ojos pueden ser graves. En ocasiones, las lesiones vaginales causan sinequias, mientras los hombres incircuncisos pueden tener fimosis y parafimosis.

Una reciente revisión retrospectiva de 149 mujeres con SSJ o NET mostró que el 12.7% presentaban afectación vulvovaginal y no había un protocolo específico para su tratamiento.[58] Solo 3 de 19 pacientes afectadas fueron vistas en el seguimiento; una de ellas experimentó adherencia vaginal, que se trató en

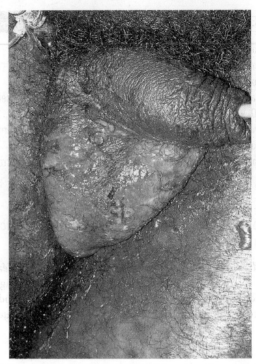

Fig. 10-42. El esfacelo escrotal fue solo una pequeña parte de la reacción ampollosa y erosiva generalizada a las sulfamidas de este paciente. Desarrolló fimosis debido a las erosiones del glande y la cara ventral del prepucio, así como por la falta de cuidados locales.

el consultorio con disección roma. Otros informan de hasta un 77% de afectación vulvovaginal.[59] La frecuencia en los hombres es menos conocida.

Diagnóstico

El diagnóstico del SSJ o la NET se realiza por el cuadro clínico con aparición súbita de ampollas cutáneas con erosiones en las mucosas en un paciente enfermo, por lo general, alguien que está recibiendo un medicamento conocido por producir esta reacción. El diagnóstico debe confirmarse mediante la biopsia

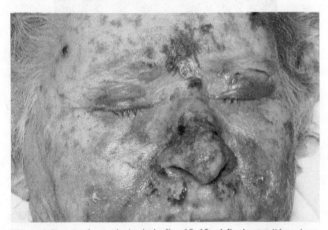

Fig. 10-41. La paciente de la **fig. 10-40**; al final necesitó un trasplante de córnea debido a la cicatrización de la córnea por la necrólisis epidérmica tóxica.

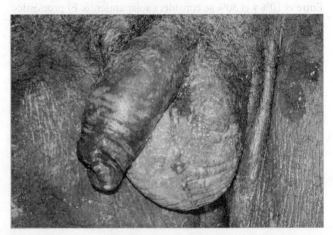

Fig. 10-43. Las superficies queratinizadas de los genitales se vieron afectadas más que otras zonas de la piel queratinizada en la necrólisis epidérmica tóxica. Este hombre sucumbió a su alergia a la fenitoína.

para descartar otras enfermedades como el pénfigo vulgar o el penfigoide de las mucosas, que casi siempre son mucho menos dolorosos, pero se tratan de forma distinta.

Las anomalías histológicas más llamativas de las formas ampollosas del SSJ o la NET son epidérmicas. Las lesiones tempranas tienen grupos de queratinocitos necróticos; la enfermedad más avanzada muestra degeneración por licuefacción de la capa basocelular con necrosis epidérmica generalizada. La inflamación mononuclear perivascular crónica dérmica es habitual.

El pénfigo vulgar puede ser casi indistinguible de la NET generalizada, aunque su aparición suele ser más lenta. El eritema multiforme mayor (EMM) no solo puede confundirse con el SSJ, sino que solían considerarse sinónimos. El EMM causa pápulas rojas con ampollas y erosiones bucales, a veces con otras lesiones de la mucosa, producidas por fármacos o infecciones (sobre todo por el VHS o el micoplasma). Algunos datos más recientes indican que se trata de afecciones distintas, sin evolución ni secuelas catastróficas.[60] El penfigoide ampolloso puede ser similar, pero por lo general no afecta las mucosas; el penfigoide de las mucosas genera lesiones genitales similares, pero por lo regular no causa ampollas cutáneas generalizadas. La dermatitis exfoliativa estafilocócica es una afección poco frecuente que solía denominarse «necrólisis epidérmica tóxica de tipo Ritter»; se trata de una enfermedad inconexa producida por una toxina elaborada por un tipo de fago de *S. aureus*, que separa el estrato córneo muy superficial de la superficie de la epidermis. Las capas del estrato córneo se desprenden pero, aunque es dramático, no es peligroso a menos que la infección por *S. aureus* lo sea, y no afecta las mucosas.

TABLA 10-1

Fármacos que causan el síndrome de Stevens-Johnson y la necrólisis epidérmica tóxica

Antibióticos
  Penicilinas
  Sulfonamidas
  Fluoroquinolonas
  Cefalosporinas
Anticonvulsivos
  Carbamazepina
  Barbitúricos
  Fenitoína
  Lamotrigina
  Fenobarbital
  Ácido valproico
Medicamentos cardiovasculares
  Hidroclorotiazida
  Furosemida
  Procainamida
Otros
  Alopurinol
  Todos los antiinflamatorios no esteroideos
  Paracetamol
  Inhibidores de puntos de control inmunitarios

SÍNDROME DE STEVENS-JOHNSON Y NECRÓLISIS EPIDÉRMICA TÓXICA — Diagnóstico

- Inicio explosivo de erosiones mucosas
- Pápulas planas rojas que se unen y forman placas con ampollas o esfacelo generalizado
- Confirmación por medio de la biopsia

Fisiopatología

Se considera que el SSJ y la NET son reacciones de hipersensibilidad de tipo IV mediada por linfocitos T a los fármacos, pero más allá de esto no se conoce bien la fisiopatología. El genotipo HLA parece tener una relación significativa con el riesgo de SSJ y NET. Aunque se ha notificado que casi todos los fármacos disponibles producen reacciones ampollosas medicamentosas, el alopurinol, los antiinflamatorios no esteroideos, el paracetamol, las sulfas, los anticonvulsivos y los inhibidores de puntos de control inmunitarios son los medicamentos más asociados a este acontecimiento (tabla 10-1).

Tratamiento

El tratamiento incluye, claro está, dejar de consumir el fármaco causal. Los cuidados de apoyo son el segundo aspecto más importante del tratamiento. Identificar y tratar de manera enérgica cualquier infección secundaria, así como reponer la pérdida de líquidos resulta fundamental. Es necesario remitir a muchas personas con enfermedad generalizada a la unidad de quemaduras. El uso de corticoides sistémicos, ciclosporina, inmunoglobulinas i.v. e inhibidores del TNF-α es aprovechado de forma variable por los médicos en la fase inicial de la alteración, pero no se cuenta con ensayos controlados para estos fármacos con esta indicación.

El cuidado local de las mucosas afectadas es esencial, sobre todo de los ojos; la consulta temprana con un oftalmólogo es crucial.

Las personas que atienden a estos pacientes muy enfermos en general desconocen las medidas necesarias para prevenir las secuelas a largo plazo de las erosiones en la piel genital. Suceden más en las mujeres que en los hombres y generan pérdida de la estructura vulvar y adherencias vaginales, incluida la oclusión completa de la vagina con atrapamiento proximal de la sangre menstrual.[61] Pueden formarse estenosis uretrales y se ha descrito tanto adenosis vulvar como vaginal, así como casos raros de malignización.[61] Puede haber pérdida de la elasticidad y cambios de la pigmentación. Los hombres pueden sufrir estenosis uretral y, cuando son incircuncisos, fimosis.

Cuando hay erosiones, los genitales deben lubricarse generosamente, para lo cual se utiliza la vaselina; la retracción habitual del prepucio en los hombres incircuncisos puede ayudar a prevenir las cicatrices, al igual que la inserción diaria de un dilatador vaginal pequeño en las mujeres con afectación vaginal. El objetivo es prevenir la cicatrización, no volver al estado anterior y dilatar el estrechamiento. Puede ser útil aplicar un corticoide tópico superpotente como el ungüento de propionato de clobetasol al 0.05% c/12 h, que también puede aplicarse en un dilatador vaginal.

Las infecciones locales por hongos levaduriformes en las mujeres y los hombres incircuncisos son más frecuentes en este contexto de uso concomitante y frecuente de inmunosupresores y antibióticos. El fluconazol semanal a 150 o 200 mg puede tratar esta complicación.

SÍNDROME DE STEVENS-JOHNSON Y NECRÓLISIS EPIDÉRMICA TÓXICA	Tratamiento

- Interrupción del fármaco causal
- Control de infección, dolor y líquidos
- Unidad de quemados cuando sea grave
- Posiblemente corticoides sistémicos, inmunoglobulina intravenosa, ciclosporina, inhibidores del factor de necrosis tumoral α
- Cuidado local de los genitales
- Ungüento de corticoides superpotentes c/12 h
- Lubricación con vaselina
- Dilatación vaginal diaria
- Supresión de la menstruación
- Retracción diaria del prepucio
- Inhibición de *Candida*

Erupción fija por fármacos

Presentación clínica

La *erupción fija por fármacos* es una reacción particular a un fármaco que consiste en lesiones cutáneas recurrentes en el mismo sitio, que se producen en cualquier persona sensibilizada, sin importar el sexo o la edad. Tras la exposición al medicamento causal, el paciente presenta una o varias lesiones; la mayoría tiene menos de cinco lesiones. Los labios y los miembros superiores son localizaciones habituales. Alrededor del 90% de los hombres presentan lesiones en el pene.[62]

En la piel queratinizada se manifiesta con placas bien delimitadas, redondas, edematosas y eritematosas donde es posible que se formen ampollas. Las lesiones en las mucosas, como la mucosa bucal o la piel mucosa modificada vulvar o del glande del pene, por lo general, desarrollan ampollas, pero se erosionan con rapidez antes de que se identifiquen como tales (figs. 10-44 a 10-46). En este epitelio más delgado y húmedo, cada lesión suele tener una forma más irregular. Estas lesiones causan sensación de quemazón de forma habitual. Las exposiciones posteriores al fármaco causal producen lesiones subsiguientes de reacción fija por fármacos en los sitios previamente afectados, aunque cada exposición puede estar asociada también a nuevas lesiones. Las lesiones desaparecen al retirar el fármaco, aunque es frecuente la hiperpigmentación postinflamatoria residual.

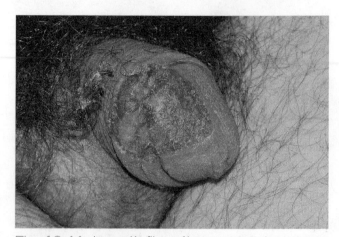

Fig. 10-44. La erupción fija por fármacos se presenta como una o algunas ampollas que, en la piel frágil, se erosionan de inmediato, reapareciendo con cada exposición al medicamento; es fácil que en el pasado se diagnosticaran por error como infecciones recurrentes por el virus del herpes simple, pero el tamaño de las erosiones es demasiado grande para la forma clásica del virus (cortesía del Dr. Errol Craig).

Diagnóstico

El diagnóstico de la erupción fija por fármacos se realiza ante la aparición súbita de erosiones bucales o genitales, a menudo con ampollas o placas redondas edematosas de piel queratinizada, junto con antecedentes de la ingesta reciente de un fármaco conocido por causar esta erupción cutánea. Por lo general, los antecedentes también revelan que en el pasado se han producido lesiones recurrentes en la misma localización. Aunque las erosiones mucosas de la erupción fija por fármacos suelen ser

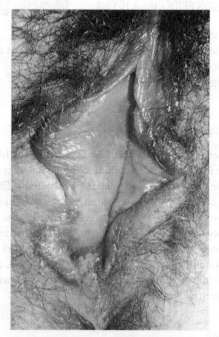

Fig. 10-45. La erosión recurrente de la erupción fija por fármacos se produce exactamente en el mismo lugar, como la vulva posterior derecha en este caso. Aunque suelen ser redondas debido a la forma original de la ampolla, en las mucosas frágiles o modificadas la fricción puede erosionar la lesión y cambiar su forma.

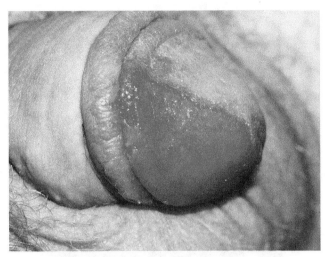

Fig. 10-46. Esta erosión bien delimitada es clásica de la erupción fija por doxiciclina administrada en caso de acné.

inespecíficas, las lesiones cutáneas queratinizadas a menudo son muy útiles cuando están presentes; los parches redondos y bien delimitados de hiperpigmentación postinflamatoria profunda de episodios anteriores son patognomónicos. Cuando es necesario, es habitual hacer la biopsia. Los hallazgos histológicos abarcan la degeneración por licuefacción de la capa basocelular con incontinencia del pigmento dérmico superior. Los queratinocitos disqueratósicos y la separación de la epidermis de la dermis producen ampollas. La necrosis epidérmica con neutrófilos es característica.

Los antecedentes de erosión genital y bucal recurrente en los mismos sitios a menudo sugieren una infección recurrente por VHS, pero la morfología no muestra la confluencia de pequeñas erosiones de vesículas. El tamaño de las lesiones coincide más con las de una enfermedad inmunoampollosa o traumatismos. Las lesiones solitarias pueden indicar eritema multiforme ampolloso, pero el número de lesiones suele ser mucho menor.

ERUPCIÓN FIJA POR FÁRMACOS	Diagnóstico

- Ampollas o erosiones recurrentes en el mismo lugar, a menudo sorprendentemente redondas
- Posible fármaco causal identificado
- Biopsia confirmatoria si es necesario

Fisiopatología

Las erupciones fijas por fármacos son reacciones de hipersensibilidad poco frecuentes y muy particulares a cualquiera de los diversos medicamentos posibles. Esta erupción parece estar mediada por linfocitos T de memoria CD8+ que residen en la capa basal de la epidermis. Entre los fármacos más frecuentes se incluyen los antibióticos amoxicilina, levofloxacino y doxiciclina, así como los antiinflamatorios no esteroideos y los anticonvulsivos (tabla 10-2). Los alimentos también se han visto implicados, como los anacardos, las almendras y las nueces; los mariscos, como los moluscos y el cangrejo; las frutas, como las fresas (frutillas) y el kiwi, y las lentejas han mostrado causar erupción fija por fármacos.[62] La quinina en el agua tónica y los

TABLA 10-2
Medicamentos de uso frecuente que producen erupción fija por fármacos

Paracetamol
Alopurinol
Barbitúricos
Carbamazepina
Furosemida
Griseofulvina
Metronidazol
Antiinflamatorios no esteroideos
Anticonceptivos orales
Penicilinas
Fenitoína
Tetraciclinas
Sulfonamidas

aditivos colorantes amarillos como la tartrazina y el amarillo de quinoleína, que se encuentran por lo general en los alimentos y fármacos, han estado implicados en la denominada *erupción fija por fármacos y alimentos*.[62] A veces no se puede identificar el factor causal.

Tratamiento

Los aspectos más importantes del tratamiento son identificar y eliminar el medicamento causal. Por lo demás, el tratamiento es solo de apoyo. Los baños de inmersión, el control de las infecciones y los analgésicos son los pilares fundamentales.

ERUPCIÓN FIJA POR FÁRMACOS	Tratamiento

- Interrupción del fármaco causal
- Emolientes suaves, pastas de barrera

Traumatismos y trastornos iatrógenos y facticios

Presentación clínica

Las lesiones son una causa muy conocida de las ampollas; asimismo, la ubicación protegida de los genitales hace que esta sea una causa relativamente infrecuente, salvo para los fármacos y las medidas de higiene genital (fig. 10-47). La morfología de las ampollas por traumatismos, el grado y el momento de las molestias dependen de la lesión, ya que muchas de ellas producen dolor inmediato. Los líquidos suelen generar un patrón de goteo, mientras que las ampollas dan lugar a una erosión redondeada.

Diagnóstico

A menudo, el diagnóstico se hace con facilidad porque la lesión es dolorosa al instante. Además, la forma de la erosión es un indicador para el diagnóstico.

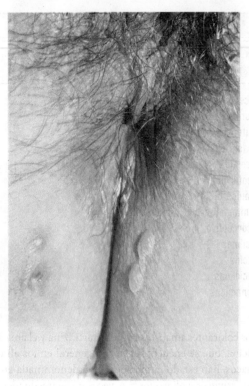

Fig. 10-47. Se aplicó cantaridina para lisar lesiones de molusco contagioso y produjo estas ampollas.

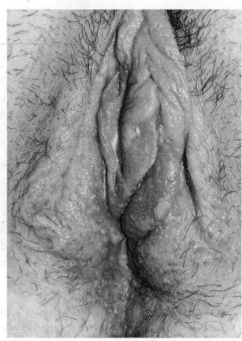

Fig. 10-48. Se aplicó una mezcla eutéctica de anestésicos locales antes de una biopsia y se produjeron ampollas con esfacelo inmediato debido a una dermatitis de contacto irritativa aguda.

A veces las afecciones ampollosas autoinmunitarias se confunden con lesiones traumáticas. No obstante, la exploración de otras zonas suele mostrar indicios de estas otras enfermedades; la biopsia puede ser útil en los casos difíciles.

Fisiopatología

Las erosiones y las ampollas producidas por traumatismos pueden surgir por diversos tipos de lesiones. Una causa frecuente de las erosiones genitales son las quemaduras químicas, en particular por tratamientos contra las verrugas como la podofilina, los ácidos tricloroacético y dicloroacético y el fluorouracilo. Con menos frecuencia, la podofilotoxina o el imiquimod aplicados por el paciente causan erosiones. Pueden producirse quemaduras térmicas en esta zona, pero son poco frecuentes, mientras que las ampollas y las erosiones de la crioterapia para las verrugas o la displasia son reacciones habituales al tratamiento. Otros traumatismos infligidos con fines médicos que causan erosiones son la cirugía láser y la electrocauterización.

Tratamiento

Los emolientes suaves, los baños de inmersión, los analgésicos y el control de las infecciones son importantes. El pronóstico depende de la causa de los traumatismos.

Dermatitis de contacto

Las ampollas pueden surgir por la dermatitis de contacto aguda producida por el contacto con un irritante cáustico o un alérgeno fuerte específico. Por lo general, la sustancia se aplicaba de forma directa en la zona de la dermatitis. Sin embargo, a veces el fármaco causal es transportado de manera accidental por dedos incautos. La pequeña cantidad de medicamento que queda en los dedos tras su aplicación en otra zona se embarra en la piel genital después de orinar. Entonces, la piel genital se vuelve pruriginosa y se lleva más medicamento a este sitio por el rascado a lo largo del día.

La dermatitis de contacto irritativa es producida por una sustancia que daña la piel de forma directa y no inmunitaria. Una reacción lo suficientemente irritativa como para causar erosiones o ampollas suele denominarse *quemadura química* (*véase* el apartado anterior sobre traumatismos) (fig. 10-48).

La dermatitis de contacto alérgica es una reacción alérgica de tipo IV mediada por células a un alérgeno específico, la cual se origina en el punto de contacto. Aunque la mayoría de las dermatitis de contacto alérgicas se presentan como placas rojas, escamosas y pruriginosas, algunos alérgenos son tan potentes que producen ampollas; el más conocido es el alérgeno de plantas como la hiedra y el roble venenosos. Entre los alérgenos que causan ampollas relevantes para los genitales con mayor frecuencia se encuentran las cremas que contienen el antibiótico neomicina, así como los anestésicos locales benzocaína y difenhidramina. El paciente debe estar sensibilizado al alérgeno. Uno o dos días después de la exposición al alérgeno, surge la erupción. La dermatitis de contacto alérgica aguda y fuerte implica la confluencia de vesículas pequeñas, firmes y pruriginosas dentro de la zona del eritema. En los genitales, suele presentarse en forma de erosiones y ampollas sobre un fondo eritematoso (figs. 10-49 y 10-50). Los pacientes deben ser interrogados sobre el uso específico de estos fármacos en cualquier zona del cuerpo. El uso previo sin incidentes no descarta la dermatitis de contacto a ese fármaco. Esta erupción puede per-

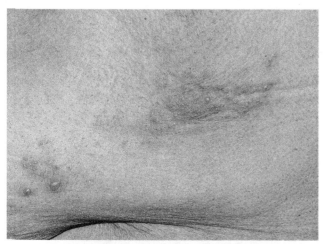

Fig. 10-49. Este hombre, sin saberlo, transportó ungüento de neomicina para las picaduras de insectos en sus brazos a la parte interna de sus muslos y presentó esta dermatitis de contacto alérgica.

sistir en forma de eritema y prurito durante varias semanas tras la interrupción del medicamento.

En general, el diagnóstico puede hacerse por el aspecto y los antecedentes de exposición al alérgeno de contacto. Excepcionalmente, la confirmación de la dermatitis de contacto alérgica requiere que se corrobore mediante la prueba del parche en la piel normal con el alérgeno sospechoso. El tratamiento consiste en la eliminación de las sustancias responsables de la reacción. El uso de ungüentos emolientes y el enfriamiento con bolsas de hielo son lo más calmante para la dermatitis de contacto irritativa. La dermatitis de contacto alérgica responde mejor a los corticoides. Resulta útil un ungüento superpotente, como una pequeña cantidad de propionato de clobetasol o propionato de halobetasol (15 g sin recambios) aplicado c/12 h y cubierto con vaselina. Para las personas con una enfermedad más grave, el acetónido de triamcinolona i.m. a 40 mg (persona delgada) u 80 mg (persona voluminosa) se agradece y permite la disminución automática de la dosis en 1 mes, casi sin ningún efecto sobre la presión arterial, la glucemia, etcétera.

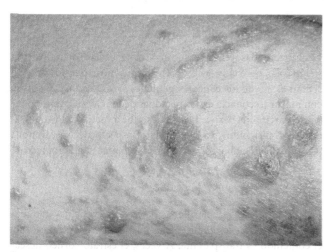

Fig. 10-50. Una viaje de campamento fue el responsable de la exposición a la hiedra venenosa y de estas pequeñas vesículas de dermatitis de contacto alérgica.

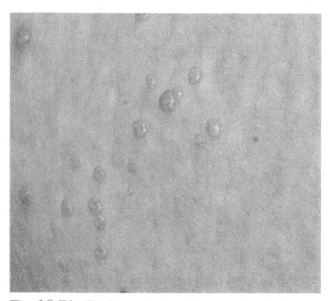

Fig. 10-51. El molusco contagioso recibe a veces el apodo de «verrugas de agua» por su parecido a las vesículas.

Afecciones seudovesiculares

Hay varias afecciones cutáneas que pueden parecer vesiculares cuando, en realidad, son sólidas. En general, esa distinción puede hacerse tocando la lesión. En ocasiones, la lesión debe perforarse con una aguja.

Molusco contagioso

La mayoría de las veces, el molusco contagioso se ve blanco o del color de la piel y sólido pero, haciendo honor a su apodo de «verruga de agua», estas lesiones son a veces lo suficientemente brillantes como para parecer vesiculares (**fig. 10-51**). Esta alteración se trata en particular en los capítulos 7, 8 y 15.

Hidradenoma papilífero

El hidradenoma papilífero es un pequeño tumor quístico que se presenta sobre todo en la vulva y puede tener aspecto vesicular con exudado intermitente del material mucoide transparente desde un punto suprayacente (**fig. 10-52**). No obstante, son sólidos al tacto. *Véanse* también los capítulos 6 y 7.

Quistes mucosos y quistes vestibulares

Los quistes mucosos vulvares son lesiones relativamente frecuentes que surgen de la obstrucción de las glándulas vestibulares menores. A menudo, son translúcidos y si se rompen expulsan un moco transparente (**fig. 10-53**). Suelen ser asintomáticos y rara vez es necesario el tratamiento.

Linfangiectasias y linfangioma circunscrito

Las linfangiectasias y los linfangiomas circunscritos (también comentados en el capítulo 12) se producen cuando los vasos linfáticos sobresalen por encima del epitelio, produciendo vesículas llenas de líquido linfático. Esto ocurre en dos contextos.

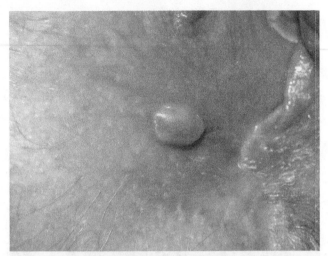

Fig. 10-52. El hidradenoma papilífero es un tumor poco frecuente que suele encontrarse en la vulva y que a veces parece una ampolla.

El más frecuente es el antecedente de cronicidad; el edema obstruye el retorno linfático, se distienden los vasos linfáticos dilatados, luego el epitelio suprayacente, y se juntan por encima de él (fig. 10-54). Esto se denomina *linfangiectasia* o *linfangioma circunscrito secundario*. Se produce sobre todo en la vulva y el escroto, principalmente como consecuencia de la cirugía y la radiación por neoplasia maligna, pero también por hidradenitis supurativa, enfermedad de Crohn e infección, en especial por micobacterias. La segunda afección es el *linfangioma circunscrito primario*, una malformación vascular de los vasos linfáticos que produce el mismo aspecto clínico superficial. A menudo, una malformación profunda da lugar a vasos abultados multiloculados bastante dispersos y agrupados que sobresalen por la superficie. Estas anomalías no solo simulan vesículas, sino que también pueden parecerse a las verrugas genitales en forma de frambuesa.

El diagnóstico puede hacerse por el aspecto y, en general, por los antecedentes de cirugía o radiación, así como la presencia de edema, pero a veces el grado de este último puede ser demasiado sutil. Rara vez se requiere una biopsia, pero es diagnóstica al mostrar vasos linfáticos superficiales dilatados.

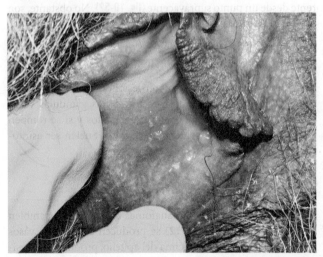

Fig. 10-53. Los quistes mucosos también parecen ampollas.

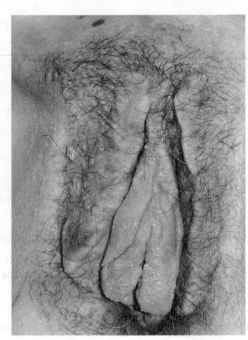

Fig. 10-54. Las linfangiectasias, también llamadas *linfangiomas circunscritos secundarios*, tienen forma de vesículas en esta mujer con edema crónico tanto en la vulva como en las piernas.

La dermatoscopia exhibe lesiones con lagunas de color rojo anaranjado bien delimitadas rodeadas de líneas blancas.[63]

Hay muy pocos datos sobre el tratamiento, pero estas hemorragias a veces se rompen y supuran. A diferencia de las ampollas, el exudado puede ser continuo, ya que están conectadas con todo el sistema linfático, lo cual produce humedad continua, dermatitis de contacto irritativa y malestar. La cauterización con láser de la superficie de las ampollas se ha descrito como exitosa,[64] al igual que la vulvectomía en las mujeres.[65,66] La recidiva es habitual y es necesario repetir las intervenciones quirúrgicas. La autora ha descubierto que la electrocauterización suele ser útil. Esta intervención menor es menos elegante que el láser y produce una cicatriz superficial más gruesa, lo que quizás permite una mayor duración entre los tratamientos necesarios en comparación con el láser.

Carcinoma basocelular

Los cánceres basocelulares suelen asociarse a las zonas de exposición solar, pero el 10% aparecen en sitios no expuestos y representan el 5% de los cánceres genitales (*véase* cap. 7). Ocurren con mayor frecuencia en las personas de tez clara. El tipo nodular del carcinoma basocelular se describe a veces como «nacarado» o «translúcido», lo que le da el aspecto de una ampolla (fig. 10-55). Sin embargo, estos son claramente sólidos al tacto.

Pústulas y seudopústulas

Las *pústulas* son vesículas llenas de pus. Las vesículas antiguas pueden verse blancas e imitar a las pústulas pero, si se perforan, el contenido es transparente. A veces, el estrato córneo descamado e hidratado que obstruye o distiende los folículos forma milios que son algo amarillos. Estos se parecen a las pústulas o los quistes que contienen mucosa y tienen un color amarillento.

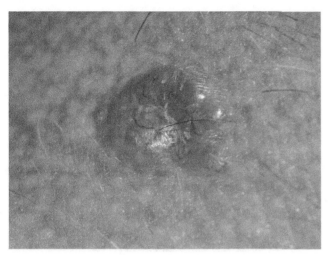

Fig. 10-55. Los carcinomas basocelulares suelen tener un aspecto translúcido que se asemeja a una ampolla, pero son firmes y sólidos.

Enfermedades pustulosas verdaderas

Foliculitis

La *foliculitis* se refiere a la inflamación de los folículos pilosos, lo que produce pápulas, pústulas y costras rojas. Este tema también se trata en el capítulo 6. Puede ser bacteriana, micótica o irritativa.

Presentación clínica

La foliculitis se presenta en todos los grupos de edad; la población afectada depende de la causa subyacente (**figs. 10-56 y 10-57**). La foliculitis irritativa se produce con mayor frecuencia en las mujeres que se afeitan alguna zona y las personas con sobrepeso con riesgo de presión intensa, fricción y humedad crónica. La foliculitis estafilocócica se observa en todos los grupos, mientras que la foliculitis del jacuzzi aparece en las personas expuestas a las bañeras mantenidas de forma inadecuada, o que se bañan o duchan con paños o esponjas que no se secan por completo entre usos. La foliculitis micótica se produce sobre todo en los hombres de mediana edad o mayores, en especial aquellos con infección micótica en las uñas de los pies (**fig. 10-58**).

La foliculitis irritativa no infecciosa suele ser asintomática, pero a veces causa problemas estéticos. Las pequeñas pústulas o pápulas rojas dispersas son características de estas lesiones casi ubicuas. Se producen con mayor frecuencia en las zonas de fricción y presión, como la parte interna de los muslos y las nalgas. La foliculitis por afeitado (también denominada *seudofoliculitis de la barba*) es una forma muy frecuente de foliculitis irritativa, ya que cada vez más mujeres se afeitan la vulva (**fig. 10-59**). Consiste en pápulas foliculares, pústulas o costras y, con aumento, a menudo se pueden ver vellos curvándose hacia atrás y dentro de la piel (**fig. 10-60**).

La foliculitis por *S. aureus* suele presentarse con síntomas de sensibilidad leve y prurito. En la exploración se observan pápulas rojas y un número variable de pústulas amarillas pequeñas de 1 a 3 mm de tamaño con eritema circundante. La pústula es de corta duración y deja una pápula roja residual

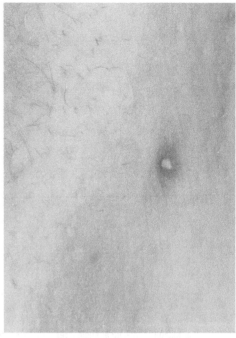

Fig. 10-56. Aunque la foliculitis, de forma clásica, suele tener un vello en el centro de cada pústula, a menudo estos son poco evidentes; la foliculitis suele ser bacteriana (sobre todo por *S. aureus*) o irritativa.

con costra o un collarete fino de escamas. Las lesiones únicas se curan en 7 a 10 días. Algunos pacientes presentan furunculosis asociada, que representa una infección más profunda del folículo. Estos nódulos rojos y sensibles suelen supurar y exudar. Las ubicaciones más frecuentes son el monte del pubis, las nalgas y los muslos.

La foliculitis por seudomonas se presenta como pápulas sensibles, rojas, no descamativas y pústulas esporádicas concentradas en las zonas donde el agua contaminada se ha mantenido contra la piel, como la piel intertriginosa y bajo los bañadores mojados. A veces, los pacientes presentan síntomas

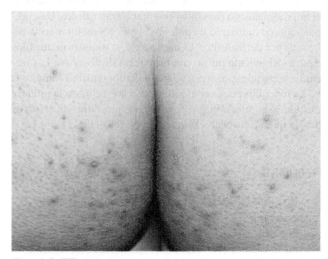

Fig. 10-57. Las pápulas y las pústulas rojas son características de la foliculitis; las nalgas son un sitio habitual de la foliculitis irritativa debido a la oclusión por estar sentado.

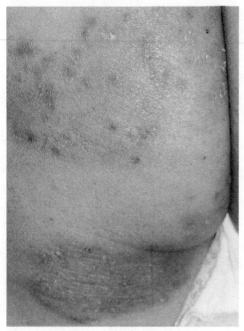

Fig. 10-58. La foliculitis micótica suele presentarse en forma de pápulas o pústulas costrosas dentro de una placa de tiña descamativa.

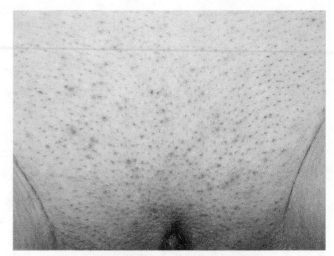

Fig. 10-59. Las foliculitis por afeitado son frecuentes, ya que las mujeres jóvenes a menudo se afeitan el vello genital. Se manifiestan sobre todo por pápulas y erosiones rojas más que por pústulas.

generales como fiebre, malestar generalizado, dolor de oído y dolor de garganta.

La foliculitis micótica se produce dentro de las placas rojas y descamativas de la tiña. La foliculitis micótica se caracteriza por la presencia de pequeños nódulos o costras foliculares, así como pústulas en el interior de las placas escamosas de la tiña crural, que son anulares y de color rojo rosado. Aún así, las mujeres con tiña del pie a veces desarrollan pápulas o pústulas diferenciadas dispersas de la foliculitis micótica en la parte inferior de las piernas y los muslos al inocular los hongos en los folículos cuando se afeitan las piernas.

Diagnóstico

El diagnóstico de la foliculitis suele hacerse clínicamente. El cultivo bacteriano o micótico suele ser útil para identificar el microorganismo causante y orientar el tratamiento. Una preparación de hidróxido de potasio a veces revela hifas en la foliculitis por dermatofitos. La histopatología muestra neutrófilos dentro del folículo piloso con formación de abscesos. Las tinciones especiales pueden revelar el microorganismo causal.

La foliculitis puede confundirse con la escabiasis, la miliaria pustulosa, la infección por *Candida*, las picaduras de artrópodos, la queratosis pilar y la infección por el VHS.

FOLICULITIS	Diagnóstico

- Morfología con pápulas, pústulas y costras rojas, a veces con un vello que perfora una lesión aislada
- El cultivo que muestre el microorganismo causal o una preparación micótica que presente hifas ramificadas debe revelar las causas infecciosas

Fisiopatología

La foliculitis bacteriana suele ser causada por *S. aureus*, pero también puede ser producida por bacterias gramnegativas, en especial por *Pseudomonas aeruginosa*, causante de la foliculitis del jacuzzi. La foliculitis también puede ser consecuencia de los dermatofitos y se observa con mayor frecuencia en los hombres que presentan tiña crural. La foliculitis irritativa es el resultado de la oclusión por presión, fricción y humedad, por lo que puede verse agravada por el sobrepeso y la ropa ajustada. La foliculitis por afeitado aparece cuando el pelo corto y rizado rasurado se curva hacia atrás y perfora la piel, produciendo una reacción inflamatoria; también cuando las puntas prominentes de los folículos son arrancadas por la maquinilla de afeitar, de nuevo causando una reacción irritativa.

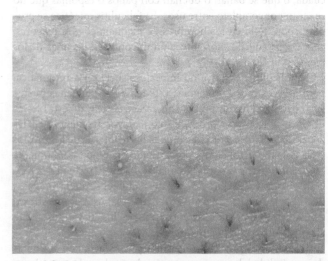

Fig. 10-60. En realidad, el afeitado produce seudofoliculitis cuando el vello rizado se arquea hacia atrás y perfora la piel, produciendo vellos encarnados e inflamación.

Tratamiento

El tratamiento de la foliculitis depende de la causa. La foliculitis estafilocócica puede tratarse con antibióticos orales y tópicos, con los que el tratamiento viene guiado por la sensibilidad a los antibióticos en esta época de microorganismos resistentes. La doxiciclina y la trimetoprima-sulfametoxazol casi siempre son eficaces. La crema y el ungüento de mupirocina son bastante eficaces durante la primera semana de uso, pero se producen resistencias con rapidez.

La recurrencia de la foliculitis estafilocócica es frecuente. El traslado nasal de los estafilococos es una explicación en ciertas personas con foliculitis crónica y recurrente. Estos pacientes se benefician de la aplicación de ungüento de mupirocina en las narinas c/12 h durante 5 días. Dado que los portadores suelen presentar colonización recurrente de *S. aureus* dentro de las fosas nasales, algunos médicos recomiendan que estas personas se apliquen el tratamiento con mupirocina durante 5 días cada 1 a 6 meses de forma indefinida para prevenir la foliculitis recurrente.

La foliculitis por seudomonas (foliculitis del jacuzzi) no requiere tratamiento porque se resuelve cuando cesa la exposición. Por lo tanto, lo más importante es identificar la fuente del microorganismo y evitar la reinoculación. También es importante vaciar y limpiar el spa o el jacuzzi, así como el mantenimiento adecuado de los productos químicos bactericidas. No obstante, los pacientes que presentan síntomas generales pueden mejorar con mayor rapidez si reciben ciprofloxacino oral 500 mg c/12 h o levofloxacino 500 mg/día. Se debe instruir a los pacientes para que dejen secar por completo las toallas y esponjas de la ducha o el baño entre cada uso para reducir al mínimo la proliferación de seudomonas.

La foliculitis micótica requiere tratamiento oral porque el microorganismo se extiende hasta el folículo, donde no pueden penetrar las cremas antimicóticas. La terbinafina oral 250 mg/día hasta que la piel se haya aliviado es una solución tanto eficaz como económica. Como alternativa, también se puede recetar fluconazol o itraconazol a dosis de 100 mg/día por vía oral durante 15 días o hasta que la piel haya mejorado. También son eficaces el fluconazol 100 a 200 mg/día, el itraconazol 200 mg/día, así como la griseofulvina 500 mg c/12 h con alimentos grasos hasta que se resuelva la erupción. Tras el tratamiento, el uso diario de una crema o un polvo antimicótico en la zona inguinal ayuda a prevenir las recidivas.

La foliculitis irritativa puede mejorarse reduciendo al mínimo los factores irritantes. Evitar afeitarse elimina la foliculitis por afeitado; puede ser preferible la depilación láser permanente. La ropa fresca y no oclusiva, la pérdida de peso y los polvos pueden prevenir la humedad crónica, la presión y la fricción. Por lo demás, la administración crónica de antibióticos antiinflamatorios como la doxiciclina o minociclina 100 mg c/12 h o clindamicina 150 mg c/12 h puede mejorar la foliculitis irritativa, aunque la mejoría suele tomar alrededor de 1 mes y conlleva la administración continua.

FOLICULITIS **Tratamiento**

- Depende de la causa subyacente:
  - Foliculitis bacteriana: tratar según los resultados del cultivo; en caso de sospecha de foliculitis estafilocócica, doxiciclina oral 100 mg c/12 h, clindamicina 150 mg c/12 h, trimetoprima-sulfametoxazol de doble potencia c/12 h
  - Foliculitis micótica: terbinafina 250 mg/día, fluconazol 100 a 200 mg/día, itraconazol 200 mg/día, o griseofulvina 500 mg c/12 h hasta que desaparezca
  - Foliculitis irritativa: limitar los irritantes, interrumpir el afeitado, añadir polvos para reducir la fricción y la humedad; si es necesario, pueden tomarse antibióticos antiinflamatorios crónicos como la doxiciclina 100 mg c/12 h

Adenitis sebáceas (adenitis vulvar de Fordyce)

Las *adenitis sebáceas* son alteraciones idiopáticas recientemente descritas como pápulas rojas, pústulas, nódulos y cicatrices marcadas en la vulva, sobre todo en los labios menores y mayores internos (**fig. 10-61**). Una evaluación de 45 mujeres informó que 17 de las 26 de las que se tenía información también presentaban acné; el intervalo de edad era de 16 a 60 años.[67] Cuatro biopsias mostraron inflamación neutrofílica alrededor de las glándulas sebáceas. Se observan folículos pilosos vestigiales en esta zona de la vulva; también la autora ha visto foliculitis comprobadas por biopsia en su consulta. Sin la biopsia, la autora sospecha que estas dos enfermedades podrían ser indistinguibles. Las tetraciclinas crónicas, a menudo con antiandrógenos como la espironolactona, suelen ser eficaces para controlar la adenitis sebácea vulvar.[68]

Furunculosis

Mientras que la foliculitis se caracteriza por la inflamación de la porción superficial del folículo piloso, la *furunculosis* es una

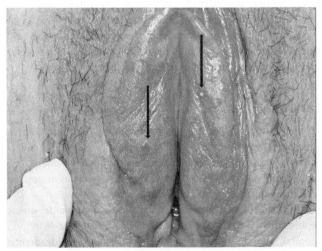

Fig. 10-61. La adenitis sebácea es indistinguible de la foliculitis excepto por su localización en las mucosas modificadas de la vulva, sobre todo en los labios menores internos. Se manifiesta con pústulas y pápulas o erosiones rojas (*flechas*); a menudo hay cicatrices cóncavas.

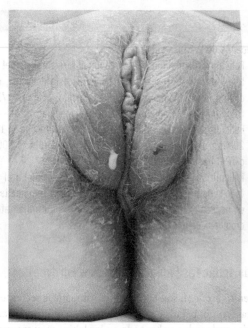

Fig. 10-62. Los furúnculos consisten en una infección bacteriana, casi siempre por *S. aureus*, que se produce en las partes más profundas del folículo, formando abscesos y nódulos profundos. En este caso, la aparición repentina a los 42 años, la relación con la psoriasis y el cultivo que mostraba *S. aureus* diferenciaron estos nódulos de la hidradenitis supurativa.

infección bacteriana que afecta al folículo más profundo, produciendo un «furúnculo» rojo (*véase* cap. 6).

Presentación clínica

La furunculosis se observa en todas las poblaciones de pacientes. Es un poco más frecuente en los pacientes inmunodeprimidos, con diabetes o que presentan dermatosis descamativas susceptibles a estar colonizadas por *S. aureus*.

El *furúnculo* es un nódulo rojo, por lo general doloroso, que suele supurar y exudar (**fig. 10-62**). Los pacientes experimentan lesiones que evolucionan: algunas surgen mientras otras se curan. A menudo hay foliculitis estafilocócica asociada o incluso celulitis circundante. Excepcionalmente, los pacientes presentan fiebre y malestar general asociados.

Diagnóstico

El diagnóstico es clínico y se confirma mediante un cultivo que suele arrojar *S. aureus*. Por lo general, no se realiza la biopsia, pero esta revela un absceso dérmico y subcutáneo con celulitis circundante. Las tinciones especiales muestran microorganismos compatibles con *S. aureus*.

El furúnculo de la zona genital es indistinguible del quiste epidérmico («sebáceo») inflamado. Los quistes de la región genital, cuando son recurrentes, se deben a la hidradenitis supurativa (HS), que es una forma de acné quístico profundo. En cambio, los furúnculos no se limitan a la zona genital y axilar, como con la HS. Esta última suele presentar también comedones y cicatrices de abscesos supurantes recurrentes.

Los cultivos de HS suelen mostrar microorganismos cutáneos habituales o una multitud de bacterias, incluidos microorganismos entéricos. Puede haber confusión diagnóstica adicional con otros quistes inflamados, como un quiste inflamado del conducto de la glándula de Bartolino o uno vestibular. En ocasiones, los tumores inflamados como el carcinoma basocelular pueden parecerse a un furúnculo.

Fisiopatología

La furunculosis es una infección bacteriana, en general por *S. aureus*, de la parte profunda del folículo con el consiguiente nódulo inflamatorio.

Tratamiento

Los antiestafilocócicos orales son eficaces para eliminar la furunculosis. Los fármacos de primera línea anteriores, como la cefalexina y la dicloxacilina, suelen ser ineficaces debido al aumento del *S. aureus* resistente a la meticilina contraído en las comunidades. Según los resultados del cultivo, son preferibles la trimetoprima-sulfametoxazol de doble potencia, la doxiciclina u otros antibióticos. Por desgracia, a veces se producen recidivas tras la interrupción del medicamento. Algunos pacientes esporádicos requieren tratamiento oral prolongado, además de la aplicación de ungüento de mupirocina en las narinas c/12 h durante los primeros 5 días de tratamiento para reducir el estado de portador. El lavado con antisépticos como la solución de povidona yodada o la clorhexidina también puede disminuir la tasa de recurrencia, pero suele ser muy irritante.

Hidradenitis supurativa (acné inverso) (tratado sobre todo en el capítulo 6)

Esta erupción relativamente frecuente suele diagnosticarse de forma errónea como furunculosis, pero en realidad es el acné quístico de los pliegues cutáneos y no un proceso infeccioso.

Presentación clínica

La *hidradenitis supurativa* es una afección inflamatoria de los pliegues cutáneos que se presenta con una notable variabilidad de gravedad, desde un nódulo inflamado prácticamente aislado hasta nódulos ulcerados confluentes con fístulas crónicas malolientes y dolorosas, así como cicatrices fibróticas firmes (**figs. 10-63 a 10-65**).

La hidradenitis supurativa suele surgir después de la pubertad y es peor en las personas con sobrepeso. También hay una estrecha relación con el hábito tabáquico. Se producen nódulos dolorosos, firmes y rojos en las axilas o en la zona genital, incluidos los pliegues crurales, la cara interna proximal de los muslos, el escroto, las nalgas y la vulva. Excepcionalmente, puede verse afectada la parte inferior del abdomen. Estos nódulos se vuelven fluctuantes y exudan; algunas fístulas supurantes se tornan crónicas. La exploración minuciosa suele arrojar algunos comedones y folículos con más de una salida a la superficie. La HS se clasifica según su gravedad. De acuerdo con los médi-

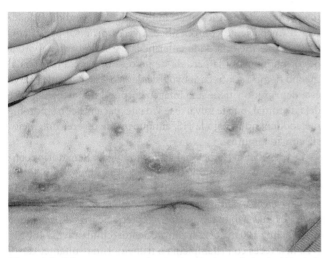

Fig. 10-63. A menudo confundida con la furunculosis, la hidradenitis supurativa es crónica, presenta cultivos negativos y no desaparece con los antibióticos.

cos, la escala de clasificación más habitual es la estadificación de Hurley. El estadio I consiste en uno o más nódulos diferenciados sin fístulas ni cicatrices. El estadio II consiste en múltiples quistes con fístulas y cicatrices, pero estos están bastante separados. El estadio III se produce cuando los quistes inflamados con fístulas están conectados y cubren grandes áreas.

La HS es más que una afección cutánea. La mayoría de los pacientes padecen obesidad, ya que está muy vinculada con el síndrome metabólico.[69] Hay comorbilidades adicionales lo suficientemente frecuentes como para que la HS Foundation canadiense y estadounidense recomienden el cribado específico: acné, celulitis disecante del cuero cabelludo, enfermedad pilonidal, pioderma gangrenoso, depresión, trastorno de ansiedad generalizada, suicidio, tabaquismo, trastorno por consumo de sustancias, síndrome del ovario poliquístico, obesidad, dislipidemia, diabetes mellitus, hipertensión, enfermedad cardiovascular, enfermedad intestinal inflamatoria, espondiloartritis y disfunción sexual.[70] No debe sorprender que la HS produzca tanto

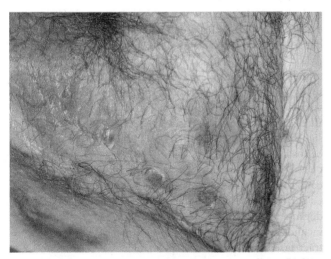

Fig. 10-64. Los quistes inflamados de la hidradenitis supurativa suelen romperse y después forman fístulas supurantes crónicas hacia la superficie corporal.

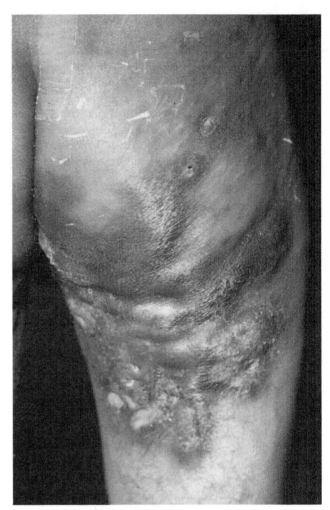

Fig. 10-65. En la hidradenitis supurativa grave, los quistes no solo drenan hacia la superficie, sino que se interconectan y forman placas confluentes con exudado purulento.

depresión como problemas con la imagen corporal y el autoestima y disfunción sexual.[71] El dolor suele ser intenso; a veces parece haber un dolor desproporcionado respecto al esperado por el grado de la enfermedad presente, y se ha planteado que esto ocurre por la sensibilización central causada por la HS.[72]

Rara vez, la enfermedad crónica puede evolucionar a carcinoma escamocelular (CEC). En una revisión de 95 pacientes con CEC, se mostró que el tiempo promedio transcurrido desde el inicio de la HS hasta el diagnóstico del CEC fue de 25.5 años de actividad de la enfermedad.[73] La mayoría de los informes se referían a los hombres, donde los sitios más frecuentes eran, en orden de frecuencia, la zona glútea, la piel perianal y la piel genital, por lo que se indica la vigilancia cuidadosa de estas zonas en la afección crónica. La tasa de mortalidad fue del 58.7%.

Diagnóstico

El diagnóstico se realiza ante la presencia de nódulos supurantes crónicos o recurrentes localizados en la piel anogenital, las axilas, las nalgas, la parte interna de los muslos y el abdomen, así como la presencia de comedones. La biopsia, que no está indicada, revela un folículo distendido con inflamación circundante formada por neutrófilos, linfocitos e histiocitos. Los abscesos se forman y destruyen las unidades pilosebáceas, con el consiguiente tejido de granulación y fístulas epitelizadas.

La furunculosis estafilocócica es la enfermedad que se confunde con mayor facilidad con la HS. En contraste, la furunculosis es aguda, no suele limitarse a las axilas y la ingle, produce el crecimiento puro de un patógeno en el cultivo y responde con rapidez a los antibióticos adecuados. Además, no se observan comedones asociados a la furunculosis. Un quiste epidérmico solitario inflamado puede asemejarse a la HS leve y, de hecho, puede serlo.

HIDRADENITIS SUPURATIVA	**Diagnóstico**

- Morfología con nódulos inflamados, comedones y cicatrices
- Localización en la ingle, las nalgas, la parte interna de los muslos, la vulva, el escroto, la parte inferior del abdomen, las zonas mamarias y las axilas
- Crónica o recurrente
- Cultivos que muestran microbiota cutánea normal o una mezcla de bacterias y microorganismos entéricos
- Respuesta incompleta a los antibióticos

Fisiopatología

La HS es una alteración de origen multifactorial, cuya patogenia no se comprende del todo y ha evolucionado a lo largo de los años. En manuscritos recientes se debaten a detalle los diferentes factores; están disponibles como artículos gratuitos.[74,75] Aquí solo se mencionan de forma breve estos factores.

El estilo de vida es importante. La obesidad es un factor relevante de riesgo conocido, ya que la pérdida de peso por sí sola a veces produce una notable mejoría de la HS. Muchos de los pacientes con antecedentes de HS fuman. La genética desempeña un papel importante, ya que alrededor de un tercio de los pacientes tienen antecedentes familiares. Aunque la HS no es una enfermedad infecciosa, la presencia de bacterias, hongos y virus en la piel pueden afectar la respuesta inflamatoria de esta afección. Es probable que las hormonas sexuales desempeñen un papel, como lo indica la edad de aparición después de la pubertad, los cambios en su intensidad durante el embarazo, el empeoramiento premenstrual y la mejoría con antiandrógenos. Es evidente que el folículo es importante; las características histológicas muestran hiperqueratosis del epitelio folicular e inflamación del folículo, seguidas de su rotura. También influyen las alteraciones del sistema inmunitario innato y el medio de citocinas. La eficacia de los inhibidores del TNF-α en el tratamiento indica el papel de dicho factor en la patogenia de la HS; el interferón γ se encuentra en el exudado de las heridas; además, hay pruebas de que las interleucinas son factores.

Tratamiento

Instruir al paciente, como es habitual, es primordial. Es importante hablar de la presencia del síndrome metabólico, y puede ser crucial el apoyo para la depresión y el dolor, que coexisten con mucha frecuencia. La pérdida de peso suele ser la intervención específica más importante; la pérdida ponderal en un paciente con obesidad a veces produce por sí sola una notable mejoría de la enfermedad. Sin embargo, abordar de forma intensiva la pérdida de peso es una tarea difícil si al mismo tiempo se ofrece apoyo psicológico a un paciente que ya está deprimido y tiene una imagen corporal desfavorable. Si se deja de fumar, puede salvarse la vida del paciente con síndrome metabólico; no mejora la HS, aunque puede ofrecer una mejoría con adalimumab.

La prevención tradicional de los nódulos inflamatorios consiste en el uso de antibióticos tópicos y orales tanto para disminuir las bacterias superficiales que pueden irritar la piel, como por los efectos antiinflamatorios de algunos de ellos.[76] Las opciones más habituales incluyen las tetraciclinas doxiciclina o minociclina 100 mg c/12 h con alimentos, clindamicina 150 mg c/12 h, a veces con rifampicina o trimetoprima-sulfametoxazol a doble potencia c/12 h, de forma continua. Las fluoroquinolonas han mostrado ser útiles, pero son más costosas y tienen más efectos secundarios. Dado que estos antibióticos se utilizan por sus efectos antiinflamatorios más que por sus efectos antimicrobianos curativos, se requiere 1 mes o más para percibir la mejoría; su interrupción produce recaídas. Un fármaco más antiguo, la dapsona a 50 a 150 mg/día, se ha descrito como útil tanto solo como en combinación con los antibióticos orales;[77] la colchicina, a 1 mg/día, ha tenido resultados variables.[78,79]

El acetónido de triamcinolona inyectado en un nódulo temprano (*véase* cap. 4) puede evitar casi de un día para otro la evolución de la lesión hacia un absceso, de modo que el paciente con una lesión esporádica puede ser controlado solo con corticoides intralesionales. Para aquellos con lesiones nuevas o recurrentes frecuentes, los corticoides intralesionales son un buen tratamiento complementario. No obstante, los nódulos grandes fluctuantes no son buenas opciones para el tratamiento intralesional, ya que la medicina simplemente se diluye en medio del absceso. Los pacientes pueden incluso inyectarse sus propios nódulos. Aunque la incisión y el drenaje de las lesiones tanto tensas como fluctuantes hacen que el paciente se sienta más cómodo, este abordaje solo brinda mejoría temporal de las lesiones únicas.

La llegada de los tratamientos biológicos para la HS ha cambiado el enfoque para abordar la enfermedad. Los inhibidores del TNF-α son útiles en caso de HS; el adalimumab está autorizado por la FDA con la indicación de una dosis de 40 mg semanales. Se están realizando ensayos con el infliximab. El ustekinumab también se ha mostrado prometedor para el tratamiento de la HS.[76] Al igual que con los antibióticos, la mejoría es lenta y se requieren hasta 3 meses para obtener resultados significativos. Aunque se trata de un inmunosupresor, el perfil de los efectos secundarios ha mostrado ser aceptable siempre que se vigile la exposición a la tuberculosis y se tenga cuidado con los pacientes con neoplasias malignas preexistentes.[80] Es curioso que ni el adalimumab ni el ustekinumab utilizados durante la COVID-19 contra las enfermedades inflamatorias, incluida la HS, se hayan asociado al aumento del riesgo de contraer la enfermedad o al empeoramiento del resultado de la COVID-19.[81]

Otros tratamientos que se han aprovechado son los retinoides orales, como la isotretinoína, que se emplean en su mayoría en caso de acné quístico del rostro y el torso. Aunque el tratamiento de 4 a 5 meses con isotretinoína por lo regular induce la remisión a largo plazo del acné, a menudo hay una respuesta incompleta y la recidiva rápida de la enfermedad supurativa. Un fármaco oral casi nuevo, seguro pero costoso, para la psoriasis (apremilast) ha resultado útil para la HS en varios ensayos.[82] Las mujeres con hidradenitis a veces se benefician del tratamiento hormonal. Los anticonceptivos orales ricos en estrógenos, como los que contienen 0.035 mg o más de etinilestradiol, así como los antiandrógenos como la espironolactona, pueden ser útiles en algunas ocasiones. Al menos un experto ha implicado el papel de los lácteos en el tratamiento de la HS.

Aunque el tratamiento médico exitoso previene la aparición de nuevos quistes y abscesos, no cura las fístulas que supuran. Cuando la enfermedad es resistente al tratamiento, debe considerarse la extirpación quirúrgica de la piel afectada siempre que sea posible. La resección es un modo frecuente de intervención, pero la extirpación de la HS que se produce en la ingle puede ser demasiado costosa. Las alternativas incluyen la ablación con láser de CO_2 con cicatrización por segunda intención, la resección solo de las zonas más afectadas y la extirpación de fístulas solitarias. Además, algunos realizan el destechamiento de cada quiste crónico y fístula; es una intervención menor satisfactoria para las zonas limitadas. Este procedimiento se explica e ilustra en el capítulo 4.

HIDRADENITIS SUPURATIVA	Tratamiento

- Cambios en el estilo de vida: pérdida de peso, dejar de fumar
- Tratamiento del síndrome metabólico
- Enfermedad leve:
  - Antibióticos antiinflamatorios orales: doxiciclina o minociclina 100 mg c/12 h, clindamicina 150 mg c/12 h, trimetoprima-sulfametoxazol doble potencia c/12 h
  - Antibióticos tópicos, solución de clindamicina c/12 h
  - Inyección intralesional de corticoides en cada quiste inflamado nuevo
  - Anticonceptivos orales ricos en estrógenos (mujeres)
  - Espironolactona 50 a 200 mg como antiandrógeno (mujeres)
  - Destechamiento de fístulas, destechamiento o resección de quistes crónicos
- Enfermedad moderada y grave, añadir:
  - Adalimumab 40 mg subcutáneo semanal
  - Resección quirúrgica intensiva

Candidiasis mucocutánea (*véanse* caps. 5 y 13)

La candidiasis cutánea se presenta en las mujeres con candidiasis vaginal grave, pero también en los hombres y las mujeres con sobrepeso, diabetes o incontinencia, de modo que existe un ambiente cálido y húmedo. La inmunodepresión también puede ser un factor importante.

Debido a que las pústulas son demasiado frágiles, con la fisura en la piel que se produce justo en la parte superior del epi-

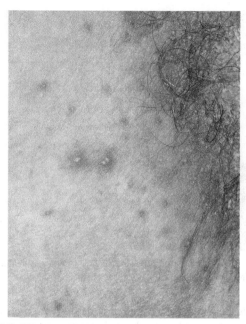

Fig. 10-66. El intertrigo por *Candida* se manifiesta como una placa roja y húmeda en los pliegues cutáneos, en este caso con maceración blanca. Aunque son clásicas, las pústulas intactas como las que se ven aquí son poco frecuentes debido a su fragilidad.

telio, no es frecuente ver pústulas intactas (**figs. 10-66 a 10-68**). A menudo, la presentación típica es la de collarete, el círculo de escamas que quedan de las pústulas rotas y las erosiones superficiales. La vaginitis por *Candida* suele acompañar a la enfermedad cutánea en las mujeres. En los hombres, la candidiasis intertriginosa se presenta con placas rojas bien delimitadas en el pliegue crural, así como diversas papulopústulas, erosiones o

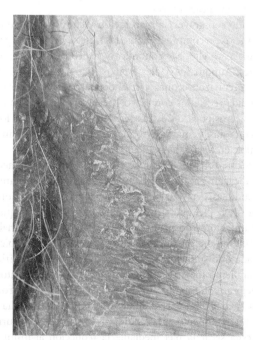

Fig. 10-67. Los collaretes flácidos de las ampollas vacías y los restos periféricos de pústulas rotas alrededor del intertrigo son más frecuentes que las pústulas intactas.

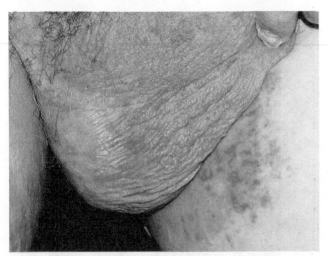

Fig. 10-68. Lo que más se encuentra en la candidiasis pustulosa son las erosiones de las pústulas rotas y no las pústulas en sí.

collaretes satélite de 1 a 3 mm en la periferia. Con el tiempo, la enfermedad puede extenderse al escroto y a la parte proximal y medial de los muslos. Los hombres incircuncisos pueden desarrollar balanitis o balanopostitis con pústulas planas, delicadas, blanco amarillentas y diferenciadas de 1 mm, así como erosiones superficiales en el glande del pene.

El diagnóstico de la candidiasis se confirma mediante análisis microscópico directo de los raspados cutáneos o del exudado purulento, con hidróxido de potasio, mediante micocultivo, o por la respuesta al tratamiento tras el diagnóstico clínico.

La candidiasis intertriginosa puede ser indistinguible de la psoriasis inversa. Otras afecciones que pueden confundirse con la candidiasis cutánea son la dermatitis seborreica, la tiña crural y la foliculitis. La dermatitis intertrigo puede parecerse y coexistir con la candidiasis.

Cuando son graves, la maceración y la exudación se tratan en un inicio con compresas húmedas frescas. El agua del grifo es adecuada para ello, es económica y no contiene alérgenos ni irritantes. Aunque los azoles tópicos (p. ej., miconazol, clotrimazol, terconazol, econazol y ketoconazol) son los fármacos anticándida recetados con mayor frecuencia, los pacientes con pústulas, erosiones o costras pueden tener irritación local o ardor con estas cremas que contienen alcohol. La nistatina está disponible en forma de ungüento más calmante.

El fluconazol a 150 mg en una toma es el único fármaco oral cuya indicación ha sido aprobada por la FDA para el tratamiento de la candidiasis vulvovaginal. Las pacientes con afectación prominente de la piel queratinizada pueden requerir más que solo un tratamiento de dosis única; en este caso el régimen habitual es de 100 mg diarios durante varios días hasta que la piel esté despejada o lo suficientemente cicatrizada para sustituirlo por un tratamiento tópico. La inflamación aguda y el prurito pueden mejorar con rapidez al añadir un ungüento de hidrocortisona al 1% o al 2.5% c/12 h durante los primeros 2 o 3 días.

Para el tratamiento de la candidiasis intertriginosa recurrente, se necesita secar la piel mediante la reducción al mínimo de la oclusión, la aplicación de polvos antimicóticos secantes y la separación de los pliegues cutáneos de los pacientes con obesidad con tela suave. El fluconazol oral administrado de forma

semanal también puede ayudar a controlar este problema en los casos de enfermedad resistente. Una vez resuelta, los antitranspirantes ayudan a mantener la sequedad en los pliegues cutáneos, mientras los polvos antimicóticos reducen las recidivas.

Psoriasis pustulosa

La psoriasis es una enfermedad que presenta varias morfologías distintas. Esta enfermedad se trata en su mayoría en el capítulo 5; la patogenia y los tratamientos son similares para todas las variedades de la psoriasis.

La psoriasis pustulosa se produce cuando la inflamación neutrofílica es lo suficientemente evidente como para agruparse en los pequeños abscesos clínicamente visibles, cambiando el carácter morfológico de las clásicas placas rojas, descamativas y bien delimitadas a placas de pústulas. Esta forma de la psoriasis es poco frecuente en la piel genital. Se producen grupos de pústulas dentro de las placas rojas bien delimitadas, pero estas se rompen con rapidez y producen erosiones pequeñas, bien definidas y coalescentes con escamas o costras (**figs. 10-69 y 10-70**).

En la piel seca y queratinizada, las pústulas rotas se convierten en placas de costra con escamas amarillas. Las lesiones maceradas también se observan en el glande del pene incircunciso, mientras que en el glande circuncidado hay descamación. En ocasiones, surgen pápulas arqueadas blancas o amarillas en el glande, que imitan la balanitis circinada de una enfermedad estrechamente relacionada, la artritis reactiva (enfermedad de Reiter). En los pliegues cutáneos se producen placas rojas con pápulas y pústulas satélite que se asemejan a la candidiasis.

La psoriasis se asocia a la obesidad, la ansiedad, la depresión, el alcoholismo, la artritis y el síndrome metabólico, sobre todo en las personas con afección generalizada o grave.

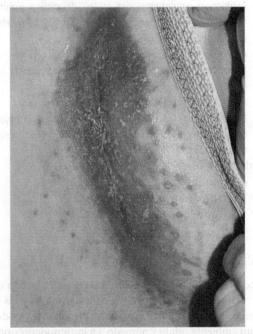

Fig. 10-69. Esta placa de psoriasis inversa con pústulas satélite es indistinguible de la candidiasis intertriginosa; los micocultivos negativos, el alto índice de sospecha y la respuesta a los corticoides tópicos confirmaron el diagnóstico de la psoriasis.

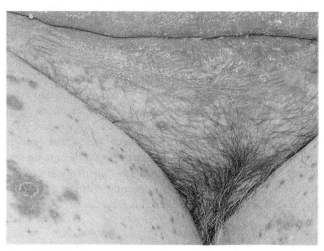

Fig. 10-70. Esta paciente presenta tanto pústulas intactas dispersas como escamas y costras amarillas consistentes con las pústulas rotas en las placas escamosas de la psoriasis.

El diagnóstico suele sospecharse por el aspecto clínico y se confirma mediante frotis microscópicos, cultivos negativos de la infección y biopsia. Esta última muestra neutrófilos que se acumulan en las puntas de la dermis papilar y migran a la epidermis para formar degeneración espongiforme con numerosos neutrófilos. Los abscesos neutrofílicos se acumulan justo debajo del estrato córneo. La acantosis psoriásica es habitual en la enfermedad desarrollada.

La psoriasis pustulosa localizada a menudo no puede distinguirse de manera morfológica o histológica de la artritis reactiva, que guarda una estrecha relación con ella. La diferencia radica en la aparición más frecuente de la artritis, los cambios inflamatorios oculares y la uretritis en los pacientes con artritis reactiva. Sin embargo, estas anomalías pueden presentarse también en la psoriasis pustulosa; además, estas afecciones con una estrecha relación se distribuyen en un espectro. La psoriasis pustulosa localizada también debe distinguirse de la tiña crural con afectación folicular pustulosa, el impétigo y la candidiasis aguda. La dermatosis pustulosa subcorneal se asemeja a la psoriasis pustulosa y puede, de hecho, constituir una forma de psoriasis. Las pústulas diferenciadas de mayor tamaño con «lagos de pus» que muestran una concentración de líquido y pus caracterizan la dermatosis pustulosa subcorneal.

La tiña crural con afectación folicular y la candidiasis pueden diferenciarse al identificar los microorganismos micóticos en los frotis microscópicos o los cultivos, y por la resolución completa con el tratamiento.

Los pacientes con enfermedad leve localizada pueden tratarse con un ungüento de corticoides de potencia media o alta, como la triamcinolona al 0.1% o la fluocinonida al 0.05%, con una mejoría pronta variable. No obstante, son raros los beneficios satisfactorios y duraderos de los corticoides tópicos en caso de psoriasis pustulosa significativa, y por lo general se requiere de un tratamiento sistémico específico. La crema de calcipotrieno y el ungüento de calcipotriol, aplicados c/12 h, pueden mejorar la piel, y la medicación combinada de calcipotrieno y ungüento de dipropionato de betametasona aplicado a diario puede ser útil. Otros tratamientos convencionales contra la psoriasis, como los alquitranes, los retinoides y la antralina, son demasiado irritantes para su uso en la zona genital.

Existen varios tratamientos sistémicos para la psoriasis pustulosa. Estos fármacos son bastante eficaces, pero debido a que presentan reacciones adversas graves, solo deben utilizarse con gran cuidado y por médicos con conocimientos sobre su uso y la vigilancia necesaria. La ciclosporina es un medicamento de rescate a corto plazo para las personas con enfermedad grave. La acitretina es un retinoide aromático oral muy útil para muchos pacientes con psoriasis eritrodérmica o pustulosa. Este medicamento produce un rápido cese de las nuevas pústulas con resolución evidente de la piel en pocas semanas. Sin embargo, este potente fármaco tiene varias reacciones adversas graves. Es un formidable teratógeno que puede almacenarse durante años en la grasa corporal si se administra con alcohol. Además, los retinoides elevan las concentraciones séricas de triglicéridos y a veces producen exostosis. Otros síntomas más frecuentes y a veces perjudiciales pero reversibles son la fragilidad cutánea, la sequedad y las artralgias. La dosis habitual de acitretina es de 0.5 a 1.0 mg/kg al día, por lo general, administrada a 25 a 50 mg c/24 h. El metotrexato y los biofármacos, así como el apremilast, son otros tratamientos sistémicos utilizados en caso de psoriasis resistente.

Artritis reactiva (síndrome de Reiter)

Antes llamado «síndrome de Reiter», este epónimo se cambió a *artritis reactiva* porque se cree que Reiter fue el director del Instituto Kaiser Wilhelm de Terapia Experimental en la Alemania nazi.[83] La *artritis reactiva* es una espondiloartritis inflamatoria inmunitaria relativamente rara que se produce tras la infección genitourinaria o gastrointestinal. *Véase* el capítulo 15.

Presentación clínica

La *artritis reactiva* se define como la tríada de conjuntivitis, uretritis no gonocócica y oligoartritis; aunque la mayoría de los pacientes se presentan sin los tres signos, el cuadro se completa con el tiempo. Esta afección suele asociarse a lesiones cutáneas idénticas a las de la psoriasis pustulosa. La artritis reactiva afecta más a los hombres que a las mujeres en una proporción de 20 a 1 y se presenta con mayor frecuencia en quienes son positivos al antígeno leucocitario humano (HLA, *human leukocyte antigen*) B27.[83] La edad de mayor afectación es en la segunda y la tercera décadas. Los pacientes con la afección desencadenada por diarrea suelen tener diarrea unas 3 semanas antes, ya resuelta al momento de presentarse, y los detonados por enfermedades de transmisión sexual manifiestan disuria, secreción del pene, dolor testicular (hombres) y tanto hemorragia como dolor pélvico (mujeres). La artritis puede ser de corta duración, recurrente o continua, y alrededor del 20% de los individuos afectados desarrollan enfermedades crónicas de las articulaciones, los ojos y el corazón.

Las lesiones cutáneas se manifiestan como pápulas o placas bien delimitadas, rojas, escamosas, costrosas o pustulosas en las palmas de las manos, las plantas de los pies y como piel genital pilosa seca y queratinizada. A medida que las placas palmares y plantares se vuelven crónicas, se produce

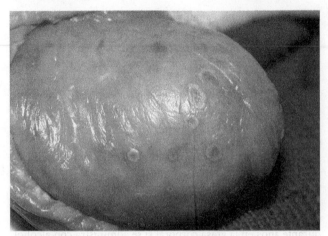

Fig. 10-71. La balanitis circinada de la artritis reactiva en un hombre incircunciso consiste en pequeñas pápulas blancas anulares.

hiperqueratosis, lo que causa las lesiones típicas de la queratodermia blenorrágica.

El glande del pene incircunciso suele presentar balanitis circinada, que se manifiesta como pápulas blancas, circinadas, bien delimitadas y erosiones rojas superficiales (fig. 10-71). En el caso poco frecuente de la artritis reactiva en la mujer, la piel hidratada de los labios menores y el vestíbulo puede manifestar erosiones similares o pápulas blancas sólidas, anulares o arqueadas. Tanto la piel vulvar pilosa como la piel seca del pene presentan pápulas y placas bien delimitadas, costrosas, rojas y escamosas. Otras características genitourinarias incluyen uretritis, prostatitis, vesiculitis seminal, cistitis hemorrágica y estenosis uretral. El cuello uterino puede mostrar pápulas blancas, arqueadas y entrelazadas.

La artritis reactiva es una artritis asimétrica de las grandes articulaciones que sostienen peso, como la espalda, las rodillas o los tobillos. También es característico el dolor de talón por inflamación en la inserción del tendón de Aquiles. Los pacientes pueden desarrollar uveítis anterior, conjuntivitis e iritis que requieren tratamiento oftalmológico minucioso.

Diagnóstico

El diagnóstico de la artritis reactiva se basa en la clínica. La combinación de síntomas genitourinarios, la afectación de la articulación metatarsofalángica, la proteína C reactiva elevada y el HLA-B27 positivo confiere una sensibilidad del 69% y una especificidad del 93.5% al diagnóstico de la artritis reactiva.[84] Aún así, se requiere un alto grado de sospecha para hacer el diagnóstico de la artritis reactiva, ya que los pacientes no suelen presentar todas las características clínicas definitorias al principio.

Deben descartarse las causas infecciosas de los síntomas, en especial la gonorrea. Las radiografías de las articulaciones pueden mostrar osteoporosis periarticular y entesopatía, una combinación de erosiones alrededor de la inserción de los tendones y ligamentos, radiotransparencia ósea y formación de hueso nuevo que incluye espolones. Los análisis séricos para la tipifi-

cación del HLA suelen revelar la presencia del antígeno HLA-B27 en los pacientes con artritis reactiva.

La biopsia de las lesiones cutáneas no permite diferenciarlas de la psoriasis pustulosa. Las enfermedades cutáneas que deben distinguirse de la artritis reactiva son la candidiasis y la psoriasis pustulosa. La psoriasis es una enfermedad relacionada de forma estrecha que se distribuye en un espectro con la artritis reactiva; estas dos afecciones no siempre pueden distinguirse. La candidiasis puede descartarse por el cultivo o el frotis al microscopio, así como por la falta de respuesta al tratamiento. La tiña crural, el impétigo y el eccema sobreinfectado también pueden confundirse de vez en cuando con las lesiones genitales de la artritis reactiva.

ARTRITIS REACTIVA	**Diagnóstico**

- Artritis crónica concomitante con conjuntivitis, uretritis o cervicitis; análisis microscópicos y cultivos negativos
- Identificación de placas rojas de pústulas, escamas y costras superficiales en las manos, los pies y los genitales; glande incircunciso con pápulas anulares, blancas y coalescentes

Fisiopatología

La artritis reactiva es el resultado de una respuesta inmunitaria reactiva que se desencadena en una persona genéticamente susceptible. Las infecciones que con más frecuencia dan origen a la artritis reactiva son las producidas por los microorganismos que causan disentería o uretritis, como *Yersinia enterocolitica*, *Shigella flexneri*, *Neisseria gonorrhoeae*, *Chlamydia trachomatis*, *Ureaplasma urealyticum*, *Campylobacter fetus* y algunas más actuales como *Borrelia burgdorferi* y el VIH. No se sabe si el VIH causa en sí la enfermedad o si los cambios inmunitarios asociados al síndrome de la inmunodeficiencia humana hacen que una persona sea más susceptible a la artritis reactiva. La artritis reactiva y la psoriasis pustulosa comparten muchas características en común; ambas se distribuyen en un espectro. A veces se ha descrito que el síndrome de la artritis reactiva es familiar; asimismo, la positividad del HLA-B27 resulta frecuente.

De forma más reciente, se ha implicado a otros microorganismos y virus, incluidas las infecciones de otras zonas del cuerpo y la COVID-19, en la patogenia de la artritis reactiva.[85] Sin embargo, la definición de la artritis reactiva parece estar ampliándose para incluir a un grupo menos específico de personas con artritis desencadenadas por una infección.

Tratamiento

La artritis reactiva es una enfermedad crónica y difícil de tratar. El tratamiento de las afecciones articulares es del ámbito reumatológico, con la ayuda de oftalmología y, a veces, de cardiología. La dermatosis genital leve puede tratarse con ungüentos de corticoides como el propionato de clobetasol y el propionato de halobetasol a diario, con un seguimiento cuidadoso para vigilar la mejoría y los efectos secundarios. Aquellos que no mejoran lo suficiente pueden tratarse con metotrexato o biofármacos como los que se utilizan para la psoriasis.

ARTRITIS REACTIVA	Tratamiento cutáneo

- Enfermedad leve
  - Tratamiento de cualquier infección subyacente
  - Ungüento de corticoides
- Enfermedad de moderada a grave
  - Añadir metotrexato oral o ciclosporina, o
  - Añadir un biofármaco (infliximab, etanercept, adalimumab)

Lesiones sólidas que a veces parecen pustulosas

Queratosis pilar

La queratosis pilar es una afección frecuente que consiste en la aparición de tapones superficiales de queratina, sobre todo en las partes laterales de los brazos y las nalgas (*véase* cap. 6 para el análisis completo). No obstante, a veces se ven afectadas las caras anteriores de los muslos e incluso las mejillas. Este problema suele ser asintomático, pero produce textura áspera y arenosa en la piel. En la mayoría de los casos, las lesiones individuales son pequeñas pápulas acuminadas del color de la piel (**fig. 10-72**). Aún así, en algunos pacientes hay eritema folicular asociado; este hallazgo con un tapón de queratina en ocasiones se asemeja a una pústula. Además, a veces los pacientes presentan inflamación secundaria grave y pústulas verdaderas (**fig. 10-73**).

El tratamiento no es necesario y no suele ser satisfactorio. Los pacientes que desean un tratamiento por motivos estéticos pueden ablandar los tapones de queratina sumergiéndolos en agua caliente, y después pueden frotarlos para eliminarlos con una esponja abrasiva. La loción de ácido láctico al 12%, las lociones salicílicas o la crema de tretinoína al 0.025% pueden ayudar a disolver estos tapones en algunos pacientes, pero también pueden ser irritantes.

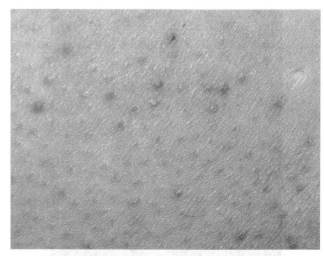

Fig. 10-73. A veces, las lesiones individuales de la queratosis pilar pueden inflamarse y producir una pústula.

Manchas de Fordyce (glándulas sebáceas ectópicas)

Se presentan numerosas glándulas sebáceas ectópicas en la parte interna de los labios menores y, con menor frecuencia, en su superficie lateral y en los labios mayores, el prepucio del clítoris, o bien, el prepucio y el cuerpo del pene. *Véanse* los capítulos 1 y 7. Surgen como pápulas puntiformes, lobulilladas o planas, irregulares, de amarillento al color de la piel, que pueden ser diferenciadas o confluentes (**figs. 10-74 y 10-75**). La abundancia de las glándulas sebáceas grandes, denominada *afección de Fordyce*, es una variante normal y asintomática, aunque en el pasado se creía que este hallazgo producía prurito.

El diagnóstico se hace en función de la localización y la morfología. La biopsia rara vez es necesaria. Si las manchas de

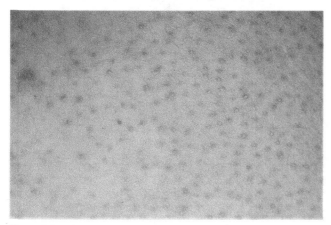

Fig. 10-72. La queratosis pilar consiste en pequeñas pápulas foliculares con un tapón central de queratina que puede simular una pústula.

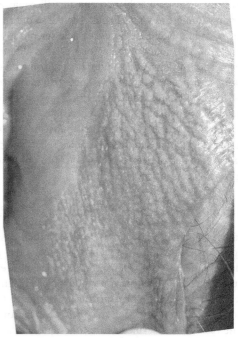

Fig. 10-74. Las pápulas amarillas de las manchas de Fordyce o glándulas sebáceas ectópicas a veces se asemejan un poco a las pústulas.

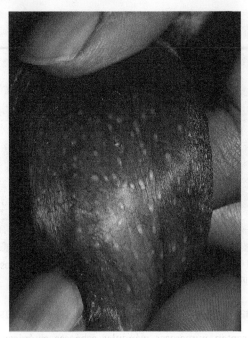

Fig. 10-75. En ocasiones, las glándulas sebáceas amarillas surgen tanto en el cuerpo del pene como en la vulva.

Fordyce se examinan por biopsia de forma fortuita, las características histológicas revelan glándulas sebáceas agrandadas pero sin anomalías. En general, las glándulas sebáceas se asocian a los folículos pilosos y segregan en ellos, pero en los labios menores, donde el vello es escaso, se abren con libertad en la superficie.

Las manchas de Fordyce pueden confundirse con facilidad con los condilomas acuminados, los quistes epidérmicos diminutos o el acné miliar y el molusco contagioso. A diferencia de las verrugas, las manchas de Fordyce son más amarillentas que del color de la piel y se distribuyen simétricamente. El acné miliar suele ser más blanco que amarillo, más diferenciado, menos numeroso y más firme. Además, a diferencia del acné miliar, cada mancha de Fordyce suele ser multilobulillar de forma sutil. El molusco contagioso es más diferenciado, menos simétrico, brillante, más nodular y en forma de cúpula.

Estas glándulas sebáceas ectópicas son estructuras normales, pero su mayor tamaño puede relacionarse con influencias hormonales. Las manchas de Fordyce visibles en los genitales femeninos rara vez surgen antes de la pubertad o tras varios años después del climaterio. Las glándulas sebáceas ectópicas son una variante anatómica normal y el tratamiento médico o quirúrgico no está justificado.

Molusco contagioso inflamado (*véanse* caps. 7 y 15)

Estas pápulas altamente infecciosas se observan en dos poblaciones principales: los niños pequeños y las personas jóvenes con vida sexual activa. Los niños presentan lesiones en cualquier superficie de la piel, pero cuando se producen en los genitales, las lesiones no implican contacto sexual. El molusco contagioso de los adultos es con mayor frecuencia una enfermedad de transmisión sexual, con lesiones que se encuentran sobre todo en la vulva, el pene, el escroto, la parte proximal e interna de los muslos y la piel perineal. Los moluscos

individuales suelen ser pápulas del color de la piel o blancas, en forma de cúpula, algunas con una pequeña depresión central. Sin embargo, a veces pueden verse un poco amarillas o incluso inflamarse y volverse bastante pustulosas (fig. 10-76). Aunque el molusco contagioso suele ser asintomático, las lesiones pustulosas inflamadas a menudo son pruriginosas.

El diagnóstico se establece con frecuencia a partir del aspecto clínico, pero cuando no está claro, el análisis microscópico de una lesión legrada con frotis de Tzanck suele mostrar los típicos cuerpos de inclusión de Henderson-Patterson, también llamados *cuerpos del molusco*. El molusco contagioso se puede parecer a los tumores, las manchas de Fordyce, el acné miliar o las verrugas genitales. Cuando se inflaman, los moluscos pueden confundirse con la foliculitis, pero la presencia habitual de las lesiones típicas circundantes suele indicar el diagnóstico correcto.

El molusco contagioso es causado por un poxvirus de ADN. En una persona inmunocompetente, la infección se resuelve de forma espontánea en 1 o 2 años. La presencia de lesiones pustulosas puede indicar la respuesta inmunitaria del hospedero a la infección con erradicación inminente del virus. Por lo demás, se han utilizado con éxito la crioterapia, el legrado, la resina de podofilina, la podofilotoxina, el ácido tricloroacético, la cantaridina y los preparados de ácido salicílico. También se ha notificado que el imiquimod es de beneficio. Incluso se ha descrito la utilidad del láser de colorante pulsado. Muchos médicos creen que la aplicación diaria de la crema de tretinoína al 0.05% ayuda a disminuir las recidivas y a eliminar de forma gradual las lesiones pequeñas.

Quistes epidérmicos (epidermoides)

Los quistes epidérmicos, a veces llamados por error «quistes sebáceos», son muy frecuentes en los labios mayores y el

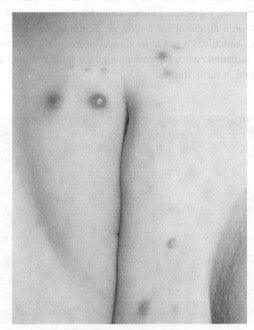

Fig. 10-76. La respuesta inflamatoria al molusco contagioso suele producir pústulas rojas que pueden confundirse con una infección.

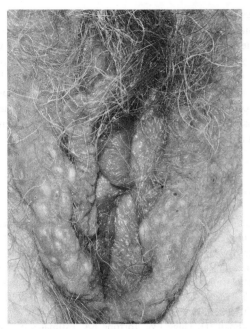

Fig. 10-77. De vez en cuando, los quistes epidérmicos pueden verse de color amarillo y sugerir erróneamente la presencia de pústulas.

escroto (*véanse* caps. 1, 6 y 8). Los quistes epidérmicos surgen de los folículos pilosos que se obstruyen y se distienden con queratina. La queratina hidratada en el interior del quiste confiere a la lesión su color blanco amarillento (fig. 10-77). Esta queratina hidratada es un material seboso, caseoso, desmoronable y maloliente. Muchos de estos quistes muestran una apertura folicular que se manifiesta como un pequeño punto negro central en la superficie del quiste. Si el quiste sufre un traumatismo, la queratina se filtra a través de su cápsula de epitelio folicular hacia la dermis, produciendo así una respuesta inflamatoria rápida. El nódulo se enrojece, duele y se vuelve purulento como resultado de esta respuesta de cuerpo extraño, no por una infección. A veces, sobre todo en las mucosas modificadas de la vulva, surgen diversos quistes epidérmicos diminutos (acné miliar) que pueden inflamarse de manera frecuente y recurrente.

El quiste epidérmico inflamado suele confundirse con la furunculosis, una infección folicular profunda por *S. aureus*. Sin embargo, el quiste inflamado suele ser una lesión inflamatoria aislada y, a diferencia de la furunculosis bacteriana, el eritema suele limitarse al nódulo, ya que no se extiende mucho a la piel circundante. Los múltiples quistes inflamados crónicos o recurrentes constituyen la hidradenitis supurativa. Los pacientes con inflamación frecuente del acné miliar a menudo son diagnosticados erróneamente de foliculitis supurativa. Los quistes epidérmicos no necesitan tratamiento, salvo por razones estéticas o si hay inflamación. Los quistes inflamados se tratan de manera óptima con 0.1 a 0.3 mL de acetónido de triamcinolona, 3 a 5 mg/mL, inyectados de forma intralesional antes de que se vuelvan fluctuantes. Una vez fluctuantes, la incisión y el drenaje pueden proporcionar cierta comodidad al paciente, pero la recidiva es frecuente. El tratamiento definitivo consiste en la resección, pero los quistes no deben extirparse mientras estén inflamados. Cuando están inflamados, los bor-

des del quiste son indistintos y edematosos, lo que requiere una extirpación mayor y más cicatrización de la que se produciría en ausencia de la inflamación. En general, los antibióticos no son útiles en la forma aguda. Sin embargo, los pacientes con nódulos quísticos inflamados de forma recurrente (hidradenitis supurativa) o acné miliar inflamado con frecuencia se benefician de la administración a largo plazo de antibióticos antiinflamatorios como la doxiciclina o la minociclina a 100 mg administrados c/12 h, clindamicina a 150 mg o trimetoprima-sulfametoxazol de doble potencia.

Quistes vestibulares

Los quistes vestibulares o mucosos vulvares son quistes relativamente frecuentes que surgen del epitelio fistular urogenital continuo o de la obstrucción de las glándulas vestibulares menores (*véase* cap. 7). Los quistes vestibulares son nódulos de 2 mm a 2 cm que pueden ser del color de la piel, amarillos o azulados (fig. 10-78). A menudo son translúcidos y, si se rompen, estas lesiones expulsan moco transparente. Estos quistes suelen ser asintomáticos, aunque si son grandes rara vez causan dispareunia u obstrucción de las vías urinarias. El diagnóstico suele ser clínico. El diagnóstico diferencial solo abarca otros tipos de quistes benignos. La diferenciación de los quistes vestibulares de otros quistes locales carece de importancia. El tratamiento pocas veces es necesario, pero los quistes vestibulares pueden extirparse con cirugía si causan síntomas.

Otras enfermedades que pueden verse amarillas o producir costras

Cualquier enfermedad que cause ulceración, erosión o ampollas puede, cuando surge en la piel seca, producir costras. En general, se trata de las mismas afecciones que causan erosiones cuando

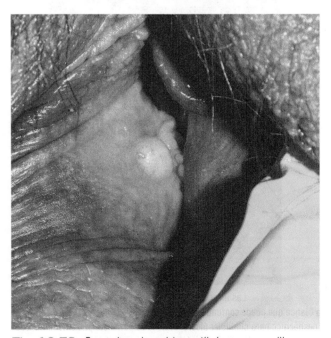

Fig. 10-78. En ocasiones los quistes vestibulares son amarillos.

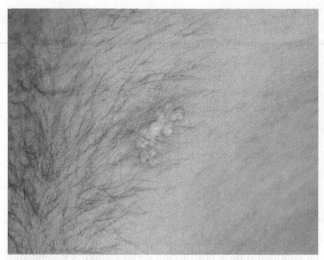

Fig. 10-79. Cualquier enfermedad ampollosa, incluidas estas vesículas del virus del herpes simple, se manifiesta pustulosa después de que ha estado presente durante varios días. Sin embargo, la perforación de la ampolla revela líquido seroso en lugar de pus espeso.

surgen en los epitelios mucosos más frágiles, como la vagina o las mucosas modificadas, como el glande del pene y la piel clínicamente no pilosa de la vulva. Las erosiones de estas superficies epiteliales presentan a menudo una base de fibrina amarilla.

Las infecciones por el VHS suelen clasificarse en vesiculares o erosivas. Sin embargo, como cualquier erupción vesicular, esta infección viral puede presentar una morfología amarilla en varios contextos (fig. 10-79). En primer lugar, al romperse las vesículas en la piel queratinizada, la exudación y el secado producen una costra amarilla que puede imitar al impétigo.

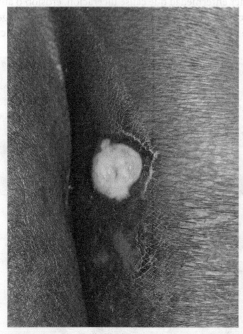

Fig. 10-80. Las úlceras a menudo tienen una base de fibrina amarilla o blanca que puede confundirse con purulencia, pero se trata de un hallazgo inespecífico para cualquier úlcera, como lo es para este paciente inmunodeprimido con una úlcera por la infección por el virus del herpes simple.

Además, las vesículas de las infecciones por el VHS suelen enturbiarse de manera secundaria cuando se producen en la piel queratinizada, donde la piel es menos frágil y las vesículas no se desintegran con rapidez. Por último, con frecuencia las úlceras desarrollan un coágulo amarillento en la base (fig. 10-80). Los pacientes inmunodeprimidos son muy propensos a contraer una infección papular por el VHS, ya que sobre las erosiones se forman pápulas adherentes y confluentes de fibrina amarilla.

REFERENCIAS

1. Center for Disease Control and Prevention. *Genital Herpes Treatment and Care. Treatment Guidelines and Updates.* July 22, 2021. https://www.cdc.gov/std/treatment-guidelines/herpes.htm
2. James C, Harfouche M, Welton NJ, et al. Herpes simplex virus: global infection prevalence and incidence estimates, 2016. *Bull World Health Organ.* 2020;98(5):315-329. doi:10.2471/BLT.19.237149
3. Spicknall IH, Flagg EW, Torrone EA. Estimates of the prevalence and incidence of genital herpes, United States, 2018. *Sex Transm Dis.* 2021;48:260-265. doi:10.1097/OLQ.0000000000001375
4. Ginieri-Coccossis M, et al. Quality of life and depression in chronic sexually transmitted infections in UK and Greece: the use of WHOQOL-HIV/STI BREF. *Psychiatriki.* 2018;29(3):209-219. doi:10.22365/jpsych.2018.293.209
5. Majewska A, Romejko-Wolniewicz E, Zareba-Szczudlik J, Kilijańczyk M, Gajewska M, Młynarczyk G. [Laboratory diagnosis of genital herpes--direct immunofluorescence method]. *Ginekol Pol.* 2013;84:615-619.
6. Bagri P, et al. Estradiol enhances antiviral CD4⁺ tissue-resident memory T cell responses following mucosal herpes simplex virus 2 vaccination through an IL-17-mediated pathway. *J Virol.* 2020;95:e01206-e01220. doi:10.1128/JVI.01206-20
7. McCarthy KJ, Gollub EL, Ralph L, van de Wijgert J, Jones HE. Hormonal contraceptives and the acquisition of sexually transmitted infections: an updated systematic review. *Sex Transm Dis.* 2019;46:290-296.
8. Workowski KA, et al. Sexually transmitted infections treatment guidelines, 2021. *MMWR Recomm Rep.* 2021;70:1-187.
9. Magaret AL, et al. Effect of condom use on Per-act HSV-2 transmission risk in HIV-1, HSV-2-discordant couples. *Clin Infect Dis.* 2016;62:456-461.
10. Stanfield BA, Kousoulas KG, Fernandez A, Gershburg E. Rational design of live-attenuated vaccines against herpes simplex viruses. *Viruses.* 2021;13:1637.
11. Awasthi S, Knox JJ, Desmond A, et al. Trivalent nucleoside-modified mRNA vaccine yields durable memory B cell protection against genital herpes in preclinical models. *J Clin Invest.* 2021;131(23):e152310. doi:10.1172/JCI152310
12. Koumaki D, et al. Herpes zoster viral infection after AZD1222 and BNT162b2 coronavirus disease 2019 mRNA vaccines: a case series. *J Eur Acad Dermatol Venereol.* 2022;36(2):e85-e86. doi:10.1111/jdv.17720
13. Costan V-V, Popa C, Hâncu MF, Porumb-Andrese E, Toader MP. Comprehensive review on the pathophysiology, clinical variants and management of pemphigus (Review). *Exp Ther Med.* 2021;22(5):1335. doi:10.3892/etm.2021.10770

14. Kavala M, Topaloğlu Demir F, Zindanci I, et al. Genital involvement in pemphigus vulgaris (PV): correlation with clinical and cervicovaginal Pap smear findings. *J Am Acad Dermatol.* 2015;73(4):655-659.

15. Kappius RH, Ufkes NA, Thiers BH. Paraneoplastic pemphigus. In: *StatPearls [Internet].* Treasure Island, FL: StatPearls Publishing; 2021. Review.

16. Pile HD, Yarrarapu SNS, Jonathan S, Crane JS. Drug induced pemphigus. In: *StatPearls [Internet].* Treasure Island, FL: StatPearls Publishing; 2021.

17. Brenner S, Goldberg I. Drug-induced pemphigus. *Clin Dermatol.* 2011;29(4):455-457.

18. Murrell DF, et al. Diagnosis and management of pemphigus: recommendations of an international panel of experts. *J Am Acad Dermatol.* 2020;82(3):575-585.e1. doi:10.1016/j.jaad.2018.02.021

19. Askin O, Ozkoca D, Kutlubay Z, Mat MC. A retrospective analysis of pemphigus vulgaris patients: demographics, diagnosis, co-morbid diseases and treatment modalities used. *North Clin Istanb.* 2020;7:597-602. doi:10.14744/nci.2020.37039

20. Lernia VD, Casanova DM, Goldust M, Ricci C. Pemphigus vulgaris and bullous pemphigoid: update on diagnosis and treatment. *Dermatol Pract Concept.* 2020;10:e2020050. doi:10.5826/dpc.1003a50

21. Kridin K, Sagi SZ, Bergman R. Mortality and cause of death in patients with pemphigus. *Acta Derm Venereol.* 2017;97:607-611. doi:10.2340/00015555-2611

22. Vinay K, Kanwar AJ, Mittal A, Dogra S, Minz RW, Hashimoto T. Intralesional rituximab in the treatment of refractory oral pemphigus vulgaris. *JAMA Dermatol.* 2015;151:878-882. doi:10.1001/jamadermatol.2014.3674

23. Mazloom E, et al. Intralesional injection of biosimilar rituximab in recalcitrant mucocutaneous lesions of patients with pemphigus vulgaris: a pilot study. *Dermatol Ther.* 2020;33:e14407. doi:10.1111/dth.14407

24. Iraji F, et al. Comparison between the efficacy of intralesional rituximab versus intralesional triamcinolone in the treatment refractory Pemphigus Vulgaris lesions: a randomized clinical trial. *Int Immunopharmacol.* 2019;73:94-97. doi:10.1016/j.intimp.2019.04.031

25. Kridin K, Hübner F, Recke A, Linder R, Schmidt E. The burden of neurological comorbidities in six autoimmune bullous diseases: a population-based study. *J Eur Acad Dermatol Venereol.* 2021;35:2074-2078. doi:10.1111/jdv.17465

26. Wright B, Halper K, Worswick S. Bullous Pemphigoid and malignancy in two different hospital populations: a retrospective cohort review. *Oncology.* 2020;98:318-320. doi:10.1159/000506055

27. Kridin K, Hammers CM, Ludwig RJ, Cohen AD. Risk of solid malignancies in bullous pemphigoid: a large-scale population-based cohort study. *J Dermatol.* 2021;48:317-323. doi:10.1111/1346-8138.15685

28. Baigrie D, Nookala V. Bullous pemphigoid. In: *StatPearls [Internet].* Treasure Island, FL: StatPearls Publishing; 2021. Review.

29. Montagnon CM, Tolkachjov SN, Murrell DF, Camilleri MJ, Lehman JS. Subepithelial autoimmune blistering dermatoses: clinical features and diagnosis. *J Am Acad Dermatol.* 2021;85:1-14. doi:10.1016/j.jaad.2020.11.076

30. McMahon DE, et al. Clinical and pathologic correlation of cutaneous COVID-19 vaccine reactions including V-REPP: a registry-based study. *J Am Acad Dermatol.* 2022;86(1):113-121.

doi:10.1016/j.jaad.2021.09.002

31. Schmidt V, Blum R, Möhrenschlager MJ. Biphasic bullous pemphigoid starting after first dose and boosted by second dose of mRNA-1273 vaccine in an 84-year-old female with polymorbidity and polypharmacy. *J Eur Acad Dermatol Venereol.* 2022;36(2):e88-e90. doi:10.1111/jdv.17722

32. Balakirski G, Alkhateeb A, Merk HF, Leverkus M, Megahed M. Successful treatment of bullous pemphigoid with omalizumab as corticosteroid-sparing agent: report of two cases and review of literature. *J Eur Acad Dermatol Venereol.* 2016;30:1778-1782. doi:10.1111/jdv.13758

33. Kremer N, Snast I, Cohen ES, et al. Rituximab and omalizumab for the treatment of bullous pemphigoid: a systematic review of the literature. *Am J Clin Dermatol.* 2019;20:209-216.

34. Bishnoi A, De D, Handa S, Mahajan R. Biologics in autoimmune bullous diseases: current scenario. *Indian J Dermatol Venereol Leprol.* 2021;87:611-620. doi:10.25259/IJDVL_886_19. Review.

35. Abdat R, et al. Dupilumab as a novel therapy for bullous pemphigoid: a multicenter case series. *J Am Acad Dermatol.* 2020;83:46-52. doi:10.1016/j.jaad.2020.01.089

36. Saleh M, Reedy M, Torok H, Weaver J. Successful treatment of bullous pemphigoid with dupilumab: a case and brief review of the literature. *Dermatol Online J.* 2021;27:13030/qt0dv3f9h6.

37. Försti AK, Jokelainen J, Timonen M, Tasanen K. Risk of death in bullous pemphigoid: a retrospective database study in Finland. *Acta Derm Venereol.* 2016;96:758-761. doi:10.2340/00015555-2347

38. Rashid H, et al. European guidelines (S3) on diagnosis and management of mucous membrane pemphigoid, initiated by the European Academy of Dermatology and Venereology—Part I. *J Eur Acad Dermatol Venereol.* 2021;35:1750-1764. doi:10.1111/jdv.17397

39. Setterfield J, Theron J, Vaughan RW, et al. Mucous membrane pemphigoid: HLA-DQB1*0301 is associated with all clinical sites of involvement and may be linked to antibasement membrane IgG production. *Br J Dermatol.* 2001;145:406-414.

40. Bernard P, Antonicelli F, Bedane C, et al. Prevalence and clinical significance of anti-aminin 332 autoantibodies detected by a novel enzyme-linked immunosorbent assay in mucous membrane pemphigoid. *JAMA Dermatol.* 2013;149:533-540.

41. Lytvyn Y, et al. Biologic treatment outcomes in mucous membrane pemphigoid: a systematic review. *J Am Acad Dermatol.* 2022;87(1):110-120. doi:10.1016/j.jaad.2020.12.056

42. Patel PM, Jones VA, Murray TN, Amber KT. A review comparing international guidelines for the management of bullous pemphigoid, pemphigoid gestationis, mucous membrane pemphigoid, and epidermolysis acquista. *Am J Clin Dermatol.* 2020;21:557-565. doi:10.1007/s40257-020-00513-3

43. Schmidt E, et al. European Guidelines (S3) on diagnosis and management of mucous membrane pemphigoid, initiated by the European Academy of Dermatology and Venereology—Part II. *J Eur Acad Dermatol Venereol.* 2021;35:1926-1948. doi:10.1111/jdv.17395

44. Alkeraye S, AlZamil LR, Alenazi S. Dapsone in the management of pemphigus and pemphigoid: rediscovery of its long-lost efficacy. *Cureus.* 2020;12:e8805. doi:10.7759/cureus.8805

45. Montagnon CM, Lehman JS, Murrell DF, Camilleri MJ, Tolkachjov SN. Subepithelial autoimmune bullous dermatoses disease activity assessment and therapy. *J Am Acad Dermatol.* 2021;85:18-27. doi:10.1016/j.jaad.2020.05.161

46. Santi CG, et al. Consensus on the treatment of autoimmune bullous dermatoses: bullous pemphigoid, mucous membrane pemphigoid and epidermolysis bullosa acquisita—Brazilian Society of Dermatology. *An Bras Dermatol.* 2019;94(2 Suppl 1):33-47. doi:10.1590/abd1806-4841.2019940207

47. Kanda N, Nakadaira N, Otsuka Y, Ishii N, Hoashi T, Saeki H. Linear IgA bullous dermatosis associated with ulcerative colitis: a case report and literature review. *Australas J Dermatol.* 2020;6:e82-e86. doi:10.1111/ajd.13121

48. Shin L, Gardner JT II, Dao H Jr. Updates in the diagnosis and management of linear IgA disease: a systematic review. *Medicina (Kaunas).* 2021;57:818. doi:10.3390/medicina57080818

49. Vale ECSD, Dimatos OC, Porro AM, Santi CG. Consensus on the treatment of autoimmune bullous dermatoses: dermatitis herpetiformis and linear IgA bullous dermatosis—Brazilian Society of Dermatology. *An Bras Dermatol.* 2019;94(2 Suppl 1):48-55. doi:10.1590/abd1806-4841.2019940208

50. Ben Lagha I, Ashack K, Khachemoune A. Hailey-Hailey disease: an update review with a focus on treatment data. *Am J Clin Dermatol.* 2020;21:49-68. doi:10.1007/s40257-019-00477-z

51. Farahnik B, Blattner CM, Mortazie MB, Perry BM, Lear W, Elston DM. Interventional treatments for Hailey-Hailey disease. *J Am Acad Dermatol.* 2017;76(3):551-558.e3. doi:10.1016/j.jaad.2016.08.039

52. Dreyfus I, et al. Botulinum toxin injections as an effective treatment for patients with intertriginous Hailey-Hailey or Darier disease: an open-label 6-month pilot interventional study. *Orphanet J Rare Dis.* 2021;16:93. doi:10.1186/s13023-021-01710-x

53. Martina E, Diotallevi F, Radi G, Campanati A, Offidani A. Therapeutic use of botulinum neurotoxins in dermatology: systematic review. *Toxins (Basel).* 2021;13:120. doi:10.3390/toxins13020120

54. Lim D, Belisle A, Davar S. Improvement in Hailey-Hailey disease with a combination of low-dose naltrexone and oral magnesium chloride: a case report. *SAGE Open Med Case Rep.* 2020;8:2050313X20984121. doi:10.1177/2050313X20984121

55. Sousa Gomes M, Araújo Pereira J, Trocado V, Prata JP, Teixeira V, Pinheiro P. Vulvar Hailey-Hailey disease treated with low-dose naltrexone: case report and literature review. *Arch Gynecol Obstet.* 2020;302:1081-1086. doi:10.1007/s00404-020-05705-0

56. Alzahrani N, et al. Hailey-Hailey disease treated with dupilumab: a case series. *Br J Dermatol.* 2021;185:680-682. doi:10.1111/bjd.20475

57. Di Altobrando A, Sacchelli L, Patrizi A, Bardazzi F. Successful treatment of refractory Hailey-Hailey disease with apremilast. *Clin Exp Dermatol.* 2020;45:604-605. doi:10.1111/ced.14173

58. Crowder CA, Jeney SES, Kraus CN, Bernal N, Lane F. Vulvovaginal involvement in Stevens-Johnson syndrome and toxic epidermal necrolysis: management and techniques used to reduce gynecologic sequelae. *Int J Dermatol.* 2022;61(2):158-163. doi:10.1111/ijd.15676. Epub 2021 May 26.

59. Frantz R, Huang S, Are A, Motaparthi K. Stevens-Johnson syndrome and toxic epidermal necrolysis: a review of diagnosis and management. *Medicina (Kaunas).* 2021;57:895. doi:10.3390/medicina57090895

60. Soares A, Sokumbi O. Recent updates in the treatment of erythema multiforme. *Medicina (Kaunas).* 2021;57:921. doi:10.3390/medicina57090921

61. O'Brien KF, et al. Vulvovaginal manifestations in Stevens-Johnson syndrome and toxic epidermal necrolysis: prevention and treatment. *J Am Acad Dermatol.* 2021;85:523-528. doi:10.1016/j.jaad.2019.08.031

62. Anderson HJ, Lee JB. A review of fixed drug eruption with a special focus on generalized bullous fixed drug eruption. *Medicina (Kaunas).* 2021;57:925. doi:10.3390/medicina57090925. Review.

63. Silvestre-Torner N, Imbernón-Moya A, Martínez-García M, Burgos-Lázaro F. Acquired cutaneous lymphangiectasia: dermoscopic evidence from white-yellowish lacunae. *Dermatol Pract Concept.* 2021;11:e2021062. doi:10.5826/dpc.1103a62

64. Huilgol SC, Neill S, Barlow RJ. CO(2) laser therapy of vulval lymphangiectasia and lymphangioma circumscriptum. *Dermatol Surg.* 2002;28:575-577.

65. Vignes S, Arrault M, Trévidic P. Surgical resection of vulva lymphoedema circumscriptum. *J Plast Reconstr Aesthet Surg.* 2010;63:1883-1885. doi:10.1016/j.bjps.2009.11.019

66. Ghaemmaghami F, Karimi Zarchi M, Mousavi A. Surgical management of primary vulvar lymphangioma circumscriptum and postradiation: case series and review of literature. *J Minim Invasive Gynecol.* 2008;15:205-208. doi:10.1016/j.jmig.2007.09.005

67. Poizeau F, Plantier F, Bell H, Moyal-Barracco M. Vulvar Fordyce adenitis: a cohort of 45 women. *Ann Dermatol Venereol.* 2021;148(4):221-227. doi:10.1016/j.annder.2021.04.001

68. Dixit S, Olsson A, Fischer G. A case series of 11 patients with hormone-responsive sebaceous adenitis of the labia minora. *Australas J Dermatol.* 2014;55(1):80-83. doi:10.1111/ajd.12066

69. Mintoff D, Benhadou F, Pace NP, Frew JW. Metabolic syndrome and hidradenitis suppurativa: epidemiological, molecular, and therapeutic aspects. *Int J Dermatol.* 2021. 2021 Sep 16. doi: 10.1111/ijd.15910. Online ahead of print.

70. Garg A, et al. Comorbidity screening in hidradenitis suppurativa: evidence-based recommendations from the US and Canadian Hidradenitis Suppurativa Foundations. *J Am Acad Dermatol.* 2022;86(5):1092-1101. doi:10.1016/j.jaad.2021.01.059

71. Tugnoli S, Agnoli C, Silvestri A, Giari S, Bettoli V, Caracciolo S. Anger, emotional fragility, self-esteem, and psychiatric comorbidity in patients with hidradenitis suppurativa/acne inversa. *J Clin Psychol Med Settings.* 2020;27:527-540. doi:10.1007/s10880-019-09640-4

72. Sachdeva M, et al. Squamous cell carcinoma arising within hidradenitis suppurativa: a literature review. *Int J Dermatol.* 2021;60:e459-e465. doi:10.1111/ijd.15677

73. Aarts P, Aitken JJ, van Straalen KR. Prevalence of central sensitization in patients with hidradenitis suppurativa. *JAMA Dermatol.* 2021;157:1209-1212. doi:10.1001/jamadermatol.2021.2918

74. Rosi E, et al. Insights into the pathogenesis of HS and therapeutical approaches. *Biomedicines.* 2021;9:1168. doi:10.3390/biomedicines9091168

75. Scala E, et al. Hidradenitis suppurativa: where we are and where we are going. *Cells.* 2021;10:2094. doi:10.3390/cells10082094

76. Goldburg SR, Strober BE, Payette MJ. Hidradenitis suppurativa: current and emerging treatments. *J Am Acad Dermatol.* 2020;82(5):1061-1082. doi:10.1016/j.jaad.2019.08.089

77. López-Llunell C, Riera-Martí N, Gamissans M, Romaní J. Dapsone in hidradenitis suppurativa: a case series of 56 patients.

Dermatol Ther. 2021;34(6):e15161. doi:10.1111/dth.15161

78. Liakou AI, et al. Colchicine improves clinical outcomes and quality of life in hidradenitis suppurativa patients: a retrospective study. *J Clin Med.* 2021;10:4742. doi:10.3390/jcm10204742

79. van der Zee HH, Prens EP. The anti-inflammatory drug colchicine lacks efficacy in hidradenitis suppurativa. *Dermatology.* 2011;223:169-173. doi:10.1159/000332846

80. Holcomb ZE, Porter ML, Kimball AB. A safety review of biologic therapies for the management of hidradenitis suppurativa and unmet needs. *Expert Opin Drug Saf.* 2021;20:1147–1161. doi:10.1080/14740338.2021.1924147

81. Jones ME, Kohn AH, Pourali SP, et al. The use of biologics during the COVID-19 pandemic. *Dermatol Clin.* 2021;39(4):545-553. doi:10.1016/j.det.2021.05.010

82. Kerdel FR, Azevedo FA, Kerdel Don C, Don FA, Fabbrocini G, Kerdel FA. Apremilast for the treatment of mild-to-moderate hidradenitis suppurativa in a prospective, open-label, phase 2 study. *J Drugs Dermatol.* 2019;18:170-176.

83. Cheeti A, Chakraborty RK, Ramphul K. Reactive arthritis. In: *StatPearls [Internet].* Treasure Island, FL: StatPearls Publishing; 2021.

84. Selmi C, Gershwin ME. Diagnosis and classification of reactive arthritis. *Autoimmun Rev.* 2014;13:546-549.

85. Zeidler H, Hudson AP. Reactive arthritis update: spotlight on new and rare infectious agents implicated as pathogens. *Curr Rheumatol Rep.* 2021;23:53. doi:10.1007/s11926-021-01018-6

LECTURAS RECOMENDADAS

Baigrie D, Nookala V. Bullous pemphigoid. In: *StatPearls [Internet].* Treasure Island, FL: StatPearls Publishing; 2021. Review.

Ben Lagha I, Ashack K, Khachemoune A. Hailey-Hailey disease: an update review with a focus on treatment data. *Am J Clin Dermatol.* 2020;21(1):49-68. doi:10.1007/s40257-019-00477-z

Center for Disease Control and Prevention. *Genital Herpes Treatment and Care. Treatment Guidelines and Updates.* July 22, 2021. https://www.cdc.gov/std/treatment-guidelines/herpes.htm

Cheeti A, Chakraborty RK, Ramphul K. Reactive arthritis. In: *StatPearls [Internet].* Treasure Island, FL: StatPearls Publishing; 2021.

Costan V-V, Popa C, Hâncu MF, Porumb-Andrese E, Toader MP. Comprehensive review on the pathophysiology, clinical variants and management of pemphigus (Review). *Exp Ther Med.* 2021;22(5):1335. doi:10.3892/etm.2021.10770

Crowder CA, Jeney SES, Kraus CN, Bernal N, Lane F. Vulvovaginal involvement in Stevens-Johnson syndrome and toxic epidermal necrolysis: management and techniques used to reduce gynecologic sequelae. *Int J Dermatol.* 2021. doi:10.1111/ijd.15676

Frantz R, Huang S, Are A, Motaparthi K. Stevens-Johnson syndrome and toxic epidermal necrolysis: a review of diagnosis and management. *Medicina (Kaunas).* 2021;57:895. doi:10.3390/medicina57090895

LIBBY EDWARDS Y PETER J. LYNCH

Muchos médicos no distinguen las erosiones de las ulceraciones, pero para un dermatólogo son categorías diagnósticas diferenciales separadas. Una *erosión* es un defecto superficial, en el que solo se pierde el epitelio de la superficie. La *úlcera* es más profunda y el defecto se extiende hasta la dermis o incluso la atraviesa. Por lo general, las erosiones son rojas y al tacto no se aprecia ninguna depresión en la piel (**fig. 11-1**). Las úlceras en las mucosas suelen tener una base de fibrina blanca o amarillenta y presentan pérdida palpable de tejido (**fig. 11-2**). En la piel seca y queratinizada, la base de las úlceras extramucosas suele ser roja, a menudo con restos de fibrina amarilla adherida. Las erosiones y las úlceras en la piel seca pueden estar cubiertas por costra de sangre y fibrina. Por supuesto, hay solapamiento; una úlcera empieza como una abrasión y se convierte en una erosión al curarse. La erosión puede profundizarse hasta convertirse en una úlcera por infección, fármacos irritantes o manipulación.

SECCIÓN A: EROSIONES

Muchas erosiones se producen cuando el techo de la ampolla se vuelve esfacelo; por lo tanto, todas las afecciones ampollosas deben tenerse en cuenta en el diagnóstico diferencial cuando se observen erosiones (*véase* cap. 10).

Por lo general, cuando una erosión es producida por una ampolla, la erosión es redonda o arqueada (**fig. 11-3**); a menudo pueden verse algunas ampollas intactas. Cuando son el resultado de algún traumatismo, las erosiones suelen ser irregulares, lineales o anguladas.

Las enfermedades erosivas de la piel pueden ser infecciosas, inmunitarias, malignas o traumáticas, como la excoriación por rascado.

Liquen plano erosivo

El liquen plano (LP) presenta morfologías muy diferentes; el liquen plano erosivo es la alteración erosiva no infecciosa más frecuente de la vulva. El liquen plano erosivo es menos frecuente en el pene. En los hombres, las pápulas rojas (*véase* cap. 6) son más habituales que las erosiones. La piel húmeda a menudo manifiesta lesiones cutáneas blancas (*véase* cap. 8). Algunos pacientes presentan varias morfologías, como estrías blancas que rodean las erosiones. Existen pocos estudios sobre el LP genital, y los datos sobre la forma bucal son más abundantes en relación con la anogenital, por lo que a menudo se hace referencia a ella en este capítulo.

Presentación clínica

El LP vulvovaginal erosivo no se observa en los niños, es raro en los adultos jóvenes y, en las mujeres, representa en su mayoría una afección posmenopáusica. El LP erosivo genital es mucho más frecuente en las mujeres, sobre todo en las dermatosis; el LP peneano se presenta sobre todo en los hombres incircuncisos.[1] En una serie de 89 pacientes con LP peneano se mostró que muy pocos de ellos presentaban la variante erosiva.[2] La gran mayoría de las mujeres con LP vulvovaginal erosivo no muestran afectación de sitios extragenitales o extramucosos. Las pacientes usualmente refieren prurito genital, pero el roce y el rascado suelen ser dolorosos; el ardor, la irritación, la hipersensibilidad, la disuria, la dispareunia y la hemorragia poscoital son los síntomas predominantes. Tanto los hombres como las mujeres con LP genital erosivo suelen referir síntomas bucales de hipersensibilidad y dolor, sobre todo con los alimentos duros como las papas (patatas) fritas y la comida picante y ácida. Entre dos tercios y tres cuartas partes de las mujeres con LP vulvar erosivo pre-

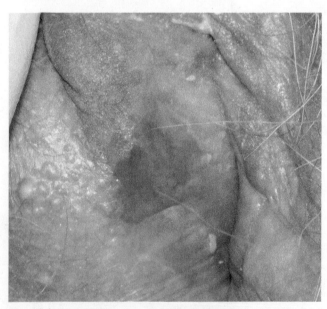

Fig. 11-1. La erosión es una pérdida de la epidermis, la cual es muy delgada, de modo que la erosión está casi al ras de la piel circundante; en una mucosa, la erosión suele ser roja.

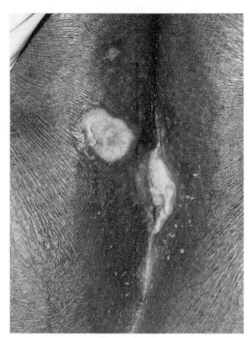

Fig. 11-2. La pérdida de tejido que se extiende hacia la dermis o a través de ella se manifiesta como una lesión palpable. La base de la úlcera en la piel húmeda suele ser de fibrina blanca, aunque a veces es roja.

sentan afectación bucal, pero la frecuencia en los hombres está menos documentada.[3] Una serie de hombres con LP peneano, en su mayoría no erosivo, no presentó afectación extragenital, incluida la ausencia de la enfermedad bucal en el 88.8%.[2]

Las lesiones clásicas del liquen plano en la piel extramucosa son pápulas pruriginosas, violáceas, de punta plana (*véase* cap. 5), pero son poco frecuentes en los pacientes con LP genital erosivo. Las morfologías más habituales del LP mucoso son tanto estrías blancas en forma de encaje o helecho, en particular en la boca, o erosiones, sobre todo en la piel no pilosa de la vulva, el glande y el prepucio ventral del pene incircunciso. La morfología blanca se analiza en el capítulo 8.

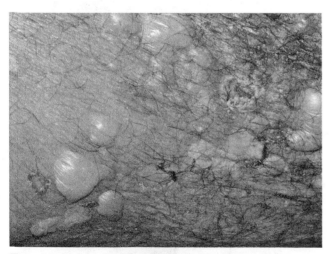

Fig. 11-3. Las ampollas se convierten en erosiones cuando se desprende su techo. Esto ocurre con rapidez en las mucosas delgadas que no tienen estrato córneo, pero es inevitable incluso en la piel queratinizada, como la de la parte interna del muslo. Las erosiones son casi redondas y en la periferia se ven restos del borde de la ampolla.

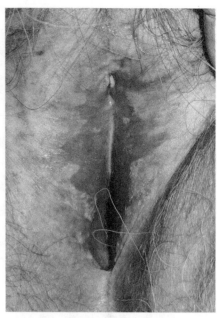

Fig. 11-4. El liquen plano erosivo se manifiesta como erosiones no infectadas e inespecíficas, de forma característica en el vestíbulo y que se extienden hasta los labios mayores internos, habiendo obliterado los menores.

El LP erosivo suele afectar las mucosas modificadas de la vulva, por lo general con epitelio rojo brillante y delgado, así como erosiones a menudo más visibles en las mucosas verdaderas del vestíbulo, pero con frecuencia incluye los labios menores (**figs. 11-4 a 11-6**). Por lo general, estas erosiones son inespecíficas e indistinguibles de las del pénfigo vulgar, del

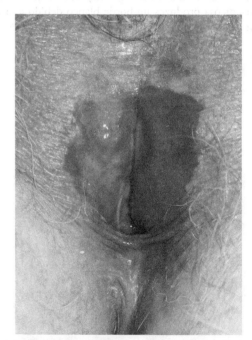

Fig. 11-5. De nuevo, el liquen plano erosivo muestra erosiones inespecíficas en una localización típica con erradicación de toda la estructura vulvar. Este aspecto es indistinguible del pénfigo vulgar y del penfigoide de las mucosas; estas alteraciones también afectan de forma particular la boca y la vagina. No obstante, no hay lesiones cutáneas queratinizadas; además, las biopsias convencionales y por inmunofluorescencia directa permiten descartar las enfermedades inmunoampollosas.

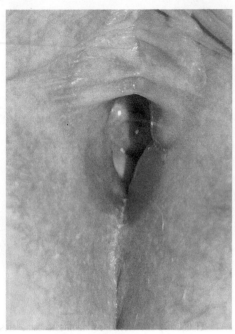

Fig. 11-6. No todo el liquen plano erosivo es motivo de alarma; esta paciente muestra erosiones reducidas en el vestíbulo posterior que se extienden hasta el perineo. Sin embargo, aunque las erosiones son bastante limitadas, los labios menores se han reabsorbido.

pénfigo de las mucosas o de la dermatitis de contacto irritativa aguda. A veces, las erosiones están rodeadas de epitelio blanco que puede constituir la variante morfológica blanca del LP (figs. 11-7 y 11-8). Sin embargo, es probable que cualquier erosión mucosa produzca un borde blanco debido a la inflamación inespecífica de la piel erosionada adyacente. No obs-

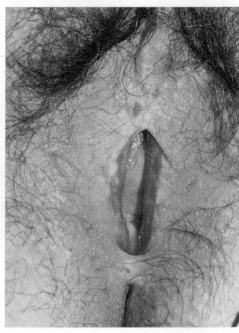

Fig. 11-8. Otra erosión con un borde de hiperqueratosis blanca; la biopsia de esta zona mostró cambios compatibles con el liquen plano.

tante, cuando se presentan placas cercanas reticuladas blancas en forma de encaje, el diagnóstico es sin duda alguna LP (figs. 11-9 y 11-10). En 1982, Pelisse y cols. describieron el síndrome vulvovaginal-gingival, introduciendo el LP erosivo como un subgrupo de aparición frecuente en las mujeres.[4] De manera característica, estas pacientes presentan erosiones vulvares, vaginales y de la mucosa bucal, sobre todo en las encías, la cual no es una localización frecuente del LP (figs. 11-11

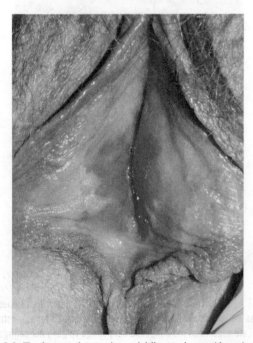

Fig. 11-7. A veces, las erosiones del liquen plano están rodeadas de epitelio blanco. En ocasiones, este epitelio constituye la forma blanca y papular del liquen plano. Otras veces, este cambio blanco es una reacción inespecífica a la inflamación.

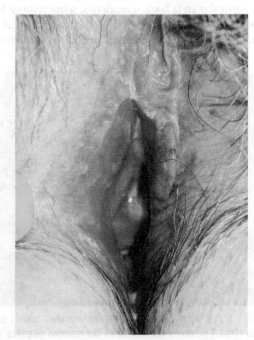

Fig. 11-9. Esta erosión grande de la mucosa modificada está rodeada no solo de epitelio blanco, sino de estrías blancas que conducen al diagnóstico de liquen plano, por lo que no es necesaria la biopsia.

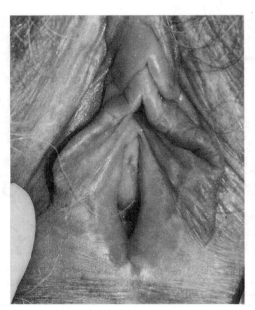

Fig. 11-10. Las pápulas blancas arqueadas y lineales, tanto en el borde del vestíbulo como en los labios menores pilosos, son clásicas del liquen plano. Incluso la piel que parece no estar afectada, como los labios menores y el capuchón del clítoris, muestra edema notorio.

y 11-12). El síndrome pene-gingival es menos frecuente pero también está reconocido (figs. 11-13 y 11-14).[5]

El liquen plano erosivo suele producir cicatrices notorias, incluso cuando la actividad de la enfermedad parece ser baja (fig. 11-15). La reabsorción labial y la cicatrización del capuchón del clítoris son frecuentes. El estrechamiento del introito también es una complicación habitual que puede terminar causando retención urinaria.

La afectación vaginal es muy frecuente en las mujeres con LP vulvar erosivo. Este tema se trata más a detalle en el capítulo 14, «Vaginitis y balanitis». Esto va desde erosiones

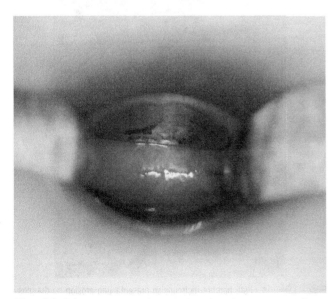

Fig. 11-11. La vagina suele estar afectada en las mujeres con liquen plano vulvar erosivo; esta mujer presenta el síndrome vulvovaginal-gingival, que es un grupo diferenciado de mujeres con afectación de las tres zonas.

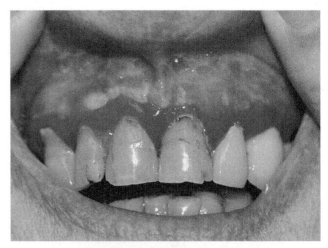

Fig. 11-12. La paciente de la figura 11-11 también presentaba liquen plano gingival erosivo e hiperqueratósico muy doloroso. Tratar el liquen plano gingival es muy difícil, debido en gran parte a la dificultad de mantener los tratamientos tópicos en el epitelio. Está claro que sus dientes manifiestan la afección gingival y la higiene es un asunto doloroso y difícil.

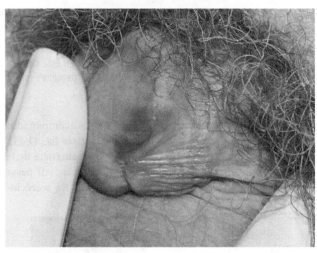

Fig. 11-13. El síndrome pene-gingival es mucho menos frecuente, lo que no es sorprendente si se considera que el liquen plano erosivo peneano es mucho menos habitual en general. Esta erosión inespecífica del liquen plano erosivo ha iniciado la cicatrización precoz evidente del glande al prepucio.

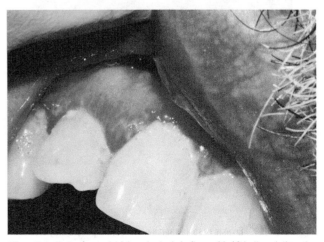

Fig. 11-14. La encía del paciente de la figura 11-13 indica el diagnóstico del liquen plano, con erosión y estrías lineales blancas patognomónicas.

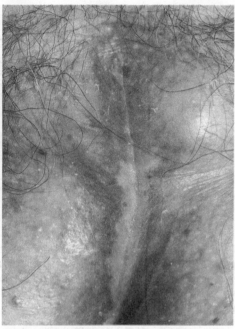

Fig. 11-15. La cicatrización asociada al liquen plano erosivo se produce de forma precoz; suele ocurrir con las afecciones cutáneas que no son demasiado alarmantes. Dicha cicatrización puede ser excepcional, por lo que la intervención temprana puede resultar importante. En este caso, el introito está formado por varias aberturas de 1 mm tan pequeñas que la vulva parece cerrada en su totalidad.

diferenciadas hasta eritema generalizado, ambos acompañados de vaginitis inflamatoria (figs. 11-16 y 11-17; *véase* fig. 11-11). Excepcionalmente, el LP vaginal se presenta en ausencia de la afectación vulvar, casos en los que es mucho más fácil pasar por alto el diagnóstico. El LP vaginal erosivo causa secrecio-

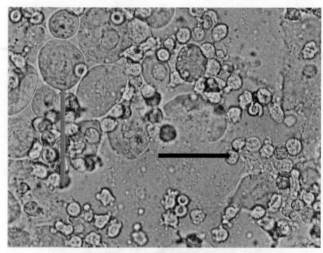

Fig. 11-17. El montaje húmedo característico del liquen plano erosivo muestra grandes células parabasales redondas (*flecha roja*) y aumento de los linfocitos (*flecha negra*).

nes vaginales purulentas que producen la dermatitis de contacto irritativa del vestíbulo y empeoran los síntomas del LP vestibular. Las adherencias vaginales surgen con la enfermedad grave, lo que conduce en ocasiones a la obliteración del espacio vaginal que vuelve imposibles las relaciones sexuales y la introducción del espéculo.

El LP peneano resulta erosivo con menor frecuencia, pero cuando se producen erosiones pueden ser muy dolorosas (figs. 11-18 y 11-19; *véase* 11-13). Estas erosiones pueden asociarse a lesiones bucales y seguir una evolución clínica prolongada similar a la observada en las mujeres.[2] Los hombres con LP erosivo peneano también presentan cicatrices, con fimosis

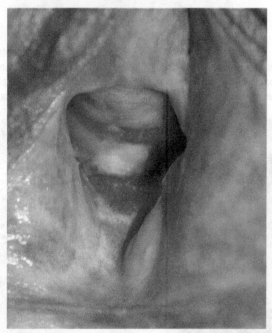

Fig. 11-16. En este caso, la vagina distal está expuesta; hay erosiones que rodean una placa hiperqueratósica blanca. En ocasiones, hay eritema difuso, mientras que en otras hay erosiones diferenciadas.

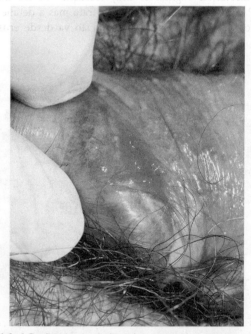

Fig. 11-18. Este hombre incircunciso presenta una erosión no diagnóstica en la corona que se extiende hasta la cara ventral del prepucio. El diagnóstico dependerá de los hallazgos más específicos en las otras superficies como la mucosa bucal, o bien, de una biopsia adecuada del borde de la erosión.

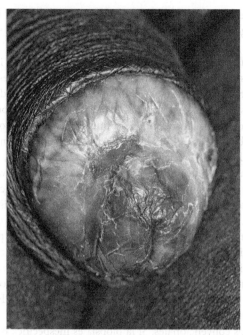

Fig. 11-19. Cuando una erosión no está cubierta por el prepucio, como ha sucedido en este hombre circuncidado con liquen plano erosivo, hay costras y escamas circundantes.

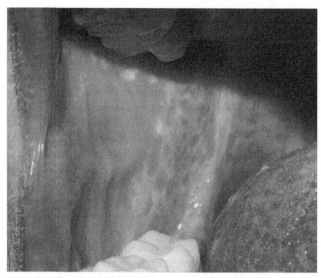

Fig. 11-21. El signo patognomónico clásico del liquen plano es el patrón de pápulas blancas en forma de encaje o helecho en la mucosa bucal posterior, que es muy frecuente en los pacientes con liquen plano genital erosivo. Esta paciente también presenta erosiones pequeñas dentro de las pápulas blancas anulares.

si son incircuncisos, u obliteración de la diferencia nítida entre el glande y el cuerpo del pene circuncidado. Las lesiones perianales a veces se observan en ambos sexos, pero la enfermedad erosiva de esta zona puede ser sutil y el área debe explorarse de manera específica (**fig. 11-20**).

Las lesiones gingivales pueden ser localizadas o generalizadas, manifestándose en particular como erosiones sensibles y gingivitis descamativa, a veces con pápulas blancas sólidas o reticuladas circundantes (*véanse* **figs. 11-11 y 11-13**). Las pápulas reticuladas lineales o las erosiones en la mucosa bucal son clásicas y más frecuentes; a menudo también se ve afectada la lengua (**figs. 11-21 y 11-22**). El liquen plano esofágico es cada vez más

reconocido y quizá es más frecuente de lo que indica la literatura. Las estenosis que producen disfagia y pérdida de peso son indicativas de esta afección, mientras que el carcinoma escamocelular (CEC) del esófago es una complicación inusual pero grave.[6] La cicatrización esofágica predispone a la enfermedad por reflujo, la cual empeora el LP esofágico, generando a veces confusión en el diagnóstico y las biopsias. Puede haber alteraciones conjuntivales y cicatrización del conducto lagrimal.[7] La afectación del conducto auditivo externo es mucho menos

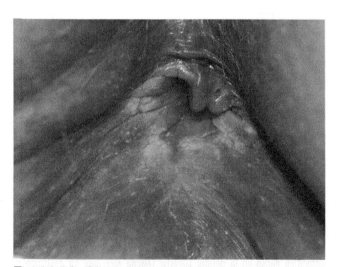

Fig. 11-20. El liquen plano erosivo perianal puede presentarse en ambos sexos. Dado que puede ser sutil, la zona debe explorarse con cuidado y la piel rectal debe evertirse con suavidad para verla mejor.

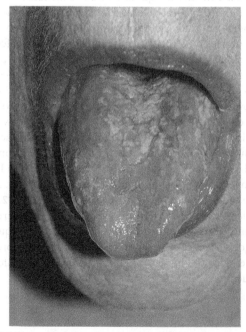

Fig. 11-22. Algunos pacientes muestran afección lingual, desde erosiones e hiperqueratosis, como se ve en este caso, hasta erosiones inespecíficas en la parte lateral de la lengua o una superficie lingual dorsal brillante por la pérdida de papilas debida a la cicatrización crónica progresiva.

frecuente, y se manifiesta la mayoría de las veces por otorrea e hipoacusia; rara vez causa la obliteración del conducto.[8]

El CEC a veces puede aparecer en casos de LP bucal, vulvar y peneano. La información más reciente indica que el CEC vulvar es menos frecuente de lo que se creía.[9] En un estudio de 13 100 mujeres con todas las formas de LP se registró el doble de neoplasias malignas vulvares y esofágicas de las esperadas, pero sin aumento del riesgo de cáncer vaginal.[10] El cáncer de los labios se multiplicó por 5, el de la lengua por 12 y el de la cavidad bucal por 8.[10] Aunque quizá sea menos frecuente que en el liquen escleroso, el CEC es un suceso que los autores también han observado en las mujeres con LP grave prolongado, por lo que los médicos deben tenerlo en cuenta. Las neoplasias malignas en el LP peneano sí suceden, aunque solo se han descrito en casos clínicos y series muy pequeñas.

Durante muchos años ha habido informes de que el LP se presenta más en los pacientes con hepatitis C, así como informes que descartan esta relación. En un estudio reciente de más de 2000 pacientes con LP de todos los tipos, se mostró que la incidencia de la hepatitis C era del 1.8%, mucho mayor que la incidencia del 0.6% en los controles, pero de todas formas poco habitual.[11] Las incidencias de la hepatitis B y la cirrosis eran el doble que en los controles.[11] Hace poco, en un estudio se observó una relación entre el LP bucal y el hipotiroidismo.[12] El síndrome metabólico parece ser más frecuente con el LP en general, pero no hay informes de esta asociación específica con el LP erosivo mucoso.[13] También parece existir una relación entre el LP y el liquen escleroso (LE), lo que origina el solapamiento de ambas entidades. Esto remite a que ambas afecciones se presentan en el mismo paciente, la mayoría de las veces LP bucal y LE vulvar, pero a veces una enfermedad genital comprobada mediante biopsia evoluciona a la otra.[14] Esta es una combinación que la autora ve a menudo.

Por último, el desarrollo del dolor residual, tanto tras el tratamiento satisfactorio del LP vulvar erosivo como en las zonas vulvares no afectadas en las mujeres con esta afección, no es comunicado pero generalmente es reconocido por los vulvólogos. En una revisión de historias clínicas en el consultorio de uno de los autores (LE) de 114 mujeres con LP vulvar o vulvovaginal erosivo, 44 pacientes presentaron la resolución clínica de la vulva y la vagina. No obstante, 10 de esas mujeres notificaron dolor persistente. Hubo incluso más pacientes con liquen residual que manifestaron dolor en las zonas no afectadas, pero no se incluyeron (Coombs A, Edwards L, presentado en el XXI Congreso Mundial de ISSVD, París, 2011). De este modo, en esta pequeña revisión, al menos el 23% de las mujeres con LP tratado con éxito cumplían los criterios de la vulvodinia. La autora no tiene conocimiento de que este hallazgo se haya considerado en relación con los hombres con liquen erosivo y el número de sus pacientes con esta afección es pequeño.

Diagnóstico

Las erosiones con estrías blancas concomitantes son diagnósticas del LP; sin embargo, este hallazgo suele estar ausente en los genitales. Cuando se observan estrías blancas en la boca de los pacientes con erosiones genitales crónicas inespecífi-cas, suelen indicar que la afección genital también es LP. Sin embargo, el médico debe tener cuidado puesto que hay solapamiento del LP y el LE, como se ha señalado antes.

Para fines prácticos, las erosiones vulvares crónicas inespecíficas sin signos de ampollas casi siempre son LP. Esto es cierto sobre todo cuando vienen acompañadas de enfermedad bucal. Del mismo modo, las erosiones crónicas del glande del pene sin signos de enfermedad ampollosa pueden ser LP erosivo. Aunque la biopsia es útil para descartar otras afecciones, muchos especialistas en enfermedades genitales señalan que, en las mucosas o las mucosas modificadas, rara vez les devuelven una biopsia con diagnóstico de LP erosivo. Las características histológicas por lo general se interpretan como «dermatitis liquenoide», compatible con LP pero sin ser diagnósticas de esta afección. El LP y la reacción medicamentosa liquenoide pueden producir un cuadro clínico e histológico idéntico, e incluso la dermatitis de contacto y algunas fases del liquen escleroso y las afecciones inmunoampollosas pueden mostrar hallazgos inespecíficos similares. La biopsia debe tomarse del borde y no del centro de la erosión y debe someterse a los estudios histológicos convencionales. Si la biopsia es inespecífica o indica una afección ampollosa autoinmunitaria, puede realizarse una biopsia adicional de la piel cercana no erosionada en medios de transporte en vez de utilizar formol para hacer una inmunofluorescencia directa.

La biopsia clásica del LP erosivo muestra infiltrado denso, linfocítico y dérmico en forma de banda que se extiende hasta la capa basal y la daña (**fig. 11-23**). Es frecuente la presencia de una capa celular granular prominente, hiperqueratosis y acantosis, pero el LP erosivo de las mucosas suele presentar adelgazamiento y aplanamiento epitelial. Si la biopsia no incluye epitelio, no sirve para proporcionar el diagnóstico de esta forma de liquen. Los cuerpos coloides y de Civatte se observan con frecuencia en la epidermis inferior y la dermis superior; la biopsia por inmunofluorescencia directa permite verlos con mayor facilidad.

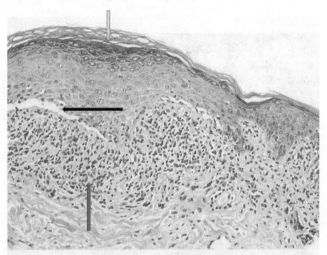

Fig. 11-23. Esta microfotografía poco distintiva muestra infiltrado linfocítico denso en la dermis superior (*flecha roja*) que ha destruido la membrana basal y ha permitido que la epidermis se despegue de la dermis (*flecha negra*). También hay hipergranulosis cuneiforme (*flecha azul*) (cortesía del Dr. Jason Reutter).

La mayoría de las afecciones cutáneas erosivas o ampollosas crónicas se encuentran en el diagnóstico diferencial del LP genital erosivo. El pénfigo vulgar y el penfigoide de las mucosas benigno pueden ser casi indistinguibles, pero son muchísimo menos frecuentes y suelen diagnosticarse con facilidad mediante la biopsia por inmunofluorescencia directa y convencional. A veces, el epitelio blanco puede parecerse al LE, pero este epitelio no tiene la textura arrugada característica de esta forma de liquen. La necrólisis epidérmica tóxica, la candidiasis erosiva grave y la dermatitis de contacto irritativa por un fármaco como la resina de podófilo pueden parecerse al LP erosivo, pero son más agudos que crónicos en cuanto a su inicio. Al igual que el LP erosivo, la mucositis de células plasmáticas también presenta pápulas rojas, húmedas y brillantes y placas que pueden parecer erosivas. Las características histológicas habituales de estrías blancas en forma de encaje de la piel genital son patognomónicas del LP genital. Por desgracia, esto diferencia al LP de la vulvitis o balanitis de células plasmáticas, pero muchos creen que el LP y la mucositis de células plasmáticas están al menos relacionados si es que no son la misma enfermedad. La enfermedad de injerto contra huésped crónica es indistinguible de manera clínica e histológica del LP, pero los antecedentes son sin duda alguna la característica distintiva.

LIQUEN PLANO EROSIVO	Diagnóstico

- Las erosiones crónicas inespecíficas de las mucosas o las mucosas modificadas indican el diagnóstico de manera estadística
- Las estrías blancas bucales sugieren firmemente el diagnóstico por asociación
- Las estrías blancas en forma de encaje patognomónicas que rodean la piel anogenital confirman el diagnóstico
- La biopsia del borde de la erosión que presenta mucositis liquenoide o dermatitis sugiere el diagnóstico presuntivo en el contexto clínico adecuado

Fisiopatología

Aunque la causa del LP no se conoce bien, se cree que la destrucción de los queratinocitos basocelulares mediada por los linfocitos T autoinmunitarios es un factor importante. En raras ocasiones, el LP o una reacción medicamentosa liquenoide casi idéntica se producen por fármacos, con mayor frecuencia el oro, los antipalúdicos, los bloqueadores β y los inhibidores de la enzima convertidora de angiotensina. Hace poco se observó una relación entre algunos medicamentos nuevos como los biofármacos (p. ej., inhibidores del factor de necrosis tumoral) y los inhibidores de puntos de control inmunitarios.[15]

Tratamiento

El LP genital erosivo suele responder bastante bien a los corticoides tópicos superpotentes, los cuidados locales y, en las

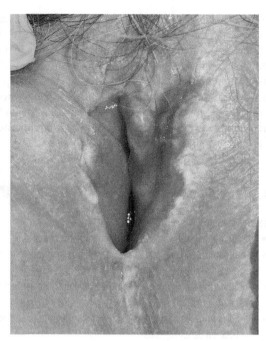

Fig. 11-24. Situación inicial de un caso de liquen plano erosivo vulvar antes del tratamiento.

mujeres posmenopáusicas, al reemplazo estrogénico **(figs. 11-24 y 11-25)**. En ocasiones, el LP erosivo genital puede ser grave y resistente al tratamiento. Las enfermedades bucales erosivas suelen ser más difíciles, al igual que las menos frecuentes, como las esofágicas, las oculares y las auditivas. Cuando no se pueden aplicar corticoides tópicos o cuando no se adhieren bien, como en la boca, a veces se utiliza el tratamiento intralesional o sistémico con antimetabolitos o con fármacos inmunosupresores para la enfermedad persistente.

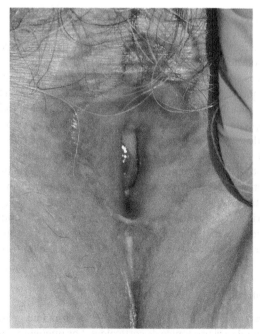

Fig. 11-25. Seis semanas después de aplicarse una pequeña cantidad de ungüento de halobetasol dos veces al día cubierto con un toque de vaselina al comienzo, la vulva ha mejorado de forma evidente.

Los datos relativos al beneficio del tratamiento son escasos. En una revisión de la base de datos de Cochrane no se obtuvieron indicios convincentes del beneficio de ningún tratamiento;[16] sin embargo, los médicos observan una mejoría significativa en los pacientes con algunos de ellos, en especial los corticoides. Aunque los fármacos no curan la enfermedad, en la mayoría de los pacientes, el LP se controla bastante bien con el tratamiento tópico con corticoides. La circuncisión a veces es curativa en los hombres.

LIQUEN PLANO EROSIVO   **Tratamiento**

Tratamiento tópico:
- Ungüento de corticoides superpotentes dos veces al día
- Inhibidores de la calcineurina (tacrólimus o pimecrólimus) dos veces al día
- Cuidados de apoyo locales: dilatadores, control de infecciones, evitar irritantes
- Para las mujeres posmenopáusicas con liquen plano vaginal: sustitución de estrógenos

Corticoides intralesionales:
- Acetónido de triamcinolona 10 mg/mL en las lesiones recalcitrantes

Tratamiento sistémico ocasional (datos escasos): se añade al tratamiento tópico, intralesional:
- Hidroxicloroquina 200 mg v.o. c/12 h
- Metotrexato hasta 25 mg v.o. de forma semanal
- Micofenolato de mofetilo hasta 1500 mg c/12 h
- Muchos otros inmunodepresores y antimetabolitos a partir de reportes de casos

---

Tratamiento inespecífico

Conviene evitar los irritantes como el jabón, el lavado excesivo, los protectores diarios y los medicamentos tópicos innecesarios. Los emolientes tópicos como la vaselina son calmantes, al igual que las medidas como el secado al aire en lugar del uso de la toalla. Dado que el LP vulvovaginal sucede sobre todo en el grupo de edad posmenopáusico, la sustitución tópica o sistémica de estrógenos puede ser crucial para evitar una causa adicional y corregir con facilidad el adelgazamiento de la mucosa. La sustitución estrogénica se trata en el capítulo 14, «Vaginitis y balanitis». A las mujeres con LP vaginal o con estrechamiento del introito se les debe aconsejar el uso de dilatadores vaginales varias veces a la semana para evitar la estenosis continua del conducto vaginal, mientras a los hombres se les debe animar a retraer el prepucio a diario para reducir el riesgo de fimosis.

Tratamiento tópico

El tratamiento de primera línea predominante para el LP genital es el uso tópico de corticoides. Los ungüentos superpotentes de corticoides (p. ej., propionato de clobetasol al 0.05% y de halobetasol al 0.05%) aplicados a las lesiones vul-

vares o peneanas c/12 h y cubiertos con una pequeña cantidad de vaselina pueden ser beneficiosos. Dado que la oclusión aumenta la potencia del fármaco, el LP recalcitrante del glande circuncidado puede tratarse de forma cuidadosa con corticoides bajo la oclusión de un preservativo durante períodos cortos con seguimiento minucioso. Los ungüentos son, por mucho, el vehículo de elección; las cremas, los geles, las lociones y las soluciones deben evitarse debido a la irritación inducida por los aditivos que suelen contener estos vehículos.

No se dispone de corticoides formulados para la vagina. No obstante, pueden introducirse pequeñas cantidades de un ungüento de corticoides con un aplicador vaginal por vía intravaginal durante la noche. Como alternativa, puede introducirse por vía vaginal un supositorio rectal de 25 mg de acetato de hidrocortisona disponible comercialmente, o bien, se puede introducir con el dedo una espuma de acetato de hidrocortisona diseñada para las hemorroides. Sin embargo, estos preparados son de muy baja potencia. Se pueden preparar supositorios vaginales más potentes, a veces con supositorios de 100 a 300 mg de acetato de hidrocortisona o con la inserción de corticoides superpotentes en la vagina. Empero, puede producirse absorción significativa y no hay informes sobre la seguridad de la administración vaginal. La autora logra la estimulación de cortisol en las mujeres al usar corticoides superpotentes intravaginales más de tres veces por semana, porque ha visto que se producen rasgos cushingoides de forma clínica en quienes utilizan corticoides vaginales superpotentes a diario. Además, los corticoides intravaginales a veces causan candidiasis vaginal, por lo que es importante el fluconazol semanal, la inserción dos o tres veces por semana de una crema antimicótica o instruir a la paciente para que llame si presenta prurito repentino.

También hay que tratar la boca. A menudo, la autora observa que el LP oral es un reto mayor que el LP genital. En general, los dentistas no tratan de forma intensiva esta afección infrecuente. Existen varias opciones subóptimas para la administración de un corticoide en la boca. El elixir de dexametasona se puede utilizar haciendo gárgaras, manteniéndolo el mayor tiempo posible y escupiéndolo. Dado que los corticoides tópicos en la boca aumentan la aparición de la candidiasis, mezclar la dexametasona mitad y mitad con solución oral de nistatina disminuye este riesgo, pero también reduce la potencia del corticoide. El paciente no debe comer ni beber durante los 30 min siguientes a su utilización. Como alternativa, puede aplicarse clobetasol en gel al 0.05% en las zonas afectadas de la boca. Cubrir el gel con una toalla de papel húmeda puede mantener el fármaco contra la mucosa durante más tiempo y aumentar el efecto. Ambos métodos se emplean c/6 h, luego se reducen cuando la enfermedad está mejor controlada y se establece un uso menos frecuente para mantener el bienestar.

Algunos han defendido el uso de guardas dentales para mantener el fármaco contra las encías afectadas. Los dentistas que fabrican protectores bucales a partir de moldes personalizados para los pacientes pueden hacer esto y luego dejarlo intacto en lugar de recortar el borde que cubre las encías del protector. Cuando la enfermedad está mejor controlada, se disminuye la frecuencia de su aplicación hasta alcanzar la pauta menos frecuente para mantener el bienestar.

El tratamiento de segunda línea en caso de LP erosivo mucoso consiste en los inhibidores tópicos de la calcineurina como la crema de pimecrólimus al 1% y, en particular, el ungüento de tacrólimus al 0.1%.[17] Los supositorios vaginales de tacrólimus también pueden prepararse; las farmacias donde hacen preparados disponen de estas recetas. No obstante, estos fármacos no están aprobados por la Food and Drug Administration (FDA) de los Estados Unidos para el LP; aunque por lo general se toleran bien en la boca, suelen producir ardor inaceptable y duradero cuando se aplican sobre la piel genital inflamada. Además, la mejoría tarda más en comparación con los corticoides tópicos. Tienen la advertencia de recuadro negro de la FDA por el riesgo de producir cáncer cutáneo y linfoma, algo preocupante para los pacientes que ya corren el riesgo de transformación en CEC. La aparición de estas neoplasias malignas no parece haberse producido en realidad como respuesta al uso de los inhibidores tópicos de la calcineurina. Sin embargo, a los autores y a muchos de sus colegas no les ha parecido que estos fármacos sean particularmente útiles contra el LP erosivo genital.

Tratamiento intralesional

Los corticoides inyectados en las lesiones resistentes de las mucosas suelen generar una cicatrización excelente cuando fracasan los tópicos (*véase* cap. 4). El acetónido de triamcinolona 10 mg/mL es la preparación habitual, utilizando aproximadamente 0.1 mL/cm². El epitelio bucal puede anestesiarse con un anestésico oral compuesto por dentistas para que sea rápido y completo, lo que supone una inyección indolora. En cambio, este anestésico tópico debe evitarse en la piel genital, donde a veces produce descamación. La tetracaína compuesta al 6% o la lidocaína al 6% aplicada durante 15 a 30 min se tolera mucho más y anestesia muy bien la piel genital.

Los gastroenterólogos pueden utilizar corticoides intralesionales durante la endoscopia, a menudo también combinados con la dilatación, en caso de enfermedad esofágica crónica resistente al tratamiento.[18]

Tratamiento sistémico

El único tratamiento sistémico beneficioso de forma predecible para el LP erosivo es con corticoides, en especial la prednisona o la prednisolona. La dosis de prednisona de 40 a 60 mg/día produce mejoría significativa y rápida en la mayoría de los pacientes, pero la enfermedad reaparece cuando se interrumpe el fármaco. Es evidente que la toxicidad del tratamiento sistémico crónico con corticoides impide que sea empleado para cualquier situación excepto de forma breve contra los brotes de la afección. La prednisona puede utilizarse al inicio en aquellos con erosiones graves para despejar la piel lo suficiente antes de pasar al tratamiento tópico. Como alternativa, pueden administrarse corticoides mediante una inyección intramuscular con 40 a 80 mg de acetónido de triamcinolona. Una posible pauta de administración consiste en la inyección mensual durante 3 meses para intentar interrumpir el proceso de la enfermedad y desencadenar una mejoría duradera (comunicación personal, Dra. Lynnette Margesson).

Sin embargo, otros fármacos inmunosupresores más seguros para el uso crónico a veces parecen producir una pequeña mejoría del LP, aunque se carece de datos en los ensayos controlados. El inicio de los beneficios de estos tratamientos es lento, ya que se necesitan al menos 3 meses para producir un efecto completo, y la mejoría del LP resulta menos predecible. La hidroxicloroquina 200 mg c/12 h es un tratamiento económico con seguimiento de laboratorio mínimo. En una carta reciente se informó que el 60% de un grupo de estudio de 15 pacientes presentó una respuesta favorable indefinida.[19] El metotrexato semanal a 25 mg es otra opción económica, pero de nuevo hay muy pocos datos. En una carta que describía la comparación entre el metotrexato y el micofenolato de mofetilo para el tratamiento del LP vulvar en 44 pacientes se mostró un beneficio comparable utilizando dosis de metotrexato, en su mayoría menores de 25 mg/semana (respondió el 70%), y de micofenolato de mofetilo de hasta 2500 mg/día (respondió el 64%). No se informó del grado de respuesta.[3] Hay alusiones al beneficio de los retinoides orales, como la isotretinoína, 40 a 80 mg/día, y la acitretina, 25 mg/día, incluido un caso reciente de mejoría en caso de LP peneano,[20] pero los efectos secundarios, incluida la teratogenicidad, necesitan vigilancia cuidadosa. Otros tratamientos sistémicos utilizados en el pasado son la griseofulvina oral, la azatioprina, la ciclofosfamida, la azatioprina, la dapsona y el metronidazol, con beneficios anecdóticos en algunos pacientes; es importante que el médico esté familiarizado con estos fármacos para realizar el seguimiento adecuado. En un pequeño ensayo abierto se mostró que la talidomida era tan eficaz como los corticoides tópicos para el LP bucal, pero esto no se ha repetido.[21] Existen varios informes de casos en los que se ha utilizado la ciclosporina tópica para el LP, así como la ciclosporina oral para hacer gárgaras y escupir para el LP bucal. En un ensayo abierto del 2013 inusualmente bien diseñado se evaluó el efecto del apremilast, un fármaco oral para la psoriasis, en el LP. Diez pacientes con LP de moderado a grave (solo uno con afección de la mucosa) mostraron mejoría significativa en el 30% de los casos.[22] No obstante, desde entonces solo ha habido seis informes de casos positivos y ningún estudio. El tofacitinib, un inhibidor de JAK, se ha descrito en varios informes de casos del liquen plano pilar (LP de los folículos pilosos) y de las uñas. La autora ha tratado a cuatro pacientes con enfermedad recalcitrante y mortal con tofacitinib a 5 mg c/12 h; tres mejoraron al menos en un 95%, mientras que un paciente no presentó ninguna mejoría. Obtener este fármaco bastante costoso para el LP cuando su uso no está aprobado para ninguna indicación dermatológica ha resultado casi imposible. Los efectos secundarios potenciales abarcan la perforación intestinal, la inmunodepresión y la trombosis. Sin embargo, en los ensayos en otras afecciones cutáneas se están observando buenos efectos. Además, existen y se están desarrollando otros inhibidores sistémicos y tópicos de JAK. En un amplio estudio aleatorizado sobre el inhibidor sistémico de JAK ruxolitinib en caso de enfermedad de injerto contra huésped, una afección con hallazgos cutáneos idénticos de forma clínica e histológica, se produjeron datos concretos que exponían sus ventajas.[23] Asimismo, dicho inhibidor de JAK acaba de lanzarse como crema para la dermatitis atópica. El precio actual es de alrededor de 2000 dólares por un tubo grande. Se ha informado que algunos biofármacos, sobre todo el adalimumab y el ustekinumab, brindan cierto alivio a los pacientes con LP, pero también se ha descrito que estos mismos producen reacciones cutáneas liquenoides paradójicas. Además de los corticoides sistémicos, en la actualidad no se conocen tratamientos sistémicos que produzcan gran mejoría constante en el LP genital erosivo resistente, pero el tratamiento a partir de ensayo y error a menudo conduce a terapias que mejoran la enfermedad cuando se combinan con un buen tratamiento tópico e intralesional con corticoides y cuidados locales.

Cirugía

La circuncisión es el único procedimiento quirúrgico que a veces mejora el LP mucoso, aunque a veces es necesario recurrir a la cirugía para separar las adherencias vaginales, invertir el estrechamiento del introito o liberar un clítoris sepultado. En ciertos casos, la estenosis del introito vaginal evoluciona hasta su cierre completo, lo que produce retención urinaria que requiere intervención quirúrgica urgente. La enfermedad cutánea debe controlarse lo mejor posible antes de considerar la cirugía, y hay que tener mucho cuidado en el postoperatorio para evitar la formación reiterada y rápida de la cicatriz. Se aconseja el uso de corticoides tópicos y dilatadores.

El LP anogenital erosivo es crónico y doloroso; aún no existen medidas de tratamiento convencional que ayuden a todos los pacientes. Tampoco hay ensayos controlados de alto nivel que evalúen el tratamiento del LP anogenital. Aún así, la experiencia indica que se dispone de diversos tratamientos que ayudan a algunos pacientes. En ocasiones, el LP anogenital erosivo remite, pero esto es la excepción. Además, debido al riesgo de CEC, los pacientes deben someterse a revisiones periódicas durante el curso de la enfermedad. Las erosiones y las úlceras induradas deben llevarse a biopsia, al igual que las zonas hiperqueratósicas crónicas.

En resumen, la mayoría de los pacientes evolucionan bien solo con ungüentos de corticoides superpotentes aplicados c/12 h, cubiertos con vaselina y disminuyendo la frecuencia de la aplicación cuando mejora la enfermedad cutánea. Los tratamientos complementarios se añaden a los corticoides, no los sustituyen. Los cuidados locales son importantes, como la inserción de un dilatador en las mujeres con afectación vaginal o estenosis del introito para reducir la cicatrización, así como la retracción cuidadosa diaria del prepucio en los hombres para prevenir la fimosis. La sustitución estrogénica en las mujeres posmenopáusicas es imprescindible, y el control de las infecciones en ambos sexos también es clave. Aquellos con prurito prominente deben recibir sedación a la hora de acostarse para evitar el rascado nocturno. El seguimiento cuidadoso es crucial para detectar los signos tempranos de malignización y los efectos secundarios de los medicamentos.

Los vulvólogos han observado dolor residual en muchas mujeres cuyo LP vulvovaginal fue tratado con éxito, lo que demuestra que esta enfermedad puede desencadenar la vulvodinia. Por lo tanto, aquellas pacientes que sigan presentando ardor e hipersensibilidad deben reevaluarse en busca de LP activo, no solo limitarse a recibir un tratamiento más potente para este liquen. A menudo, el siguiente paso debe ser la medicación para el dolor neuropático y la fisioterapia dirigida al tratamiento de la vulvodinia causada por esta afección, mientras se continúa con los fármacos que controlan el LP erosivo subyacente.

Balanitis y vulvitis de células plasmáticas (balanitis/vulvitis de Zoon)

La mucositis de Zoon se trata principalmente en el capítulo 5. La *balanitis o vulvitis de Zoon* (también denominada «balanitis o vulvitis circunscrita plasmocelular» o «eritroplasia inflamatoria») es un parche característico de color rojo intenso, naranja oxidado o rojo pardo, no pálido, en una mucosa con aumento de células plasmáticas en la biopsia. Se desconoce la causa, pero la similitud en el aspecto y las características histológicas hace que algunos sospechen una relación con el liquen plano.

La vulvitis y la balanitis plasmocitarias se presentan como una placa generalmente única en el glande o la vulva. Aunque a menudo se ve erosionado, el epitelio suele estar atrófico pero intacto (figs. 11-26 y 11-27). En la mayoría de los casos, la mucositis de Zoon es molesta, ya que los pacientes describen ardor o irritación y, con menos frecuencia, prurito o ninguna molestia.

En los hombres, la circuncisión suele ser curativa. Por lo demás, los corticoides tópicos potentes son el tratamiento convencional de primera línea que ofrece cierto alivio sintomático y mejora del aspecto en muchos pacientes. Al igual que en otras dermatosis, la recaída al interrumpir el tratamiento es la norma. El tacrólimus, el pimecrólimus y el masoprocol tópicos han sido útiles en algunos casos, pero los informes de resultados del tratamiento son contradictorios; la autora considera que el tacrólimus o el pimecrólimus se tolera poco debido al ardor local que se produce al aplicarlo. En algunas ocasiones, los corticoides tópicos mezclados con ácido fusídico, imiquimod, corticoides intralesionales y láser de CO_2 se han considerado beneficiosos. Aunque a veces se dice que una

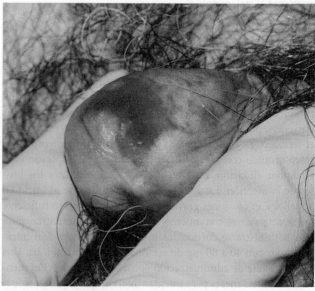

Fig. 11-26. La balanitis de células plasmáticas se caracteriza por parches bien delimitados de color rojo intenso y purpúricos en el glande.

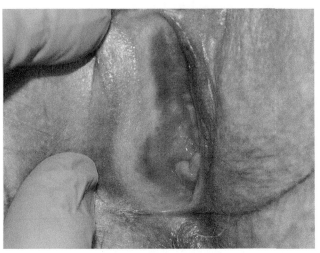

Fig. 11-27. El hierro de la sangre extravasada en la dermis confiere a las lesiones establecidas un color marrón u oxidado.

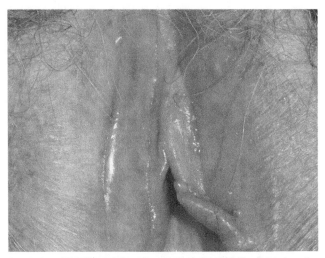

Fig. 11-28. Hay estrías rojas muy finas que son fisuras de los pliegues cutáneos, que en este caso fueron producidas por la candidiasis que también está causando eritema e hinchazón de las mucosas modificadas.

característica diferenciadora del liquen plano es la ausencia de cicatrices, la autora ha tenido pacientes con vulvitis de Zoon que han presentado pérdida de los labios menores y fimosis del clítoris. Además, existen varios informes de CEC *in situ* (neoplasia intraepitelial) en el contexto de la balanitis de células plasmáticas, por lo que se recomienda mantener una vigilancia continua.

Fisuras de los pliegues genitales

Las fisuras de los pliegues cutáneos genitales son un hallazgo físico más que una afección; son una característica habitual inespecífica de varias enfermedades genitales inflamatorias que se observan sobre todo en la vulva y la piel perianal. A veces, las pacientes describen estas fisuras como «cortes de papel», y el médico tiene la tarea de hallar la causa y el tratamiento.

Presentación clínica

Estas erosiones lineales se producen dentro de los pliegues cutáneos, en especial los pliegues interlabiales y los bordes del capuchón del clítoris en las mujeres, en el surco coronal y las arrugas cutáneas del cuerpo del pene, así como dentro de las marcas cutáneas habituales del cuerpo perineal y la piel perianal tanto de los hombres como de las mujeres (**figs. 11-28 a 11-32**). A menudo son transitorias, por lo que el diagnóstico se realiza por la anamnesis en relación con las líneas finas y rojas en las zonas de fisura, o bien, haciendo que el paciente vuelva en cuanto reaparezcan las fisuras. A veces es necesario utilizar una lupa para identificarlas. Otras veces, las fisuras son tan profundas que forman úlceras.

Los pacientes presentan irritación así como escozor que se acentúa cuando la orina, el semen, las cremas con medicamentos o incluso el agua tocan la zona.

Diagnóstico

El reconocimiento de las fisuras de los pliegues cutáneos se realiza mediante la identificación del hallazgo. El diagnóstico de la causa subyacente puede ser tanto evidente como difícil, e incluso a veces no se encuentra ninguna causa. Cuando es aguda, la candidiasis es el diagnóstico subyacente más frecuente. El virus del herpes simple (VHS) es una causa infrecuente de las fisuras agudas en hombres y mujeres; en raras ocasiones, una infección bacteriana, ya sea por *Staphylococcus aureus* o con menor frecuencia por especies de *Streptococcus*, causa las fisuras. Aunque se han descrito casos de infección por *Streptococcus* del grupo B, suele tratarse de *Streptococcus pyogenes*, a menudo asociados

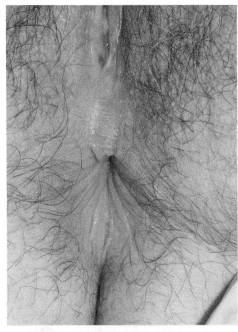

Fig. 11-29. La liquenificación del liquen simple crónico también se asocia frecuentemente a las fisuras en los pliegues cutáneos del perineo y la piel perianal.

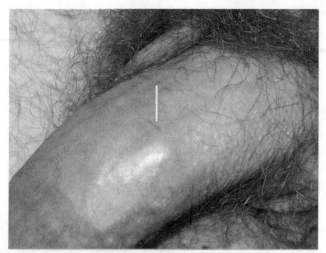

Fig. 11-30. Las fisuras de los pliegues cutáneos también se observan en los hombres, pero con mucha menor frecuencia (*flecha*).

a vaginitis inflamatoria. Cuando son crónicas, las dermatosis inflamatorias no infecciosas son las más probables, sobre todo el liquen simple crónico y el escleroso, aunque, con menos frecuencia, la dermatitis de contacto, la psoriasis y cualquier otra causa de inflamación pueden producir fisuras. Las neoplasias intraepiteliales y las lesiones intraepiteliales escamosas de alto grado se han asociado a las fisuras. Es sumamente frustrante que a veces no hay afección cutánea concomitante y tanto los cultivos como los estudios moleculares son negativos.

Fisiopatología

La piel genital de por sí delicada puede volverse aún más frágil cuando la piel se inflama, ya que en lugar de doblarse en

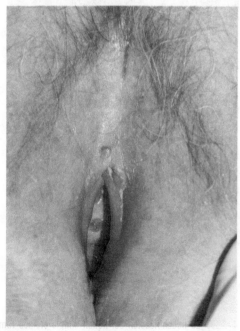

Fig. 11-31. La fragilidad del liquen escleroso es un factor que influye en la aparición de las fisuras en los pliegues cutáneos.

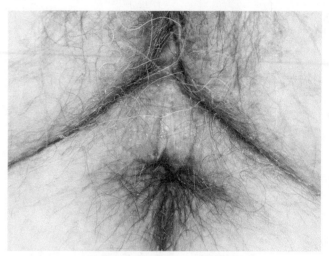

Fig. 11-32. El liquen escleroso es aún más propenso a fisurarse cuando el roce es prominente.

los pliegues, el epitelio se agrieta. La inflamación crónica suele causar el engrosamiento de la piel, que se dobla con menos facilidad y se rompe. Además, muchas personas presentan prurito con la inflamación y el roce subsiguiente puede causar fisuras.

Tratamiento

En el caso de las fisuras de los pliegues cutáneos, la identificación, el tratamiento y, posteriormente, la reducción de la afección subyacente suelen eliminar las fisuras. Cuando no se identifican los factores subyacentes, el ensayo empírico con un ungüento de corticoides como el clobetasol o el halobetasol, cubriéndolo con 150 a 200 mg de fluconazol cada 4 a 7 días durante varias semanas, trata la mayoría de las causas de las fisuras. Una vez curada la piel, los medicamentos pueden suspenderse gradualmente, aunque la recidiva es frecuente.

Fisuras mecánicas de la vulva

Las fisuras mecánicas consisten en hendiduras que se producen en el introito, por lo general en la horquilla posterior y sobre todo debido al coito.

Presentación clínica

Las fisuras mecánicas se producen con mayor frecuencia en las mujeres premenopáusicas y casi de forma exclusiva en aquellas con vida sexual activa. La aparición suele ser repentina, sin traumatismos ni infección precedentes; el escozor y la fisuración de la horquilla posterior se producen durante las relaciones sexuales. El semen, el agua y la orina queman al contacto. La zona suele curarse con rapidez, pero reaparece con la mayoría de las relaciones sexuales.

En la exploración clínica, se encuentra una erosión lineal en la línea media de la horquilla posterior que puede ser fina y sutil, o un poco ancha, evidente y casi ulcerativa (**figs. 11-33 a 11-35**). Algunas pacientes presentan eritema bastante duradero

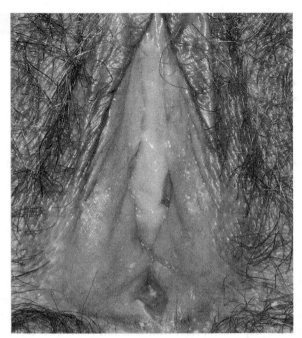

Fig. 11-33. Las fisuras mecánicas suelen localizarse en la horquilla posterior y se producen sobre todo con el coito.

en la zona tras la cicatrización. La fisuración de la horquilla posterior se observa con facilidad cuando la paciente se presenta 1 o 2 días después de haber mantenido relaciones sexuales. En raras ocasiones, las mujeres tienen erosiones o ulceraciones que no están en la posición de las 6 en punto y, según la experiencia de la autora, suelen estar en las 3 o las 9 en punto. Puede tratarse de fisuras lineales o de una pequeña úlcera puntiforme recurrente (fig. 11-36).

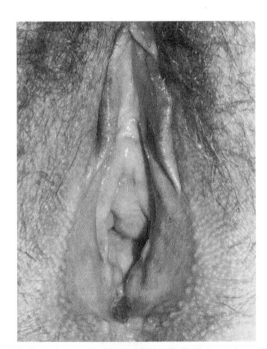

Fig. 11-34. La mayoría de las mujeres con fisuras en la horquilla posterior no presentan anomalías cutáneas circundantes ni otra causa para la fisuración recurrente con la actividad sexual.

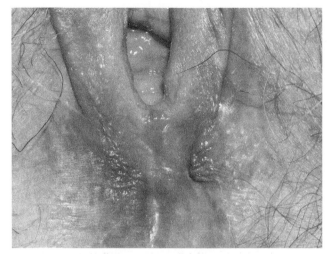

Fig. 11-35. Algunas fisuras mecánicas son superficiales, como se ve en este caso, o muy finas, de modo que se curan casi de la noche a la mañana.

Algunas mujeres describen dolor asociado distinto de la fisura pero dentro del vestíbulo. Algunos médicos postulan que la fisuración se produce con la vulvodinia o la vestibulodinia (antes denominada «síndrome de vestibulitis vulvar») (véase cap. 13).

Diagnóstico

El diagnóstico de una fisura posterior recurrente se hace con facilidad por la morfología y los antecedentes. No obstante, el médico debe procurar observar la fisura en el consultorio o mediante una fotografía. Algunas pacientes con vulvodinia o vestibulodinia refieren fisuras con el coito, pero cuando se les atiende en el consultorio después de la actividad sexual, la paciente y el médico se dan cuenta de que, aunque el dolor es como el de una fisura, en realidad no hay desgarro. El diagnóstico no es el de una fisura mecánica, sino de vestibulodinia. Otras enfermedades a tener en cuenta son la infección por el VHS debido a las erosiones en el mismo sitio. Sin embargo, esto

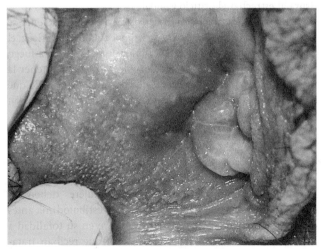

Fig. 11-36. En ocasiones, las fisuras mecánicas se localizan justo al lado del anillo himeneal en lugar de ubicarse en la horquilla posterior.

no debería ocurrir con cada relación sexual; los estudios moleculares en busca del VHS serán negativos.

FISURAS MECÁNICAS VULVARES   **Diagnóstico**

- Tanto los antecedentes como la observación de una fisura en el mismo sitio justo después de la actividad sexual

Fisiopatología

Se desconoce la causa de las fisuras mecánicas. Aunque algunos médicos han implicado las concentraciones bajas de estrógenos como causa de la fisuración de la horquilla posterior, no hay signos clínicos de ello; por eso agregar la terapia de reposición de estrógenos oral o tópica no es útil. Algunos creen que las anomalías del piso pélvico pueden contribuir tanto a la vestibulodinia como a las fisuras de la horquilla posterior, lo que ayuda a explicar la posible relación entre estas dos afecciones. El liquen escleroso causa la fisuración en la horquilla posterior, la cual se resuelve con el tratamiento del liquen. La mayoría de las mujeres experimentan de forma simple y un tanto repentina la aparición de las fisuras de la horquilla posterior, sin causa conocida ni anomalías concomitantes. Resulta interesante que, una afección denominada *surco perineal* se observa infrecuentemente en las niñas recién nacidas y, por lo general, se cura en el primer o segundo año.[24] Se describe como un surco húmedo y enrojecido que va desde la horquilla posterior hasta el ano a la altura de las 12 en punto y esta puede ser la longitud total o parcial. Se plantea que se trata de una malformación congénita autolimitada; tal vez exista una relación.

Tratamiento

La lubricación abundante durante la actividad sexual, los anestésicos tópicos como el gel de lidocaína al 2% y las posiciones sexuales con la mujer encima reducen la fisuración en algunas mujeres, pero no eliminan el problema. Evitar la actividad sexual para permitir que la zona cicatrice bien no es útil. La resección primaria con cierre de sutura suele empeorar la fisura al estrechar el orificio vaginal.

Una opción de tratamiento consiste en que la paciente se aplique un anestésico tópico como la lidocaína o, más eficaz, el compuesto con tetracaína al 6% y lidocaína al 6%, para luego producir la fisura con actividad sexual. Después, mantener la fisura abierta con el uso frecuente de dilatadores, de modo que se produzca la reepitelización en toda la superficie de la erosión (comunicación personal, Dr. Hope Haefner).

De lo contrario, el tratamiento definitivo consiste en la perineoplastia. La piel que rodea la horquilla posterior se extirpa quirúrgicamente y se recorre el epitelio vaginal para cubrir la lesión. El éxito del procedimiento depende en gran parte de la elección de la paciente adecuada. Las mujeres deben ser evaluadas debido la probable presencia de vestibulodinia antes de la cirugía, ya que su dolor no disminuye en su totalidad a menos que se extirpe todo el vestíbulo o que reciban tratamiento médico y fisioterapia para la vestibulodinia complementarios a la cirugía.

FISURAS MECÁNICAS VULVARES   **Tratamiento**

- Evaluación visual cuidadosa para detectar enfermedades cutáneas subyacentes como el liquen escleroso
- Sustituir estrógenos si el montaje húmedo presenta atrofia
- Lubricación antes de la actividad sexual
- La paciente produce la fisura, luego la mantiene abierta con un masaje perineal cuidadoso con vaselina y dilatadores para permitir que la fisura se reepitelice y cicatrice en la posición abierta
- Si no tiene éxito, perineoplastia; evitar la resección simple con cierre mediante sutura

Liquen escleroso erosivo (liquen escleroso y atrófico, distrofia hipoplásica)

El *liquen escleroso* es una dermatosis crónica con piel frágil caracterizada por placas blancas atróficas que se presentan con mayor frecuencia en la piel genital de ambos sexos, aunque con una preponderancia femenina de 10:1 (*véase* en el cap. 8 el debate principal). Aunque el liquen escleroso no es una enfermedad principalmente erosiva, el prurito intenso con el consiguiente roce de la piel frágil a menudo produce erosiones y púrpura. Hay fisuración de la línea media anterior, así como erosiones vestibulares tras la actividad sexual.

El síntoma de manifestación habitual del liquen escleroso es el prurito intenso, que a menudo produce erosiones dolorosas al rascar la piel frágil (**fig. 11-37**). Estas excoriaciones y otras erosiones derivadas de la fragilidad de la piel pueden ser muy dolorosas y causar infección secundaria. La piel atrófica se fisura con mayor facilidad, por lo que las pacientes pueden

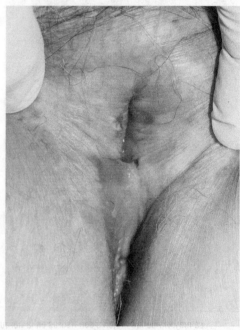

Fig. 11-37. La fragilidad del liquen escleroso y el roce producidos en esta piel pruriginosa pueden causar erosiones.

presentar dolor durante el coito; las niñas suelen manifestar estreñimiento debido al dolor de las fisuras al defecar.

El liquen escleroso erosivo a veces no se puede distinguir de alteraciones tales como el liquen plano erosivo, el penfigoide de las mucosas benigno y el pénfigo vulgar, por lo que puede ser necesario tanto realizar la biopsia como explorar otras mucosas y superficies cutáneas para establecer el diagnóstico del liquen escleroso.

El liquen escleroso erosionado tiene más probabilidades que la afección no erosionada de contraer una sobreinfección bacteriana o por cándida cuando se añade un corticoide tópico superpotente al tratamiento. Las pacientes agradecen la detección y el tratamiento tempranos. La autora a veces administra cefalexina y fluconazol semanalmente a manera de profilaxis a estas mujeres en la primera semana hasta que comienza la cicatrización.

Liquen simple crónico (eccema, dermatitis atópica, neurodermatitis)

Esta afección pruriginosa molesta produce erosiones solo de forma secundaria como resultado del roce y el rascado (*véase* cap. 5 para el planteamiento principal). En muchos pacientes se observan erosiones por el rascado (excoriaciones) y fisuras (**fig. 11-38**). En general, el diagnóstico se reconoce por los antecedentes de rascado y el hallazgo de erosiones irregulares o lineales que concuerdan con las excoriaciones en la vulva o el escroto. El tratamiento incluye corticoides tópicos, control de las infecciones y sedación nocturna para reducir al mínimo el rascado al dormir.

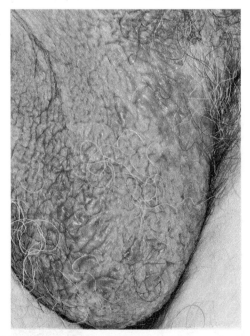

Fig. 11-38. El liquen simple crónico se produce por el roce y el rascado; en este caso, las erosiones han sido causadas por el roce que eliminó la superficie. Es más probable que el rascado produzca erosiones lineales o excoriaciones.

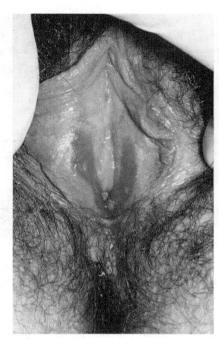

Fig. 11-39. El fluorouracilo aplicado a las verrugas genitales produjo esta desagradable dermatitis de contacto irritativa erosiva.

Dermatitis de contacto

La dermatitis de contacto a veces se presenta con erosión de la piel genital, la cual suele venir precedida de ampollas que son evanescentes y pasan desapercibidas (*véase* cap. 10). La dermatitis de contacto que prsoduce erosiones genitales con mayor frecuencia es la causada por un irritante fuerte, es decir, una quemadura química que puede causar ampollas o erosiones. Las erosiones se distribuyen en donde hubo contacto con el irritante, por lo general con eritema circundante (**fig. 11-39**). Debido a que el irritante es fuerte, el factor causal original y la quemazón con el contacto se recuerdan más a menudo.

Erupción fija por fármacos

La erupción fija por fármacos, tratada en el capítulo 10 sobre todo, es una reacción alérgica particular a un medicamento que produce ampollas en el mismo sitio, estas se erosionan y forman lesiones bien delimitadas usualmente redondas (**fig. 11-40**).

Eritema migratorio necrolítico

Se trata de una enfermedad muy poco frecuente causada por un glucagonoma, un tumor de células α del páncreas, que suele ser maligno. Las concentraciones séricas de glucagón son elevadas. Los pacientes suelen presentar pérdida de peso, diarrea, malabsorción y diabetes. Esta erupción también puede observarse en las enfermedades hepáticas e inflamatorias intestinales, la pancreatitis, los trastornos de malabsorción (es decir, esprúe celíaco) y en otras neoplasias malignas, en cuyo caso la erupción se denomina *síndrome de seudoglucagonoma*.

La erupción comienza como pápulas eritematosas alrededor de los orificios y los pliegues, incluidos los genitales.

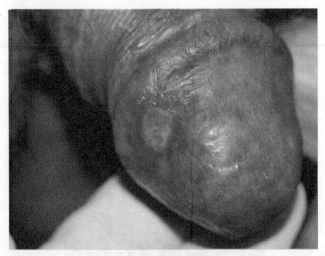

Fig. 11-40. La erupción fija por fármacos es una reacción medicamentosa ampollosa que se produce en el mismo lugar cada vez que se administra el fármaco causal.

Estas pápulas se fusionan y forman placas, produciendo erosiones centrales y costras que terminan causando eritema migratorio circinado. Las características histológicas de la piel muestran necrólisis superficial e infiltración con linfocitos. El tratamiento consiste en la extirpación del tumor, si es posible, o en la corrección de la causa subyacente del síndrome del seudoglucagonoma. Los corticoides tópicos pueden mejorar los síntomas de la erupción, pero no la eliminan.

Neoplasias malignas que se presentan como erosiones

Carcinoma basocelular

Las neoplasias malignas basocelulares por lo general se asocian a los lugares de exposición solar, pero el 10% se producen en sitios no expuestos y representan el 5% de las neoplasias genitales (*véase* cap. 7). Las lesiones suelen tener el típico borde nacarado y enrollado, con una hendidura o erosión necrótica

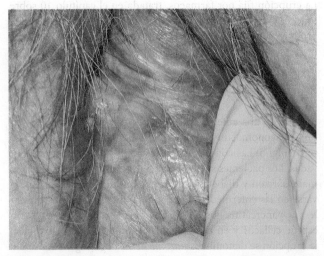

Fig. 11-41. Las neoplasias malignas cutáneas se reconocen como frágiles; la superficie de este carcinoma basocelular está erosionada.

central (fig. 11-41). Los tumores son más frágiles que la piel normal no neoplásica; la piel se erosiona a medida que superan su riego sanguíneo, sobre todo en esta zona de fricción. Invaden de forma local, pero casi nunca hacen metástasis. El diagnóstico se realiza mediante biopsia, y el tratamiento consiste en la resección local moderada. Los sitios más difíciles pueden ser susceptibles a la radioterapia.

Carcinoma escamocelular invasor

Los cánceres de tipo escamocelular representan más del 90% de las neoplasias malignas genitales, y surgen a menudo en los lugares de cicatrices o inflamación crónicas tales como el liquen escleroso y el liquen plano (*véase* cap. 7 para conocer el debate principal) o por una infección de alto riesgo por el virus del papiloma humano (VPH) (fig. 11-42). Las lesiones se presentan como placas o nódulos rojos o del color de la piel que se erosionan y acaban ulcerándose a medida que aumentan de tamaño. El diagnóstico se realiza mediante biopsia, y el tratamiento inicial está a cargo de un cirujano oncólogo.

Carcinoma intraepitelial (neoplasia intraepitelial diferenciada vulvar, peneana, escrotal o anal, lesión escamosa intraepitelial de alto grado, enfermedad de Bowen, papulosis bowenoide, carcinoma escamocelular *in situ*, eritroplasia de Queyrat)

Histológicamente, el CEC *in situ* se denomina *neoplasia intraepitelial diferenciada* cuando se asocia al liquen escleroso o al plano, o *lesión escamosa intraepitelial de alto grado* cuando se asocia a la infección por el VPH. *Véanse* los capítulos 5 y 7 para conocer el debate principal. Estas afecciones pueden presentarse con varias morfologías, incluidas las pápulas y las placas

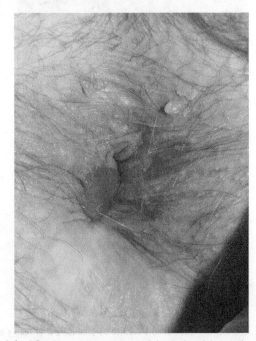

Fig. 11-42. El carcinoma escamocelular perianal de este hombre (en este caso producido por una infección multifocal por el virus del papiloma humano) también se erosiona con frecuencia.

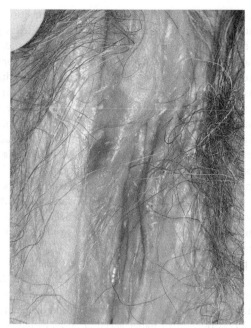

Fig. 11-43. La neoplasia intraepitelial vulvar (histológicamente carcinoma escamocelular *in situ*) asociada al liquen simple, como se ve aquí, se puede erosionar, al igual que la lesión escamosa intraepitelial de alto grado (carcinoma escamocelular *in situ* asociado a la infección por VPH).

del color de la piel, blancas o marrones. Las presentaciones ilustradas aquí son erosivas y ulcerativas **(fig. 11-43)**.

Enfermedad de Paget extramamaria (*véase* en el cap. 5 el debate principal)

La enfermedad de Paget extramamaria es un adenocarcinoma infrecuente que se observa sobre todo en la piel anogenital.

Esta afección se presenta como una placa roja crónica con erosiones y manchas blancas de hiperqueratosis, que a menudo se confunde con eccema o liquen simple crónico **(fig. 11-44)**.

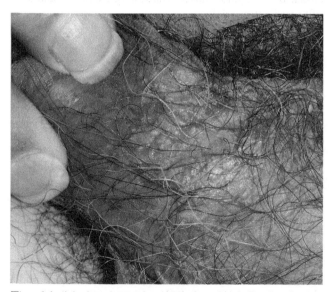

Fig. 11-44. Las placas rojas de la enfermedad de Paget suelen presentar erosiones y el aspecto general puede parecerse al del eccema o el liquen simple crónico por el roce y el rascado.

El diagnóstico se realiza mediante biopsia; el tratamiento consiste en la extirpación quirúrgica amplia y la investigación en busca de un tumor subyacente. Las recidivas locales que requieren varias resecciones son frecuentes.

SECCIÓN B: ÚLCERAS

Las erosiones y las úlceras se producen cuando se pierde tejido de la superficie de la piel o de la mucosa. Las erosiones y las úlceras se diferencian en función de su profundidad. La pérdida de tejido limitada al epitelio produce erosiones, mientras que la pérdida de tejido que se extiende a la dermis o la atraviesa da lugar a las úlceras. La base de una erosión puede ser roja o estar cubierta por una costra amarilla poco adherente. Por otra parte, la base de una úlcera puede ser roja o estar cubierta de costra con pigmento hemo rojo, azul o negro, debido al daño o lisis de los vasos sanguíneos dentro de la dermis. En las mucosas húmedas o modificadas, la base de fibrina suele ser amarilla. Las costras que cubren las úlceras también pueden contener una gran cantidad de fibrina, por lo que son adherentes y persistentes, a lo que a veces se le denomina *formación de escaras* (*véase* en este capítulo la «Sección A» para consultar la información sobre los trastornos erosivos).

Úlceras infecciosas

Sífilis

La *sífilis* es una infección de transmisión sexual que se caracteriza por períodos asintomáticos de duración variable, interrumpidos por tres fases de enfermedad clínica. En la sífilis primaria, se produce una úlcera indolora e insensible («chancro»), con mayor frecuencia en los genitales o alrededor de ellos. La explicación principal sobre la sífilis se encuentra en este capítulo, con una breve mención de la sífilis secundaria en otras partes. La sífilis congénita y la neurosífilis no se tratarán en absoluto. Aunque la sífilis es un problema mundial, los datos de este capítulo se refieren en particular a la sífilis contraída por vía sexual en los países occidentales.

Presentación clínica

La tasa de la sífilis primaria y secundaria en los Estados Unidos descendió un 90% entre 1990 y el 2000, momento en el que alcanzó su punto más bajo. Desde entonces, la tasa no ha dejado de aumentar. La mayor parte de este incremento se ha producido en los hombres; en el 2018 ellos constituyeron alrededor del 85% a 90% de los pacientes. La mitad o más de estos hombres reconocieron tener relaciones sexuales con otros hombres.[25,26] La tasa de las mujeres también ha aumentado, aunque no con tanta rapidez. En el 2017, la incidencia global de la sífilis fue de casi 9.5 por cada 100 000 en los Estados Unidos.[26] La tasa es algo mayor en los hombres hispanos, así como en los afroamericanos de ambos sexos.[26] En todo el

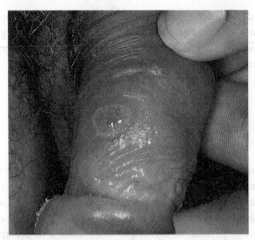

Fig. 11-45. El chancro de la sífilis primaria es firme, bien delimitado y sin dolorimiento.

mundo, la incidencia de la sífilis es aún mayor, con hasta 150 por cada 100000 habitantes infectados.[26] La sífilis se produce con mayor frecuencia entre los 20 y los 30 años en los hombres; las mujeres suelen ser un poco más jóvenes cuando se infectan. La coinfección con el virus de la inmunodeficiencia humana (VIH) es bastante habitual.

Tras un período de incubación de 5 a 90 días (media de 21 días), la lesión primaria se produce en el sitio original de la inoculación. Comienza como una pequeña pápula roja que se agranda con rapidez y forma una úlcera («chancro») indolora, por lo general sin dolorimiento, que puede tener hasta 2 cm de diámetro. El chancro tiene una base limpia (pocas o ninguna costra), roja y brillante (figs. 11-45 y 11-46). Puede haber una pequeña cantidad de exudado acuoso no purulento. Los bordes de la úlcera están bien delimitados y son tanto elevados como indurados de forma característica. La base se siente firme a la palpación. La mayoría de los pacientes presentan una sola úlcera, pero pueden aparecer dos o incluso varias lesiones. El chancro suele localizarse en el extremo distal del pene en los hombres y en los labios mayores o el vestíbulo en las mujeres. No obstante, dado que el chancro se produce en el sitio de la inoculación inicial, puede desarrollarse en los

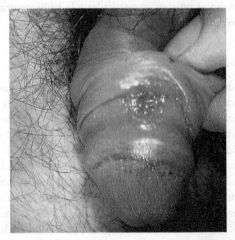

Fig. 11-46. Este chancro típico muestra bordes limpios y una base sin exudado purulento.

dedos, dentro o alrededor de la boca, o incluso en sitios menos evidentes como la vagina o el cuello uterino. Aquellas personas que mantienen relaciones sexuales anales pueden desarrollar chancros dentro o alrededor del ano. Cuando se forma un chancro en estos lugares semiocultos, el primer signo clínico de la sífilis puede ser la fase secundaria del trastorno. La infección bacteriana secundaria del chancro, aunque infrecuente, puede distorsionar la presentación clínica causando dolorimiento y secreción purulenta. Aproximadamente 1 semana después de la formación del chancro, suele presentarse linfadenopatía regional. Por lo tanto, en el caso del chancro localizado en la zona anogenital, pueden palparse linfadenopatías inguinales unilaterales o bilaterales con ganglios linfáticos insensibles, firmes, gomosos y con movilidad. Incluso en ausencia del tratamiento, el chancro se cura de forma espontánea, sin dejar cicatriz, en cuestión de semanas.

El período de incubación tras la exposición a *Treponema pallidum* es bastante variable, pero la media es de unas 3 semanas. Por desgracia, antes de que finalice el período de incubación y, por lo tanto, antes del desarrollo del chancro, las espiroquetas pueden ya haber accedido a los ganglios linfáticos regionales y al sistema nervioso central.[25] Por este motivo, la sífilis puede considerarse una infección sistémica desde el comienzo.

Si no se trata, el chancro se resuelve de forma espontánea y sin dejar cicatrices en un plazo de 6 a 12 semanas. Esto puede llevar al paciente a la idea errónea de que el proceso se ha curado y de que no es necesario buscar atención médica. Sin embargo, como se ha indicado, la sífilis se convierte en una infección sistémica poco después de la inoculación inicial, de modo que, tras un período de latencia breve, es muy probable que surjan las lesiones generalizadas de la sífilis secundaria. En raras ocasiones, aparecen lesiones secundarias sin período de latencia mientras el chancro sigue presente. Si no se reconocen los síntomas y los signos de la sífilis secundaria y se permanece sin tratamiento, el paciente entra en el período de latencia tardía, lo que algunos años más tarde lleva a la posibilidad de la sífilis tardía (terciaria).

Diagnóstico

La presencia de una sola úlcera sin dolorimiento y con una base limpia y firme muy probablemente constituye la sífilis primaria. No obstante, el diagnóstico clínico debe confirmarse mediante pruebas analíticas; la mayor parte de lo que sigue en esta sección sobre el diagnóstico se basa en la información contenida en una revisión reciente.[27] La detección directa de *T. pallidum*, causante de la sífilis, proporciona sensibilidad y especificidad bastante buenas. Al momento de redactar este informe, los Centers for Disease Control and Prevention (CDC) de los Estados Unidos solo habían aceptado dos métodos para detectar estas espiroquetas: la microscopia de campo oscuro y la reacción en cadena de la polimerasa (PCR, *polymerase chain reaction*). Por desgracia, hay problemas asociados a ambas. En el pasado, la confirmación más rápida podía obtenerse con la microscopia de campo oscuro realizada en el sitio por el médico. Lamentablemente, esta prueba ha desaparecido casi por completo debido a la falta de microscopios de campo oscuro en el consultorio y la disminución de la capacidad para realizar esta prueba. Además, incluso en las mejores circunstancias, la sensibilidad y especificidad de este abordaje distaban mucho de ser perfectas. La prueba de la PCR a partir del frotis es mucho mejor en este sentido (alrededor del 90% de sensibilidad y > 95% de especificidad), pero en la actualidad no está disponible comercialmente para este análisis. No obstante, algunos laboratorios altamente especializados disponen de esta técnica. Otra posibilidad es realizar una biopsia de la lesión y que el laboratorio utilice tinciones especiales para identificar la presencia de espiroquetas, pero también en este caso hay problemas de sensibilidad y especificidad. Y, por supuesto, los pacientes suelen presentar mucha resistencia ante la biopsia.

Debido a las dificultades mencionadas en el párrafo anterior, la confirmación del diagnóstico clínico suele depender de las pruebas serológicas. Existen dos tipos de pruebas serológicas: treponémicas y no treponémicas. Las pruebas no treponémicas miden la reactividad de los anticuerpos frente a la cardiolipina y otras sustancias que se liberan cuando las células humanas son atacadas por los treponemas; si estas pruebas son reactivas, se les concede un valor cuantitativo. Los ejemplos más frecuentes son las pruebas del laboratorio de investigación de enfermedades venéreas (VDRL, *Venereal Disease Research Laboratory*) y la prueba de la reagina plasmática rápida (RPR). Por otro lado, las pruebas treponémicas miden los anticuerpos específicos contra las proteínas de *T. pallidum* y se notifican como reactivas o no reactivas; a los resultados no se les asigna un valor cuantitativo. Algunos ejemplos de las pruebas treponémicas son la prueba de absorción de anticuerpos antitreponémicos fluorescentes (FTA-ABS, *fluorescent treponemal antibody absorbed*), la prueba de aglutinación de partículas de *T. pallidum* y la prueba de hemaglutinación de *T. pallidum*. Además, en algunos laboratorios también se utilizan pruebas más recientes como el inmunoanálisis enzimático y el inmunoanálisis de quimioluminiscencia.

El uso tanto de las pruebas no treponémicas como de las treponémicas es necesario para el diagnóstico y hay dos algoritmos para saber qué tipo se utiliza primero. La mayoría de las veces se prefiere el algoritmo anterior (pruebas no treponémicas primero), pero como la sensibilidad de las pruebas treponémicas es mayor y su costo ha disminuido, algunos laboratorios prefieren aplicar el algoritmo de «secuencia inversa» (pruebas treponémicas primero). Por desgracia, estas pruebas presentan varios inconvenientes: *1)* la prueba puede no ser positiva hasta 1 o 2 semanas después de la aparición del chancro; *2)* las pruebas con resultados falsos positivos se producen con cierta frecuencia; *3)* las pruebas con resultados falsos negativos pueden presentarse debido al fenómeno de prozona, sobre todo en los pacientes coinfectados por el VIH; y *4)* las pruebas treponémicas, a diferencia de las no treponémicas, suelen seguir siendo positivas después del tratamiento eficaz previo y, por lo tanto, no pueden utilizarse para determinar la respuesta al tratamiento. Claro que es probable que los pacientes con sífilis hayan estado expuestos a otras enfermedades de transmisión sexual. Por este motivo, los pacientes deben ser examinados y sometidos a pruebas de detección en busca de otras infecciones cuando se haya establecido el diagnóstico de sífilis.

Hay varias consideraciones en la lista de los diagnósticos diferenciales. Quizás las más problemáticas sean las úlceras aftosas y la infección por el herpes genital (VHS) en la población inmunodeprimida. El herpes genital en aquellos con inmunodepresión puede presentarse con úlceras bastante profundas, persistentes y un poco menos dolorosas que las erosiones más típicas, transitorias y dolorosas que se observan en las personas inmunocompetentes. Las úlceras aftosas únicas (como las que aparecen en la aftosis compleja y la enfermedad de Behçet) tienen un aspecto similar al del chancro pero, en cambio, suelen presentar varias úlceras que son demasiado dolorosas y suelen observarse sobre todo en las niñas y las adolescentes. El chancroide es poco frecuente en los países occidentales; se asocia a una base costrosa y la sensación más blanda de la base a la palpación junto con dolor e hipersensibilidad. Las úlceras anogenitales surgen con la enfermedad de Crohn, la hidradenitis supurativa y el granuloma inguinal, pero tanto la morfología como la histopatología son diferentes.

SÍFILIS PRIMARIA	Diagnóstico

- Una o dos úlceras genitales relativamente indoloras
- La base de la úlcera está limpia, sin costras ni escaras
- La base de la úlcera es firme y no es sensible a la palpación
- Pruebas RPR o VDRL positivas; confirmada por la prueba FTA-ABS positiva
- Si la serología es negativa, repetir las pruebas en 1 semana o realizar biopsia

Fisiopatología

La sífilis es causada por la espiroqueta *Treponema pallidum*, una bacteria en forma de espiral. El nivel de contagio de la sífilis es muy elevado; se ha calculado que casi un tercio de las personas que tienen contacto directo con las lesiones infecciosas de la sífilis, como el chancro, los parches mucosos y los nódulos del condiloma plano, contraerán sífilis. La probabilidad de infectarse aumenta aún más cuando hay pequeñas roturas en la piel, así como en un contexto de inmunodepresión, como ocurre con la infección por el VIH. Lo contrario también es cierto, ya que existe un mayor riesgo de adquisición del VIH en los pacientes con chancro. Muchos estudios, aunque no todos, indican que la circuncisión en los hombres reduce la probabilidad de contraer sífilis durante la penetración.[28]

Tratamiento

La mayoría de los médicos de los Estados Unidos siguen las directrices de tratamiento recomendadas por los CDC. La penicilina G benzatínica a 2.4 millones de unidades, administrada por vía intramuscular en una sola dosis, es el tratamiento recomendado para la sífilis primaria y secundaria en los hombres y en las mujeres embarazadas o no embarazadas.[25] Obsérvese que debe utilizarse solo penicilina benzatínica y no una combinación de penicilina benzatínica y penicilina procaínica de acción corta. Aún no se ha observado resistencia a la penicilina.

En Europa se han desarrollado directrices similares a las de los CDC.[29] Debido a su similitud, no se revisan aquí.

Para las personas alérgicas a la penicilina, los CDC recomiendan la desensibilización en vez de emplear un tratamiento de segunda línea con productos sin penicilina. En cambio, cuando la desensibilización no es muy factible (como ocurre en la mayoría de los casos), conviene utilizar otros antibióticos como la doxiciclina (100 mg v.o. c/12 h, o 200 mg c/24 h, durante 14 días) o la ceftriaxona (1 g por vía intramuscular o intravenosa al día durante 10 días).[25] La azitromicina también se utilizó en el pasado; sin embargo, debido a algunos informes de resistencia, ya no se recomienda. La recomendación de los CDC para la desensibilización se deriva de la falta relativa de experiencia publicada con estos tres fármacos. Además, las mujeres embarazadas deben tratarse con penicilina aunque ello implique la desensibilización. En realidad, no hay pruebas que indiquen que en las personas infectadas por el VIH pueda disminuir la respuesta al tratamiento. No obstante, algunos médicos optan por repetir los 2.4 millones de unidades de penicilina benzatínica una o dos veces de manera semanal. Los CDC no recomiendan el análisis del líquido cefalorraquídeo en aquellos con sífilis temprana (primaria o secundaria).

La reacción de Jarisch-Herxheimer es una reacción febril aguda que puede producirse en las 24 h siguientes al tratamiento de la sífilis, sin importar la pauta posológica utilizada. Los síntomas incluyen dolor de cabeza, malestar general, mialgias, artralgias y fiebre. Esta reacción transitoria se produce con mayor frecuencia tras el tratamiento de la sífilis precoz y solo requiere tranquilización, reposo en cama y antipiréticos.

Los pacientes que reciben tratamiento para la sífilis primaria o secundaria necesitan documentar el seguimiento de la respuesta suficiente. Esto se hace determinando el valor cuantitativo de los anticuerpos de la prueba de la RPR o del VDRL a intervalos periódicos hasta que se observe al menos una disminución cuádruple del valor. Tenga en cuenta que, aunque se puede utilizar la prueba de la RPR o la del VDRL, se debe utilizar la misma prueba de forma constante, ya que los títulos difieren entre ambas. Casi todos los pacientes con sífilis temprana darán como resultado una prueba de la RPR o del VDRL negativa. No obstante, no ocurre lo mismo con las pruebas treponémicas específicas (véase más arriba), en las que la positividad suele durar de por vida.

SÍFILIS PRIMARIA | **Tratamiento**

- Penicilina benzatínica, dosis única de 2.4 millones de unidades por vía intramuscular
- Considerar la posibilidad de repetir la dosis si el paciente está infectado por el virus de la inmunodeficiencia humana
- Desensibilizar si el paciente es alérgico a la penicilina
- O, doxiciclina 100 mg c/12 h × 14 días
- Vigilar el valor de la RPR o del VDRL hasta que sea negativo

---

Chancroide

El chancroide es poco frecuente en las sociedades occidentales. En los Estados Unidos solo se notifican unos 10 casos al año y, como resultado, no ha habido revisiones importantes de este trastorno desde el 2016.[30] Incluso en los países menos desarrollados, donde el chancroide había sido epidémico, se ha producido un descenso notable de la prevalencia. Las pocas infecciones que se observan hoy en día suelen producirse en el contexto de los comportamientos sexuales de riesgo, como ocurre con el consumo de drogas y el tener un gran número de parejas sexuales. Esto es especialmente cierto en el caso de los hombres que tienen relaciones sexuales con hombres, donde también se produce con frecuencia la coinfección por el VIH. En cualquier caso, en los informes se indica que el chancroide se presenta con más frecuencia en los hombres que en las mujeres, pero esto puede tener alguna relación con la localización semioculta y, por lo tanto, la detección menos frecuente de las úlceras del chancroide en la vagina y el cuello uterino.

Presentación clínica

Tras un breve período de incubación de 3 a 7 días, aparece una pequeña pápula o pústula roja en el sitio de la inoculación. Esta lesión inflamatoria rara vez se encuentra en el entorno clínico porque evoluciona con rapidez a una úlcera dolorosa, profunda e irregular con bordes desiguales y socavados (figs. 11-47 y 11-48). A diferencia del chancro de la sífilis, no suele haber induración firme de la base de la úlcera. Además, la base de la úlcera suele estar cubierta por un exudado necrótico de color gris amarillento y maloliente. La mayoría de los pacientes presentan una o dos úlceras, pero también es posible la formación de úlceras numerosas o gigantes. El 50% de los pacientes presentan linfadenitis inguinal dolorosa, casi siempre unilateral. En el 25% de los casos se observa el agrandamiento masivo de los ganglios (formación de bubones) que, si no se trata, puede ser fluctuante con rotura espontánea y exudado crónico.

Diagnóstico

No existen pruebas diagnósticas de fácil acceso disponibles para el chancroide. La bacteria causante, *Haemophilus ducreyi*, es difícil de identificar en los frotis tomados de la úlcera, incluso cuando se utiliza la tinción de Giemsa. *H. ducreyi* solo puede

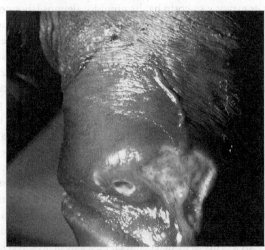

Fig. 11-47. La úlcera chancroide clásica presenta un borde irregular y una base que presenta purulencia (cortesía del Dr. Jack Mosley).

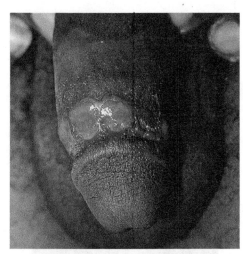

Fig. 11-48. El diagnóstico de una úlcera de transmisión sexual no puede basarse solo en la morfología. En este caso, las úlceras representan chancroides, a pesar de los bordes redondos y lisos.

cultivarse en medios especiales, pero por desgracia estos no están disponibles de forma comercial. Por ello, la mayoría de los laboratorios no pueden cultivar esta bacteria. En la biopsia se revela un patrón bastante particular que consiste en tres zonas horizontales separadas con cambios vasculares distintivos, donde el piso de la úlcera exhibe necrosis, eritrocitos, neutrófilos y fibrina. Debajo de esta capa superior hay una amplia zona de formación de nuevos vasos con células endoteliales en proliferación que a veces obstruyen las luces. La parte más profunda de la úlcera tiene infiltrado inflamatorio de células plasmáticas y linfoides.

Los CDC indican que se puede hacer un diagnóstico clínico presuntivo si se cumplen todos los criterios que se enumeran a continuación: *1)* las úlceras son dolorosas e hipersensibles; *2)* la prueba serológica en busca de sífilis, realizada al menos 7 días después de la aparición de la úlcera, es negativa; *3)* la presentación clínica, incluida la linfadenopatía, es típica del chancroide; y *4)* la prueba en busca del virus del herpes simple realizada en la úlcera es negativa.[31] Por fortuna, se ha creado un abordaje más sensible y específico para el diagnóstico mediante la reacción en cadena de la polimerasa, pero no está disponible en muchos laboratorios.[30] Al realizar el diagnóstico diferencial del chancroide deben tenerse en cuenta los siguientes trastornos: sífilis primaria, infección genital por el VHS, linfogranuloma venéreo, granuloma inguinal, carcinoma ulcerado y lesiones traumáticas infectadas de forma secundaria.

CHANCROIDE **Diagnóstico**

- Una, a veces dos o tres, úlceras dolorosas
- La base de la úlcera está cubierta por una costra purulenta
- La base es blanda y muy sensible a la palpación
- Suele haber linfadenopatía inguinal
- Realizar la biopsia si es necesario confirmar el diagnóstico

Fisiopatología

El chancroide es causado por la bacteria *Haemophilus ducreyi*, que es de cultivo difícil, gramnegativa, aerobia o anaerobia facultativa. Es muy contagiosa, por lo que la autoinoculación y la transferencia experimental de persona a persona suceden con bastante facilidad. De hecho, la autoinoculación clínica fue en el pasado una herramienta de diagnóstico legítima para el chancroide.

Tratamiento

Sin tratamiento, la úlcera del chancroide dura unos 2 meses antes de que se cure de forma espontánea, por lo general dejando cicatrices. La ulceración y el exudado de los ganglios agrandados, si los hay, duran aún más. Los CDC indican que para el tratamiento pueden utilizarse todos los siguientes: azitromicina (1 g v.o. en una dosis única), ceftriaxona (250 mg por vía intramuscular en una dosis única), ciprofloxacino (500 mg v.o. c/12 h durante 3 días) y base de eritromicina (500 mg v.o. c/8 h durante 7 días).[32] Con cualquiera de estos tratamientos, la cicatrización de la úlcera se produce en alrededor de 1 semana, mientras que la respuesta de los ganglios linfáticos se produce con más lentitud. Los ganglios muy agrandados y fluctuantes pueden requerir aspiración con aguja o incisión y drenaje.

CHANCROIDE **Tratamiento**

- Azitromicina 1 g v.o. en dosis única o
- Ceftriaxona 250 mg por vía intramuscular en dosis única
- Incisión y drenaje si el ganglio linfático es fluctuante
- Dar seguimiento para garantizar la cicatrización completa

Herpes genital en el paciente inmunodeprimido

La infección por VHS en las personas con un estado inmunitario normal produce ampollas que evolucionan con rapidez hasta convertirse en *erosiones* genitales superficiales que se curan solas. Esta presentación del herpes genital en las personas inmunocompetentes se trata en el capítulo 10. No obstante, en las personas inmunodeprimidas, la infección por el VHS se agrava de forma local, como lo hace evidente el desarrollo de *úlceras* crónicas en lugar de erosiones transitorias. Con menor frecuencia, estos pacientes inmunodeprimidos también pueden desarrollar lesiones nodulares exofíticas ulceradas.

Presentación clínica

En circunstancias normales, el control de la infección por el VHS depende en gran medida de la presencia de un sistema inmunitario celular intacto. Por este motivo, no es de extrañar que los indicios de infección genital por el VHS se prolonguen y se agraven en los pacientes con inmunodepresión crónica debida a trastornos tales como la infección por el VIH (con mayor frecuencia), pero también neoplasias malignas (en especial de origen hematopoyético) y los que reciben fármacos inmunosupresores a largo plazo por motivos como el trasplante de órganos o de médula ósea. La infección genital y perigenital por el VHS suele deberse al VHS de tipo 2, pero también se produce infección por el de tipo 1; entonces se transforma con rapidez de una enfermedad erosiva a una ulcerosa.[33]

En los pacientes inmunodeprimidos, las lesiones por el VHS surgen con mayor frecuencia a partir de la reactivación de la afección preexistente más que por una infección primaria; el interrogatorio cuidadoso suele revelar episodios recurrentes previos más típicos de herpes genital. Al igual que en el caso de la infección por el VHS en los pacientes inmunocompetentes, los que se encuentran inmunodeprimidos describen dolor concomitante, aunque suele ser menos intenso.

Los brotes del VHS en los pacientes inmunodeprimidos comienzan como vesículas agrupadas sobre una base eritematosa. La parte superior de estas vesículas se desintegra casi de inmediato dejando erosiones bien delimitadas y separadas. En cambio, a diferencia de lo que ocurre en los pacientes inmunocompetentes, las erosiones pueden no cicatrizar, sino unirse, aumentar de diámetro y profundizarse hasta formar úlceras bien delimitadas («perforadas»), algo dolorosas y que no cicatrizan (figs. 11-49 a 11-51).[34] Estas úlceras pueden no ser muy profundas al principio, pero se hacen más profundas de forma habitual a medida que se vuelven crónicas (*véase* fig. 7-5). La infección bacteriana secundaria es posible, pero no ocurre con frecuencia. La estructura de las úlceras puede ser redondeada, pero las formas arqueadas son frecuentes debido a la confluencia de las úlceras que se expanden de manera centrífuga (*véase* fig. 7-6). En los hombres, las úlceras crónicas por el VHS suelen tener una distribución perianal, pero también aparecen en el pene, el escroto o la ingle. En las mujeres, las úlceras pueden afectar la parte mucosa vulvar, pero también pueden extenderse a los labios mayores y menores e incluso a la ingle o la parte interna de los muslos. Al igual que en el caso

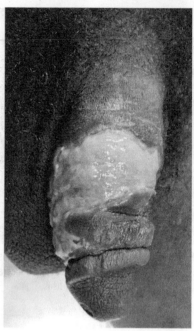

Fig. 11-50. Lo más probable es que una úlcera genital en un paciente inmunodeprimido sea una infección por el virus del herpes simple; sin embargo, debe investigarse la posibilidad de que se trate de otras infecciones y tumores.

de los hombres, la infección por el VHS en las mujeres también puede producirse en una localización perianal. Con menor frecuencia, las lesiones por VHS en los pacientes inmunodeprimidos surgen como pápulas erosionadas o ulceradas, o como nódulos exofíticos.[35] No es motivo de sorpresa que estas últimas lesiones tumorales se consideren clínicamente malignas, sobre todo el CEC.

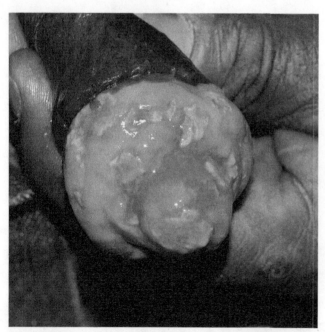

Fig. 11-49. La infección por el virus del herpes simple es una enfermedad ampollosa y luego erosiva, pero en el paciente inmunodeprimido esta infección evoluciona a úlceras que dejan cicatrices.

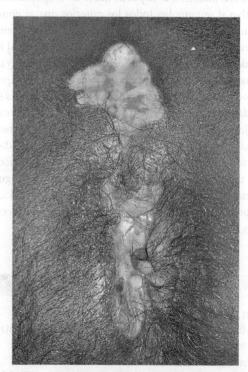

Fig. 11-51. Esta úlcera de gran tamaño con bordes arqueados se conecta a la mucosa rectal, donde comenzó la infección cutánea original por el virus del herpes simple.

Diagnóstico

Debe haber un alto índice de sospecha de infección por VHS ante cualquier úlcera crónica que no cicatriza en un paciente inmunodeprimido. Por lo general, el cultivo viral confirmará el diagnóstico de sospecha clínica, pero el crecimiento del virus puede ser lento y los resultados pueden retrasarse 1 semana o más. El análisis de un frotis teñido tomado de la base de la lesión (preparación de Tzanck) es menos fiable para el diagnóstico de la infección herpética ulcerosa crónica que para la infección por el VHS en los pacientes inmunocompetentes. La prueba de anticuerpos por inmunofluorescencia directa está disponible en la mayoría de los laboratorios y ofrece un diagnóstico rápido. Esta prueba se realiza raspando la base de la úlcera con una cuchilla del número 15 y extendiendo el material recogido en un portaobjetos. A continuación, el portaobjetos se envía al laboratorio y los resultados pueden estar disponibles en 1 o 2 h. Sin embargo, cuando se dispone de ella, la amplificación de ácidos nucleicos, como la PCR, es la mejor herramienta de diagnóstico, ya que ofrece sensibilidad y especificidad de casi el 100%.

Debe considerarse seriamente la biopsia de cualquier úlcera o nódulo exofítico que no cicatriza en un paciente inmunodeprimido para descartar neoplasias malignas y ayudar al diagnóstico de la infección por VHS. Los rasgos histológicos característicos de la infección por VHS incluyen degeneración vacuolar de los queratinocitos, degeneración reticular y formación de células gigantes queratinocíticas multinucleadas. Los queratinocitos multinucleados son casi patognomónicos de las infecciones por el virus del herpes, pero no distinguen entre la infección por el VHS y por el virus de la varicela zóster.

Aunque la presencia de varias úlceras bien delimitadas, dolorosas y crónicas indica de forma clínica la infección por el VHS, en la lista de los diagnósticos diferenciales deben tenerse en cuenta otras infecciones ulcerosas. La sífilis produce una o varias úlceras relativamente breves, firmes, indoloras y sin costras. El chancroide causa una úlcera dolorosa con costra y puede ocasionar adenitis inguinal masiva y dolorosa. El granuloma inguinal consiste en una o varias úlceras genitales a menudo lineales («en forma de cuchillo») que contienen tejido de granulación abundante. En raras ocasiones se ha descrito que el citomegalovirus (CMV) causa úlceras grandes, profundas y necróticas en los pacientes inmunodeprimidos, sobre todo en aquellos con sida. La confirmación de la infección por CMV mediante biopsia puede ser necesaria porque la infección por el VHS puede ocurrir de manera concomitante con el CMV, el cual puede proliferar en el cultivo viral. También deben tenerse en cuenta las causas no infecciosas, como las neoplasias malignas, las úlceras aftosas y la enfermedad de Crohn.

VHS EN INMUNODEPRIMIDOS   Diagnóstico

- El paciente está considerablemente inmunodeprimido
- Úlceras perforadas o nódulos ulcerados
- Configuración arqueada cuando se produce la confluencia de las úlceras
- Las lesiones son variables en cuanto al dolor
- Reacción en cadena de la polimerasa para el VHS, frotis por inmunofluorescencia o biopsia para confirmar

---

Tratamiento

Si no se tratan, las úlceras por el VHS en los pacientes inmunodeprimidos pueden persistir de forma indefinida. Aún así, la respuesta completa al tratamiento médico convencional suele ser bastante buena. El aciclovir, el famciclovir y el valaciclovir son los fármacos recomendados; los tres utilizan la misma vía y bloquean la polimerasa del VHS después de ser fosforilados.[33] Son posibles varios esquemas de dosificación. Incluyen, por ejemplo, aciclovir 400 mg v.o. de tres a cinco veces al día, famciclovir 500 mg v.o. c/12 h o valaciclovir 500 mg c/12 h. Pueden utilizarse durante 10 días o hasta que cicatricen las lesiones. En raras ocasiones, puede ser necesaria la administración intravenosa de aciclovir si la respuesta al tratamiento oral es insuficiente.

La resistencia viral al aciclovir se observa en hasta un 5% a 10% de los pacientes inmunodeprimidos, y las cepas resistentes al aciclovir también lo son al valaciclovir y al famciclovir.[33] El tratamiento recomendado en la actualidad en caso de herpes anogenital resistente al aciclovir es el cidofovir o el foscarnet intravenosos, pero se recomienda la ayuda de un especialista en enfermedades infecciosas si esto es necesario. Para los pacientes con VIH o sida que aún no reciben el tratamiento antirretroviral de gran actividad (TARGA), el inicio de este régimen puede llevar a la mejoría de la infección por el VHS, aunque también existe cierto riesgo de aumento de la infección latente como parte del síndrome inflamatorio de reconstitución inmunitaria (SIRI) cuando se administra el TARGA.[35]

VHS EN INMUNODEPRIMIDOS   Tratamiento

- Comenzar el TARGA si aún no se ha hecho
- Aciclovir 400 mg v.o. cinco veces al día hasta que las úlceras sanen o
- Famciclovir 500 mg c/12 h o
- Valaciclovir 500 mg c/12 h
- Foscarnet o cidofovir si la úlcera es resistente al aciclovir

---

Granuloma inguinal (donovanosis)

El *granuloma inguinal* es una infección bacteriana gramnegativa crónica, ligeramente contagiosa, con un curso lentamente progresivo y destructivo. Existen cuatro variantes clínicas diferentes de la afección y dicha variabilidad puede generar una serie de presentaciones clínicas difíciles de diagnosticar. Estos cuatro tipos incluyen las formas ulcerovegetante (la más frecuente), hipertrófica (nodular), necrótica y cicatricial de la enfermedad.[36] Todas estas lesiones suelen ser indoloras. En el 2020 se publicó una revisión bastante extensa de la enfermedad; gran parte de lo que sigue se basa en la información que ahí se presenta.[37]

El granuloma inguinal es muy poco frecuente en Norteamérica y Europa, pero ha sido endémico, sobre todo en las clases socioeconómicas más bajas, en algunas zonas tropicales y subtropicales menos desarrolladas. En general, su prevalencia parece estar disminuyendo en todo el mundo. La mayoría de los casos suceden en los adultos, donde la transmisión se debe a la actividad sexual, pero la transmisión no venérea es posible y puede explicar la mayoría de los casos infrecuentes notificados en los bebés y los niños. Su presencia continua en la actualidad puede estar relacionada, al menos en parte, con el aumento de la actividad sexual sin protección debido a las mejores opciones de tratamiento y a la profilaxis de la infección por el VIH.[37] Se desconoce el período de incubación, pero parece que su duración varía mucho. Por lo general, el promedio de tiempo transcurrido desde el contacto hasta la formación de la lesión es de unos 2 meses.

Presentación clínica

La forma ulcerovegetante de la enfermedad es, por mucho, la presentación clínica más frecuente. En este tipo de granuloma inguinal, el inicio suele ser lento con formación de úlceras únicas o numerosas que afectan los pliegues cutáneos con regularidad (figs. 11-52 y 11-53). En estas localizaciones, las úlceras tienen una morfología lineal característica («corte de cuchillo»). La base de las úlceras no suele presentar costras; además, presentan tejido de granulación de color rojo carnoso que sangra con facilidad. Los bordes de la úlcera son nítidos, sin socavación, y pueden ser planos o enrollados. La forma puede ser serpiginosa y a veces hay agrandamiento de una porción de la úlcera mientras las otras zonas están en proceso de cicatrización. En la segunda variante (hipertrófica), menos frecuente, se producen pápulas rojas blandas o nódulos que se ulceran después. Las úlceras de la superficie de estas lesiones también contienen grandes cantidades de tejido de granulación. El tercer tipo, la forma necrótica del granuloma inguinal, consiste en grandes masas vegetantes que presentan necrosis maloliente. Por último, en la variante cicatricial, las úlceras están casi destruidas y tienen placas expansivas de tejido cicatricial fibrótico.

En los hombres, las lesiones se producen con mayor frecuencia en la región anal y perianal, pero también pueden encontrarse en el pene, el surco coronal o la cara interna del prepucio en aquellos hombres sin circuncisión. En las mujeres, la vulva se ve afectada con frecuencia, pero a veces se producen lesiones en la vagina o el cuello uterino. Las úlceras peria-

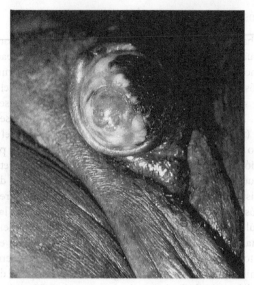

Fig. 11-53. Las ulceraciones queratósicas también pueden surgir con el granuloma inguinal.

nales también se observan en las mujeres. En ambos sexos, las lesiones se encuentran con bastante frecuencia en los pliegues intertriginosos de la piel perigenital. Por lo general, no se producen linfadenopatías, pero la propagación de las lesiones del granuloma inguinal a las zonas que rodean los ganglios linfáticos inguinales puede causar inflamación y ulceración. Esta alteración se denomina *seudobulbo*. La ausencia general del aumento del tamaño de los ganglios linfáticos es lo suficientemente característica como para ser un indicio útil para el diagnóstico clínico.

Las complicaciones de la enfermedad crónica incluyen distorsión estructural y lisis de los genitales, así como fimosis, linfedema e hinchazón vulvar similar a la elefantiasis.

Diagnóstico

Las lesiones clínicamente sospechosas pueden confirmarse mediante la prueba histológica de bacterias agrupadas (cuerpos de Donovan) localizadas dentro de los macrófagos. Para ello, se puede utilizar un hisopo, o de preferencia tijeras, para obtener tejido de granulación tomado de la base de las úlceras. Este tejido se comprime entre dos portaobjetos de vidrio. A continuación, el material se fija y se tiñe con tinción de Wright o de Giemsa, tras lo cual suelen identificarse los cuerpos de Donovan característicos dentro del citoplasma de las células inflamatorias mononucleares.

La bacteria causante es muy difícil de cultivar. Por este motivo, la biopsia resulta una opción adecuada si los frotis de tejido son negativos en los pacientes con lesiones clínicamente sospechosas. En el estudio histológico de la lesión se pueden observar acantosis y un extenso infiltrado dérmico compuesto por células plasmáticas e histiocitos. La tinción de Warthin-Starry o de Giemsa hace evidentes a los macrófagos grandes con vacuolas citoplasmáticas que contienen bacterias (cuerpos de Donovan).

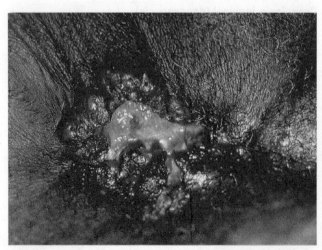

Fig. 11-52. Los bordes enrollados de esta ulceración son típicos del granuloma inguinal.

La sífilis, el chancroide, el herpes genital en los pacientes inmunodeprimidos, la amebiasis y el linfogranuloma venéreo son infecciones que pueden confundirse con el granuloma inguinal. Las alteraciones no infecciosas que deben tenerse en cuenta son la enfermedad de Crohn cutánea, la hidradenitis supurativa, la histiocitosis de las células de Langerhans y el CEC. Cabe señalar que, en ocasiones, la acentuada hiperplasia epitelial observada en el examen histopatológico se interpreta por error como un CEC.

GRANULOMA INGUINAL	Diagnóstico

- Una o más úlceras de crecimiento muy lento
- La configuración puede ser arqueada o lineal
- Las úlceras lineales en forma de «corte de cuchillo» en los pliegues cutáneos son características
- Los bordes de la úlcera están enrollados; la base tiene un aspecto granulomatoso
- Confirmación por la presencia de bacterias en macrófagos en el frotis o en la biopsia por aplastamiento

Patogenia

La causa del granuloma inguinal es la bacteria *Klebsiella granulomatis*, antes denominada *Calymmatobacterium granulomatis*. Se trata de una bacteria gramnegativa intracelular pequeña. Como ya se ha indicado, no es un proceso particularmente contagioso, pero la probabilidad de infección parece aumentar en presencia de higiene deficiente o dehiscencias en la piel.

Tratamiento

Si no se tratan, las úlceras del granuloma inguinal cicatrizan con lentitud durante meses o años, dejando cicatrices residuales y distorsión o destrucción de la estructura genital. Con frecuencia se produce el edema colosal crónico (elefantiasis) de los genitales. Es muy probable que afecte la vulva. Se han descrito casos poco frecuentes de CEC en las úlceras crónicas. Las directrices actuales para el tratamiento indican que uno de varios tipos de antibióticos tiene muchas probabilidades de ser eficaz. Estos incluyen azitromicina (1000 mg una vez a la semana durante 3 semanas), doxiciclina (100 mg c/12 h durante 21 días), ciprofloxacino (750 mg c/12 h durante 21 días) o trimetoprima-sulfametoxazol (400 a 800 mg c/12 h durante 21 días).[37] Se debe tener en cuenta que el tratamiento debe durar por lo menos 3 semanas, pero debe continuarse después, si es necesario, para lograr la cicatrización completa.[37]

GRANULOMA INGUINAL	Tratamiento

- Doxiciclina 100 mg c/12 h durante 21 días
- Azitromicina 1.0 g semanal durante 3 semanas
- Ciprofloxacino 750 mg c/12 h durante 21 días
- Tratar hasta que las úlceras estén cicatrizadas, pero por lo menos durante 3 semanas

Linfogranuloma venéreo

El *linfogranuloma venéreo* es una enfermedad de transmisión sexual causada por *Chlamydia trachomatis*. La lesión inicial puede ser una pápula o una úlcera, pero estas lesiones cicatrizan con rapidez de forma espontánea. En cambio, casi todos los pacientes presentan linfadenopatía o proctitis impactantes en lugar de una úlcera.[38] Por esta razón, el planteamiento principal de esta afección se encuentra en el capítulo 7, «Trastornos del color de la piel».

Úlceras asociadas al virus de Epstein-Barr y al citomegalovirus

Aunque estas úlceras están asociadas a enfermedades infecciosas, se tratan en la siguiente sección porque su aspecto clínico es idéntico al de las úlceras aftosas y es probable que estas infecciones virales solo desencadenen el desarrollo de aftas en lugar de causar las úlceras por la infección directa de la piel.

Úlceras no infecciosas

Úlceras aftosas genitales y aftosis compleja (sinónimos: úlcera de Lipschütz, úlcera vulvar aguda, úlceras genitales agudas reactivas no relacionadas con el sexo)

(*Véase* también «Úlceras aftosas asociadas a infecciones» más adelante en esta sección.)

El planteamiento en este párrafo se relaciona con la terminología utilizada a menudo para referirse a las úlceras aftosas. Las úlceras aftosas en la cavidad bucal (sinónimos: aftas, estomatitis aftosa, úlcera bucal) resultan bastante comunes, pero las úlceras similares suceden con mucha menor frecuencia en los genitales. Los adjetivos *menor* (< 1 cm, poco profunda, se cura sin dejar cicatriz), *mayor* (> 1 cm, profunda, puede cicatrizar y dejar cicatriz) y *herpetiforme* (10 cm o más, muy pequeñas agrupadas) se utilizan a menudo para hacer la descripción morfológica de las úlceras aftosas.[39] El término *aftosis compleja* se emplea para cualquiera de estos dos grupos de pacientes: *1*) personas con tres o más aftas bucales presentes de forma casi constante y *2*) aquellos con aftas bucales y genitales recurrentes en ausencia de la enfermedad de Behçet.[39] La aftosis compleja puede ser «primaria» (idiopática y sin producirse en asociación directa con otras afecciones) o «secundaria» (asociada a algún otro trastorno médico con mayor frecuencia de lo que cabría esperar).[39] No hay diferencias en el aspecto clínico o histológico entre la forma primaria y la secundaria de las úlceras aftosas. Dado que muchos pacientes con úlceras aftosas genitales, aunque no todos, también tienen antecedentes de aftas bucales o la presencia concomitante de estas lesiones, puede decirse que presentan *aftosis compleja*.

Las úlceras aftosas de los genitales y la zona perigenital se describían antes como una alteración exclusiva de las mujeres, pero ahora se sabe que también se producen, aunque con mucha menor frecuencia, en los hombres.[40] Además, se ha puesto de manifiesto que la alteración previamente descrita como «vasculitis gangrenosa juvenil del escroto» se trata en realidad de una forma de ulceración aftosa que afecta a los hombres.[41,42]

Con base en la similitud de la morfología clínica y el curso de la afección, muchos también creen que la «úlcera de Lipschütz» y la «úlcera vulvar aguda» son sinónimos de las *úlceras aftosas primarias vulvares* (*véase* fig. 7-14).[14,15] Por lo tanto, se puede decir que, aunque Lipschütz fue el primero en describir estas úlceras, su nombre sigue asociado a ellas en muchas publicaciones hasta el día de hoy. Por desgracia, su nombre se asoció a una definición bastante estrecha: úlceras no recurrentes, grandes, profundas y gangrenosas, que solo se producían en las chicas jóvenes que aún no eran sexualmente activas. Esto llevó a pensar que se trataba de un trastorno poco frecuente. No fue hasta la publicación de Vieira-Baptista y cols. en el 2016 cuando se aceptó que la definición también debía incluir a las úlceras vulvares idiopáticas recurrentes de todos los tamaños y profundidades, así como las que se producen en las mujeres con vida sexual activa de cualquier edad.[43] Posteriormente, los autores y otros apoyaron esta definición ampliada.[44,45]

Presentación clínica

La incidencia de las aftas *bucales* primarias a lo largo de la vida suele situarse entre el 20 y el 30%, pero algunas estimaciones llegan hasta el 60%. No se dispone de datos sobre la incidencia de las úlceras aftosas *genitales* primarias, pero quizá sea menor del 1%, dados los pocos estudios publicados sobre este trastorno. Se dispone de dos revisiones sistemáticas relativamente recientes de mujeres con la llamada «úlcera de Lipschütz».[45,46] Sin embargo, la mayoría de los casos notificados en estas dos revisiones son anteriores al 2016 y, por lo tanto, incluyen descripciones de úlceras de acuerdo con la definición limitada original. Al examinar los casos publicados después del 2016 (diagnósticos en los que en su mayoría se utilizó la definición extensa), los autores consideran que se puede contar con un panorama más realista. De ello se propone que, si bien una proporción sustancial de los casos corresponde a niñas y adolescentes con vida sexual inactiva que presentan úlceras no recurrentes, hay muchas mujeres sexualmente activas, algo mayores, que también presentan (o han tenido) aftas bucales y exhiben úlceras genitales recurrentes. No obstante, se reconoce que la incidencia de las úlceras aftosas tanto bucales como genitales disminuye de manera gradual con la edad.

Las úlceras aftosas vulvares se producen sobre todo en el vestíbulo vulvar, pero las lesiones también pueden formarse en los labios menores externos, los labios mayores, el perineo y el introito vaginal (figs. 11-54 a 11-58). El diámetro (hasta 2 o 3 cm) y la profundidad (hasta 1 cm) de estas úlceras genitales tienden a ser mayores que las que se producen en la boca. También es posible que se formen úlceras intravaginales, en

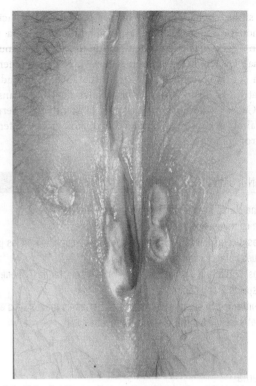

Fig. 11-54. La úlcera aftosa vulvar clásica tiene bordes bien delimitados y una base de fibrina blanca; además, la mayoría de las veces se produce en la mucosa o en la mucosa modificada.

particular en el introito, aunque la frecuencia y el aspecto de estas lesiones no están bien descritos en los informes publicados. Resulta interesante, y contrasta de forma muy notoria con las aftas bucales, que las aftas que se producen en los genitales usualmente surgen en el epitelio queratinizante piloso (fig. 11-59), así como en el epitelio mucoso.

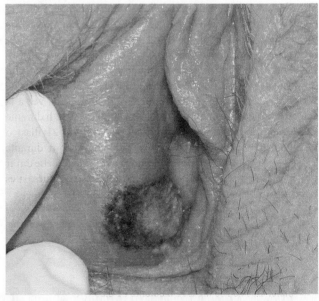

Fig. 11-55. Aunque a menudo pasa desapercibida, la úlcera aftosa comienza con una placa purpúrica dolorosa que evoluciona hasta que se convierte en una escara negra.

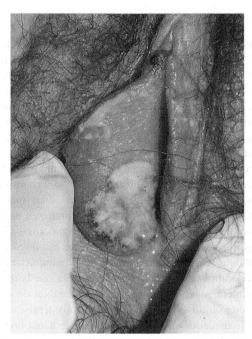

Fig. 11-56. A continuación, la escara negra se esfacela y produce la úlcera.

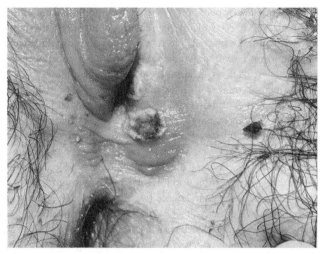

Fig. 11-58. Esta escara negra rodeada de edema está a punto de desprenderse, mientras que otra está justo dentro del introito.

Las úlceras aftosas genitales en los hombres tienden a formarse con más frecuencia en el escroto que en el pene, pero por lo demás son similares a las que se producen en las mujeres. Las pocas úlceras aftosas genitales que la autora ha encontrado por sí misma en hombres han sido aftosis complejas *secundarias* a la enfermedad de Behçet, la hidradenitis supurativa o la enfermedad intestinal inflamatoria. Esta experiencia se ve respaldada por la notoria infrecuencia de informes publicados sobre las úlceras aftosas *primarias* en los genitales masculinos.[40]

La mayoría de los pacientes presentan dos o más úlceras redondas, pero, cuando son varias, puede haber crecimiento confluente que forma úlceras muy grandes (2-3 cm) con bordes circunferenciales. La base de las úlceras puede ser de color rojo brillante, estar cubierta de material necrótico gris o de escaras

del color de la sangre. Las úlceras genitales son muy dolorosas y su aparición a veces va precedida o acompañada de fiebre leve, malestar general y síntomas digestivos y respiratorios. Muchas mujeres también tienen disuria y ganglios inguinales palpables.[45]

La mayoría de las úlceras aftosas genitales cicatrizan de manera espontánea en unas 3 semanas. Las úlceras pequeñas y poco profundas se resuelven sin dejar cicatriz, pero las lesiones más grandes y profundas pueden sanar dejando cicatriz. Al igual que con las lesiones bucales, las úlceras genitales pueden reaparecer a intervalos periódicos, aunque la tasa de recurrencia parece ser menos frecuente que en el caso de las aftas bucales.

Diagnóstico

El diagnóstico se realiza según la clínica, ya que no existen anomalías histológicas o de laboratorio características. Algunos pacientes tienen una infección asociada, sobre todo por el virus de Epstein-Barr (VEB) y CMV, pero también por muchos otros virus infecciosos, incluido el coronavirus.[47] Sin embargo,

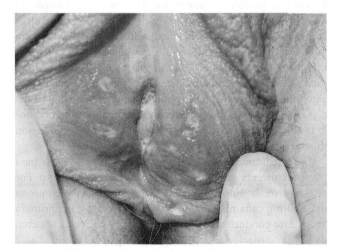

Fig. 11-57. Un tipo morfológico de las aftas es la forma herpetiforme, porque varias úlceras pequeñas se asemejan a un brote herpético aunque no exista ninguna relación.

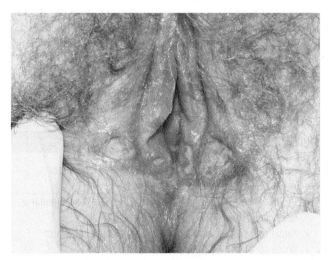

Fig. 11-59. No todas las aftas se encuentran en la piel mucosa o en la mucosa modificada. En este caso, hay una gran afta que se extiende hasta la superficie queratinizada del labio mayor izquierdo.

el papel que desempeñan estos virus, si es que lo hacen, en la causa directa de estas úlceras genitales es controvertido (*véase* más adelante). La biopsia solo revela signos agudos y crónicos no diagnósticos, pero puede ser conveniente, o incluso necesaria, para descartar otras causas de ulceración genital.

Al inicio, la mayoría de los médicos creen, erróneamente, que los pacientes con úlceras aftosas genitales tienen infección por el VHS.[40] Sin embargo, en los pacientes *inmunocompetentes,* dicha infección solo produce erosiones, no las lesiones más profundas que suelen aparecer en las úlceras aftosas genitales. No obstante, conviene obtener cultivos del VHS o estudios de anticuerpos por inmunofluorescencia para no ignorar esta infección frecuente y fácilmente tratable. La sífilis primaria y el chancroide producen úlceras, pero es poco probable que se confundan con las aftas debido a la ausencia de dolor en el primer caso y la linfadenopatía impactante en el segundo.

Puede ser difícil distinguir las úlceras aftosas primarias de las secundarias porque la aparición de las aftas puede preceder meses o incluso años a los indicios del desarrollo de una enfermedad asociada. La enfermedad que más a menudo hay que tener en cuenta en la lista de trastornos secundarios relacionados es la enfermedad de Behçet. Las úlceras bucales y genitales son los dos hallazgos más frecuentes tanto en la aftosis compleja como en la enfermedad de Behçet, y tienen un aspecto clínico idéntico en ambos casos. Por desgracia, no existen pruebas de laboratorio que identifiquen en su totalidad la enfermedad de Behçet. Por lo tanto, hacer este diagnóstico depende por lo general de que el paciente cumpla los criterios diagnósticos establecidos (*véase* «Enfermedad de Behçet» más adelante). Desafortunadamente, estos criterios son bastante amplios y algunos de los autores consideran que su uso lleva al sobrediagnóstico de esta afección. No obstante, dado que los síntomas y los signos de la enfermedad de Behçet suelen evolucionar a lo largo de un período considerable, los pacientes con aftosis compleja deben ser objeto de seguimiento periódico, ya que algunos de ellos pueden terminar desarrollando la enfermedad de Behçet. Sin embargo, según la experiencia de la autora y de otros, esto solo sucede de forma excepcional en los países occidentales.[39]

Las úlceras aftosas secundarias surgen con otras afecciones, sobre todo la enfermedad intestinal inflamatoria y el VIH o sida. Algunos trastornos poco frecuentes que pueden acompañarse de aftas son la neutropenia cíclica, el lupus eritematoso y los síndromes de úlceras bucales y genitales con cartílago inflamado (MAGIC, *mouth and genital ulcers with inflamed cartilage*) y de fiebre periódica, aftas, faringitis y adenopatías (FPAFA).

ÚLCERAS AFTOSAS | **Diagnóstico**

- Se producen sobre todo en las niñas y las mujeres jóvenes
- Varias úlceras perforadas y muy dolorosas
- Un pródromo similar a la gripe puede preceder o acompañar a las úlceras
- Forma arqueada cuando las úlceras se vuelven confluentes
- Descartar el VHS, la sífilis y el chancroide
- Buscar afecciones sistémicas asociadas, en especial a la enfermedad de Behçet y a la enfermedad intestinal inflamatoria

---

Fisiopatología

La causa y la fisiopatología de las úlceras aftosas bucales y genitales no se conocen bien. Los autores y otros consideran que las aftas pueden ser una respuesta inflamatoria reactiva inmunitaria inespecífica desencadenada por una gran variedad de factores subyacentes. Entre estos factores se incluyen la insuficiencia de nutrientes, los malos hábitos alimentarios, la falta de sueño, los problemas psicológicos, la susceptibilidad genética, los trastornos hemáticos, los alérgenos, los fármacos (nicorandil, foscarnet, etc.), los traumatismos (patergia) y una gran variedad de infecciones.[39,48,49] En cuanto a estas últimas, muchos investigadores las consideran una causa directa, mientras que los autores y otros prefieren pensar en ellas como «desencadenantes» más que como causas directas. Esta opinión se basa en *1)* las características histológicas similares, aunque inespecíficas, de las úlceras, sin importar el virus infeccioso implicado y *2)* la escasez relativa con la que pueden recuperarse los microorganismos cultivables de las úlceras. En este sentido, estas aftas podrían considerarse análogas a las enfermedades inflamatorias como el eritema nodoso, el eritema multiforme, la urticaria, etcétera, que pueden originarse en diversas situaciones.

Sin importar cuáles sean los detonantes, el resultado final es el desarrollo de la afluencia rápida de células inflamatorias con producción de una amplia gama de citocinas inflamatorias, como la interleucina 2, el factor de necrosis tumoral α (TNF-α, *tumor necrosis factor α*), las molécula de adhesión a las células vasculares (VCAM, *vascular cell adhesion molecules*), el factor de crecimiento del endotelio vascular (VEGF, *vascular endothelial growth factor*), la endocan, etcétera.[48] La inflamación grave resultante conduce a la lisis vascular, la inducción de la necrosis tisular localizada y, después, la formación de úlceras.

Tratamiento

Con la excepción evidente de los métodos de «hacer gárgaras y deglutir», el tratamiento de las aftas genitales es similar al empleado para las úlceras aftosas bucales.[50] El tratamiento sintomático es posible con anestésicos tópicos como el ungüento de lidocaína al 5% aplicado varias veces al día. Si el dolor no se controla con este método, la terminación nerviosa de la úlcera puede lisarse con métodos químicos como la aplicación de una barra convencional de nitrato de plata.[50] Los corticoides tópicos, como el ungüento de clobetasol al 0.05%, pueden ser algo útiles en los casos leves pero, dependiendo de la tolerancia del paciente, las inyecciones intralesionales de triamcinolona 10 mg/mL de forma directa en la base de cada úlcera son mucho más eficaces.

Los medicamentos tópicos como método exclusivo para tratar las úlceras genitales rara vez tiene éxito completo. Por este motivo, la autora inicia el tratamiento con prednisona oral (40 mg cada mañana durante 7 a 10 días) en la primera visita. Esto conduce a que la mayoría de los pacientes se curen de forma satisfactoria; puede repetirse según la necesidad ante los episodios recurrentes de ulceración. Los corticoides sistémicos utilizados para lo que se considera un trastorno benigno son, sin embargo, controvertidos; algunos médicos valoran su uso, mientras que otros se oponen cuando menos un poco.[45-47] Como alternativa a la prednisona oral, puede ofrecerse un tratamiento antiinflamatorio no esteroideo con fármacos orales como la doxiciclina o la minociclina (100 mg c/12 h), pentoxifilina (400 mg c/8 h), colchicina (0.6 mg c/12 h a c/8 h), dapsona (100 a 150 mg/día) o cualquiera de los diversos antiinflamatorios «biológicos». Estos y otros fármacos se revisaron hace poco.[51] Para la minoría de los pacientes que no responden a estos abordajes relativamente inocuos, se pueden considerar los tratamientos descritos en la siguiente sección, en la cual se trata la enfermedad de Behçet.

Cuando se excluye a los pacientes con una alteración asociada reconocida, puede decirse que las personas que presentan aftosis compleja primaria tienen un pronóstico excelente. Es cierto que algunas personas que tienen aftosis primaria compleja pueden desarrollar afecciones asociadas, sobre todo la enfermedad de Behçet, pero esto parece suceder solo en raras ocasiones en los países occidentales. Por este motivo, la autora considera que no es conveniente, e incluso resulta inadecuado, indicar que los pacientes de Estados Unidos y Europa occidental que no cumplen con los criterios diagnósticos rigurosos para la enfermedad de Behçet en el momento de la primera evaluación, presentan o probablemente presentarán dicho trastorno en el futuro.

ÚLCERAS AFTOSAS **Tratamiento**

- Ungüento de lidocaína al 5%
- Aplicación suave de barras de nitrato de plata
- Prednisona 40 mg v.o. durante 7 a 10 días
- En caso de recurrencia frecuente, inhibición con:
  - Colchicina 0.6 mg c/12 h o c/8 h o
  - Dapsona 100 a 150 mg/día
  - Antagonistas del factor de necrosis tumoral α

Úlceras aftosas asociadas a infecciones

Se ha descrito que hay síntomas y signos parecidos a la gripe que preceden a o aparecen en úlceras que son idénticas en todos los aspectos a las úlceras aftosas genitales en casi el 60% a 80% de los pacientes.[45,46] Cuando se evalúa a estos pacientes, la mayoría de las veces las pruebas revelan que hay una infección viral. La infección por el VEB en forma de mononucleosis infecciosa fue identificada más a menudo, seguida del CMV. También en ocasiones se han descrito otras infecciones virales, como hace poco el coronavirus (COVID-19).[47] Las bacterias y otros tipos de microorganismos infecciosos rara vez se han identificado como desencadenantes. En la gran mayoría de los casos, la infección viral se detectó mediante serología en lugar de hallarse en las úlceras. La excepción a este hallazgo se produjo en unos cuantos pacientes con infección por el VEB, en los que a veces se identificó el virus dentro de las células situadas en la úlcera.[45]

La relación de estas infecciones con el desarrollo de las úlceras aftosas genitales es controvertida. Como se mencionó en la argumentación, muchos las consideran una causa directa, mientras que los autores y otros prefieren considerarlas «desencadenantes» más que causas directas. Esta opinión se basa en 1) las características histológicas similares, aunque inespecíficas, de las úlceras, sin importar el virus infeccioso implicado y 2) la escasez relativa con la que pueden recuperarse los microorganismos causantes cultivables de las úlceras. En este sentido, estas úlceras aftosas podrían considerarse análogas a las enfermedades inflamatorias como el eritema nodoso y la urticaria, que pueden surgir en diversas situaciones. Esta explicación también sería análoga al desencadenamiento del eritema multiforme en algunos pacientes con infección por el VHS o al desarrollo del síndrome de Gianotti-Crosti con cualquiera de las diversas enfermedades virales.

Enfermedad de Behçet

La enfermedad de Behçet es una alteración poco frecuente descrita por primera vez en Turquía en 1937 como una tríada de aftas bucales, úlceras aftosas genitales y uveítis. En la actualidad se considera una enfermedad multisistémica con posible desarrollo de problemas en numerosos órganos, como los tejidos mucocutáneos, los ojos, las articulaciones, el sistema cardiovascular, el sistema nervioso central y el tubo digestivo. Dado que se trata de una enfermedad con la que rara vez se encontrará el público al que va dirigido este libro, en esta sección solo se incluye una breve argumentación en la que se hace hincapié en la presencia de aftas bucales y genitales.[52]

La prevalencia de esta enfermedad es bastante alta en el Mediterráneo, el Oriente Medio y Japón. Turquía tiene la prevalencia más alta, con una tasa de hasta 400 por cada 100 000 personas, pero en la mayoría de los países occidentales es mucho menos habitual, con tasas de prevalencia notificadas de menos de 1 a 5 por cada 100 000 personas en los Estados Unidos, Alemania, Suecia, Portugal y el Reino Unido.[53] No obstante, hay que tener en cuenta que la migración de las personas de las zonas de alta prevalencia a los países de baja prevalencia está reduciendo de forma gradual algunas de estas diferencias. En la mayoría de los países, aunque no en todos, la enfermedad se presenta con mayor frecuencia y gravedad en los hombres.[52] En ambos sexos, la edad habitual de inicio es entre los 20 y los 40 años y es poco frecuente que se produzca después de la edad adulta madura.[52,53]

Las úlceras aftosas bucales y genitales recurrentes son, en general, tanto los signos clínicos más tempranos como las lesiones más frecuentes en los pacientes con la enfermedad de Behçet.[53] Son prácticamente idénticas a las observadas en la aftosis compleja primaria, aunque pueden ser más grandes, más profundas, más dolorosas y más recurrentes (**fig. 11-60**). Debido a estas similitudes clínicas y a la falta de hallazgos de laboratorio patognomónicos, es difícil, y a veces imposible, determinar con certeza si el diagnóstico correcto es el de aftosis compleja primaria o el de la enfermedad de Behçet.

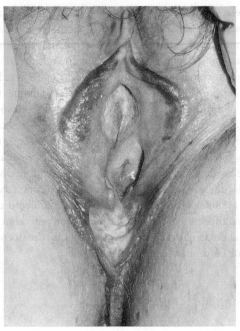

Fig. 11-60. Aunque la enfermedad de Behçet clásica es infrecuente en los países occidentales industrializados, las aftas de esta afección son más frecuentes en el oriente y mucho más en los hombres que en las mujeres.

La mayoría de los médicos utilizan los criterios del International Study Group (ISG) de 1990 para el diagnóstico de la enfermedad de Behçet o los criterios (revisados) de la Conferencia Internacional de la Enfermedad de Behçet (CIEB) del 2014.[53] Los criterios del ISG exigen ulceraciones bucales recurrentes más dos de las siguientes manifestaciones: ulceración genital recurrente, uveítis (u otras anomalías orbitarias enumeradas), evidencia de patergia o ciertos trastornos cutáneos como eritema nodoso, seudofoliculitis, lesiones papulopustulosas y nódulos acneiformes. Por otro lado, los criterios de la CIEB del 2014 requieren cuatro puntos tomados de esta lista: aftosis bucal (2 puntos), aftosis genital (2 puntos), manifestaciones oculares (2 puntos), manifestaciones vasculares (1 punto), manifestaciones neurológicas (1 punto), manifestaciones cutáneas como seudofoliculitis, eritema nodoso o úlceras cutáneas (1 punto) y prueba de patergia positiva (1 punto).

Por desgracia, desde el punto de vista dermatológico, estos criterios son defectuosos. Los pacientes occidentales jóvenes con úlceras aftosas genitales, por lo regular, han tenido o desarrollarán aftosis bucal recurrente y a menudo presentan una u otra de las manifestaciones cutáneas enumeradas. Por lo tanto, en sentido estricto, cumplen los criterios del ISG y la CIEB para el diagnóstico de la enfermedad de Behçet, aunque casi ninguno de ellos presentan ni manifestarán los demás hallazgos clásicos de este trastorno grave y mortal. A la autora le parece que declarar que estos pacientes tienen la enfermedad de Behçet, en lugar de denominar lo que presentan como *aftosis compleja primaria*, es en definitiva un perjuicio para los pacientes y sus familias. En su lugar, lo más adecuado parece ser trabajar con un diagnóstico de aftosis compleja hasta que, y si es posible, posteriormente se establezca de forma indiscutible el diagnóstico de enfermedad de Behçet. Se han propuesto muchos otros conjuntos de criterios, pero pocos añaden suficiente especificidad o son demasiado complicados y enrevesados para utilizarse en el entorno clínico típico del consultorio.

La documentación que trata las manifestaciones clínicas extracutáneas, la lista de diagnósticos diferenciales y la patogenia de la enfermedad de Behçet puede encontrarse en artículos de revisión como los de Davatchi y cols., Scherrer y cols. y Tong y cols.[52-54] El tratamiento de las úlceras mucocutáneas es similar al descrito en la sección anterior sobre aftosis compleja. En pocas palabras, los glucocorticoides y la colchicina son el tratamiento de primera línea, mientras que la azatioprina y los inhibidores del TNF-α (infliximab, etanercept, adalimumab, etc.) se indican como de segunda línea.[55] También hay que señalar que la FDA ha aprobado recientemente el apremilast (documentado como un tratamiento eficaz y seguro) para tratar las úlceras bucales que surgen en la enfermedad de Behçet. Se dispone de tratamiento sistémico adicional para aquellos pacientes con enfermedad más grave o resistente al tratamiento.[55]

Enfermedad de Crohn

El término *enfermedad intestinal inflamatoria* engloba tanto la colitis ulcerosa como la enfermedad de Crohn (EC). Estos dos trastornos son algo similares clínicamente, ya que ambos se asocian por lo regular a diarrea crónica, dolor abdominal y pérdida de peso. Con un poco menos de frecuencia también hay fiebre y malestar; incluso puede haber sangre o mucosidad mezclada con la diarrea. Además, ambas afecciones presentan de forma habitual manifestaciones extraintestinales asociadas que afectan los ojos, las articulaciones y el sistema hepatobiliar. Sin embargo, difieren en que la EC se relaciona con frecuencia con la afectación cutánea de la zona anogenital, mientras que la colitis ulcerosa no. Por este motivo, los autores han limitado el planteamiento a la EC.

La EC es un proceso inflamatorio granulomatoso crónico que puede afectar cualquier región del tubo digestivo, desde la boca hasta el ano, pero sucede con mayor frecuencia en el íleon y el colon. Tiene una incidencia de ~10 por cada 100 000 personas por año y una prevalencia de unas 250 por cada 100 000 personas en los Estados Unidos.[56] Las afecciones bucocutáneas que surgen en la EC suelen clasificarse como *específicas* (comparten las características histopatológicas de la enfermedad intestinal), *reactivas* (comparten la patogenia de la enfermedad intestinal pero no la histopatología), *asociadas* (no comparten patogenia ni histopatología pero se presentan con más frecuencia de lo esperado) y *relacionadas con el tratamiento* (causadas por el tratamiento de la EC).[56-59] A pesar del uso generalizado de esta clasificación, los autores se han encontrado con que la patogenia de las diversas afecciones bucocutáneas que aparecen en la EC es demasiado incierta como para separar de manera fiable los trastornos *reactivos* y *asociados*. En consecuencia, a continuación la autora ha combinado estas dos categorías en un único grupo: *reactivo o asociado*. Se debe tener en cuenta que las afecciones de este grupo no son específicas de la enfermedad intestinal inflamatoria y también pueden presentarse con otros problemas subyacentes. Obsérvese también que estas afecciones suelen producirse tras el diagnóstico de la EC, pero en casi el 15% a 25% de los casos pueden preceder a este diagnóstico.

Presentación clínica

Los trastornos que se describen a continuación han sido objeto de varias revisiones recientes, por lo que no se hará referencia a ellos de forma extensa.[56-59]

Trastornos bucocutáneos específicos

Las afecciones de esta categoría (lesiones que contienen granulomas de tipo Crohn) pueden dividirse en las que son contiguas a la enfermedad intestinal y las que están separadas por tejido sin anomalías (es decir, no son contiguas) de la enfermedad intestinal.

Enfermedad de Crohn cutánea contigua

Técnicamente, solo se incluirían las lesiones fistulosas perianales y periestomales que contienen granulomas de tipo Crohn. Sin embargo, determinar si las lesiones realmente se conectan con el tubo digestivo (es decir, si en verdad son fístulas) puede resultar bastante difícil. Además, por lo general, toda enfermedad perianal se considera «contigua» aunque exista una «zona omitida» de recto aparentemente sin anomalías entre la enfermedad perianal y la de Crohn en cualquier otro sitio del tubo digestivo. Obsérvese que, por conveniencia, las pústulas, pápulas, placas, nódulos, abscesos y úlceras de los tejidos próximos al ano y al estoma se consideran enfermedad de Crohn contigua si contienen granulomas de tipo Crohn.

Enfermedad de Crohn cutánea no contigua

Se cree que la enfermedad de Crohn no contigua («metastásica») que afecta la vulva, el pene, el escroto, el perineo, los pliegues inguinales y otras partes de la piel de la región anogenital es bastante infrecuente. En una revisión reciente se concluye que se han publicado menos de 250 casos presentes en niños y adultos.[60] No obstante, los autores y otros consideran que ocurre más a menudo de lo que se ha informado. Esta diferencia de opinión, la autora piensa, gira en torno a la cuestión de lo que constituye una prueba «específica» de la enfermedad de Crohn que se produce fuera del intestino. ¿La identificación de granulomas en la biopsia es un requisito obligatorio? Se debe considerar el hecho de que tales granulomas están ausentes con regularidad en los segmentos intestinales resecados de los pacientes diagnosticados clínicamente con la enfermedad de Crohn.[61] Por lo tanto, los autores creen que la ausencia de granulomas en las muestras para biopsia de los edemas, los abscesos, las úlceras y otras lesiones de los pacientes con diagnóstico de esta afección no descarta la inclusión de estas lesiones en la categoría de la enfermedad de Crohn «metastásica».

El edema vulvar, con o sin cambios granulomatosos en la biopsia, es el hallazgo clínico cutáneo más frecuente en las mujeres y quizá también en los hombres (fig. 11-61). Este edema puede preceder, suceder de forma concomitante, o bien, seguir

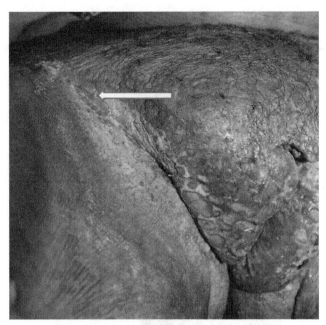

Fig. 11-61. Un signo temprano frecuente de la enfermedad de Crohn es el edema; en este caso se observa edema colosal, así como la clásica úlcera en forma de «corte de cuchillo» en el pliegue inguinal derecho (*flecha*). Con menor frecuencia, se producen erosiones y úlceras redondeadas.

al diagnóstico de la enfermedad intestinal. En las mujeres, el edema puede ser unilateral o bilateral y, en algunos casos, pequeñas áreas del edema «en bolsa» pueden dar a los labios una forma «multinodular» algo característica. La biopsia de este tejido edematoso se realiza en pocas ocasiones, y por ello no es posible establecer la frecuencia con la que el edema está presente de forma pasiva frente a su relación con la inflamación granulomatosa. No obstante, debe tenerse en cuenta que los cambios granulomatosos inespecíficos suelen estar presentes en las vulvas edematosas de las mujeres con la afección conocida como *enfermedad de Melkersson-Rosenthal* (*véase* cap. 12); se ha planteado la hipótesis de que esta alteración constituye una forma atípica de la enfermedad de Crohn.[62]

Las lesiones cutáneas más características de la enfermedad de Crohn anogenital son las fisuras y las úlceras lineales más profundas («en corte de cuchillo»), que suelen presentarse en los pliegues intertriginosos (figs. 11-62 a 11-64). Parecen ser más frecuentes en las mujeres que en los hombres. En los países occidentales, donde el granuloma inguinal es poco frecuente, estas úlceras lineales son casi patognomónicas de la enfermedad de Crohn. Las fístulas perianales (cuando se puede comprobar que las úlceras cutáneas se conectan con el recto) también son muy particulares de la enfermedad de Crohn (fig. 11-65). También es frecuente encontrar nódulos eritematosos y violáceos (que con frecuencia se convierten en abscesos y, al final, en úlceras) en la región anogenital de los pacientes con esta enfermedad (fig. 11-66).

Trastornos bucocutáneos reactivos o asociados

Dos de estos trastornos (eritema nodoso y úlceras aftosas bucales) son afecciones habituales pero no muy graves y, por otro

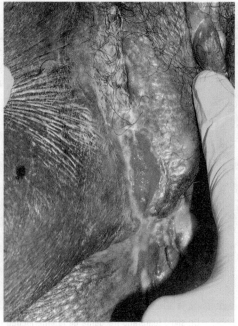

Fig. 11-62. Esta úlcera lineal profunda en el pliegue inguinal es patognomónica de la enfermedad de Crohn en los países occidentales, donde el granuloma inguinal es casi desconocido.

lado, otros dos (pioderma gangrenoso e hidradenitis supurativa) son menos frecuentes pero pueden ser graves y debilitantes. Estos cuatro trastornos se tratan en los párrafos siguientes, mientras que otros trastornos asociados solo se enumeran.

Eritema nodoso

El eritema nodoso (EN) consiste en nódulos eritematosos a violáceos, hipersensibles o dolorosos, cuyo tamaño oscila entre 1 y 5 cm de diámetro.[56] El EN se produce en el 5% a 15% de los pacientes con EC y con menos frecuencia en los que padecen colitis ulcerosa (CU). Suelen presentarse como grupos de lesiones en la cara anterior de los miembros inferiores, en especial sobre las espinillas, y se forman con más frecuencia en las

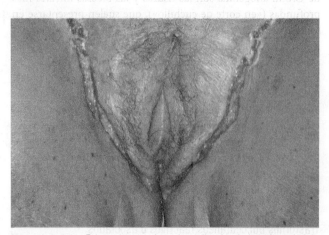

Fig. 11-63. Estas extensas ulceraciones lineales de la enfermedad de Crohn se asocian al edema del capuchón del clítoris, así como a las úlceras que se producen bajo el panículo adiposo y en los pliegues interlabiales.

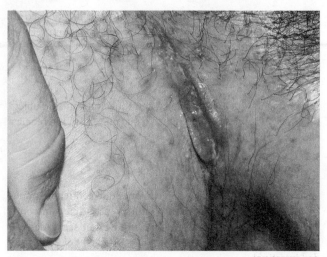

Fig. 11-64. La úlcera lineal en el pliegue inguinal de este hombre muestra crecimiento exofítico de la piel a lo largo de los bordes de la úlcera, un hallazgo relativamente frecuente.

mujeres que en los hombres. Debido al carácter clínico distintivo del EN, rara vez es necesaria la biopsia. El EN también se produce en diversos contextos además de la enfermedad intestinal inflamatoria, como infecciones, linfomas, sarcoidosis, enfermedad de Behçet, embarazo y como parte de algunas reacciones a fármacos. Por lo general, el EN solo requiere aliviar del dolor y se cura de forma espontánea sin dejar cicatriz en 4 a 8 semanas.

Úlceras aftosas bucales

Las úlceras aftosas bucales aparecen en un 10% de los pacientes con EC o CU. Suelen presentarse en la mucosa bucal, labial y gingival, y con frecuencia preceden a los signos y los síntomas de la enfermedad intestinal inflamatoria. Las úlceras aftosas (al

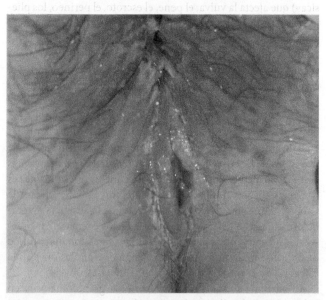

Fig. 11-65. Este hombre con enfermedad de Crohn contigua tiene una úlcera perianal lineal en la posición de las 6; la úlcera era una fístula perianal. Hay dermatitis perianal por el exudado crónico de la enfermedad rectal.

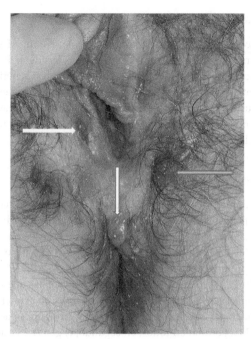

Fig. 11-66. En algunos pacientes con enfermedad de Crohn se observan nódulos (*flechas*) que en ocasiones están erosionados (*flechas amarilla y azul*); se podría pensar erróneamente que estos pacientes presentan hidradenitis supurativa.

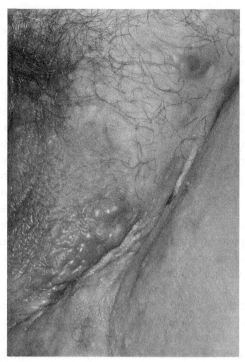

Fig. 11-67. Estos nódulos y ulceraciones dispersas debidas a la rotura de los nódulos son de un caso de hidradenitis supurativa; diferenciarla de la enfermedad de Crohn puede ser difícil, ya que la hidradenitis supurativa a veces aparece en los pacientes con la enfermedad de Crohn.

menos las que se encuentran en la región anogenital y no en la boca) ya se han tratado con anterioridad en este capítulo (*véase* más arriba), por lo que no se hará de nuevo aquí.

Pioderma gangrenoso

El pioderma gangrenoso (PG) se produce en casi el 1% a 2% de los pacientes con enfermedad inflamatoria intestinal; se presenta con un poco más de frecuencia en aquellos con CU que en quienes tienen EC.[58,59] La lesión inicial es ya sea una pústula, una pápula o un nódulo con eritema que evoluciona con rapidez a una úlcera profunda y expansiva. Puede haber una sola úlcera o varias. La base de la úlcera es purulenta (aunque estéril), mientras el borde es violáceo y socavado. Lo más frecuente es que estas úlceras se sitúen en la parte inferior de las piernas, pero también pueden localizarse en la región anogenital. Este tema se trata ampliamente más adelante en este capítulo (*véase* más adelante) y por ello no se tratará más aquí.

Hidradenitis supurativa

La hidradenitis supurativa (HS) se produce con mayor frecuencia de lo que cabría esperar en la enfermedad intestinal inflamatoria y, debido a la similitud de las lesiones que se presentan en la región anogenital, a veces puede resultar difícil distinguir entre ambos padecimientos, sobre todo cuando el diagnóstico de la enfermedad de Crohn no ha quedado bien establecido (**fig. 11-67**).[63] La HS se trata más a detalle en el capítulo 6 en la sección «Nódulos rojos»; por este motivo, no se justifica discutirlo nuevamente aquí.

Otros trastornos asociados a la enfermedad de Crohn

Se han descrito numerosas afecciones en los pacientes con EC o CU. Ninguna de ellas es particularmente propensa a afectar la región anogenital, por lo que solo se enumeran: síndrome de Sweet, psoriasis, epidermólisis ampollosa adquirida, síndrome de dermatitis-artritis intestinal, piodermatitis-pioestomatitis vegetante, síndrome de sinovitis, acné, pustulosis, hiperostosis y osteomielitis (SAPHO) y síndrome de artritis piógena, pioderma gangrenosa y acné (PAPA, *pyogenic arthritis, pyoderma gangrenosum and acne*).[59]

Enfermedades relacionadas con el tratamiento

Diversos fármacos utilizados para tratar la enfermedad intestinal inflamatoria en ocasiones se relacionan con la aparición de afecciones cutáneas. En particular, los antagonistas del TNF-α, como el infliximab, el adalimumab y el certolizumab, pueden causar reacciones psoriasiformes y eccematosas en alrededor del 5% a 10% de los pacientes tratados.[56,59] La patogenia de estas reacciones paradójicas sigue siendo motivo de especulación, pero, por fortuna, suelen ser leves, y aunque responden a la interrupción del tratamiento, a menudo es posible continuarlo.

Diagnóstico

Con un antecedente de enfermedad de Crohn *intestinal* previamente diagnosticada, suele ser posible hacer el diagnóstico clínico de la EC *cutánea*, en particular cuando hay fístulas anogenitales o úlceras lineales en los pliegues cutáneos. Es necesario realizar una biopsia si se presentan lesiones clínicas menos particulares o en ausencia de la enfermedad de Crohn intestinal diagnosticada. Por desgracia, la inflamación granulomatosa de la enfermedad de Crohn cutánea parece producirse con menos frecuencia que estos cambios histológicos en las lesiones intestinales. A menudo, esto genera un informe patológico impreciso y, en esta situación, el diagnóstico tendrá que determinarse mediante la correlación clínico-patológica. Se debe tener en cuenta que, cuando no exista un diagnóstico establecido de la enfermedad de Crohn intestinal, debe considerarse seriamente realizar una exploración radiológica o endoscópica, ya que esta enfermedad puede estar presente en algunos pacientes por lo demás asintomáticos. Y, por supuesto, en un pequeño porcentaje de los casos, las lesiones cutáneas pueden preceder a cualquier indicio, sea cual sea, de la enfermedad de Crohn intestinal.

En el diagnóstico diferencial de la enfermedad de Crohn deben tenerse en cuenta varios trastornos. Como se ha indicado antes, el edema genital con evidencia histológica de inflamación granulomatosa similar a la de la enfermedad de Crohn se produce en la afección denominada *enfermedad de Melkersson-Rosenthal*. No está claro si este trastorno es una alteración distinta o si es una forma de la enfermedad de Crohn.[62]

La HS es la afección que más a menudo se confunde con la enfermedad de Crohn cutánea. Los pacientes con HS anogenital pueden presentar abscesos y fístulas muy similares a los que se encuentran en la enfermedad de Crohn. En la biopsia, las lesiones de la HS suelen mostrar inflamación granulomatosa inespecífica, lo que dificulta mucho la diferenciación entre ambos trastornos. La presencia de abscesos en las axilas (o en cualquier sitio a lo largo de la línea mamaria) junto con comedones atípicos en cualquiera de estas localizaciones ayudará a identificar de manera correcta la HS. No obstante, cabe señalar que se ha informado que estas dos afecciones se presentan de forma concomitante con más frecuencia de lo esperado.[63]

Las úlceras lineales como las de la enfermedad de Crohn también surgen con el granuloma inguinal y la histiocitosis de las células de Langerhans. La biopsia permitirá identificar de manera correcta estas dos enfermedades. La enfermedad de Behçet, el herpes genital en un paciente inmunodeprimido, la sífilis, el chancroide, las ulceraciones traumáticas y el carcinoma ulcerado causan úlceras anogenitales, pero es menos probable que estos trastornos se confundan con la enfermedad de Crohn.

ENFERMEDAD DE CROHN **Diagnóstico**

- Antecedentes de síntomas y signos intestinales
- Acrocordones perianales o edema genital
- Abscesos o fístulas
- Úlceras lineales «en corte de cuchillo» en los pliegues cutáneos
- Biopsia para confirmar

Fisiopatología

Se desconoce la causa de la enfermedad de Crohn. Al ser un trastorno multifactorial, quizás sea mejor considerar la patogenia como una interacción entre los factores genéticos y ambientales. Gran parte de lo que sigue se basa en una extensa y exhaustiva revisión publicada en el 2018.[64] También hay revisiones más detalladas, pero se extienden más allá de las necesidades del público al que va dirigido este libro.[65,66]

Factores genéticos

Alrededor del 15% de los pacientes con EC tienen antecedentes familiares del trastorno y la tasa de concordancia del desarrollo de la enfermedad en los gemelos monocigóticos puede llegar al 50%. Las mutaciones mejor estudiadas han incluido las que se producen en los genes *NOD2 (CARD15), IL23R, IRGM* y *ATG16L1*; se cree que las más importantes son las que se producen en el gen *NOD2*. Cabe señalar dos cosas: en primer lugar, las mutaciones en estos genes se producen en algunos pacientes con la EC, pero no en todos; en segundo, el gen *IL23R* desempeña un papel en el desarrollo de los linfocitos Th-17 que, a su vez, producen la interleucina (IL) 17, un importante mediador de la inflamación en la EC. Otras interleucinas que producen inflamación y que están aumentadas en la enfermedad de Crohn son la IL-12 y la IL-23.

Factores ambientales

La inhalación activa o pasiva del humo del tabaco es un factor de riesgo para el desarrollo de EC. Favorece la aparición temprana del trastorno, además de aumentar la frecuencia de las recidivas tras el tratamiento quirúrgico. La insuficiencia de fibra en la dieta, en especial la relacionada con la fruta, aumenta el riesgo de EC al potenciar los mediadores inflamatorios. La insuficiencia de vitamina D_3 es otra carencia que parece ser problemática en este sentido. El estrés del estilo de vida que causa ansiedad, depresión y privación del sueño se ha reconocido desde hace tiempo como un factor determinante que lleva a la EC. Por otro lado, la actividad física disminuye el riesgo de presentar esta enfermedad. La apendicectomía por apendicitis es otro factor de riesgo, aunque parece probable que sea la inflamación asociada a la apendicitis, y no la cirugía en sí, la que es responsable de este mayor riesgo.

Bacterias gastrointestinales

Existen tres cambios relacionados con las bacterias intestinales que pueden desempeñar un papel en el desarrollo de la enfermedad de Crohn, a saber: *1)* la menor variedad en la microbiota gastrointestinal normal; *2)* el aumento de *Escherichia coli* adherente e invasora, una especie bacteriana que produce inflamación intestinal; y *3)* la disminución de *Faecalibacterium prausnitzii*, una especie bacteriana que protege contra el desarrollo de la inflamación. Estos cambios pueden producirse por diversas razones, entre las que puede estar la influencia de los factores dietéticos.

Tratamiento

Las manifestaciones cutáneas de la enfermedad de Crohn suelen aparecer, y empeorar, con la actividad de la afección intestinal. La principal excepción a esta generalidad es el pioderma gangrenoso, cuyo tratamiento puede encontrarse en la siguiente sección independiente de este trastorno. El tratamiento de otras formas de afectación cutánea se aborda en los párrafos siguientes. Como es lógico, el primer paso consiste en modificar, en la medida de lo posible, los factores ambientales que hayan podido influir en el desarrollo de la EC. En la mayoría de los casos, esto significa dejar de fumar y tratar de reducir el estrés del estilo de vida.

Cuando la enfermedad intestinal está inactiva o no está presente, puede implementarse el tratamiento local. Los abscesos fluctuantes deben incidirse y drenarse. Las lesiones inflamatorias sólidas de menor tamaño y las úlceras pequeñas pueden inyectarse de manera intralesional con acetónido de triamcinolona a una concentración de 10 a 20 mg/mL. Las zonas localizadas de edema persistente pueden tratarse de forma similar con inyecciones intralesionales de triamcinolona. La cirugía, que queda fuera del alcance de este libro, será necesaria para las complicaciones intestinales como las fístulas.

Si la enfermedad intestinal está activa, el tratamiento debe enfocarse en ella. El análisis detallado del tratamiento queda fuera del ámbito de este libro de texto, y por esta razón solo se resumirá. El tratamiento suele realizarse en dos fases: inducción de la remisión y mantenimiento del control.[67] En el pasado, la remisión se intentaba, y por lo regular se conseguía, con una variedad de dosis altas de corticoides sistémicos. En la actualidad, el corticoide preferido es la budesonida por v.o., ya que actúa sobre todo en el intestino debido al importante metabolismo hepático de primer paso, lo que reduce los efectos adversos de los corticoides. La dosis media en los adultos es de 9 mg (3 cápsulas de 3 mg cada una), que se reduce de forma gradual a medida que se produce la remisión. Un biofármaco, como un anti-TNF-α, un anti-IL-12/23 o una antiintegrina α4β7, suele iniciarse al mismo tiempo que el tratamiento con corticoides; este se continúa para el mantenimiento una vez obtenida la remisión. El corticoide se reduce de forma gradual y al final se suspende. Como otra alternativa, se puede instituir un ensayo de inmunomoduladores como la azatioprina, la 6-mercaptopurina o el metotrexato para el mantenimiento, o se pueden utilizar junto con los biofármacos mencionados con anterioridad.

Los biofármacos enumerados en el párrafo anterior, aunque son bastante costosos, han revolucionado el tratamiento de la enfermedad intestinal inflamatoria. Al momento de escribir estas líneas, la FDA ha aprobado una media docena de biofármacos para el tratamiento de la EC. Entre ellos figuran los dirigidos contra el TNF-α (adalimumab, certolizumab , infliximab), contra la IL-12 o la IL-23 (ustekinumab) y contra las integrinas (vedolizumab, natalizumab). Además, también se han aprobado varios fármacos biosimilares (genéricos).

Por último, las úlceras, los abscesos y las fístulas son muy destructivos, ya que causan grandes cicatrices y distorsión estructural. Al igual que con otras afecciones inflamatorias crónicas genitales, como el liquen escleroso, el liquen plano y la hidradenitis supurativa, existe la posibilidad de que el CEC se desarrolle en las lesiones no cicatriciales o cicatriciales.[68]

ENFERMEDAD DE CROHN   **Tratamiento**

- Controlar la enfermedad intestinal, derivar si es necesario
- Triamcinolona intralesional 10 mg/mL para las lesiones sólidas
- Incisión y exudado de las lesiones fluctuantes
- Considerar la prednisona oral o los biofármacos
- Observar en busca del posible desarrollo del carcinoma escamocelular

---

Pioderma gangrenoso

El pioderma gangrenoso (PG) pertenece al grupo de las enfermedades conocidas como *dermatosis neutrofílicas*. Es el miembro más frecuente de esta familia, pero rara vez se ha informado que afecte la zona anogenital. Aún así, dado que el pioderma gangrenoso está asociado a la enfermedad de Crohn (aunque suele presentarse en las piernas), y puede ser grave e incluso mortal, se aborda en este capítulo.

Presentación clínica

La incidencia anual global del PG es de casi 1 por cada 100 000 personas. Aproximadamente la mitad de los pacientes con PG tienen un trastorno subyacente. Entre los más frecuentes se encuentran la enfermedad intestinal inflamatoria (tanto EC como CU), la artritis inflamatoria o las neoplasias malignas, en especial de tipo hemático.[69] Esta enfermedad puede presentarse a cualquier edad, desde la infancia hasta la vejez, aunque lo más habitual es que se produzca a principios o a mediados de la vida adulta. Es un poco más frecuente en las mujeres. Las úlceras del PG suelen aparecer en la parte inferior de las piernas, pero también hay lesiones en otros sitios, como la piel periestomal, los senos de las mujeres, el rostro y la cara posterior de las manos. En ocasiones, se forman lesiones en la región anogenital, sobre todo en la zona perineal y perianal.[70,71] Solo se han descrito unos 50 casos de afectación genital.[72,73]

El pioderma gangrenoso se presenta como uno de cuatro tipos morfológicos de lesión: *1)* ulcerosa, *2)* pustulosa, *3)* ampollosa y *4)* vegetativa.[69] La más frecuente de todas ellas es, por mucho, la forma ulcerosa y, puesto que es la única que parece haberse descrito en la región anogenital, solamente dicho tipo se trata en este texto. Suele comenzar como una

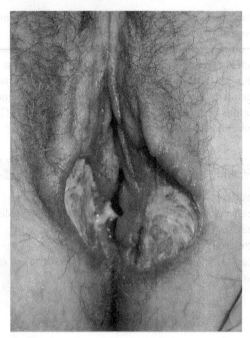

Fig. 11-68. Esta úlcera del pioderma gangrenoso exhibe los bordes rojos y socavados clásicos.

pústula que se vuelve violácea con rapidez (en cuestión de días) y después experimenta necrosis para terminar formando una úlcera. En ocasiones, la lesión inicial es una pápula o nódulo en lugar de una pústula. En la primera o segunda semana siguientes, la úlcera aumenta de diámetro, por lo general de forma policíclica, de modo que los bordes son serpiginosos si se ven desde arriba. Los bordes de la úlcera suelen estar socavados y son de color violáceo intenso; por lo regular, un borde inflamatorio rojo de 5 a 10 mm rodea la úlcera (figs. 11-68 a 11-70). La mayoría de las veces solo se presenta una sola úlcera, pero en ocasiones se producen varias lesiones. La patergia, el desarrollo

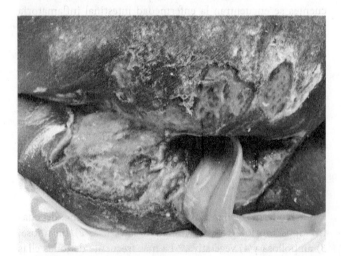

Fig. 11-69. Dado que este paciente con pioderma gangrenoso es de tez oscura, el eritema de los bordes de la úlcera no es evidente. No obstante, los bordes marcados y, en algunas zonas, salientes, así como los cultivos negativos y la falta de respuesta a los antibióticos, indican este diagnóstico. El diagnóstico se confirmó por la rápida curación con prednisona.

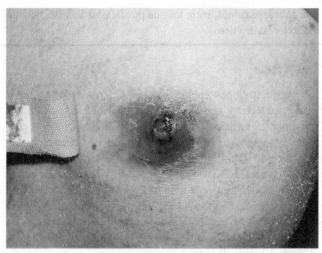

Fig. 11-70. La apariencia clínica de este nódulo ulcerado temprano del pioderma gangrenoso no es diagnóstica, pero el contexto clínico y la úlcera clásica cercana del pioderma gangrenoso indicaron el diagnóstico correcto.

de una lesión en un sitio de traumatismo, puede explicar la localización de la úlcera. La úlcera suele ser bastante dolorosa, a menudo de forma desproporcionada en relación con su tamaño y aspecto. Las úlceras acaban curándose de manera espontánea, por lo regular, con un patrón cribiforme de fibrosis antes de la reepitelización completa. Las recidivas, a menudo en el mismo sitio, son frecuentes.

Diagnóstico

Si la lesión tiene un aspecto clásico, sen especial cuando se produce en el contexto de una enfermedad intestinal inflamatoria, es posible realizar el diagnóstico clínico. Si la úlcera no tiene la apariencia clásica, debe realizarse una biopsia del tejido situado de 5 a 10 mm del borde de la úlcera. En caso de infiltrado de neutrófilos denso, la correlación clínico-patológica puede llevar al diagnóstico correcto. Sin embargo, a menudo en las úlceras más antiguas solo puede encontrarse inflamación inespecífica, en cuyo caso solo puede establecerse el diagnóstico descartando otras afecciones descritas en la lista de diagnósticos diferenciales; en otras palabras, a veces el pioderma gangrenoso es un diagnóstico de exclusión. Los trastornos de la lista de diagnósticos diferenciales son numerosos; los autores solo han incluido los que pueden producirse en la zona anogenital. Comprende infecciones bacterianas, virales y micóticas (incluidas diversas infecciones de transmisión sexual), neoplasias malignas ulcerativas, úlceras aftosas genitales, la enfermedad de Behçet y la enfermedad de Crohn cutánea. Se debe tener en cuenta que la fascitis necrosante (denominada *gangrena de Fournier* cuando afecta la zona anogenital) se asemeja mucho al aspecto del pioderma gangrenoso, por lo que es una consideración muy importante si también hay fiebre, malestar y un recuento elevado de leucocitos.[74,75]

A lo largo de los años, se han publicado varios trabajos que indican que el diagnóstico del pioderma gangrenoso se establece mejor mediante el uso de algoritmos de diagnóstico. Los dos más utilizados parecen ser los de la Mayo Clinic y los de la

Universidad de California, Davis.[76,77] Estos algoritmos pueden ser bastante útiles en la investigación clínica, pero a los autores les han parecido algo enrevesados para su uso en el contexto de un consultorio convencional.

PIODERMA GANGRENOSO **Diagnóstico**

- Formación rápida de úlceras dolorosas con bordes purpúricos
- La úlcera clásica es profunda con bordes socavados
- La forma hemorrágica ampollosa es poco profunda y tiene un techo ampolloso purpúrico cubriendo la mayoría o la totalidad de la úlcera
- Biopsia para confirmar
- Buscar afecciones asociadas, en especial la enfermedad de Crohn, el liquen escleroso, la artritis reumatoide, la hidradenitis supurativa y la neoplasia hematopoyética

---

Patogenia

Se desconoce la causa del pioderma gangrenoso, aunque parece ser un proceso autoinflamatorio neutrofílico reactivo en el que intervienen la disfunción de los neutrófilos, la desregulación del sistema inmunitario y la susceptibilidad genética.[78] Los primeros estudios se centraron en los neutrófilos debido a la densidad de estas células en los bordes necróticos de las úlceras. Estos neutrófilos están presentes aunque la infección no forme parte de la fisiopatología del pioderma gangrenoso y no haya una verdadera vasculitis neutrofílica. Las alteraciones que se han encontrado en esta enfermedad están relacionadas con la migración celular anómala, la quimiotaxis y la fagocitosis.[69]

No obstante, al darse cuenta de que el pioderma gangrenoso formaba parte de los trastornos autoinflamatorios, la atención se centró en los defectos del sistema inmunitario. Se observó que los linfocitos T eran numerosos en las muestras de biopsia tomadas de los bordes de las úlceras. Estos linfocitos T producen varias quimiocinas, las cuales influyen en la transmigración de los neutrófilos. Algunas de las más importantes son el TNF-α y las IL-8, IL-17 e IL-23. También es evidente el aumento de los linfocitos Th-17 y la disminución de los linfocitos T reguladores.[69] Los linfocitos Th-17 producen la IL-17 que recluta a los neutrófilos. La IL-1β también está aumentada y conduce al desarrollo de inflamosomas (por lo general, encontrados en los trastornos autoinflamatorios), que también incrementan la producción de citocinas inflamatorias.

Asimismo, hay un componente genético en el pioderma gangrenoso que implica a varios genes, incluidos los genes *PSTPIP*, lo que explica la aparición de varios síndromes inusuales como el de PAPA, el de SAPHO y el síndrome de la artritis piógena, pioderma gangrenoso, acné e hidradenitis supurativa (PAPASH, *pyogenic arthritis, pyoderma gangrenosum, acne and hidradenitis suppurativa*). Todo el material de esta sección sobre patogenia se ha simplificado. Para una descripción mucho más detallada, se remite al lector interesado a consultar las revisiones recientes de Ahn y cols. y Maverakis y cols.[78,79]

Tratamiento

El pioderma gangrenoso es una afección crónica en la que la curación espontánea es improbable o, al menos, se retrasa de forma considerable. El tratamiento es difícil, como cabría suponerse, dada la escasez de ensayos controlados aleatorizados, así como los numerosos fármacos que se han recomendado. Aún así, hace poco se publicó un algoritmo detallado para el tratamiento del pioderma gangrenoso.[79] Casi todos los abordajes indican un ensayo de corticoides tópicos o intralesionales en caso de ulceración leve; por lo general, los autores emplean halobetasol tópico, o su equivalente, el clobetasol, junto con inyecciones intralesionales de acetónido de triamcinolona a una concentración de 10 a 20 mg/mL.

En caso de ulceraciones más graves, los corticoides sistémicos representan la primera línea del tratamiento. La prednisona se administra a una dosis de 60 mg/día hasta que comienza la cicatrización. En este momento, puede reducirse poco a poco la dosis, pero es probable que, aunque se observe una buena respuesta, deba iniciarse un fármaco ahorrador de corticoides (como ciclosporina, talidomida, micofenolato de mofetilo, etc.) o uno biológico. Los productos biológicos y sus biosimilares se recomiendan cada vez más a pesar de su elevado costo, en parte debido a su relativa inocuidad. Son muy útiles cuando el pioderma gangrenoso se produce en el contexto de la enfermedad de Crohn, ya que la mayoría de los fármacos biológicos pueden mejorar, o incluso eliminar, ambos trastornos.[69,80] El tratamiento de otras enfermedades subyacentes asociadas al pioderma gangrenoso es útil, pero no conduce en sí a su resolución.

El pronóstico de los pacientes con pioderma gangrenoso no es bueno. La cicatrización de las úlceras únicas, en la mayoría de los casos con formación de cicatrices, en ocasiones se produce de forma espontánea, pero las recidivas generales son frecuentes; incluso la letalidad es mayor en todos los pacientes con el trastorno, sin importar si padecen o no un trastorno subyacente asociado al pioderma.[69]

PIODERMA GANGRENOSO **Tratamiento**

- Prednisona a 60 mg v.o. por la mañana, reducir de forma gradual mientras se produce la cicatrización
- Triamcinolona intralesional 10 mg/mL como tratamiento complementario
- Antibióticos orales y dapsona por su efecto antiinflamatorio
- Ciclosporina o inhibidores del TNF-α si es necesario
- Tratar cualquier enfermedad subyacente que esté presente

Úlceras por traumatismos externos

Los traumatismos externos pueden llevar a la aparición de úlceras. Los indicios que sugieren una causa traumática suelen estar relacionados con la configuración lineal o angulada de la úlcera. Las úlceras traumáticas surgen en varios contextos: *1)* excoriación profunda («socavada»), *2)* inducción no intencionada por parte del paciente o del médico y *3)* autoinducción intencionada, pero no reconocida, por parte del paciente.

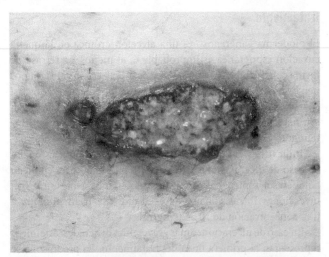

Fig. 11-71. El borde arqueado rojo y morado de esta úlcera muy dolorosa es típico del pioderma gangrenoso.

Excoriación profunda

El rascado crónico, a veces hasta el punto de «socavar», constituye la causa más frecuente de las úlceras genitales por traumatismo. Se trata de un «trastorno de excoriaciones», aunque también se ha denominado *excoriaciones neuróticas*.[81,82] Estas excoriaciones profundas pueden presentarse de forma independiente o pueden encontrarse en el contexto del prurigo nodular o del liquen simple crónico (**figs. 11-71 y 11-72**). Dichas úlceras causadas por la excoriación suelen aparecer en el ros-

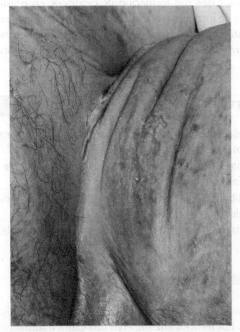

Fig. 11-72. Las ulceraciones angulares, lineales e irregulares en la cara interna del muslo de este hombre se produjeron por el rascado debido a la dermatitis de contacto irritativa y al eccema asociado a la incontinencia.

tro, los antebrazos y las piernas, pero a veces se localizan en el escroto en los hombres y en los labios mayores y la región púbica en las mujeres. Las lesiones perianales y glúteas pueden producirse en ambos sexos. El trastorno por excoriación está clasificado junto con los trastornos obsesivo-compulsivos (TOC) en el *Diagnostic and Statistical Manual of Mental Disorders* del 2013 (DSM-5®).

Por lo general, las personas reconocen que su rascado les causa úlceras, pero en algunos casos (cuando el rascado habitual se produce a nivel subconsciente o mientras se está dormido), el paciente puede no ser consciente del papel que desarrolla en la causa de la úlcera. Tanto si son conscientes del rascado como si no, los pacientes son incapaces de dejar de rascarse por voluntad propia. Por este motivo, la indicación por parte del médico para que deje de rascarse no puede cumplirse y suele ser contraproducente. Las úlceras debidas al rascado crónico casi siempre pueden reconocerse de forma clínica por la configuración angular o lineal; de hecho, esta morfología es esencialmente patognomónica de los traumatismos externos. En el diagnóstico diferencial, debe considerarse el trastorno dismórfico corporal centrado en la piel.[81] En este último trastorno, los pacientes, cuando se les confronta de manera directa, suelen reconocer que se rascan o excorian debido a la creencia errónea de que existe un defecto grave en el aspecto de su tejido corporal y que el rascado es un intento de modificarlo.

Además del tratamiento convencional del prurito (*véanse* caps. 3, 5 y 14), casi siempre está justificado el uso de un inhibidor selectivo de la recaptación de serotonina (ISRS) para estos trastornos.[81,82] La mayoría de estos fármacos están aprobados para el tratamiento de los TOC y, por este motivo, pueden utilizarse de forma razonable en caso de excoriación destructiva habitual. Debe utilizarse la dosis inicial normal o habitual, pero a menudo será necesario aumentarla. Estos fármacos pueden tomarse por la mañana o por la noche. La autora prefiere esta última, ya que en casi todos los casos debe administrarse hidroxizina 25 a 75 mg o doxepina 25 a 75 mg 2 h antes de acostarse (*véanse* caps. 3, 5 y 14). Existe cierto potencial de interacción farmacológica entre los ISRS y los tricíclicos, por lo que debe tenerse cuidado al maximizar la dosis de cualquiera de estos fármacos. El inicio de la acción puede ser lento y debe dejarse pasar un período de 4 a 6 semanas para determinar el nivel de eficacia. Si el paciente sigue excoriándose en ese momento, en la opinión de la autora, debería considerarse el uso de un fármaco antipsicótico, ya que estos medicamentos son bastante valiosos para el tratamiento de los TOC resistentes a los ISRS, incluido el de la excoriación crónica.

Traumatismos externos reconocidos sin rascado

Los profesionales médicos pueden recetar o aplicar fármacos que tiene el potencial de causar erosiones o úlceras. Los tres fármacos que a menudo son causantes son el ácido tricloroacético aplicado por el médico y el fluorouracilo o el imiquimod aplicados por el paciente (**figs. 11-73 y 11-74**). La reacción cáus-

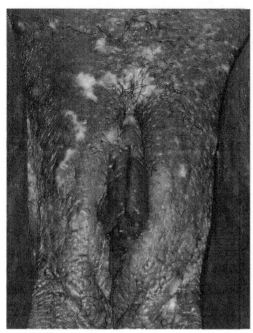

Fig. 11-73. Tanto las úlceras irregulares activas como las cicatrices hipopigmentadas cicatrizadas indican la cronicidad de las excoriaciones en la vulva de esta mujer con liquen simple crónico.

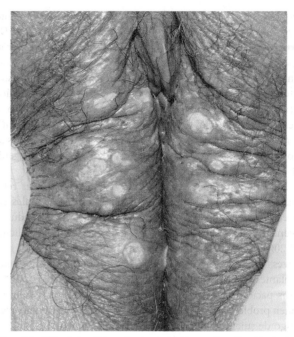

Fig. 11-75. Estas úlceras fueron producidas por la aplicación de sinecatequinas para las verrugas genitales.

tica a estos dos últimos fármacos no es inmediata y la lisis tisular puede no producirse hasta días o incluso 1 semana después de que se ha iniciado el tratamiento. Cuando se recete el imiquimod o el fluorouracilo a los pacientes, se les debe advertir que suspendan las aplicaciones si la inflamación empeora más allá de ser moderadamente grave. De forma similar, y no inesperada, también pueden aparecer úlceras tras el uso del

nitrógeno líquido, así como de la terapia ablativa electroquirúrgica y la terapia con láser.

Los pacientes, sobre todo las mujeres, en ocasiones tienen la percepción de que la zona anogenital está «sucia» y por este motivo pueden emplearse métodos extraordinarios para la higiene. Es posible que ellas se froten con un cepillo duro, apliquen un blanqueador o usen en exceso productos de limpieza que nunca se diseñaron para aplicar en la piel anogenital (fig. 11-75). Las pacientes con incontinencia o secreción vaginal crónica pueden ocluir la zona anogenital de forma persistente al utilizar pañales o protectores diarios. La presencia crónica de humedad puede degradar la piel y formar tanto erosiones como úlceras (véase cap. 5).

Las úlceras genitales pueden producirse como resultado de la mutilación femenina ritualista que se hace como prueba de virginidad o para reducir la libido. Todavía se practica en algunas sociedades africanas, pero también puede encontrarse de vez en cuando en los países occidentales.[83] Existe una gran controversia sobre si la circuncisión masculina es también una forma de mutilación genital.[84]

Traumatismos externos no reconocidos

Los pacientes con trastornos psiquiátricos pueden mutilarse la piel mediante quemaduras, cortes, excoriaciones u otras formas de automutilación no reconocidas. Esto puede ocurrir porque temen que algo anómalo esté presente en la piel (delirios de parasitosis, enfermedad de Morgellons) y entonces se sienten obligados a eliminar físicamente estos «bichos» o fibras

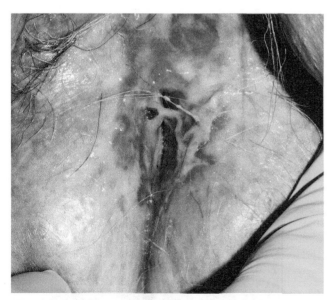

Fig. 11-74. El imiquimod aplicado a una neoplasia intraepitelial vulvar diferenciada en un caso con antecedentes de liquen escleroso produjo esta úlcera purulenta dolorosa.

percibidos. A menudo niegan que cualquier comportamiento suyo sea responsable de la ulceración repetida y persistente. De forma alternativa, el autoabuso traumático puede ser un patrón de comportamiento psiquiátricamente anómalo en los adolescentes, sobre todo en las mujeres jóvenes. La mayoría de estas automutilaciones se producen en las partes del cuerpo de fácil acceso, como los brazos y las piernas. Este comportamiento se suele describir con los términos *dermatitis artefacta* o *dermatitis facticia*.[85] Dado que la mayoría de estas automutilaciones se producen en las zonas del cuerpo que no son la región anogenital, el análisis se limitará a la automutilación genital.

La automutilación genital abarca desde las prácticas relativamente menores, como las cortaduras en los genitales (al parecer más frecuente en las mujeres adolescentes y adultas jóvenes), como se retrató con vivacidad en la aclamada película del 2001 *La profesora de piano*, hasta mutilaciones mucho más graves (quizá más comunes en los hombres adultos), como implantes de pene, amputaciones del glande y castraciones.[86,87] Estos pacientes que se automutilan los genitales casi siempre tienen problemas psicológicos bastante graves y corren un gran riesgo de suicidio; necesitan una remisión rápida al psiquiatra solo con un tratamiento de apoyo menor, pero necesario, por parte de otros médicos.

Otras úlceras

Por lo general, las úlceras por presión se reconocen con facilidad cuando se encuentran en las nalgas o el sacro de las personas postradas. Las más difíciles son las úlceras por presión de otras zonas en los pacientes con afectación neurológica que evitan el dolor con la presión en los sitios más inusuales (fig. 11-76). También pueden surgir úlceras en el lugar de lo que al inicio eran erosiones. Por ello, a veces pueden aparecer úlceras en las lesiones erosivas del liquen escleroso y del liquen plano (fig. 11-77). Los pacientes con hidradenitis supu-

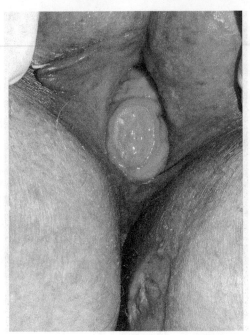

Fig. 11-77. Esta paciente con paraplejía presentó una úlcera por presión asintomática de gran tamaño en la vagina, así como en la parte proximal y medial del muslo, por estar sentada en una silla todo el día en una sola posición sin moverse.

rativa suelen acudir con abscesos (que pueden ulcerarse) y fístulas (fig. 11-78). Cuando el crecimiento del tumor supera su capacidad de riego sanguíneo, la superficie puede experimentar necrosis, lo cual conduce al desarrollo de una úlcera (fig. 11-79).

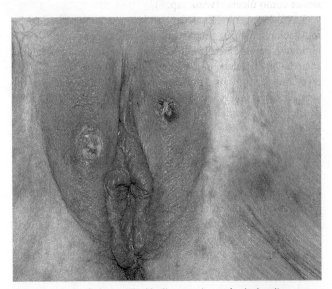

Fig. 11-76. Se han producido úlceras sobre un fondo de eritema, causado por el lavado frecuente y compulsivo con soluciones antisépticas.

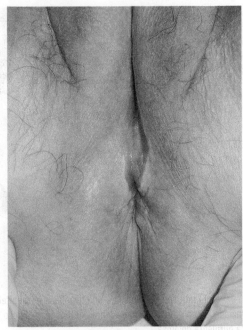

Fig. 11-78. El liquen escleroso no es principalmente una afección ulcerosa, pero la piel en esta enfermedad es tan frágil que a veces se producen erosiones y úlceras.

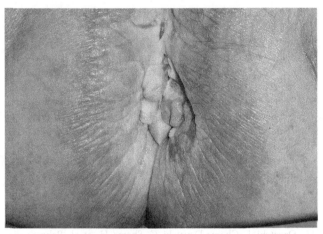

Fig. 11-79. Esta gran úlcera en una paciente con liquen escleroso se produjo dentro de un nódulo de carcinoma escamocelular.

REFERENCIAS

1. Elakis JA, Hall AP. Skin disease of penis and male genitalia is linked to atopy and circumcision: caseload in a male genital dermatology clinic. *Australas J Dermatol.* 2017;58:e68-e72. doi:10.1111/ajd.12485

2. Amsellem J, Skayem C, Duong TA, Bagot M, Fouéré S, Dauendorffer JN. Male genital lichen planus: A retrospective study of 89 cases. *Ann Dermatol Venereol.* 2022;149(1):28-31. doi:10.1016/j.annder.2021.04.007

3. Hrin ML, Bowers NL, Feldman SR, Huang WW, Pichardo RO. Mycophenolate mofetil versus methotrexate for vulvar lichen planus: a 10-year retrospective cohort study demonstrates comparable efficacy and tolerability. *J Am Acad Dermatol.* 2021:S0190-9622(21)02434-8. doi:10.1016/j.jaad.2021.08.061

4. Pelisse M. The vulvo-vaginal-gingival syndrome. A new form of erosive lichen planus. *Int J Dermatol.* 1989;28:381-384.

5. Petruzzi M, De Benedittis M, Pastore L, Grassi FR, Serpico R. Peno-gingival lichen planus. *J Periodontol.* 2005;76:2293-2298. doi:10.1902/jop.2005.76.12.2293

6. Thomas M, Makey IA, Francis DL, Wolfsen HC, Bowers SP. Squamous cell carcinoma in lichen planus of the esophagus. *Ann Thorac Surg.* 2020;109:e83-e85.

7. Webber NK, Setterfield JF, Lewis FM, Neill SM. Lacrimal canalicular duct scarring in patients with lichen planus. *Arch Dermatol.* 2012;148:224-227.

8. Sartori-Valinotti JC, Bruce AJ, Krotova Khan Y, Beatty CW. A 10-year review of otic lichen planus: the Mayo Clinic experience. *JAMA Dermatol.* 2013;149:1082-1086.

9. Day T, Otton G, Jaaback K, Weigner J, Scurry J. Is vulvovaginal lichen planus associated with squamous cell carcinoma? *J Low Genit Tract Dis.* 2018;22:159-165.

10. Halonen P, Jakobsson M, Heikinheimo O, Riska A, Gissler M, Pukkala E. Cancer risk of Lichen planus: a cohort study of 13,100 women in Finland. *Int J Cancer.* 2018;142:18-22.

11. Wang JH, Hung SJ. Lichen planus associated with hepatitis B, hepatitis C, and liver cirrhosis in a nationwide cohort study. *J Am Acad Dermatol.* 2021;84:1085-1086.

12. Dave A, Shariff J, Philipone E. Association between oral lichen planus and systemic conditions and medications: Case–control study. *Oral Dis.* 2021;27:515-524.

13. Ying J, Xiang W, Qiu Y, Zeng X. Risk of metabolic syndrome in patients with lichen planus: a systematic review and meta-analysis. *PLoS One.* 2020;15:e0238005.

14. Day T, Moore S, Bohl TG, Scurry J. Co-morbid vulvar lichen planus and lichen sclerosus. *J Low Genit Tract Dis.* 2017;21:204-208.

15. Merk HF, Vanstreels L, Megahed M. [Lichenoid drug reactions]. *Hautarzt.* 2018;69:116-120. Review. German.

16. Cheng S, Kirtschig G, Cooper S, et al. Interventions for erosive lichen planus affecting mucosal sites. *Cochrane Database Syst Rev.* 2012;(2):CD008092.

17. Lodi G, Manfredi M, Mercadante V, Murphy R, Carrozzo M. Interventions for treating oral lichen planus: corticosteroid therapies. *Cochrane Database Syst Rev.* 2020;(2):CD001168.

18. Acar S, Koksal AS, Tozlu M, Gonullu E, Eminler AT. Treatment of esophageal stricture due to lichen planus with intralesional triamcinolone injection. *Eur J Gastroenterol Hepatol.* 2021;33:1611.

19. Vermeer HAB, Rashid H, Esajas MD, Oldhoff JM, Horváth B. The use of hydroxychloroquine as a systemic treatment in erosive lichen planus of the vulva and vagina. *Br J Dermatol.* 2021;185:201-203.

20. Poon F, De Cruz R, Hall A. Acitretin in erosive penile lichen planus. *Australas J Dermatol.* 2017;58:e87-e90.

21. Wu Y, Zhou G, Zeng H, Xiong CR, Lin M, Zhou HM. A randomized double-blind, positive-control trial of topical thalidomide in erosive oral lichen planus. *Oral Surg Oral Med Oral Pathol Oral Radiol Endod.* 2010;110:188-195.

22. Paul J, Foss CE, Hirano SA, Cunningham TD, Pariser DM. An open-label pilot study of apremilast for the treatment of moderate to severe lichen planus: a case series. *J Am Acad Dermatol.* 2013;68:255-261.

23. Zeiser R, et al. Ruxolitinib for glucocorticoid-refractory chronic graft-versus-host-disease. *N Engl J Med.* 2021;385:228-238.

24. Naji H, Ali Hassan R. Perineal groove: is it more common than we think? Clinical characteristics of four cases and review of literature. *Pediatr Rep.* 2021;13:490-494.

25. Ghanem KG, Ram S, Rice PA. The modern epidemic of syphilis. *N Engl J Med.* 2020;382(9):845-854. doi:10.1056/NEJMra1901593

26. Forrestel AK, Kovarik CL, Katz KA. Sexually acquired syphilis: historical aspects, microbiology, epidemiology, and clinical manifestations. *J Am Acad Dermatol.* 2020;82(1):1-14. doi:10.1016/j.jaad.2019.02.073

27. Forrestel AK, Kovarik CL, Katz KA. Sexually acquired syphilis: laboratory diagnosis, management, and prevention. *J Am Acad Dermatol.* 2020;82(1):17-28. doi:10.1016/j.jaad.2019.02.074

28. Morris BJ, Wamai RG, Krieger JN, Banerjee J, Klausner JD. Male circumcision to prevent syphilis in 1855 and HIV in 1986 is supported by the accumulated scientific evidence to 2015: response to Darby. *Glob Public Health.* 2017;12(10):1315-1333. doi:10.1080/17441692.2015.1104371

29. Janier M, Unemo M, Dupin N, Tiplica GS, Potočnik M, Patel R. 2020 European guideline on the management of syphilis. *J Eur Acad Dermatol Venereol.* 2021;35(3):574-588. doi:10.1111/jdv.16946

30. Lewis DA, Mitjà O. Haemophilus ducreyi: from sexually transmitted infection to skin ulcer pathogen. *Curr Opin Infect Dis.* 2016;29(1):52-57. doi:10.1097/QCO.0000000000000226

31. Copeland NK, Decker CF. Other sexually transmitted diseases

chancroid and donovanosis. *Dis Mon.* 2016;62(8):306-313. doi:10.1016/j.disamonth.2016.03.016

32. Cologne KG, Hsieh C. Nonviral sexually transmitted diseases. *Clin Colon Rectal Surg.* 2019;32(5):358-363. doi:10.1055/s-0039-1687831

33. Karagounis TK, Pomeranz MK. Viral venereal diseases of the skin. *Am J Clin Dermatol.* 2021;22(4):523-540. doi:10.1007/s40257-021-00606-7

34. Sirka CS. Clinical features of a large chronic ulcer on the genital and perianal region in HIV-infected patients can be a strong clinical clue for the diagnosis of herpes simplex infection. *Indian J Sex Transm Dis AIDS.* 2020;41(2):192-195. doi:10.4103/ijstd.IJSTD_140_15

35. Sasso BM, Florence MEB, Magalhaes RF, et al. Herpes simplex virus mucocutaneous tumoural lesions—systematic review. *J Clin Virol.* 2020;123:104246. doi:10.1016/j.jcv.2019.104246

36. Maliyar K, Mufti A, Syed M, et al. Genital ulcer disease: a review of pathogenesis and clinical features. *J Cutan Med Surg.* 2019;23(6):624-634. doi:10.1177/1203475419858955

37. Belda Junior W. Donovanosis. *An Bras Dermatol.* 2020;95(6):675-683. doi:10.1016/j.abd.2020.07.002

38. Arandes-Marcocci J, Collgros H, Serra-Pladevall J, Vall-Mayans M. Primary genital lymphogranuloma venereum in the HIV pre-exposure prophylaxis era. *J Eur Acad Dermatol Venereol.* 2020;34(8):e427-e429. doi:10.1111/jdv.16374

39. Stewart KMA. Challenging ulcerative vulvar conditions: Hidradenitis Suppurativa, Crohn Disease, and Aphthous Ulcers. *Obstet Gynecol Clin North Am.* 2017;44(3):453-473. doi:10.1016/j.ogc.2017.05.009

40. Saxena S, Tandon S, Sardana K, Bajaj S. Herpetiform aphthous genital ulcers misdiagnosed as herpes genitalis in a young male and their effective response to colchicine therapy. *Int J STD AIDS.* 2019;30(13):1340-1343. doi:10.1177/0956462419870672

41. Chen W, Plewig G. Lipschütz genital ulcer revisited: is juvenile gangrenous vasculitis of the scrotum the male counterpart? *J Eur Acad Dermatol Venereol.* 2019;33(9):1660-1666. doi:10.1111/jdv.15598

42. Jimenez-Cauhe J, Gil-Redondo R, Dominguez-Santas M, et al. Juvenile gangrenous vasculitis of the scrotum: the male counterpart of Lipschütz ulcer? *J Eur Acad Dermatol Venereol.* 2019;33(12):e459-e461. doi:10.1111/jdv.15778

43. Vieira-Baptista P, Lima-Silva J, Beires J, Martinez-de-Oliveira J. Lipschütz ulcers: should we rethink this? An analysis of 33 cases. *Eur J Obstet Gynecol Reprod Biol.* 2016;198:149-152. doi:10.1016/j.ejogrb.2015.07.016

44. Schindler Leal AA, Piccinato CA, Beck APA, Gomes MTV, Podgaec S. Acute genital ulcers: keep Lipschütz ulcer in mind. *Arch Gynecol Obstet.* 2018;298(5):927-931. doi:10.1007/s00404-018-4866-6

45. Vismara SA, Lava SAG, Kottanattu L, et al. Lipschütz's acute vulvar ulcer: a systematic review. *Eur J Pediatr.* 2020;179(10):1559-1567. doi:10.1007/s00431-020-03647-y

46. Sadoghi B, Stary G, Wolf P, Komericki P. Ulcus vulvae acutum Lipschütz: a systematic literature review and a diagnostic and therapeutic algorithm. *J Eur Acad Dermatol Venereol.* 2020;34(7):1432-1439. doi:10.1111/jdv.16161

47. Christl J, Alaniz VI, Appiah L, Buyers E, Scott S, Huguelet PS. Vulvar aphthous ulcer in an adolescent with COVID-19. *J Pediatr Adolesc Gynecol.* 2021;34(3):418-420. doi:10.1016/j.jpag.2021.02.098

48. Mahmoud EA, Moneim WA, Shaker OG, Ghalwash DM. Expression of endocan and vascular endothelial growth factor in recurrent minor aphthous ulcers. *J Clin Exp Dent.* 2019;11(6):e534-e541. doi:10.4317/jced.55695

49. Wang Z, Cao H, Xiong J, et al. Recent advances in the aetiology of recurrent aphthous stomatitis (RAS). *Postgrad Med J.* 2022;98(1155):57-66.. doi:10.1136/postgradmedj-2020-139421

50. Saikaly SK, Saikaly TS, Saikaly LE. Recurrent aphthous ulceration: a review of potential causes and novel treatments. *J Dermatolog Treat.* 2018;29(6):542-552. doi:10.1080/09546634.2017.1422079

51. Sánchez-Bernal J, Conejero C, Conejero R. Recurrent aphthous stomatitis. *Actas Dermosifiliogr (Engl Ed).* 2020;111(6):471-480. English, Spanish. doi:10.1016/j.ad.2019.09.004

52. Scherrer MAR, Rocha VB, Garcia LC. Behçet's disease: review with emphasis on dermatological aspects. *An Bras Dermatol.* 2017;92(4):452-464. doi:10.1590/abd1806-4841.20177359.

53. Davatchi F, Chams-Davatchi C, Shams H, et al. Behcet's disease: epidemiology, clinical manifestations, and diagnosis. *Expert Rev Clin Immunol.* 2017;13(1):57-65. doi:10.1080/1744666X.2016.1205486

54. Tong B, Liu X, Xiao J, Su G. Immunopathogenesis of Behcet's disease. *Front Immunol.* 2019;10:665. doi:10.3389/fimmu.2019.00665.

55. Alibaz-Oner F, Direskeneli H. Advances in the treatment of Behcet's disease. *Curr Rheumatol Rep.* 2021;23(6):47. doi:10.1007/s11926-021-01011-z

56. Greuter T, Navarini A, Vavricka SR. Skin manifestations of inflammatory bowel disease. *Clin Rev Allergy Immunol.* 2017;53(3):413-427. doi:10.1007/s12016-017-8617-4

57. Garber A, Regueiro M. Extraintestinal manifestations of inflammatory bowel disease: epidemiology, etiopathogenesis, and management. *Curr Gastroenterol Rep.* 2019;21(7):31. doi:10.1007/s11894-019-0698-1

58. Alvarez-Payares JC, Ramírez-Urrea S, Correa-Parra L, Salazar-Uribe D, Velásquez-López M. Mucocutaneous manifestations of inflammatory bowel disease. *Cureus.* 2021;13(8):e17191. doi:10.7759/cureus.17191

59. Antonelli E, Bassotti G, Tramontana M, et al. Dermatological manifestations in inflammatory bowel diseases. *J Clin Med.* 2021;10(2):364. doi:10.3390/jcm10020364

60. Ickrath F, Stoevesandt J, Schulmeyer L, Glatzel C, Goebeler M, Kerstan A. Metastatic Crohn's disease: an underestimated entity. *J Dtsch Dermatol Ges.* 2021;19(7):973-982. doi:10.1111/ddg.14447

61. Johnson CM, Hartman DJ, Ramos-Rivers C, et al. Epithelioid granulomas associate with increased severity and progression of Crohn's disease, based on 6-year follow-up. *Clin Gastroenterol Hepatol.* 2018;16(6):900-907.e1. doi:10.1016/j.cgh.2017.12.034

62. Haaramo A, Kolho KL, Pitkäranta A, Kanerva M. A 30-year follow-up study of patients with Melkersson-Rosenthal syndrome shows an association to inflammatory bowel disease. *Ann Med.* 2019;51(2):149-155. doi:10.1080/07853890.2019.1591634

63. Deckers IE, Benhadou F, Koldijk MJ, et al. Inflammatory bowel disease is associated with hidradenitis suppurativa: results from a multicenter cross-sectional study. *J Am Acad Dermatol.* 2017;76(1):49-53. doi:10.1016/j.jaad.2016.08.031

64. Gajendran M, Loganathan P, Catinella AP, Hashash JG. A comprehensive review and update on Crohn's disease. *Dis Mon.* 2018;64(2):20-57. doi:10.1016/j.disamonth.2017.07.001

65. Guan Q. A Comprehensive review and update on the pathogenesis of inflammatory bowel disease. *J Immunol Res.* 2019;2019:7247238. doi:10.1155/2019/7247238

66. Petagna L, Antonelli A, Ganini C, et al. Pathophysiology of Crohn's disease inflammation and recurrence. *Biol Direct.*

2020;15(1):23. doi:10.1186/s13062-020-00280-5

67. Cushing K, Higgins PDR. Management of Crohn disease: a review. *JAMA.* 2021;325(1):69-80. doi:10.1001/jama.2020.18936

68. Kotsafti A, Scarpa M, Angriman I, Castagliuolo I, Caruso A. Fistula-related cancer in Crohn's disease: a systematic review. *Cancers (Basel).* 2021;13(6):1445. doi:10.3390/cancers13061445

69. Barbe M, Batra A, Golding S, et al. Pyoderma gangrenosum: a literature review. *Clin Podiatr Med Surg.* 2021;38(4):577-588. doi:10.1016/j.cpm.2021.06.002

70. Sousa M, Campos MA, Sousa AC, Lopes J, Rodrigues A, Carvalho J. Extensive refractory perineal pyoderma gangrenosum treated with infliximab, fecal diversion, and negative-pressure wound therapy. *GE Port J Gastroenterol.* 2020;27(2):128-131. doi:10.1159/000502982

71. Gracia-Cazaña T, Padgett E, Sánchez-Salas P, Borao E. Perianal pyoderma gangrenosum. *Cir Esp (Engl Ed).* 2021;99(8):613. doi:10.1016/j.cireng.2021.07.002.

72. Sadowsky LM, Clark MA, Schlosser BJ. Pyoderma gangrenosum of the vulva treated with mycophenolate mofetil and infliximab. *Dermatol Ther.* 2019;32(3):e12905. doi:10.1111/dth.12905

73. Loloi J, MacDonald SM. Pyoderma gangrenosum of the penis. *Can J Urol.* 2021;28(1):10560-10564.

74. Slocum AMY. A surgeon's nightmare: pyoderma gangrenosum with pathergy effect mimicking necrotising fasciitis. *BMJ Case Rep.* 2017;2017:bcr2017222145. doi:10.1136/bcr-2017-222145

75. Flynn RL, Chowdhury MH, Rudolph J, Einstein S. Rare presentation of postsurgical pyoderma gangrenosum presenting as necrotizing soft tissue infection. *Adv Skin Wound Care.* 2019;32(11):507-511. doi:10.1097/01.ASW.0000579692.74662.bb

76. Su WP, Davis MD, Weenig RH, Powell FC, Perry HO. Pyoderma gangrenosum: clinicopathologic correlation and proposed diagnostic criteria. *Int J Dermatol.* 2004;43(11):790-800. doi:10.1111/j.1365-4632.2004.02128.x

77. Maverakis E, Ma C, Shinkai K, et al. Diagnostic criteria of ulcerative pyoderma gangrenosum: a Delphi consensus of international experts. *JAMA Dermatol.* 2018;154(4):461-466. doi:10.1001/jamadermatol.2017.5980

78. Ahn C, Negus D, Huang W. Pyoderma gangrenosum: a review of pathogenesis and treatment. *Expert Rev Clin Immunol.* 2018;14(3):225-233. doi:10.1080/1744666X.2018.1438269

79. Maverakis E, Marzano AV, Le ST, et al. Pyoderma gangrenosum. *Nat Rev Dis Primers.* 2020;6(1):81. doi:10.1038/s41572-020-0213-x

80. Partridge ACR, Bai JW, Rosen CF, Walsh SR, Gulliver WP, Fleming P. Effectiveness of systemic treatments for pyoderma gangrenosum: a systematic review of observational studies and clinical trials. *Br J Dermatol.* 2018;179(2):290-295. doi:10.1111/bjd.16485

81. McDonald KA, Jafferany M, Rohani K. Excoriation disorder vs skin-centered body dysmorphic disorder: a clinical and therapeutic update. *Dermatol Ther.* 2020;33(6):e13994. doi:10.1111/dth.13994

82. Torales J, Díaz NR, Barrios I, et al. Psychodermatology of skin picking (excoriation disorder): a comprehensive review. *Dermatol Ther.* 2020;33(4):e13661. doi:10.1111/dth.13661

83. Adam B. The physical, mental, and emotional harm of female genital mutilation. *J Am Acad Child Adolesc Psychiatry.* 2021;60(7):801-803. doi:10.1016/j.jaac.2020.12.022

84. Piontek EA, Albani JM. Male circumcision: the clinical implications are more than skin deep. *Mo Med.* 2019;116(1):35-37.

85. Ferri JVV, de Araujo DB. Dermatitis artefacta mimicking cutaneous vasculitis: case report and literature overview. *Reumatologia.* 2019;57(2):106-108. doi:10.5114/reum.2019.84816

86. Veeder TA, Leo RJ. Male genital self-mutilation: a systematic review of psychiatric disorders and psychosocial factors. *Gen Hosp Psychiatry.* 2017;44:43-50. doi:10.1016/j.genhosppsych.2016.09.003

87. Lupu S, et al. Genital self-mutilation: a challenging pathology (Review). *Exp Ther Med.* 2021;22(4):1130. doi:10.3892/etm.2021.10564

LECTURAS RECOMENDADAS

Amsellem J, Skayem C, Duong TA, Bagot M, Fouéré S, Dauendorffer JN. Male genital lichen planus: a retrospective study of 89 cases. *Ann Dermatol Venereol.* 2022;149(1):28-31.. doi:10.1016/j.annder.2021.04.007

Barbe M, Batra A, Golding S, Hammond O, Higgins JC, O'Connor A, Vlahovic TC. Pyoderma Gangrenosum: a literature review. *Clin Podiatr Med Surg.* 2021;38(4):577-588.

Fahy CMR, Torgerson RR, Davis MDP Lichen planus affecting the female genitalia: a retrospective review of patients at Mayo Clinic. *J Am Acad Dermatol.* 2017;77(6):1053-1059. doi:10.1016/j.jaad.2017.07.030

Forrestel AK, Kovarik CL, Katz KA. Sexually acquired syphilis: Historical aspects, microbiology, epidemiology, and clinical manifestations. *J Am Acad Dermatol.* 2020;82(1):1-14. doi:10.1016/j.jaad.2019.02.073

Forrestel AK, Kovarik CL, Katz KA. Sexually acquired syphilis: laboratory diagnosis, management, and prevention. *J Am Acad Dermatol.* 2020;82(1):17-28. doi:10.1016/j.jaad.2019.02.074

Foss MG, Ferrer-Bruker SJ. Necrolytic migratory erythema. In: *StatPearls [Internet].* StatPearls Publishing; 2021.

Halonen P, Jakobsson M, Heikinheimo O, Riska A, Gissler M, Pukkala E. Cancer risk of Lichen planus: a cohort study of 13,100 women in Finland. *Int J Cancer.* 2018;142(1):18-22. doi:10.1002/ijc.31025

Krapf JM, Cavallo K, Saleeb M, Goldstein AT. Plasma cell vulvitis: a systematic review. *J Low Genit Tract Dis.* 2021;25(4):312-317. doi:10.1097/LGT.0000000000000617

Maliyar K, Mufti A, Syed M, Selk A, Dutil M, Bunce PE, Alavi A. Genital ulcer disease: a review of pathogenesis and clinical features. *J Cutan Med Surg.* 2019;23(6):624-634. doi:10.1177/1203475419858955

Vismara SA, Lava SAG, Kottanattu L, Simonetti GD, Zgraggen L, Clericetti CM, Bianchetti MG, Milani GP. Lipschütz's acute vulvar ulcer: a systematic review. *Eur J Pediatr.* 2020;179(10):1559-1567. doi:10.1007/s00431-020-03647-y

PETER J. LYNCH Y LIBBY EDWARDS

El *edema* consiste en el aumento del líquido del tejido intersticial subcutáneo. El edema agudo suele estar relacionado con el plasma y se denomina *angioedema*, mientras que el edema crónico está asociado a los ganglios linfáticos y se denomina *linfedema*. Cuando el linfedema es considerable, de modo que se produce endurecimiento y deformación, el resultado se denomina *elefantiasis*. Este cambio secundario presenta nódulos firmes e incluso hiperqueratosis, dando lugar a la elefantiasis verrucosa *nostra*. A veces, el angioedema puede pasar a ser un linfedema, sobre todo cuando la inflamación es parte del trastorno, por lo que la distinción no siempre es sencilla.

Aunque ambas formas de edema se caracterizan por la hinchazón, el edema agudo por lo general resulta más blando y suele presentar fóvea (fig. 12-1). No obstante, el linfedema crónico por lo general es firme, más estable y no muestra fóvea (fig. 12-2). Ambos tipos de edema suelen ser asintomáticos, aunque los agudos asociados a una reacción alérgica tienden a ocasionar prurito; a menudo hay síntomas relacionados con la causa subyacente del edema, como una infección o una enfermedad cutánea.

Edema genital agudo (angioedema)

El edema genital se relaciona con mayor frecuencia con una reacción alérgica, ya sea por un fármaco tópico o por un alérgeno sistémico en un paciente sensibilizado. Los episodios de genitales afectados por angioedema asociado a una reacción alérgica, por lo regular, comienzan con rapidez y después se resuelven en el transcurso de horas o días, volviendo a la normalidad entre cada episodio.

Edema agudo mediado por la inmunoglobulina E

Las reacciones de hipersensibilidad de tipo I son la causa más peligrosa e importante del edema genital agudo. Los pacientes con estas reacciones mediadas por la inmunoglobulina E (IgE) corren el riesgo de sufrir una respuesta sistémica y anafilaxia. El látex y el semen son las causas más frecuentes de esta reacción en los genitales.

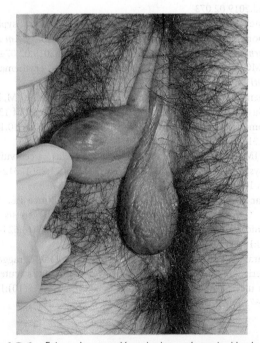

Fig. 12-1. Esta mujer presentó angioedema adyacente, blando y pruriginoso de los labios menores durante la actividad sexual, sin síntomas sistémicos.

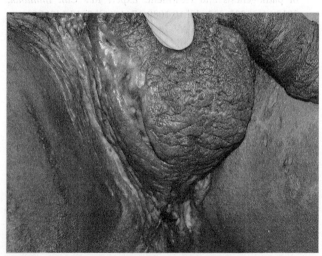

Fig. 12-2. El linfedema firme, sin fóvea, estable y asintomático suele asociarse a la hidradenitis supurativa.

Alergia al látex

El látex se ha convertido en una causa muy conocida de reacciones alérgicas importantes, lo que por fortuna ha llevado a eliminar los guantes de látex y otras fuentes de este material en la mayoría de los entornos sanitarios. Hasta un 7.6% de la población general presenta alergia al látex, dependiendo de la frecuencia de la exposición y de la presencia de atopia.[1]

Aunque la dermatitis de contacto con descamación y cambios eccematosos es la reacción cutánea más habitual al látex en el paciente sensibilizado, también puede haber urticaria de contacto con edema y prurito; esto es relevante para este análisis. A veces, estos pacientes pueden tener reacciones sistémicas, incluida la anafilaxia. A menudo, los pacientes con reacción de hipersensibilidad de tipo I al látex también manifiestan sensibilidad a la fruta, incluyendo el plátano (banana) y el aguacate (palta).

El diagnóstico se realiza según las pruebas intraepidérmicas y serológicas específicas para la IgE. Estos pacientes deben ser tratados por un alergólogo. Instruir al paciente y evitar el látex es primordial; estos pacientes deben ser conscientes de que puede haber látex en los preservativos, los diafragmas y otros dispositivos genitales. Se ha utilizado la inmunoterapia; el fármaco biológico omalizumab se ha mostrado prometedor.[2]

Alergia al semen

La hipersensibilidad mediada por IgE al semen (plasma seminal) puede estar infradiagnosticada y afectar hasta a 40 000 mujeres en los Estados Unidos.[3] Se ha señalado como responsable a la hipersensibilidad al antígeno asociado a la próstata.[4]

Las mujeres pueden tener reacciones localizadas o sistémicas. Las sistémicas se deben a la hipersensibilidad mediada por IgE y las localizadas a un fenómeno inmunitario diferente.[5] Los síntomas comienzan con molestias vaginales que, en el caso de una reacción sistémica, vienen seguidos de sibilancias, urticaria, dificultad respiratoria, angioedema, síntomas gastrointestinales y, de ves en cuando, anafilaxia.[4] Resulta interesante que casi la mitad de los casos de las reacciones localizadas se producen en el primer coito. En un estudio se observó reactividad cruzada de un antígeno presente en la caspa de perro macho con el antígeno asociado a la próstata, lo que tal vez explique este hecho.[6]

El diagnóstico se realiza de forma clínica, cuando los síntomas surgen poco después del coito y se evitan con el uso del preservativo. El edema tras la actividad sexual también puede presentarse si se padece candidiasis, incluso una forma subclínica muy leve, así como tras el coito prolongado o traumático que cause una reacción irritativa.

Otras reacciones alérgicas

El edema genital que se produce debido a la mayoría de las otras reacciones alérgicas mediadas por la IgE se manifiesta con signos sistémicos, incluida a veces la anafilaxia. Además de los antihistamínicos y la epinefrina, se requiere tanto la intervención como el tratamiento de un alergólogo.

A veces el edema genital está relacionado con fármacos tópicos como resultado de una respuesta inmunitaria de tipo IV mediada por células. Aunque suele producir dermatitis de contacto de morfología eccematosa, se han descrito unos pocos casos de anafilaxia con algunos fármacos tópicos (p. ej., neomicina y bacitracina). A diferencia de las reacciones inmediatas mediadas por la IgE, estas se retrasan muchas horas tras la exposición y muestran más eritema y cambios eccematosos. La dermatitis de contacto y sus causas se tratan principalmente en el capítulo 5.

Edema agudo mediado por la vía de la bradicinina

El angioedema mediado por la bradicinina es una afección poco frecuente; se debe a la vasodilatación y al aumento de la permeabilidad vascular resultantes de la bradicinina. No hay urticaria ni erupciones cutáneas; además, no son útiles ni los antihistamínicos ni los corticoides. Afecta con mayor frecuencia la parte abdominal, así como las vías respiratorias superiores; la afectación genital solo se produce en pocos pacientes. Esta afección es causada por el exceso de bradicinina y ocurre con mayor frecuencia en los pacientes que reciben inhibidores de la enzima convertidora de angiotensina, pero también en los que presentan insuficiencia del inhibidor C1 que causa el angioedema hereditario.[7] El tratamiento consiste, claro está, en la interrupción de cualquier fármaco causante, y quizás el icatibant, un antagonista del receptor B2 de la bradicinina, en la afección asociada a la enzima convertidora de angiotensina. La bibliografía reciente no apoya su uso en las enfermedades hereditarias.[8]

Edema genital agudo relacionado con una infección

Las infecciones pueden producir edema genital. Las infecciones más frecuentes son las bacterianas, en especial la celulitis, la candidiasis en las mujeres y la epididimitis en los hombres. La celulitis se caracteriza por producir edema, eritema y dolor, a menudo acompañados de fiebre y una cifra elevada de leucocitos (fig. 12-3). Entre los factores de riesgo figuran la

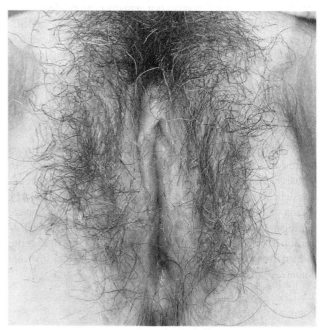

Fig. 12-3. Esta mujer ha desarrollado celulitis, manifestada por la aparición aguda de edema, eritema y dolor.

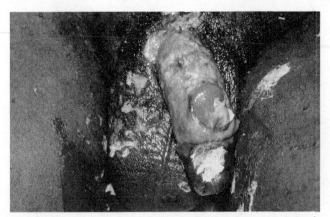

Fig. 12-4. La *gangrena de Fournier* (fascitis necrosante) se refiere a una infección bacteriana que ha avanzado a una necrosis tisular profunda, obliterando los vasos sanguíneos e interrumpiendo la irrigación a la zona; esto causa edema y descamación, lo que por lo general produce un resultado catastrófico sin la intervención temprana.

inmunodepresión, las afecciones cutáneas que producen fisuras y erosiones, la diabetes y las enfermedades hepáticas o renales. El diagnóstico se realiza de forma clínica y se confirma mediante hemocultivos, cultivos de heridas cuando hay sitios adecuados para cultivar, así como por la respuesta al tratamiento. Los pacientes que presenten un cuadro general más grave deben ser analizados para detectar una infección necrosante de los tejidos profundos (gangrena de Fournier, fascitis necrosante). Esta necrosis impide la administración de antibióticos a la zona infectada; asimismo, se trata de una urgencia potencialmente mortal que requiere desbridamiento quirúrgico urgente (fig. 12-4).

La candidiasis suele causar hinchazón de las mucosas modificadas vulvares, pero en raras ocasiones la candidiasis subclínica es responsable del edema adyacente y urgente con el coito. A veces, incluso el cultivo es negativo, pero la inhibición continua con fluconazol una o dos veces por semana evita el edema.

La epididimitis se caracteriza por eritema, dolor y edema del escroto, por lo general, unilateral. Lo más probable es que se produzca por gonorrea o clamidia en los hombres jóvenes. En los hombres mayores, también puede diseminarse por una infección urinaria o prostatitis.

Edema genital agudo relacionado con traumatismos

Es evidente que los traumatismos pueden producir edema o contusiones profundas, pero estos suelen reconocerse. Sin embargo, en raras ocasiones el vello puede enroscarse alrededor del clítoris o el glande del pene y causar estrangulación y edema de forma gradual. El ciclismo de larga distancia puede dar lugar a traumatismos y edemas no reconocidos. La diálisis peritoneal y la paracentesis a veces se asocian al edema agudo; es bien conocido que el edema vulvar se produce al final del embarazo y tras el parto.

Edema escrotal agudo idiopático

Esta afección se presenta sobre todo en los niños y los adolescentes, con un 60% a 90% siendo menores de 10 años.[9] Los niños presentan edema repentino e indoloro y eritema bilateral o unilateral del escroto. Las principales enfermedades a tener en cuenta en el diagnóstico diferencial son la epididimitis y la torsión testicular. La afección desaparece sin tratamiento en 2 o 3 días. El diagnóstico consiste en descartar las enfermedades más importantes; la ecografía Doppler muestra irrigación sanguínea equitativa a ambos testículos, mientras la ecografía muestra homogeneidad del parénquima testicular.[9] Aunque es poco frecuente, esto también puede ocurrir en los adultos; la ecografía y una exploración cuidadosa pueden prevenir una intervención quirúrgica innecesaria.[10]

Edema genital crónico (elefantiasis)

El edema crónico se produce cuando se altera la circulación linfática; esto puede ocurrir por tumores, cirugías, infecciones, radiación, anomalías estructurales, etcétera. En ocasiones, no hay una causa conocida. Aunque el linfedema de algunas zonas del cuerpo, como las piernas, puede controlarse en cierta medida con compresión, el edema crónico de la zona genital rara vez se trata con éxito.

Edema crónico relacionado con trastornos congénitos

El *linfangioma circunscrito primario* es una anomalía vascular congénita de los vasos linfáticos que se manifiesta por vesículas agrupadas y sólidas que constituyen vasos que se elevan a través de la piel. Suelen contener líquido transparente, pero a veces es sanguinolento en el sitio donde los vasos linfáticos subyacentes se conectan con los vasos sanguíneos. Esta malformación puede estar asociada al edema local. El tratamiento es difícil, ya que la lisis o la extirpación de las vesículas superficiales suele venir seguida de recidivas debido a la persistencia de la deformidad subyacente. Hace poco se describieron ciertos casos en los que el sirólimus tópico al 0.1%, un inhibidor de la angiogénesis, ha resultado beneficioso.[11]

Edema crónico secundario a la cirugía y a la radioterapia

La cirugía, sobre todo cuando es extensa por tumores malignos en la pelvis, la parte inferior del abdomen, la piel anogenital y las zonas inguinales, puede producir cicatrices que favorecen la aparición de edema (fig. 12-5). La radiación también puede causar cicatrices y edema, pero la combinación es incluso más problemática. A continuación, el edema resultante es un foco para la celulitis recurrente, la cual intensifica la cicatrización y el edema con cada aparición (*véase* más adelante).

Una complicación bien identificada que se produce en algunos de estos pacientes con edema crónico asociado a la cirugía y a la radiación por neoplasias malignas es la formación de linfangiomas circunscritos secundarios (denominados de forma más propia *linfangiectasias*). En esta afección, la presión del edema obstruye la circulación linfática, la cual se distiende y se eleva por encima de la superficie cutánea, surgiendo de nuevo como vesículas, como se observa en el linfangioma circunscrito pri-

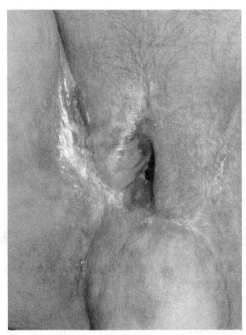

Fig. 12-5. El edema y la cicatrización fueron causados por cirugías repetidas, así como por la radiación contra este carcinoma escamocelular vulvar asociado a liquen escleroso.

mario (**fig. 12-6**). Aunque es más frecuente en este grupo, puede ocurrir en cualquier paciente con edema crónico, en particular el producido por la enfermedad de Crohn y la hidradenitis supurativa (**figs. 12-7 y 12-8**). A pesar de que estas vesículas son bastante resistentes y no se desprenden con facilidad, se adelgazan a medida que aumentan de tamaño, y a veces se rompen por la fricción que se produce por lo general en la piel

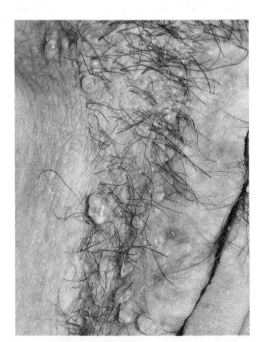

Fig. 12-6. La cirugía y la radiación previas contra un carcinoma cervical han producido este edema que ha obstruido el retorno linfático, de modo que los vasos linfáticos se han distendido y sobresalido por encima de la superficie cutánea, formando linfangiectasias que simulan vesículas.

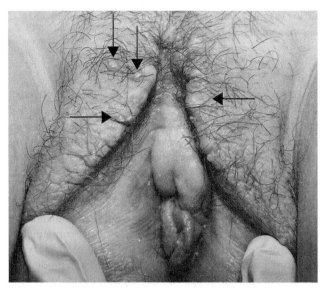

Fig. 12-7. Esta paciente con enfermedad de Crohn muestra edema evidente que abarca el capuchón del clítoris; asimismo, hay linfangiectasias en el borde piloso de los labios mayores (*flechas*).

genital, lo que causa supuración molesta e irritante. A diferencia de las ampollas habituales, estas lesiones son extensiones de los vasos linfáticos, por lo que el exudado es interminable. Tal como ocurre con el linfangioma circunscrito primario, el tratamiento suele causar recidivas. No obstante, la electrocauterización o la lisis con láser pueden producir ablación temporal. Según la experiencia del autor, la electrocauterización, menos elegante, puede ser más útil, quizás porque forma una cicatriz superficial más gruesa que impide la pronta recidiva de las linfangiectasias. A veces también se recurre a la escleroterapia y a la resección. En los últimos 3 años, se han notificado casos de resección de estas linfangiectasias genitales en combinación con la anastomosis linfovenosa que disminuye la tasa de recidivas.[12] Este método quirúrgico redirige el exceso de líquido linfático hacia el sistema venoso, aliviando la presión dentro

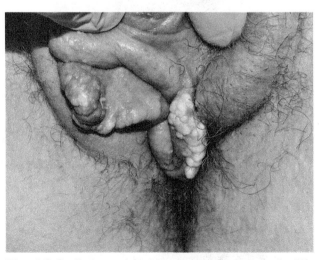

Fig. 12-8. El edema crónico ha producido linfangiectasias (también llamadas *linfangiomas circunscritos secundarios*, en este caso llenas de líquido linfático blanco turbio).

de los vasos. Evidentemente, también es importante controlar la causa subyacente del edema siempre que sea posible.

Edema crónico relacionado con una infección

El paciente que experimenta celulitis genital (y en las piernas), ya sea debido a una intervención quirúrgica, una enfermedad cutánea o factores de riesgo, es vulnerable a las infecciones recurrentes y al edema permanente y creciente con cada episodio (figs. 12-9 y 12-10). A veces, la celulitis se produce sin factores causales o sitios de entrada evidentes. Además, se sabe que la presencia del linfedema preexistente es un factor de riesgo de la celulitis.[13] Hay pruebas de que el edema interfiere en la respuesta inmunitaria;[14] asimismo, la celulitis y la inflamación que conlleva causan más esclerosis, edema y, por consiguiente, un mayor riesgo de infección, de modo que se produce un círculo vicioso. Estas infecciones por lo regular son producidas por *Streptococcus* del grupo A, y hay indicios de que los estreptococos pueden aislarse dentro de las células, lo que quizás sea una explicación adicional de la elevada tasa de recidiva de la celulitis.[15] La zona se enrojece y se vuelve algo sensible, pero los signos generales suelen ser leves, por lo que, al inicio, el paciente puede no ser consciente de la infección. A menudo, la infección no puede documentarse, ya que los hemocultivos suelen ser negativos y no hay heridas abiertas para cultivar. La infección suele responder con rapidez a los antibióticos, pero para entonces ya se han producido más daños y esclerosis. Los antibióticos inhibidores se han utilizado durante mucho tiempo para la profilaxis de la celulitis recurrente. Una revisión Cochrane reciente informó que los estudios que analizaban la eritromicina o la penicilina orales como profilaxis antibiótica en los pacientes con celulitis en los brazos o las piernas hallaron una disminución del riesgo de recidiva del 69%; la certeza de la evidencia se clasificó como moderada.[16] Cuando se suspen-

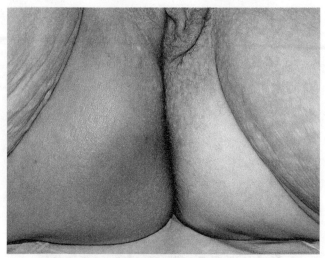

Fig. 12-10. Esta mujer presenta linfedema crónico que empeora con cada episodio de celulitis recurrente, lo que se debe, al menos en parte, a la insuficiencia de la inmunoglobulina selectiva.

dieron los antibióticos, los pacientes volvieron a experimentar la recidiva de la celulitis. La penicilina G benzatínica de acción prolongada, oral o intramuscular, está justificada como profilaxis por los datos extrapolados de la celulitis recurrente de las extremidades y por la experiencia de los autores.[17]

Aunque los estreptococos son la causa habitual del edema infeccioso en los países occidentales, deben tenerse en cuenta otras infecciones en las distintas partes del mundo (fig. 12-11). La filariasis es una causa clásica de la elefantiasis de las piernas y los genitales masculinos en las zonas tropicales, producida por el nematodo *Wuchereria bancrofti*. El linfogranuloma venéreo, producido por *Chlamydia trachomatis*, y el granuloma inguinal, causado por *Klebsiella granulomatis*, también son causas

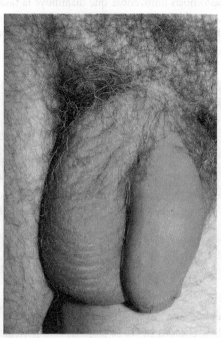

Fig. 12-9. La celulitis recurrente, en este caso del escroto y el pene, suele deberse a *Streptococcus pyogenes*.

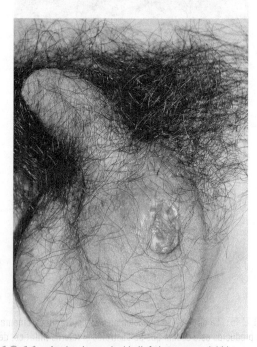

Fig. 12-11. Aquí se ha producido linfedema grave debido a una infección tuberculosa crónica.

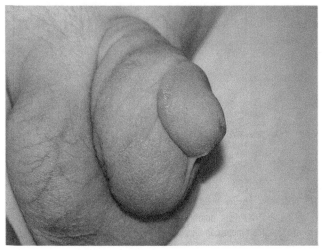

Fig. 12-12. Edema blando crónico asociado a la enfermedad de Crohn que empeora justo antes de cada infusión de infliximab, con resolución parcial a corto plazo tras el tratamiento.

bien conocidas pero poco frecuentes del edema genital crónico en los países occidentales.

Edema crónico debido a la inflamación no infecciosa

Aunque en teoría cualquier inflamación crónica o recurrente puede producir edema, la enfermedad de Crohn y la hidradenitis supurativa **(figs. 12-12 a 12-15)** son afecciones relativamente frecuentes conocidas por causar este hallazgo, quizás porque cada una de ellas se asocia a la inflamación que afecta a los tejidos más profundos (*véanse* caps. 11 y 6). La sarcoidosis también da lugar al edema crónico, pero esta afección rara vez se encuentra en la piel anogenital. Sin embargo, la biopsia muestra granulomas que podrían confundirse con los de la enfermedad de Crohn. Los quistes inflamados rotos de la hidradenitis supurativa también muestran a veces una reacción granulomatosa de cuerpo extraño al contenido de queratina del quiste.

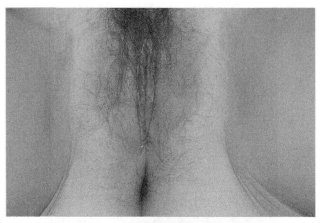

Fig. 12-14. El edema de la enfermedad de Crohn puede ser sutil.

Por último, la granulomatosis bucofacial (síndrome de Melkersson-Rosenthal), otra afección asociada al edema crónico bucal y, en raras ocasiones, genital, también se relaciona con los hallazgos histológicos de la inflamación granulomatosa (*véase* más adelante). Estas afecciones deben diferenciarse por motivos clínicos y hallazgos distintos a los de la histología.

También se ha observado edema crónico infrecuente asociado al liquen simple crónico, la psoriasis y el liquen plano.

Edema genital crónico idiopático

Granulomatosis bucofacial (síndrome de Melkersson-Rosenthal)

En ocasiones, no hay una afección subyacente manifiesta y definida que produzca el edema crónico. El síndrome de Melkersson-Rosenthal es una enfermedad de causa desconocida que a veces afecta la piel genital. Esta alteración se describía en el pasado como un síndrome que incluía la tríada de inflamación granulomatosa del labio (por lo general, unilateral), lengua fisurada y parálisis del nervio facial. Cuando solo está presente la inflamación granulomatosa del labio, el hallazgo se denomina *queilitis de Miescher*. El síndrome de Melkersson-Rosenthal y la queilitis de Miescher son muy infrecuentes, y el cuadro idéntico al edema

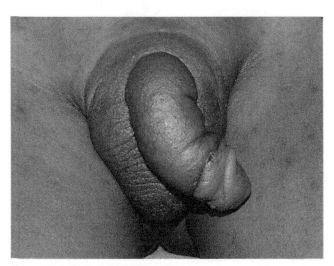

Fig. 12-13. La enfermedad de Crohn es una causa clásica de edema genital; a veces causa deformaciones, como en este niño que ha sido sometido a citorreducción y cirugía plástica del pene, con reaparición del edema.

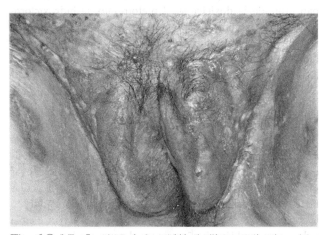

Fig. 12-15. En esta paciente con hidradenitis supurativa, los quistes crónicos supurantes han causado linfedema vulvar grave. Incluso la hidradenitis supurativa leve produce en ocasiones un edema evidente.

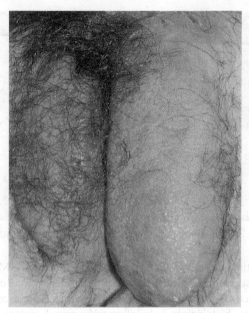

Fig. 12-16. Esta niña de 14 años era asintomática con un edema muy firme; luego, fue diagnosticada con el síndrome de Melkersson-Rosenthal cuando su análisis en busca de enfermedad intestinal inflamatoria fue negativo. Dos años después, presentó enfermedad de Crohn grave.

granulomatoso de los genitales es aún más raro.[18] Se han descrito muy pocos casos de inflamación granulomatosa genital idiopática, ya que la mayoría han desarrollado la enfermedad de Crohn.[19,20] Por lo tanto, el edema genital idiopático que muestra cambios granulomatosos en la biopsia debe evaluarse en busca de enfermedad de Crohn y sarcoidosis, así como seguirse con exámenes posteriores en busca de estas afecciones si los resultados son negativos (fig. 12-16). Mientras tanto, se puede asignar el diagnóstico del síndrome de Melkersson-Rosenthal.

No existe un buen tratamiento para esta afección. Los corticoides son útiles, pero el beneficio del tratamiento tópico es limitado. La triamcinolona intralesional (*véase* cap. 4) puede ser útil en la granulomatosis bucofacial; las dosis de prednisona de 1 semana de duración con 2 semanas de reducción gradual también se utilizan para tratar esta afección facial. Además, se han utilizado la doxiciclina, el metotrexato, la hidroxicloroquina, la clofazimina, la dapsona y el metronidazol.[21] De forma reciente, el adalimumab y el infliximab, dos biofármacos inhibidores del factor de necrosis tumoral α, se han utilizado para la afección facial según algunos informes de casos.[21]

Linfedema localizado

El linfedema localizado antes se describía como *linfedema localizado extenso* y se asociaba, por lo general, a la obesidad.[22] Se produce en los genitales y en la parte inferior de las piernas; se describe como *elefantiasis* (fig. 12-17). En la actualidad, se han descrito lesiones más pequeñas, sobre todo en la zona genital.[23,24] Estas se han localizado en su mayoría en la vulva, pero también en el escroto y el pene; oscilan entre 1 y 30 cm, pero en la mayoría de los casos son de entre 2 y 5 cm. El aspecto es variable y a menudo se describe como nodular,

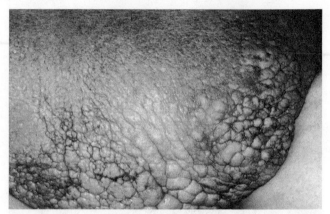

Fig. 12-17. Este hombre con obesidad tiene linfedema localizado extenso, con los típicos cambios verrugosos.

verrugoso, hiperqueratósico o con masas en forma de coliflor que pueden confundirse con las verrugas genitales.

Aunque se desconoce la causa, la mayoría de los pacientes, tal como los que presentan linfedema localizado extenso, presentan obesidad, a menudo mórbida. La enfermedad de Crohn estuvo presente en algunos casos y la celulitis tuvo un papel en una minoría; quizás esto contribuyó a la inmunodepresión asociada al linfedema (figs. 12-18 y 12-19).[14]

Al microscopio, el tejido muestra edema dérmico, vasos linfáticos dilatados y fibroplasia con acantosis e hiperqueratosis, que por lo regular están presentes. Se desconoce la causa, pero algunos suponen que los lobulillos de grasa producen la obstrucción al flujo linfático. El tratamiento primario es quirúrgico, con una recurrencia sorprendentemente baja.

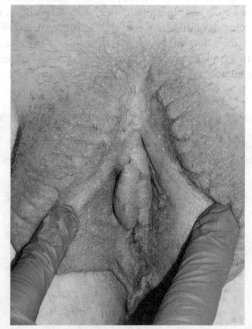

Fig. 12-18. Las lesiones más pequeñas del linfedema localizado son bastante frecuentes y, aunque son más frecuentes en los pacientes con obesidad, pueden aparecer por otras causas de edema, por ejemplo, en esta paciente con la enfermedad de Crohn que ha desarrollado nódulos de linfedema localizado en el borde de los labios menores con vello.

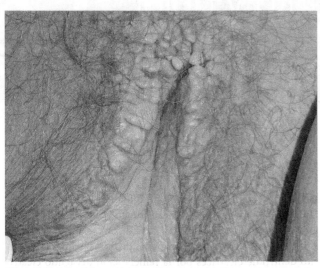

Fig. 12-19. Estos nódulos del linfedema localizado están asociados al liquen plano.

REFERENCIAS

1. Kahn SL, Podjasek JO, Dimitropoulos VA, Brown CW. Natural rubber latex allergy. *Dis Mon.* 2016;62:5-17.
2. Parisi CAS, et al. Update on latex allergy: new insights into an old problem. *World Allergy Organ J.* 2021;14:100569. doi:10.1016/j.waojou.2021.100569
3. Sublett JW, Bernstein JA. Seminal plasma hypersensitivity reactions: an updated review. *Mt Sinai J Med.* 2011;78:803-809.
4. Konradsen JR, Borres MP, Nilsson C. Unusual and unexpected allergic reactions can be unraveled by molecular allergy diagnostics. *Int Arch Allergy Immunol.* 2021;182:904-916. doi:10.1159/000515708
5. Lavery WJ, Stevenson M, Bernstein JA. An overview of seminal plasma hypersensitivity and approach to treatment. *J Allergy Clin Immunol Pract.* 2020;8:2937-2942. doi:10.1016/j.jaip.2020.04.067
6. Basagana M, Bartolome B, Pastor C, et al. Allergy to human seminal fluid: cross-reactivity with dog dander. *J Allergy Clin Immunol.* 2008;121:233-239.
7. Lepelley M, Bernardeau C, Defendi F, Crochet J, Mallaret M, Bouillet L. Update on bradykinin-mediated angioedema in 2020. *Therapie.* 2020;75:195-205. doi:10.1016/j.therap.2020.02.011
8. Cai G, Barber C, Kalicinsky C. Review of icatibant use in the Winnipeg Regional Health Authority. *Allergy Asthma Clin Immunol.* 2020;16:96. doi:10.1186/s13223-020-00493-3
9. Patoulias D, Rafailidis V, Feidantsis T, Kalogirou M, Rafailidis D, Patoulias I. Fountain's sign as a diagnostic key in acute idiopathic scrotal edema: case report and review of the literature. *Acta Medica (Hradec Kralove).* 2018;61:37-39. doi:10.14712/18059694.2018.22
10. Tan LR, Liu Z, Leow JJ, Chong YL. Acute idiopathic scrotal edema in the adult: a case report. *Urol Case Rep.* 2019;28:101014. doi:10.1016/j.eucr.2019.101014
11. Leducq S, et al.; Groupe de Recherche de la Société Française de Dermatologie Pédiatrique. Topical sirolimus 0.1% for treating cutaneous microcystic lymphatic malformations in children and adults (TOPICAL): protocol for a multicenter phase 2, within-person, randomized, double-blind, vehicle-controlled clinical trial. *Trials.* 2019;20:739. doi:10.1186/s13063-019-3767-8
12. Hara H, Mihara M. Treating and preventing recurrence of recurrent genital acquired lymphangiectasia using lymphaticovenous anastomosis at genital area: a case report. *Microsurgery.* 2020;40:399-403. doi:10.1002/micr.30552
13. Vignes S, Poizeau F, Dupuy A. Cellulitis risk factors for patients with primary or secondary lymphedema. *J Vasc Surg Venous Lymphat Disord.* 2022;10:179-185.e1. doi:10.1016/j.jvsv.2021.04.009
14. Carlson JA. Lymphedema and subclinical lymphostasis (microlymphedema) facilitate infection, inflammatory dermatoses, and neoplasia; a locus minoris residentiae. *Clin Dermatol.* 2014;32:599-615.
15. Jendoubi F, Rohde M, Prinz JC. Intracellular streptococcal uptake and persistence: a potential cause of erysipelas recurrence. *Front Med (Lausanne).* 2019;6:6. doi:10.3389/fmed.2019.00006
16. Dalal A, et al. Interventions for the prevention of recurrent erysipelas and cellulitis. *Cochrane Database Syst Rev.* 2017;(6):CD009758. doi:10.1002/14651858.CD009758.pub2
17. Olszewski WL, Zaleska MT. Long-term benzathine penicillin prophylaxis lasting for years effectively prevents recurrence of dermato-lymphangio-adenitis (cellulitis) in limb lymphedema. *Lymphat Res Biol.* 2021;19:545-552. doi:10.1089/lrb.2020.0051
18. Chu Z, Liu Y, Zhang H, Zeng W, Geng S. Melkersson-Rosenthal syndrome with genitalia involved in a 12-year-old boy. *Ann Dermatol.* 2016;28:232-236.
19. Murphy MJ, Kogan B, Carlson JA. Granulomatous lymphangitis of the scrotum and penis. Report of a case and review of the literature of genital swelling with sarcoidal granulomatous inflammation. *J Cutan Pathol.* 2001;28:419-424.
20. Lloyd DA, Payton KB, Guenther L, Frydman W. Melkersson-Rosenthal syndrome and Crohn's disease: one disease or two? Report of a case and discussion of the literature. *J Clin Gastroenterol.* 1994;18:213-217.
21. Dhawan SR, Saini AG, Singhi PD. Management strategies of Melkersson-Rosenthal Syndrome: a review. *Int J Gen Med.* 2020;13:61-65.
22. Maclellan RA, Zurakowski D, Grant FD, Greene AK. Massive localized lymphedema: a case-control study. *J Am Coll Surg.* 2017;224:212-216.
23. Lu S, Tran TA, Jones DM, et al. Localized lymphedema (elephantiasis): a case series and review of the literature. *J Cutan Pathol.* 2009;36:1-20.
24. Plaza JA, Requena L, Kazakow DV, et al. Verrucous localized lymphedema of genital areas: clinicopathologic report of 18 cases of this rare entity. *J Am Acad Dermatol.* 2014;71:320-326.

LECTURAS RECOMENDADAS

Dhawan SR, Saini AG, Singhi PD. Management strategies of Melkersson-Rosenthal syndrome: a review. *Int J Gen Med.* 2020;13:61-65.

Kokcu A, Sari S, Kefeli M. Primary vulvar lymphangioma circumscriptum: a case report and review of literature. *J Low Genit Tract Dis.* 2015;19:e1-e5.

Parisi CAS, et al. Update on latex allergy: new insights into an old problem. *World Allergy Organ J.* 2021;14:100569.

PETER J. LYNCH Y LIBBY EDWARDS

Prurito

El *prurito* es una sensación molesta que produce la necesidad de rascarse. Esto no significa por sí mismo que el paciente se rasque de forma activa; el prurito solo causa el impulso de rascarse. Esto depende de la causa del prurito, que se distribuye en un espectro, así como de la constitución genética y psicológica de la persona afectada. La dermatitis atópica o eccema por lo regular se asocia al rascado; este produce un placer intenso, por lo que los hallazgos cutáneos de la dermatitis atópica se producen por el roce y el rascado. La urticaria suele relacionarse con el rascado moderado, el cual no es placentero porque da lugar al empeoramiento inmediato de la urticaria. El prurito acuagénico lleva más bien a una picazón punzante y urticante que, por lo general, no induce al rascado. De forma reciente, se ha revisado el prurito específico de la región anogenital.[1]

El prurito por lo general se clasifica en cuatro grupos en función de su neurofisiopatología: *1) prurito pruriceptivo* (es el prurito que surge en el contexto de los trastornos cutáneos reconocibles); *2) prurito neuropático* (se trata del prurito que se produce debido al daño de las neuronas del sistema nervioso periférico o central por problemas ortopédicos como el atrapamiento de distintas estructuras, factores metabólicos como la diabetes, factores neurodegenerativos, infecciones como el herpes zóster y tumores malignos); *3) prurito neurógeno* (es aquel que surge por la estimulación central secundaria a una afección sistémica y que ocurre en ausencia de la enfermedad cutánea); y *4) prurito psicógeno* (prurito que surge por factores psicológicos). No obstante, puede haber bastante solapamiento entre los distintos tipos; los factores psicológicos al menos pueden agravar si no servir como un factor primario en cada uno de estos grupos, ya que parece haber interacciones entre el sistema inmunitario y los nervios cutáneos en el prurito neurógeno.[2-5]

El prurito, por supuesto, es un síntoma, no una enfermedad, pero se analiza a continuación para la conveniencia del médico como si fuera una afección en el paciente que se presenta con molestias por picazón.

Presentación clínica

El *prurito pruriceptivo* se aborda con los trastornos mucocutáneos particulares que se tratan a lo largo de este libro. El prurito *neuropático* se localiza sobre todo fuera de las zonas anogenitales (p. ej., notalgia parestésica, prurito braquiorradial), pero puede presentarse en la región genital con trastornos como la neuralgia postherpética, neuropatías de fibras pequeñas y prurito dentro de cicatrices por la reinervación del tejido cicatricial. El prurito *neurógeno* tiende a ser generalizado, por lo que puede afectar la región anogenital. Este tipo de prurito suele presentarse con fármacos como los opiáceos y con trastornos como el linfoma de Hodgkin, las afecciones hepatobiliares crónicas (sobre todo en presencia de colestasis), la policitemia vera y otros trastornos mieloproliferativos. El prurito *psicógeno* se observa en los pacientes con trastornos obsesivo-compulsivos, y en aquellos con prurigo nodular y delirios de parasitosis.

Sin importar la causa, la presencia de prurito (en especial si se manifiesta con rascado) conlleva una gran disminución de la calidad de vida (CdV) y la alteración de los patrones del sueño y, muy a menudo, lleva al desarrollo o al empeoramiento tanto de la depresión como de la ansiedad.[6,7] Rascarse sin ser consciente de hacerlo es habitual durante el rascado diurno; también es frecuente durante el rascado que se produce por la noche, sobre todo en las fases más ligeras del sueño sin movimientos oculares rápidos.[8]

Diagnóstico

Distinguir la causa del prurito que se produce en *presencia* de las lesiones cutáneas depende de la identificación morfológica del trastorno cutáneo asociado por parte del médico. El abordaje general para hacerlo se describe en el capítulo 3. Una vez identificada la anomalía, el médico puede localizarla en las páginas de este u otros libros de texto similares, así como tomar las medidas necesarias para confirmar el diagnóstico.

No obstante, identificar la causa del prurito en *ausencia* de afecciones cutáneas es mucho más difícil. Se requieren la anamnesis detallada del paciente, la exploración física completa y los estudios de laboratorio adecuados. Este proceso está muy bien detallado en el excelente artículo de revisión del 2016 de Pereira y cols.[9] Dado que la mayoría de los lectores de este texto tratarán en buena medida a pacientes con lesiones cutáneas, y ya que el material sobre la anamnesis, la exploración y los estudios de laboratorio es tanto extenso como detallado, se remite al lector que necesite esta información directamente a su publicación.

Fisiopatología

Los mecanismos del prurito neurógeno y psicógeno, es decir, el de origen central, son poco conocidos, mientras que los del prurito que se produce a nivel periférico (pruriceptivo y neuropático) se comprenden mejor. En estos últimos tipos de prurito, existen muchas similitudes (y, por supuesto, algunas diferencias) entre la fisiopatología del prurito y el dolor.[2,3] La mayor parte del material sobre la fisiopatología que figura en los párrafos siguientes se basa en un artículo de revisión reciente y exhaustivo.[3]

Vías nerviosas periféricas

Los nociceptores son nervios cutáneos que reciben y transmiten el dolor y están formados por fibras de tipo Aδ de diámetro estrecho ligeramente mielinizadas. Sin embargo, los pruriceptores son nervios cutáneos que reciben y transmiten el prurito, están formados por fibras de tipo C no mielinizadas y son de diámetro muy fino. Las fibras pruriceptoras constituyen un subconjunto bastante pequeño de las fibras nociceptoras. Sigue siendo materia de controversia si existen o no fibras C específicas que transmitan el prurito pero no el dolor. Los cuerpos celulares de estos nervios relacionados con el dolor y el prurito están situados en los ganglios de la raíz posterior de la médula espinal; sus axones terminan en la dermis papilar y se intercalan entre las células de la epidermis.

Mediadores y receptores

Se han identificado aproximadamente 20 mediadores y receptores de mediadores. El mediador más conocido es la histamina, que actúa sobre los receptores H1 y H4. El resto de los mediadores no dependen de las histaminas y algunos de los más conocidos son las proteasas, la sustancia P, el péptido relacionado con el gen de la calcitonina y la bradicinina. Los opiáceos son un caso especial. Actúan sobre los receptores μ y κ; los opiáceos que son antagonistas de μ y los que son agonistas de κ disminuyen el prurito, mientras que los agonistas de μ lo aumentan. Se ha identificado el incremento de los mastocitos, los cuales elaboran histamina además de otros mediadores, en las causas centrales y periféricas del prurito, así como en el prurito asociado a afecciones cutáneas específicas.[4]

Vías nerviosas centrales

Las fibras C periféricas terminan en los ganglios de la raíz posterior; la sensación de prurito se transmite entonces a las neuronas que expresan los receptores peptídicos liberadores de gastrina (GRPR, *gastrin-releasing peptide receptors)* que cruzan al lado contralateral y ascienden por el tracto espinotalámico hasta el tálamo. Resulta curioso que también hay neuronas inhibidoras del prurito en la médula espinal. Desde el tálamo, la señalización neuronal se transmite a las regiones sensitivas corticales y subcorticales del cerebro. Se cree que la cronicidad del prurito está relacionada con el deterioro de sus vías inhibidoras, así como con el desarrollo de la sensibilización central, de forma similar a lo que ocurre con el dolor crónico.

Tratamiento

El tratamiento del prurito es casi el mismo para todos sus tipos, sin importar si es *pruriceptivo, neuropático, neurógeno o psicógeno.* Los principios básicos de este abordaje se exponen a detalle en la sección dedicada a las enfermedades eccematosas y liquenificadas (*véase* cap. 5). No obstante, existen varios métodos adicionales para su uso en los pacientes con trastornos cutáneos no eccematosos y para el prurito que se produce en ausencia de lesiones cutáneas.[3,8,10] En el grupo *pruriceptivo,* se puede hacer mayor hincapié en el uso de antihistamínicos sedantes y no sedantes para la urticaria, así como para otros trastornos pruriginosos mediados por la histamina. En el grupo de los *neuropáticos,* los antiepilépticos, la pregabalina y la gabapentina pueden utilizarse para el tratamiento del prurito que a veces se produce en las neuropatías diabética y postherpética. En el grupo *neurógeno,* se puede considerar la mirtazapina, la naltrexona, la naloxona, el aprepitant y la fototerapia con luz ultravioleta para el prurito asociado a la enfermedad renal crónica, la enfermedad hepatobiliar, la policitemia vera, la leucemia y el linfoma. En el grupo *psicógeno,* se puede avanzar mucho con la intervención psicológica clínica, así como con la administración de fármacos psicotrópicos de forma previa y con mayor énfasis.

Dolor anogenital

Por lo general, los pacientes que se presentan a consulta inicial por prurito genital padecen afecciones diferentes de las que describen sobre todo dolor. Por supuesto, rascarse puede producir dolor, pero estas personas suelen describir el prurito como el síntoma principal y explican que se rascan hasta el punto de sentir dolor. Resulta curioso que algunos pacientes niegan la presencia del dolor e insisten en que sienten quemazón, hipersensibilidad, irritación, escozor, desgarro, dolorimiento, punzadas o dolor palpitante. A efectos de este capítulo, todas estas características del malestar se tratan con base en el dolor. Además, algunas personas refieren prurito que no genera el deseo de rascarse; si se les insiste, a veces lo describen como un hormigueo, pinchazo o escozor. Estas sensaciones suelen caracterizarse también como dolor, ya que la definición del prurito es una sensación desagradable *que ocasiona el deseo de rascarse.*

Por lo general, el prurito verdadero no se incluye en el mismo diagnóstico diferencial que el dolor, aunque hay varias excepciones, sobre todo el liquen plano y los síndromes de dolor o neuropatía atípicos. La mayoría de los pruritos *crónicos* con rascado son consecuencia de la dermatosis. El ardor, el dolor y la quemazón superficiales crónicos, a diferencia del dolor pélvico, se producen con mayor frecuencia por los síndromes de dolor anogenital tales como la vulvodinia,

TABLA 13-1
Causas del dolor genital crónico

Infección, sobre todo infección por herpes simple, infección por levaduras debido al roce o rascado, tricomonas, fisuras con candidiasis

Dermatosis (enfermedad cutánea no infecciosa), en su mayoría liquen plano, liquen simple crónico excoriado o erosionado o liquen escleroso, dermatitis de contacto irritativa, penfigoide benigno de las mucosas, pénfigo vulgar, vaginitis inflamatoria descamativa, vaginitis atrófica, fisuras no asociadas a una infección

Neoplasia maligna: con mayor frecuencia carcinoma escamocelular, pero también neoplasia intraepitelial escamosa de alto grado, neoplasia intraepitelial diferenciada, enfermedad de Paget

Traumatismos, incluidos los quirúrgicos

Insuficiencia de estrógenos en las mujeres

Neuropatía, incluidas neuropatía diabética, neuralgia postherpética, esclerosis múltiple, neuralgia del pudendo, hernia discal

Vulvodinia, penodinia, escrotodinia, anodinia: síndromes multifactoriales del dolor

TABLA 13-2
Evaluación del paciente con dolor genital

Antecedentes
  Síntomas: dolor frente a prurito
  Presencia de comorbilidades características, otros síndromes de dolor
  Antecedentes neurológicos: neuropatía diabética, herpes zóster en la zona genital
  Cuidados locales; los fármacos aplicados a la piel genital incluyen jabones, medicamentos, protectores, frecuencia de lavado, limpiadores, etcétera
Exploración física
  Análisis de la lesión
  Examen neurológico macroscópico en busca de alodinia, entumecimiento, parestesias de la piel anogenital y de la cara medial proximal de los muslos
  Examen de los genitales externos con aumento si es necesario para detectar fisuras sutiles, erosiones, signos de cualquier enfermedad cutánea, fibrosis, sinequias u otras lesiones específicas
  Evaluación de la mucosa vaginal con un pequeño espéculo de Pederson para detectar eritema y erosiones
Examen microscópico de las secreciones vaginales para detectar signos de infección, inflamación e insuficiencia de estrógenos (además de los tipos de levadura, evaluación de leucocitos, células parabasales, falta de lactobacilos)
Cultivo si el examen genera sospecha de infección
Biopsia solo de cualquier lesión cutánea específica; no se requiere biopsia en caso de eritema inespecífico o de una zona dolorosa en la piel sin anomalías evidentes

---

la penodinia, la escrotodinia y la anodinia, pero las afecciones erosivas cutáneas, los tumores malignos, la neuropatía y, en las mujeres, la insuficiencia de estrógenos se presentan con regularidad (tabla 13-1).

La vulvodinia, la penodinia, la escrotodinia y la anodinia constituyen molestias crónicas en ausencia de anomalías clínicas relevantes. Aunque hay bibliografía extensa sobre la vulvodinia, hay poco escrito sobre los síndromes del dolor genital masculino, por lo que la mayor parte de lo que los autores saben se extrapola de la experiencia con la vulvodinia.

La exploración del paciente con dolor anogenital crónico es bastante fácil y directa, ya que solo requiere unas pocas preguntas seleccionadas de manera cuidadosa para la anamnesis, un examen cutáneo exhaustivo y, en las mujeres, un montaje húmedo (tabla 13-2). La piel puede explorarse con una simple lupa si es necesario. El paciente con dolor y erosiones visibles no representa un dilema diagnóstico. Sin embargo, a veces las erosiones pueden ser sutiles; las erosiones vaginales y del introito pueden pasar desapercibidas en las mujeres, mientras las fisuras se pasan por alto con facilidad en ambos sexos.

Muchos pacientes que refieren síntomas de quemazón, irritación o hipersensibilidad también presentan eritema y, a menudo, edema. Los hombres describen con especial frecuencia cambios de textura o sensación pegajosa. El eritema leve, mal delimitado y sin descamación ni engrosamiento a menudo está dentro del intervalo de la normalidad, pero los pacientes no suelen estar de acuerdo e insisten en que se trata de algo nuevo para ellos (figs. 13-1 y 13-2).

Aquellos pacientes que no presentan ninguna afección cutánea notoria *relevante*, además del eritema sin importancia, ninguna infección y ninguna anomalía neurológica específica, entran en la categoría del síndrome de dolor genital: vulvodinia, penodinia, escrotodinia o anodinia. Las anomalías que no producen dolor, como las verrugas anogenitales o la *Candida glabrata*, no son relevantes y pueden descartarse. A veces, los pacientes tienen una anomalía que puede causar síntomas, como el liquen escleroso, pero las molestias no están en la zona del liquen; esta persona puede tener liquen escleroso y vulvodinia. Además, a veces, los pacientes presentan una enfermedad o infección cutánea objetiva, pero sus molestias son desproporcionadas en relación con el grado de afección cutánea observado, o bien, el dolor persiste tras la desaparición de la infección o la enfermedad. Estos pacientes tienen un síndrome de dolor subyacente que no está asociado a la enfermedad cutánea ni es desencadenado por ella. Por ejemplo, el liquen escleroso y el liquen plano son reconocidos por los vulvólogos como los impulsores del desarrollo de la vulvodinia (presentado en el Congreso Mundial de la International Society for the Study of Vulvovaginal Disease [ISSVD], París, 2011). Por lo tanto, debe controlarse la enfermedad cutánea o la infección,

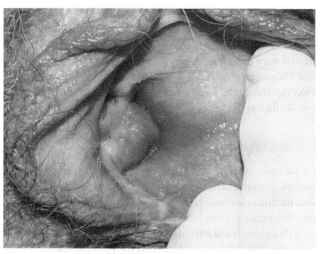

Fig. 13-1. El parche rojo en el vestíbulo, que se extiende hasta las carúnculas himeneales, es característico de la vestibulodinia y no presenta inflamación cuando se compara con biopsias del vestíbulo de las mujeres asintomáticas.

pero puede diagnosticarse y tratarse el síndrome doloroso de manera concomitante.

Las infecciones, las enfermedades cutáneas, las neoplasias malignas, los traumatismos, la insuficiencia de estrógenos (en las mujeres), la neuropatía y los síndromes dolorosos son las causas más habituales del dolor genital crónico (*véase* tabla 13-1).

Muchos médicos y la mayoría de los pacientes asumen al inicio que el dolor (o prurito) genital sin hallazgos cutáneos evidentes se debe a una *infección* (p. ej., levaduras, vaginosis bacteriana o enfermedades de transmisión sexual). El dolor crónico rara vez se produce por infección en los pacientes inmu-

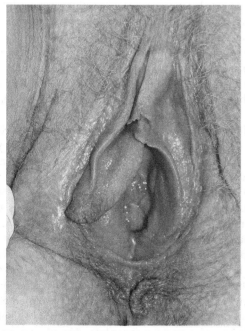

Fig. 13-2. El eritema de las mucosas modificadas de esta mujer pelirroja es normal para su complexión, pero a menudo se percibe como algo nuevo y anómalo en las mujeres con vulvodinia.

nocompetentes; los cultivos negativos y la falta de respuesta al tratamiento antimicrobiano son también indicadores de un diagnóstico diferente. Las levaduras, la causa más frecuente implicada por pacientes y médicos, suelen ser una afección pruriginosa más que dolorosa, y *C. albicans* desaparece con el tratamiento, al menos de forma breve. Algunos suponen que la respuesta inflamatoria a los recuentos bajos de levaduras puede causar dolor.[11] Las cándidas no *albicans* casi siempre son asintomáticas. Por lo general, las enfermedades de transmisión sexual no generan dolor genital superficial aparte de la disuria (gonorrea, clamidia, verrugas) y tampoco producen síntomas intermitentes con hallazgos cutáneos visibles (infección por el virus del herpes simple). No obstante, las tricomonas, sobre todo en las mujeres, causan irritación y ardor, aunque más a menudo prurito. Estas infecciones pueden descartarse con facilidad mediante estudios moleculares.

La dermatitis de contacto irritativa es la *afección cutánea* más frecuente que produce síntomas de dolor con irritación, hipersensibilidad o quemazón. El lavado excesivo, los fármacos (*véanse* caps. 5 y 10) o los irritantes fuertes, como las terapias líticas de las verrugas que causan quemaduras químicas, son alérgenos de contacto habituales. La dermatitis de contacto alérgica produce más prurito que ardor e irritación. El liquen plano es una enfermedad erosiva de la piel, así como una de las pocas que causa tanto prurito como dolor (*véase* cap. 11). Las enfermedades ampollosas, como el pénfigo vulgar y el penfigoide de las mucosas, son dolorosas (*véase* cap. 10). En las mujeres, las afecciones erosivas de la piel vaginal producen una secreción vaginal purulenta que causa la dermatitis de contacto irritativa vestibular; entre ellas se incluyen el liquen plano y las enfermedades inmunoampollosas de la mucosa (*véase* cap. 14). Las anomalías pueden verse.

Las *neoplasias malignas* pueden producir ulceraciones, en especial el carcinoma escamocelular tardío y el melanoma, pero el carcinoma *in situ* (lesión intraepitelial escamosa de alto grado, neoplasia intraepitelial diferenciada, papulosis bowenoide, carcinoma escamocelular *in situ*) puede producir síntomas de prurito o dolor, al igual que la enfermedad de Paget. Estos también son visibles.

Los *traumatismos* frecuentemente producen dolor, ya sean quirúrgicos, concomitantes con dermatitis de contacto irritativa (aplicación de ácido para el tratamiento de las verrugas anogenitales), accidentales, etcétera. Pueden verse en el consultorio.

La *insuficiencia de estrógenos* en las mujeres también puede producir molestias al ocasionar el adelgazamiento y la sequedad de la mucosa vaginal. Dado que la mucosa vaginal puede ser difícil de observar, en particular en la paciente con dolor, el montaje húmedo puede ser crucial para descartar estas enfermedades vaginales.

La *enfermedad neurológica específica* más frecuente que causa dolor anogenital es la neuralgia del pudendo. Puede ser difícil de diagnosticar, al menos en parte porque existen varios tipos y causas; además, hay variaciones individuales considerables en la anatomía y el curso de este nervio.[10] No hay un régimen convencional de evaluación y diagnóstico. Esta afección se manifiesta por anomalías sensitivas en la distribución de silla de montar del nervio pudendo. Hay dolor o entumecimiento de los genitales, la zona circundante de la nalga, la parte proximal e interna del muslo o la zona rectal. De manera clásica, el dolor es peor al estar sentado y se reduce al estar de pie o acostado. El diagnóstico puede precisarse mediante la exploración física cuidadosa, el examen por resonancia magnética realizado por especialistas en esta enfermedad y la neurografía por resonancia magnética. El tratamiento consiste en fisioterapia, fármacos para el dolor neuropático y el bloqueo nervioso, modificaciones conductuales, descompresión quirúrgica del nervio pudendo, radiofrecuencia y estimulación de la médula espinal.[12] Otras causas de dolor neuropático específico son infrecuentes y se necesitan antecedentes para el diagnóstico. La neuralgia postherpética solo se produce tras una infección por herpes zóster, no por el virus del herpes simple. El cuestionario para la anamnesis de todos los pacientes de una de las autoras (LE) incluye una pregunta relativa a haber padecido herpes zóster en esta zona, y ni uno solo de los miles de pacientes con dolor crónico o prurito ha tenido el herpes zóster como posible factor. Además, se trata de un diagnóstico evidente, ya que el herpes zóster rara vez pasa desapercibido. La diabetes puede asociarse a la neuropatía periférica, pero es mucho más frecuente en los pies, mientras que a veces la esclerosis múltiple se relaciona con los síndromes dolorosos.

Los pacientes con piel genital sin anomalías, incluida la vagina, sin neuropatía específica diagnosticable y, en el caso de las mujeres, un montaje húmedo normal, se diagnostican como *vulvodinia, penodinia, escrotodinia o anodinia*.

Vulvodinia

La *vulvodinia* se define como una molestia vulvar crónica en ausencia de anomalías clínicas relevantes. En raras ocasiones, las molestias se extienden a la piel anal o incluso afectan solo a la zona perianal. La mayoría de las veces, las molestias se describen como quemazón, escozor, hipersensibilidad, irritación, dolor, punzadas, dolor o palpitaciones. El prurito no es un síntoma destacado. Aunque la mayoría de los vulvólogos creen que se trata de un síntoma y no de una enfermedad específica, otros, entre los que se incluye la autora (LE), opinan que se trata de una afección específica. La vulvodinia es frecuente, ya que se dispone de muchos datos, incluyendo la epidemiología característica, las comorbilidades y las estrategias de tratamiento notificadas.

La vulvodinia es la causa más frecuente de dolor vulvovaginal crónico. No se trata de un diagnóstico de exclusión y puede diagnosticarse con bastante fiabilidad mediante un cuestionario aprobado; en un estudio publicado en el 2006 se muestra que los antecedentes por sí solos son pronósticos de vulvodinia.[13] El dolor vulvar característico en presencia de comorbilidades asociadas reconocidas es altamente predictivo de este diagnóstico. Desde entonces, se sabe que el hallazgo de un análisis anómalo del piso pélvico confirma el diagnóstico.

La vulvodinia es extremadamente frecuente, aunque por lo regular poco reconocida. Entre el 10% y el 28% de las mujeres premenopáusicas la padecen en algún momento, pero en un estudio solo entre el 30% y el 48% buscaron atención médica, y menos del 50% de las que lo hicieron recibieron un diagnóstico.[14] Esta afección parece ocurrir con más frecuencia en las mujeres de origen hispano que en las blancas;[14] asimismo, se reconoce con mucha menos frecuencia en las pacientes de tez oscura, lo que puede deberse a la diferencia en las palabras utilizadas para describir los síntomas.[15] Es bastante sorprendente que las mujeres en general no sean conscientes de una afección tan frecuente, y experimenten aislamiento, creyendo que son las únicas personas que padecen este dolor vulvar.

Presentación clínica

La vulvodinia suele comenzar en las mujeres jóvenes, en su tercera y cuarta década, pero se presenta en todas las edades, incluidas las mujeres posmenopáusicas, y en raras ocasiones, las niñas y adolescentes.[16,17] Una manifestación habitual es la dispareunia a la entrada, el ardor, la irritación, el eritema y la hipersensibilidad «vaginales» descritos por la paciente. Por lo general, niegan de forma categórica el prurito que produce el deseo de frotarse y rascarse, informando que no se rascan. A menudo, las pacientes también presentan molestias previas e irritación con los tampones, la ropa ajustada, el ejercicio y el hecho de permanecer sentadas durante períodos prolongados. En ocasiones, han consultado a médicos anteriores que les han diagnosticado y tratado las levaduras con mejoría incompleta; además, muchas mujeres han sido tratadas de forma repetida debido a levaduras y vaginosis bacteriana, a veces durante años, casi siempre sin confirmación por laboratorio.

Las pacientes con vulvodinia presentan comorbilidades típicas.[18] Casi todas las mujeres con vulvodinia tienen una «revisión positiva por sistemas» con ansiedad, depresión, insomnio, estreñimiento, diarrea, pirosis, polaquiuria, tenesmo vesical, disuria, cefaleas, artralgias y mialgias. Son frecuentes los diagnósticos como la fibromialgia, el síndrome del intestino irritable, las migrañas, el trastorno de la articulación temporomandibular, el síndrome de la fatiga crónica y la cistitis intersticial. Muchas describen alergias a varios medicamentos, que en realidad son intolerancias.

En la exploración, muchas pacientes se muestran ansiosas y con ganas de llorar. Cuando se les pide que toquen el lugar donde experimentan el dolor, la mayoría de las mujeres indican el vestíbulo; del mismo modo, suelen manifestar eritema vestibular y a veces sienten hinchazón de esta zona (*véase* fig. 13-1). El médico también puede observar eritema, pero suele estar dentro de lo habitual (*véase* cap. 1). El eritema suele producirse alrededor de los orificios de las glándulas vestibulares; en el pasado, se pensaba que estaba asociado a la inflamación de estas glándulas, pero también se observa en algunas mujeres asintomáticas. Una minoría significativa de mujeres experimenta molestias en otras zonas de la vulva; muchas también presentan eritema en otros sitios (*véase* fig. 13-2).

Si, por lo demás, la piel es normal, la exploración debe incluir la palpación suave de la vulva con el extremo blando de un hisopo con punta de algodón. Si la paciente presenta dolor en el vestíbulo ante esta palpación, y solo en el vestíbulo, así como antecedentes de dolor limitado al vestíbulo y un montaje húmedo que no muestra infección, ni inflamación, ni células parabasales, entonces el diagnóstico del subconjunto vestibulodinia de la vulvodinia puede hacerse con seguridad. Entre los nombres anteriores de esta afección se incluyen el *síndrome de vestibulitis vulvar*, *vestibulitis*, *adenitis vestibular* e *infección de las glándulas vestibulares menores*. Se ha cambiado el nombre para prescindir de la «-itis», ya que no hay inflamación clínica ni histológica en comparación con el vestíbulo sano. Se trata de una exploración rápida y sencilla que no requiere más pruebas. Si la molestia al explorar con el hisopo de algodón se extiende más allá del vestíbulo o la paciente describe que el dolor se produce en zonas fuera del vestíbulo, la paciente presenta vulvodinia generalizada, denominada *vulvodinia disestésica* en el pasado. En raras ocasiones, las pacientes no sienten dolor al tacto.

La exploración del piso pélvico es característica en las mujeres con vulvodinia. La presión sobre los músculos elevadores del ano con un dedo introducido suele producir dolor además de presión; por ello, pedir a la paciente que apriete ese dedo con los músculos del piso pélvico produce una contracción mínima y poca resistencia.

Hace muchos años, la ISSVD clasificó la vulvodinia en subconjuntos adicionales más allá de la vestibulodinia y la vulvodinia generalizada, con la premisa de que los distintos subconjuntos tenían tanto una epidemiología diferente como distintas causas subyacentes. No obstante, los datos recientes muestran cada vez más la falta de información basada en la evidencia de que estos subconjuntos sean categorías distintas.[19] Sin embargo, al menos distinguir la vestibulodinia de la vulvodinia generalizada sigue siendo crucial por una razón. La extirpación del vestíbulo es el tratamiento preferido solo para las mujeres con vestibulodinia, debido a la localización de las molestias. La ISSVD, la International Society for the Study of Women's Sexual Healthy y la International Pelvic Pain Society revisaron la terminología académica, así como la clasificación del dolor vulvar persistente y la vulvodinia en el 2015 con base no solo en la localización, sino también en el tacto, la presión y la fricción (causa), la cronología del inicio y el patrón.[20] En sí, estos factores carecen de importancia para el médico a la hora de diagnosticar y tratar la vulvodinia.

Antes se creía que la vulvodinia era una alteración crónica grave que aumentaba y disminuía en su intensidad, pero ahora se dice que se caracteriza por las remisiones y recidivas; además, la persistencia es la excepción más que la regla.[21,22] En cambio, esta no es la experiencia de la autora (LE); sus pacientes muy rara vez experimentan remisión espontánea, aunque los altibajos en la intensidad de los síntomas son habituales. Ella sospecha que en estos estudios, en los que las pacientes no buscaban atención médica sino que recibían encuestas no solicitadas, se seleccionó a aquellas con síntomas más leves que las que luchan por llegar a una clínica especializada. Además, otro estudio indica que la vulvodinia primaria, es decir, el de aquellas pacientes con dispareunia desde el primer coito, tienen menos probabilidades de experimentar remisión;[23] por ello se sabe que estas pacientes también son más resistentes al tratamiento.

Diagnóstico

El diagnóstico de la vulvodinia es sencillo. La presencia de dolor en ausencia de anomalías visibles relevantes, la ausen-

cia de antecedentes compatibles con una neuropatía específica y el montaje húmedo sin anomalías que no incluya signos de infección, inflamación o insuficiencia de estrógenos, son todo lo que se requiere para realizar este diagnóstico; la presencia de varias enfermedades concomitantes características y de un piso pélvico concordante suele estar asociada. Las mujeres que presentan molestias despsroporcionadas con respecto a sus anomalías relevantes, que tienen estas comorbilidades, así como un examen del piso pélvico sospechoso, es probable que padezcan vulvodinia coexistente y pueden beneficiarse tanto al informarse un poco sobre la existencia de la vulvodinia como de recibir un seguimiento cuidadoso para garantizar que sus síntomas se resuelvan con el tratamiento de su afección objetiva.

Entre las afecciones que a veces se confunden con la vulvodinia se encuentra la vaginitis inflamatoria descamativa (*véase* cap. 14), en la que la vaginitis purulenta produce la dermatitis de contacto irritativa en el vestíbulo. Se identifica por un montaje húmedo que muestra láminas de leucocitos y células parabasales. En ocasiones, el liquen plano muestra erosiones vestibulares o eritema doloroso (*véase* cap. 11). El eritema vestibular del liquen plano suele estar bien delimitado y ser de un rojo más intenso que en la vestibulodinia o la vulvodinia, acompañado de anomalías bucales o vaginales. Si existen dudas, la biopsia muestra la inflamación.

Fisiopatología (tabla 13-3)

Algunos informes anteriores se referían a esta afección como «vaginitis psicosomática». En la década de 1980, se implicó a la levadura crónica, la hipersensibilidad a la cándida colonizadora y la «infección subclínica por el virus del papiloma humano».

TABLA 13-3

Factores etiológicos de la vulvodinia

Anomalías de la musculatura del piso pélvico
  Aumento del tono muscular
  Tensión muscular
  Debilidad
  Dolor miofascial
Dolor neuropático
  Sensibilización central (probablemente la más habitual)
  Dolor regional derivado de la vesícula o el intestino
  Neuropatía periférica
  Síndrome de dolor regional complejo
Factores psicológicos
  Depresión por dolor crónico, endógeno o exógeno
  Ansiedad
  Problemas psicosexuales, ya sean primarios o secundarios, por la disfunción sexual inducida por el dolor
Otros factores posibles
  Mediadores inflamatorios
  Influencia de los estrógenos en el dolor
  Genes susceptibles al dolor

De manera reciente, ha habido un aumento en los estudios que exploran la neuropatía, las anomalías del piso pélvico, la ansiedad y la depresión, así como los indicios de citocinas proinflamatorias y la proliferación de fibras nerviosas cutáneas.

El dolor neuropático parece ser también un factor importante en el dolor de la vulvodinia. Aunque el síndrome de dolor regional complejo fue una de las principales teorías al principio, ahora la mayoría de los vulvólogos creen que la vulvodinia se debe a la sensibilización central, una afección sistémica en la que hay una disminución generalizada del umbral del dolor, lo cual explica la tendencia a padecer cefaleas, fibromialgia, trastornos de la articulación temporomandibular, etcétera.[24-26] Los estudios que miden el umbral del dolor en las mujeres con vulvodinia en comparación con los controles sanos indican esta disminución del umbral.[27] Por otra parte, también pueden intervenir los factores periféricos; se ha descrito un aumento del número de fibras nerviosas en el vestíbulo, pero esto puede ser causado por mecanismos inmunitarios; se desconoce si la hiperinervación causa la hipersensibilidad o si es consecuencia del dolor.[28,29]

Las anomalías de la musculatura del piso pélvico se reconocen como un factor crucial.[30] En el pasado, se daba por sentado que la tensión del introito y el dolor a la inserción de un espéculo, dedo, pene o tampón eran solo un reflejo esperado al dolor y la sensibilidad. En cambio, ahora se sabe que esta tensión, que a veces se interpreta por error como debilidad cuando los músculos tensos no pueden contraerse más al explorarlos, es una anomalía sistémica que predispone a la vulvodinia. La hipertonía, la irritabilidad y la falta de resistencia son síntomas típicos de la vulvodinia. Este hallazgo se confirma por la buena respuesta de la vulvodinia a la fisioterapia del piso pélvico.[31]

La ansiedad y la depresión son factores destacados en la vulvodinia.[32-34] En un estudio reciente se descubrió que casi la mitad de las pacientes con vestibulodinia presentaban ansiedad relacionada con el dolor, mientras que casi un tercio experimentaban depresión asociada al dolor, y muchas tenían ambas.[35] Además, la ansiedad y la depresión pueden agravar el malestar, posiblemente magnificado cuando la causa no puede verse, medirse o explicarse con facilidad a los demás. El efecto adicional del dolor con la actividad sexual sobre el aislamiento, las relaciones y la autoimagen es evidente. Una minoría significativa de médicos especializados en vulvodinia, entre ellos Peter Lynch, creen que la disfunción psicosexual es el factor etiológico más abrumador o el único, e informan que la misma mejoría descrita en las mujeres con vulvodinia que fueron tratadas con fisioterapia del piso pélvico, biorretroalimentación o terapia cognitivo-conductual ayuda a confirmarlo.[36] Se debate enérgicamente si la disfunción psicosexual es la causa total del dolor, un aspecto presente en diversos grados como parte de la patogenia o si es el resultado del dolor incesante e inexplicable; existen pruebas de que la ansiedad y la depresión previas aumentan el riesgo de padecer vulvodinia, mientras que esta última incrementa el riesgo de tener una psicopatología.[37] La mayoría de los vulvólogos creen que la ansiedad y la depresión no son más que una pieza del rompecabezas de la vulvodinia, aunque una muy grande e importante que requiere atención.

Algunos consideran que la vulvodinia se debe a problemas hormonales. Es evidente que las pacientes con insuficiencia de estrógenos como único factor de dolor no padecen vulvodinia, sino vagina atrófica o vaginitis. Algunos creen que las anomalías del efecto de los estrógenos incluso en las mujeres que parecen bien estrogenizadas pueden ser importantes, pero los informes variables y la falta general de mejoría con el tratamiento con estrógenos en las mujeres premenopáusicas con vulvodinia han llevado a la mayoría a buscar las causas de la afección en otra parte.

No se ha encontrado inflamación histológica ni clínica en las mujeres con vulvodinia en comparación con los controles; asimismo, el tratamiento con fármacos antiinflamatorios, incluidos los corticoides tópicos, no es útil. Esta fue la motivación para cambiar la terminología de «síndrome de vestibulitis vulvar» a *vestibulodinia*, ya que refleja la ausencia de inflamación histológica. Sin embargo, algunos datos recientes, procesados casi en su totalidad en el subconjunto de la vestibulodinia, indican que puede haber componentes inflamatorios en la vulvodinia a nivel de los mediadores proinflamatorios.[38-41] Se han encontrado mastocitos aumentados y normales de forma variable.[42,43] Algunos han planteado que hay una diferencia en el microbioma puede causar la respuesta inflamatoria en las mujeres con vulvodinia, pero en otros estudios esto no se confirma.[44,45] Hay informes variables sobre el aumento del número de macrófagos y mastocitos.

Las teorías anteriores sobre las causas de la vulvodinia en general han sido desacreditadas; entre ellas se incluyen la infección crónica por levaduras, la infección subclínica por el virus del papiloma humano[28] y la oxaluria.[29] Entre los factores más críticos y habituales en muchas mujeres con vulvodinia se incluyen la dermatitis de contacto irritativa (y en menor medida la alérgica), el lavado excesivo, los fármacos tópicos, los lubricantes, los protectores diarios y la insuficiencia de estrógenos.

Tratamiento

El tratamiento de la vulvodinia requiere que se ofrezca instrucción a estas mujeres que nunca han oído hablar de la afección en cuestión, muchas de las cuales confían en que sus molestias se deben a una infección. Los tratamientos de la vulvodinia parecen carecer de sentido para la paciente que no comprende las causas básicas de esta afección. En este sentido, resulta fundamental explicar de forma breve esta alteración como un síndrome de dolor asociado a la tensión del piso pélvico, la neuropatía y la ansiedad o depresión. Después de lo cual es útil ofrecerle una hoja informativa como la que figura en el apéndice de este libro y advertir que evite las redes sociales llenas de pacientes descontentas. La información por escrito ayuda a confirmar la existencia real de esta afección y contribuye a reducir al mínimo la sensación de aislamiento que sienten las pacientes cuando creen que son las únicas personas que presentan estos síntomas. A menudo, estas mujeres necesitan asegurarse de que no padecen ninguna enfermedad de transmisión sexual, afección precancerosa o anomalía que cause infertilidad o embarazo.

Aunque hasta el 22% de las pacientes de un estudio de 2 años experimentaron resolución espontánea de los síntomas, la mayoría de las mujeres tienen síntomas continuos y requieren tratamiento.[22] Se les debe informar que la vulvodinia no tiene cura, pero los síntomas pueden controlarse, por lo que la mayoría de las pacientes perciben una mejoría evidente, aunque no con rapidez, a menudo tras un tratamiento realizado mediante ensayo y error.

Hay tres áreas que requieren atención: la disfunción muscular del piso pélvico, la neuropatía y la ansiedad o depresión (tabla 13-4). Además, las mujeres con el patrón de vestibulodinia de la vulvodinia resistente a estos tratamientos de primera línea pueden ser tratadas con una vestibulectomía, la extirpación quirúrgica de la zona del dolor, por lo general con excelentes resultados. Asimismo, hay tratamientos inespecíficos que son importantes para todas las pacientes, incluidos los anestésicos tópicos, evitar los irritantes y el tratamiento de cualquier problema coexistente, como la insuficiencia de estrógenos o la candidiasis. Por último, existen tratamientos alternativos y anecdóticos que pueden ser útiles para la paciente que no tolera o no responde a los tratamientos convencionales. Hay pocos estudios doble ciego lo suficientemente amplios y controlados que evalúen los tratamientos para la vulvodinia; sin embargo, la experiencia general muestra que el tratamiento es muy útil para este padecimiento.

Casi todas las pacientes manifiestan ansiedad o depresión en algún grado asociadas a su malestar; los factores psicosexuales son generalizados. Esto debe reconocerse, ya que la mayoría de las pacientes requiere terapia, aunque a menudo ellas responden mejor si estos temas se discuten hacia el final de la visita, después de haber logrado establecer una relación. Esto puede conseguirse remitiendo a la paciente a *un profesional que le asesore, a la terapia sexual y a los antidepresivos* que sirvan también como medicamentos para el dolor neuropático (*véase* más adelante). Tanto la terapia cognitivo-conductual tradicional como la basada en la atención plena han mostrado ser útiles en caso de vulvodinia.[46,47] El dolor vulvovaginal que produce la actividad sexual dolorosa no es un problema exclusivo de la mujer, sino que también afecta a su pareja.[48] Además, la respuesta de la pareja al dolor de la mujer afecta los beneficios que ella obtiene con la terapia. La implicación de su pareja en la terapia puede ser beneficioso para ambos.[49]

La *fisioterapia del piso pélvico* es una terapia bastante útil para las pacientes con vulvodinia.[50,51] Este tratamiento no solo trata la hipertonicidad del piso pélvico, sino que también proporciona desensibilización a las pacientes que le temen al dolor que se produce con el tacto y sirve de apoyo emocional a la paciente deprimida, ansiosa, asustada y aislada. El objetivo de la fisioterapia incluye el fortalecimiento de los músculos del piso pélvico que, a su vez, producen músculos relajados y tranquilos que carecen de la irritabilidad que presentan las mujeres con vulvodinia. Cada terapeuta utiliza métodos distintos para alcanzar estos objetivos; la individualización de la terapia depende de las necesidades de la paciente, así como de la formación y experiencia del terapeuta. Algunas mujeres muestran suficiente rigidez muscular como para que la terapia comience con técnicas de relajación de las caderas y otras articulaciones,

---

TABLA 13-4

Tratamiento de la vulvodinia, la penodinia, la escrotodinia y la anodinia

Medidas generales e inespecíficas
- Instrucción del paciente, folletos
- Eliminación de irritantes, limpiadores tópicos innecesarios, fármacos, etcétera
- Orientación para la mayoría
- Exploración y corrección de anomalías coincidentes; dermatitis de contacto irritativa, insuficiencia de estrógenos, infecciones, etcétera
- Gel de lidocaína al 2%, ungüento al 5% (ardor variable con la aplicación)

Análisis del piso pélvico y fisioterapia (no se ha estudiado en los hombres)

Dolor neuropático o síndrome doloroso, bucal (*véase* cada hoja con información para los pacientes)
- Duloxetina, comenzando con 20 mg y ajustándola hasta 60 mg/día
- Venlafaxina de liberación prolongada o extendida, comenzando con 37.5 mg, ajustándola hasta 150 mg al día
- Fármacos tricíclicos, comenzando con 5 a 10 mg, ajustándola hasta 150 mg antes de dormir
- Gabapentina, comenzando con 100 mg, regulándola hasta 1200 mg c/8 h
- Pregabalina, comenzando con 25 mg, aumentándola hasta 300 mg c/12 h
- Topiramato, comenzando con 50 mg c/12 h, incrementándola hasta 200 mg c/12 h
- Lamotrigina, comenzando con 25 mg c/12 h, aumentándola hasta 100 mg c/12 h

Orientación
- Terapia cognitivo-conductual
- Apoyo psicológico
- Terapia sexual
- Tratamiento con antidepresivos

Vestibulectomía en las mujeres con vestibulodinia (dolor estrictamente localizado en el vestíbulo)

Otros tratamientos (solo notificados en las mujeres)
- Tratamientos tópicos
- Amitriptilina al 2%, baclofeno al 2% compuestos
- Amitriptilina al 2% o baclofeno al 2% o ketamina al 2% compuestos
- Nitroglicerina al 0.2% compuesta, tres veces por semana y 5 a 10 min antes de la actividad sexual
- Gabapentina al 4% o al 6% compuesta (toxina botulínica, hipnoterapia, acupuntura utilizada para la vulvodinia por algunas pacientes)

---

incluso antes de abordar los músculos del piso pélvico. Otros procedimientos incluyen ejercicios del piso pélvico para fortalecerlo, lo que también ayuda a entrenar estos músculos para que se relajen. Además, la mayoría utiliza la movilización de los tejidos blandos y la descompresión miofascial de la cintura pélvica, el piso pélvico y las estructuras asociadas. En algunas pacientes se utiliza el reentrenamiento intestinal y vesical. Es muy importante reunirse con un fisioterapeuta compasivo de forma habitual para obtener beneficios psicológicos. Muchas mujeres no están dispuestas a buscar asesoramiento psicológico formal debido a los gastos, el estigma y la repercusión de que su dolor no sea real sino psicosomático. Sin embargo, las ventajas psicológicas a través de la fisioterapia suelen ser aceptables para la paciente y muy útiles.

El *tratamiento oral para los factores neuropáticos* es un pilar para tratarlos, pero faltan datos firmes de ensayos de calidad, no solo para la vulvodinia sino para el dolor neuropático en general. Estos fármacos pertenecen al grupo de los antidepresivos o al de los anticonvulsivos (*véase* tabla 13-4). Dado que las mujeres con vulvodinia tienden a tolerar mal los fármacos, las dosis de cada uno de ellos deben iniciarse a un valor muy bajo y aumentarse según la tolerancia. Asimismo, un error habitual es el uso de una dosis final que es demasiado baja para ser eficaz. Hay que advertir a las pacientes que la mejoría se retrasa con estos medicamentos, ya que no funcionan como inhibidores del dolor, sino como tratamiento de la neuropatía. La mejoría requiere de 2 a 4 semanas tras alcanzar una dosis óptima. La mejoría parcial con un medicamento, por lo regular, puede maximizarse añadiendo otro más de un grupo farmacológico diferente.

Por lo general, la autora inicia con un fármaco del grupo de los antidepresivos en lugar de los anticonvulsivos por varias razones. En primer lugar, esta clase de fármacos no solo aborda el dolor neuropático, sino también la ansiedad y es útil para la depresión que está presente a menudo. En segundo, la dosificación de los antiepilépticos es c/24 h, en vez de c/12 h o c/8 h. Además, el programa de ajuste de dosis de la gabapentina, muy utilizada, es difícil de manejar con su dosis baja de 100 mg/día para empezar, ya que aumenta gradualmente hasta 2400 a 3600 mg/día. Un fármaco antidepresivo fácil de usar para el dolor es la duloxetina, un inhibidor de la recaptación de serotonina y norepinefrina.[52,53] Está aprobada por la Food and Drug Administration (FDA) para tratar el dolor neuropático y la fibromialgia, así como para la ansiedad y la depresión; las pacientes agradecen este apoyo formal para las molestias neuropáticas con el fin de evitar el estigma de tomar un antidepresivo para su afección, ya que esto es un dolor que está «en su cabeza». Por lo general, se tolera bien, es económica y puede ajustarse rápidamente a una dosis eficaz: 20 mg/día durante 1 semana, luego 40 mg/día durante 1 semana y, por último, la dosis esperada de 60 mg/día. La venlafaxina también es útil; se ha comprobado su utilidad para la neuropatía, incluidos los síndromes de dolor regional complejo, y se emplea en caso de fibromialgia.[54] Una dosis habitual es la de 37.5 mg de la forma de liberación prolongada c/24 h durante 1 semana, después 75 mg c/24 h durante 1 semana, 112.5 mg c/24 h durante 1 semana y, por último, 150 mg diarios. El síndrome de abstinencia es más frecuente con la venlafaxina que con la duloxetina y otros fármacos empleados para los síndromes dolorosos. Estos medicamentos se suspenden mejor con la disminución gradual que de forma repentina.[55,56] El milnaciprán es otro fármaco de este grupo de antidepresivos que en teoría puede

ser beneficioso para la vulvodinia, ya que su indicación está aprobada para la fibromialgia.

Los fármacos tricíclicos, entre ellos la amitriptilina, la desipramina, la nortriptilina y la imipramina, son los que se utilizan desde hace más tiempo contra la neuropatía periférica y la vulvodinia.[57,58] La evaluación del alivio del dolor a partir de los datos es extremadamente difícil, ya que la dosificación de los tricíclicos en diversos estudios oscila entre 10 y 150 mg. Además, cada persona metaboliza estos medicamentos a ritmos variables debido a diferencias en los genotipos, por lo que a menudo se desconoce la dosis eficaz.[59] Sin embargo, como se señala en una revisión Cochrane, la falta de pruebas clínicas imparciales de la eficacia debe sopesarse frente a las décadas de beneficios observados con éxito.[60] Los efectos secundarios son muy frecuentes y molestos: sequedad de boca y ojos, sedación, estreñimiento, aumento del apetito y, con menor frecuencia, ansiedad generalizada, palpitaciones, temblores e insomnio. La amitriptilina presenta los efectos más sedantes y la mayor probabilidad de que aumente el apetito. La desipramina tiene más probabilidades de producir temblores y ansiedad. La imipramina está disponible en un preparado de liberación prolongada que se tolera bien. Estos fármacos, en el caso de las pacientes con vulvodinia, suelen iniciarse a una dosis muy baja. Al inicio, la autora ofrece a las pacientes la mitad de un comprimido de 10 mg 2 h antes de acostarse debido a la sedación de larga duración, y aumenta 5 mg por noche según la tolerancia hasta que se alivien las molestias, la paciente alcance los 150 mg o hasta que haya efectos secundarios limitantes. A menudo, si el ajuste de la dosis es lento, la paciente se acopla. La mirtazapina es un antidepresivo tetracíclico muy utilizado para la cistitis intersticial, la cual es una opción teóricamente posible para la vulvodinia.[61]

Aunque en el pasado los inhibidores selectivos de la recaptación de serotonina no se utilizaban para el dolor neuropático, algunas publicaciones recientes señalan estos fármacos como posibles opciones.[62]

Muchas mujeres se oponen a tomar antidepresivos «por principio». Una explicación cuidadosa de las razones para recetar estos fármacos (para el dolor neuropático como objetivo principal y los efectos secundarios fortuitos como antidepresivo) suele tranquilizar a las pacientes, ya que el médico no está utilizando el fármaco tricíclico porque crea que el dolor se debe a la depresión. Por lo tanto, la autora se refiere a estos medicamentos como «fármacos tricíclicos» en lugar de «antidepresivos tricíclicos»; asimismo, se refiere a los demás medicamentos del grupo de los antidepresivos por su nombre específico y no por su función como antidepresivos.

Los fármacos del grupo anticonvulsivo cuya indicación ha sido aprobada por la FDA para el dolor neuropático son la gabapentina y la pregabalina. De manera reciente, la gabapentina se emplea incluso para el dolor posquirúrgico y otros dolores tanto agudos como crónicos que no son de origen neuropático, aunque hay pocos datos que respalden su eficacia.[63] Existen pruebas de la eficacia de la gabapentina para la neuropatía a dosis de 1800 a 3600 mg/día, dosis superiores a las que muchos médicos utilizan para el dolor.[64] La gabapentina es un fármaco que también se emplea con regularidad para la vulvodinia; solo cuenta con datos de respaldo de bajo rango, aunque los médicos encuentran beneficios en muchas pacientes.[57] Un estudio reciente doble ciego controlado con placebo no ha mostrado ningún beneficio en la vulvodinia, pero la dosis fue tan baja como 1200 mg.[65] Los efectos secundarios incluyen cansancio y edema en declive, pero en general se tolera mucho mejor que los fármacos tricíclicos. Una vez más, como las pacientes con vulvodinia no suelen tolerar bien los medicamentos, la autora empieza con dosis más bajas que la mayoría de los médicos, pero va subiendo hasta 3600 mg/día. Receta 100 mg de gabapentina al día en un inicio y aumenta 100 mg/día en tres dosis divididas según la tolerancia hasta 1200 mg c/8 h, hasta que la paciente se sienta cómoda o hasta que haya efectos secundarios limitantes, lo que ocurra primero.

La pregabalina, que está estrechamente relacionada con la gabapentina, también se utiliza de forma habitual para la vulvodinia, con datos limitados sobre los beneficios encontrados en un reporte de caso y en un estudio retrospectivo.[66,67] La pregabalina tiene efectos secundarios similares, pero solo se toma c/12 h; se empieza con 50 mg/día, aumentando a 150 a 300 mg c/12 h.

Dos fármacos del grupo de los anticonvulsivos utilizados con menor frecuencia para el dolor neuropático y con menos datos respecto a la vulvodinia son el topiramato y la lamotrigina. Se ha comprobado que el topiramato es útil para las migrañas y la polineuropatía; los médicos señalan de manera informal que es beneficioso en caso de vulvodinia.[68] La lamotrigina resultó útil en un estudio piloto abierto para la vulvodinia.[69] Estos fármacos pueden interferir con la acción de los anticonceptivos orales, ya que la lamotrigina en particular puede producir el síndrome de Stevens-Johnson o necrólisis epidérmica tóxica grave. El topiramato puede iniciarse con 50 mg c/12 h y aumentarse hasta 200 mg c/12 h, mientras que la lamotrigina se inicia con 25 mg y se aumenta hasta 200 mg c/12 h. Los efectos secundarios del topiramato incluyen visión borrosa, sensación de quemazón, punzadas o parestesias, torpeza o inestabilidad y problemas de memoria, mientras que los de la lamotrigina comprenden visión borrosa, diplopía, torpeza, inestabilidad, mareos y somnolencia.

En un ámbito completamente distinto, hay datos que indican que el *cannabis* y los canabinoides tienen propiedades analgésicas; además, un ensayo preliminar muestra beneficios en la vulvodinia.[70,71]

Para la vulvodinia se utilizan *fármacos tópicos*. Estos están menos estudiados, pero tienen la ventaja de evitar las reacciones adversas sistémicas tan frecuentes en las pacientes con vulvodinia. Las tratamientos tópicos que han mostrado datos de eficacia incluyen amitriptilina, gabapentina, lidocaína, baclofeno y hormonas.[57] La lidocaína al 5% en ungüento aplicada por la noche (el ardor inicial con la aplicación puede ser limitante), la amitriptilina al 2% o el baclofeno al 2% compuestos en una base acuosa y aplicados c/12 o c/8 h, así como la gabapentina al 2% al 8% aplicada varias veces al día son utilizados de manera frecuente por los profesionales. De forma reciente, algunos médicos y fisioterapeutas consideran útiles los supositorios vaginales de diazepam compuestos de 5 a 10 mg para inducir la relajación del piso pélvico, aunque una revisión actual muestra resultados contradictorios.[72] Pueden insertarse 1 h antes de la fisioterapia o por la noche. No hay informes publicados sobre el riesgo de absorción sistémica, adicción o seguridad para conducir después de su uso, pero las concentraciones séricas de diazepam 1 h después de la inserción de 10 mg en el consultorio de la autora han mostrado en todos los casos ser indetectables.

Los corticoides tópicos no son útiles; la testosterona tópica por lo general no se utiliza, aunque el Dr. Andrew Goldstein cree firmemente que la testosterona tópica en combinación con el estradiol es muy beneficiosa en las mujeres cuyo dolor comenzó mientras tomaban anticonceptivos orales (comunicación personal).[73]

El *tratamiento local inyectable* se utiliza en varias situaciones. En primer lugar, la paciente poco habitual que presenta sensibilidad puntual reproducible al tacto o por compresión y zona reflexógena se beneficia con la inyección intralesional de un corticoide como el acetónido de triamcinolona, aproximadamente 0.2 a 0.3 mL en el centro de la zona dolorosa con una aguja de 30G. Si se consigue aliviar las molestias, puede ser útil una dosis de consolidación de seguimiento. En segundo, los bloqueadores nerviosos o del pudendo administrados por un ginecólogo experimentado o en una clínica del dolor pueden producir alivio en algunas mujeres; recientemente se ha informado de la utilidad de los bloqueos ganglionares impares.[74] Por último, algunos médicos usan la toxina botulínica A inyectada en los músculos del piso pélvico para relajarlos. Este medicamento tiene un largo historial de uso para el dolor; además, existen varios informes de beneficios para la vulvodinia, aunque un estudio controlado reciente no mostró ningún efecto.[75,76] La amplia gama de dosis y métodos utilizados dificulta la interpretación de las comparaciones entre los informes.

Desde hace tiempo se considera que la *vestibulectomía* es el tratamiento eficaz más predecible disponible para las mujeres con vestibulodinia, es decir, la vulvodinia estrictamente localizada en el vestíbulo, con una mejoría en el 56% al 85% de las pacientes.[77] Esta cirugía consiste en la resección de la zona dolorosa del vestíbulo, que a menudo incluye el anillo himeneal, con avance de la vagina para cubrir la lesión. Según estos estudios, la vestibulodinia primaria (de toda la vida) responde de forma desfavorable a la cirugía y la técnica quirúrgica no parece ser relevante. En un estudio reciente en el que se comparó un número muy reducido de pacientes tratadas tanto médicamente como con cirugía contra las que solo recibieron la terapia conservadora, se observó un índice de dolor más bajo en el grupo postoperatorio, pero 3 años después no hubo diferencias estadísticas en el índice de mejoría entre ambos; el grupo quirúrgico pasó de 9 en el preoperatorio a 2, mientras que el grupo tratado solo con tratamiento médico, de 7 a 4.[78] Por fortuna, la cirugía no suele ser necesaria, ya que los tratamientos ya comentados suelen producir un control suficiente del dolor.

Se han utilizado otros dos procedimientos quirúrgicos. En la vestibuloplastia solo se extirpa la zona de dolor delineada antes de la administración de la anestesia; puede tratarse de una zona pequeña o grande. Los fracasos suelen deberse al dolor en una zona no extirpada. O bien, una vestibuloplastia puede consistir en incisiones sin extirpación de tejido, así como en socavar la piel para denervar la zona, un procedimiento que no es eficaz. En el pasado se realizaban más perineoplastias, en las que se extirpaba el perineo además del vestíbulo.

Existen tratamientos que se han utilizado para la vulvodinia y que, con el tiempo, han sido ineficaces. Entre ellos se incluyen los corticoides orales y tópicos, el interferón α sistémico e intralesional, los fármacos antimicóticos orales y tópicos en ausencia de infecciones por levaduras confirmadas, la ablación con láser, los tratamientos para el virus del papiloma humano y la dieta baja en oxalato. Se han llevado a cabo estudios limitados con el láser de CO_2 fraccionado. Los primeros estudios piloto o revisiones retroactivas de historias clínicas fueron prometedores.[79,80] Sin embargo, en los estudios posteriores no se ha mostrado ningún beneficio.[81,82] La International Society for the Study of Vulvodynia ha criticado en específico la terapia con láser para la vulvodinia y otras afecciones vulvares por no estar probada.[83]

Cuando las mujeres con vulvodinia experimentan una reagudización de los síntomas, lo más fácil para el médico es recetar un tratamiento para la vaginosis bacteriana o por levaduras. No obstante, estos irritantes adicionales no son necesarios y solo refuerza la impresión de la paciente de que su problema subyacente es una infección resistente o recurrente. En su lugar, se debe aconsejar el estudio de los factores como infecciones o dermatitis de contacto, seguido de la tranquilización, emolientes suaves como la vaselina, compresas frías y lidocaína tópica. Si el empeoramiento de las molestias continúa, entonces está indicado un cambio de tratamiento para abordar la vulvodinia subyacente.

Penodinia y escrotodinia

Aunque existen muy pocos datos sobre los síndromes de dolor en los hombres, un informe señala que la segunda afección más frecuente atendida en una consulta de dermatología genital masculina era la «disestesia».[84] Además, las conversaciones informales con dermatólogos revelan que la mayoría de ellos han atendido a hombres con molestias en el pene y el escroto sin causa visible. Se trata de malestares que se perciben como molestias cutáneas, y deben distinguirse de la orquialgia, o dolor del contenido del escroto. Lo que sigue consiste en lo poco que se encuentra en la literatura médica, la extrapolación de lo que se sabe de la vulvodinia y la experiencia de los autores.

Los autores consideran que la escrotodinia y la penodinia son los equivalentes masculinos de la vulvodinia. La presentación es similar y la mayoría de los hombres responden al tratamiento utilizado para la vulvodinia. Al igual que la vulvodinia, la escrotodinia, la penodinia y la anodinia se definen como síntomas de dolor en ausencia de enfermedad cutánea relevante, infección, traumatismos, neoplasias malignas o neuropatías definidas como la neuralgia postherpética o la neuropatía diabética. A veces se utiliza el término «síndrome del escroto rojo» como sinónimo de escrotodinia, pero otros definen el síndrome del escroto rojo como eritema por el uso excesivo de corticoides, también llamado *adicción a los corticoides*.

Presentación clínica

Aunque las molestias peneanas y escrotales ante la piel sin anomalías o con eritema moderado parecen inusuales, la frecuencia del dolor genital masculino quizás está infravalorada. La penodinia y la escrotodinia solo se han descrito en los hombres adultos. Los pacientes se quejan de dolor o inflamación

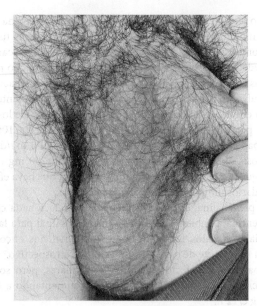

Fig. 13-3. El eritema escrotal es frecuente en la escrotodinia, pero a veces es un hallazgo habitual en los hombres sin síntomas, como ocurre en este caso.

peneana o escrotal, a menudo con percepción de eritema y ardor (**fig. 13-3**). Aunque el eritema es un hallazgo habitual en el escroto, los pacientes (y los médicos) no suelen notarlo hasta que aparecen los síntomas. Dentro de este tema de datos escasos, los que existen tratan casi en su totalidad de síntomas escrotales más que peneanos, aunque la mayoría de los pacientes de los autores presentan síntomas peneanos más que escrotales.

Las características de las molestias son ardor, escozor, dolor o hipersensibilidad, pero por lo general no causa prurito. Estos hombres a veces manifiestan cambios en la textura de la piel. Esto por lo general interfiere con la actividad sexual y el ejercicio. A menudo, el paciente ha consultado a varios médicos y, al igual que las mujeres con vulvodinia, ha sido tratado con numerosos antimicóticos tópicos. En ocasiones, se han utilizado corticoides tópicos, que a veces producen eritema de la dermatitis por corticoides o atrofia, lo cual empeora los síntomas.

Peter Lynch cree firmemente que la escrotodinia y la penodinia se acompañan de disfunciones psicosexuales y son producidas por estas (*véase* el análisis en el cap. 15). Lynch informó de una serie de 13 hombres que mostraban un grado inusual de disfunción psicosexual. Estos hombres tenían entre 35 y 70 años de edad, con un promedio de 50 años. Ocho de ellos no se habían casado nunca, pero tres de los cuatro hombres mayores estaban casados. Cuando el dolor se asociaba a un episodio desencadenante, la mayoría de las veces se trataba de un contacto sexual que producía sentimientos de culpa o ansiedad. Nueve hombres solo tenían dolor en el pene, mientras que dos solo tenían dolor escrotal; otros dos tenían ambos. En todos los pacientes, el dolor en el pene era exclusiva o principalmente del glande. Todos los pacientes percibieron eritema, aunque la mayoría mostraron grados normales de este último en la exploración; varios de los que tuvieron más eritema estaban empleando corticoides tópicos. Los pacientes mejoraron pero la afección no desapareció con antidepresivos, incluso al incluir la amitriptilina. El autor ha atendido a 21 hombres en los últimos 15 años y sus pacientes seguían un patrón epidemiológico similar: todos habían sido atendidos por varios médicos y la mayoría tenía dolor en el pene.

Diagnóstico

El diagnóstico de escrotodinia y penodinia se realiza, al igual que el de vulvodinia, por la presencia de molestias crónicas en ausencia de causas objetivas y definibles de dolor. A veces se produce un eritema de fondo, que debe diferenciarse de la dermatitis de contacto irritativa. El dolor genital más profundo puede deberse a anomalías testiculares, prostatitis o una hernia inguinal, los cuales requieren la evaluación de un urólogo.

Fisiopatología

Se desconoce la fisiopatología. La autora (LE) trabajó con la teoría de que estos síndromes de dolor genital masculino son análogos a la vulvodinia, con dolor neuropático en forma de disfunción del sistema central, hipertonicidad del piso pélvico y problemas de ansiedad o psicosexuales como causas principales. Lynch confía en que la etiología subyacente sea somatomorfa y de base psicológica. Otras causas incluyen el uso excesivo de corticoides,[85,86] disfunción psicosexual,[87] dolor neuropático,[88,89] una forma de eritromelalgia,[85] anomalías de la biopelícula cutánea[90] y rosácea. Aunque una teoría antigua es la «adicción a los corticoides», sus pacientes no han tenido antecedentes de uso prolongado de corticoides tópicos.

No se ha descrito el problema de las anomalías del piso pélvico como causa de la penodinia y la escrotodinia, aunque se sabe que la disfunción del piso pélvico es un factor del dolor pélvico y de los síntomas de prostatitis crónica en los hombres.[91]

Tratamiento

El tratamiento, al igual que el diagnóstico, se extrapola de la información de los autores sobre la vulvodinia y los detalles pueden obtenerse de esa sección (*véase* tabla 13-4). La instrucción del paciente, la interrupción de los irritantes y el apoyo psicológico son fundamentales. Así, los fármacos para el dolor neuropático son su tratamiento de primera línea, con la duloxetina como primera opción debido a su eficacia tanto para el dolor neuropático como para los factores psicológicos de ansiedad y depresión. Los fármacos tricíclicos también pueden ser útiles, pero tienen efectos secundarios más molestos. La pregabalina es el fármaco del grupo de los antiepilépticos más fácil de emplear en caso de dolor neuropático; hay corroboración anecdótica.[92,93]

Otros medicamentos útiles descritos en reportes de casos o series pequeñas incluyen la doxiciclina crónica (sobre todo debido a su parecido con la rosácea), los fármacos tricíclicos,[86] la gabapentina,[89] los bloqueadores β carvedilol y timolol tópicos,[89,94,95] así como un informe de respuesta a la indometacina.[96]

Los fármacos tópicos no han sido descritos, y aunque a veces la autora deriva a sus pacientes a fisioterapia del piso pélvico, esto puede ser incómodo, ya que la mayoría de los terapeutas trabajan en centros de rehabilitación del piso pélvico para la mujer y las fisioterapeutas son mujeres. La autora emplea estos

fármacos, así como la duloxetina y la venlafaxina, además de la fisioterapia para el piso pélvico.

En cuanto a las mujeres con vulvodinia, la mayoría de estas pacientes deben ser derivadas para recibir asesoramiento. Los síndromes de dolor genital pueden arruinar la vida; el atender de manera cuidadosa y compasiva a estas pacientes puede mejorar de forma evidente su calidad de vida y, en teoría, mejorar los síntomas en algunas.

Anodinia

Al igual que la escrotodinia, la penodinia y la vulvodinia, la anodinia es un síndrome de dolor. Sin embargo, la anodinia tiene una segunda definición, en concreto, la ausencia de dolor en una zona previamente dolorosa.

Las molestias anales no notificadas se observan con mayor frecuencia en combinación con vulvodinia o escrotodinia. Las causas y el tratamiento deben extrapolarse de la información derivada de la experiencia con la vulvodinia; las mujeres deben ser tratadas conforme a la vulvodinia, mientras los hombres como en la penodinia o escrotodinia.

REFERENCIAS

1. Swamiappan M. Anogenital pruritus—an overview. *J Clin Diagn Res.* 2016;10(4):WE0-WE3.
2. Liu T, Ji R-R. New insights into the mechanisms of itch: are pain and itch controlled by distinct mechanisms? *Pflugers Arch.* 2013;465(12):1671-1685.
3. Chuquilin M, Alghalith Y, Fernandez KH. Neurocutaneous disease. Cutaneous neuroanatomy and mechanisms of itch and pain. *J Am Acad Dermatol.* 2016;74:197-212.
4. Siiskonen H, Harvima I. Mast cells and sensory nerves contribute to neurogenic inflammation and pruritus in chronic skin inflammation. *Front Cell Neurosci.* 2019;13:422. doi:10.3389/fncel.2019.00422
5. Nakashima C, Ishida Y, Kitoh A, Otsuka A, Kabashima K. Interaction of peripheral nerves and mast cells, eosinophils, and basophils in the development of pruritus. *Exp Dermatol.* 2019;28:1405-1411. doi:10.1111/exd.14014
6. Altunay İK, Özkur E, Uğurer E, Baltan E, Aydın Ç, Serin E. More than a skin disease: stress, depression, anxiety levels, and serum neurotrophins in lichen simplex chronicus. *An Bras Dermatol.* 2021;96:700-705. doi:10.1016/j.abd.2021.04.011
7. Podder I, Mondal H, Kroumpouzos G. Nocturnal pruritus and sleep disturbance associated with dermatologic disorders in adult patients. *Int J Womens Dermatol.* 2021;7:403-410. doi:10.1016/j.ijwd.2021.02.010
8. Lavery MJ, Stull C, Kinney MO, Yosipovitch G. Nocturnal pruritus: the battle for a peaceful night's sleep. *Int J Med Sci.* 2016;17. Pii: E425. doi:10.3390/ijms17030425
9. Pereira MP, Kremer AE, Mettang T, Ständer S. Chronic pruritus in the absence of skin disease: pathophysiology, diagnosis and treatment. *Am J Clin Dermatol.* 2016;17:337-348. doi:10.1007/s40257-016-0198-0
10. Patel P, Patel K, Pandher K, Tareen RS. The role of psychiatric, analgesic, and antiepileptic medications in chronic pruritus. *Cureus.* 2021;13:e17260. doi:10.7759/cureus.17260

11. Luesma MJ, Galé I, Fernando J. Diagnostic and therapeutic algorithm for pudendal nerve entrapment syndrome. *Med Clin (Barc)*. 2021;157:71-78. doi:10.1016/j.medcli.2021.02.012

12. Soon-Sutton TL, Feloney MP, Antolak S. Pudendal neuralgia. In: *StatPearls* [Internet]. StatPearls Publishing; 2021.

13. Reed BD, Haefner HK, Harlow SD, et al. Reliability and validity of self-reported symptoms for predicting vulvodynia. *Obstet Gynecol*. 2006;108:906-913.

14. Harlow BL, Kunitz CG, Nguyen RH, Rydell SA, Turner RM, MacLehose RF. Prevalence of symptoms consistent with a diagnosis of vulvodynia: population-based estimates from 2 geographic regions. *Am J Obstet Gynecol*. 2014;210(1):40.e1-40.e8.

15. Brown CS, Foster DC, Bachour CC, et al. Presenting symptoms among black and white women with provoked vulvodynia. *J Womens Health (Larchmt)*. 2015;24:831-836. doi:10.1089/jwh.2014.5164

16. Vieira-Baptista P, Donders G, Margesson L, Edwards L, Haefner HK, Pérez-López FR. Diagnosis and management of vulvodynia in postmenopausal women. *Maturitas*. 2018;108:84-94. doi:10.1016/j.maturitas.2017.11.003

17. Dunford A, Rampal D, Kielly M, Grover SR. Vulval pain in pediatric and adolescent patients. *J Pediatr Adolesc Gynecol*. 2019;32(4):359-362. doi:10.1016/j.jpag.2019.03.005

18. Graziottin A, Murina F, Gambini D, et al. Vulvar pain: the revealing scenario of leading comorbidities in 1183 cases. *Eur J Obstet Gynecol Reprod Biol*. 2020;252:50-55. doi:10.1016/j.ejogrb.2020.05.052

19. Reed BD, Sen A, Harlow SD, Haefner HK, Gracely RH. Multimodal vulvar and peripheral sensitivity among women with vulvodynia: a case–control study. *J Low Genit Tract Dis*. 2017;21:78-84. doi:10.1097/LGT.0000000000000267

20. Bornstein J, Goldstein AT, Colleen K, et al. 2015 ISSVD, ISSWSH, and IPPS consensus terminology and classification of persistent vulvar pain and vulvodynia. *J Low Genit Tract Dis*. 2016;20:126-130. doi:10.1097/LGT.0000000000000190

21. Reed BD, Harlow SD, Plegue MA, Sen A. Remission, relapse, and persistence of vulvodynia: a longitudinal population-based study. *J Womens Health (Larchmt)*. 2016;25:276-283. doi:10.1089/jwh.2015.5397

22. Reed BD, Haefner HK, Sen A, Gorenflo DW. Vulvodynia incidence and remission rates among adult women: a 2-year follow-up study. *Obstet Gynecol*. 2008;112:231-237.

23. Nguyen RH, Mathur C, Wynings EM, Williams DA, Harlow BL. Remission of vulvar pain among women with primary vulvodynia. *J Low Genit Tract Dis*. 2015;19(1):62-67. doi:10.1097/LGT.0000000000000041

24. Basha ME, Kellogg-Spadt S, Burrows LJ, et al. Thermal and mechanical pain thresholds of women with provoked localized vulvodynia: a pilot study. *J Am Osteopath Assoc*. 2019;119:164-172. doi:10.7556/jaoa.2019.027

25. Gupta A, Woodworth DC, Ellingson BM, et al. Disease-related microstructural differences in the brain in women with provoked vestibulodynia. *J Pain*. 2018;19:528.e1-528.e15. doi:10.1016/j.jpain.2017.12.269

26. Torres-Cueco R, Nohales-Alfonso F. Vulvodynia-it is time to accept a new understanding from a neurobiological perspective? *Int J Environ Res Public Health*. 2021;18:6639. doi:10.3390/ijerph18126639

27. Phillips N, Brown C, Bachmann G, et al. Relationship between nongenital tender point tenderness and intravaginal muscle pain intensity: ratings in women with provoked vestibulodynia and implications for treatment. *Am J Obstet Gynecol*. 2016;215:751.e1-751.e5.doi:10.1016/j.ajog.2016.06.047

28. Liao Z, Chakrabarty A, Mu Y, et al. A local inflammatory renin-angiotensin system drives sensory axon sprouting in provoked vestibulodynia. *J Pain*. 2017;18:511-525. doi:10.1016/j.jpain.2016.12.008

29. Barry CM, Matusica D, Haberberger RV. Emerging evidence of macrophage contribution to hyperinnervation and nociceptor sensitization in vulvodynia. *Front Mol Neurosci*. 2019;12:186. doi:10.3389/fnmol.2019.00186

30. Fontaine F, Dumoulin C, Bergeron S, et al. Pelvic floor muscle morphometry and function in women with primary and secondary provoked vestibulodynia. *J Sex Med*. 2018;15:1149-1157. doi:10.1016/j.jsxm.2018.06.001

31. Bardin MG, Giraldo PC, Martinho N. Pelvic floor biometric changes assessed by 4D translabial ultrasound in women with vulvodynia submitted to physical therapy: a pilot study of a randomized controlled trial. *J Sex Med*. 2020;17:2236-2246. doi:10.1016/j.jsxm.2020.07.020

32. Govind V, Krapf JM, Mitchell L, et al. Exploring pain-related anxiety and depression in female patients with provoked vulvodynia with associated overactive pelvic floor muscle dysfunction. *Sex Med*. 2020;8:517-524. doi:10.1016/j.esxm.2020.05.009

33. Chisari C, Monajemi MB, Scott W, Moss-Morris R, McCracken LM. Psychosocial factors associated with pain and sexual function in women with Vulvodynia: a systematic review. *Eur J Pain*. 2021;25:39-50. doi:10.1002/ejp.1668

34. Tribó MJ, Canal C, Baños JE, Robleda G. Pain, anxiety, depression, and quality of life in patients with vulvodynia. *Dermatology*. 2020;236:255-261. doi:10.1159/000503321

35. Goldfinger C, Pukall CF, Thibault-Gagnon S, McLean L, Chamberlain S. Effectiveness of cognitive-behavioral therapy and physical therapy for provoked vestibulodynia: a randomized pilot study. *J Sex Med*. 2016;13:88-94.

36. Lynch PJ. Vulvodynia as a somatoform disorder. *J Reprod Med*. 2008;53:390-396.

37. Khandker M, Brady SS, Vitonis AF, et al. The influence of depression and anxiety on risk of adult onset vulvodynia. *J Womens Health (Larchmt)*. 2011;20(10):1445-1451. doi:10.1089/jwh.2010.2661

38. Zanotta N, Campisciano G, Scrimin F, et al. Cytokine profiles of women with vulvodynia: identification of a panel of pro-inflammatory molecular targets. *Eur J Obstet Gynecol Reprod Biol*. 2018;226:66-70. doi:10.1016/j.ejogrb.2018.05.035

39. Falsetta ML, Foster DC, Woeller CF. Toll-like receptor signaling contributes to proinflammatory mediator production in localized provoked vulvodynia. *J Low Genit Tract Dis*. 2018;22:52-57. doi:10.1097/LGT.0000000000000364

40. Baker DA, Peresleni T, Kocis C. Inflammatory markers in vestibulodynia [4]. *Obstet Gynecol*. 2016;127(Suppl 1):1S-2S.

41. Falsetta ML, Wood RW, Linder MA. Specialized pro-resolving mediators reduce pro-nociceptive inflammatory mediator production in models of localized provoked vulvodynia. *J Pain*. 2021;22(10):1195-1209. doi:10.1016/j.jpain.2021.03.144

42. Regauer S, Eberz B, Beham-Schmid C. Mast cell infiltrates in vulvodynia represent secondary and idiopathic mast cell hyperplasias. *APMIS*. 2015;123:452-456.

43. Papoutsis D, Haefner HK, Crum CP, Opipari AW Jr, Reed BD. Vestibular mast cell density in vulvodynia: a case-controlled study. *J Low Genit Tract Dis*. 2016;20:275-279.

44. Park SY, Lee ES, Lee SR, Kim SH, Chae HD. Vaginal microbiome is associated with vulvodynia, vulvar pain syndrome: a case–control study. *Sex Med*. 2021;9:100314. doi:10.1016/j.esxm.2020.100314

45. Bedford L, Parker SE, Davis E, et al. Characteristics of the vagi-

nal microbiome in women with and without clinically confirmed vulvodynia. *Am J Obstet Gynecol.* 2020;223:406.e1-406.e16. doi:10.1016/j.ajog.2020.02.039

46. Brotto LA, Bergeron S, Zdaniuk B, Basson R. Mindfulness and cognitive behavior therapy for provoked vestibulodynia: mediators of treatment outcome and long-term effects. *J Consult Clin Psychol.* 2020;88:48-64. doi:10.1037/ccp0000473

47. Dunkley CR, Brotto LA. Psychological treatments for provoked vestibulodynia: integration of mindfulness-based and cognitive behavioral therapies. *J Clin Psychol.* 2016;72:637-650. doi:10.1002/jclp.22286

48. Sadownik LA, Smith KB, Hui A, Brotto LA. The impact of a woman's dyspareunia and its treatment on her intimate partner: a qualitative analysis. *J Sex Marital Ther.* 2017;43:529-542. doi:10.1080/0092623X.2016.1208697

49. Rosen NO, Bergeron S, Sadikaj G, Delisle I. Daily associations among male partner responses, pain during intercourse, and anxiety in women with vulvodynia and their partners. *J Pain.* 2015;16:1312-1320.

50. Ghaderi F, Bastani P, Hajebrahimi S, Jafarabadi MA, Berghmans B. Pelvic floor rehabilitation in the treatment of women with dyspareunia: a randomized controlled clinical trial. *Int Urogynecol J.* 2019;30:1849-1855.

51. Jahshan-Doukhy O, Bornstein J. Long-term efficacy of physical therapy for localized provoked vulvodynia. *Int J Womens Health.* 2021;13:161-168. doi:10.2147/IJWH.S297389

52. Dhaliwal JS, Spurling BC, Molla M. Duloxetine. In: *StatPearls* [Internet]. StatPearls Publishing; 2021.

53. Lunn MP, Hughes RA, Wiffen PJ. Duloxetine for treating painful neuropathy, chronic pain or fibromyalgia. *Cochrane Database Syst Rev.* 2014;(1):CD007115. doi:10.1002/14651858.CD007115.pub3.

54. Singh D, Saadabadi A. Venlafaxine. In: *StatPearls* [Internet]. StatPearls Publishing; 2021

55. Fava GA, Benasi G, Lucente M, Offidani E, Cosci F, Guidi J. Withdrawal symptoms after serotonin-noradrenaline reuptake inhibitor discontinuation: systematic review. *Psychother Psychosom.* 2018;87(4):195-203. doi:10.1159/000491524

56. Gong H, Du X, Wu L, et al. Discontinuation syndrome of extended-release venlafaxine during the COVID-19 epidemic. *Psychiatr Danub.* Spring 2021;33(1):121-122.

57. Loflin BJ, Westmoreland K, Williams NT. Vulvodynia; a review of the literature. *J Pharm Technol.* 2019;35:11-24. doi:10.1177/8755122518793256

58. Reed BD, Caron AM, Gorenflo DW, Haefner HK. Treatment of vulvodynia with tricyclic antidepressants: efficacy and associated factors. *J Low Genit Tract Dis.* 2006;10:245-251.

59. Hicks JK, Sangkuhl K, Swen JJ, et al. Clinical pharmacogenetics implementation consortium guideline (CPIC) for CYP2D6 and CYP2C19 genotypes and dosing of tricyclic antidepressants: 2016 update. *Clin Pharmacol Ther.* 2017;102:37-44. doi:10.1002/cpt.597

60. Moore RA, Derry S, Aldington D, Cole P, Wiffen PJ. Amitriptyline for neuropathic pain in adults. *Cochrane Database Syst Rev.* 2015;2015:CD008242. doi:10.1002/14651858.CD008242.pub3

61. Miki K, Murakami M, Oka H, et al. Efficacy of mirtazapine for the treatment of fibromyalgia without concomitant depression: a randomized, double-blind, placebo-controlled phase IIa study in Japan. *Pain.* 2016;157(9):2089-2096. doi:10.1097/j.pain.0000000000000622

62. Patetsos E, Horjales-Araujo E. Treating chronic pain with SSRIs: what do we know? *Pain Res Manag.* 2016;2016:2020915. doi:10.1155/2016/2020915

63. Hah J, Mackey SC, Schmidt P, et al. Effect of perioperative gab-

64. apentin on postoperative pain resolution and opioid cessation in a mixed surgical cohort: a randomized clinical trial. *JAMA Surg.* 2018;153:303-311. doi:10.1001/jamasurg.2017.4915

64. Wiffen PJ, Derry S, Bell RF, et al. Gabapentin for chronic neuropathic pain in adults. *Cochrane Database Syst Rev.* 2017;6(6):CD007938. doi:10.1002/14651858.CD007938.pub4

65. Brown CS, Bachmann GA, Wan J, Foster DC; Gabapentin (GABA) Study Group. Gabapentin for the treatment of vulvodynia: a randomized controlled trial. *Obstet Gynecol.* 2018;131:1000-1007. doi:10.1097/AOG.0000000000002617

66. Jerome L. Pregabalin-induced remission in a 62-year-old woman with a 20-year history of vulvodynia. *Pain Res Manag* 2007;12:212-214.

67. van Beekhuizen HJ, Oost J, van der Meijden WI. Generalized unprovoked vulvodynia; a retrospective study on the efficacy of treatment with amitriptyline, gabapentin or pregabalin. *Eur J Obstet Gynecol Reprod Biol.* 2018;220:118-121. doi:10.1016/j.ejogrb.2017.10.026

68. Nazarbaghi S, Amiri-Nikpour MR, Eghbal AF, Valizadeh R. Comparison of the effect of topiramate versus gabapentin on neuropathic pain in patients with polyneuropathy: a randomized clinical trial. *Electron Physician.* 2017;9:5617-5622. doi:10.19082/5617

69. Meltzer-Brody SE, Zolnoun D, Steege JF, Rinaldi KL, Leserman J. Open-label trial of lamotrigine focusing on efficacy in vulvodynia. *J Reprod Med.* 2009;54:171-178.

70. Mücke M, Phillips T, Radbruch L, Petzke F, Häuser W. Cannabis-based medicines for chronic neuropathic pain in adults. *Cochrane Database Syst Rev.* 2018;(3):CD012182. doi:10.1002/14651858.CD012182.pub2

71. Barach E, Slavin MN, Earleywine M. Cannabis and vulvodynia symptoms: a preliminary report. *Cannabis.* 2020;3:139-147. doi:10.26828/cannabis.2020.02.001

72. Stone RH, Abousaud M, Abousaud A, Kobak W. A systematic review of intravaginal diazepam for the treatment of pelvic floor hypertonic disorder. *J Clin Pharmacol.* 2020;60(Suppl 2):S110-S120. doi:10.1002/jcph.1775

73. Burrows LJ, Goldstein AT. The treatment of vestibulodynia with topical estradiol and testosterone. *Sex Med.* 2013;1:30-33. doi:10.1002/sm2.4

74. Hong DG, Hwang SM, Park JM. Efficacy of ganglion impar block on vulvodynia: case series and results of mid- and long-term follow-up. *Medicine (Baltimore).* 2021;100:e26799. doi:10.1097/MD.0000000000026799

75. Pelletier F, Parratte B, Penz S, et al. Efficacy of high doses of botulinum toxin A for treating provoked vestibulodynia. *Br J Dermatol.* 2011;164:617-622.

76. Haraldson P, Mühlrad H, Heddini U, Nilsson K, Bohm-Starke N. Botulinum toxin A as a treatment for provoked vestibulodynia: a randomized controlled trial. *Obstet Gynecol.* 2020;136:524-532.

77. Swanson CL, Rueter JA, Olson JE, Weaver AL, Stanhope CR. Localized provoked vestibulodynia: outcomes after modified vestibulectomy. *J Reprod Med.* 2014;59:121-126.

78. Aalto AP, Huhtala H, Mäenpää J, Staff S. Combination of treatments with or without surgery in localized provoked vulvodynia: outcomes after three years of follow-up. *Biores Open Access.* 2019;8(1):25-31. doi:10.1089/biores.2018.0044

79. Murina F, Karram M, Salvatore S, et al. Fractional CO_2 laser treatment of the vestibule for patients with vestibulodynia and genitourinary syndrome of menopause: a pilot study. *J Sex Med.* 2016;13:1915-1917.

80. Leclair CM, Goetsch MF, Lee KK, et al. KTP-nd:YAG laser

therapy for the treatment of vestibulodynia: a follow-up study. *J Reprod Med*. 2007;52:53-58.

81. Trutnovsky G, Bliem B, Greimel E, Tamussino K, Gold D. Microablative erbium: YAG laser therapy for vulvodynia—a report on efficacy, safety, and treatment satisfaction. *Sex Med*. 2021;9(6):100432. doi:10.1016/j.esxm.2021.100432

82. Lev-Sagie A, Kopitman A, Brzezinski A. Low-level laser therapy for the treatment of provoked vestibulodynia-A randomized, placebo-controlled pilot trial. *J Sex Med*. 2017;14:1403-1411.

83. Preti M, Vieira-Baptista P, Digesu GA, et al. The clinical role of LASER for vulvar and vaginal treatments in gynecology and female urology: an ICS/ISSVD best practice consensus document. *J Low Genit Tract Dis*. 2019;23:151-160.

84. Elakis JA, Hall AP. Skin disease of penis and male genitalia is linked to atopy and circumcision: caseload in a male genital dermatology clinic. *Australas J Dermatol*. 2017;58(3):e68-e72. doi:10.1111/ajd.12485

85. Khalil S, Kurban M, Abbas O. Red scrotum syndrome: An update on clinicopathologic features, pathogenesis, diagnosis, and management. *J Am Acad Dermatol*. 2020 Jun 1; S0190-9622(20)30988-9. doi:10.1016/j.jaad.2020.05.113. Online ahead of print

86. Narang T, Kumaran MS, Dogra S, Saikia UN, Kumar B. Red scrotum syndrome: idiopathic neurovascular phenomenon or steroid addiction? *Sex Health*. 2013;10:452-455.

87. Hosthota A, Bondade S, Monnappa D, Basavaraja V. Scrotodynia: diagnostic and therapeutic challenge. *Skinmed*. 2016;14:237-238.

88. Raef HS, Elmariah SB. Treatment of male genital dysesthesia with botulinum toxin. *JAAD Case Rep*. 2021;10:60-62. doi:10.1016/j.jdcr.2021.01.018

89. Mizes A, Bunimovich O, Bunimovich YL. Combined carvedilol and gabapentin treatment induces a rapid response in red scrotum syndrome. *Dermatol Online J*. 2021;27(5). doi:10.5070/D327553619

90. Perry TW. Cutaneous microbial biofilm formation as an underlying cause of red scrotum syndrome. *Eur J Med Res*. 2021;26:95. doi:10.1186/s40001-021-00569-9

91. Burzynski B, Jurys T, Burzynski K, Cempa K, Paradysz A. Physiotherapeutic assessment and management of chronic pelvic pain syndrome: a case report. *Medicine (Baltimore)*. 2021;100(15):e25525. doi:10.1097/MD.0000000000025525

92. Cardenas-de la Garza JA, Villarreal-Villarreal CD, Cuellar-Barboza A, et al. Red scrotum syndrome treatment with pregabalin: a case series. *Ann Dermatol*. 2019;31:320-324. doi:10.5021/ad.2019.31.3.320

93. Miller J, Leicht S. Pregabalin in the treatment of red scrotum

syndrome: a report of two cases. *Dermatol Ther*. 2016;29:244-248. doi:10.1111/dth.12354

94. Merhi R, Ayoub N, Mrad M. Carvedilol for the treatment of red scrotum syndrome. *JAAD Case Rep*. 2017;3:464-466. doi:10.1016/j.jdcr.2017.06.021

95. Pyle TM, Heymann WR. Managing red scrotum syndrome (RSS) with topical timolol. *Int J Dermatol*. 2019;58(8):e162-e163. doi:10.1111/ijd.14463

96. Hwang AS, Costello CM, Yang YW. Rapid improvement of burning scrotum syndrome with indomethacin. *JAAD Case Rep*. 2021;12:32-33. doi:10.1016/j.jdcr.2021.03.050

LECTURAS RECOMENDADAS

Bergeron S, Reed BD, Wesselmann U, Bohm-Starke N. Vulvodynia. *Nat Rev Dis Primers*. 2020;6(1):36. doi:10.1038/s41572-020-0164-2

Buteau A, Reichenberg J. Psychogenic pruritus and its management. *Dermatol Clin*. 2018;36(3):309-314. doi:10.1016/j.det.2018.02.015

Khalil S, Kurban M, Abbas O. Red scrotum syndrome: an update on clinicopathologic features, pathogenesis, diagnosis, and management. *J Am Acad Dermatol*. 2020 Jun 1; S0190-9622(20)30988-9. doi:10.1016/j.jaad.2020.05.113. Online ahead of print

Loflin BJ, Westmoreland K, Williams NT. Vulvodynia; a review of the literature. *J Pharm Technol*. 2019;35(1):11-24. doi:10.1177/8755122518793256

Patel P, Patel K, Pandher K, Tareen RS. The role of psychiatric, analgesic, and antiepileptic medications in chronic pruritus. *Cureus*. 2021;13(8):e17260. doi:10.7759/cureus.17260

Pereira MP, Wiegmann H, Agelopoulos K, Ständer S. Neuropathic itch: routes to clinical diagnosis. *Front Med (Lausanne)*. 2021;8:641746. doi:10.3389/fmed.2021.641746

Roh YS, Choi J, Sutaria N, Kwatra SG. Itch: epidemiology, clinical presentation, and diagnostic workup. *J Am Acad Dermatol*. 2022;86:1-14. doi:10.1016/j.jaad.2021.07.076

Satoh T, et al. 2020 guidelines for the diagnosis and treatment of cutaneous pruritus. *J Dermatol*. 2021;48(9):e399-e413. doi:10.1111/1346-8138.16066

Szok D, Tajti J, Nyári A, Vécsei L. Therapeutic approaches for peripheral and central neuropathic pain. *Behav Neurol*. 2019;2019:8685954. doi:10.1155/2019/8685954

Vaginitis y balanitis 14

LIBBY EDWARDS

Los términos *vaginitis* y *balanitis* se refieren simplemente a la inflamación de la vagina y del glande del pene; no son enfermedades específicas. A menudo, las alteraciones no inflamatorias que producen secreción vaginal, como la vaginosis bacteriana, las neoplasias, así como la balanitis seudoepiteliomatosa, micácea y queratósica, se agrupan en estas categorías, que también se tratarán aquí. La vaginitis y la balanitis se refieren a la localización más que a la causa, por lo que existe un solapamiento considerable con otras afecciones tratadas con más detalle anteriormente en este libro. Por ejemplo, el liquen plano (LP) causa tanto vaginitis como balanitis y aparece en este capítulo, pero como suele afectar también a otras superficies cutáneas genitales, se trata sobre todo en otras secciones de este libro. Las secreciones vaginales irritantes o infecciosas a menudo producen vulvitis concomitante (**fig. 14-1**).

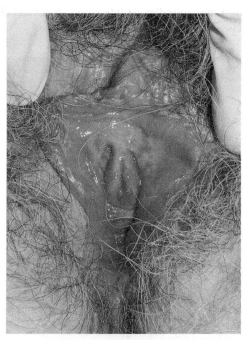

Fig. 14-1. La secreción vaginal por irritación o infección asociada a la vaginitis también suele producir inflamación vulvar, que se manifiesta por eritema inespecífico y, en ocasiones, edema de las mucosas modificadas.

Vaginitis

La vaginitis se caracteriza por uno o más de los siguientes síntomas: exceso de secreción, olor o irritación y prurito del introito. La vaginitis se divide en una de dos categorías superpuestas: vaginitis verdadera o vaginosis. La *vaginitis* se manifiesta por signos de inflamación como secreciones vaginales amarillentas y eritema de la vagina y el vestíbulo. La *vaginosis* carece en específico de signos de inflamación; no hay eritema y la secreción no es clínica ni microscópicamente purulenta. La vaginosis bacteriana es el ejemplo más habitual y aceptado de manera universal. Aunque *Candida albicans* es la causa más frecuente de vaginitis, esta infección a veces no viene acompañada de eritema visible ni del aumento del número de leucocitos en el montaje húmedo. Además, las pacientes con las controvertidas vaginosis citolítica y vaginosis por *Lactobacillus* suelen manifestar síntomas de inflamación, sobre todo prurito, a pesar de no presentar signos clínicos de inflamación.

En los últimos años se dispone de pruebas moleculares muy sensibles para los patógenos y la flora vaginal. Numerosos médicos asumen que toda vaginitis es causada por una infección y utilizan estas sondas en lugar de un montaje húmedo. No obstante, aunque las levaduras, la tricomoniasis, la clamidia y la gonorrea se diagnostican mejor con estas sondas, todas las demás causas de secreción vaginal y síntomas se diagnostican mejor o solo con el montaje húmedo. Por desgracia, cada vez hay más clínicas sin microscopio.

El diagnóstico de la vaginitis no puede sustentarse solo en los síntomas. La evaluación con una exploración física a veces es útil, pero es esencial realizar pruebas objetivas de infección y analizar un montaje húmedo en muchas pacientes. La segunda mejor alternativa, después de ver a la paciente, y mucho mejor que el diagnóstico por teléfono, es el análisis o el envío al laboratorio de un frotis obtenido por la propia paciente en el caso de aquellas con antecedentes de vaginitis problemática.[1]

Antes de poder analizar la vagina y las secreciones vaginales, el examinador debe conocer el aspecto del epitelio vaginal sano y las secreciones vaginales habituales (*véase* cap. 4). El vestíbulo estrogénico normal y la vagina son de color rosado y húmedos, con pliegues prominentes o rugosidades. Este eritema normal suele ser percibido por las pacientes como inusualmente rojo. Las niñas prepúberes y las mujeres

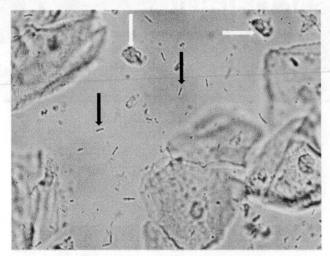

Fig. 14-2. Montaje húmedo de las secreciones vaginales normales de una mujer premenopáusica en el que se observan células planas maduras, grandes, aplanadas y abundantes en lactobacilos (*flechas negras*). Hay uno o menos leucocitos (*flechas blancas*) por célula plana.

posmenopáusicas presentan por lo regular un epitelio vaginal pálido y liso con pérdida de estas rugosidades.

El montaje húmedo normal en una vagina bien estrogenizada muestra células epiteliales maduras, grandes, planas y plegadas que se desprenden de la superficie del epitelio (**fig. 14-2**). Se observan bacilos que suelen ser lactobacilos, lo que proporciona un pH ácido inferior a 5. Por lo regular, hay leucocitos presentes y debe haber alrededor de uno por cada célula epitelial.

Vaginitis infecciosa

La mayoría de las pacientes y los médicos suelen asumir que el término *vaginitis* se refiere a una infección vaginal. De hecho, muchos generalizan aún más y esperan que todos los síntomas vulvovaginales, en particular cuando vienen acompañados de secreciones anómalas, sean causados por levaduras o vaginosis bacterianas. Estas pueden ser las formas más habituales y fáciles de diagnosticar de la vaginitis, pero también se observan otros procesos menos descritos.

Vaginitis por *Candida*

La candidiasis vulvovaginal (CVV), en específico la producida por *C. albicans*, es bastante frecuente. La CVV también suele ser la causa inicial de cualquier prurito o ardor vulvovaginal, pese a que se identifiquen o no las levaduras en frotis para microscopia o cultivos. Los Centers for Disease Control and Prevention (CDC) informan que al menos el 75% de las mujeres sufren por lo menos un episodio de candidiasis a lo largo de su vida, de las cuales entre el 40% y el 45% tienen episodios adicionales, y entre el 10% y el 20% presentan candidiasis complicadas que requieren consideraciones diagnósticas y terapéuticas especiales.[2] La candidiasis no es una enfermedad de declaración obligatoria, por lo que se desconoce la prevalencia real, que depende de la autodeclaración, una medida poco fiable que sobreestima la frecuencia.[3] La mayoría de las pacientes remitidas a la autora llegan con un diagnóstico de candidiasis frecuente, pero solo en pocas ocasiones es esta la causa de los síntomas crónicos de las pacientes.

Presentación clínica

C. albicans y *Candida tropicalis* suelen presentarse con síntomas de prurito, y en ocasiones también con ardor y disuria vulvar. Aunque la vaginitis por *C. albicans* suele venir acompañada de una secreción blanca, grumosa, parecida al requesón, que a menudo no es muy abundante, las secreciones vaginales suelen tener un aspecto clínico normal. El eritema vestibular es frecuente; en algunas pacientes se produce eritema más extenso, fisuras en los pliegues cutáneos y escamas, así como pústulas satélite periféricas, erosiones o collaretes (**fig. 14-3**). La CVV suele aparecer o reagudizarse durante la menstruación y tras la actividad sexual. En raras ocasiones, se produce un edema evidente e inmediato con las relaciones sexuales.

Las vaginitis producidas por levaduras distintas a *albicans*, como *Candida glabrata*, *Candida parapsilosis*, *Candida krusei* y *Saccharomyces cerevisiae*, constituyen casi el 15% de todas las infecciones por levaduras.[4] En su gran mayoría son asintomáticas. Si aparecen síntomas, las mujeres suelen describir irritación y ardor más que prurito. Las secreciones vaginales de las mujeres con infecciones por cándidas distintas a *albicans* son clínicamente irrelevantes y no hay eritema, fisuras ni pústulas satélite.

La CVV *complicada* se define como una infección grave por *Candida* distinta a *albicans* o una CVV recurrente. El hallazgo de cuatro o más episodios de infecciones documentadas por *Candida* permiten identificar la CVV recurrente.

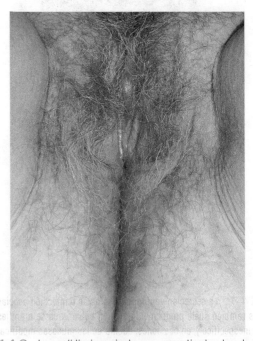

Fig. 14-3. La candidiasis vaginal a veces se extiende a la vulva, donde por lo general presenta eritema, fisuras e hinchazón tanto de los labios menores como del capuchón del clítoris.

Diagnóstico

El diagnóstico de una infección por *C. albicans* requiere la identificación del microorganismo en un análisis microscópico de las secreciones vaginales, un cultivo positivo o estudios moleculares positivos. El diagnóstico no puede hacerse solo con los antecedentes; asimismo, el eritema, las fisuras y las pústulas o lesiones satélite pueden ser causados por otras afecciones como la psoriasis inversa. El microorganismo puede identificarse en un frotis microscópico, en el que se coloca una gota de flujo vaginal en la platina del microscopio y se añade una gota de hidróxido de potasio (KOH) para disolver las células de la piel, dejando las blastosporas, hifas y seudohifas. Aún así, la sencillez de este examen es subestimada en general por quienes no son dermatólogos; cuando el índice de sospecha es alto pero el frotis es negativo, o es positivo, pero la paciente no mejora como se esperaba, se debe llevar a cabo un cultivo vaginal o estudios moleculares.

La identificación de las cándidas distintas a *albicans* en el frotis microscópico es mucho más difícil la primera vez que un examinador las encuentra en el montaje húmedo o la preparación micótica, ya que solo se ven los brotes. Solo *C. albicans* y *C. tropicalis* presentan hifas, seudohifas y levaduras en ciernes que se ven por lo regular con el objetivo de 10× **(fig. 14-4)**. Las infecciones por cándidas distintas a *albicans* solo muestran pequeñas levaduras incipientes que pueden verse mejor con el objetivo de 40× **(fig. 14-5)**. Sin embargo, la infección por estas cándidas suele presentar múltiples levaduras en ciernes, por lo que casi todos los campos muestran al menos una forma de levadura. La autora considera que la presencia de cándidas distintas a *albicans* es mucho más fácil de identificar en un montaje húmedo que en un frotis tratado con KOH. Los restos de la lisis de las células por KOH ocultan las pequeñas levaduras en ciernes.

Las pruebas moleculares con un cribado de microorganismos vaginales también confirman este diagnóstico y a menudo arrojan la especie, pero el costo suele ser bastante elevado. El cultivo proporciona la mayor información, con sensibilidad y especiación en el caso de las cándidas distintas a *albicans*.

Fig. 14-4. Preparado micótico de *Candida albicans* de la vagina en el que se observan hifas ramificadas y seudohifas.

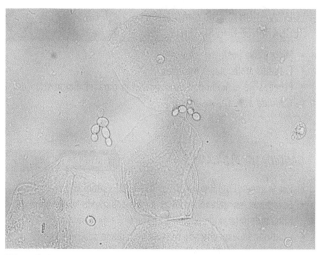

Fig. 14-5. *Candida* no *albicans* que muestra únicamente levaduras en gemación sin micelio. Este montaje húmedo muestra las blastosporas redondas y bastante grandes de *Saccharomyces*.

Las biopsias en busca de vaginitis por levaduras solo se realizan si el médico no sospecha el diagnóstico, ya que son habituales los métodos de diagnóstico menos costosos y dolorosos. No obstante, una muestra de tejido típica de candidiasis vaginal aguda revela una inflamación formada en su mayor parte por linfocitos con algunas células plasmáticas y neutrófilos, así como edema estromal y espongiosis. A menudo se observan elementos micóticos en las porciones más superficiales del epitelio vaginal. En la candidiasis crónica se percibe menos inflamación.

La vaginitis por *C. albicans* a menudo coexiste con el eccema, lo causa y lo desencadena. Por lo tanto, la vaginitis por *C. albicans* debe considerarse en el diagnóstico diferencial del eccema o de cualquier otra enfermedad vulvovaginal pruriginosa. La psoriasis vulvar, la dermatitis de contacto y el liquen escleroso son otras dermatosis pruriginosas que a menudo se diagnostican de forma errónea y coexisten con la vulvovaginitis por *Candida*.

La infección por cándidas distintas a *albicans* casi siempre es asintomática. Rara vez produce irritación o ardor, por lo que la vulvodinia suele confundirse con una candidiasis no *albicans*. En cambio, la candidiasis no *albicans* comprobada suele ser fortuita y no etiológica; cuando la infección desaparece, los síntomas persisten.

VULVOVAGINITIS POR CÁNDIDA	Diagnóstico

- Por lo general, prurito del introito, irritación
- Eritema vaginal y del introito, a veces extendido a la vulva, con fisuras de los pliegues cutáneos, pústulas
- Hifas o seudohifas al microscopio
- Micocultivo positivo
- Estudios moleculares positivos que muestran levaduras

VULVOVAGINITIS POR *CANDIDA* RECURRENTE O RESISTENTE	**Diagnóstico**

- Micocultivo positivo
- Estudios moleculares positivos
- Pruebas de sensibilidad confirmatorias para el diagnóstico de *Candida albicans* resistente

---

CANDIDA NO *ALBICANS*	**Diagnóstico**

- Por lo general, no hay hallazgos físicos ni síntomas
- Levaduras en gemación en el montaje húmedo o un montaje húmedo/preparación micótica aparentemente normales
- Confirmado, especificado con cultivo cuando sea necesario

Fisiopatología

La causa más frecuente de las infecciones vulvovaginales por levaduras es *C. albicans*, que constituye alrededor del 85% de las infecciones por levaduras.[4] La mayoría de los médicos estadounidenses no consideran que las infecciones por cándidas distintas a *albicans* representen esta gran proporción de las infecciones por levaduras, pero el hecho de que las cándidas no *albicans* suelan ser asintomáticas conduce a un infradiagnóstico. En Europa, *C. albicans* representa el 95% de las especies de levaduras detectadas en estudios.[5]

La simple presencia de *C. albicans* no permite diagnosticar una vaginitis por *Candida*. Las pruebas sin cultivo para *Candida* muestran la presencia de levaduras en más del 60% de las mujeres premenopáusicas no embarazadas, con cultivos positivos en casi el 20% de las inmunocompetentes y el 30% de las inmunocomprometidas.[5] La infección por levaduras se produce, por lo general, debido a un mayor número de microorganismos y una respuesta inflamatoria a estos últimos. La candidiasis vulvar cutánea se asocia a la invasión superficial del epitelio por levaduras.

Los factores de riesgo de la CVV, además de los factores de virulencia de los microorganismos levaduriformes, incluyen la inmunodepresión por enfermedad o fármacos, la diabetes mellitus mal controlada, la actividad sexual, el sexo oral, los espermicidas, los preservativos y el alto contenido de estrógenos, como los anticonceptivos orales con concentraciones elevadas de estrógenos, el embarazo y la sustitución estrogénica. Los inhibidores orales del cotransportador de sodio-glucosa 2 (SGLT-2, *sodium-glucose cotransporter 2*) para la diabetes (empagliflozina, canagliflozina, dapagliflozina y ertugliflozina) se han asociado a un aumento de la candidiasis genital tanto en los hombres como en las mujeres, porque estos fármacos producen glucosuria. Los antibióticos aumentan tanto la colonización como la infección por levaduras, pero la razón no está clara.[6] No parece que la causa sea la eliminación de lactobacilos, ya que la candidiasis se produce principalmente en presencia de estos últimos. Las mujeres con muchos lactobacilos tienen una probabilidad cuatro veces mayor de presentar una infección por *Candida*.[7]

Recientemente, se ha reconocido el papel de la biopelícula vaginal producida por *Candida* como factor de virulencia de la levadura y de protección de esta última, la cual conduce a respuestas deficientes al tratamiento antimicótico, sin relación con la resistencia a fármacos específicos.[8]

Tratamiento

Hay diversas opciones eficaces, económicas, bien conocidas y seguras, tanto orales como tópicas, para tratar la vaginitis por *C. albicans*, entre ellas, los medicamentos de venta con y sin receta, tanto los extraoficiales como los aprobados para la candidiasis por la Food and Drug Administration (FDA). Estos fármacos tienen casi la misma eficacia frente a *C. albicans* y difieren en precio, comodidad, preferencia de la paciente y tolerabilidad. Tanto los CDC[9] como la *Vulvovaginal Yeast App*, desarrollada por la International Society for the Study of Vulvovaginal Disease ($4.99 en la App Store), son fuentes cómodas y detalladas para el tratamiento de las infecciones vulvovaginales por levaduras sin complicaciones y complicadas. En esta última se analiza el tratamiento de cada una de las principales especies de *Candida* distintas a *albicans*.

Existen antimicóticos tópicos de venta libre. El miconazol y el clotrimazol son fármacos tópicos disponibles sin receta en presentaciones de cremas o comprimidos, que van desde la formulación de una dosis hasta la dosificación para 7 días. El tioconazol puede adquirirse sin receta médica en forma de crema o ungüento en monodosis. El butoconazol (crema vaginal de 1 y 3 días) y el terconazol (crema de 3 y 7 días, así como supositorios de 3 días) son fármacos tópicos disponibles con receta médica. Las cremas, en especial las formulaciones de 1 o 3 días, pueden ser irritantes para las mujeres que están inflamadas, por lo que en estos casos se prefiere utilizar el ungüento de nistatina o el tratamiento oral. El ungüento de nistatina ya no está disponible en comprimidos vaginales, por lo que se puede aplicar el ungüento, 100 000 unidades c/24 h o c/12 h durante 1 a 2 semanas. También se pueden preparar supositorios vaginales de nistatina. Con estos preparados tópicos, las cremas y ungüentos pueden aplicarse también en la piel vulvar afectada c/12 h hasta que la paciente se sienta cómoda.

El tratamiento oral tiene la ventaja de evitar la irritación producida por los alcoholes, conservantes y estabilizadores de las cremas; además, trata de forma simultánea la vulva y la vagina, aunque muchos médicos añaden un fármaco tópico cuando hay afectación vulvar evidente. Hasta hace poco, el fluconazol era el único fármaco oral aprobado por la FDA para la candidiasis vaginal, pese a que se sabe que el itraconazol es eficaz, al igual que el ketoconazol. Sin embargo, este último ya no se utiliza para esta afección, ya que ha sido retirado por la FDA específicamente para la indicación de infecciones micóticas superficiales debido al riesgo de hepatotoxicidad idiosincrática, así como al hecho de que el fluconazol es igual de eficaz pero más seguro. La dosis para una infección vulvovaginal no complicada por *C. albicans* es de 150 mg en monodosis, aunque suele recetarse una segunda dosis a los 3 días. Cuando se recetan grandes cantidades de comprimidos, como en el caso de la inhibición de infecciones recurrentes frecuentes, la presentación de 200 mg suele ser, de forma inexplicable, más económica por comprimido. Los efectos secundarios más habituales del fluconazol son la cefalea, que se produce en aproximadamente el 13% de las pacientes (en comparación con el 7% de las que reciben placebo), y las náuseas, que aparecen en el 7%. El itraconazol es otro azol oral que tiene una eficacia similar a la de un comprimido de fluconazol en la candidiasis vaginal no complicada a una dosis de dos comprimidos de 100 mg c/12 h en 1 día, pero no está aprobado para la candidiasis vulvovaginal.[10]

La paciente promedio con vaginitis por *C. albicans* experimenta una resolución de los síntomas en 2 o 3 días. Aquellas que han padecido candidiasis vulvovaginal grave pueden necesitar más tiempo para que se resuelvan sus síntomas.

Las mujeres que no se recuperan con estos tratamientos de referencia no suelen tener candidiasis resistentes, sino más bien síntomas que no se deben a la levadura. En las pacientes inmunocompetentes, los síntomas por *C. albicans* que no desaparecen suelen asociarse a vulvodinia o dermatosis como liquen simple crónico o liquen escleroso. A pesar del uso frecuente del tratamiento empírico contra la candidiasis y del uso a largo plazo de fluconazol con fines de supresión, *C. albicans* resistente no es un problema clínico frecuente en el ámbito ambulatorio habitual.[5]

No obstante, algunas pacientes presentan candidiasis vaginal complicada, definida como tres o más episodios de infección por levaduras vaginales al año, un episodio inusualmente grave de levaduras vulvovaginales con eritema vulvar, fisuras y erosiones, así como candidiasis en una paciente inmunodeprimida o una infección por cándida no *albicans*. Por lo general, estas pacientes requieren un tratamiento más allá del habitual, que fue mencionado anteriormente; se remite de nuevo al lector al sitio de los CDC en relación con el tratamiento de levaduras complicadas y con más detalle en la *Vulvovaginal Yeast App*. Las pacientes con infecciones frecuentes por *C. albicans* por lo regular pueden inhibir la levadura con fluconazol 150 mg semanales, y rara vez requieren una dosificación dos veces por semana. Una vez más, el uso de fluconazol a 200 mg en lugar de 150 mg es menos costoso. Además, dado que el fluconazol solo está aprobado por la FDA como dosis única para la candidiasis no complicada, el uso del preparado de 200 mg evita el problema de la autorización previa para el uso extraoficial de múltiples dosis. Cuando los síntomas persisten a pesar de la dosificación semanal, deben realizarse cultivos para asegurarse de que la persistencia de la levadura sea la causa de los síntomas de las pacientes. Cuando los cultivos son positivos a pesar de la dosificación bisemanal de fluconazol, deben obtenerse tanto los cultivos como la prueba de sensibilidad. Mientras que el fluconazol semanal en curso por lo general inhibe la candidiasis, no es curativo, y su interrupción suele causar la reaparición de la levadura.[11] Para las pacientes en las que el fluconazol no es una opción, ya sea por alergia, efectos secundarios o posibles reacciones al fármaco, suele ser igual de eficaz, cuando se aplica dos o tres veces por semana, un fármaco de uso tópico para eliminar la infección.

Las pruebas de sensibilidad *in vitro* no se correlacionan de forma directa con las respuestas clínicas al tratamiento antimicótico; asimismo, no deben obtenerse de forma rutinaria en la práctica clínica, sino solo para aquellas pacientes con *C. albicans* que no responden al tratamiento intensivo habitual. El pH de la vagina es diferente del que se utiliza durante las pruebas de laboratorio, lo cual es una de las razones por las que la respuesta clínica puede no reflejar lo esperado a partir de la prueba de

sensibilidad *in vitro*. En cambio, si los estudios *in vitro* muestran resistencia a un fármaco, este último ya no será útil.

Las mujeres que presenten candidiasis vulvar grave con eritema y fisuras extensas deben recibir un antimicótico tópico vulvar, así como uno vaginal. El ungüento de nistatina aplicado c/8 h o c/6 h es sin duda el preparado que más alivio produce. Estas pacientes pueden necesitar un tratamiento de referencia más prolongado de lo habitual.

Las pacientes inmunodeprimidas, en específico las que presentan el virus de la inmunodeficiencia humana (VIH), tienen más probabilidades de requerir un tratamiento antimicótico más prolongado, inhibición crónica y de contraer una infección por *Candida* resistente. Por lo tanto, las mujeres inmunodeprimidas que presenten síntomas tras un tratamiento de 2 semanas, en vez de 1 semana, deben reevaluarse con cultivos y pruebas de sensibilidad. El siguiente paso habitual cuando los azoles orales o tópicos no son suficientes es el uso de cápsulas vaginales de ácido bórico de 600 mg insertadas c/24 h o c/12 h durante 2 semanas o más. Son tóxicas si se ingieren. Un tratamiento oral contra la candidiasis recientemente aprobado y no relacionado con el fluconazol es el ibrexafungerp; los estudios *in vitro* indican que puede ser útil para las cándidas *albicans* resistentes en las pacientes inmunodeprimidas, así como para las levaduras no *albicans*.[12]

El papel de los lactobacilos (probióticos) en el tratamiento es controvertido, sin datos definitivos hasta ahora.[13]

VULVOVAGINITIS NO COMPLICADA POR *C. ALBICANS* — Tratamiento

- Fluconazol 150 o 200 mg una vez (tasa de curación del 90%), a menudo repetido durante 3 días
- Cualquier supositorio o crema de un azol, según el prospecto del envase
- Azoles tópicos o nistatina c/12 h también en la vulva cuando haya afectación vulvar

---

C. ALBICANS RECURRENTE — Tratamiento

- Fluconazol 150 a 200 mg semanales durante 3 a 6 meses; rara vez es necesario el régimen de cada 3 días (confirmar levadura persistente con un cultivo)
- Azol vaginal o ácido bórico 600 mg por vía vaginal 2 a 3 veces por semana durante 3 a 6 meses si el fluconazol está contraindicado
- Puede prolongarse más de 6 meses cuando sea necesario
- En general, no se ha comprobado que los probióticos y la dieta sean beneficiosos, aunque hay evidencias contradictorias en el caso de los probióticos

---

Por desgracia, la mayoría de las infecciones por *Candida* no *albicans* son resistentes de forma clínica a los tratamientos habituales, sobre todo las causadas por *C. glabrata*, *C. krusei* y *S. cerevisiae*, a pesar de las pruebas de sensibilidad *in vitro* que pueden indicar sensibilidad a estos fármacos. Estas formas de levadura a veces son muy difíciles de erradicar (tabla 14-1).

TABLA 14-1

Tratamientos de las infecciones vaginales recurrentes por *Candida* no *albicans*

Medicamento	Dosificación	Ventajas	Desventajas[a,b]
Ácido bórico, cápsulas vaginales	600 mg c/12 h × 2 a 4 sem	Fármaco principal utilizado para la infección resistente a los azoles; económico, por lo general eficaz	A veces irritante, tóxico si se ingiere v.o.
Nistatina, supositorios vaginales o ungüento	Insertar c/12 h × 1 mes	Económico, no irritante	Modestamente eficaz
Violeta de genciana	Solución al 1% teñida en el consultorio semanalmente, o 0.5 mL sobre un tampón introducido durante 3 a 4 h c/12 h hasta 12 días	Medicamento a menudo eficaz	Puede producir dermatitis de contacto erosiva y mancha la piel, la ropa, los sanitarios, las mesas de exploración
Flucitosina, 14 cápsulas de 500 mg disueltas en 45 g de base de crema hidrófila	6.4 g insertados antes de acostarse × 1 a 2 sem	Bien tolerado, eficaz	Muy costosa
Anfotericina, supositorios 50 mg	Insertar antes de acostarse durante 2 a 4 sem	—	Costosa, puede ser irritante
Anfotericina o flucitosina en supositorios vaginales	Insertar antes de acostarse	—	Costosa, puede ser irritante

[a]Todos suelen ser ineficaces y a menudo deben utilizarse varios en secuencia o juntos para tener mayores probabilidades de éxito.
[b]Ninguno, excepto la nistatina, está disponible comercialmente, por lo que deben prepararse, al igual que los supositorios de nistatina.

Aunque primero puede probarse un azol en caso de estas infecciones por cándidas distintas a *albicans* (excepto *C. krusei*, que siempre es resistente a los azoles), debe advertirse a las pacientes que es probable que su infección no desaparezca. La aparición de cándidas no *albicans* está más relacionada con las características del microorganismo que con la presencia de inmunodepresión en el hospedero.

El tratamiento de primera línea para las infecciones por cándidas no *albicans* resistentes a los azoles son las cápsulas de ácido bórico, que se recetan indicando al farmacéutico que coloque 600 mg de ácido bórico en una cápsula.[14] Esta se introduce en la vagina a diario durante 2 semanas. Las cápsulas de ácido bórico irritan a algunas pacientes, sobre todo a las que ya están irritadas por la infección. La mayoría experimenta una mejoría notable, pero no la curación en sí, ya que los síntomas reaparecen después de tratarse, lo que requiere un tratamiento de mantenimiento con ácido bórico. Los comprimidos o el ungüento vaginal de nistatina a veces son más beneficiosos que los azoles.

También se utiliza la flucitosina intravaginal. Se disuelven 14 cápsulas de 500 mg de flucitosina en 45 g de una base de crema hidrófila; además, se introduce en la vagina un aplicador vaginal de 6.4 g lleno de crema a diario durante 1 semana. Esto puede ser muy costoso, pero el precio fluctúa. La resistencia se produce con rapidez.

Los supositorios vaginales compuestos de 50 mg de anfotericina introducidos por la noche son otra alternativa, pero no hay datos sobre la eficacia de la anfotericina intravaginal. Existen varias recetas para estos supositorios; suelen estar disponibles en cualquier farmacia de compuestos.

La violeta de genciana es una potente sustancia fungicida tradicional que rara vez se utiliza por razones prácticas. Se trata de un irritante extremo en algunas pacientes, que en ocasiones produce incluso ampollas y erosiones. También predispone al desorden y mancha permanentemente de morado la ropa, los muebles y los sanitarios. Un régimen consiste en la administración semanal, en el consultorio, de una solución al 1% aplicada sobre las paredes vaginales con una gasa empapada. No obstante, para evitar la reacción ampollosa ocasional a la concentración del 1% de violeta de genciana, la autora utiliza una solución al 0.25% para el primer tratamiento, seguida de una solución al 0.5% unos días más tarde, y luego una solución al 0.75% antes de pasar a la solución completa al 1.0%. El medicamento se aplica de forma semanal en el consultorio durante 4 a 6 semanas. Un régimen mucho menos complejo para el consultorio del médico es el uso de tampones como sistema de administración. Se aplica violeta de genciana al 1%, 0.5 mL, a un tampón, que se inserta y se deja colocado durante 3 a 4 h una o dos veces al día durante un máximo de 12 días.

Es lógico que las combinaciones de tratamientos puedan ser útiles, pero no hay datos que lo confirmen. Además, existen pocos datos sobre estos tratamientos alternativos, incluso por separado, para las infecciones por levaduras complicadas.[15]

Además, el ibrexafungerp, como ya se ha señalado, es un novedoso antimicótico triterpenoide oral, el primero de una nueva clase de fármacos contra la candidiasis en recibir la aprobación de la FDA en décadas. Este fármaco resulta prometedor *in vitro* contra *C. glabrata*, pero queda por ver si se convierte en un medicamento útil en las infecciones vaginales por cándidas distintas a *albicans*.[16]

CANDIDA NO *ALBICANS*	Tratamiento

- Por lo general, sin síntomas, sin necesidad de tratamiento
- Cualquier azol o nistatina (excepto fluconazol para *C. krusei*)
- Cápsulas de ácido bórico de 600 mg ***por vía vaginal*** c/24 h o c/12 h 2 a 4 semanas
- Ungüento o supositorio vaginal de nistatina c/24 h o c/12 h durante 2 a 4 semanas
- Flucitosina por vía vaginal antes de acostarse durante 7 a 14 días
- Violeta de genciana

Vaginitis por tricomonas

La tricomoniasis es la enfermedad de transmisión sexual no viral más frecuente del mundo. Es más habitual en las mujeres que en los hombres, con un 2.1% de mujeres afectadas en los Estados Unidos, con la tasa más alta, del 9.6%, en las mujeres negras.[17]

Presentación clínica

La vaginitis por *Trichomonas* produce prurito e irritación extremos. Son frecuentes la disuria y el dolor de la parte inferior del abdomen; la mayoría de las pacientes presentan secreción vaginal abundante de color amarillo o verde.

El eritema rojo brillante del vestíbulo es habitual en la exploración física. La vagina también está inflamada, y aunque un cuello uterino «en fresa» con máculas y pápulas diferenciadas, punteadas, de color rojo brillante y hemorrágicas es clásico, este aspecto no es en absoluto sensible ni específico. Es típica la secreción vaginal abundante, amarilla o verdosa. El pH vaginal es superior al normal, como ocurre en la mayoría de las enfermedades vaginales muy inflamatorias y en las cervicitis caracterizadas por la ausencia de lactobacilos.

Las tricomonas pueden aparecer en los hombres, donde siguen siendo un reservorio para la infección, pero por lo general son asintomáticas. En algunos pacientes se produce secreción uretral purulenta.

Entre los factores de riesgo se incluyen la presencia de vaginosis bacteriana, el bajo nivel socioeconómico, las parejas sexuales numerosas y los antecedentes de prisión.[17]

En los últimos años se ha descrito el virus *T. vaginalis* y se ha informado de su identificación en el 40% de 355 aislados de *T. vaginalis* congelados y almacenados en Birmingham, Alabama.[18] Empero, esto no se correlacionó con los síntomas, el curso clínico o la resistencia, lo que indica que el virus es comensal.

Diagnóstico

Este diagnóstico se realiza a menudo mediante el montaje húmedo si se examina de inmediato a alta potencia. Cuando

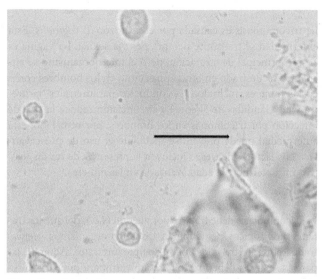

Fig. 14-6. Las tricomonas son protozoos ovalados o en forma de lágrima con movimientos espasmódicos irregulares al ser arrastrados por flagelos que se ven tenuemente (*flecha*).

se identifican, las tricomonas son evidentes y la especificidad es del 100%. Estos microorganismos flagelados tienen forma de lágrima y son extremadamente activos, por lo que su movimiento no se pierde con facilidad; los neutrófilos son abundantes (**fig. 14-6**). Sin embargo, la ausencia de tricomonas no descarta en absoluto el diagnóstico. A medida que las tricomonas se enfrían, pierden su característica forma de lágrima, volviéndose redondas e inmóviles, lo que dificulta mucho su diferenciación de los linfocitos. La sensibilidad de un examen microscópico varía entre el 44% y el 68%.[19] Por lo tanto, cuando haya un alto índice de sospecha, están indicados los cultivos o las sondas de ADN en ausencia de un montaje húmedo positivo; además, los estudios moleculares son los más sensibles.[20] Aunque es menos sensible, una prueba de Papanicolaou de preparación fina que muestre la presencia de tricomonas suele correlacionarse con la infección, pese a que la precisión depende de los conocimientos técnicos del examinador.[21] No existen hallazgos histológicos específicos en la biopsia.

El diagnóstico diferencial de la vaginitis por *Trichomonas* abarca todas las causas de vaginitis purulenta, incluida la vaginitis inflamatoria descamativa (VID) y la inflamación asociada a un epitelio vaginal atrófico, un cuerpo extraño intravaginal o cualquier enfermedad erosiva de la piel vaginal.

VAGINITIS POR *TRICHOMONAS*	Diagnóstico

- Secreción, irritación, prurito, ardor
- Mucosas rojas y mucosas modificadas; a veces un clásico cuello uterino «en fresa»
- Secreciones vaginales abundantes de color blanco o amarillo
- pH superior a 5
- Montaje húmedo que muestra tricomonas móviles; si es negativo, la prueba de amplificación de ácidos nucleicos es esencial para el diagnóstico

Fisiopatología

La tricomoniasis es causada por el protozoo *T. vaginalis*. Esta enfermedad se transmite siempre por vía sexual. La vagina es el sitio principal de afectación, pero el microorganismo se encuentra secuestrado en otras zonas tanto en los hombres como en las mujeres, incluidos los conductos parauretrales, la uretra y las glándulas de Skene. La circuncisión reduce la tasa de infección por tricomonas en los hombres; por otro lado, esta enfermedad puede prevenirse mediante el uso de preservativos. Los factores de riesgo incluyen la presencia de un dispositivo intrauterino y la edad avanzada en las mujeres.[22]

Tratamiento

La tricomoniasis debe tratarse por vía oral (v.o.), porque los tratamientos tópicos no eliminan los microorganismos secuestrados en la uretra y los conductos parauretrales. Además, las parejas sexuales deben recibir tratamiento para prevenir la reinfección inmediata. El metronidazol oral, a dosis de 500 mg c/12 h durante 1 semana, es el tratamiento preferido y es superior a la dosis única de 2 g, que también se recomienda.[23] La creencia generalizada del efecto similar al disulfiram del metronidazol con el consumo de alcohol es errónea, ya que no se basa en ningún dato científico o teórico que considere el mecanismo de acción del metronidazol ni del tinidazol.[24] Los informes de casos específicos pueden atribuirse a los efectos del alcohol o del metronidazol por sí solos, por lo que en algunos pacientes no hay necesidad de evitar el alcohol con estos fármacos, aunque esto es raro y está poco documentado. El tinidazol se tolera mejor y presenta tasas de curación ligeramente superiores.

Aunque se habla del fracaso del tratamiento como problema creciente, en realidad es raro, ya que la mayoría de las tricomonas «resistentes» se deben a la reinfección. En una encuesta amplia realizada de forma reciente no se hallaron estudios prospectivos que confirmaran grados elevados de farmacorresistencia, y muy poco en cuanto a resistencias *in vitro* de alto nivel, aunque sí se notificaron ampliamente las resistencias clínicas.[25]

Algunos estudios antiguos mostraron que la resistencia al metronidazol está presente en el 4% al 10% de los casos y al tinidazol en el 1%.[17] A menudo, la terapia con dosis altas supera esta resistencia; el tratamiento de primera línea consiste en dosis altas de metronidazol o tinidazol.[26,27] Otros tratamientos incluyen métodos combinados, como dosis altas de tinidazol con crema de paromomicina intravaginal, ácido bórico intravaginal y metronidazol o miconazol intravaginal.[27]

Si un paciente ocasional es alérgico al metronidazol y si los otros tratamientos no son útiles, se puede recurrir a la desensibilización.

VAGINITIS POR *TRICHOMONAS*	Tratamiento

- Prueba para detectar enfermedades de transmisión sexual
- Metronidazol 500 mg c/12 h durante 1 semana o metronidazol o tinidazol 2 g en monodosis
- Los azoles tópicos pueden ofrecer cierto alivio, pero no curarla
- Pruebas de amplificación del ácido nucleico en 3 meses para comprobar la curación y evaluar la posible reinfección

Vaginosis bacteriana

La vaginosis bacteriana (VB) es la causa más frecuente de secreción vaginal en las mujeres premenopáusicas,[28] pero el 84% de las pacientes con VB no presentan síntomas.[29] Se trata de una alteración desagradable, pero por lo general benigna, en la población con una flora vaginal premenopáusica habitual.

Presentación clínica

Las mujeres con VB describen el aumento del volusmen de las secreciones vaginales y un olor a pescado desagradable, en particular tras el contacto con semen alcalino durante el coito. A pesar del aumento del volumen de secreciones alcalinas en teoría irritantes, el prurito y el ardor suelen estar ausentes o ser leves; por otro lado, no hay eritema vaginal ni del introito. Esta falta de inflamación clínica y la ausencia de células inflamatorias en el montaje húmedo son la razón del término «vaginosis» en lugar de «vaginitis». Las complicaciones de la VB sintomática incluyen un mayor riesgo de parto prematuro y de contraer enfermedades de transmisión sexual (ETS), como el VIH, la gonorrea, la clamidia y las tricomonas, así como la enfermedad pélvica inflamatoria.[30] Las tasas de infección por el virus del herpes simple 1 y 2 y el virus del papiloma humano (VPH) también son más elevadas.[31]

Diagnóstico

El diagnóstico de la VB es muy sencillo y no requiere estudios de laboratorio más allá de los que proporciona el microscopio. La exploración muy rápida y de alta potencia de un montaje húmedo muestra células clave y pérdida de lactobacilos; el diagnóstico se confirma mediante una prueba de olor positiva. Para el diagnóstico formal, el flujo vaginal debe mostrar al menos tres de los siguientes criterios de Amsel: secreción vaginal profusa y lechosa; pH vaginal > 5 debido a la pérdida de lactobacilos; presencia de olor a pescado cuando las secreciones se exponen a hidróxido de potasio al 10% o al 20% (prueba de olor positiva); y presencia de células clave en el análisis microscópico de los frotis vaginales (fig. 14-7). Las *células clave* son células epiteliales planas cubiertas por cocobacilos que dan al citoplasma un aspecto de vidrio despulido y oscurecen los bordes nítidos de la célula, dejándolos irregulares. La VB también se caracteriza por la ausencia del aumento de leucocitos.

A efectos prácticos, un pH vaginal mayor de 5 y la naturaleza lechosa de la secreción vaginal son inespecíficos; el diagnóstico no debe hacerse sin la presencia de células clave y la ausencia de lactobacilos. El diagnóstico puede sugerirse, pero no realizarse, mediante estudios moleculares que muestren la presencia de microbiota vaginal asociada a la VB. Además, la VB se distribuye en un espectro, desde unas pocas hasta muchísimas células clave, entre otros criterios.

No se realizan biopsias vaginales para esta enfermedad, pero quizás son habituales. La higiene insuficiente que produce olor y un flujo abundante pero fisiológico normal pueden simular la VB, pero el pH relativamente alto y los hallazgos microscópicos característicos son diagnósticos. *Trichomonas* puede generar una secreción abundante y un pH mayor de 5, al igual que la VID, pero estas afecciones muestran un aumento

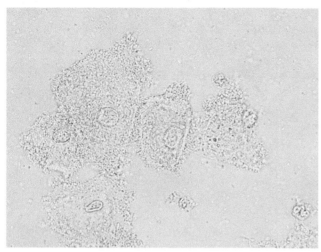

Fig. 14-7. Las células clave, patognomónicas de la vaginosis bacteriana, son células cubiertas de pequeñas bacterias que confieren a la célula un aspecto de vidrio despulido y sobresalen de los bordes, produciendo bordes irregulares mal delimitados.

de los leucocitos en el montaje húmedo, no hay células clave y la prueba del olor es negativa.

| VAGINOSIS BACTERIANA | Diagnóstico |

- Secreción y olor, en particular tras las relaciones sexuales; prurito e irritación ocasionales
- pH igual o superior a 5
- Montaje húmedo que muestra células clave, ausencia de lactobacilos, falta de aumento de leucocitos
- Prueba de olor positiva

Fisiopatología

La VB se produce por el cambio en la proporción de microorganismos que suelen estar presentes como parte de la flora vaginal normal, una disbiosis polimicrobiana. El predominio habitual de lactobacilos es sustituido por *Gardnerella vaginalis* y especies de *Prevotella*, *Mobiluncus* y *Atopobium vaginae*, entre otras.[29] El olor característico de la VB se produce por la liberación de aminas bacterianas tras la exposición a una sustancia alcalina como el hidróxido de potasio o el semen.

Aunque la VB se presenta sobre todo en las mujeres sexualmente activas, el papel de la actividad sexual no es claro y no parece tratarse de una enfermedad de transmisión sexual. Las mujeres que nunca han sido sexualmente activas rara vez se ven afectadas.[32] Sin embargo, tener múltiples parejas sexuales masculinas o femeninas y las relaciones sexuales con más de una persona son factores de riesgo.[33] Tener una nueva pareja sexual y la falta de uso del preservativo son factores de riesgo,[29] al igual que las duchas vaginales frecuentes[34] y quizás el consumo de alcohol.[35] La circuncisión disminuye el riesgo de VB para las parejas femeninas.[36]

Tratamiento

El metronidazol 500 mg c/12 h durante 7 días o 2 g en una sola dosis suele eliminar estos síntomas, aunque el tratamiento con una sola dosis es un poco menos eficaz. Como ya se ha señalado, el efecto similar al disulfiram del metronidazol con el consumo de alcohol no se produce como se creía antes, por lo que se le puede informar a las pacientes que el alcohol puede consumirse con moderación tanto con el metronidazol como con el tinidazol.[24] El metronidazol tópico, aplicado c/12 h durante 5 días y la crema vaginal de clindamicina al 2%, empleada al acostarse durante 3 a 7 días, son igual de beneficiosos, con menos efectos secundarios en comparación con el metronidazol oral. La clindamicina oral no solo se ha estudiado de forma amplia, sino que también es eficaz a 300 mg c/12 h durante 1 semana.[29] Los CDC han incluido como otros tratamientos los óvulos de clindamicina de 100 mg por vía intravaginal una vez al día al acostarse durante 3 días, los gránulos orales de secnidazol 2 g en dosis única, el tinidazol 2 g v.o. c/24 h durante 2 días y el tinidazol 1 g v.o. c/24 h durante 5 días.[29]

No obstante, la recurrencia es muy frecuente y se presenta en casi tres cuartas partes de las pacientes.[30] Se les debe informar sobre los factores de riesgo de la VB, incluidas las duchas vaginales, el uso del preservativo, etcétera. Los probióticos a veces se utilizan como medio para mejorar la repoblación de lactobacilos normales para prevenir la recidiva, pero sin pruebas convincentes de su beneficio.[29,37] En algunos estudios recientes se indica que el uso de probióticos durante 1 a 3 meses puede ser útil para reducir las recurrencias.[38]

Otra intervención de la que se habla a menudo para prevenir la recidiva es la precaución de tratar también a la pareja. Se han identificado bacterias asociadas a la VB en el pene de los hombres, pero en los estudios anteriores no se mostraron beneficios con el tratamiento.[39,40] En un nuevo estudio se concluye que sus datos indican que vale la pena realizar más análisis.[41]

Aunque se han propuesto dosis más altas y ciclos más largos del medicamento actual como medio para disminuir las recidivas, hasta ahora no han sido muy útiles. Tomando prestados los cuidados habituales para el tratamiento de la candidiasis recurrente, la autora utiliza dosis que producen inhibición crónica. En su consulta, la clindamicina 300 mg c/12 h durante 1 semana, seguida de 150 mg c/12 h, ha sido eficaz de manera uniforme junto con la enseñanza sobre el riesgo de *Clostridium difficile*. La mayoría de las pacientes han permanecido limpias cuando se suspende la clindamicina después de varios meses. El metronidazol oral es desagradable, por lo que otros fármacos supresores que se han utilizado son el gel de metronidazol vaginal y la crema de clindamicina, aplicados varias veces a la semana tras la resolución inicial.

Dado que la VB se asocia a un aumento notable del riesgo de contraer ETS, enfermedad pélvica inflamatoria, tendencia a la infertilidad en el futuro y complicaciones con el embarazo, debe considerarse el tratamiento incluso en aquellas personas con afección asintomática.

VAGINOSIS BACTERIANA — Tratamiento

- Metronidazol o tinidazol 2 g una vez o 500 mg c/12 h durante 7 días
- Metronidazol, 1 g insertado por vía vaginal c/12 h durante 5 días
- Clindamicina en crema, un aplicador por vía vaginal antes de acostarse durante 3 a 7 días
- Clindamicina 300 mg c/12 h durante 1 semana (no aprobada por la FDA con esta indicación)
- Óvulos de clindamicina 100 mg por vía intravaginal una vez al acostarse durante 3 días, gránulos de secnidazol 2 g v.o. en monodosis, tinidazol 2 g v.o. c/24 h durante 2 días y tinidazol 1 g v.o. c/24 h durante 5 días
- Para la VB recurrente, considerar los fármacos inhibidores continuos, a cualquier dosis o frecuencia que controle la enfermedad

Vaginitis bacteriana

La *vaginitis bacteriana*, a diferencia de la vaginosis, es una infección específica poco frecuente por un microorganismo bacteriano que produce inflamación. Los organismos cultivados son con mucha mayor frecuencia agentes pasivos y no la causa de la infección.

Presentación clínica

El eritema, la irritación, la hipersensibilidad y el dolor vulvovaginales, asociados a secreciones vaginales amarillas o amarilloverdosas, son motivos de consulta típicos de las mujeres con vaginitis bacteriana. La dispareunia es habitual.

En la exploración física, el eritema vulvar es frecuente, a menudo asociado a una textura un tanto vidriosa de la piel vulvar. Aunque las escamas y fisuras son frecuentes en los pliegues cutáneos, en ocasiones la vulva tiene un aspecto completamente sin anomalías. Por lo general, el epitelio vaginal se ve rojo y las secreciones vaginales son purulentas macroscópica y microscópicamente, con un aumento notable de los neutrófilos en el montaje húmedo (**fig. 14-8**). A menudo, muchas células epiteliales son células parabasales inmaduras, lo que significa erosiones o el aumento del recambio de células epiteliales que se manifestaría como escamas en el epitelio seco y queratinizado. También son habituales la disminución de los lactobacilos y el pH resultante mayor de 5. A veces, en especial cuando el patógeno es *Streptococcus* del grupo A o, con menor frecuencia, del grupo B, se observan cadenas de cocos.

Diagnóstico

El diagnóstico se realiza mediante la sospecha clínica y un cultivo bacteriano que muestre la proliferación pura de un patógeno, pero la confirmación requiere respuesta al tratamiento. La mayoría de las veces, en particular cuando el microorganismo identificado es *Streptococcus agalactiae* (del grupo B) (SGB), el tratamiento antibiótico adecuado no resuelve los signos o síntomas, porque casi siempre el microorganismo es un colonizador casual del epitelio inflamado y alterado.[42] No obstante, en ocasiones, la inflamación se resuelve con rapidez con el tratamiento, aunque es frecuente la reutilización inmediata

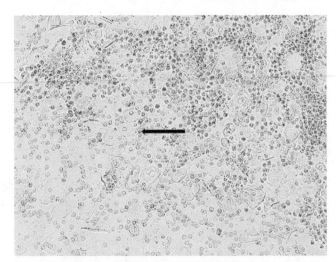

Fig. 14-8. Casi siempre, un cultivo que revele bacterias no es signo de infección, sino solo de colonización de microorganismos locales. Su tratamiento no suele eliminar los síntomas, incluso cuando el resultado es un patógeno conocido como *Staphylococcus aureus*. Sin embargo, en ocasiones se produce vaginitis bacteriana y puede considerarse cuando el cultivo se obtiene con montaje húmedo con inflamación y aumento de leucocitos (*las pequeñas células oscuras*) y, a veces, células parabasales (*flecha*). Este montaje húmedo es indistinguible del de la vaginitis erosiva, la vaginitis inflamatoria descamativa y la vaginitis atrófica. El entorno, la evaluación clínica de las paredes vaginales y otras mucosas, así como los estudios moleculares para descartar una infección, ayudan al diagnóstico.

de los antibióticos. No se han descrito las características histológicas, pero probablemente una biopsia mostraría un infiltrado inflamatorio agudo con edema estromal y epidérmico.

Los signos y los síntomas de la vaginitis bacteriana sintomática pueden ser idénticos a los asociados a la vaginitis atrófica debida a la edad, el embarazo, la lactancia, la VID y una dermatosis erosiva inflamatoria como el liquen plano. Estas alteraciones se distinguen por su entorno, los cultivos negativos y la respuesta al tratamiento adecuado para cada situación o enfermedad. Como ya se ha señalado, estas afecciones no solo se parecen a la vaginitis bacteriana, sino que también pueden complicarse por una colonización bacteriana o una infección bacteriana secundaria.

Fisiopatología

La vaginitis bacteriana es una infección por un microorganismo bacteriano específico. La infección por *Streptococcus* β-hemolíticos del grupo A (SGA) es relativamente frecuente en las niñas, pero rara vez se detecta en las mujeres adultas.[43] La transmisión asintomática por parte de las parejas masculinas se ha implicado como causa de vaginitis recurrente por SGA.[43,44] Aunque la existencia de la vaginitis producida por SGA es controvertida, muchos médicos están seguros de que esta afección existe, aunque es poco frecuente.[45] Los médicos que tratan la vaginitis informan que las pacientes ocasionales presentan secreciones vaginales purulentas, síntomas de irritación, un cultivo que arroja SGB y mejoría evidente inmediata con los antibióticos. Sin embargo, la gran mayoría de los cultivos que producen SGB representan únicamente la colonización. *Staphylococcus aureus* suele aparecer en un entorno predisponente (como un tampón retenido), liquen simple crónico, eccema vulvar infectado de manera secundaria o foliculitis estafilocócica adyacente. Los cultivos suelen arrojar *Escherichia coli* u otras bacterias entéricas, pero, según la experiencia de la autora, las pacientes no mejoran de manera sintomática ni clínica con antibióticos, lo que prueba que se trata de contaminantes y no de patógenos.

Tratamiento

El tratamiento de la vaginitis bacteriana incluye la mejoría de las afecciones predisponentes, como la vaginitis atrófica o la enfermedad vaginal erosiva, así como la identificación y extracción de cualquier cuerpo extraño. La paciente debe ser tratada con un antibiótico que se sepa que es activo contra el microorganismo identificado en el cultivo. A menudo, puede ser necesario un tratamiento prolongado mientras se trata adecuadamente cualquier afección subyacente. Se reconoce que SGB es bastante difícil de erradicar. El tratamiento con penicilina V potásica o clindamicina oral suele venir seguido de una recidiva inmediata. En teoría, el uso de probióticos más recientes puede ayudar a reducir esta recurrencia.

Un corticoide tópico como el ungüento de triamcinolona aplicado c/12 h sobre las mucosas modificadas de una vulva irritada puede mejorar la comodidad con mayor rapidez, ya que se trata de un fármaco antiinflamatorio inespecífico.

Debido a que algunas mujeres tienden a desarrollar candidiasis con el uso de antibióticos, sobre todo en combinación con corticoides tópicos, la autora las trata con fluconazol una vez por semana para prevenir la levadura intercurrente mientras toman un antibiótico y un corticoide tópico. Este fármaco oral evita la irritación de un antimicótico tópico en la vulva y la vagina ya irritadas.

Vaginitis por aerobios

La vaginitis por aerobios es una infección poco conocida descrita por Donders.[46] Las descripciones varían entre los investigadores, y muchos autores chinos la describen como una infección producida por patógenos comensales específicos. En cambio, Donders la describe como una afección inflamatoria disbiótica.

Presentación clínica

Donders considera que se trata de una afección muy frecuente, que ocurre en el 2.0% a 25.8% de las personas no embarazadas y con menor frecuencia en las embarazadas.[47] Las pacientes experimentan grados variables de dispareunia y, a veces, prurito. Los hallazgos físicos indican grados variables de eritema y edema de la vagina, con secreciones vaginales de color amarillo a verde que pueden tener olor a podrido en la afección más grave. Un montaje húmedo muestra células parabasales, leucocitos y ausencia de células clave y lactobacilos. La presencia de vaginitis por aerobios predispone al parto prematuro, la rotura prematura de membranas y la infección fetal.[47]

Diagnóstico

El diagnóstico se realiza con los hallazgos clínicos y la microscopia que muestra leucorrea, células parabasales y pérdida de lactobacilos, con un pH mayor de 5. También se debe descartar vaginitis atrófica, infecciones (en especial tricomoniasis), derma-

tosis erosivas que causan vaginitis inflamatoria y vaginitis bacterianas. Un cultivo que muestre organismos como SGB, *S. aureus* o *E. coli* no prueba de ningún modo el diagnóstico de vaginitis bacteriana, ya que se trata de organismos no patógenos frecuentes en la vaginitis por aerobios. Esta afección suele coexistir con otras infecciones y causas de vaginitis. La microscopia de contraste de fases es importante para hacer el diagnóstico mediante la determinación de un índice promedio calculado en función de la cantidad de lactobacilos, la presencia de inflamación, la proporción de leucocitos tóxicos y las características de la microflora.[46] Esto dificulta el diagnóstico en una consulta privada.

Fisiopatología

Al igual que la VB, la vaginitis por aerobios se asocia a la sustitución de la microbiota de predominantemente de lactobacilos por otros bacilos o cocos, pero, en este caso, las bacterias aeróbicas sustituyen a los lactobacilos, en lugar de los microorganismos anaeróbicos que se observan en la vaginosis bacteriana. No se sabe si esto ocurre debido a una mucosa anómala o si las bacterias atípicas causan los cambios en la mucosa. Algunos han planteado que se trata de una enfermedad inmunitaria.[48] Otros creen que la vaginitis por aerobios grave constituye una vaginitis inflamatoria descamativa. Al ser producida por una alteración de la flora vaginal normal, existe solapamiento con la vaginitis bacteriana; de hecho, puede constituir el mismo proceso en aquellas ocasiones habituales en las que los antibióticos no eliminan los síntomas, los hallazgos físicos y el aspecto microscópico del flujo vaginal. Algunos consideran que el extremo grave del espectro se solapa con la vaginitis inflamatoria descamativa.

Al igual que la VB, la vaginitis por aerobios es el resultado de un cambio en la proporción de microorganismos que suelen estar presentes como parte de la flora vaginal normal. Los lactobacilos están ausentes y los cultivos suelen producir uno o dos microorganismos comensales entéricos, como SGB, *S. aureus* o *E. coli*. Además del componente microbiano, existe uno de atrofia e inflamación.

Tratamiento

No existe un tratamiento específico y es necesario seguir investigando el papel de los estrógenos, los corticoides, los antibióticos y los probióticos para tratar esta enfermedad.

Vaginosis citolítica (citólisis de Döderlein)

La *vaginosis citolítica* es una afección vaginal controvertida de la que se dice que es producida a partir de la proliferación excesiva de lactobacilos. La existencia de esta afección vaginal sigue siendo objeto de debate. En una revisión reciente de 1152 montajes húmedos en pacientes con síntomas de candidiasis se describió que el 3.8% presentaban vaginosis citolítica basada en criterios citológicos.[37]

Presentación clínica

Cibley y Cibley informaron que las pacientes presentan síntomas similares a los de una infección por levaduras, con prurito, irritación y flujo vaginal blanco, espeso y grumoso.[49] En la exploración física, la piel no tiene anomalías evidentes ni eritema. Hay un pH vaginal por lo general ácido menor de 4.5.

Diagnóstico

El diagnóstico de vaginosis citolítica se realiza por la constelación de síntomas en un contexto de pH vaginal ácido y por los hallazgos característicos en el examen citológico de las secreciones vaginales.[33] Microscópicamente, hay un gran número de células epiteliales, muchas de las cuales están fragmentadas o presentan núcleos que han sido despojados del citoplasma circundante, «núcleos desnudos».[50] Estos núcleos pueden ser difíciles de distinguir de los linfocitos sin microscopía de contraste de fase o tinción de Gram, lo que indica de forma errónea un montaje húmedo con signos de inflamación. Además, los lactobacilos son demasiado abundantes, las formas de levadura están ausentes y los leucocitos no aumentan en número. No hay hallazgos histológicos específicos y no está indicada la biopsia.

La vaginitis por *Candida* es la afección principal que debe diferenciarse de la vaginosis citolítica; la vaginosis por *Lactobacillus* también produce los mismos síntomas y una secreción característica. Sin embargo, estas afecciones pueden diferenciarse por la ausencia respectiva de levaduras.

Fisiopatología

Algunos médicos plantean que la causa de la vaginosis citolítica es el aumento anómalo de los lactobacilos y del ácido láctico resultante. No obstante, en una revisión reflexiva de la escasa bibliografía reciente se mostró que las pacientes estudiadas fueron diagnosticadas sin descartar adecuadamente otras causas de vaginitis, ya que había carencias en los sitios y las técnicas de muestreo, así como pruebas poco fiables de hiperproliferación de lactobacilos, por lo que esta afección no puede caracterizarse ni confirmarse como una enfermedad.[51]

Tratamiento

El tratamiento de la vaginosis citolítica consiste en duchas vaginales alcalinas con una solución diluida de bicarbonato de sodio. Se mezclan de 30 a 60 g de bicarbonato de sodio con 1 L de agua tibia. Las pacientes se duchan dos o tres veces por semana, hasta que se sientan cómodas. Este tratamiento no elimina la vaginosis citolítica; además, pueden ser necesarias duchas vaginales una o dos veces por semana para controlar los síntomas. Como señalan Voytik y Nyirjesy, el abordaje de esta afección se ha estancado, sin informes de tratamientos adicionales o respuesta a esta propuesta inicial de tratamiento.[51]

Lactobacilosis vaginal (lactobacilosis)

Al igual que la vaginosis citolítica, la lactobacilosis vaginal es una afección vaginal causada por la proliferación excesiva de lactobacilos.[52] También, al igual que la vaginosis citolítica, la existencia de esta afección como causa de los síntomas es controvertida.

Presentación clínica

Las mujeres con vaginosis por *Lactobacillus* refieren prurito e irritación, que, por lo general, suponen que son causados por levaduras. Además, estas pacientes suelen describir una secreción similar a la de la levadura: blanca, espesa y caseosa. La exploración física revela una vulva y vagina normales. A menudo se presenta secreción blanca parecida al requesón; el pH de estas secreciones vaginales por lo regular es ácido.

Fig. 14-9. La lactobacilosis es una causa controvertida de prurito e irritación vulvovaginal, ya que se asocia a largos filamentos de lactobacilos formados por especímenes cortos que se alinean de extremo a extremo. Se diferencian de las levaduras por su calibre menor y su morfología no ramificada.

Diagnóstico

El diagnóstico de esta enfermedad se basa en los síntomas de prurito e irritación en combinación con los hallazgos microscópicos característicos de las secreciones vaginales, que muestran lactobacilos muy alargados, los cuales antes se creía eran *Leptothrix* y que eran signo de tricomonas. Microscópicamente no hay aumento de leucocitos y ni formas de levadura (fig. 14-9). La histopatología de la vagina no se ha descrito y no es importante para el diagnóstico. Se esperaría una biopsia normal.

Las enfermedades que más a menudo se confunden con la vaginosis por *Lactobacillus* son la candidiasis vaginal y la vaginosis citolítica. En cambio, el aspecto microscópico de los lactobacilos alargados es característico y las formas de levadura están ausentes, al igual que la citólisis.

Fisiopatología

Se cree que el aumento del número de lactobacilos produce esta afección controvertida; por otro lado, se planteó que el tratamiento antimicótico era una de las causas de esta afección. Se desconoce si el tratamiento para las levaduras es causal o si es inevitable utilizar una terapia empírica contra la candidiasis como primera línea para las mujeres con estos síntomas.

Tratamiento

Tanto la erradicación de los síntomas como la eliminación de los lactobacilos alargados pueden lograrse con doxiciclina (100 mg c/12 h durante 2 semanas), amoxicilina-ácido clavulánico (500 mg c/12 h) o ciprofloxacino 250 mg c/12 h durante 1 semana. La autora ha tratado a mujeres con estos hallazgos microscópicos en el contexto de prurito, irritación o ardor en varias ocasiones, e incluso después de eliminar los lactobacilos alargados los síntomas continúan; ya no considera que la vaginosis por lactobacilos sea la causa de los síntomas.

Enfermedades vaginales inflamatorias no infecciosas

Aunque la causa más habitual de la vaginitis aguda es una infección, los síntomas crónicos de vaginitis no suelen ser de naturaleza infecciosa.

Vagina atrófica y vaginitis (síndrome urogenital de la menopausia)

La vagina atrófica forma parte del espectro del síndrome urogenital de la menopausia (SUGM), que suele aparecer varios años después de la menopausia. Con la menopausia tradicional, esto es crónico y progresivo. Sin embargo, también puede ocurrir en otros estados que dan lugar a una concentración baja de estrógenos, como durante la lactancia, así como con los fármacos administrados durante el tratamiento del cáncer de mama que bloquean los efectos de los estrógenos. Con la pérdida de estrógenos, el epitelio vaginal se vuelve fino y seco; si la fricción forma erosiones, puede producirse inflamación, lo que causa vaginitis atrófica. El SUGM incluye síntomas urinarios de disuria, tenesmo, incontinencia urinaria de esfuerzo e infecciones urinarias recurrentes, así como síntomas sexuales de disminución de la libido, dificultad para excitarse y reducción del orgasmo, además de los síntomas de atrofia vaginal que se abordan aquí.

Presentación clínica

La vagina atrófica se ha vuelto extremadamente frecuente desde que el uso rutinario de los estrógenos sistémicos después de la menopausia se ha vuelto menos habitual en los últimos 20 años. Aunque la vagina atrófica suele ser asintomática, sobre todo en las pacientes que no son sexualmente activas, casi la mitad de las mujeres presentan sensaciones de sequedad molestas y la dispareunia es frecuente. La vaginitis atrófica, en la que la atrofia viene acompañada de inflamación, se caracteriza no solo por sensaciones constantes de sequedad, sino a veces de irritación, hipersensibilidad y, en ocasiones, prurito. Las relaciones sexuales son dolorosas y empeoran los síntomas. El análisis de la vulva y la vagina atróficas muestra palidez y textura lisa de las mucosas modificadas vulvares. Las rugosidades rosas y húmedas normales de la vagina son sustituidas por una mucosa pálida, plana, inelástica y relativamente seca (**fig. 14-10**). En ocasiones se presentan secreciones vaginales purulentas, aunque por lo general escasas, que constituyen una vaginitis atrófica real; estas mujeres a menudo presentan eritema de las mucosas. Rara vez, puede haber incluso erosiones, en las que el epitelio frágil ha sido erosionado por la fricción del coito o la presión

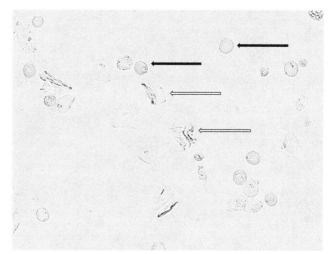

Fig. 14-11. La vagina atrófica es un acontecimiento esperado cuando disminuyen las concentraciones de estrógenos. Cuando las paredes vaginales se adelgazan, el montaje húmedo se caracteriza por un gran número de células parabasales redondas que representan células epiteliales inmaduras (*flechas negras*). Estas células planas pequeñas y redondas se desprenden de un epitelio que solo tiene unas pocas capas celulares de grosor, por lo que no todas las células se convierten en células maduras grandes y planas habituales antes de desprenderse al flujo vaginal (*flechas blancas*).

de una pared vaginal distendida por un cistocele o un rectocele. La vaginitis atrófica sintomática se produce cuando aparecen síntomas o signos de inflamación como eritema vaginal y leucocitos en las secreciones vaginales, debido a erosiones o, con mucha menor frecuencia, a una infección secundaria.

Diagnóstico

El diagnóstico de vagina atrófica se realiza mediante los resultados anteriores en un contexto de insuficiencia de estrógenos y un montaje húmedo típico que muestra mayor proporción de células parabasales y ausencia de lactobacilos. Las células parabasales representan células planas inmaduras, que son células pequeñas y redondas que se han desprendido del epitelio adelgazado y atrófico, en lugar de las células epiteliales maduras, grandes y planas que se desprenden de la superficie de la piel vaginal bien estrogenizada (**fig. 14-11**). Debido a la ausencia de lactobacilos, el pH vaginal es menor de 5. La vaginitis atrófica se produce cuando hay una inflamación apreciable por fricción o erosiones; las células blancas son abundantes en el montaje húmedo (**fig. 14-12**). Los diagnósticos de vagina atrófica y vaginitis atrófica se confirman por la desaparición rápida de los síntomas y los signos con el tratamiento estrogénico. Para el diagnóstico de la vaginitis atrófica se realiza una biopsia vaginal. Sin embargo, histológicamente, el tejido muestra adelgazamiento epitelial. Además, es característica la ausencia de maduración normal con aplanamiento progresivo de las células epiteliales más próximas a la superficie.

La VID se manifiesta de forma similar a la vaginitis atrófica, con células parabasales, secreciones vaginales purulentas y cultivo negativo. No obstante, los antecedentes de la mujer con vaginitis atrófica deben revelar un cuadro de insuficiencia de estrógenos; asimismo, estos últimos deben corregir con

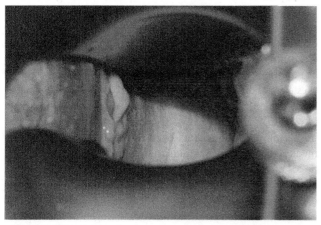

Fig. 14-10. Las paredes vaginales atróficas son pálidas, secas y lisas en lugar de rosadas, con rugosidades prominentes y húmedas.

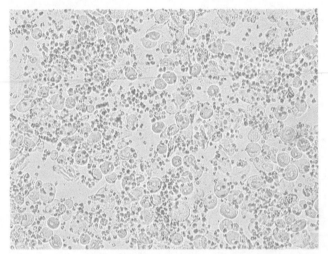

Fig. 14-12. Las paredes vaginales son tan finas que la fricción del roce con un cistocele o un rectocele puede producir erosiones que causen inflamación y vaginitis atrófica, con el consiguiente eritema de las paredes vaginales, secreciones vaginales amarillas y leucocitos abundantes, así como células parabasales. De nuevo, este montaje húmedo es indistinguible del de la vaginitis inflamatoria descamativa y de otras causas de las erosiones vaginales, como el liquen plano.

rapidez las anomalías. La vaginitis bacteriana se presenta con este cuadro, pero un cultivo positivo con respuesta inmediata al tratamiento antibiótico descarta esta afección. La vaginitis por aerobios también es idéntica en su presentación, pero suele ocurrir en las mujeres premenopáusicas. Los estrógenos tópicos no curan la vaginitis por aerobios. Las enfermedades cutáneas erosivas de las mucosas, como el liquen plano, el pénfigo vulgar y el penfigoide de las mucosas, pueden simular una vaginitis atrófica, pero las erosiones deben ser prominentes, casi siempre se producen en otras superficies mucosas, muestran hallazgos histológicos característicos y no responden a los estrógenos.

Fisiopatología

El epitelio vaginal necesita estrógenos para la maduración normal de las células planas. En ausencia de estrógenos, hay menos

VAGINA ATRÓFICA, VAGINITIS	Diagnóstico

- A veces asintomática, a veces ardor, sequedad, dispareunia
- Contexto de estrógenos bajos
- No hay otras causas específicas para la vaginitis inflamatoria; VID, afecciones cutáneas
- Vagina pálida, lisa y seca (vagina atrófica); vagina roja y lisa (vaginitis atrófica)
- Ausencia de secreción (vagina atrófica) o secreción amarilla (vaginitis atrófica)
- pH > 5
- Montaje húmedo que muestra células parabasales y lactobacilos disminuidos; células parabasales, lactobacilos ausentes y leucocitos aumentados (vaginitis atrófica)
- Respuesta rápida al tratamiento

capas celulares en el epitelio y este se vuelve frágil. La vagina atrófica tiene un mayor riesgo de erosiones e infección bacteriana secundaria, con la consiguiente inflamación que causa dolor e irritación. Los factores de riesgo de vagina atrófica, además de la menopausia tradicional antes mencionada, incluyen falta de partos vaginales, abuso del alcohol, falta de actividad sexual y fumar.[53] Los niveles de educación más bajos, el rango de ingresos percibidos más bajos, la satisfacción marital desfavorable y las afecciones crónicas, en especial las uroginecológicas, son factores de riesgo, aunque el peso corporal no lo es.[54] Otras causas de la baja concentración de estrógenos son el tratamiento del cáncer como la radiación pélvica, la quimioterapia y la terapia endocrina, que se asocian a la vagina atrófica y vaginitis.

Tratamiento

Aunque los estrógenos tópicos o sistémicos revierten la mayoría de las anomalías clínicas de la insuficiencia de estrógenos, muchas mujeres no los necesitan. Las personas que solo sufren molestias leves u ocasionales, o dispareunia, pueden sentirse bien con el simple uso de lubricante vaginal durante la actividad sexual o de crema hidratante cuando se sienten molestias por la sequedad vaginal. Los lubricantes son productos a base de silicona, agua o aceite que se aplican generosamente solo antes de la actividad sexual. Las cremas hidratantes vaginales son para las sensaciones continuas de sequedad; están compuestas por bioadhesivos que se aplican con frecuencia.

Cuando estos son inadecuados, por lo general se requieren estrógenos si no hay contraindicaciones. A diferencia de las cremas humectantes, los estrógenos también aumentan el flujo sanguíneo, la elasticidad y el grosor de la pared vaginal. Este tratamiento también puede estabilizar el pH debido al restablecimiento de una flora sana a base de lactobacilos, así como disminuir la frecuencia de las infecciones urinarias recurrentes cuando son un problema. La sustitución local puede realizarse mediante crema, comprimido vaginal o anillo. Aunque la dosis aprobada por la FDA es de 2 a 4 g diarios durante 1 o 2 semanas y luego 1 g de una a tres veces por semana a largo plazo, la experiencia ha mostrado que en general se necesita mucho menos. La autora emplea 0.5 g de estradiol insertado en la vagina dos o tres noches por semana. El estrógeno equino conjugado es igual de eficaz, pero este preparado no está disponible como genérico, es mucho más costoso e implica el sufrimiento y la muerte de animales; algunos médicos creen que es más irritante que la crema de estradiol. La autora vuelve a evaluar a las pacientes en 1 mes en cuanto a los síntomas y el aspecto de la vulva y la vagina, y realiza un montaje húmedo, esperando ver a una paciente cómoda si este era el diagnóstico correcto sin otros problemas. Se puede mantener un epitelio vaginal sano con una a tres aplicaciones intravaginales de estrógenos, 0.5 g por dosis, cada semana. Del mismo modo, se obtiene un buen resultado con mucha menos medicación de la que se indica en el prospecto. Este informa de los efectos secundarios del reemplazo estrogénico sistémico como si se produjeran con este tratamiento tópico, por lo que se debe tranquilizar a las pacientes asegurándoles que no se producen con las dosis bajas de la crema de estrógenos. Dado que el seguro Medicare de los Estados Unidos no cubre los estrógenos para las mujeres mayores de 65 años, los seguros tampoco suelen cubrir estos medicamentos. No obstante, los planes de medicación como goodrx.com hacen que la crema de estradiol, pero no el estrógeno equino conjugado, sea bastante asequible.

Los comprimidos vaginales de estradiol de 10 µg son más prácticos pero más costosos; también se insertan con un aplicador tres veces por semana o mediante estradiol liberado lentamente desde un anillo inerte y no irritante colocado en la parte superior de la vagina cada 3 a 4 meses. Estos métodos administran menos estradiol que las recomendaciones oficiales de dosificación en crema.[55] A pesar de que los datos del fabricante indican que el beneficio del estradiol a 10 µg es equivalente al del preparado de 25 µg cuando se suspendió la formulación de 25 µg, muchos médicos consideraron que el preparado de 10 µg es menos eficaz y requiere inserción continua tres o más veces por semana para obtener una respuesta adecuada.

Una minoría significativa de pacientes desarrolla candidiasis en las primeras semanas de reestrogenización. Cuando menos se les debe advertir de esta posibilidad y, como máximo, administrarles fluconazol 150 a 200 mg semanales o un supositorio o crema intravaginal de azol dos o tres veces por semana durante las primeras 2 semanas de tratamiento estrogénico.

Hay varios obstáculos para el tratamiento de la vagina atrófica y la vaginitis atrófica. En los prospectos se habla del riesgo de cáncer de mama y de endometrio, así como de un mayor riesgo de accidente cerebrovascular y cardiopatías. Las mujeres pueden estar seguras de que el estrógeno tópico está prácticamente exento de efectos secundarios sistémicos en las dosis comentadas con anterioridad, aunque las dosis diarias de varios gramos a menudo causan sensibilidad en los senos. El aplicador de estradiol no es muy popular entre las pacientes, ya que su forma es molesta y difícil de limpiar. Algunas pacientes utilizan crema tópica de estrógenos solo en la vulva o una pequeña cantidad en la vagina, lo que a menudo resulta insuficiente. Muchas pacientes olvidan utilizar sus estrógenos, mientras otras interrumpen el fármaco cuando persisten los síntomas.

Por lo tanto, el médico debe realizar un montaje húmedo de seguimiento si los síntomas persisten para asegurarse de que el medicamento se está utilizando según las indicaciones y de que no hay factores adicionales relacionados con los síntomas de la paciente. El tratamiento con estrógenos no debe considerarse un fracaso a menos que el montaje húmedo vuelva a la normalidad y persistan los síntomas.

Aunque en general se considera que los estrógenos tópicos son seguros en las supervivientes de cáncer de mama, muchos oncólogos no los permiten. Estas mujeres, las que padecen cáncer de endometrio y las que por cualquier otro motivo temen al tratamiento con estrógenos, tienen otras opciones. Es evidente que los lubricantes y las cremas humectantes antes mencionados son importantes; quienes padecen vaginitis atrófica pueden mejorar si añaden supositorios rectales de acetato de hidrocortisona de 25 mg insertados en la vagina para la inflamación. Los cambios en el estilo de vida para reducir los factores asociados al empeoramiento del riesgo de la vagina atrófica pueden ser útiles, por ejemplo, dejar de fumar y añadir ejercicio. Hay pruebas de que la vitamina D puede mejorar la vagina atrófica.[56] Recientemente, se ha informado que las dosis altas de testosterona vaginal tienen efectos beneficiosos.[57] La fisioterapia del piso pélvico puede mejorar la irrigación y los síntomas de la vagina atrófica.

Otra opción tópica disponible es la prasterona (dehidroepiandrosterona [DHEA]). Uno de sus metabolitos es el estrógeno, por lo que, aunque se promociona como no estrogénico, no se garantiza que sea seguro para quienes padecen cáncer de mama. Sin embargo, se considera que los efectos son estrictamente locales.[58] Se inserta por la noche. Un tratamiento sistémico no estrogénico para las mujeres con insuficiencia de estrógenos es el ospemifeno. Este fármaco es un modulador selectivo de los receptores estrogénicos, por lo que puede producir los mismos efectos secundarios que los estrógenos. La North American Menopause Society ha declarado que no hay datos suficientes sobre la seguridad para recomendar su uso en las pacientes con cáncer de mama o de endometrio.[59]

Un tratamiento popular, pero no aprobado, para la vagina atrófica que evita por completo el cáncer de mama y de endometrio es el rejuvenecimiento vaginal. En el 2020 y 2021, las revisiones de todos los ensayos revelaron que había dos tipos de rejuvenecimiento: el láser de CO_2 fraccionado (como el MonaLisa Touch® y FemTouch®) y la radiofrecuencia de temperatura controlada; ninguno estaba controlado y todos utilizaban protocolos y criterios de valoración diferentes. Asimismo, había más datos para el láser de CO_2 fraccionado que para los otros dos tratamientos. Todos parecían seguros y hubo indicios de beneficios.[60,61] El láser de CO_2 fraccionado produce una red de orificios muy superficiales en la epidermis, lo que estimula la formación de colágeno nuevo. Dada la evolución de esta afección crónica y progresiva, así como el mecanismo de acción del láser, se espera que los tratamientos habituales mantengan la mejoría. El costo y el hecho de no estar cubiertos por los seguros son un gran inconveniente.

A las pacientes con vaginitis atrófica les va muy bien con el tratamiento de sustitución de estrógenos a largo plazo o intermitente. Sin embargo, algunas pacientes no necesitan un tratamiento continuo para mantenerse cómodas, sobre todo las que pueden haber tenido una complicación específica y corregible, como una infección o una erosión local que causó los síntomas, así como las que no son sexualmente activas.

VAGINA ATRÓFICA, VAGINITIS   Tratamiento

- Sustitución tópica de estrógenos:
  - Crema vaginal de estradiol o estrógeno equino conjugado 0.5 g por vía vaginal tres veces a la semana; después, ajustar hasta la dosificación menos frecuente de la cantidad más pequeña que controle los síntomas
  - Comprimidos vaginales de estradiol por vía vaginal tres veces a la semana; después, ajustar hasta la dosificación menos frecuente de la cantidad más pequeña que controle los síntomas
  - El anillo de estradiol se cambia cada 3 a 4 meses
- Sustitución sistémica de estrógenos:
  - Oral
  - Parche
- Considerar fluconazol oral semanal o crema vaginal con azoles dos o tres veces por semana las primeras 2 semanas para prevenir la candidiasis secundaria

Vaginitis inflamatoria descamativa

La *vaginitis inflamatoria descamativa* es una vaginitis inflamatoria discutiblemente frecuente que no se presenta por una infección, una insuficiencia de estrógenos o una enfermedad cutánea erosiva conocida. Descrita por primera vez por Herman Gardner en 1968, ha sido mejor definida por Jack Sobel en los años posteriores.[62,63]

Presentación clínica

Los síntomas de la VID consisten en irritación, ardor, dispareunia y, a veces, prurito. Las pacientes suelen describir una secreción vaginal amarilla o verde. La inflamación de otras mucosas, como la mucosa oral y las encías, está ausente.

La VID ocurre en las mujeres tanto premenopáusicas como posmenopáusicas. En la exploración física muestran un vestíbulo enrojecido de manera desigual, quizás debido a una dermatitis de contacto irritativa por secreciones vaginales purulentas (**figs. 14-13 y 14-14**) y a veces incluso eritema de las mucosas modificadas. La vagina está enrojecida; en ocasiones es llamativa, en otras leve, pero no hay erosiones. El epitelio vaginal a veces manifiesta pequeñas máculas rojas similares al clásico cuello uterino «en fresa» de la tricomoniasis (**fig. 14-15**). Otras veces, la vagina está enrojecida con uniformidad (**fig. 14-16**). No hay cicatrices en la vulva ni en la vagina, como ocurre con el liquen plano y las enfermedades inmunoampollosas.

Los casos más graves presentan eritema leve mal delimitado de toda la mucosa modificada de la vulva y edema de los labios menores. No obstante, estas anomalías vulvares son inespecíficas.

El montaje húmedo de las secreciones vaginales de la VID es característico pero inespecífico, al ser idéntico al de la vagini-

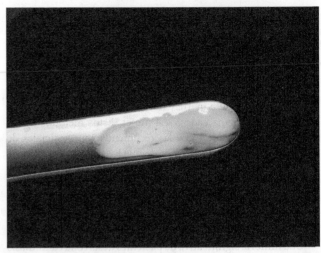

Fig. 14-14. Las secreciones vaginales de la vaginitis inflamatoria descamativa, como en el caso de las dermatosis vaginales erosivas y la vaginitis atrófica, son purulentas y presentan diversos colores amarillos, verdes o, a veces, blanquecinos.

tis atrófica, la vaginitis bacteriana, la vaginitis por aerobios y la vaginitis erosiva como la causada por el liquen plano y el penfigoide de las mucosas (cicatricial) (**fig. 14-17**; *véanse* **figs. 14-8 y 14-12**). Algunas de las células epiteliales que se observan con la VID son células parabasales; son redondas, pequeñas e inmaduras, ya que se han desprendido de un epitelio que prolifera demasiado rápido para la maduración de la capa superior en las células grandes y aplanadas habituales. La inflamación suele reclutar también varios leucocitos; los lactobacilos están ausentes con un pH vaginal mayor de 5.

Diagnóstico

La VID se diagnostica por el hallazgo de eritema vaginal y secreciones características en un contexto de estrógenos adecuados, ausencia de otras afecciones cutáneas y de las muco-

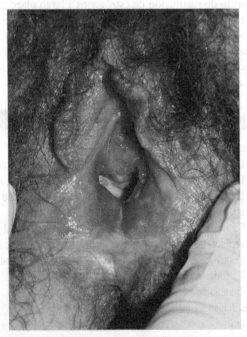

Fig. 14-13. Las mujeres con vaginitis inflamatoria descamativa suelen presentar eritema del vestíbulo y las mucosas modificadas; el epitelio a veces es inusualmente liso debido al edema, pero nunca hay cicatrización con pérdida de estructura. La secreción purulenta, por lo regular abundante, suele ser visible en el introito.

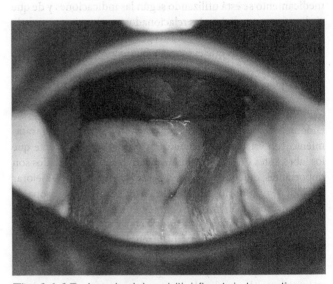

Fig. 14-15. La vagina de la vaginitis inflamatoria descamativa muestra de manera clásica pequeñas máculas rojas diferenciadas que se asemejan al cuello uterino «en fresa» que se dice distingue a las tricomonas.

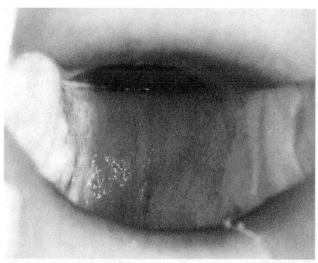

Fig. 14-16. La vaginitis inflamatoria descamativa se caracteriza en la mayoría de los casos por una vagina que presenta eritema variable y difuso, desde leve hasta profundo.

sas, así como cultivos negativos. Por lo general, no se han notificado biopsias para la VID. En un informe más antiguo se observó inflamación más leve, y los hallazgos histológicos de la VID se clasificaban en uno de dos grupos: infiltrado liquenoide sin cambios en la membrana basal o infiltrado inflamatorio mixto inespecífico con linfocitos, eosinófilos y células plasmáticas.[64] Algunas de estas pacientes revelaron biopsias por inmunofluorescencia directa que mostraban una C3 fina y granular inespecífica pero distintiva a lo largo de la membrana basal. Se desconoce si estos hallazgos inespecíficos son variantes del mismo proceso o constituyen dos procesos. Los hallazgos liquenoides quizás solo sean un patrón de reacción inespecífico habitual y característico de cualquier inflamación de la mucosa genital y de la piel de la mucosa modificada. En un estudio reciente de las pacientes con VID y vulvitis plasmocitaria se

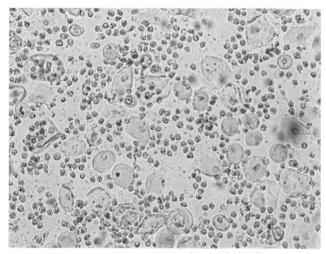

Fig. 14-17. Este montaje húmedo clásico pero inespecífico muestra un evidente aumento de leucocitos y células parabasales con pérdida de lactobacilos. Este montaje húmedo es idéntico al que se observa en la vaginitis atrófica y en las dermatosis vaginales erosivas como el liquen plano y el penfigoide de las mucosas.

compararon las biopsias y los hallazgos clínicos y se indicó que estas afecciones muestran solapamiento.[65]

El diagnóstico diferencial incluye la vaginitis atrófica, la vaginitis erosiva del liquen plano u otras dermatosis erosivas o ampollosas, la vaginitis por anaerobios, la vaginitis bacteriana y la inflamación o infección asociada a un cuerpo extraño retenido. Además, muchas mujeres, tanto sintomáticas como asintomáticas, presentan un montaje húmedo con signos de inflamación que solo muestra el aumento de los leucocitos, sin presencia de células parabasales y sin lactobacilos. Cuando las pruebas de infección son negativas, este cuadro no entra en ninguna categoría diagnóstica. Muchos vulvólogos denominan a este cuadro *VID* a falta de otra posibilidad diagnóstica.

VAGINITIS INFLAMATORIA DESCAMATIVA — Diagnóstico

- Irritación del introito, ardor, dispareunia
- Vagina de color rojo variable, a menudo vestíbulo rojo e inflamado, a veces labios menores hinchados
- Secreción amarilla o verde
- pH por lo general superior a 5
- Montaje húmedo con células parabasales, aumento de leucocitos y disminución de lactobacilos
- Estudios moleculares negativos para tricomonas, gonorrea y clamidia
- Cultivo negativo de hongos y de rutina
- Estrógenos adecuados, sin enfermedades erosivas cutáneas de la vagina, vulva o boca

Fisiopatología

Se desconoce la causa de la VID. La mayoría cree que se trata de una afección inmunitaria porque responde mejor a los corticoides tópicos y a la clindamicina, que presenta propiedades antiinflamatorias.[63] No obstante, algunos consideran que puede distribuirse en un espectro con la vaginitis por aerobios, representando así una forma grave de esta última.[66]

Tratamiento

En primer lugar, debe corregirse cualquier insuficiencia de estrógenos y tratarse cualquier infección concomitante. Si existen dudas, deben tratarse y reevaluar a la paciente.

Las tratamientos específicos de primera línea informados para la VID son la crema tópica de clindamicina[66] o la crema de hidrocortisona al 10% aplicada por vía vaginal.[67] No hay estudios controlados sobre el tratamiento de esta afección o muy pocos incluso en ensayos abiertos e informes anecdóticos. Como resultado de las experiencias compartidas de manera informal con otros vulvólogos, la autora indica a las pacientes que se introduzcan un aplicador lleno de crema de clindamicina por la noche y las vuelve a evaluar en 1 mes, o bien, inicia con un corticoide más potente que la crema de hidrocortisona al 1%. En teoría, la clindamicina oral sería una mejor opción que la clindamicina en crema, al carecer de las propiedades potencialmente irritantes de un fármaco tópico, pero nunca ha tenido una paciente que mejore con clindamicina oral o con otros antibióticos orales antiinflamatorios (doxiciclina o trimetoprima-sulfametoxazol). Cuando las pacientes responden bien, la frecuencia de aplicación puede disminuirse hasta el uso menos habitual que controle el proceso, ya que la recurrencia es invariable. A estas pacientes la autora también les receta un ungüento de clobetasol o halobetasol para que se lo apliquen en el introito a diario.

Para las pacientes que no responden, se utiliza un supositorio vaginal compuesto de acetato de hidrocortisona, de 100 a 300 g, que se introduce a la hora de acostarse, o bien, se pide a la paciente que se inserte 1 a 2 g de un ungüento de corticoides superpotentes, como el clobetasol, a la hora de acostarse. Cuando el ungüento se pega al extremo del aplicador en lugar de llegar a la vagina, se solicita a la paciente que caliente primero el tubo de medicamento en el lavabo. De nuevo, la autora vuelve a evaluar a la paciente no más de 1 mes después. Cuando la enfermedad sigue sin responder, utiliza clindamicina y un corticoide tópico juntos. No ha habido éxito con los corticoides orales. El médico debe ser consciente de que no existen los corticoides formulados para la vagina y que no se sabe nada sobre la absorción de estos últimos en esta zona, por lo que el uso a largo plazo debe vigilarse de manera cuidadosa. Se deben obtener pruebas de estimulación de cortisol si una paciente requiere corticoides intravaginales con una frecuencia mayor que dos veces por semana a largo plazo para controlar su VID.

Tanto la clindamicina vaginal como los corticoides aumentan el riesgo de candidiasis, por lo que se receta fluconazol oral semanal para prevenir esta infección, al menos al principio.

VAGINITIS INFLAMATORIA DESCAMATIVA — Tratamiento

- Crema tópica de clindamicina, ½ a 1 aplicador en la vagina antes de acostarse durante 2 a 4 semanas
- Crema de hidrocortisona al 10%, 1 aplicador en la vagina; acetato de hidrocortisona compuesto 100 a 300 mg en supositorio vaginal antes de acostarse durante 2 a 4 semanas; reevaluar a la paciente y hacer un montaje húmedo
- Si no se controla con ninguno de los dos, entonces administrar tanto los supositorios de hidrocortisona como la crema de clindamicina antes de acostarse durante 2 a 4 semanas
- Reducir la periodicidad a la frecuencia más baja que controle la afección
- Interrumpir y esperar a que reaparezca
- Considerar fluconazol semanal para prevenir la candidiasis secundaria

Vaginitis erosiva por enfermedad cutánea específica

Varias enfermedades erosivas y ampollosas cutáneas muestran predilección por las mucosas, entre ellas la vagina y, a menudo, las mucosas modificadas de la vulva. Estos temas se tratan principalmente en los capítulos 10 y 11.

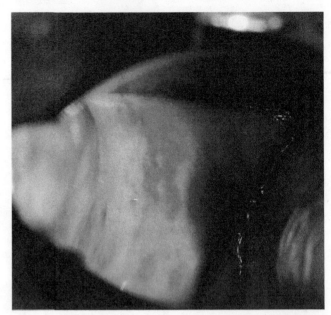

Fig. 14-18. Todas las dermatosis vaginales erosivas y ampollosas muestran erosiones vaginales irregulares; esta mujer tiene liquen plano, que es la más frecuente de las enfermedades erosivas de las mucosas.

El liquen plano representa la causa más frecuente de estas enfermedades. Otras enfermedades erosivas de las mucosas son el penfigoide de las mucosas (cicatricial), el penfigoide vulgar y el eritema multiforme. Estas afecciones manifiestan erosiones abiertas y, por lo regular, también afectan otras mucosas, en especial a la oral (fig. 14-18). Además, la mayoría de estas enfermedades muestran también lesiones de las superficies cutáneas extragenitales secas y queratinizadas, por lo que la afección bien establecida no presenta dificultades diagnósticas.

El diagnóstico se determina por medio de la constelación de hallazgos, y tanto mediante las características histológicas habituales del borde o de una erosión, como mediante biopsias por inmunofluorescencia directa del epitelio cercano pero no afectado.

Vestibulodinia (síndrome de la vestibulitis vulvar, vulvodinia provocada localizada)

La vestibulitis vulvar no es una enfermedad vaginal, pero a menudo se confunde con la vaginitis debido al eritema del introito y a los síntomas de irritación y ardor (*véase* cap. 13 para conocer el análisis principal) (fig. 14-19).

Secreción vaginal fisiológica

Un motivo de consulta frecuente de las mujeres premenopáusicas es el exceso de secreción, a veces asociado al olor. Estas pacientes a veces refieren irritación manifestada por prurito o hipersensibilidad, pero lo más frecuente es que la presencia de la secreción desagradable sea la característica principal. Por lo general, la paciente está convencida de que la causa de las secreciones es una infección, ya que a menudo ha sido diagnosticada con infecciones por médicos previos.

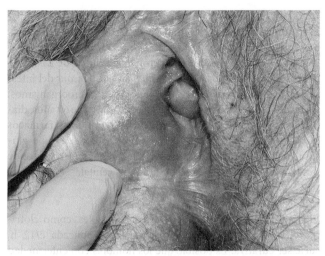

Fig. 14-19. La vestibulodinia (antes llamada *síndrome de vestibulitis vulvar*) a veces se confunde con la vaginitis. Este eritema vestibular que rodea la fóvea que es el orificio de una glándula vestibular, justo medial a las carúnculas himeneales; se distribuye en un espectro de eritema habitual, pero los montajes húmedos y los cultivos son normales.

La exploración física es poco concluyente, salvo que, a veces, las secreciones vaginales son abundantes pero de color y consistencia normales. El pH es normal; un montaje húmedo no muestra indicios de levaduras, células clave, tricomonas o aumento de leucocitos. Los lactobacilos están presentes. La prueba del olfato es negativa y las secreciones vaginales producen un olor normal.

El «diagnóstico» de flujo fisiológico se realiza ante la consulta por aumento de secreciones, el montaje húmedo sin anomalías y el cultivo negativo. El diagnóstico diferencial incluye todas las demás vaginitis, en particular la VB. Además, de vez en cuando la paciente presenta «secreción» y olor a causa de la sudoración excesiva de la zona inguinal. Se puede diagnosticar mediante la respuesta a un antitranspirante.

El tratamiento del flujo fisiológico se basa en la educación de la paciente (*véase* la información para la paciente). Las pacientes aceptan los resultados de la evaluación, a veces con alivio o, más a menudo, con fastidio por la falta de respuesta o incluso se niegan a creer que sus secreciones sean normales. Algunas mujeres tienen secreciones muy abundantes que resultan molestas. Cambiar una copa menstrual o tampones con frecuencia puede hacer que esto sea menos molesto. A veces, también puede ser útil una ducha matutina con vinagre suave y agua. Sin embargo, debe ser asesorada sobre los pequeños riesgos de las duchas vaginales y el uso de tampones.

Algunas mujeres están evidentemente angustiadas por sus secreciones y el olor percibido, por lo que siguen solicitando una reevaluación y un tratamiento empírico. En ocasiones, las pacientes se sienten discapacitadas por sus síntomas, ya que creen que los demás pueden olerlas; evitan el trabajo y las actividades sociales. Estas mujeres sufren un trastorno dismórfico corporal y la mejor forma de tratarlas es con atención psiquiátrica y medicamentos psicotrópicos, pero en general se resisten a esta vía.

SECRECIÓN FISIOLÓGICA	**Diagnóstico**

- Consultas por secreción vaginal abundante, a veces con olor, con o sin irritación o prurito
- Color, consistencia y olor normales
- Micocultivo o pruebas moleculares de vaginitis negativas
- Montaje húmedo normal sin exceso de células inflamatorias, células parabasales, pH normal

SECRECIÓN FISIOLÓGICA	**Tratamiento**

- Educación de la paciente (*véase* la información para la paciente)
- Tranquilizar
- Reevaluar si hay exacerbaciones una o dos veces para tranquilizar a la paciente
- Considerar la posibilidad de cambiar los tampones o las copas menstruales con mayor frecuencia para controlarla
- Considerar las duchas vaginales antes del mediodía pera instruir a la paciente respecto a las reacciones adversas
- Intentar la remisión cuando esté psicológicamente angustiada

Balanitis

La *balanitis* es la inflamación del glande del pene. El término *balanopostitis* se utiliza cuando la inflamación incluye el prepucio. Dado que un prepucio intacto proporciona un espacio húmedo, ocluido y cálido que constituye un entorno favorable para algunos microorganismos, las balanitis de todo tipo son mucho más frecuentes en los hombres incircuncisos.

Balanitis y balanopostitis infecciosa

La balanopostitis suele ser un proceso infeccioso, mientras que la balanitis en un hombre circuncidado, no. En cambio, como suele ocurrir en las mujeres, a menudo se culpa a la infección micótica de las afecciones genitales crónicas de cualquier causa.

Balanitis por *Candida*

Presentación clínica

La balanitis por *Candida* se presenta con mayor frecuencia como parches rojos, principalmente en los hombres incircuncisos, aunque la afectación más grave produce erosiones superficiales o incluso pápulas blancas (**fig. 14-20**). Las erosiones son distintas y redondeadas, pero pueden volverse más confluentes y menos delimitadas debido a la naturaleza tanto frágil como ocluida de esta piel y de la maceración resultante. Las pápulas blancas características de la infección por levaduras, como las de la candidiasis bucal, pueden eliminarse mediante el raspado suave. A menos que el paciente padezca incontinencia u obesidad, el prepucio externo seco y el cuerpo del pene se conservan, pero los pliegues crurales húmedos y el pliegue interglúteo pueden verse afectados. El compromiso del pliegue interglúteo suele caracterizarse por fisuras.

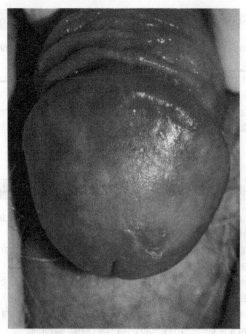

Fig. 14-20. Los hombres incircuncisos corren un mayor riesgo de contraer candidiasis, que suele presentarse como eritema irregular inespecífico. Se debe realizar una preparación o micocultivo para aquellos que no presenten otro tipo de riesgo o que sean resistentes al tratamiento.

Diagnóstico

El diagnóstico se confirma mediante la identificación de elementos micóticos a partir del material blanco raspado de la piel o del borde de una erosión. Esto puede lograrse mediante un cultivo o mediante el análisis de un frotis al microscopio. Las biopsias no están indicadas, pero se realizan ocasionalmente cuando no se sospecha el diagnóstico. Es habitual una pústula subcorneal con infiltración del estrato córneo por hifas y seudohifas. El hombre circuncidado a veces experimenta irritación por levaduras tras mantener relaciones sexuales con una pareja infectada, pero no suele mostrar hallazgos cutáneos más allá de eritema sutil, irregular y evanescente.

La balanitis por *Candida* debe incluirse en el diagnóstico diferencial de cualquier inflamación del glande del pene. No solo es una causa muy frecuente en los hombres incircuncisos, sino que también complica la inflamación por otras causas, como la psoriasis o la infección por el virus del herpes simple. El liquen plano y la neoplasia intraepitelial peneana (eritroplasia de Queyrat, enfermedad de Bowen) pueden simular una balanitis por *Candida*.

BALANITIS POR *CANDIDA* | **Diagnóstico**

- Irritación y prurito
- Eritema, erosión, pápulas blancas y placas que se retiran con un aplicador con punta de algodón en el hombre incircunciso
- La preparación micótica del material blanco muestra formas de levaduras
- Si no, cultivo que muestra *Candida*

Fisiopatología

La candidiasis peneana se limita casi exclusivamente a los hombres incircuncisos. La colonización es bastante alta: ocurrió en el 26.2% de 478 hombres que acudieron a una clínica de ETS; más del 18% presentan balanitis por *Candida*.[68] *C. albicans* del intestino o de una pareja sexual proporciona los microorganismos, donde los factores de riesgo incluyen edad mayor de 60 años, diabetes, inmunodepresión e incontinencia.[68] Los nuevos fármacos para la diabetes (inhibidores del cotransportador 2 de sodio-glucosa) actúan produciendo glucosuria, lo que añade otro factor de riesgo muy importante para la candidiasis genital.[69]

Tratamiento

El tratamiento tópico con una crema de azoles, como clotrimazol, miconazol, econazol o ketoconazol aplicada c/12 h, suele ser curativa. Es posible que los hombres con enfermedad erosiva grave sientan ardor con la crema. El ungüento de nistatina puede servir en estos pacientes, pero a veces causa maceración. Otra alternativa es el tratamiento oral con fluconazol.

BALANITIS POR *CANDIDA* | **Tratamiento**

- Crema tópica con azoles c/24 h o c/12 h si no está erosionada
- Ungüento de nistatina de una a cuatro veces al día en caso de erosión o dolor
- Fluconazol 100 a 200 mg/día hasta que desaparezca
- Tratar cualquier levadura en la pareja; controlar, cuando sea posible, diabetes, incontinencia, obesidad, etcétera
- Utilizar fármacos de elección ante la primera aparición de recidiva o aplicación diaria ininterrumpida para reducir la recidiva

---

Balanitis y balanopostitis bacteriana

La infección bacteriana, que también se presenta principalmente en los hombres incircuncisos, es una afección muy poco frecuente que puede causar inflamación del glande y del prepucio. La balanitis bacteriana también puede venir acompañada de una infección perianal. El eritema, la purulencia y el dolor del glande y del prepucio son hallazgos clínicos habituales, sobre todo en caso de *Streptococcus pyogenes*. Otras bacterias encontradas en el cultivo son *S. agalactiae* y *S. aureus*.

El diagnóstico se realiza mediante el cultivo y la respuesta al tratamiento. El tratamiento incluye antibióticos orales de acuerdo con las pruebas de sensibilidad informadas en el cultivo, así como evitar alérgenos de contacto conocidos.

Balanitis y balanopostitis no infecciosas
Balanitis circinada (artritis reactiva, antes llamada *síndrome de Reiter*)

Las lesiones del síndrome de artritis reactiva en el glande del pene se denominan *balanitis circinada* (*véanse* caps. 5 y 10). Estas lesiones son clínica e histológicamente indistinguibles de las de una enfermedad bastante relacionada, la psoriasis pustulosa. Los hombres incircuncisos presentan pápulas blancas anulares que a veces se unen y forman placas arqueadas, de ahí

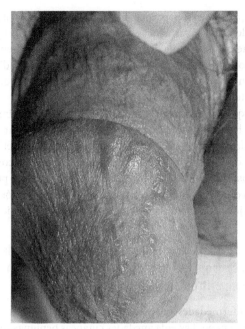

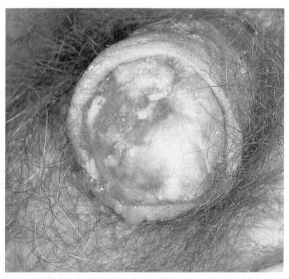

Fig. 14-23. La balanitis seudoepiteliomatosa, micácea y queratósica suele presentar escamas gruesas y adherentes que, en el hombre incircunciso, se ven engrosadas y blancas.

Fig. 14-21. Los hallazgos cutáneos de la artritis reactiva en un hombre incircunciso muestran característicamente pápulas blancas anulares, a veces confluentes, que dan lugar al término *balanitis circinada* («circular»). En ocasiones se acompaña de escamas, costras o pústulas en las palmas de las manos y las plantas de los pies.

el término *balanitis circinada* (**fig. 14-21**). Los hombres circuncidados suelen presentar descamación relativamente bien delimitada, pápulas costrosas y placas que no se distinguen de la psoriasis (**fig. 14-22**). Los pacientes con artritis reactiva y los que padecen psoriasis pustulosa suelen presentar placas costrosas circunscritas asociadas en las palmas de las manos y los pies;

además, a veces estas se generalizan para cubrir zonas más extensas. El tratamiento comprende corticoides tópicos, acitretina oral, metotrexato oral y fármacos biológicos.

Balanitis seudoepiteliomatosa, micácea y queratósica

Presentación clínica

La balanitis seudoepiteliomatosa, micácea y queratósica se presenta como placas indolentes, relativamente asintomáticas, hiperqueratósicas y, a veces, costrosas en el glande (**figs. 14-23 y 14-24**). Esta afección ocurre con mayor frecuencia en los hombres de edad avanzada, a menudo circuncidados tardíamente.[70]

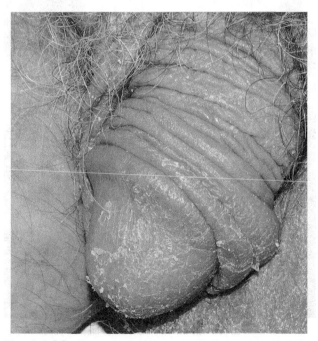

Fig. 14-22. El pene circuncidado con artritis reactiva presenta hallazgos cutáneos indistinguibles de la psoriasis del glande, con pápulas descamativas y placas de escamas.

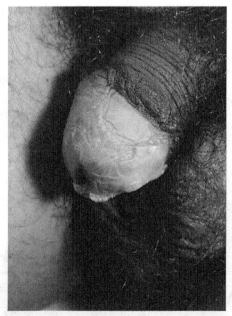

Fig. 14-24. La hiperqueratosis y la formación de costras en el glande son características de la balanitis seudoepiteliomatosa, queratósica y micácea, una afección poco frecuente que puede simular el carcinoma escamocelular y presentar potencial maligno.

Diagnóstico

El diagnóstico se realiza con el aspecto clínico y se confirma mediante biopsia. La biopsia cutánea muestra un epitelio un tanto bien diferenciado, con hiperplasia seudoepiteliomatosa y dermis normal con un leve infiltrado inflamatorio crónico.

La enfermedad principal y más peligrosa en el diagnóstico diferencial es el carcinoma escamocelular, que suele distinguirse en la biopsia.

Fisiopatología

Se desconoce el origen de esta enfermedad, pero se plantea que es una afección premaligna con progresión a carcinoma escamocelular invasor en ausencia de infección por el VPH.[71] No obstante, de forma reciente se han detectado tipos de VPH de bajo riesgo en dos pacientes.[72]

Tratamiento

Aunque la lesión puede vigilarse de manera cuidadosa, es preferible la extirpación mediante resección, tanto para prevenir una posible transformación maligna como para garantizar una muestra de tejido adecuada para los estudios histológicos. El fluorouracilo tópico también se ha utilizado de manera satisfactoria, al igual que la terapia fotodinámica.[73]

Balanitis de células plasmáticas (balanitis de Zoon)

La balanitis de células plasmáticas es una dermatosis poco frecuente y característica de causa desconocida. Esta afección se analiza principalmente en el capítulo 5. La balanitis de células plasmáticas se presenta como una placa bien delimitada, roja, purpúrica y brillante (fig. 14-25). Aunque en su mayor parte es asintomática, puede presentar prurito o sensibilidad leves.

El diagnóstico se realiza correlacionando las presentaciones clínica e histológica y descartando enfermedades de aspecto similar, como el liquen plano, la candidiasis, la enfermedad de Bowen y la psoriasis. Las histología de la balanitis de

células plasmáticas es particular, ya que muestra un infiltrado denso de células plasmáticas en la dermis superior. Esta balanitis puede semejar muchos procesos inflamatorios, en especial en los hombres incircuncisos. El liquen plano, la candidiasis, la enfermedad de Bowen y la psoriasis son los procesos que más frecuentemente deben descartarse.

Aunque se desconoce la causa de esta enfermedad inflamatoria, la balanitis de células plasmáticas no parece ser infecciosa ni neoplásica; algunos creen que está relacionada con el liquen plano. Los corticoides y retinoides tópicos y la terapia con láser han mostrado ser útiles. Sin embargo, se trata de un proceso crónico que tiende a reaparecer si se realiza una ablación y que solo mejora pero no desaparece con el tratamiento tópico.

Otras causas no infecciosas de balanitis: liquen plano, psoriasis, neoplasia intraepitelial peneana (enfermedad de Bowen, eritroplasia de Queyrat)

Otras enfermedades pueden afectar de manera preferente al glande del pene. Las enfermedades cutáneas benignas más frecuentes son la psoriasis y el liquen plano (figs. 14-26 y 14-27). Se trata de pápulas y placas rojas, por lo general bien delimitadas, que muestran predilección por el glande en los hombres incircuncisos (tratadas en su mayoría en el capítulo 5). A menudo, parecen inespecíficas y pueden confundirse con las pápulas rojas de la neoplasia intraepitelial (enfermedad de Bowen, eritroplasia de Queyrat), la balanitis de células plasmáticas y la candidiasis. La exploración de otras superficies cutáneas suele

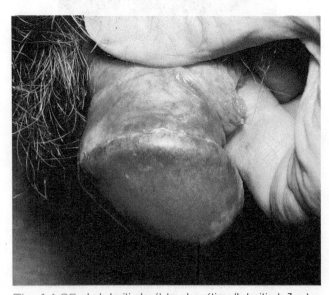

Fig. 14-25. La balanitis de células plasmáticas (balanitis de Zoon) se manifiesta como pápulas de color rojo intenso, a veces purpúricas, o manchas rojas, marrones o anaranjadas procedentes de la hemosiderina de una púrpura previa.

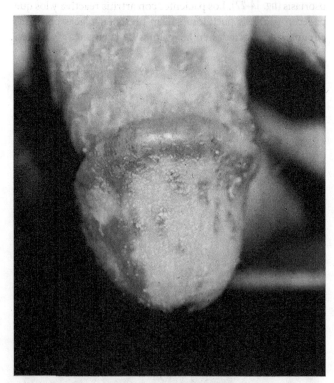

Fig. 14-26. La psoriasis del pene incircunciso muestra pápulas o placas rojas y vidriosas indistinguibles del carcinoma escamocelular *in situ*, la neoplasia intraepitelial de células planas de alto grado o la neoplasia epitelial diferenciada. A menudo, el análisis de otras superficies cutáneas muestra psoriasis más típica, pero con frecuencia se requiere una biopsia.

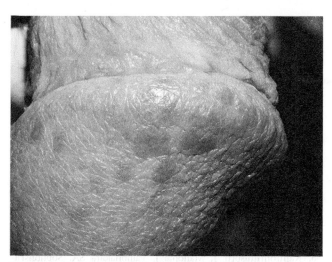

Fig. 14-27. Pápulas rojas superficiales e inespecíficas de liquen plano erosivo. El diagnóstico debe realizarse por correlación con una enfermedad mucosa patognomónica en otras localizaciones o por la biopsia de una pápula.

mostrar una morfología más específica de la psoriasis o el liquen plano, pero casi siempre es necesaria la biopsia.

La neoplasia intraepitelial peneana (también denominada *carcinoma escamocelular* in situ, *enfermedad de Bowen, eritroplasia de Queyrat, neoplasia intraepitelial diferenciada peneana* o *lesiones intraepiteliales escamosas de alto grado*) también puede producir pápulas rojas en el glande.

Las pápulas o placas rojas crónicas que no responden en el glande deben examinarse mediante biopsia para garantizar que los procesos neoplásicos no pasen desapercibidos y no se traten.

REFERENCIAS

1. Barnes P, Vieira R, Harwood J, Chauhan M. Self-taken vaginal swabs versus clinician-taken for detection of candida and bacterial vaginosis: a case-control study in primary care. *Br J Gen Pract.* 2017;67(665):e824-e829.

2. *Vulvovaginal Candidiasis—2021 STD Treatment Guidelines.* https://www.cdc.gov/std/treatment-guidelines/candidiasis.htm

3. Achkar JM, Fries BC. Candida infections of the genitourinary tract. *Clin Microbiol Rev.* 2010;23:253-273.

4. Shi Y, Zhu Y, Fan S, Liu X, Liang Y, Shan Y. Molecular identification and antifungal susceptibility profile of yeast from vulvovaginal candidiasis. *BMC Infect Dis.* 2020;20:287. doi:10.1186/s12879-020-04985-w

5. Farr A, Effendy I, Frey Tirri B, et al. Guideline: vulvovaginal candidosis (AWMF 015/072, level S2k). *Mycoses.* 2021;64:583-602.

6. Shukla A, Sobel JD. Vulvovaginitis caused by Candida species following antibiotic exposure. *Curr Infect Dis Rep.* 2019;21:44.

7. McClelland RS, Richardson BA, Hassan WM, et al. Prospective study of vaginal bacterial flora and other risk factors for vulvovaginal candidiasis. *J Infect Dis.* 2009;199:1883-1890.

8. Mohammadi F, Hemmat N, Bajalan Z, Javadi A. Analysis of biofilm-related genes and antifungal susceptibility pattern of vaginal *Candida albicans* and non-*Candida albicans* species. *Biomed Res Int.* 2021;2021:5598907.

9. Available at: https://www.cdc.gov/std/treatment-guidelines/candidiasis.htm

10. Pitsouni E, Iavazzo C, Falagas ME. Itraconazole vs fluconazole for the treatment of uncomplicated acute vaginal and vulvovaginal candidiasis in nonpregnant women: a metaanalysis of randomized controlled trials. *Am J Obstet Gynecol.* 2008;198:153-160.

11. Collins LM, Moore R, Sobel JD. Prognosis and long-term outcome of women with idiopathic recurrent vulvovaginal candidiasis caused by *Candida albicans*. *J Low Genit Tract Dis.* 2020;24:48-52.

12. Sobel JD, Borroto-Esoda K, Azie N, Angulo D. In vitro pH activity of ibrexafungerp against fluconazole-susceptible and -resistant *Candida* isolates from women with vulvovaginal candidiasis. *Antimicrob Agents Chemother.* 2021;65:e0056221.

13. Xie HY, Feng D, Wei DM, et al. Probiotics for vulvovaginal candidiasis in non-pregnant women. *Cochrane Database Syst Rev.* 2017;(11):CD010496. doi:10.1002/14651858.CD010496.pub2

14. Iavazzo C, Gkegkes ID, Zarkada IM, Falagas ME. Boric acid for recurrent vulvovaginal candidiasis: the clinical evidence. *J Womens Health (Larchmt).* 2011;20:1245-1255.

15. Watson C, Calabretto H. Comprehensive review of conventional and non-conventional methods of management of recurrent vulvovaginal candidiasis. *Aust N Z J Obstet Gynaecol.* 2007;47:262-272.

16. Gamal A, Chu S, McCormick TS, Borroto-Esoda K, Angulo D, Ghannoum MA. Ibrexafungerp, a novel oral triterpenoid antifungal in development: overview of antifungal activity against *Candida glabrata*. *Front Cell Infect Microbiol.* 2021;11:642358.

17. Available at: https://www.cdc.gov/std/treatment-guidelines/trichomoniasis.htm

18. Graves KJ, Ghosh AP, Schmidt N, et al. *Trichomonas vaginalis* virus among women with trichomoniasis and associations with demographics, clinical outcomes, and metronidazole resistance. *Clin Infect Dis.* 2019;69:2170-2176.

19. Šoba B, Skvarč M, Matičič M. Trichomoniasis: a brief review of diagnostic methods and our experience with real-time PCR for detecting infection. *Acta Dermatovenerol Alp Pannonica Adriat.* 2015;24:7-10.

20. Danby CS, Althouse AD, Hillier SL, Wiesenfeld HC. Nucleic acid amplification testing compared with cultures, gram stain, and microscopy in the diagnosis of Vaginitis. *J Low Genit Tract Dis.* 2021;25:76-80.

21. Heller DS, Pitsos M, Skurnick J. Does the presence of vaginitis on a Pap smear correlate with clinical symptoms in the patient? *J Reprod Med.* 2008;53:429-434.

22. Güdücü N, Gönenç G, Işçi H, Yiğiter AB, Başsüllü N, Dünder I. Clinical importance of detection of bacterial vaginosis, *Trichomonas vaginalis*, *Candida albicans* and actinomyces in Papanicolaou smears. *Clin Exp Obstet Gynecol.* 2012;39:333-336.

23. Muzny CA, Van Gerwen OT, Kissinger P. Updates in trichomonas treatment including persistent infection and 5-nitroimidazole hypersensitivity. *Curr Opin Infect Dis.* 2020;33:73-77.

24. Fjeld H, Raknes G. Is combining metronidazole and alcohol really hazardous? [Norwegian]. *Tidsskr Nor Laegeforen.* 2014;134:1661-1663.

25. Marques-Silva M, Lisboa C, Gomes N, Rodrigues AG. *Trichomonas vaginalis* and growing concern over drug resistance: a systematic review. *J Eur Acad Dermatol Venereol.* 2021;35:2007-2021.

26. Keating MA, Nyirjesy P. *Trichomonas vaginalis* infection in a tertiary care vaginitis center. *Sex Transm Dis.* 2015;42:482-485.

27. Alessio C, Nyirjesy P. Management of resistant trichomoniasis. *Curr Infect Dis Rep.* 2019;21:31.

28. Abou Chacra L, Fenollar F, Diop K. Bacterial vaginosis: what do we currently know? *Front Cell Infect Microbiol.* 2022;11:672429.

29. Available at: https://www.cdc.gov/std/treatment-guidelines/bv.htm

30. Abbai NS, Reddy T, Ramjee G. Prevalent bacterial vaginosis infection—a risk factor for incident sexually transmitted infections in women in Durban, South Africa. *Int J STD AIDS*. 2016;27:1283-1288.

31. Javed A, Parvaiz F, Manzoor S. Bacterial vaginosis: an insight into the prevalence, alternative treatments regimen and it's associated resistance patterns. *Microb Pathog*. 2019;127:21-30.

32. Fethers KA, Fairley CK, Morton A, et al. Early sexual experiences and risk factors for bacterial vaginosis. *J Infect Dis*. 2009;200:1662-1670.

33. Kenyon CR, Buyze J, Klebanoff M, Brotman RM. Association between bacterial vaginosis and partner concurrency: a longitudinal study. *Sex Transm Infect*. 2018;94:75-77. https://doi.org/10.1136/sextrans-2016-052652

34. Bautista CT, Wurapa E, Sateren WB, Morris S, Hollingsworth B, Sanchez JL. Bacterial vaginosis: a synthesis of the literature on etiology, prevalence, risk factors, and relationship with chlamydia and gonorrhea infections. *Mil Med Res*. 2016;3:4. https://doi.org/10.1186/s40779-016-0074-5

35. Froehle L, Ghanem KG, Page K, et al. Bacterial vaginosis and alcohol consumption: a cross-sectional retrospective study in Baltimore, *Maryland Sex Transm Dis*. 2021;48:986-990.

36. Morris BJ, Hankins CA, Banerjee J, et al. Does male circumcision reduce women's risk of sexually transmitted infections, cervical cancer, and associated conditions? *Front Public Health*. 2019;7:4. https://doi.org/10.3389/fpubh.2019.00004

37. Senok AC, Verstraelen H, Temmerman M, Botta GA. Probiotics for the treatment of bacterial vaginosis. *Cochrane Database Syst Rev*. 2009;(4):CD006289.

38. Liu HF, Yi N. A systematic review and meta-analysis on the efficacy of probiotics for bacterial vaginosis. *Eur Rev Med Pharmacol Sci*. 2022;26:90-98.

39. Amaya-Guio J, Martinez-Velasquez MY, Viveros-Carreño DA, Sierra-Barrios EM, Grillo-Ardila CF. Antibiotic treatment for the sexual partners of women with bacterial vaginosis. *Cochrane Database Syst Rev*. 2016;(10):CD011701.

40. Mehta SD. Systematic review of randomized trials of treatment of male sexual partners for improved bacteria vaginosis outcomes in women. *Sex Transm Dis*. 2012;39:822-830.

41. Plummer EL, Vodstrcil LA, Doyle M, et al. A prospective, open-label pilot study of concurrent male partner treatment for bacterial vaginosis. *MBio*. 2021;12:e0232321.

42. Sonnex C. Genital streptococcal infection in non-pregnant women: a case-note review. *Int J STD AIDS*. 2013;24:447-448.

43. Verstraelen H, Verhelst R, Vaneechoutte M, Temmerman M. Group A streptococcal vaginitis: an unrecognized cause of vaginal symptoms in adult women. *Arch Gynecol Obstet*. 2011;284:95-98.

44. Sobel JD, Funaro D, Kaplan EL. Recurrent group A streptococcal vulvovaginitis in adult women: family epidemiology. *Clin Infect Dis*. 2007;44:e43-e45.

45. Clark LR, Atendido M. Group B streptococcal vaginitis in postpubertal adolescent girls. *J Adolesc Health*. 2005;36:437-440.

46. Donders GGG, Bellen G, Grinceviciene S, et al. Aerobic vaginitis: no longer a stranger. *Res Microbiol*. 2017;168(9-10):845-858.

47. Lev-Sagie A, De Seta F, Verstraelen H, Ventolini G, Lonnee-Hoffmann R, Vieira-Baptista P. The vaginal microbiome: II. Vaginal dysbiotic conditions. *J Low Genit Tract Dis*. 2022;26:79-84.

48. Mendling W. Vaginal microbiota. *Adv Exp Med Biol*. 2016;902:83-93.

49. Cibley LJ, Cibley LJ. Cytolytic vaginosis. *Am J Obstet Gynecol*. 1991;165:1245-1249.

50. Shopova E, Tiufekchieva E, Karag'ozov I, et al. Cytolytic vaginosis—clinical and microbiological study. *Akush Ginekol (Sofiia)*. 2006;45(Suppl 2):12-13.

51. Voytik M, Nyirjesy P. Cytolytic vaginosis: a critical appraisal of a controversial condition. *Curr Infect Dis Rep*. 2020;22:1-6.

52. Horowitz BJ, Mårdh PA, Nagy E, et al. Vaginal lactobacillosis. *Am J Obstet Gynecol*. 1994;170:857-861.

53. Angelou K, Grigoriadis T, Diakosavvas M, Zacharakis D, Athanasiou S. The genitourinary syndrome of menopause: an overview of the recent data. *Cureus*. 2020;12:e7586. doi:10.7759/cureus.7586

54. Karakoç H, Uçtu AK, Özerdoğan N. Genitourinary syndrome of menopause: effects on related factors, quality of life, and self-care power. *Prz Menopauzalny*. 2019;18:15-22.

55. Phillips NA, Bachmann GA. Genitourinary syndrome of menopause: common problem, effective treatments. *Cleve Clin J Med*. 2018;85:390-398.

56. Kamronrithisorn T, Manonai J, Vallibhakara SA, Sophonsritsuk A, Vallibhakara O. Effect of vitamin D supplement on vulvovaginal atrophy of the menopause. *Nutrients*. 2020;12:2876.

57. Simon JA, Goldstein I, Kim NN, et al. The role of androgens in the treatment of genitourinary syndrome of menopause (SUGM): International Society for the Study of Women's Sexual Health (ISSWSH) expert consensus panel review. *Menopause*. 2018;25:837-847.

58. Labrie F, Archer DF, Koltun W, et al.; Members of the VVA Prasterone Research Group. Efficacy of intravaginal dehydroepiandrosterone (DHEA) on moderate to severe dyspareunia and vaginal dryness, symptoms of vulvovaginal atrophy, and of the genitourinary syndrome of menopause. *Menopause*. 2018;25:1339-1353.

59. The 2020 genitourinary syndrome of menopause position statement of The North American Menopause Society. *Menopause*. 2020;27:976-992.

60. Photiou L, Lin MJ, Dubin DP, Lenskaya V, Khorasani H. Review of non-invasive vulvovaginal rejuvenation *J Eur Acad Dermatol Venereol*. 2020;34:716-726.

61. D'Oria O, Giannini A, Prata G, et al. Non-invasive treatment of vulvovaginal atrophy in menopause with CO2 laser. *Minerva Obstet Gynecol*. 2021;73:127-134.

62. Gardner HL. Desquamative inflammatory vaginitis: a newly defined entity. *Am J Obstet Gynecol*. 1968;102:1102-1105.

63. Reichman O, Sobel J. Desquamative inflammatory vaginitis. *Best Pract Res Clin Obstet Gynaecol*. 2014;28:1042-1050.

64. Murphy R, Edwards L. Desquamative inflammatory vaginitis: what is it? *J Reprod Med*. 2008;53:124-128.

65. Song M, Day T, Kliman L, et al. Desquamative inflammatory vaginitis and plasma cell vulvitis represent a spectrum of hemorrhagic vestibulovaginitis. *J Low Genit Tract Dis*. 2022;26:60-67.

66. Sonthalia S, Aggarwal P, Das S, Sharma P, Sharma R, Singh S. Aerobic vaginitis—an underdiagnosed cause of vaginal discharge—narrative review. *Int J STD AIDS*. 2020;31:1018-1027.

67. Sobel JD, Reichman O, Misra D, Yoo W. Prognosis and treatment of desquamative inflammatory vaginitis. *Obstet Gynecol*. 2011;117:850-855.

68. Lisboa C, Santos A, Dias C, Azevedo F, Pina-Vaz C, Rodrigues A. Candida balanitis: risk factors. *J Eur Acad Dermatol Venereol*. 2010;24:820-826.

69. Bartolo C, Hall V, Friedman ND, et al. Bittersweet: infective complications of drug-induced glycosuria in patients with diabetes mellitus on SGLT2-inhibitors: two case reports. *BMC Infect Dis*. 2021;21:284.

70. Perry D, Lynch PJ, Fazel N. Pseudoepitheliomatous, keratotic, and micaceous balanitis: case report and review of the literature. *Dermatol Nurs.* 2008;20:117-120.

71. Child FJ, Kim BK, Ganesan R, et al. Verrucous carcinoma arising in pseudoepitheliomatous keratotic and micaceous balanitis, without evidence of human papillomavirus. *Br J Dermatol.* 2000;143:183-187.

72. Corbeddu M, Pilloni L, Satta R, Atzori L, Rongioletti F. Pseudoepitheliomatous keratotic and micaceous balanitis: low-risk human papilloma virus detection in two further cases. *Int J STD AIDS.* 2021;32:209-212.

73. Zhu H, Jiang Y, Watts M, Kong F. Treatment of pseudoepitheliomatous, keratotic, and micaceous balanitis with topical photodynamic therapy. *Int J Dermatol.* 2015;54:245-247.

LECTURAS RECOMENDADAS

Abou Chacra L, Fenollar F, Diop K. Bacterial vaginosis: what do we currently know? *Front Cell Infect Microbiol.* 2022;11:672429. doi: 10.3389/fcimb.2021.672429. eCollection 2021.

Alessio C, Nyirjesy P. Management of resistant trichomoniasis. *Curr Infect Dis Rep.* 2019;21(9):31. doi:10.1007/s11908-019-0687-4

Coudray MS, Madhivanan P. Bacterial vaginosis—a brief synopsis of the literature. *Eur J Obstet Gynecol Reprod Biol.* 2020;245:143-148. doi:10.1016/j.ejogrb.2019.12.035. Review.

Farr A, Effendy I, Frey Tirri B, et al. Guideline: vulvovaginal candidosis (AWMF 015/072, level S2k). *Mycoses.* 2021;64:583-602.

Garzon S, Apostolopoulos V, Stojanovska L, Ferrari F, Mathyk BA, Laganà AS. Non-oestrogenic modalities to reverse urogenital aging. *Prz Menopauzalny.* 2021;20:140-147.

Sonthalia S, Aggarwal P, Das S, Sharma P, Sharma R, Singh S. Aerobic vaginitis—an underdiagnosed cause of vaginal discharge—narrative review. *Int J STD AIDS.* 2020;31:1018-1027.

Van Gerwen OT, Muzny CA. Recent advances in the epidemiology, diagnosis, and management of *Trichomonas vaginalis* infection. *F1000Res.* 2019;8:F1000 Faculty Rev-1666. doi:10.12688/f1000research.19972.1. eCollection 2019.

Workowski KA, Bachmann LH, Chan PA, et al. Sexually transmitted infections treatment guidelines, 2021. *MMWR Recomm Rep.* 2021;70(4):1-187. doi:10.15585/mmwr.rr7004a1.

Wu X, Zhang S, Li H, et al. Biofilm formation of *Candida albicans* facilitates fungal infiltration and persister cell formation in vaginal candidiasis. *Front Microbiol.* 2020;11:1117.

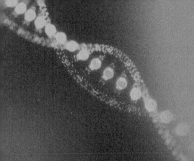

PETER J. LYNCH Y LIBBY EDWARDS

Aspectos psicológicos

Los debates clínicos sobre los trastornos genitales y su papel en la función psicológica, social y sexual del paciente han sido históricamente indirectos, minimizados o incluso evitados por completo. Para aumentar la calidad de la atención ofrecida, es necesario explorar estos aspectos con prácticamente todos los pacientes que presentan un problema genital. Hay dos formas de hacerlo. Una de ellas consiste en ofrecer a los pacientes la oportunidad de expresar sus preocupaciones de forma indirecta mediante un cuestionario automatizado, para que el paciente lo llene en privado antes de la interacción cara a cara con el médico. La otra es que el médico tome la iniciativa de abordar esta conversación en el momento de la exploración. En raras ocasiones, con personas que por cultura o temperamento son muy tímidas, puede ser adecuado aplazar esta charla hasta la segunda o tercera visita. Debido a las limitaciones de espacio, en este capítulo solo pueden tratarse algunos aspectos de la función psicosocial y sexual relacionados con las enfermedades genitales.

Es evidente que los factores psicológicos pueden desempeñar un papel en la fisiopatología de todas las enfermedades y el grado en que lo hacen quizás se distribuya en un espectro. Por desgracia, en la mayoría de las afecciones no hay un consenso sobre cuáles son estos factores ni sobre su importancia en la causa del trastorno. Se necesita información sobre el alcance, la gravedad y la duración de los aspectos psicosexuales que pueden estar afectando el problema del paciente. Además, lamentablemente, incluso cuando se dispone de esta información, siempre hay controversia sobre el grado en que los factores psicológicos causan la enfermedad frente al grado en que son consecuencia de esta última. En esencia, esto presenta una situación de «el huevo y la gallina» que, aunque puede debatirse, nunca puede resolverse a la satisfacción de todos los participantes. Con esto en cuenta, los autores han dividido esta sección en tres segmentos: *1)* la disfunción psicosocial y sexual puede causar la enfermedad, *2)* la disfunción psicosocial y sexual puede influir en el curso de la enfermedad, y *3)* la disfunción psicosocial y sexual puede producirse como consecuencia de la enfermedad.

Las disfunciones psicosociales pueden causar enfermedades

Los principales trastornos genitales en los que el autor (PJL) cree que la disfunción psicosocial y sexual desempeña un papel etiológico importante son *1)* dolor genital idiopático crónico; *2)* prurito y rascado crónicos en ausencia de una afección reconocible; *3)* idea fija de que algún aspecto de los genitales, aunque sea normal en la exploración clínica, es anómalo (trastorno dismórfico corporal [TDC]); y *4)* automutilación intencionada o no (dermatitis artefacta).

Dolor genital idiopático crónico

El dolor mucocutáneo puede ser secundario a un trastorno cutáneo o neurológico subyacente, o bien, presentarse como un problema idiopático. Los principales trastornos idiopáticos del dolor mucocutáneo incluyen el dolor inexplicable que afecta la cabeza (lengua, labios, rostro y cuero cabelludo) y la zona anogenital (vulva, pene, escroto y ano). El dolor idiopático que se produce en estos últimos cuatro sitios suele denominarse *vulvodinia*, *penodinia*, *escrotodinia* y *anodinia*. De estos, solo la vulvodinia ha sido lo suficientemente estudiada como para justificar su análisis aquí. No obstante, el autor (PJL) considera que la información relativa a la vulvodinia, que se cita a continuación, puede generalizarse al dolor que aparece en los otros tres sitios anogenitales afectados.

Casi todas las pacientes con vulvodinia presentan disfunción psicológica, social y sexual, aunque el grado en que esto ocurre es bastante variable.[1,2] La cuestión principal, por supuesto, es si la presencia de dolor causa esta disfunción o si la disfunción causa el dolor. Mientras que la mayoría de los médicos se inclinan en la actualidad por la primera explicación, una minoría, incluido el autor (PJL), se inclina por la segunda. El sustento de este último punto de vista quizá se establezca mejor analizando los datos que indican que la disfunción psicosocial o sexual precede al desarrollo del dolor. En ese sentido, existen pruebas aceptables de que la depresión, la ansiedad, la somatización, la disfunción de las relaciones y los traumas físicos, sexuales o psicológicos dolorosos preceden a la aparición del dolor vulvar.

Prescindiendo de si la disfunción psicosocial y sexual causa el dolor o surge de él, todos coinciden en que la vulvodinia es una afección muy debilitante y que tiene un efecto adverso drástico en la calidad de vida (CdV).[3] De hecho, parece que las mujeres con esta afección tienen una CdV mucho peor que aquellas con la mayoría de las otras afecciones dermatológicas generales, e incluso peor que las que padecen otros trastornos vulvares.[4] Por último, aunque tanto el tratamiento médico como la cirugía pueden ofrecer buenos resultados en la mayoría de las pacientes con vulvodinia, está claro que estas personas también pueden beneficiarse a partir de diversos abordajes psicológicos durante la terapia.[5,6] Por lo general, un aspecto ignorado de los síntomas vulvovaginales crónicos, en especial de la vulvodinia, es el efecto en la pareja, el cual puede ser enorme.[7]

Prurito crónico y rascado en ausencia de enfermedad reconocible

Al igual que ocurre con el dolor cutáneo, el prurito puede surgir como un proceso idiopático (prurito psicógeno) o producirse de forma secundaria a un trastorno sistémico, cutáneo o neurológico (neuropático) subyacente (*véase* cap. 13). El prurito psicógeno (que abarca trastornos como la excoriación neurótica, el prurigo nodular y el prurito con delirios de parasitosis) se asocia a una variedad de problemas psicógenos, en particular el comportamiento obsesivo-compulsivo, la ansiedad y la depresión.[8-10]

Excoriación psicógena («excoriación neurótica») y *prurigo nodular* son los términos que se utilizan para designar a los pacientes que se rascan, escarban o excorian de forma crónica en una piel que, por lo demás, no tiene anomalías evidentes.[11,12] Estos trastornos difieren del rascado y frotamiento que se produce en las afecciones cutáneas pruriginosas como la dermatitis atópica y el liquen simple crónico en varios aspectos. En primer lugar, no hay atopia ni ningún otro trastorno subyacente reconocible. En segundo, las excoriaciones son sensiblemente más profundas, por lo que suelen presentarse como úlceras en lugar de erosiones. Y, en tercer lugar, las marcas de excoriación están separadas unas de otras por zonas intermedias de piel sana.

Por otra parte, los pacientes con la forma más grave de excoriación psicógena, los que creen que su piel tiene «bichos» (delirios de parasitosis) o fibras (enfermedad de Morgellons), casi siempre deliran. Estas dos últimas afecciones (que son bastante idénticas desde un punto de vista psicológico) solo se producen en la región anogenital cuando también están implicadas otras partes del cuerpo.

El hecho de que el prurito psicógeno responda bien a los fármacos psicotrópicos, como los antidepresivos tricíclicos, las benzodiazepinas, los inhibidores selectivos de la recaptación de serotonina (ISRS) y los antipsicóticos, sustenta la suposición de que esta forma de prurito está relacionada sobre todo con una disfunción psicológica.

Trastorno dismórfico corporal

El *trastorno dismórfico corporal* (TDC) se define como la preocupación por algún defecto leve, o inexistente, en el aspecto físico que causa un malestar apreciable y ocasiona una disfunción psicosocial o sexual. El TDC es bastante frecuente, con una prevalencia mundial de casi el 2% de la población adulta general, que puede llegar hasta el 20% de las personas que se presentan para someterse a una rinoplastia.[13] En la

5.ª edición del *Diagnostic and Statistical Manual of Mental Disorders* (DSM-5®), el TDC se clasifica en la categoría del trastorno obsesivo-compulsivo (TOC), trastornos con una comorbilidad extremadamente alta entre sí. Algunos datos recientes indican que el TOC y el TDC comparten factores de riesgo genéticos y ambientales, características clínicas y perfiles sociodemográficos comunes.[13] Los pacientes con ambos presentan tasas más elevadas de ansiedad, rasgos esquizotípicos e ideas suicidas que con cualquiera de estos trastornos por separado. También existe comorbilidad entre el TDC y otros trastornos mentales como la depresión, el trastorno de ansiedad y la fobia social.[14,15] Los pacientes con anomalías anatómicas reales pero leves pueden estar preocupados solo al nivel de gravedad del TOC, mientras que aquellos en los que no se detectan anomalías pueden ser delirantes.[14]

No es sorprendente que la preocupación por defectos menores o imaginarios afecte más a menudo a la cara, la cabeza y el cabello, pero también puede afectar a los genitales.[16,17] El grado de preocupación puede ser relativamente leve y solo de naturaleza obsesiva, o puede ser más grave y constituir un TDC completamente desarrollado. La preocupación por los genitales suele girar en torno al tamaño o al color.

En cuanto a la preocupación por el tamaño, no es sorprendente que los hombres se centren más a menudo en el pene, percibiendo que su pene de tamaño normal es demasiado pequeño.[18] Por otro lado, en las mujeres suele ser la percepción errónea de que sus labios menores son demasiado grandes o asimétricos.[19] La preocupación por el pene en los hombres ha dado lugar a una enorme industria de medicamentos de venta libre que se anuncian como «garantía» de alargamiento del pene. Del mismo modo, la percepción errónea sobre el tamaño o la asimetría de los labios ha dado lugar a un negocio en auge de la cirugía estética de los genitales femeninos.

Se ha publicado muy poco sobre la preocupación por el color de los genitales. No obstante, una búsqueda en Internet revela un gran nivel de preocupación por parte de las mujeres respecto a la percepción de que sus genitales externos (sobre todo los labios mayores) o la zona perianal están demasiado pigmentados. Debido a esta preocupación, se ofrecen muchos productos y servicios para el blanqueamiento genital y anal. Además, muchas mujeres que desarrollan dolor vestibular exploran el vestíbulo vulvar y perciben que el color es inusualmente rojo. Esta percepción puede verse reforzada por los médicos que, en la exploración, confirman la presencia de eritema «excesivo». Este eritema «excesivo» se percibe entonces como un proceso inflamatorio responsable de la aparición del dolor vestibular. Esto llevó al uso del término «vestibulitis vulvar». Sin embargo, en varios estudios se ha mostrado que las mujeres asintomáticas y con biopsias normales en su totalidad presentan con frecuencia un grado similar de eritema vestibular y, en todo caso, ninguna forma de tratamiento antiinflamatorio ha disminuido el eritema ni mejorado el dolor. Por otro lado, en algunos estudios se respalda la presencia de inflamación, aunque no son convincentes, ya que dejan el tema sin resolver.[20] Los autores consideran que el color rojo es un hallazgo habitual que no está relacionado con la inflamación ni el desarrollo del dolor; por lo tanto, los autores apoyan la clasificación unánime de la vulvodinia que continúa con la eliminación de la palabra «vestibulitis».[21]

En los hombres también ocurre una situación similar. Un pequeño número de hombres presentan dolor idiopático en la piel escrotal y, al autoexaminarse, perciben que hay un eritema excesivo. Entonces creen que el eritema es anómalo y que está directamente relacionado con la manifestación de su dolor. Esta asociación puede ser apoyada por los médicos que no están familiarizados con el color de la piel genital. La gravedad de la preocupación por este eritema alcanza a menudo el nivel del TDC. No obstante, con regularidad, el examen por médicos experimentados revela que el eritema está dentro de la variabilidad normal del color de la pared escrotal y que no hay una afección local presente. Se ha escrito muy poco sobre este «síndrome del escroto rojo»,[22] pero los autores han visto casi 50 pacientes de este tipo; además, una votación informal a mano alzada en reuniones de dermatología indica que es mucho más frecuente de lo que plantea la literatura médica. El tratamiento se aborda en el capítulo 13.

Automutilación (dermatitis artefacta, dermatitis facticia, autolesión no suicida)

La automutilación de la piel es una afección poco frecuente en la que las personas se dañan la piel de forma consciente y repetida mediante quemaduras, cortes, abrasiones, aplicaciones de productos químicos u otras conductas similares.[23,24] Los autores descartan el daño mediante las uñas y las afecciones que se producen una sola vez, como los tatuajes y las perforaciones cutáneas. La automutilación puede producirse a cualquier edad, pero la mayoría de los casos se presentan en los adolescentes y los adultos jóvenes. En general, los pacientes niegan con firmeza que se están haciendo daño en la piel y pueden mostrar una falta de preocupación irracional, teniendo en cuenta la gravedad de las lesiones.[23] Las mujeres están sobrerrepresentadas;[23] a veces hay ideas suicidas e incluso suicidio.[24]

La automutilación se produce en dos contextos principales: con la simulación, en la que la ganancia secundaria es el factor impulsor, y en aquellas personas con deterioro psicológico de moderado a grave, en las que el comportamiento se lleva a cabo para satisfacer una necesidad emocional interna y no reconocida. Las alteraciones psiquiátricas subyacentes presentes en estas personas son variables, pero incluyen trastornos de ansiedad, depresivos, bipolares y de personalidad.[25] De hecho, los trastornos de la personalidad son tan frecuentes que la autolesión no suicida es un criterio diagnóstico del trastorno límite de la personalidad.[25]

Estas lesiones autoinducidas de forma traumática son bastante fáciles de reconocer, aunque es muy difícil comprobar que se producen en sí como resultado de la autoinducción. Un indicio importante es el hallazgo de que solo se desarrollan donde el paciente puede alcanzarse. Las zonas más frecuentes son el rostro, los brazos y las piernas, pero los genitales pueden verse afectados en un pequeño porcentaje de casos.[26,27] Hay muy pocas publicaciones en la literatura médica sobre la automutilación genital, pero una breve búsqueda en Internet indica

que el problema es mucho más habitual de lo que los médicos creen. Con base sobre todo en información anecdótica, el autor (PJL) ha llegado a la conclusión de que las principales formas de mutilación (como la autoamputación del pene) son más frecuentes en los hombres, mientras que los comportamientos menos dañinos, como la ablación genital, son más probables en las mujeres jóvenes. Un ejemplo dramático y perturbador de autolesión no suicida tiene lugar en la película del 2010 *El cisne negro*; asimismo, la ablación genital ocupó un lugar destacado en la película del 2001 *La profesora de piano*.

La mutilación genital femenina como ritual cultural no es autoinducida y no entra dentro de este ámbito de autolesiones.

La disfunción psicosocial influye en el curso de la enfermedad

Los problemas psicosociales desempeñan un papel importante, aunque no causal, en muchos trastornos genitales. Dado que esto es cierto para diversas afecciones genitales, esta sección se centrará solo en dos ejemplos: la dermatitis atópica y la psoriasis, en las que los factores psicológicos pueden desempeñar un papel importante en relación con el momento de aparición, el alcance, la gravedad y la duración de la enfermedad. La literatura publicada sobre estos dos trastornos se refiere casi en su totalidad a las formas habituales de la enfermedad, pero es razonable esperar que, cuando está afectada la zona genital, haya una disfunción psicosocial aún mayor que la descrita para la afectación generalizada.

Dermatitis atópica y liquen simple crónico

Como se indica en el capítulo 5, los autores creen que el liquen simple crónico representa la forma localizada de la dermatitis atópica; en esta sección, estas dos afecciones se tratarán como un único trastorno. La dermatitis atópica se produce solo en una parte de los pacientes que están predispuestos de forma biológica a desarrollar la enfermedad debido a una atopia subyacente o por defectos (como mutaciones de la filagrina) en la diferenciación de los queratinocitos epiteliales. La disfunción psicológica parece ser uno de los principales factores que influyen en cuáles de estas personas predispuestas desarrollan la enfermedad. A menudo, estos aspectos psicológicos están presentes en una etapa temprana de la vida y con frecuencia se producen debido a una relación familiar disfuncional.[28] Además, los lactantes y los niños con dermatitis atópica tienen un mayor riesgo de presentar trastorno por déficit de atención con hiperactividad, depresión grave, ansiedad, trastorno negativista desafiante y trastorno del espectro autista.[29]

En el caso de los adultos, en varios estudios de pacientes con dermatitis atópica se revela un aumento de los grados de ansiedad y depresión.[30,31] La presencia de estos dos trastornos causa el aumento del prurito que, a su vez, conduce al rascado incesante. Esto es responsable del desarrollo del «ciclo prurito-rascado» que caracteriza al trastorno. Por otra parte, hay pruebas de que los pacientes con dermatitis atópica y liquen simple presentan grados mayores de somatización, obsesión-compulsión e ideas suicidas.[32-35] En términos más psicoanalíticos, los pacientes con dermatitis atópica suelen describirse como irritables, resentidos, llenos de culpa y hostiles. La mejoría de los resultados con la intervención psicológica y educativa muestra la gran importancia que tienen los factores psicológicos en el desarrollo de la dermatitis atópica y el liquen simple crónico.[36]

Psoriasis

Está claro que hay una predisposición genética y biológica al desarrollo de la psoriasis, aunque, al igual que en el caso de la dermatitis atópica, los factores psicológicos parecen influir en la cronología de las lesiones, la gravedad de la enfermedad y la respuesta al tratamiento. Existe cierto acuerdo en que los grados altos de estrés, al menos en algunos pacientes, preceden al desarrollo y reagudización de la psoriasis.[37,38] Las personas con psoriasis presentan niveles apreciablemente más altos de ansiedad y depresión que el control poblacional; por ello, parece razonable creer que su presencia es causada, al menos en parte, por el estrés.[33,39] Además, los hombres con psoriasis consumen más alcohol. Los pacientes de ambos sexos, pero en especial las mujeres, son más propensos a fumar que los controles de los estudios.[40] Estos aspectos conductuales también pueden estar relacionados con la ansiedad y la depresión observadas.

Los pacientes con psoriasis también son mucho más propensos a presentar alexitimia (incapacidad para comprender, procesar o describir emociones) y es posible que este rasgo de la personalidad influya en el curso de la enfermedad.[41] Por último, estos pacientes presentan grados de estigmatización y evitación o apego social superiores a los habituales, además de que tienden a percibir la falta de apoyo social.[42]

La disfunción psicosocial es resultado de la enfermedad

La mala salud siempre tiene un efecto perjudicial en la CdV de los pacientes. La medición de la CdV mediante encuestas validadas es quizás el mejor abordaje para medir la disfunción psicosocial.[43] Estas encuestas se han administrado en casos de un gran número de afecciones cutáneas, pero debido a las limitaciones de espacio, aquí solo se considerarán la psoriasis y la dermatitis atópica. Vale la pena explorar cinco aspectos relativos a los resultados de estos estudios sobre la CdV.

En primer lugar, los trastornos cutáneos crónicos, en comparación con las enfermedades médicas sistémicas importantes, parecen tener un efecto perjudicial desproporcionadamente grande sobre la CdV general. Esto no es motivo de sorpresa, dada la reacción social adversa hacia quienes padecen enfermedades visibles en comparación con quienes padecen afecciones «invisibles» como la hipertensión y la diabetes. Además, existe un temor injustificado en buena parte de la población a que las enfermedades cutáneas sean contagiosas.

En segundo lugar, la magnitud del efecto de estas dos enfermedades utilizadas como ejemplos, la psoriasis y la dermatitis atópica, que tiene sobre la CdV no es menor, sino bastante importante.[44,45]

En tercero, el efecto perjudicial sobre la CdV de los pacientes con psoriasis y dermatitis atópica aumenta con la gravedad de la enfermedad cutánea. Esto también es de esperar porque, a medida que aumenta la gravedad, es probable que las interacciones sociales e íntimas sean más problemáticas para el paciente.

En cuarto, una distribución de la psoriasis y la dermatitis atópica que afecte al rostro o la región anogenital aumenta el efecto perjudicial de estas dos afecciones sobre la CdV en general y sobre la intimidad en particular.[46,47]

En quinto, la evaluación de la gravedad de la enfermedad y su repercusión en la CdV difiere bastante entre los pacientes y los médicos. Con gran frecuencia, estos últimos creen que la disminución de la CdV es mucho menor que la percibida por los pacientes. Esto está relacionado en buena medida con el hecho de que los médicos basan la estimación del efecto de la enfermedad sobre la CdV casi por completo en su observación de la extensión y gravedad de la afección, sin tener en cuenta lo que incluso una enfermedad leve puede significar para cada persona. El uso de cuestionarios de CdV completados por el paciente mejoraría esta discrepancia entre la perspectiva del paciente y la del médico, pero, por desgracia, este tipo de encuestas casi solo se utilizan en un entorno de investigación clínica y no en las consultas con los pacientes. Esta situación debe cambiar, ya que la subestimación de la percepción del paciente sobre el efecto de la enfermedad en su CdV es degradante para él o ella e inevitablemente tendrá un efecto adverso tanto en la relación médico-paciente como quizás en la respuesta del paciente al tratamiento.

Enfermedades genitales en la infancia

Algunas afecciones genitales solo se presentan en los niños o son más frecuentes en los niños prepúberes. Además, muchas enfermedades cutáneas que afectan tanto a los niños como a los adultos presentan interrogantes o tratamientos únicos cuando se observan en los pacientes pediátricos.

Los trastornos genitales producen ansiedad en los pacientes en general, con temores respecto a su malignización, funcionamiento sexual, fertilidad y enfermedades de transmisión sexual (ETS). Los síntomas y las anomalías genitales en los niños ocasionan aún más ansiedad en los padres, quienes se sienten responsables de la enfermedad de su hijo, mientras son incapaces de aliviarla. A menudo, los médicos han investigado la posibilidad de una enfermedad de transmisión sexual o han abordado el tema del abuso sexual, lo que produce aún más ansiedad, actitud defensiva e ira. O bien, la atención excesiva de un progenitor a los síntomas del niño puede causar ansiedad en este o que disfrute de la atención con la consiguiente manipulación.

El tratamiento principal para los padres de niños con molestias genitales es tranquilizarlos y advertirles de la información que pueden encontrar en las redes sociales. Los folletos impresos sirven de apoyo, ya que la palabra escrita se percibe como fidedigna y asegura a los padres que el problema es reconocido y compartido por otros. Su hija o hijo no está solo y tanto la información como el tratamiento de la enfermedad están disponibles. Para muchas familias es esencial que se les asegure que la enfermedad no es culpa de los padres y que no afectará la fertilidad, el funcionamiento sexual o el desarrollo de un tumor maligno.

Genitales sanos

El aspecto de los genitales externos prepuberales varía con la edad del niño y con las diferencias habituales entre los niños. A menudo no se distingue el rango de normalidad, ya que los genitales no suelen examinarse de cerca en las exploraciones sistemáticas de la infancia. Además, a excepción del himen, hay poca información sobre las variantes y los cambios habituales de los genitales externos.

Niñas

Los genitales femeninos de la recién nacida reflejan los efectos de las hormonas maternas. La presencia de estrógenos produce labios menores grandes, que se extienden más allá de los labios mayores hinchados (**fig. 15-1**). Puede producirse hiperpigmentación fisiológica simétrica. La mucosa es de color rosado, elástica y húmeda, con pliegues himeneales gruesos que cubren los pequeños orificios vaginales y uretrales. A menudo hay secreciones lechosas fisiológicas.

Cuando desaparecen los efectos de los estrógenos maternos, el cuerpo adiposo de los labios mayores disminuye y los labios menores subyacentes se vuelven vestigiales; por lo general, solo constituyen restos anteriores del frenillo del clítoris (**fig. 15-2**). El delgado anillo himeneal está presente dentro del introito vaginal. Existen diversas variaciones habituales del aspecto y la forma del himen. En este momento, la mucosa es fina y atrófica,

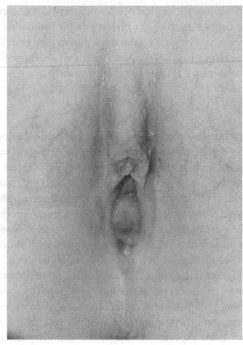

Fig. 15-2. Esta vulva prepuberal muestra solo labios menores vestigiales que consisten únicamente en el frenillo del clítoris; los labios menores comienzan a agrandarse cuando aparecen los estrógenos. Los labios mayores han perdido su cuerpo adiposo y son casi planos.

a menudo con eritema, lo cual preocupa a los padres. La fricción, la orina, las heces, el lavado excesivo, los jabones, etcétera, causan irritación en esta piel atrófica y frágil. Los tejidos carecen de elasticidad en la segunda infancia, lo que contribuye a que se desgarren con los traumatismos. Muchas niñas también experimentan adherencias del capuchón del clítoris al clítoris solo como resultado de esta leve irritación vulvar, al igual que se producen sinequias labiales en la línea media. Ambos procesos suelen revertirse en la tercera infancia. No obstante, en un estudio reciente se ha informado que un tercio de las mujeres universitarias presentan sinequias de gravedad variable del clítoris al capuchón[48] y, de hecho, suelen persistir en la edad adulta.[49]

Con el inicio de la pubertad, hay engrosamiento de todos los tejidos vulvares y vaginales, así como crecimiento del vello en la línea media. Los labios mayores vuelven a producir cuerpos adiposos más prominentes y los labios menores se alargan y engrosan de forma variable. El clítoris se agranda y el himen se engrosa con el agrandamiento del orificio central. Al igual que en la infancia, la mucosa se vuelve de color rosado, blanda, elástica y húmeda. La secreción blanca es frecuente, ya que los estrógenos endógenos estimulan las secreciones vaginales; en algunas chicas hay prurito debido a la humedad constante e inusual.

Niños

La influencia de las hormonas maternas en los genitales masculinos es menos evidente. Los recién nacidos suelen presentar hinchazón del escroto como consecuencia de la acumulación de líquido en la túnica vaginal durante el proceso de parto o

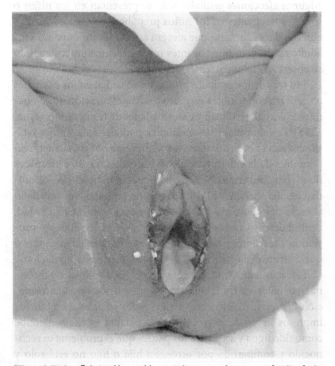

Fig. 15-1. Esta recién nacida muestra una vulva con un fuerte efecto estrogénico materno, con labios menores hinchados que se extienden más allá de los amplios labios mayores; el himen es de color rosado, grueso y también sobresale.

hidrocele. La hiperpigmentación del escroto y del cuerpo del pene puede ser más prominente al nacer, sobre todo en las personas con tez más oscura. Casi todos los recién nacidos presentan fimosis, pero en la adolescencia solo el 6.8% de los hombres no pueden retraer el prepucio.[50] En la edad adulta, solo el 3.4% refirió fimosis en una revisión posterior de la literatura.[51]

El debate sobre los riesgos, los beneficios y la ética de la circuncisión sistemática de los recién nacidos se mantiene. Algunos destacan los beneficios médicos de la disminución del cáncer de pene y de las afecciones cutáneas que se producen en el glande en quienes han sido circuncidados. Otros creen con firmeza que la circuncisión por cualquier motivo que no sea una indicación médica específica en una persona menor a la edad de consentimiento no es ética. De hecho, en el 2012 se penalizó la circuncisión infantil en Alemania, aunque las protestas de las comunidades judía y musulmana dieron lugar a la revisión de esta ley. La política de la American Academy of Pediatrics indica que la circuncisión tiene beneficios para la salud, pero no los suficientes como para recomendarla a todos los niños. Sin embargo, considerando que las complicaciones son menores con la circuncisión neonatal que con la posterior, así como los beneficios conocidos para la salud, la American Academy of Pediatrics opina que debe respetarse la decisión de los padres. La Canadian Pediatric Society tampoco recomienda la circuncisión sistemática de los recién nacidos. Las tasas de circuncisión están disminuyendo tanto en los Estados Unidos como en Canadá.

Antes de la pubertad, el pene es corto y delgado. La pigmentación es similar a la del cuerpo en general. El escroto es menos colgante y la piel es suave, fina y de color rosado, con pocas rugosidades. Ambos testículos son palpables como masas blandas dentro del escroto. Los prematuros tienen más probabilidades de presentar testículos no descendidos, que suelen ser unilaterales. Por lo general, estos descenderán a los 9 meses de edad. A veces se requiere la corrección quirúrgica, ya que estos casos tienen mayor riesgo de presentar neoplasias malignas, incluso cuando se corrigen. Puede haber pequeños milios en el escroto.

En la pubertad hay un agrandamiento del pene, tanto en longitud como en circunferencia, con engrosamiento y desarrollo del glande. El escroto y los testículos también se agrandan y se vuelven más colgantes. La piel del escroto se oscurece y engrosa, desarrollando una textura áspera y plegándose en rugosidades en la mayoría de los hombres, pero no en todos. El vello púbico se observa primero a lo largo de la base del cuerpo y luego se extiende hacia los pliegues inguinales y la parte interna de los muslos a medida que se vuelve más oscuro, áspero y rizado.

Sinequias labiales

Presentación clínica

Las sinequias labiales son bastante frecuentes y se presentan hasta en el 3% de las niñas.[52] Se observan principalmente por debajo de los 3 años de edad.[53] Aparecen como una fusión de la línea media de los labios mayores que causa estenosis variable del introito (**fig. 15-3**). En un estudio de 108 niñas se mostró que las adherencias eran posteriores en el 79% al 93% de las niñas afectadas, a veces con formación de sinequias medias o anteriores.[53] En raras ocasiones, el vestíbulo vulvar se fusiona por completo y

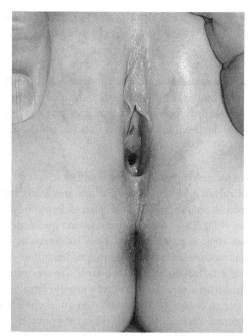

Fig. 15-3. En esta niña se ha producido una aglutinación labial posterior y una aglutinación labial anterior muy leve con liquen escleroso, una asociación conocida.

cubre la uretra (**fig. 15-4**). Las niñas con aglutinación labial suelen ser asintomáticas a menos que se produzca retención urinaria o infección detrás de las sinequias. En una serie de 425 niñas con sinequias labiales, más del 82% eran asintomáticas, aunque el 4% experimentaron infecciones urinarias (IU).[54] En ocasiones, incluso las sinequias incompletas son molestas, ya que la orina

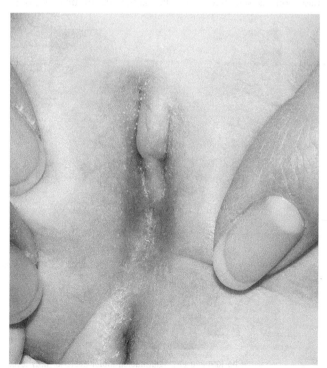

Fig. 15-4. Esta niña ha experimentado una aglutinación labial casi completa, aunque todavía no hay interrupción funcional del flujo de orina.

puede quedar atrapada de forma parcial por encima de las adherencias, con goteo cuando la niña se pone de pie.

Diagnóstico

El diagnóstico se realiza por el aspecto clínico. La superficie lisa y plana que recubre el introito puede indicar la ausencia de la vagina, pero se distingue por la presencia de una fina línea central translúcida de tejido fibroso en el sitio de la fusión.

Fisiopatología

Las sinequias suelen producirse por la inflamación crónica leve de la piel vulvar, debido a un traumatismo mecánico, infección o enfermedad cutánea, incluido el liquen escleroso o la dermatitis irritativa (fig. 15-5). Algunos han señalado que, dado que los estrógenos tópicos por lo general lisan las sinequias labiales, las concentraciones bajas de estrógenos pueden influir en la formación de estas adherencias. No obstante, las concentraciones séricas de estrógenos en las niñas con sinequias labiales son las mismas que en las que no las tienen. Aun así, el epitelio vulvar infantil normal con insuficiencia de estrógenos (en comparación con las niñas pospúberes) es fino, se irrita con facilidad y es más propenso a formar cicatrices en comparación con la piel vulvar bien estrogenizada. El epitelio vulvar cicatriza con facilidad en general y más aún en la piel atrófica prepuberal.

Tratamiento

Por lo regular, no se requiere ningún tratamiento más allá de la tranquilización continua, ya que las sinequias suelen desaparecer en la pubertad.

El tratamiento tradicional para las sinequias completas o sintomáticas es la aplicación local de crema de estrógenos combinada con masajes suaves y una buena higiene. En un estudio de

la bibliografía se muestra que entre el 50% y el 90% de las niñas con sinequias tratadas con crema de estrógenos y masajes se curaron (recurrencia del 30%), así como el 68% a 80% de las que recibieron corticoides tópicos (recurrencia del 23%).[52] La intervención quirúrgica tiene una tasa de éxito del 100% (recurrencia del 0%).[55] Sin embargo, ninguna serie distingue las niñas con sinequias primarias (idiopáticas) de las que tienen adherencias debidas al liquen escleroso. El uso de un corticoide tópico es crucial para tratar a las niñas con sinequias según la afección cutánea, en especial el liquen escleroso, que puede causar cicatrices permanentes de otras estructuras si no se trata adecuadamente.

La mayoría de los vulvólogos tratan la sinequia labial sintomática con un ungüento tópico superpotente de corticoides (mucho menos irritante que una crema), como el propionato de clobetasol al 0.05% o el ungüento de dipropionato de betametasona en vehículo aumentado u optimizado al 0.05% aplicado con mucha moderación c/12 h con un seguimiento mensual. Las niñas con enfermedades cutáneas deben seguir recibiendo un ungüento de corticoides de menor potencia, como el ungüento de desonida al 0.05%, a diario o tres veces por semana con medicación superpotente durante varias semanas después de la lisis de las sinequias o, al menos, hasta la pubertad en el caso del liquen escleroso.

Excepcionalmente se requiere la separación quirúrgica debido al dolor, las infecciones o la retención urinaria. En una niña que coopera, esto se puede hacer utilizando anestesia tópica con lidocaína o prilocaína; una niña asustada se trata mejor bajo anestesia general o sedación consciente. A veces puede utilizarse un hisopo de algodón bien lubricado para separar los labios. A continuación, debe aplicarse diariamente una crema de estrógenos o un ungüento de corticoides hasta que cicatrice para evitar que vuelvan a formarse las sinequias. Al inicio, el médico debe reevaluar la zona cada pocos días para detectar las recidivas tempranas durante la cicatrización.

Placas y pápulas rojas
Dermatitis del pañal

Aunque se habla de la dermatitis del pañal como si se tratara de una afección específica de la piel, en realidad se trata de cualquier erupción que se presentan debajo del pañal. Estas erupciones se producen debido al entorno específico de la zona del pañal y consisten principalmente en dermatitis de contacto irritativa, por fricción y, en ocasiones, candidiasis. Los pañales modernos han hecho que la dermatitis recalcitrante del pañal sea un acontecimiento mucho menos frecuente.

Presentación clínica

La dermatitis del pañal se caracteriza por placas rojas que muestran diversos grados de descamación que pueden estar algo oscurecidas por la humedad. Esto queda cubierto por el pañal y a veces presenta maceración y erosión cuando es grave. La morfología depende de los factores que producen la dermatitis.

El problema que causa la dermatitis del pañal con mayor frecuencia es la dermatitis de contacto irritativa producida por la orina y las heces mantenidas contra la piel. Se presenta como

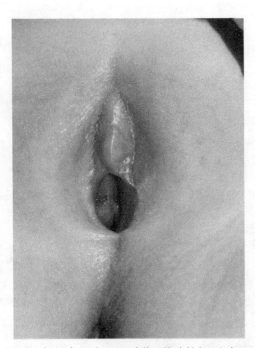

Fig. 15-5. Se ha formado una aglutinación labial posterior muy leve, de nuevo en el contexto del liquen escleroso, pero se ha resuelto con un corticoide tópico.

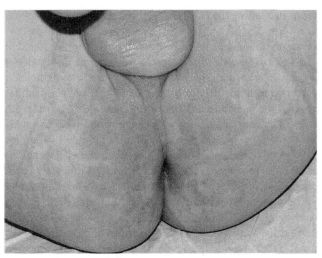

Fig. 15-6. La dermatitis del pañal se presenta con mayor frecuencia como una dermatitis de contacto irritativa debida a la orina y las heces que el pañal mantiene en contacto contra la piel.

una erupción en las superficies más convexas que entran en contacto directo con la orina y las heces, así como la conservación relativa de los pliegues cutáneos (**figs. 15-6 y 15-7**). Las zonas más afectadas son el perineo, las nalgas, el monte del pubis y la parte superior de los muslos. Pueden producirse márgenes agudos donde termina el pañal. La piel es de color rosado a rojo vivo con un aspecto brillante y vidrioso, en ocasiones con edema y a veces incluso ampollas o erosiones superficiales (*véase* **fig. 5-30**). La piel erosionada es sensible y dolorosa, sobre todo cuando entra en contacto con sustancias irritantes como diarrea, alcohol o el propilenglicol que contienen las toallitas húmedas.

Una forma grave de dermatitis irritativa se denomina *dermatitis del pañal de Jacquet, granuloma glúteo infantil* o *seudoverrugas* (*véase* «Granuloma glúteo infantil»). Se caracteriza por nódulos rojos con bordes muy evidentes, a menudo con erosión suprayacente que le confiere un aspecto umbilicado. Suele afectar los labios mayores, la piel perianal y el perineo (**figs. 15-8 y 15-9**).

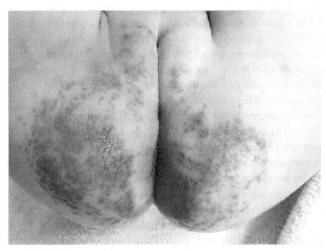

Fig. 15-7. La diarrea es muy irritante, ya que no solo produce eritema en las superficies convexas de las nalgas (sin afectar los pliegues cutáneos relativamente protegidos), sino incluso erosiones que se unen entre sí.

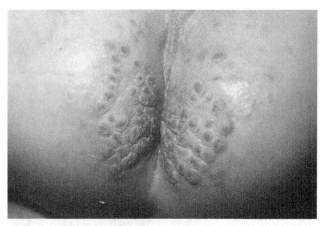

Fig. 15-8. La piel genital a veces muestra un patrón de reacción inusual de pápulas separadas, infiltradas, monomorfas, por lo general erosionadas, en respuesta a la inflamación crónica, en este caso, por diarrea crónica. Este patrón se denomina *dermatitis del pañal de Jacquet, seudoverrugas o granuloma glúteo infantil.*

La dermatitis por fricción es más definida en la cara interna de los muslos, bajo las cintas de sujeción y la cinturilla del pañal y en otras superficies que rozan con el pañal. Consiste en eritema leve y pápulas que aumentan, disminuyen y que responden con rapidez al cambio de pañales con mayor frecuencia para reducir al mínimo la humedad.

El intertrigo por humedad y fricción se produce en los pliegues cutáneos de la zona del pañal, pero también puede aparecer en los pliegues del cuello, bajo la axila y entre los pliegues de grasa de los muslos. Se observa un corte relativamente brusco donde comienza la piel seca. Las zonas afectadas pueden presentar exudación, maceración y eritema. Es frecuente la descamación superficial de la piel blanca hidratada.

Cuando *Candida albicans* complica la dermatitis del pañal, la infección afecta en su mayoría a los pliegues cutáneos, con eritema profundo y brillante que muestra escamas periféricas circundantes (**fig. 15-10**). Son características las lesiones satélite o las erosiones redondeadas.

El aspecto brillante y vidrioso de las nalgas y la presencia de pápulas y pústulas satélite confluentes son característicos de la

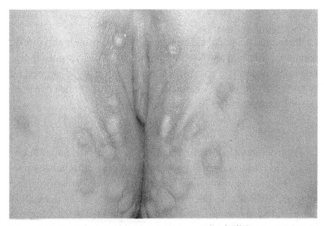

Fig. 15-9. Estas pápulas planas en un patrón simétrico son típicas de la dermatitis del pañal de Jacquet.

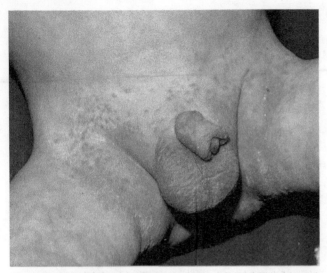

Fig. 15-10. Cuando una levadura participa en la dermatitis del pañal, los pliegues cutáneos húmedos se ven afectados de forma prominente, por lo general con lesiones satélite.

dermatitis del pañal por *Candida*. Se confirma mediante inspección al microscopio, cultivo o la respuesta al tratamiento.

La psoriasis es otra afección cutánea que contribuye a la dermatitis del pañal con menos frecuencia, porque se trata de una enfermedad que se produce por la irritación y las lesiones, como ocurre con la dermatitis del pañal irritativa. A menudo, la psoriasis en la zona del pañal no viene acompañada, al menos al principio, de psoriasis extragenital.

Diagnóstico

El diagnóstico de la dermatitis del pañal se realiza por la presencia de eritema y escamas, con o sin erosiones, así como maceración en la zona del pañal.

Entre las enfermedades específicas que afectan ante todo la zona del pañal y pueden simular una dermatitis del pañal habitual se encuentran la acrodermatitis enteropática y la histiocitosis de células de Langerhans (*véanse* más adelante). Los pacientes con enfermedad de Kawasaki suelen presentar una acentuación del exantema en la zona del pañal con descamación al final del curso de la afección.

Fisiopatología

La dermatitis del pañal es multifactorial pero principalmente de contacto irritativa, a veces con candidiasis. Los irritantes incluyen la humedad y la fricción del pañal sobre la piel expuesta a la orina y las heces. En ocasiones, la dermatitis atópica o la psoriasis desempeñan un papel importante.

Tratamiento

La prevención y el tratamiento de la dermatitis del pañal se enfocan sobre todo en cambiar el entorno para eliminar los irritantes habituales y reevaluar la dermatitis que permanece. Con la llegada de los pañales desechables con gel, la dermatitis del pañal se ha vuelto mucho menos problemática. Durante los últimos 30 a 40 años, estos pañales desechables han sido la opción preferida para cambiar los pañales a los bebés y los

niños pequeños. Los pañales desechables se anunciaban como más cómodos, higiénicos y con menos probabilidades de causar dermatitis del pañal en comparación con uno de algodón con una cubierta de vinilo o goma. Este centro de algodón y la capa exterior impermeable al vapor eran una configuración para causar dermatitis de contacto irritativa y muchas familias acogieron con agrado una solución fácilmente desechable. Sin embargo, el costo es elevado y los pañales pueden dejarse puestos durante períodos prolongados. En los últimos 15 años, los pañales de tela se han renovado para crear una opción reutilizable moderna que puede ser rentable, menos propensa a producir dermatitis del pañal que los pañales de tela tradicionales y más respetuosa del medio ambiente. En general, no existen datos comparativos entre los pañales desechables y los actuales reutilizables en cuanto a la frecuencia de la dermatitis del pañal. Se ha sugerido que los pañales desechables son mejores, pero no todos los pañales de tela son idénticos, al igual que los pañales desechables.[56] En cambio, existen varios informes sobre un mayor número de lactantes con dermatitis papuloerosiva grave de Jacquet en aquellos pacientes que usan pañales reutilizables.[57,58]

Además de los pañales de alta calidad y los cambios frecuentes de pañal, la aplicación de crema protectora en las zonas implicadas es útil para proteger de la orina y las heces, así como aportar lípidos a la epidermis; estas deben aplicarse al menos dos veces por semana en una zona del pañal sana.[59] En caso de dermatitis del pañal, deben aplicarse grandes cantidades a la piel con cada cambio de pañal, al igual que evitar la irritación adicional de los jabones limpiadores y algunas toallitas húmedas. La mayoría de las toallitas no generan problemas.[59] Sin embargo, se debe tener cuidado de que el pH sea el adecuado para contrarrestar los efectos alcalinos de las heces y la orina, así como mantener la ligera acidez de la zona. Las toallitas elegidas no deben contener posibles irritantes, como alcohol, fragancias no alergénicas, aceites esenciales, jabón, surfactantes no óptimos y detergentes fuertes (p. ej., laurilsulfato de sodio).[59] Entre los alérgenos que deben evitarse se encuentran la metilisotiazolinona, la metilcloroisotiazolinona, el bronopol (2-bromo-2-nitropropano-1,3-diol) y el butilcarbamato de yodopropinilo.[59] También pueden utilizarse toallitas a base de agua, que solo contienen agua y una cantidad mínima de aceite de semilla de uva. Estas carecen de un ajuste del pH y de compuestos antibacterianos, pero los estudios han comprobado que las toallitas son equivalentes a los paños, los cuales también carecen de estas características; ambos evitan los posibles aditivos irritantes.

No obstante, las heces adheridas se eliminan mejor al enjuagar con suavidad la zona perianal con agua tibia y secando la piel con palmaditas. La aplicación de una crema protectora en la piel anogenital es más eficaz que la eliminación intensiva de las heces por frotamiento o el uso de limpiadores agresivos. Los preparados de corticoides suaves, como el ungüento de hidrocortisona al 1% o al 2.5% (no la crema), aceleran la resolución de la inflamación cuando se aplican c/12 h y se cubren con una crema o ungüento de protección. Los corticoides potentes no deben aplicarse bajo la oclusión del pañal, que potencia el efecto del medicamento. Se ha informado insuficiencia suprarrenal y muertes debidas a la inmunodepresión en varios lactantes tratados con corticoides ultrapotentes bajo la oclusión del pañal.[60] Deben añadirse fármacos contra la cándida si se sospecha la presencia de levaduras. La nistatina está disponible en forma de ungüento y es menos irritante que las cremas con azoles. Cuando la enfermedad es grave y hay erosiones, deben administrarse fármacos antimicóticos por vía oral (v.o.) hasta que comience la cicatrización.

La persistencia de la dermatitis después de tomar estas medidas suele indicar un proceso irritativo en curso o un diagnóstico diferente. La diarrea crónica es una causa frecuente de persistencia de la dermatitis, ya que predispone a la aparición de levaduras. Está indicada la evaluación de la dieta y los parámetros de crecimiento del niño, así como la búsqueda de enfermedades subyacentes, como infecciones o malabsorción. En ausencia de diarrea, la biopsia cutánea puede ser útil para identificar otra afección cutánea primaria.

Dermatitis seborreica

La dermatitis seborreica es una forma frecuente de dermatitis del cuero cabelludo de los lactantes, pero solo afecta la piel anogenital cuando es muy grave, como parte de una erupción generalizada que afecta en su mayoría a otros pliegues cutáneos como las axilas y el cuello.

Aparece por primera vez en torno a las 4 a 6 semanas de vida, pero rara vez después del año de edad. Suele afectar primero el cuero cabelludo, con escamas sebosas y amarillas con inflamación mínima. La zona del pañal es la segunda más propensa a desarrollar una erupción. La dermatitis seborreica del pañal consiste en la aparición de placas descamativas eritematosas, con márgenes evidentes y escamas sebosas y maceradas (fig. 15-11). *Candida* suele sobreinfectar la zona. Los pliegues inguinales están afectados con mayor intensidad pero, en muchos casos, la ingle y el perineo están perjudicados de forma confluente. Se disemina a otras zonas de flexión e incluso al torso en forma de placas escamosas aisladas. A diferencia de la dermatitis atópica, la dermatitis seborreica no es pruriginosa, aunque los recién nacidos no tienen la capacidad para frotarse y rascarse.

El diagnóstico de la dermatitis seborreica suele hacerse de forma clínica en un lactante con eritema intertriginoso del cuero cabelludo y escamas amarillentas.

El tratamiento de la seborrea de la zona del pañal consiste en ungüentos de hidrocortisona de baja potencia, así como cremas o ungüentos de protección. El tratamiento antimicótico puede ser útil en caso de candidiasis secundaria. El cuero cabelludo debe tratarse para obtener la máxima mejoría; esto puede conseguirse eliminando las escamas con aceite mineral o de bebé. También son útiles los champús antiseborreicos o los champús suaves para bebés, así como las soluciones tópicas suaves con corticoides para el cuero cabelludo, como la hidrocortisona al 1% o al 2.5% para reducir la inflamación recurrente. Deben descartarse los frotamientos y los champús con ácidos y otros queratolíticos.

Dermatitis atópica (eccema)

La dermatitis atópica es una erupción extremadamente pruriginosa que se produce cuando la irritación causa el roce y el rascado que, a su vez, generan eritema, liquenificación y excoriación (figs. 15-12 y 15-13) (*véanse* caps. 5 y 13). La zona del pañal está un poco protegida en los lactantes porque la piel está cubierta y permanece húmeda; además, el pañal ayuda a proteger la piel del roce y el rascado. El tratamiento consiste en administrar un corticoide tópico y evitar los irritantes.

Psoriasis

La psoriasis es un trastorno cutáneo infrecuente en la zona genital de los niños (*véase* cap. 5). Se trata de una enfermedad de la piel caracterizada por el aumento de la renovación

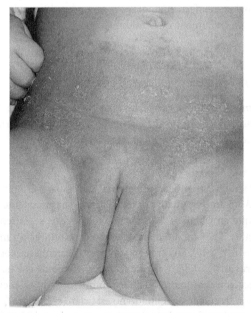

Fig. 15-11. La descamación amarilla con sensación un tanto sebosa, la costra láctea y la erupción cutánea concomitante en otras zonas del cuerpo llevan al diagnóstico de dermatitis seborreica.

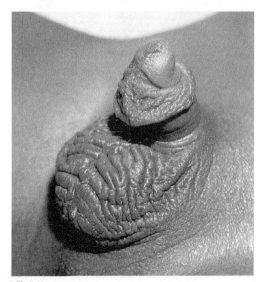

Fig. 15-12. La liquenificación del escroto y del pene es un signo del roce de la dermatitis atópica.

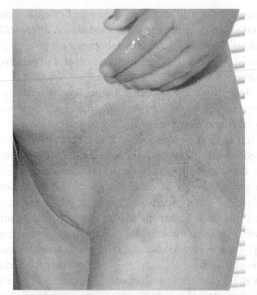

Fig. 15-13. El rascado crónico de la dermatitis atópica ha producido esta placa roja mal delimitada con escamas y costras.

de las células epidérmicas, por lo que la piel se engrosa y se cubre de escamas densas. Afecta en particular la piel irritada o lesionada, por lo que suelen verse perjudicados los genitales y la zona del pañal.

Las placas son rojas, bien delimitadas y engrosadas (**figs. 15-14 y 15-15**). A menudo, la psoriasis afecta también el ombligo, el cuero cabelludo y el pliegue interglúteo; las uñas de las manos pueden presentar fosillas. Sin embargo, a menudo

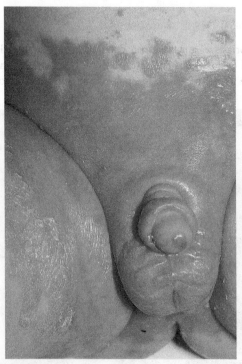

Fig. 15-14. La psoriasis manifiesta placas rojas bien delimitadas que, en la zona genital, pueden mostrar un aspecto de superficie vidriosa en lugar de la típica escama blanca.

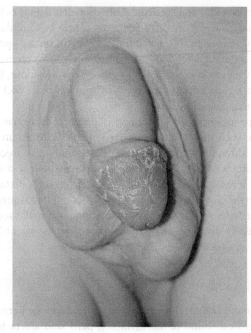

Fig. 15-15. La descamación prominente del glande es clásica de la psoriasis.

no hay signos extragenitales patognomónicos de psoriasis. La psoriasis de los pliegues cutáneos y de la zona del pañal puede imitar la dermatitis seborreica, así como la candidiasis cutánea, que suele ser un factor secundario. La biopsia es característica pero no siempre diagnóstica. En los casos poco claros, el curso de la enfermedad acaba proporcionando el diagnóstico, porque la psoriasis es crónica y casi siempre termina afectando otras zonas de la piel, mostrando lesiones psoriásicas típicas.

El tratamiento consiste en atención local cuidadosa y corticoides tópicos. Para el desafortunado paciente pediátrico ocasional con enfermedad grave o generalizada, puede ser necesario un tratamiento sistémico.

Dermatitis estreptocócica perianal (dermatitis bacteriana perianal, celulitis estreptocócica perianal)

La *dermatitis estreptocócica perianal* es una infección bacteriana superficial que produce eritema, descamación e irritación de la piel perianal. *Véase también* el capítulo 5.

Presentación clínica

La dermatitis estreptocócica perianal suele aparecer en pacientes de 3 a 5 años de edad; por otro lado, es más frecuente en los niños que en las niñas. Lo más habitual es que se extienda un eritema de 2 a 3 cm alrededor del ano con induración mínima (**figs. 15-16 a 15-18**). En otras personas, este eritema se acompaña de fisuras anales dolorosas y de secreción mucoide que hace que la defecación sea dolorosa. El estreñimiento y la retención de heces son frecuentes; a menudo no está claro si la fisura fue producida por la enfermedad primaria o por el paso de heces duras. Por último, puede surgir una dermatitis bien delimitada, escamosa, de color rojo carnoso, con costras y maceración del borde

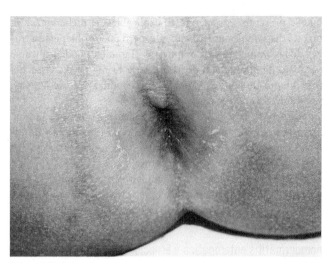

Fig. 15-16. El eritema y la descamación perianal, a veces con fisuras dolorosas, son características de la dermatitis estreptocócica perianal.

anal. Además, puede observarse induración de la piel perianal y placas con costras satélite. Es frecuente el sangrado de la zona. Las niñas pueden presentar tanto afectación vulvar como vaginal y los niños afectación del pene.

En todas las formas de dermatitis bacteriana anogenital son frecuentes el prurito, las excoriaciones y la liquenificación por rascado y frotamiento. Estos cambios eccematosos superpuestos pueden retrasar el diagnóstico.

Diagnóstico

El diagnóstico de la dermatitis bacteriana perianal se basa en la clínica y se confirma mediante un cultivo sistemático en el que se detectan *Streptococcus*, en la mayoría de los casos *Streptococcus* β-hemolíticos del grupo A y, en ocasiones, del grupo B. Es

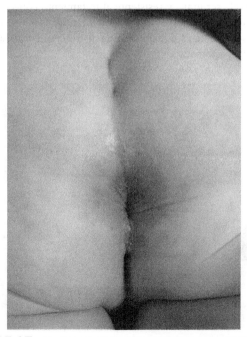

Fig. 15-17. El eritema perianal de la dermatitis estreptocócica perianal imita la psoriasis, los oxiuros, la dermatitis irritativa y la candidiasis.

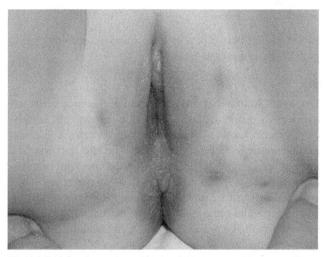

Fig. 15-18. En ocasiones, la infección de la dermatitis estreptocócica perianal puede afectar la vagina produciendo secreción vaginal purulenta con vulvitis; esta niña también presenta foliculitis concomitante confirmada mediante cultivo.

importante pedir al laboratorio que realice cultivos para detectar estos microorganismos porque muchos laboratorios seleccionan patógenos entéricos a partir de frotis perianales.

El diagnóstico diferencial de la dermatitis bacteriana perianal incluye infestación por oxiuros, dermatitis irritativa o por *Candida*, dermatitis atópica, psoriasis, enfermedad intestinal inflamatoria y abuso sexual. El rascado y el frotamiento de la piel resultantes del prurito son frecuentes y pueden ser factor de confusión en el diagnóstico. Toda dermatitis perianal debe ser cultivada para descartar un elemento bacteriano.

Fisiopatología

La infección bacteriana de la piel perianal, casi siempre por *Streptococcus* β-hemolíticos del grupo A, y a veces del grupo B, causa esta dermatitis característica en los niños. Muchos pacientes con diagnóstico de estreptococos perianales tienen cultivos faríngeos positivos al microorganismo sin síntomas de faringitis. Al parecer, la contaminación digital del ano desde la faringe infectada u otro sitio del cuerpo es la fuente de la infección.

Tratamiento

El tratamiento preferido para la dermatitis bacteriana perianal consiste en antibióticos orales con ungüento de mupirocina concomitante varias veces al día. Los antibióticos resistentes a la betalactamasa, como las cefalosporinas, la amoxicilina-clavulanato, los macrólidos y la clindamicina, parecen estar menos asociados a la recidiva que la penicilina y la amoxicilina, que tienen una tasa de recurrencia de alrededor del 32%.[61,62] Dado que las recurrencias son frecuentes, algunos médicos apoyan el tratamiento antibiótico durante 21 días para permitir que la piel se cure antes de suspender el fármaco. El ungüento de mupirocina aplicado de dos a cuatro veces al día también puede reducir las recidivas. Los laxantes emolientes pueden ser útiles en los niños con defecación dolorosa debida a la inflamación perianal y las fisuras; el ungüento de hidrocortisona al 1% o 2.5% puede reducir el dolor mientras se espera la mejoría con el antibiótico.

Oxiuros

La infestación por oxiuros es una causa frecuente de prurito perianal en los niños pequeños.

Presentación clínica

Los únicos síntomas de una infestación por oxiuros suelen ser dermatitis y prurito de la piel perianal o la vulva. Las excoriaciones suelen ser más prominentes que el eritema y la descamación evidentes. Las molestias por el prurito nocturno son las más frecuentes y pueden ser lo suficientemente intensas como para despertar al niño. A veces, el menor refiere dolor en lugar de prurito. En raras ocasiones, los helmintos migran a la vagina en las niñas y causan tanto dermatitis vulvar como secreción vaginal o producen balanitis en los niños. Una complicación infrecuente es la afectación del apéndice con oxiuros, una causa de oxiuriasis y dolor abdominal concomitantes.[63]

Diagnóstico

El diagnóstico de oxiuriasis se realiza ante un prurito perianal o vulvar inexplicable, con o sin dermatitis leve, y se confirma por la respuesta al tratamiento. Los oxiuros suelen ser difíciles de hallar para su evaluación diagnóstica. Por la noche, en ocasiones, los helmintos adultos se ven en el perineo o en el conducto anal cuando se everte con suavidad. Por lo general, los huevos pueden recogerse colocando cinta adhesiva transparente sobre el ano a primera hora de la mañana, antes de que los huevos se alteren. Los huevos pueden verse adheridos a la cinta como estructuras ovoides de paredes gruesas, más fáciles de observar mediante microscopia óptica a baja potencia.

El diagnóstico diferencial de la infestación por oxiuros incluye dermatitis bacteriana perianal, dermatitis atópica, dermatitis irritativa y candidiasis. La presencia de síntomas nocturnos intensos de prurito perianal acompañados de inflamación mínima puede ayudar a distinguir este trastorno de otras formas de dermatitis.

Fisiopatología

La infestación por oxiuros es la forma más habitual de invasión por helmintos observada en los humanos y se produce por la infestación con *Enterobius vermicularis*. Los oxiuros son mucho más frecuentes en los niños que en los adultos, y más del 20% de los niños en edad escolar contraen esta infestación ubicua.

La infestación por oxiuros comienza por la ingesta de los huevos, por lo general a partir de los dedos que han entrado en contacto con la piel perianal o la tierra que contiene huevos. Los huevos incuban en el duodeno y maduran durante el tránsito intestinal. Se produce la migración a la piel perianal y las hembras grávidas depositan sus huevos en el borde anal, causando prurito. Entre 4 y 6 h después de depositar los huevos, estos se vuelven infecciosos y, cuando se ingieren, el ciclo vuelve a empezar.

Tratamiento

El tratamiento tradicional de la oxiuriasis ha sido con mebendazol 100 mg en dosis única, así como la aplicación de un ungüento tópico suave de corticoides para cualquier dermatitis que se presente. Por razones inexplicables, el mebendazol ya no está disponible comercialmente, pero puede obtenerse a través de las farmacias de compuestos. También puede utilizarse pamoato de pirantel, en dosis única de 11 mg/kg. La dosis del tratamiento de adultos y niños con albendazol es de 400 mg v.o., repetido una vez cada 2 semanas.

A menudo se ven afectados varios miembros de la familia al mismo tiempo, lo que hace necesario un tratamiento simultáneo generalizado para curar la infestación. La reinfección es frecuente en los niños en edad escolar.

Se recomienda repetir el tratamiento en 2 a 3 semanas porque el medicamento es ineficaz contra los huevos que puedan haberse ingerido durante el primer tratamiento.

Acrodermatitis enteropática y erupciones similares a la acrodermatitis

La *acrodermatitis enteropática* es una enfermedad cutánea infrecuente producida por la insuficiencia de zinc, que presenta hallazgos característicos. Los hallazgos similares se asocian a otras carencias nutricionales.

Presentación clínica

La presentación clásica de la acrodermatitis enteropática es una tríada de dermatitis periorificial, diarrea y alopecia. Los lactantes están irritables y presentan un retraso grave del crecimiento.

La dermatitis consiste en placas eritematosas periorificiales, bien delimitadas y descamativas. En ocasiones, la piel puede presentar placas vesiculopustulosas y costras (figs. 15-19 y 15-20). Es más evidente alrededor de la boca, los ojos y la zona genital. Los pliegues del cuello suelen estar afectados en los lactantes y la porción distal de las extremidades puede presentar placas similares escamosas, eritematosas y bien delimitadas, sobre todo en los niños mayores y los adultos. La dermatitis del pañal suele ser grave y resistente al tratamiento convencional. Son frecuentes las infecciones secundarias por *Staphylococcus* y *Candida*. También son habituales la distrofia ungueal, la paroniquia y la estomatitis.

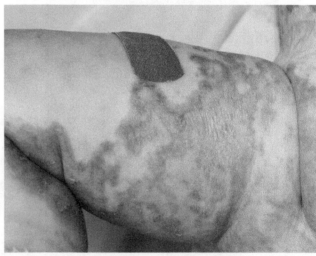

Fig. 15-19. Estas placas bien delimitadas, anulares, erosionadas y con bordes costrosos son características de la acrodermatitis enteropática.

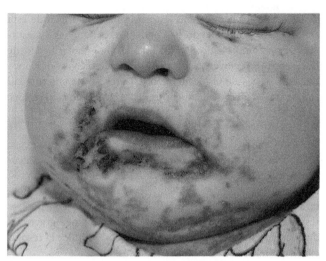

Fig. 15-20. La acrodermatitis enteropática afecta también la piel peribucal, de nuevo con placas erosionadas y costrosas.

Diagnóstico

El diagnóstico de acrodermatitis enteropática se sospecha por la tríada clásica de dermatitis de distribución periorificial y acra, alopecia y diarrea; se confirma por las bajas concentraciones séricas de zinc, fosfatasa alcalina y lípidos. La biopsia cutánea es característica sin ser diagnóstica; la parte superior de la epidermis se percibe pálida debido a la presencia de células transparentes con citoplasma abombado y pérdida de la basofilia usual en las lesiones tempranas. Puede haber vesículas subcorneales en la epidermis superior y paraqueratosis difusa. En las lesiones más antiguas se observa hiperplasia de la epidermis y paraqueratosis con un patrón inespecífico.

Los casos graves de dermatitis seborreica o psoriasis, en especial los complicados por sobreinfección con *Candida*, pueden tener un aspecto similar, pero la piel extragenital concomitante suele ser patognomónica. La presencia de dermatitis en el cuero cabelludo indica seborrea; los resultados normales de laboratorio descartan la acrodermatitis enteropática.

Fisiopatología

La acrodermatitis enteropática es la manifestación clásica de la insuficiencia de zinc. Existen dos vías y ambas implican mutaciones hereditarias de los transportadores de zinc; una es la insuficiencia neonatal transitoria de zinc, la otra es la acrodermatitis enteropática clásica.[64] Sin embargo, los hallazgos cutáneos también pueden producirse en estados de carencia nutricional adquirida. Todos los pacientes con acrodermatitis enteropática presentan valores plasmáticos bajos de zinc y de otras metaloproteínas dependientes de este elemento, como la fosfatasa alcalina.

Los síntomas de la acrodermatitis enteropática no suelen aparecer en los lactantes amamantados hasta el destete. Un ligando de unión al zinc que puede estar ausente en el intestino del recién nacido parece estar presente en la leche materna, lo que explica este hallazgo.

Se observan dermatitis acras similares en otros estados de insuficiencia nutricional, como los de biotina, proteínas y ácidos grasos esenciales. Esto ocurre con la fibrosis quística, el síndrome del intestino corto, la anorexia nerviosa, las afecciones crónicas y la enfermedad de Crohn. Las acidemias orgánicas también producen estos hallazgos cutáneos, como la enfermedad de la orina con olor a jarabe de arce, la acidemia metilmalónica y la fenilcetonuria. Cuando la detección de la insuficiencia de zinc es normal, el cribado metabólico del suero puede diferenciar entre estas enfermedades. En los adolescentes de Oriente Medio, la anomalía se desarrolla debido a la ingesta de grandes cantidades de fitato, que fija el zinc e impide su absorción intestinal.

Tratamiento

El tratamiento de la acrodermatitis enteropática consiste en la administración de suplementos de zinc. Se recomienda la suplementación oral con gluconato, acetato o sulfato de zinc en dosis de 5 mg/kg al día. Los síntomas mejoran a los 1 o 2 días de la suplementación y se observa una respuesta en la dermatitis a los 3 o 4 días. El pelo empieza a crecer en 2 a 4 semanas. Tras la resolución de los síntomas, debe continuarse con la administración de suplementos en la forma hereditaria de la enfermedad y medir las concentraciones séricas de zinc una o dos veces al año. Las erupciones similares a la acrodermatitis producidas por otras carencias nutricionales se tratan mediante la identificación de la causa de las insuficiencias, así como su corrección; al igual que el tratamiento de cada trastorno metabólico, requiere un tratamiento distintivo.

Histiocitosis de las células de Langerhans y enfermedad de Letterer-Siwe

La *histiocitosis de las células de Langerhans*, antes denominada «histiocitosis X», es un grupo de afecciones producidas por la proliferación de las células de Langerhans, células presentadoras de antígenos del sistema inmunitario que residen principalmente en la piel. Por lo general, se trata de una enfermedad multisistémica poco frecuente que se presenta sobre todo en los pacientes pediátricos, más en los niños que en las niñas.

Presentación clínica

La enfermedad de Letterer-Siwe suele manifestarse en los niños de 2 años de edad o menores y afecta tanto a las estructuras internas como a la piel. Las manifestaciones cutáneas son los signos de presentación en la mayoría de los niños; además, las manifestaciones sistémicas suelen producirse semanas o meses después de la aparición de la afección cutánea.

Los lactantes afectados muestran una erupción eritematosa y escamosa en el cuero cabelludo que imita la dermatitis seborreica. También afecta las zonas intertriginosas, incluidos los pliegues inguinales y la zona del pañal. A diferencia de la dermatitis seborreica u otras erupciones genitales inflamatorias, las pápulas descamativas están infiltradas y son firmes (fig. 15-21). La región auricular posterior y la axila también suelen estar afectadas. Las pápulas suelen estar cubiertas de escamas y costras húmedas, pero suele apreciarse la naturaleza marrón rojiza o purpúrica de las lesiones. Las úlceras son frecuentes y pueden estar presentes en la mucosa oral. Los nódulos purpúricos en las palmas y plantas son un signo de pronóstico desfavorable.

La enfermedad de Letterer-Siwe es un proceso sistémico, con diseminación de las células de Langerhans anómalas en la piel

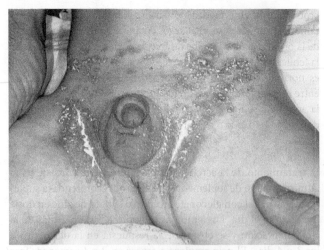

Fig. 15-21. La forma de Letterer-Siwe de histiocitosis X se asemeja de cierta manera a la dermatitis seborreica o por levaduras, con pápulas dentro de los pliegues crurales. No obstante, las pápulas están infiltradas y no responden al tratamiento contra las levaduras o la seborrea.

y en sitios extracutáneos como el hígado, la médula ósea, los ganglios linfáticos y el sistema nervioso central. Este proceso fulminante puede ser mortal, incluso con un tratamiento temprano. La infiltración en la hipófisis puede causar diabetes insípida y las infiltraciones orbitarias producen exoftalmos. Son típicas la fiebre, la anemia, la trombocitopenia, la hepatoesplenomegalia y las adenopatías. Los tumores óseos pueden ser difíciles de reconocer de manera clínica. Algunos lactantes tienen un aspecto histológico típico y nunca presentan manifestaciones extracutáneas. Estos pacientes muestran retrospectivamente lo que se denomina *reticulohistiocitosis autolimitada*.

El pronóstico depende de la edad de inicio, la duración de los síntomas y el grado de afectación sistémica. El inicio después de los 6 meses de edad, la ausencia de trombocitopenia, afectación pulmonar, afectación sistémica extensa y de lesiones cutáneas purpúricas son signos de un pronóstico favorable.

Diagnóstico

El diagnóstico de la enfermedad de Letterer-Siwe se realiza mediante la biopsia cutánea. La inmunohistoquímica y, en ocasiones, la microscopia electrónica pueden servir para confirmar el diagnóstico.

La erupción de la enfermedad de Letterer-Siwe se parece mucho a la dermatitis seborreica grave. Todo lactante con erupción seborreica purpúrica, ulcerada, indurada o que responda mal al tratamiento tópico debe ser examinado mediante biopsia para descartar esta enfermedad. El intertrigo también puede verse en esta distribución, pero la falta de afectación de cuero cabelludo, torso o extremidades permite distinguirlo de la histiocitosis de las células de Langerhans. La presencia de lesiones nodulares y ulceradas en la ingle también indica la presencia de escabiasis. La falta de antecedentes de escabiasis u otras lesiones indicativas de este diagnóstico justifica la biopsia cutánea.

Fisiopatología

La enfermedad de Letterer-Siwe se produce por la infiltración de la piel y otros órganos con histiocitos que muestran rasgos

de las células de Langerhans. La patogenia y el origen de esta enfermedad siguen siendo desconocidos, aunque en los estudios se ha comprobado que las lesiones de la enfermedad de Letterer-Siwe incluyen células clonales. También se desconocen las razones de la localización del proceso de enfermedad en las otras formas de histiocitosis de las células de Langerhans.

Tratamiento

La histiocitosis de las células de Langerhans es evaluada y, cuando es sistémica, tratada por un oncólogo, pero la afección cutánea puede tratarse con corticoides tópicos, emolientes, ungüentos antibióticos y buenos cuidados locales. La mostaza nitrogenada tópica también se ha utilizado con buenos resultados en los pacientes con afectación cutánea grave. En muchos de estas personas, con el tiempo se produce la resolución espontánea de las lesiones cutáneas.

Escabiasis

La *escabiasis* es una infestación por ácaros bastante frecuente que produce un prurito inusual y afecta sobre todo los pliegues cutáneos, el pene y el escroto.

Presentación clínica

La escabiasis se manifiesta como una dermatitis pruriginosa insoportable que es muy frecuente en los lactantes y los niños pequeños, pero que llama la atención del médico genital por las pápulas y nódulos inflamatorios que aparecen en particular en la piel genital, sobre todo en el pene y el escroto (**fig. 15-22**). El roce y el rascado propios de la enfermedad generalizada producen eccema en la mayoría de los pacientes. Además, casi todos los túneles cutáneos patognomónicos que albergan al ácaro quedan ocultos por el eccema y las excoriaciones. Otras lesiones primarias incluyen vesículas y pápulas que a menudo también se destruyen con el rascado. Son frecuentes las pápulas diminutas en la cara lateral de los dedos, las manos y el lado ventral de las muñecas. La lesión genital más característica es el nódulo

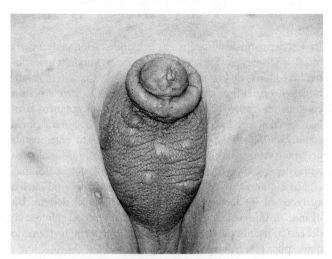

Fig. 15-22. La escabiasis nodular se presenta principalmente en el escroto y el pene de los hombres y en las axilas de los bebés, y se manifiesta en forma de nódulos infiltrados y sumamente pruriginosos. Hay liquenificación del glande y edema de la corona por el roce.

firme del pene y el escroto; estos pueden ser rojos, del color de la piel o marrones rojizos en los niños de tez clara, e hiperpigmentados en aquellos con tez más oscura. En ocasiones, los lactantes también desarrollan estos nódulos en las axilas, mientras que los niños mayores y los adolescentes solo los tienen en el escroto y el pene. Estas lesiones constituyen reacciones de hipersensibilidad al ácaro muerto retenido y tienen un aspecto atípico en la biopsia que puede confundirse con histiocitosis o linfoma. Estos nódulos pueden persistir durante meses después del tratamiento.

La escabiasis suele complicarse por la evolución prolongada debida al diagnóstico erróneo. La administración de corticoides tópicos puede ocultar la infestación y contribuir a la propagación de los ácaros al inhibir la reacción de hipersensibilidad inmunitaria que produce los síntomas. La sobreinfección de las lesiones excoriadas y eccematizadas con *Staphylococcus aureus* produce costras y pústulas.

Diagnóstico

El diagnóstico de la escabiasis se realiza con la combinación de las manifestaciones clínicas en la distribución típica y la evidencia microscópica de la infestación en el análisis con aceite mineral. Las lesiones en las manos, los túneles y las lesiones nodulares son bastante patognomónicas cuando se presentan en los lactantes y los niños pequeños. A veces es necesario hacer un diagnóstico presuntivo y confirmarlo mediante la respuesta al tratamiento.

Para el diagnóstico se utilizan raspados de las lesiones cutáneas y restos de uñas observados al microscopio en aceite mineral. Los ácaros y sus partes, los huevos y las heces se identifican con aumentos de 10X a 40X. Los huevos tienen forma ovoide y son translúcidos en el centro. Las heces son mucho más pequeñas y se componen de grupos pequeños de masas redondas u ovaladas. La dermatoscopia muestra una estructura triangular marrón en forma de ala delta, seguida de una estructura lineal blanca, un «jet con estela».[65] Esto ayuda a identificar un lugar para el raspado, así como a realizar el diagnóstico. También es útil para examinar la escabiasis nodular.[66]

En la biopsia, las características histológicas revelan dermatitis espongiótica no diagnóstica. A veces, puede identificarse un túnel o ácaro, pero es poco habitual. Las lesiones nodulares muestran inflamación grave con histiocitos y linfocitos atípicos. En los niños pequeños pueden confundirse con histiocitosis de las células de Langerhans o linfomas. Es importante considerar la escabiasis como causa de las lesiones nodulares en los lactantes, incluso cuando otro factor clínico indique el diagnóstico.

El diagnóstico diferencial de la escabiasis abarca otras dermatosis eccematosas, en especial la dermatitis seborreica y la dermatitis atópica. Para establecer un diagnóstico pueden ser necesarios varios raspados cutáneos, una fuerte sospecha clínica y, en ocasiones, una biopsia cutánea. A menudo puede ser útil interrogar y examinar a otros miembros de la familia para detectar síntomas y signos de la infestación. Aunque los síntomas de la escabiasis pueden disminuir con la aplicación tópica de corticoides, el empeoramiento gradual es habitual, así como el resurgimiento al suspender este tratamiento.

Fisiopatología

La escabiasis es causada por la infestación de la piel por *Sarcoptes scabiei*. Este diminuto ácaro es exclusivo de los humanos y endémico en la población. Se requiere del contacto íntimo para la propagación del ácaro, pero es habitual que la mayoría de los miembros de la familia adquieran la infestación una vez que está presente y sin diagnosticar en el hogar.

El ácaro adulto mide ~0.5 mm de longitud, tiene ocho patas y un cuerpo ovalado; además, es translúcido y gris cuando se observa a simple vista. Los niños se infestan con un gran número de ácaros en comparación con los adultos, un dato quizá relacionado con la reacción inmunitaria al parásito. Los síntomas de la escabiasis suelen aparecer entre 4 semanas y 4 meses después de contraer el ácaro, ya que debe producirse una sensibilización del hospedero antes de que aparezcan los síntomas clínicos.

Tratamiento

La bibliografía está repleta de comparaciones de diferentes tratamientos, como concentraciones y esquemas de dosificación variables de permetrina tópica, benzoato de bencilo, ungüento de azufre e ivermectina oral, pero las tasas de curación más altas se alcanzan con dos dosis de crema de permetrina al 5% e ivermectina 200 µg/kg v.o. administradas con 1 a 2 semanas de diferencia. La ivermectina es la menos costosa de ambas opciones y distribuye el medicamento en todas las zonas del cuerpo.

En el caso de la crema de permetrina, debe procurarse cubrir todas las zonas del cuerpo, incluido el cuero cabelludo en los lactantes menores de 2 años. La crema debe dejarse actuar toda la noche. Se desaconseja bañarse antes de la aplicación porque puede aumentar la absorción percutánea. Las uñas deben estar cortas y limpias. Debe lavarse la indumentaria y la ropa de cama que hayan estado en contacto con el paciente o sus familiares en los últimos días. El tratamiento de todos los miembros de la familia a la vez es esencial para evitar la reinfestación. La persistencia de los síntomas se debe más a un tratamiento inadecuado o a una reinfestación que a la resistencia.

La ivermectina oral en dosis única ha mostrado ser muy eficaz contra la escabiasis, aunque se utiliza de manera extraoficial. En algunas series más amplias se ha comprobado que este fármaco es seguro en los niños. El uso de este tratamiento oral puede sustituir el tratamiento tópico en el futuro.

El prurito de la escabiasis es el resultado de una reacción inmunitaria al ácaro, por lo que no se resuelve con rapidez mientras queden ácaros muertos en el estrato córneo. Un corticoide tópico como el ungüento de triamcinolona al 0.1% ayuda al prurito y al control de cualquier eccema causado por el rascado. Las lesiones nodulares pueden persistir durante meses. El tratamiento más eficaz en este caso, tras la terapia antiisquémica específica, es el acetónido de triamcinolona intralesional 10 mg/mL, ~0.1 mL en cada nódulo; en los niños, tras un tratamiento previo con un anestésico tópico potente como la lidocaína o prilocaína en crema o lidocaína al 4% o al 5% en crema.

Granuloma glúteo infantil (seudoverrugas, dermatitis del pañal de Jacquet)

El granuloma glúteo infantil es una reacción infrecuente y sui géneris a un irritante fuerte y crónico en la zona anogenital. Es más frecuente en los lactantes, pero también se ha presentado de vez en cuando en los adultos, con el nombre provisional de *granuloma glúteo del adulto.*

Presentación clínica

El granuloma glúteo infantil es una erupción nodular del color de la piel a marrón rojizo que se produce en la zona del pañal (fig. 15-23; *véanse* figs. 15-8 y 15-9). Las distintas lesiones son pápulas induradas y planas que pueden presentar erosión central; suelen ser monomorfas en cuanto a su aspecto y distribución. Las pápulas son diversas y se presentan principalmente en la superficie anterior de la zona genital, el monte del pubis y el perineo. Las nalgas no suelen verse afectadas, aunque puede haber afectación de la piel perianal. En general, el granuloma glúteo infantil viene precedido de una dermatitis irritativa del pañal que fue tratada con un corticoide tópico potente.

Diagnóstico

El diagnóstico es clínico por su aspecto, por lo general con antecedentes de diarrea crónica o de aplicación de medicamentos como anestésicos, antibacterianos o antisépticos. Si es necesario, el diagnóstico puede confirmarse con una biopsia cutánea. Los estudios histológicos del granuloma glúteo infantil revelan nódulos sumamente infiltrados con una epidermis hiperplásica con paraqueratosis. Hay exocitosis de neutrófilos. La dermis está compuesta por un infiltrado denso de neutrófilos, linfocitos, histiocitos, células plasmáticas, eosinófilos, células gigantes y hemorragia. Las células fusiformes fibrosas y la mitosis son escasas.

El diagnóstico diferencial del granuloma glúteo infantil comprende procesos granulomatosos como granulomas infecciosos, de talco o circonio, así como reacciones a cuerpos extra-

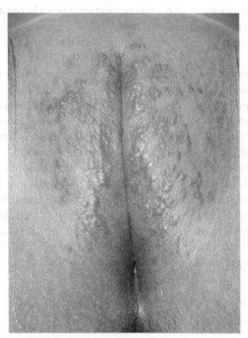

Fig. 15-23. El granuloma glúteo infantil leve, o dermatitis del pañal de Jacquet, consiste en pequeñas pápulas infiltradas que suelen ser, sobre todo en los pacientes de tez oscura, marrones o rojo oscuro.

ños. Los nódulos escabióticos pueden tener un aspecto similar, pero suelen ser menos numerosos y menos monomorfos. El sarcoma de Kaposi, los linfomas y los infiltrados de histiocitos como los observados en la histiocitosis de las células de Langerhans pueden presentarse de forma similar en la zona del pañal.

El cuadro clínico de un lactante sano con dermatitis del pañal que evoluciona a nódulos suele ser suficiente para el diagnóstico. Si sigue habiendo alguna duda, puede realizarse una biopsia cutánea.

Fisiopatología

Se cree que el granuloma glúteo infantil es una dermatitis irritativa exclusiva de la humedad, la incontinencia y la maceración del entorno local. Esto es más probable que ocurra en el contexto de diarrea crónica en los lactantes, pero puede suceder en respuesta a otros irritantes y alérgenos, sobre todo en los adultos. Algunos creen que el uso de corticoides tópicos potentes en el entorno de una infección puede influir en la patogenia; el autor cree firmemente que los corticoides tópicos no son importantes en la patogenia, sino que la mayoría de las dermatitis del pañal resistentes al tratamiento se han tratado con corticoides que no son útiles.

Tratamiento

Las lesiones del granuloma glúteo infantil se resuelven de forma espontánea en varias semanas o meses, una vez que ha cesado el entorno local de diarrea o la aplicación de fármacos irritantes.

Protrusión piramidal perianal infantil

Las *protrusiones piramidales perianales infantiles* son protuberancias abultadas, por lo general en las niñas pequeñas, que suelen localizarse en la línea media anterior al ano. Por lo regular, aparecen en el rafe medio como una inflamación piramidal de los tejidos blandos, cubierta por piel lisa, a veces un poco eritematosa (figs. 15-24 a 15-26). La mayoría de los casos se observan en los primeros 2 años de vida y son asintomáticos.

La protrusión piramidal perianal infantil se produce en los niños en un contexto de estreñimiento y asociación al liquen escleroso. Esta configuración puede observarse ante cualquier irritación. Se piensa que la irritación mecánica por limpiarse después de defecar es la causa del aumento del tamaño o hinchazón de la protuberancia. La biopsia de estas lesiones muestra una epidermis acantósica con edema evidente de la dermis superior e infiltrado inflamatorio en la dermis inferior.

Estas lesiones pueden confundirse con papilomas cutáneos perianales y, a veces, en realidad lo son.

La resolución espontánea de estas protuberancias puede producirse sin ningún tratamiento a lo largo de varios años. No hay necesidad de tratamiento, ya que son asintomáticos más allá de los síntomas asociados a cualquier causa subyacente. Es importante identificar esta afección para evitar la preocupación de que esto represente un signo de abuso sexual.

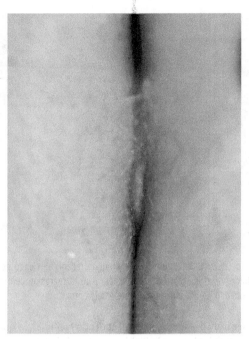

Fig. 15-24. Protrusión lineal o piramidal en la línea media que se extiende desde la piel perianal a las 12 en punto hasta el cuerpo perineal.

Prolapso uretral

El prolapso uretral consiste en la extrusión de la mucosa uretral distal. Esta afección ocurre con mayor frecuencia en las niñas afroamericanas prepúberes y las mujeres posmenopáusicas. Los síntomas suelen ser leves e incluyen sensación de masa, disuria, hemorragia y estreñimiento.

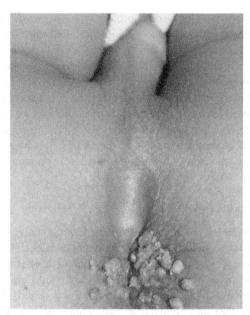

Fig. 15-26. Esta protrusión piramidal color rosado muy prominente es un hallazgo casual en este niño pequeño con verrugas perianales.

El diagnóstico se puede hacer de manera visual, con una mucosa roja, friable y anular alrededor del meato.

El prolapso se produce en el tejido con insuficiencia de estrógenos, principalmente en el contexto de aumento de la presión intraabdominal, como ocurre con el esfuerzo para defecar, el llanto o la tos, pero también sucede espontáneamente. La uretra distal depende estructuralmente del tejido circundante para su soporte. Antes de la pubertad, estos tejidos dependientes de estrógenos son diminutos y atróficos, con un soporte deficiente (fig. 15-27). El prolapso uretral puede confundirse con hemorragia vaginal o traumatismo, así como con un tumor o una carúncula uretral, que son poco probables en este grupo etario.

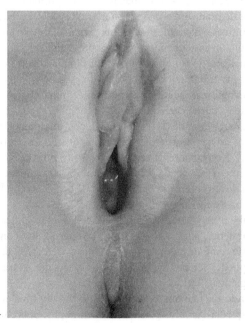

Fig. 15-25. El liquen escleroso se asocia a la aparición de protrusiones piramidales, quizás debido a la piel atrófica y a la inflamación que produce edema.

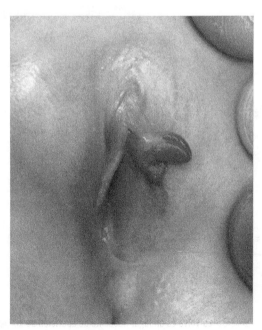

Fig. 15-27. El prolapso uretral en las niñas se produce con mayor frecuencia en las de ascendencia africana.

La mayoría de los casos de prolapso se resuelven de manera espontánea con la pubertad y el inicio de la producción endógena de hormonas. Los baños de asiento pueden ayudar a reducir la hinchazón para que el prolapso pueda corregirse de forma manual; además, los estrógenos tópicos fortalecen el tejido para reducir el riesgo de recidiva. Las complicaciones son escasas. Si el tratamiento conservador no resuelve el prolapso y si los síntomas lo ameritan, suele ser útil la reducción quirúrgica bajo anestesia general; la resección es curativa.[30,31] Si la hemorragia vulvar es recurrente, la resección quirúrgica con reaproximación de los bordes mucosos es curativa.

Hemangiomas infantiles

Los *hemangiomas* son tumores vasculares proliferativos benignos que aparecen en la infancia. Son más frecuentes en las niñas y los bebés prematuros. Se desconoce la causa de estas lesiones. La mayoría están ausentes al nacer o se observan como un leve rubor rosado en la piel hasta las 2 o 3 semanas de vida. Entonces comienza una proliferación rápida que suele durar unos 4 meses. La proliferación más lenta puede continuar hasta el año de edad, cuando inicia la involución gradual. La mitad de los hemangiomas se resuelven a los 5 años de edad. La mayoría de los restantes continúan involucionando hasta los 9 años.

Aunque los sitios más habituales de los hemangiomas son el rostro y el cuero cabelludo, son bastante frecuentes en los genitales, en particular la vulva (**figs. 15-28 y 15-29**). Los hemangiomas establecidos son nódulos o placas bien delimitadas de color rojo brillante; pueden ser tanto superficiales como profundos en la piel.

Las complicaciones de los hemangiomas suelen estar relacionadas con su localización en el cuerpo y su tamaño. Las ulceraciones son una complicación frecuente de los hemangiomas genitales, las cuales producen dolor. Los hemangiomas ulcerados

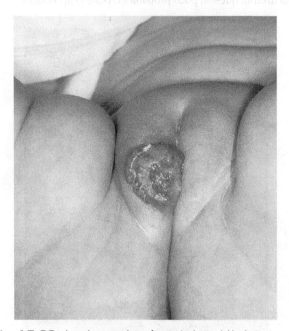

Fig. 15-28. La vulva es un lugar frecuente de aparición de los hemangiomas; este hemangioma bastante grande se ha ulcerado, causando dolor con la fricción contra el pañal y el contacto con la orina y las heces.

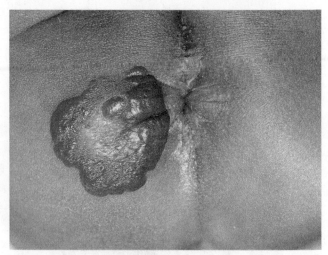

Fig. 15-29. Este hemangioma perianal presentaba riesgo de ulceración y dolor por el contacto con las heces, pero la regresión central por el tratamiento con propranolol es evidente en el centro.

suelen ser muy dolorosos y se infectan con facilidad, lo que causa cicatrices residuales con la involución. Puede haber retención de heces y orina en respuesta al dolor intenso.

Si el hemangioma genital no obstruye un orificio, no hay ulceración y las lesiones tienen un tamaño razonable, el manejo habitual es la observación expectante en lugar del tratamiento activo. Los hemangiomas complicados se han tratado con propranolol oral, que favorece la involución, evitando las complicaciones de las terapias habituales anteriores de corticoides sistémicos e intralesionales y cirugía, incluido el láser. Los efectos secundarios son poco frecuentes, pero pueden ser peligrosos y requieren seguimiento inicial. La bradicardia, la hipotensión y la hipoglucemia son las reacciones adversas más importantes. Recientemente, los ensayos con atenolol y nadolol han mostrado ser igual de eficaces; estos fármacos evitan las posibles reacciones adversas de bradicardia, hipotensión, trastornos del sueño, efectos cognitivos e hipoglucemia con propranolol.[67,68] Sin embargo, se produjo un caso de muerte infantil por nadolol.[69]

El maleato de timolol al 0.5%, un bloqueador β no selectivo, es un tratamiento bien tolerado, seguro y eficaz para los hemangiomas infantiles superficiales finos. Se ha constatado que es tan eficaz como el propranolol oral para tratar el hemangioma infantil (HI) superficial, con una menor tasa de episodios adversos sistémicos, y es mejor que los corticoides tópicos.[70] No obstante, el uso de este fármaco en la población de pacientes equivocada puede llevar al infratratamiento y a la pérdida de la ventana de oportunidad de beneficio con los tratamientos sistémicos.

También hay pruebas poco concretas que indican que el tratamiento temprano de los HI superficiales con láser, principalmente de colorante por impulsos y Nd:YAG de pulso largo, puede detener la proliferación y ayudar a tratar los hemangiomas ulcerados.[70]

Cuando los hemangiomas de mayor tamaño involucionan, suelen quedar cambios permanentes en la piel. Sobre todo en el caso de los hemangiomas profundos, la piel suprayacente puede quedar atrófica, telangiectásica y abolsada, con una textura anómala. El tejido fibroadiposo puede depositarse durante la fase de resolución del hemangioma, por lo que el componente profundo parece resolverse de forma incompleta.

Lesiones del color de la piel

Verrugas anogenitales (verrugas genitales, condilomas acuminados, verrugas venéreas, infección por el virus del papiloma humano)

Las verrugas genitales son infecciones relativamente frecuentes en los niños pequeños. Los problemas principales son las inquietudes relativas a los abusos sexuales en la infancia y los medios menos dolorosos y estresantes de tratamiento. Para familiarizarse con el debate principal sobre la infección verrugosa anogenital, *véase* el capítulo 7.

Las verrugas genitales en los lactantes y los niños suelen presentarse en una localización perianal (*véase* fig. 15-26). La vulva y el pene se ven afectados con menor frecuencia. Las verrugas no suelen aparecer en otras mucosas, como la cavidad bucal, la nasofaringe y la conjuntiva.

Existen varios métodos para desarrollar verrugas genitales en la infancia, aunque los adolescentes y adultos casi siempre las contraen por contacto sexual. Las verrugas aparecen en los lactantes debido a la transferencia pasiva del virus durante el parto a través de un canal de parto infectado o incluso por la contaminación previa del líquido amniótico en los lactantes nacidos por cesárea de madres infectadas. Además, la transmisión inocente de la madre o del cuidador de ambos tipos de verrugas genitales y de los virus habituales de las verrugas de las manos puede producirse durante el cambio rutinario de pañal y el baño. Aunque las verrugas genitales pueden contraerse por contacto inocente, la presencia de condilomas acuminados en un niño debe alertar al cuidador sobre la posibilidad de abuso sexual. En los menores que desarrollan lesiones hacia los 3 años de edad, la transmisión asexual es frecuente.

Se desconoce el período de incubación del virus adquirido de forma perinatal, pero puede ser de hasta varios años. La papilomatosis laríngea, infección de las vías respiratorias por el virus del papiloma humano (VPH) adquirida al nacer, no suele manifestarse hasta los 2 a 4 años de edad con estridor, ronquera y un llanto débil. Se debe considerar la posibilidad de abuso sexual en un niño mayor de 3 años con nueva aparición de verrugas anogenitales. La tipificación del VPH no determina el modo de transmisión del virus y no puede utilizarse para determinar el abuso sexual. Cualquier tipo de virus puede transmitirse por abuso, contacto inocente o transmisión vertical.

El diagnóstico diferencial del condiloma acuminado incluye condiloma plano, molusco contagioso y acrocordón. El condiloma plano suele tener la parte superior plana; otras manifestaciones de la sífilis suelen estar presentes, en particular en los lactantes. Las seudoverrugas, o granuloma glúteo infantil, también pueden parecerse a las verrugas. En caso de duda, una biopsia puede confirmar el diagnóstico.

La resolución espontánea de las verrugas genitales se produce en más de la mitad de los niños afectados antes de los 5 años de edad.[71] El tratamiento de las verrugas mediante las diversas modalidades destructivas suele venir seguido de recidivas. La morbilidad, por el dolor a la defecación y con el

tratamiento repetido, es apreciable. Se recomienda un tratamiento más suave y moderado, o bien, la observación expectante de las verrugas en los niños. El aspecto más importante del tratamiento es la educación de los padres. Deben comentarse las dificultades del tratamiento, la frecuencia de las recidivas, los modos de transmisión y el fenómeno de la latencia.

El autor prefiere tratar las verrugas genitales de los niños con el método menos doloroso disponible. Utiliza imiquimod tópico por la noche tres veces a la semana, ajustando la frecuencia al grado de inflamación. En los niños que se resisten, puede aplicarse mientras duermen por la noche. Por otro lado, la podofilotoxina es otro tratamiento poco invasivo cuya frecuencia de aplicación puede ajustarse a la gravedad de la inflamación. El autor no emplea tratamientos genitales dolorosos sin el uso de anestésicos tópicos. Por lo demás, se pueden aplicar a los niños los mismos tratamientos que a los adultos.

Molusco contagioso

El molusco contagioso es una dermatosis infecciosa infantil muy frecuente causada por poxvirus de ADN y tratada principalmente en el capítulo 7. Los niños en edad preescolar y primaria son los más infectados, pero a diferencia de la infección por el VPH en la piel anogenital, en este grupo de edad no es indicador de contacto sexual.

Se presenta como pápulas brillantes del color de la piel o rosado, en forma de cúpula, que a menudo parecen vesiculares, lo que les da el nombre de «verruga de agua» (figs. 15-30 y 15-31). En los niños, los moluscos surgen casi exclusivamente en un contexto de dermatitis atópica, que puede ser sutil.

Las lesiones rara vez duran más de 2 años en los niños sanos. Por lo tanto, evitar las cicatrices o los procedimientos muy dolorosos, así como el instruir a los padres, son los aspectos más

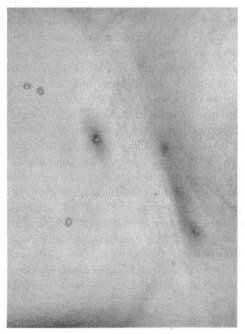

Fig. 15-30. Estas pápulas brillantes en forma de cúpula son características del molusco contagioso; la inflamación alrededor de una de sus lesiones indica que la paciente puede estar albergando una respuesta inmunitaria que elimine el virus.

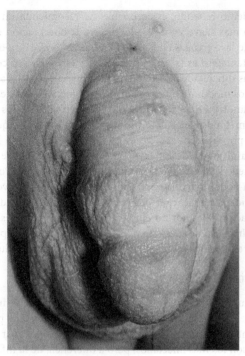

Fig. 15-31. Aunque este niño tiene molusco contagioso en el pene, esto no indica en absoluto abuso sexual.

importantes del tratamiento. Aunque la crioterapia y el raspado son rápidos y eficaces, son métodos dolorosos y atemorizantes para los niños. Se prefiere el tratamiento no quirúrgico, pero no existen terapias médicas aprobadas por la Food and Drug Administration de los Estados Unidos.

La cantaridina es un fármaco eficaz que se aplica sin dolor en la superficie para crear una ampolla superficial esa noche o a la mañana siguiente.[72] Esto no quiere decir que la ampolla sea indolora. Debe aplicarse una cantidad muy pequeña del fármaco. Hay que tener cuidado al retirar la cantaridina si después aparece dolor o ardor, por lo que algunos médicos aconsejan enjuagar la zona varias horas después aplicarla. La ventaja es que el medicamento se aplica en el consultorio y, por lo general, solo requiere dos o tres tratamientos con un intervalo de 1 a 2 semanas. Este fármaco no está disponible comercialmente en los Estados Unidos en este momento y debe obtenerse de una farmacia de compuestos como una mezcla al 0.7% en colodión. Durante años se ha usado la crema de imiquimod al 5% aplicada por la noche en casa de dos a tres veces por semana, con estudios abiertos que han mostrado sus beneficios. En cambio, en grandes estudios controlados no se han mostrado diferencias significativas en comparación con el placebo.[73] El hidróxido de potasio al 10% ha mostrado su eficacia en ensayos controlados, pero en los Estados Unidos debe prepararse aunque su formulación al 5% y al 10% esté disponible en muchos otros países.[74] Los ensayos abiertos de la cimetidina oral indican que puede ser eficaz, pero en los estudios doble ciego controlados no se informa ningún beneficio.

Lesiones blancas

Liquen escleroso

El liquen escleroso (LE) se trata principalmente en el capítulo 8. Esta alteración de la piel genital caracterizada por una piel blanca, arrugada, frágil y pruriginosa se presenta con mayor frecuencia en las mujeres posmenopáusicas, pero también se observa en las niñas prepúberes y, con menor frecuencia, en los niños incircuncisos.

El LE infantil suele comenzar antes de los 7 años de edad. Por lo general, esta enfermedad solo afecta los genitales, pero a veces se desarrollan lesiones extragenitales en ambos sexos. En ocasiones se produce un diagnóstico erróneo como abuso sexual porque la púrpura es frecuente debido a la fragilidad de la piel afectada. Aunque muchos niños con LE no presentan síntomas, otros experimentan prurito o irritación. Se ha informado estreñimiento en el 57.9% de las niñas con LE, quienes frecuentemente muestran afectación perianal que produce fisuras de la piel y dolor al defecar que puede llevar a la retención de heces.[75] En una revisión (del autor) de pacientes prepúberes con LE a las que se preguntó en específico por el estreñimiento no se confirmó que se trate de un hecho frecuente. El estreñimiento no se produce en los hombres como consecuencia del LE perianal, ya que casi nunca experimentan afectación en este sitio. También se ha informado que las infecciones urinarias aparecen de forma habitual, con un 62.3% de 19 niñas que presentaron la infección en un estudio.[75] Este número inusualmente alto indica contaminación por LE infectado o colonizado de forma secundaria en las niñas con disuria vulvar.

El LE puede ser difícil de diagnosticar en las niñas pálidas que de por sí presentan una piel clara, fina y lisa en comparación con los adultos. El contorno de la placa, que abarca la vulva y la piel perianal conectadas por una zona de afectación más estrecha en el cuerpo perineal, suele describirse como una configuración en reloj de arena o en forma de ocho alrededor de la vulva y la piel perianal. La atrofia de la piel es típica; se manifiesta por una textura brillante o arrugada. Se producen hemorragias, erosiones y fisuras como resultado de la fragilidad que permite la aparición de desgarros y hematomas con el rascado (**figs. 15-32 y 15-33**; *véanse* **figs. 15-3 y 15-25**). La reabsorción de la estructura vulvar que suele producirse con el LE puede ser sutil; por lo general, las niñas prepúberes solo tienen labios menores vestigiales y es frecuente la aglutinación de la línea media del capuchón del clítoris. La sobreinfección bacteriana es más frecuente en las niñas y es responsable de parte de la irritación asociada. Puede haber secreción vaginal por vaginitis bacteriana secundaria superpuesta a la vagina, por lo regular, atrófica.

El LE genital suele afectar solo el glande y el prepucio de los hombres, pero no afecta la piel perianal. Esta enfermedad es una causa importante de fimosis en los hombres, ya que representa casi el 40% de las fimosis que requieren circuncisión (**fig. 15-34**).[76]

El diagnóstico diferencial en el área genital incluye la dermatitis irritativa con pérdida de pigmentación postinflamatoria, la infestación por oxiuros y el abuso sexual. La liquenificación del liquen simple crónico a veces puede verse blanca. El vitiligo puede producir un blanqueamiento similar, pero carece de la atrofia y la hemorragia que se observan en caso de LE.

El tratamiento del LE infantil es el mismo que el de los adultos con la misma enfermedad. La circuncisión es el tratamiento definitivo para los hombres con LE,[77] pero no siempre es curativa. La estenosis meatal se produce en una minoría significativa de los niños. El tratamiento concomitante con un corticoide o tacrólimus puede mejorar aún más el LE y también prevenir la estenosis meatal.[78,79] En un estudio reciente se vio que el uso de corticoides tópicos solos puede aliviar los síntomas y la fimosis, pero el seguimiento fue breve.[80]

El tratamiento preferido en las niñas es la aplicación diaria de un corticoide tópico ultrapotente. Por lo general, los síntomas mejoran drásticamente en unos pocos días y las lesiones desaparecen a lo largo de varios meses. Los vulvólogos han observado durante mucho tiempo que la interrupción regular del medicamento produce recidivas y cicatrices, pero algunos datos recientes confirman este hallazgo.[81] El mantenimiento con un corticoide ultrapotente aplicado de una a tres veces por semana o el uso regular de un corticoide menos potente es fundamental para prevenir las recidivas y la cicatrización, pero en la práctica a las familias les parece difícil, y por tal motivo requieren apoyo y seguimiento cuidadoso. El tratamiento tópico con testosterona, progesterona o estrógenos no aporta beneficio alguno en esta enfermedad más allá de sus efectos lubricantes.

El LE vulvar suele estar más sobreinfectado de lo que ocurre en los adultos. Esta sobreinfección es a veces la causa inmediata del prurito y el dolor asociados al LE. En las niñas con piel muy inflamada o con exudación está justificado administrar un esquema de 1 semana de un antibiótico antiestafilocócico o antiestreptocócico al inicio de la aplicación de un corticoide tópico.

Aunque antes se creía que en las niñas el LE se resolvía en la pubertad, en una revisión reciente se mostró que persistía en el 20% al 97% de estas pacientes.[82] La aparición de los estrógenos y el consiguiente engrosamiento de la piel genital pueden explicar la mejoría sintomática a pesar de la persistencia de la enfermedad. Aunque la neoplasia maligna como secuela del LE es extremadamente rara en la infancia, parece haber un mayor riesgo de carcinoma vulvar en las adultas con LE que experimentaron un inicio en la infancia en comparación con las que comenzó en la edad adulta;[82] cabe preguntarse si esto se correlaciona con el cumplimiento terapéutico, como ocurre con el LE en los adultos.

Otras alteraciones

Fimosis

La *fimosis* se define como la rigidez del prepucio que impide su retracción. La parafimosis se produce cuando el prepucio se retrae y queda atrapado detrás del glande, incapaz de regresar a su posición original.

La fimosis fisiológica se presenta al nacer, cuando el prepucio está muy fusionado con el glande. Con el tiempo, con la producción de esmegma y las erecciones fisiológicas, esta fusión se rompe, de modo que la mitad de los niños son capaces de retraer el prepucio a los 7 años de edad, y el 90% lo puede hacer a los 10 años.[83] La fimosis por enfermedad es infrecuente, ya que solo se presenta en un 2% de los niños.[84] El LE puede ser la causa específica diagnosticable más habitual de

fimosis en los niños, pero a menudo se observa inflamación inespecífica y edema.

El cuidado del prepucio puede reducir la inflamación y quizá ayudar a prevenir la fimosis patológica. Debe enseñarse a los niños a retraer el prepucio al orinar para evitar que se acumule la orina, así como también debe retraerse el prepucio y limpiarse con cuidado durante el baño.

Para los niños con fimosis que manifiestan dolor, dificultad para orinar o IU, está indicado el tratamiento de la afección. En el pasado, el tratamiento de la fimosis era la circuncisión. Sin embargo, en algunos estudios recientes se ha comprobado que los corticoides tópicos son eficaces para aliviar la fimosis y con frecuencia evitan la necesidad de cirugía.[85]

Vaginitis prepuberal

La vaginitis en las niñas prepúberes es infrecuente. Cualquier mancha amarilla en las bragas, incluidas las derivadas de afecciones de la piel vulvar, suelen agruparse como «vulvovaginitis». En general, se trata de procesos diferentes, aunque las mucosas vulvares modificadas pueden irritarse de forma secundaria por secreciones irritantes de la vagina.

La vagina de las niñas prepúberes tiene, por supuesto, insuficiencia de estrógenos. En consecuencia, las causas de la vaginitis difieren de las de las mujeres premenopáusicas. La candidiasis vaginal y la vaginosis bacteriana casi no se presentan. El presente análisis se refiere solo a las causas de la inflamación vaginal.

La infección suele ser la primera consideración y la causa más frecuente de la vaginitis aguda. El introito suele estar muy enrojecido y puede observarse secreción amarilla, principalmente en la ropa interior. Las causas infecciosas más frecuentes son *Streptococcus* β-hemolíticos del grupo A y los oxiuros. Otras bacterias pueden ser las causantes, como *Staphylococcus aureus* y *Haemophilus influenzae*. Antes de la vacunación contra la varicela, esta enfermedad era una causa de la vaginitis purulenta.

La evaluación comprende la exploración de la piel perianal en busca de signos de dermatitis perianal bacteriana (estreptocócica), el cultivo sistemático del introito y la prueba de la cinta adhesiva a primera hora de la mañana en busca de oxiuros. En ocasiones, se identifica un patógeno bacteriano en el cultivo con mejoría por el tratamiento antibiótico oral, pero con pronta recidiva. Estas niñas pueden tener un cuerpo extraño que actúa como foco de la infección. Puede haber ETS presentes, por lo que las niñas que parezcan estar en riesgo y que no tengan otras causas evidentes de vaginitis deben ser evaluadas para detectar gonorrea y clamidia.

En raras ocasiones, puede producirse una secreción profusa, amarilla y acuosa debido a una fístula que permite la entrada de orina en la vagina.

La causa más frecuente de flujo vaginal crónico y vaginitis es, por mucho, la retención de un cuerpo extraño. Aunque el cuerpo extraño más habitual es el papel higiénico que ha migrado a la vagina, la variedad de cuerpos extraños puede ser interesante. Cada vez se informan más las pilas alcalinas como causa de secreción vaginal asociada a un cuerpo extraño y debe sospecharse en especial cuando el flujo es gris, acuoso

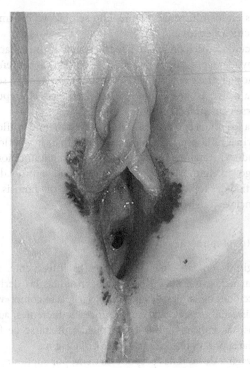

Fig. 15-32. El liquen escleroso es mucho más frecuente en las niñas que en los niños; a menudo se manifiesta por piel blanca y lisa en lugar de la clásica textura arrugada. La púrpura es frecuente en esta piel frágil frotada y rascada, lo que indica erróneamente abuso sexual; además, es visible una protrusión piramidal color rosado entre el perineo y la piel perianal.

y con dolor concomitante.[86] Una radiografía simple puede ser útil en algunas niñas para detectar objetos radiopacos, como en el caso de estas baterías. Las niñas con secreción vaginal crónica y sin causa evidente en la exploración y el cultivo deben ser examinadas bajo anestesia general, aunque algunas niñas mayores pueden explorarse con un histeroscopio.[87]

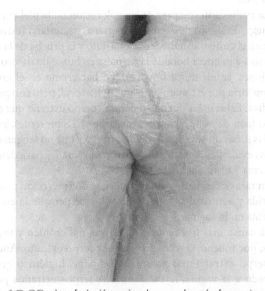

Fig. 15-33. La afectación perianal es mucho más frecuente en las niñas y casi nunca se presenta en los niños; en este caso, la piel muestra la textura arrugada casi patognomónica.

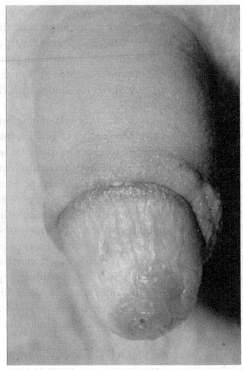

Fig. 15-34. El liquen escleroso es una de las causas más frecuentes de fimosis en los hombres. Este diagnóstico solo se realizó tras la cirugía para resolver la fimosis.

Aftas (úlcera vulvar aguda, úlceras de Lipschütz, ulceraciones genitales no adquiridas sexualmente)

Se trata de úlceras vulvares poco reconocidas pero bastante frecuentes, muy dolorosas y que no se transmiten por vía sexual, que aparecen sobre todo en las chicas jóvenes de 11 a 20 años de edad. Estos temas se tratan en su mayoría en el capítulo 11. El inicio y la descripción son tan típicos que este diagnóstico puede hacerse de forma provisional por teléfono.

Las aftas afectan a las mujeres de forma casi exclusiva. Por lo regular, se presentan como dolor vulvar tras un pródromo de dolor de garganta y malestar general. Las lesiones suelen ser múltiples, localizadas principalmente en las mucosas modificadas, aunque a veces se ve afectada la piel seca queratinizada. Al inicio, la superficie es púrpura y luego evoluciona para formar una superficie necrótica, negra, que se descama y deja una úlcera bien delimitada, «perforada», por lo general con una base de coágulo blanco (**figs. 15-35 a 15-37**). En ocasiones, el eritema y la inflamación circundantes indican por error celulitis concomitante.

La enfermedad que más a menudo se confunde con una úlcera aftosa es la infección por el virus del herpes simple (VHS), pero esta suele comenzar en forma de ampollas que se expanden en erosiones superficiales en vez de ulcerarse. En los casos poco claros, están indicados estudios moleculares para descartar el VHS. En caso de preocupación por abuso sexual en la infancia, debe derivarse a la niña al servicio pertinente. Por otro lado, este cuadro de ulceraciones vulvares tras un síndrome viral es clásico de las aftas; el diagnóstico es provisional y no requiere biopsia ni otros estudios dolorosos y atemorizantes.

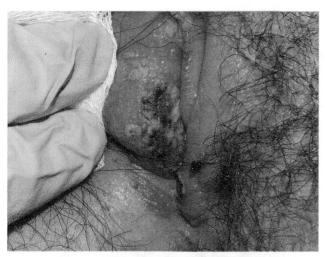

Fig. 15-35. La lesión inicial de una úlcera aftosa es una placa o pápula violácea que evoluciona con rapidez hacia una escara necrótica, como ha ocurrido en esta joven de 14 años de edad.

Aunque algunos médicos tratan estas úlceras con corticoides tópicos superpotentes o intralesionales, tocar esta piel es doloroso. Por lo tanto, la prednisona oral, a una dosis de 1 mg/kg cada mañana hasta 40 mg/día, o 60 mg para las adolescentes más voluminosas, es más compasiva y eficaz. Este tratamiento se continúa hasta que cese el dolor, por lo regular en 4 o 5 días, pero a veces toma mucho más tiempo. Mientras tanto, los baños fríos de inmersión, los protectores como la vaselina y los opiáceos orales pueden mejorar las molestias. Algunas chicas experimentan disuria grave; orinar en una bañera con agua templada o con cremas protectoras espesas puede reducir estas molestias.

Por lo general, se trata de un episodio único que no indica que haya enfermedad de Behçet u otras afecciones subyacentes

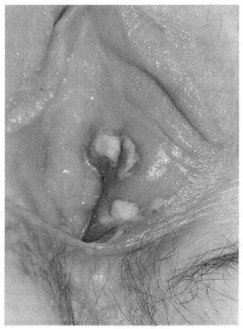

Fig. 15-36. Cuando la superficie necrótica de las aftas se descama, queda una úlcera con bordes nítidos y, por lo general, una base blanca.

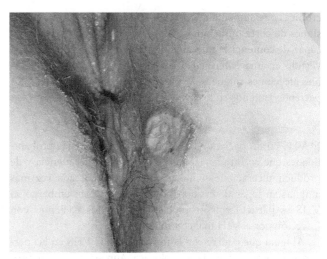

Fig. 15-37. Aunque la mayoría de las veces las aftas se encuentran en las mucosas o las mucosas modificadas, a veces se presentan en la piel queratinizada.

peligrosas. No obstante, algunas chicas experimentan recurrencias. Las recidivas frecuentes indican la necesidad de una evaluación oftalmológica en busca de signos de enfermedad ocular inflamatoria, así como una revisión por sistemas en busca de signos de artritis inflamatoria o afección neurológica o intestinal.

Por lo general, las aftas vulvares recurrentes pueden eliminarse con dapsona de 25 a 100 mg/día v.o. A veces se utiliza la colchicina, pero la diarrea puede ser limitar las dosis requeridas. El adalimumab y el etanercept, dos bloqueadores del factor de necrosis tumoral, son eficaces para la eliminación de las aftas recurrentes.

Inmunosupresión

Tanto la presentación de algunas afecciones cutáneas como su tratamiento cambian cuando se producen en las personas inmunodeprimidas. Las infecciones y las neoplasias malignas en particular son más frecuentes y tienen más probabilidades de presentarse de forma tanto atípica como más grave en los pacientes inmunodeprimidos, ya sea por la medicación o por la enfermedad. Además, aquellos inmunodeprimidos debido a la infección por el virus de la inmunodeficiencia humana (VIH) corren un mayor riesgo de padecer varias enfermedades inflamatorias pero no infecciosas de la piel, entre las que destacan la psoriasis, la artritis reactiva (enfermedad de Reiter), el síndrome de Stevens-Johnson, la necrólisis epidérmica tóxica (NET) y las aftas. En el pasado, las afecciones cutáneas, infecciosas, neoplásicas y autoinmunitarias eran evidentes en términos de frecuencia y gravedad en las personas con enfermedad por el VIH. El que ahora son cada vez menos frecuentes en los pacientes tratados por el VIH es un tributo en agradecimiento a los investigadores.

Infecciones

Infección por el virus del herpes simple (tratado principalmente en el capítulo 10)

La infección por el VHS es una complicación frecuente de la inmunosupresión, que en ocasiones se manifiesta por úlceras crónicas que aumentan de tamaño en lugar de vesículas y erosiones de corta duración, ya que el sistema inmunitario no es capaz de contener la infección. Por fortuna, el VIH se ha convertido en una enfermedad controlable, por lo que las terribles afecciones cutáneas del pasado rara vez se observan en los pacientes tratados en los países industrializados.

Presentación clínica

El VHS en un paciente inmunodeprimido tiene más probabilidades que en otras personas de recurrir con frecuencia y de producir ulceraciones tanto persistentes como cada vez más amplias en lugar de erosiones autolimitadas. Sin embargo, el VHS es particularmente problemático en los pacientes con infección por el VIH mal controlada.

Al igual que ocurre con la forma típica, el VHS en las personas inmunodeprimidas es doloroso. Aún así, a veces se producen erosiones crónicas que no cicatrizan y que se agrandan poco a poco hasta convertirse en ulceraciones atípicas que pueden causar dificultades diagnósticas (figs. 15-38 y 15-39). No obstante, el hecho de que las úlceras genitales en los pacientes inmunodeprimidos suelen ser producidas por el VHS y que la anamnesis cuidadosa revela brotes típicos y previos de infección recurrente por el VHS frecuentemente indica este diagnóstico. La causa más frecuente de una úlcera genital en un paciente inmunodeprimido es una infección por el VHS.

La infección comienza como las típicas vesículas agrupadas sobre una base eritematosa, desintegrándose casi de inmediato en erosiones bien delimitadas y separadas. A diferencia de los pacientes inmunocompetentes, los inmunodeprimidos suelen manifestar erosiones que no cicatrizan con bordes festoneados que insinúan la naturaleza ampollosa original. A continuación, pueden unirse y profundizar hasta formar úlceras grandes, bien delimitadas y dolorosas que se vuelven poco delimitadas si no se tratan o se infectan de forma secundaria. La infección por citomegalovirus (CMV) puede ocurrir ante infecciones por el VHS o puede simular las úlceras por el VHS en los pacientes

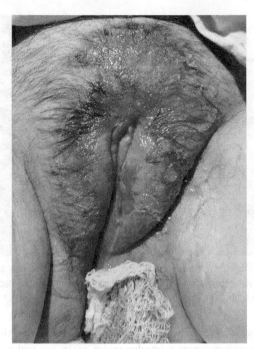

Fig. 15-39. Esta mujer inmunodeprimida debido a un trasplante renal ha contraído una infección por el virus del herpes simple no controlada por su sistema inmunitario, la cual se ha hecho resistente a los fármacos antivirales.

inmunodeprimidos. La coinfección por cándida o el VPH es frecuente y puede modificar el aspecto clínico.

Los hombres presentan con mayor frecuencia úlceras crónicas por el VHS en una distribución perianal y en el pliegue interglúteo, así como en el pene, el escroto o la ingle. En las mujeres, las úlceras pueden afectar la parte mucosa de la vulva y extenderse a los labios mayores, los labios menores laterales e incluso a los pliegues crurales o la cara interna de los muslos. Al igual que en el hombre, la infección por el VHS también suele extenderse a una localización perianal y al pliegue interglúteo. Cualquier úlcera crónica que no cicatriza, localizada en o cerca de una superficie mucocutánea en un paciente inmunodeprimido, es estadísticamente una infección por el VHS hasta que se demuestre lo contrario.

La infección por el VHS en los pacientes inmunodeprimidos a veces es exofítica, también denominada *infección papular por el VHS, seudotumor herpético* o *herpes hipertrófico* (fig. 15-40).

Diagnóstico

La presencia de cualquier úlcera genital en un contexto de inmunosupresión constituye un diagnóstico presuntivo, pero no definitivo. El diagnóstico debe probarse mientras se inicia el tratamiento. Esto puede hacerse con rapidez, dependiendo de los análisis de laboratorio disponibles. Los estudios moleculares (reacción en cadena de la polimerasa, pruebas de amplificación de ácidos nucleicos) son hasta ahora el método preferido, aunque una biopsia del borde de una erosión o úlcera es muy sensible; las pruebas de anticuerpos fluorescentes mediante un hisopado también son bastante sensibles. La sensibilidad de los cultivos es baja, al igual que la especificidad de las pruebas de Tzanck. La biopsia tiene la ventaja de investigar la infección por

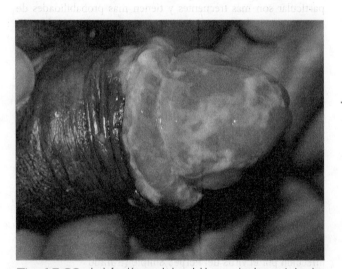

Fig. 15-38. La infección por el virus del herpes simple en este hombre inmunodeprimido, en lugar de curarse en 1 o 2 semanas, se ha ampliado inexorablemente hasta cubrir todo el glande y se ha profundizado hasta convertirse en una úlcera.

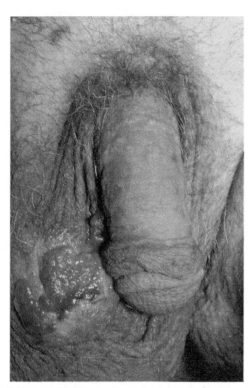

Fig. 15-40. En las personas inmunodeprimidas que sufren infecciones por el virus del herpes simple a veces se desarrollan placas exofíticas húmedas, denominadas de forma variable *herpes papular o herpes hipertrófico*.

el CMV concomitante y la desventaja de no distinguir entre la infección por el VHS y el virus de la varicela zóster, aunque por lo general es una distinción fácil por vía clínica dada la localización y la distribución.

La biopsia del borde de una úlcera herpética crónica muestra las mismas características histológicas que las del herpes en una persona inmunocompetente.

La sífilis y el CMV deben considerarse con seriedad, en especial en los pacientes con síndrome de inmunodeficiencia adquirida (sida) con pruebas negativas para el VHS o que no responden a los fármacos contra este último. El chancroide, el linfogranuloma venéreo, el granuloma inguinal, la tuberculosis, las infecciones por micobacterias atípicas y las infecciones micóticas profundas (blastomicosis, coccidioidomicosis y esporotricosis) pueden causar úlceras, pero son infrecuentes en los países industrializados y, por lo general, no merecen evaluación exhaustiva. Estas infecciones micóticas no muestran, en general, una predisposición por los genitales. Los pacientes con VIH mal controlado a veces presentan aftas inusualmente grandes, que no se distinguen por su morfología de las úlceras crónicas por el VHS. Es posible que estas aftas aparezcan en la boca, pero pueden ser extensas y producir también úlceras genitales grandes y destructivas.

Fisiopatología

Las úlceras por el VHS en los pacientes inmunodeprimidos suelen deberse a la reactivación de una enfermedad recurrente preexistente, más que a un brote primario. Los pacientes que tienen alterada la inmunidad celular, como en el caso de la infección por VIH, o los pacientes que reciben fármacos inmunosupresores, tienen un mayor riesgo de sufrir infecciones herpéticas más graves. La infección por el VHS, en general de tipo 2, se vuelve crónica y ulcerosa en lugar de recurrente, porque no es controlada por el sistema inmunitario incompetente del hospedero. Además, algunas ulceraciones por el VHS están coinfectadas por el CMV. La morfología herpética seudotumoral papular probablemente se produce como resultado de una reacción inmunitaria ineficaz a una infección por el VHS.[88]

Tratamiento

Las úlceras por herpes simple deben tratarse con aciclovir oral, famciclovir o valaciclovir. Los pacientes enfermos que requieran hospitalización y aquellos infectados por el VIH con malabsorción deben recibir aciclovir intravenoso (i.v.). Las dosis orales incluyen aciclovir 400 mg c/8 h, valaciclovir 1 g c/12 h o famciclovir 500 mg c/12 h durante 5 a 10 días. Una vez que se produce la curación, suele ser necesario un tratamiento antiviral oral inhibidor a largo plazo, ya que las tasas de recurrencia son altas y la ulceración crónica aumenta el riesgo de transmisión tanto del VHS como de otras infecciones, incluido el VIH, a otras personas. Además, el VHS y el VIH son sinérgicos, ya que la presencia y la actividad del VHS aceleran la transmisión y la evolución del VIH.[89,90] Las dosis indicadas para la inhibición, más que para el tratamiento, de la infección por el VHS incluyen aciclovir 400 a 800 mg c/12 h o c/8 h, famciclovir 500 mg c/12 h o valaciclovir 500 mg c/12 h. Los pacientes inmunodeprimidos tienen más probabilidades de sufrir recidivas con las dosis habituales, por lo que a menudo se usan dosis más altas.

Es curioso que los pacientes con VIH tratados con terapia antirretroviral eficaz siguen presentando brotes y excreciones frecuentes del VHS, por lo que lógicamente se beneficiarían de la inhibición continua del virus. Asimismo, los pacientes con VIH y VHS que inician un tratamiento antirretroviral tienen un mayor riesgo de úlceras asociadas al VHS al comienzo, así como un aumento temporal de la propagación viral.[91,92]

La infección hipertrófica o papular por el VHS suele ser difícil de tratar, a veces porque la afección se debe a la reacción inmunitaria al VHS más que al propio virus. Por ello, se ha descrito la utilidad de añadir el inmunosupresor talidomida v.o. o imiquimod tópico como tratamiento complementario.[88,93,94]

En las publicaciones se sugiere que la resistencia viral al aciclovir, y por extensión al valaciclovir, así como habitualmente al famciclovir, puede ser cada vez más frecuente en los pacientes inmunodeprimidos.[95] No obstante, las cifras presentadas son antiguas, y el autor no encontró datos recientes que sustenten la teoría de que la resistencia está aumentando. En un estudio francés se encontró que el 3.8% de las personas inmunocomprometidas con VHS mostraban resistencia al aciclovir en aquellos que se estudiaron entre el 2002 y el 2006, aumentando al 15.7% en los analizados entre el 2007 y el 2011.[96] Los pacientes continuaron experimentando no más del 0.5% de infecciones por el VHS resistentes al aciclovir durante este período. Este aumento estaba especialmente representado en aquellos con trasplantes alogénicos de células madre hematopoyéticas. La inhibición continua está menos asociada a la aparición de resistencias que el tratamiento episódico.[97]

Se debe obtener un cultivo viral para realizar pruebas de sensibilidad fenotípica en todo paciente con infección por VHS conocida que no responda al tratamiento, pero son difíciles de conseguir y lentos. Los pacientes con VHS resistente deben recibir seguimiento por un especialista en enfermedades infecciosas. El foscarnet y el cidofovir i.v. son tratamientos de primera línea y tanto el imiquimod tópico al 5% como el cidofovir en gel (compuesto) aplicados a diario pueden ser útiles (directrices de los Centers for Disease Control and Prevention 2021).

Verrugas genitales (*véase también* el capítulo 7)

Las verrugas anogenitales muy grandes deben hacer sospechar la inmunodepresión. Además del gran tamaño y número de verrugas genitales en los pacientes inmunodeprimidos, también existe un mayor riesgo de los tipos de VPH de alto riesgo.

Presentación clínica

En el hospedero inmunodeprimido, las infecciones verrugosas en todas las superficies cutáneas tienden a ser más graves. Las verrugas son más numerosas, más grandes y más resistentes al tratamiento. En ciertos casos, pueden ser inusualmente hiperqueratósicas.

En los pacientes inmunodeprimidos se observan verrugas genitales de todas las morfologías: lobulares, papulares, planas y filiformes. Las verrugas suelen ser más grandes, pueden unirse y formar placas y son recalcitrantes al tratamiento (fig. 15-41); pueden llegar a ser tan grandes o numerosas que obstruyen un orificio. Las verrugas genitales a menudo se extienden hasta el conducto anal y pueden causar dificultad para defecar (fig. 15-42). En ocasiones, pueden ser particularmente queratósicas para una verruga anogenital (fig. 15-43). Cuando las verrugas se agrandan hasta formar placas, pueden

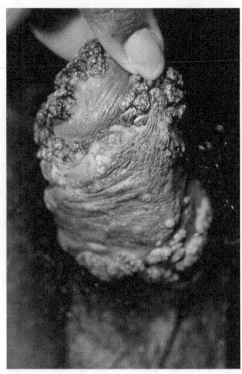

Fig. 15-42. Por lo general, las verrugas genitales no son duras y queratinizadas, sino blandas y húmedas; sin embargo, a veces las verrugas anogenitales en los pacientes inmunodeprimidos pueden ser queratósicas.

fisurarse y agrietarse, volverse dolorosas y producir infecciones secundarias, en especial por especies como *Staphylococcus aureus*, *Streptococcus* o levaduras. También hay una mayor proporción de los serotipos de VPH potencialmente oncogénicos encontrados en las verrugas del paciente inmunodeprimido (VPH 16, 18, 31, 33).[98,99] Este hallazgo, así como la ineficacia del sistema inmunitario, explica el aumento de la incidencia del carcinoma escamocelular (CEC) anogenital en los pacientes inmunodeprimidos, sobre todo los que padecen sida.

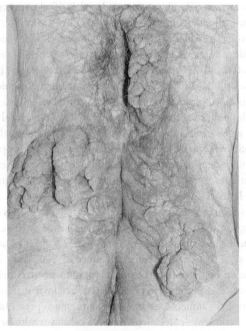

Fig. 15-41. Las verrugas inusualmente grandes deben hacer sospechar inmunodepresión.

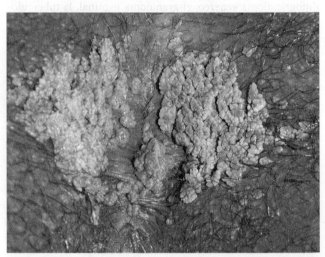

Fig. 15-43. Esta gran placa de verrugas con obstrucción del conducto anal indica inmunodepresión.

Diagnóstico

El diagnóstico de la infección genital por el VPH suele hacerse por impresión diagnóstica. Sin embargo, puede y debe realizarse una biopsia de la lesión para confirmarla y evaluar si hay displasia, en especial si las verrugas son planas, muy voluminosas o están hiperpigmentadas (excepto en los pacientes de tez oscura).

Fisiopatología

La infección por el VPH no controlada por un sistema inmunitario comprometido da lugar a una infección más resistente y a menudo más florida que la infección habitual.

Tratamiento

Las verrugas anogenitales no desaparecen de forma espontánea en los pacientes inmunodeprimidos. *Véase* el capítulo 7 para conocer el análisis principal del tratamiento. La falta de inmunidad que funcione adecuadamente se traduce en una afección que solo puede controlarse en cierta medida y que requiere tratamiento continuo. Otro tratamiento consiste en la extirpación de las lesiones más grandes, en particular las placas que obstruyen orificios o se infectan de forma secundaria. Debe recordarse el mayor riesgo de malignización en el epitelio de transición del cuello uterino y dentro del conducto anal en comparación con el epitelio escamoso, de modo que estas zonas puedan reevaluarse con frecuencia en las personas de alto riesgo.

Los tratamientos tradicionales utilizados para los pacientes inmunocompetentes también son el tratamiento de referencia para los pacientes inmunocomprometidos. La terapia con nitrógeno líquido, la resina de podofilina, la aplicación en casa de podofilotoxina, la cantaridina, la intervención quirúrgica y la cirugía láser pueden utilizarse por separado o de forma combinada. El uso en casa de imiquimod, un potenciador inmunitario tópico, aunque es menos eficaz en los pacientes con un sistema inmunitario incompetente, puede ser útil en otros. El cidofovir tópico también ha mostrado ser de beneficio.

Molusco contagioso (*véase también* el capítulo 7 para conocer el abordaje principal)

En la actualidad, la infección por molusco contagioso en el adulto, cuando es grave o extragenital, se reconoce como un indicio cutáneo de posible inmunodeficiencia. Se ha observado en numerosos contextos clínicos, como en la infección por el VIH, la micosis fungoide, la sarcoidosis, el linfoma y la leucemia. En el hospedero inmunodeprimido, el molusco contagioso se caracteriza por la presencia de varias lesiones que suelen ser recalcitrantes al tratamiento, o lesiones de gran tamaño (**fig. 15-44**). Las lesiones no son autolimitadas, como en el hospedero inmunológicamente sano; estas se producen no solo en la cara, la zona de la barba, el abdomen y los genitales, sino también en todo el cuerpo. Las lesiones genitales por molusco contagioso en los pacientes con sida son bastante frecuentes.

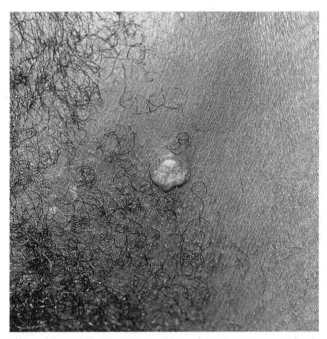

Fig. 15-44. El molusco contagioso en un paciente inmunodeprimido puede ser grande y atípico.

Los moluscos pueden ser atípicos en términos morfológicos en los pacientes inmunodeprimidos (*véase* fig. 15-44). Las lesiones en estas personas a menudo se unen para formar placas; asimismo, cada una puede ser mucho más grande que los 2 a 3 mm habituales.

Cuando una lesión es atípica, debe realizarse una biopsia para confirmar el diagnóstico y asegurarse de que no haya otra infección. Una infección micótica profunda o incluso un tumor a veces pueden simular un molusco. Si la biopsia no muestra los cuerpos de inclusión eosinófilos intracitoplasmáticos patognomónicos o si se sospecha firmemente de un origen infeccioso diferente, el tejido también debe enviarse para cultivo porque el hongo u otro microorganismo patógeno no siempre puede verse en la tinción de rutina. En el hospedero inmunodeprimido, el molusco contagioso puede imitar diversas infecciones. Se ha observado que la criptococosis diseminada, la histoplasmosis, la coccidioidomicosis y *Penicillium marneffei* se parecen clínicamente a los moluscos (**fig. 15-45**). Los moluscos también pueden tener un aspecto brillante y umbilicado parecido al de las vesículas, por lo que a veces las infecciones por el VHS también deben tenerse en cuenta en el diagnóstico diferencial. De vez en cuando, las verrugas, los nevos y los carcinomas basocelulares pueden parecerse al molusco contagioso.

Aunque los hospederos inmunocompetentes acaban eliminando el virus pese al tratamiento, el molusco contagioso en los pacientes inmunodeprimidos puede ser muy resistente al tratamiento. Tratar las lesiones más grandes y molestas es más práctico que la destrucción generalizada de la piel afectada. Se han probado muchos tratamientos, pero la terapia leve con nitrógeno líquido es fundamental para tratarlo. También puede utilizarse la cantaridina, pero en los Estados Unidos debe prepararse porque no está disponible en el mercado. En ciertos casos, la cantaridina es capaz de producir ampollas

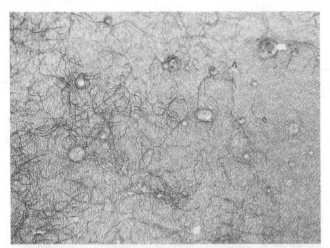

Fig. 15-45. La infección criptocócica (entre otras infecciones), como se ve aquí, puede ser indistinguible del molusco contagioso en un paciente inmunodeprimido. Estas lesiones deben muestrearse si son atípicas.

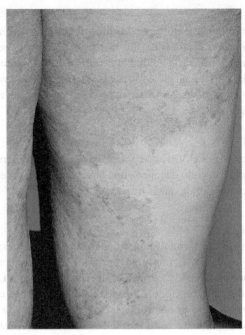

Fig. 15-46. Esta paciente con tiña crural está inmunodeprimida debido a la administración crónica de corticoides orales. Las placas son extensas, sin acentuación evidente de la periferia. Las pequeñas pápulas rojas indican afectación folicular.

notables, sobre todo en la región genital, por lo que debe aplicarse con moderación hasta comprobar su tolerancia. La crioterapia y la cantaridina tienen la ventaja de que el dolor y la irritación son mínimos, con poco sangrado. El raspado es eficaz pero doloroso y sangriento. La tretinoína tópica se ha utilizado para disminuir la aparición de nuevas lesiones, pero es demasiado irritante cuando se usa en la región genital. El cidofovir tópico ha resultado de beneficio en algunos pacientes inmunodeprimidos con molusco contagioso. Los moluscos no presentan potencial maligno y, por lo general, no obstruyen los orificios.

Tiña crural (*véase también* el capítulo 5)

Los pacientes inmunodeprimidos presentan tiña crural con más frecuencia que otras personas; además, sus infecciones micóticas pueden presentar una morfología atípica. Aunque la tiña crural suele mostrar placas inflamadas típicas con acentuación periférica, esta infección que se presenta en las personas inmunodeprimidas suele ser más extensa con falta de prominencia de los bordes (fig. 15-46). A veces se ven afectados el pene y el escroto; esto es sumamente infrecuente en el paciente inmunocompetente. Es más probable que la tiña crural se extienda a las nalgas y a veces al abdomen en los pacientes inmunodeprimidos. Aunque esta afección ocurre con mucha menor frecuencia en las mujeres, cuando está presente, puede avanzar desde la cara medial de los muslos hasta los labios mayores con vello. Además, la afectación folicular es frecuente y se manifiesta por pápulas o pústulas de foliculitis micótica dentro de las placas. La tiña crural rara vez se manifiesta en los inmunodeprimidos como placas hiperqueratósicas y descamativas (fig. 15-47).

Las infecciones por dermatofitos que afectan la piel suelen ser diagnosticadas con facilidad por un dermatólogo mediante un análisis microscópico de las escamas de la periferia del parche o placa en un preparado de hidróxido de potasio. Las biopsias también pueden mostrar al microorganismo.

La tiña crural debe diferenciarse de la psoriasis inversa, la candidiasis y el eritrasma.

En los pacientes inmunodeprimidos, la tiña crural suele requerir un tratamiento más intensivo que en los inmunocompetentes (para más detalles, *véase* cap. 5). Los hospederos inmunodeprimidos presentan una enfermedad más extensa o afectación folicular que a menudo requiere tratamiento oral. La combinación de fármacos orales y tópicos produce una curación más rápida y completa.

El tratamiento antimicótico tópico es útil para los pacientes en estado inmunodeprimido, para utilizarlo de manera precoz cuando reaparece la erupción, como es frecuente. Hay muchos

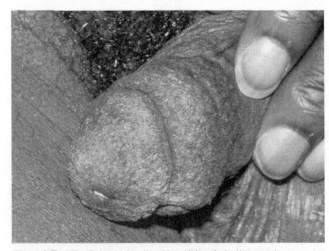

Fig. 15-47. Tanto la localización atípica de la tiña en el pene como el aspecto casi hiperqueratósico indican el estado de inmunodepresión de este paciente.

fármacos antimicóticos tópicos eficaces, que incluyen cualquier azol, como el clotrimazol, el econazol y el ketoconazol, o los no azoles como la terbinafina. La inhibición continua suele ser útil para prevenir la tiña recurrente.

Escabiasis costrosa (noruega)

La *escabiasis noruega* se define como aquella que aparece en una persona inmunodeprimida, lo que da lugar a una carga parasitaria mucho mayor. El paciente puede estar inmunodeprimido por una enfermedad, un fármaco o una erupción mal diagnosticada como eccema. Si se trata con un corticoide tópico, puede acabar convirtiéndose en escabiasis noruega.

Por lo general, la escabiasis se caracteriza por prurito intenso y excoriaciones, con pápulas edematosas ocasionales, diminutas y lineales, denominadas *túneles*, que se concentran en los espacios interdigitales y en las zonas de los pliegues cutáneos. Usualmente, no hay afectación por encima del cuello, excepto en los lactantes y las personas muy enfermas.

Sin embargo, la escabiasis costrosa se manifiesta clásicamente por pápulas y placas gruesas, amarillas e hiperqueratósicas, en lugar de pápulas excoriadas y costrosas separadas **(fig. 15-48)**. El prurito puede ser leve o ausente debido a la falta relativa de respuesta inmunitaria. Las placas hiperqueratósicas suelen aparecer en manos, pies, cuero cabelludo, orejas, nalgas y genitales, pero pueden verse en cualquier superficie cutánea. Esto no ocurre en la piel genital sin enfermedad extragenital concomitante. Las uñas pueden estar gruesas con costras subungueales y periungueales, que contienen varios ácaros. En el hospedero inmunodeprimido, puede haber placas hiperqueratósicas, amarillas y descamativas que afectan el escroto, glande o cuerpo del pene.

La sospecha diagnóstica se confirma mediante el análisis microscópico del material raspado de una placa descamativa. En la escabiasis noruega, los ácaros, huevos y heces son abundantes y se ven con facilidad debido a la abundancia de ácaros. Sin embargo, cuando es necesario, la biopsia revela espongiosis epidérmica e infiltrado inflamatorio perivascular mixto, pro-

minente con eosinófilos, a menudo con ácaros, huevos, cascarones de huevo o depósitos fecales. Los nódulos persistentes de escabiasis muestran un denso infiltrado inflamatorio en el que destacan los eosinófilos.

Dado que la escabiasis se presenta con cambios eccematosos secundarios apreciables y vesículas esporádicas, el diagnóstico diferencial de la escabiasis genital noruega incluye el eccema o la dermatitis atópica y la dermatitis de contacto alérgica. Las pápulas excoriadas indefinidas también indican un diagnóstico diferencial de cualquier reacción a una mordedura. El prurito intenso, que empeora por la noche, y la aparición brusca de una erupción en un paciente sin antecedentes de eccema deben hacer que la escabiasis destaque en el diagnóstico diferencial.

Dado que la escabiasis noruega se presenta con placas hiperqueratósicas en lugar de pápulas excoriadas separadas, puede llevar a un diagnóstico diferencial que incluya la psoriasis inusual, la tiña crural e incluso la dermatitis seborreica cuando se presenta en los genitales o el cuero cabelludo. El eccema impetiginizado también puede tener un aspecto similar al de la escabiasis.

Sarcoptes scabiei var. *hominis* es el ácaro responsable de la infestación conocida como *escabiasis*. La gravedad de la infestación se debe en su totalidad a la escasa inmunidad del hospedero y no a la virulencia a la escala de millones.[100]

La gravedad de la escabiasis noruega, junto con su piel costrosa y relativamente impenetrable, da lugar a una afección que se trata mejor por vía tópica y oral con ivermectina 200 µg/kg. Puede utilizarse permetrina en crema a diario durante 1 semana y después dos veces por semana hasta la curación; se recomienda el uso de ivermectina en comprimidos (p. ej., los días 1, 2, 8, 9, 15 y probablemente también los días 22 y 29).[101,102] Además, los fármacos de aplicación tópica que desbridan la piel hiperqueratósica pueden mejorar la penetración de la permetrina; estos medicamentos incluyen el ácido salicílico, el ácido láctico o la urea. En cambio, pueden resultar demasiado irritantes en los genitales. Posiblemente sea necesario eliminar de forma mecánica la hiperqueratosis intensa tras el baño o el uso de estos queratolíticos. La permetrina se aplica desde el cuello hasta los dedos de los pies, se deja actuar de 8 a 10 h y luego se enjuaga. Los pacientes inmunodeprimidos con afectación de la cabeza y el cuero cabelludo deben tratar también estas zonas, así como procurar hacerlo también debajo de las uñas en la medida de lo posible. Todos los demás miembros de la familia y las personas cercanas reciben tratamiento. La ropa que se usó hace poco y la ropa de cama deben lavarse con agua caliente. Aunque algunos abogan por embolsar la ropa o las sábanas durante varios días en lugar de lavarla, la autora (LE) ha observado ácaros en escamas y costras de un paciente inmunodeprimido todavía vivos y moviéndose más de 1 semana después de su extracción.

Enfermedades inflamatorias no infecciosas asociadas al virus de la inmunodeficiencia humana

Psoriasis asociada al virus de la inmunodeficiencia humana (*véase también* el capítulo 5)

La psoriasis puede desencadenarse por quemaduras solares, una infección estreptocócica y por la enfermedad del VIH. No es más frecuente en otros tipos de inmunodepresión.

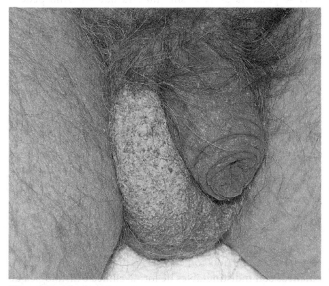

Fig. 15-48. La escabiasis costrosa se presenta como placas de escamas o costras que, al microscopio, muestran un gran número de ácaros.

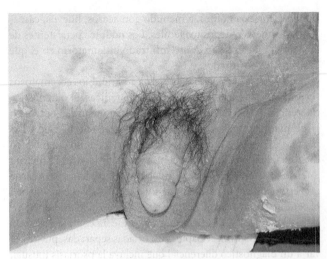

Fig. 15-49. La aparición repentina de psoriasis, o el empeoramiento grave y repentino de esta, deben hacer sospechar la existencia de sida; la psoriasis inversa es muy frecuente.

La aparición repentina o el empeoramiento notable de la psoriasis pueden producirse en el contexto de la enfermedad del VIH, lo que debería llevar a considerar la posibilidad de someterse a la prueba del VIH. Esto ocurre en los pacientes con VIH avanzado en lugar de temprano.

La psoriasis que aparece en estos pacientes suele tener un aspecto típico, con pápulas o placas eritematosas bien delimitadas cubiertas de escamas plateadas, pero hay una mayor incidencia de psoriasis inversa, la cual afecta sobre todo la piel anogenital **(fig. 15-49)**. La psoriasis asociada al sida es mucho más extensa y recalcitrante al tratamiento que en el hospedero con una función inmunitaria sin anomalías.

Las placas bien delimitadas pueden afectar los pliegues inguinales, la región suprapúbica, el pliegue interglúteo, las axilas, la piel inframamaria y el ombligo. La descamación es menos densa que la descamación plateada clásica de la psoriasis en las superficies cutáneas más secas. La psoriasis puede afectar los labios mayores y, en ocasiones, se presenta en el escroto y el cuerpo del pene.

La psoriasis grave puede generalizarse. El eritema y la descamación generalizados, denominados *eritrodermia exfoliativa*, se observan con mayor frecuencia en el paciente afectado por el VIH que en otros, y afectan los genitales de forma azarosa. Aún así, la eritrodermia exfoliativa también puede ser consecuencia de otras dermatosis graves como la dermatitis atópica y de reacciones a fármacos, y ambas son más frecuentes en los pacientes infectados por el VIH que en los que no lo están.

Aunque el diagnóstico de la psoriasis no suele ser difícil, el reconocimiento del VIH requiere un alto índice de sospecha basado en el conocimiento de la asociación de la aparición repentina de la psoriasis con la enfermedad del VIH. Cuando la psoriasis es atípica, como en la eritrodermia exfoliativa generalizada o la psoriasis inversa, la biopsia también suele ser atípica, por lo que debe hacerse un diagnóstico presuntivo.

La psoriasis que aparece en los pliegues inguinales y el pliegue interglúteo puede simular o coexistir con tiña crural, candidiasis, eritrasma, dermatitis seborreica o eccema. Aunque la psoriasis en general se presenta con placas eritematosas bien delimitadas con escamas blancas, la psoriasis genital no suele conllevar escamas prominentes, sino más bien piel enrojecida que a menudo muestra maceración en los pliegues cutáneos o superficie vidriosa en las zonas más convexas. Siempre que se descarte una infección, los corticoides tópicos son el pilar del tratamiento de la psoriasis, el eccema y la seborrea, de modo que la diferenciación absoluta no siempre es esencial.

Lo más importante para mejorar la psoriasis en estos pacientes es el tratamiento antiviral contra el VIH, que suele producir una mejoría importante de su afección cutánea. Por lo demás, el tratamiento habitual de primera línea para la psoriasis genital del hospedero inmunodeprimido es la misma que para la de los inmunocompetentes (capítulo 5). El tratamiento intensivo, que incluye retinoides sistémicos e inmunosupresores como el metotrexato, la ciclosporina y los bloqueadores del factor de necrosis tumoral α, como el adalimumab y el etanercept, puede utilizarse con precaución. Los cuidados de apoyo, incluido el tratamiento de la infección secundaria, la mayoría de las veces por *S. aureus*, especies de *Streptococcus* o *C. albicans*, suelen ser necesarios y fundamentales para el bienestar.

Artritis reactiva (síndrome de Reiter) (*véase* el capítulo 10 para conocer el abordaje principal)

La artritis reactiva es una afección cutánea reactiva relacionada con la psoriasis y definida por la presencia de artritis, uretritis y conjuntivitis durante más de 3 meses. Este trastorno, al igual que la psoriasis, es más habitual en los hombres con VIH, pero no es más frecuente en otras formas de inmunodepresión. Se cree que varios microorganismos actúan como factores desencadenantes, entre ellos *Chlamydia*, *Salmonella*, *Shigella*, *Yersinia* y *Ureaplasma*. Muchos pacientes con artritis reactiva presentan un genotipo del antígeno leucocitario humano (HLA)-B27 o genotipos estrechamente relacionados.

La artritis reactiva que se produce en los hombres con VIH se presenta de la misma manera que en el hospedero inmunológicamente sano. Alrededor de dos tercios de los pacientes presentan lesiones cutáneas, sobre todo en el área de los genitales, las palmas de las manos y las plantas de los pies. Las lesiones genitales son más frecuentes en el pene, en especial en el glande o el prepucio, pero mucho menos en la vulva, donde los labios mayores con vello son la zona que por lo regular está afectada. Las lesiones se parecen mucho a las de la psoriasis pustulosa, pero a veces pueden mostrar lesiones psoriásicas más clásicas de eritema y descamación. En los hombres incircuncisos, las lesiones más frecuentes son pápulas o placas blancas, anulares y «circinadas» que suelen aparecer en el glande (balanitis circinada) **(fig.15-50;** *véase* **fig. 14-21)**. Estas lesiones también pueden observarse en la mucosa y en la porción mucosa modificada de la vulva, la vagina o el cuello uterino. En los hombres circuncidados y en la porción pilosa de la vulva, las placas son eritematosas y escamosas, a menudo con costras **(fig. 15-51)**. Estos hallazgos cutáneos son indistinguibles de forma clínica e histológica de los de la psoriasis. Las lesiones de las palmas de las manos y las plantas de los pies presentan pústulas que evolucionan a

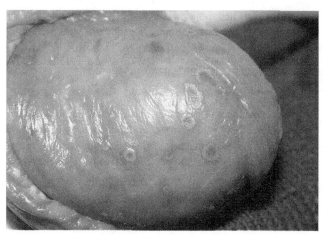

Fig. 15-50. En el glande incircunciso, la artritis reactiva muestra de forma clásica pequeñas pápulas blancas redondas o arqueadas.

placas gruesas e hiperqueratósicas, una afección denominada *queratodermia blenorrágica* (fig. 15-52). A veces hay lesiones hiperqueratósicas pustulosas o costrosas en otras partes de la piel. En la mayoría de los pacientes también se producen conjuntivitis y uretritis. Es frecuente la artritis que afecta a las grandes articulaciones en una distribución asimétrica.

El diagnóstico de la artritis reactiva se realiza mediante una combinación de hallazgos clínicos. La uretritis suele preceder a los hallazgos cutáneos; a menudo se realiza un estudio para detectar una infección por gonorrea o clamidia; también para identificar artritis asimétrica, conjuntivitis y dermatitis, pero los pacientes con esta afección casi nunca desarrollan todos los aspectos de la enfermedad. La balanitis circinada y la queratodermia blenorrágica son clásicas, como en el capítulo 10. La artritis reactiva y la psoriasis con artritis se distribuyen en un espectro. Por lo tanto, la diferenciación a veces no puede hacerse con certeza, ya que la «artritis reactiva incompleta» carece de conjuntivitis o uretritis, los rasgos distintivos que diferencian ambas enfermedades.

Los corticoides tópicos pueden ser útiles para la enfermedad cutánea de la artritis reactiva. Los pacientes con artritis suelen beneficiarse de antiinflamatorios no esteroideos, analgésicos y reposo. En cuanto a la psoriasis, los pacientes con enferme-

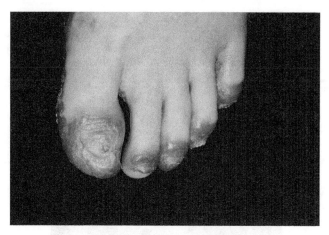

Fig. 15-52. Se denomina *queratodermia blenorrágica* a las placas de las palmas de las manos y las plantas de los pies de las personas con artritis reactiva; se trata de placas de pústulas que evolucionan a placas rojas y engrosadas de escamas o costras.

dad cutánea grave o artritis requieren metotrexato o fármacos contra el factor de necrosis tumoral con un seguimiento cuidadoso. En ciertos casos, la afección cutánea mejora de forma evidente con retinoides orales como la acitretina o la isotretinoína, pero estos fármacos suelen empeorar la artropatía. La conjuntivitis es autolimitada.

Síndrome de Stevens-Johnson y necrólisis epidérmica tóxica (tratados principalmente en el capítulo 10)

Los pacientes con VIH corren un riesgo mucho mayor de presentar el síndrome de Stevens-Johnson (SSJ) y la NET, reacciones de hipersensibilidad ampollosa casi siempre debidas a fármacos. Estos pacientes no solo corren un mayor riesgo, sino que el SSJ y la NET son más graves en el contexto de la enfermedad por el VIH.

Estas enfermedades comienzan con pápulas rojas planas con ampollas centrales (SSJ) o descamación cutánea roja dolorosa (NET) y erosiones mucosas (*véanse* figs. 10-39, 10-42 y 10-43).

Los fármacos que causan estos hallazgos cutáneos de forma más habitual son los antibióticos penicilina, sulfonamidas, fluoroquinolonas; los anticonvulsivos carbamazepina, barbitúricos, fenitoína, lamotrigina; los medicamentos cardiovasculares hidroclorotiazida, furosemida, procainamida; el alopurinol y los antiinflamatorios no esteroideos. El VHS recurrente también produce reacciones ampollosas generalizadas. Algunos pacientes no tienen una causa identificable.

El tratamiento consiste principalmente en la interrupción de la causa desencadenante y la administración de cuidados de apoyo. Otros tratamientos son controvertidos, como la gammaglobulina i.v. y la ciclosporina.

Aftas (*véase también* el capítulo 11)

Las aftas bucales y genitales asociadas al VIH son cada vez menos frecuentes a medida que el VIH no controlado desaparece en los países occidentales industrializados. Estas úlceras

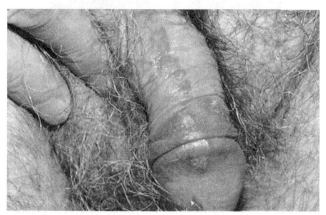

Fig. 15-51. En el pene incircunciso, los signos cutáneos de la artritis reactiva son los mismos que los de la psoriasis, con placas rojas y escamosas.

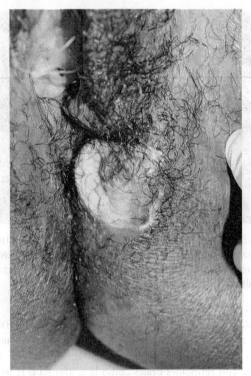

Fig. 15-53. Es bien sabido que los pacientes con VIH desarrollan grandes úlceras aftosas como parte de su síndrome. Sin embargo, son indistinguibles del herpes ulceroso; también debe descartarse el citomegalovirus.

suelen ser aftas inusualmente grandes, profundas y resistentes que quizá estén mediadas por complejos inmunitarios. Las aftas no son más frecuentes en otras formas de inmunosupresión que en las personas inmunocompetentes.

Aunque las aftas pequeñas típicas son erosiones redondas de 1 a 3 mm con una base de fibrina blanca y un brote rojo circundante, las aftas asociadas al VIH son profundas, grandes y a menudo indistinguibles de las ulceraciones por el VHS en una persona inmunodeprimida (fig. 15-53). Pueden tener varios centímetros de diámetro, con bordes por lo general bien delimitados y limpios. Tras la cicatrización suelen quedar cicatrices notables.

La infección ulcerosa por el VHS es la afección principal del diagnóstico diferencial, aunque debe considerarse cualquier causa de úlceras infecciosas o neoplásicas y descartarse con biopsia. Los tratamientos tópicos e intralesionales suelen ser inadecuados para estas úlceras; pueden requerirse corticoides sistémicos para iniciar la cicatrización. La dapsona y la colchicina pueden probarse, pero la talidomida es el tratamiento predilecto para estos pacientes, con remisión en casi la mitad de ellos; sin embargo, habrá neuropatía en alrededor del 40% de los pacientes, aunque suele ser subclínica.[103]

Enfermedades neoplásicas

En general, las neoplasias malignas son más frecuentes en los pacientes con inmunodepresión crónica, ya que la vigilancia inmunitaria es deficiente. Los tipos de cáncer linforreticulares

cutáneos son las neoplasias más frecuentes. No obstante, el VIH está asociado al sarcoma de Kaposi, los linfomas y el CEC.

Carcinoma escamocelular (tratado en su mayoría en el capítulo 7)

Todos los pacientes crónicamente inmunodeprimidos corren un riesgo mayor que los demás de desarrollar esta neoplasia maligna frecuente. La mayoría de las veces, los CEC anogenitales se asocian a la infección por el VPH, aunque los pacientes con otras enfermedades de riesgo, como el LE, también deben tener un seguimiento muy cuidadoso. Los pacientes inmunodeprimidos también presentan un mayor riesgo de cáncer de piel inducido por la luz ultravioleta, pero no en la zona anogenital. El CEC anogenital, la lesión intraepitelial escamosa de alto grado y la neoplasia intraepitelial diferenciada también se tratan en los capítulos 6, 7 y 8.

Los CEC anogenitales no solo son más frecuentes en el hospedero inmunodeprimido, sino que los tumores suelen ser de mayor tamaño y más agresivos que en los pacientes inmunocompetentes. La presentación clínica más temprana suele ser la de una verruga genital, a menudo con lesiones multifocales o confluentes. En sí se trata de verrugas planas o de verrugas lobulillares profusas (verruga de Bushke-Lowenstein). El crecimiento suele ser más rápido y la respuesta al tratamiento de las verrugas es escasa. Las placas o nódulos a menudo se vuelven hiperqueratósicos o impresionantemente grandes, a veces con ulceración (fig.15-54; *véase* fig. 7-64). El CEC peneano se produce en el prepucio, el glande o el surco coronal, pero puede aparecer en otros sitios.

El CEC anorrectal se observa clásicamente en los hombres infectados por el VIH que practican el coito anal receptivo,

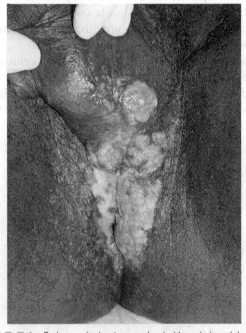

Fig. 15-54. En los pacientes inmunodeprimidos, el virus del papiloma humano crece sin control y es muy probable que los tipos oncogénicos se transformen en carcinoma espinocelular, como ha ocurrido en este caso.

pero de ningún modo se limita a estos pacientes. También se encuentra en el contexto de verrugas genitales múltiples, incluso en ausencia de actividad sexual anal. El CEC se presenta como una placa ulcerada indurada o como grandes nódulos o placas verrugosas hiperqueratósicas.

El diagnóstico se realiza mediante la biopsia, la cual muestra las mismas características que en los pacientes inmunocompetentes. Por el contrario, los CEC anogenitales verrugosos e hiperqueratósicos pueden ser indistinguibles de las verrugas genitales grandes, sin pruebas de neoplasias malignas en la biopsia. Esto no descarta el CEC. Cualquier verruga lo suficientemente grande (tanto en los pacientes inmunodeprimidos como en los inmunocompetentes) que arroje una biopsia que no muestre signos de neoplasias malignas debe ser reevaluada en su totalidad y seccionada en busca de focos de malignidad.

Además de otros tumores, el CEC imita procesos infecciosos, como infecciones micóticas profundas, infección micobacteriana atípica inusual, incluida la tuberculosis, infecciones virales como las producidas por VHS o CMV, ectima e incluso infecciones parasitarias, como la infección cutánea por *Acanthamoeba*.

El tratamiento del CEC anogenital consiste en la resección quirúrgica. La radiación local puede administrarse junto con la cirugía, dependiendo de la estadificación del CEC.

Sarcoma de Kaposi asociado al sida (*véase también el capítulo 9*)

El sarcoma de Kaposi es un tumor inusual fuertemente asociado al VIH y el virus del herpes humano 8 (VHH-8) en el paciente homosexual masculino, aunque por lo regular se encuentra en los hombres mayores de ascendencia mediterránea. Esta lesión se observa con mayor frecuencia en el paciente homosexual masculino con sida. El sarcoma de Kaposi que aparece en el paciente afectado por el VIH suele comenzar como una pápula rosa o roja, que se vuelve violácea (**fig. 15-55**). Las lesiones suelen agrandarse hasta formar placas; las más antiguas son de color marrón rojizo, ya que la hemosiderina se deposita en la

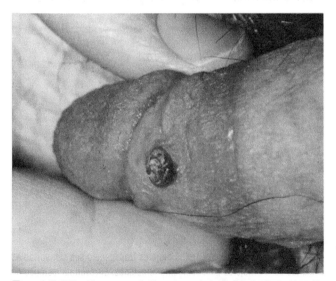

Fig. 15-55. El sarcoma de Kaposi asociado al sida suele ser de color rojo oscuro y parece ser vascular.

piel. A veces las lesiones tempranas pueden ser planas y parecerse a un hematoma. En los pacientes de tez oscura, el sarcoma de Kaposi suele ser casi negro.

Las lesiones iniciales del sarcoma de Kaposi asociado al sida se producen con frecuencia en la cara y las orejas; entre el 10% y 15% de los pacientes presentan lesiones en la mucosa oral como primer lugar de afectación. A veces se producen lesiones genitales y, cuando están presentes, son más frecuentes en el cuerpo del pene, pero también pueden encontrarse en la región suprapúbica. Cuando las placas evolucionan, suele haber linfedema asociado en el pene. A medida que las placas aumentan de tamaño, pueden ulcerarse, convirtiéndose en un foco de infección recurrente, en especial por especies como *S. aureus*, *Streptococcus* o *C. albicans*. Dado que el sarcoma de Kaposi se presenta casi solo en los hombres homosexuales o bisexuales, hay pocos informes de afectación genital femenina.

El diagnóstico se realiza mediante biopsia, que siempre está indicada, ya que la angiomatosis bacilar puede ser indistinguible de forma clínica. La biopsia también puede descartar una infección concomitante, como las infecciones micóticas profundas (histoplasmosis, criptococosis) o virales (CMV), que se han descrito en las lesiones de Kaposi.

El sarcoma de Kaposi asociado al VIH se debe al VHH-8. También se ha descrito la asociación del CMV, el VPH e incluso el virus de la hepatitis B al sarcoma de Kaposi.

El tratamiento del sarcoma de Kaposi depende del estadio clínico y del sitio de la lesión. El control del VIH subyacente es uno de los pilares del tratamiento. Por otro lado, las lesiones pequeñas no requieren tratamiento más que por razones psicológicas o estéticas, pero pueden tratarse de manera satisfactoria con nitrógeno líquido o extirpación quirúrgica. Los parches o placas más grandes pueden tratarse con quimioterapia o radioterapia. Los tratamientos incluyen alitretinoína en gel para administración tópica y daunorrubicina liposomal, doxorrubicina liposomal, paclitaxel e interferón α para su administración sistémica.

Cuestiones transgénero

Según su debate sobre la disforia de género, la American Psychiatric Association (APA) define la *diversidad de género* como un término general que se refiere a las personas con identidades o expresiones de género que varían de las normas de desarrollo esperadas. El *Diagnostic and Statistical Manual of Mental Disorders*, 5.ª edición, refiere que la *disforia de género* consiste en un malestar o deterioro clínicamente importante derivado de un fuerte deseo de ser de otro sexo, que puede incluir el anhelo de cambiar las características sexuales primarias o secundarias. Continúan diciendo que no todas las personas transgénero o con diversidad de género experimentan disforia, así que eliminaron la diversidad de género de su lista de enfermedades psiquiátricas en el año 2012.

La diversidad de género está mucho más reconocida y aceptada desde que hace casi un siglo la APA la considerara una desviación sexual. A medida que aumenta el número de personas con disforia de género que se convierten en transgénero, algunas de las cuales desean someterse a cirugía de reafirmación de género, los profesionales de la salud deben estar más informados sobre estos pacientes transgénero que acudirán a sus consultas y sobre su atención. Existen varios artículos de revisión sobre este tema.[104,105]

Gran parte del análisis que sigue se ha obtenido del Dr. Dev Gurjala, cirujano experto en confirmación de género del Align Surgical Associates de San Francisco y conferenciante del tema.

La falta de armonía de género entre el cerebro y el cuerpo es frecuente; alrededor del 0.6% de la población es transgénero, lo que se traduce en 1.4 millones de adultos estadounidenses y 150 000 adolescentes. Estas personas tienen obstáculos evidentes, a pesar de la creciente aceptación de la diversidad de género; el 62% sufre depresión y el 45% ha intentado suicidarse. Tienen más probabilidades de ser víctimas de homicidio; el 47% ha sufrido agresiones sexuales. Además, la renta media anual es de 10 000 dólares al año, por lo que las aflicciones por la falta de recursos son un obstáculo importante para una existencia cómoda. Todas estas son cuestiones que deben recordarse al atender a los pacientes con diversidad de género.

Muchos *cisgénero*, es decir, personas que se identifican con el género que se les asignó al nacer, en especial los de más edad, se sienten desconcertados por la terminología que ha surgido. Hay cuatro ejes del género: *1)* identidad o cómo una persona piensa de sí misma; *2)* expresión o cómo la persona se viste y se comporta según los papeles tradicionales; *3)* biología o sexo genético; y *4)* orientación o por quién se siente atraída física, emocional y espiritualmente. Cada una de ellas existe en un espectro y hay muchísimas combinaciones diferentes. Los pacientes pueden no identificarse como hombres o mujeres; pueden ser parte de cada uno de ellos o estar en un espectro. Entre los términos que designan a estas personas se incluyen *no binario, género queer, género fluido, género no conforme, género diverso* y *género expansivo*.

Los términos *cirugía transgénero, cirugía de cambio de sexo* y *cirugía de reasignación de sexo* son anticuados y resultan ofensivos para muchos. Los términos preferidos son *cirugía de reafirmación de género* y *cirugía de confirmación de género*. La mastectomía de masculinización se denomina *cirugía superior* y la cirugía genital, *cirugía inferior*. Los pronombres se han convertido en un tema delicado. A menudo, la mejor manera de tratar esto es preguntar al paciente por su pronombre preferido. Existen diferentes técnicas entre centros, en especial para la cirugía de transgénero masculino (FtM, *female-to-male*) y diferentes métodos de medición de resultados. Sin embargo, la satisfacción de los pacientes es alta y el arrepentimiento muy bajo, < 1%.[106,107]

Antes de someterse a la cirugía de confirmación de género, los pacientes deben cumplir los rigurosos criterios de la World Professional Association for Transgender Health, a saber: la remisión por parte de dos profesionales, la presencia persistente de disforia de género, haber usado hormonas durante al menos 1 año, haber vivido y vestido como el género deseado durante al menos 1 año, la mayoría de edad, la capacidad de dar consentimiento y cualquier problema médico y de salud mental controlado.

Mujeres transgénero

En el caso de las mujeres transgénero, pacientes a las que se les asignó el sexo masculino al nacer y que pasan a ser mujeres (MtF, *male-to-female*), la cirugía consiste en utilizar el cuerpo del pene para formar una vagina, el glande para formar el clítoris y convertir el escroto en labios mayores. La piel del pene se desgasta y se utiliza para producir una neovagina, de modo que la vagina está revestida de epitelio queratinizado en lugar de mucosa. Las complicaciones de esta cirugía inferior suelen ser menores y manejables; alrededor de una cuarta parte desarrolla tejido de granulación, el 20% experimenta estenosis vaginal, el 19% refiere dolor prolongado y el 15% padece incontinencia o interrupción del chorro de orina.[108] Entre las complicaciones importantes se incluyen un 17% de necrosis que requiere cambios de apósitos, un 10% de hematoma y un 7% de IU.[108] Los cuidados postoperatorios incluyen duchas vaginales diarias durante 2 semanas, luego dos veces por semana durante 3 meses, así como el uso de dilatadores c/8 h durante 3 meses, para luego aumentar el calibre de estos últimos. El compromiso ante la dilatación es fundamental, ya que la estenosis vaginal es una secuela frecuente.

El aspecto final de la vulva y la vagina es asombrosamente indistinguible de una vulva femenina genética (fig. 15-56). Se necesitan de 9 a 12 meses para lograr la apariencia definitiva de la nueva vulva y vagina, pero la dilatación debe continuar, tal vez durante toda la vida. Las complicaciones tardías incluyen los problemas que se producen en otras mujeres cuyas vaginas están recubiertas de mucosa en lugar de epitelio queratinizado: candidiasis vaginal, vaginosis bacteriana, IU y ETS. Los cuidados tardíos de la vaginoplastia son muy similares a los de la vagina de las mujeres cisgénero. Es interesante señalar que existe incluso un caso clínico de LE vulvar en un hombre transgénero tras una intervención quirúrgica de reafirmación de género.[109] Al igual que las mujeres por genética y a diferencia de los hombres por genética, la piel perianal estaba afectada.

Sin embargo, hay algunos problemas tardíos que son específicos de quienes se han sometido a una cirugía de confirmación de género. La constricción vaginal y la dificultad con la dilatación pueden ser un problema. El tratamiento consiste en disminuir por un tiempo el calibre del dilatador, mientras al mismo tiempo se aumenta la frecuencia y la duración. Pueden ser útiles la inserción de estrógenos tópicos y las inyecciones de

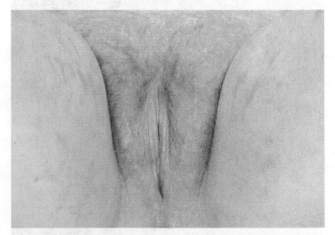

Fig. 15-56. Las vulvas de las mujeres transgénero son tan variables como las de las mujeres genéticamente femeninas. El resultado estético de la cirugía inferior de reafirmación de género es asombrosamente ordinario (cortesía del Dr. Dev Gurjala).

toxina botulínica para paralizar los músculos; asimismo, es útil el acetónido de triamcinolona 10 mg/mL para relajar el tejido cicatricial (*véase* cap. 4). La fisioterapia del piso pélvico puede ser beneficiosa y, por último, la cirugía. Al no existir cuello uterino, no es necesario realizar pruebas de Papanicolaou, pero sí la vigilancia del cáncer de próstata. Además, los traumas y los obstáculos tanto emocionales como económicos de estas mujeres son facetas que deben tenerse en cuenta en todos los aspectos de su atención.

En los estudios se muestran diferentes grados de depresión y satisfacción sexual tras la cirugía de reafirmación de género en las mujeres transgénero. En uno se indican las mismas tasas de depresión, pero dispareunia en casi la mitad de las mujeres, mientras en otro se refiere una mejoría en la depresión, ansiedad e ideas suicidas después de la cirugía, pero sigue siendo más alta a la de la población de origen.[110,111] Existen pruebas de que la ansiedad y la depresión se correlacionan con el aspecto de los genitales en cuanto a su parecido con la vulva y la vagina naturales. Los efectos psicológicos de la cirugía en las jóvenes pueden mejorarse hasta el mismo nivel o mejor que en la población general de la misma edad.[112,113] Los informes sobre la función sexual varían, pero en general son elevados, con un 70% a 80% de mujeres que afirman tener orgasmos.[114,115]

Hombres transgénero

En el caso de los hombres transgénero, pacientes a los que se les asignó sexo femenino al nacer y que se encuentran en proceso de transición a hombres, la testosterona administrada durante el período previo a la cirugía afecta la vagina y produce síntomas en alrededor de uno de cada diez pacientes. Estos síntomas consisten en vaginitis purulenta con irritación, ardor y dispareunia, acompañada de eritema de las mucosas modificadas y de la vagina. Debido a la testosterona, las concentraciones de estrógenos disminuyen, pero no a las concentraciones observadas en las mujeres posmenopáusicas. Hay adelgazamiento de las paredes vaginales, con menos capas celulares del epitelio y que constituyen células epiteliales inmaduras con disminución del glucógeno. Como resultado, cambia el microbioma, disminuyen los lactobacilos y aumentan otras bacterias.[116] Estos cambios de una vagina atrófica se observan en el montaje húmedo como células parabasales y ausencia de lactobacilos; hay un pH mayor de 5. Cuando se producen erosiones debido a la fragilidad de la vagina, puede producirse inflamación secundaria, las secreciones vaginales se vuelven amarillas y aparecen láminas de leucocitos en el montaje húmedo. Los pacientes pueden ser tratados con crema de estrógenos, 1 g tres veces por semana, la cual puede alterar parcialmente los cambios. El uso de estrógenos tópicos no modifica sus necesidades de testosterona ni afecta la masculinización.

Hay algunos hombres transgénero que utilizan testosterona y que, a pesar del uso de estrógenos tópicos, no mejoran mucho, por lo que muestran un cuadro compatible con la vaginitis inflamatoria descamativa (VID), es decir, vaginitis inflamatoria que presenta células parabasales, leucocitos y carencia de lactobacilos en el montaje húmedo en ausencia de infección, enfermedad erosiva cutánea e insuficiencia de estrógenos (*véase* cap. 14). Esto puede deberse a que la testoste-

rona parece producir cambios más allá de los relacionados con la insuficiencia de estrógenos. En un estudio se mostró que las dosis elevadas de testosterona causaban pérdida de la estructura, disminución del glucógeno, pérdida de los receptores de estrógenos y reducción de la proliferación del epitelio y el estroma en comparación con las mujeres premenopáusicas y posmenopáusicas a las que no se les administró testosterona.[117] Estos pacientes pueden tratarse como en el caso de la VID, es decir, con crema de clindamicina, un aplicador por vía vaginal a la hora de acostarse durante 2 semanas al inicio o acetato de hidrocortisona 200 a 300 mg compuestos por vía vaginal. No obstante, no todos las personas responden al tratamiento de la VID, ya que algunas siguen presentando síntomas.

Algunos hombres transgénero se someten a cirugía inferior, ya sea metoidioplastia o faloplastia. La metoidioplastia incluye la creación del neofalo a partir de un clítoris agrandado por vía hormonal, el alargamiento de la uretra y la escrotoplastia, que da la apariencia de genitales masculinos, permite la micción de pie y la excitación sexual, pero el pene es demasiado corto para el coito con penetración. Existen varias técnicas para realizar una faloplastia, que da como resultado un pene más largo, lo que permite mantener relaciones sexuales con penetración; entre ellas se incluyen las cirugías con colgajo libre del antebrazo radial, colgajo de muslo anterolateral y colgajo perforador de la arteria ilíaca circunfleja superficial. A diferencia de la formación de una vagina y un clítoris, estas cirugías presentan más complicaciones importantes por estenosis, fístulas e incluso empeoramiento de la salud mental.[118,119] En un estudio se reveló que el 73% de los pacientes necesitaron más cirugías para corregir estos problemas.[119] A veces los hombres transgénero que no están satisfechos con los resultados de su metoidioplastia, ya sea por el aspecto del pene pequeño, la incapacidad para mantener relaciones sexuales o la dificultad para orinar de pie, deciden someterse posteriormente a una faloplastia secundaria. Esto puede hacerse con tasas de complicaciones similares a las que se producen con una faloplastia primaria.[120]

Los efectos de la cirugía de reafirmación de género en el funcionamiento sexual de los hombres transgénero no se conocen tan bien, ya que se utilizan procedimientos diferentes para llevar a cabo esta cirugía. La mayoría de los informes notifican el regreso de la sensibilidad en el falo en varios meses, con función orgásmica en cerca de dos terceras partes de los pacientes; «la capacidad de orgasmo está presente en casi todos los pacientes después de varios meses», aunque hay una sensación ligeramente menor en el neofalo.[121]

Hay cirugías nuevas de género expansivo, o no binario. Entre ellas figuran la neovagina que preserva el falo, en la que se preserva el pene mientras se crea una vagina; el neofalo que preserva la vagina, en el que se fabrica un pene mientras se conserva la vagina; y la cirugía de anulación, para quienes se identifican como asexuales y no desean tener estructuras sexuales.

Cuestiones geriátricas

Las personas mayores tienen dificultades que difieren de las de los pacientes más jóvenes y las empeoran, en especial en el ámbito de la dermatología genital. Hay diversas cuestiones interrelacionadas que producen problemas cuando las personas envejecen. Es importante prestar atención a estos factores de confusión para aliviar al máximo los síntomas genitales del paciente.

Envejecimiento genital normal

Envejecimiento de los genitales femeninos

La pérdida de vello en los labios mayores y el monte del pubis es un cambio temprano y evidente de la vulva en la mujer que envejece. A menudo, esto es más apreciable en el centro del monte. Algunas mujeres pierden casi todo el vello genital. En muchas mujeres, esto va acompañado de la pérdida de grasa subcutánea de los labios mayores y el monte del pubis.

La insuficiencia de estrógenos y la pérdida de tono muscular del piso pélvico, con la consiguiente incontinencia, producen también cambios evidentes en la vulva. Las mucosas vulvares modificadas se vuelven pálidas, finas y lisas en comparación con el epitelio color rosado más grueso y elástico de las mujeres premenopáusicas, que también suelen presentar manchas de Fordyce y, a menudo, cierto grado de papilomatosis vulvar con una ligera textura empedrada en la superficie. Los labios menores se contraen y, a veces, desaparecen por completo, por lo que puede resultar difícil diferenciarlos de la reabsorción debida al LE y al liquen plano. Suelen aparecer carúnculas uretrales, excrecencias carnosas del meato uretral de color rojo brillante y asintomáticas. Los prolapsos uretrales, que son protrusiones anulares de la mucosa uretral, son menos frecuentes.

El epitelio vaginal se vuelve liso y pálido, con pérdida de las rugosidades estrogénicas. La vagina también se vuelve seca y fina, lo que a menudo causa dispareunia. Microscópicamente, las células epiteliales son pequeñas y redondas (células parabasales) en lugar de grandes, planas y plegadas. Los lactobacilos están ausentes y el pH aumenta a más de 5. Con la pérdida prolongada de estrógenos, las secreciones vaginales son casi acelulares si se observan al microscopio. Las mujeres con obesidad pueden experimentar conversión periférica de los estrógenos en grasa y mostrar menos signos de insuficiencia de estrógenos. A medida que los músculos del piso pélvico pierden tono, se producen cistoceles y rectoceles.

Envejecimiento de los genitales masculinos

Los cambios normales de los genitales masculinos con la edad son menos evidentes. Al igual que las mujeres, los hombres experimentan la disminución del vello genital. La piel del pene y del escroto se vuelve más laxa. El agrandamiento de la próstata produce polaquiuria, mientras que la cirugía de próstata a veces causa incontinencia y disfunción sexual.

Factores que empeoran los síntomas genitales en los adultos mayores

Incontinencia

La incontinencia es un factor habitual en la irritación anogenital crónica a medida que los pacientes envejecen. La mayoría de las mujeres de edad avanzada sufren algún grado de incontinencia urinaria como secuela natural del parto, disminución de las concentraciones de estrógenos y pérdida de tono muscular por el envejecimiento. En parte debido a esto, muchas utilizan productos de venta libre potencialmente irritantes para la limpieza y el tratamiento. Los hombres también experimentan pérdida de tono muscular. La enfermedad prostática puede requerir intervención quirúrgica que contribuya a la incontinencia. Las enfermedades neurológicas interfieren en el funcionamiento habitual del intestino y la vejiga en ambos sexos. La orina y, en particular, las heces son irritantes, sobre todo cuando se mantienen contra la piel, produciendo dermatitis irritativa del pañal caracterizada por placas rojas edematosas mal delimitadas.

La humedad constante produce la maceración de la piel, favorece el crecimiento de levaduras y aumenta la fricción entre los pliegues cutáneos. El resultado es la dermatitis intertriginosa, ya sea como enfermedad primaria o como factor en otras afecciones cutáneas (*véase* cap. 5).

La vulva y la piel perianal presentan una morfología inusual de la dermatitis de contacto irritativa que se observa con mayor frecuencia en el contexto de incontinencia con oclusión del pañal. En el pasado se denominaba *granuloma inguinal infantil*, *dermatitis del pañal de Jacquet* o *seudoverrugas*, pero ahora se reconoce en los adultos, principalmente mayores, por lo que a veces se denomina *granuloma inguinal del adulto*.[122,123] También puede aparecer con otros productos químicos cáusticos, en especial la benzocaína.[124] El aspecto es de nódulos erosionados. El tratamiento de esta dermatitis de contacto y de otras formas de dermatitis intertriginosa implica evitar de forma estricta los productos químicos agresivos, la orina y las heces, así como mantener las zonas lo más secas posible mediante pañales para adulto, paños suaves colocados entre los pliegues cutáneos (cambiarlos con frecuencia) y, cuando la piel está un poco húmeda, polvos. Las pastas protectoras sobre la piel irritada ayudan a protegerse de las heces y la orina. Los corticoides tópicos no son útiles.

Obesidad

El sobrepeso, muy frecuente en las personas mayores, complica los síntomas genitales de varias maneras. La obesidad agrava la irritación de la incontinencia al atrapar tanto la orina como el sudor en los pliegues cutáneos, así como al aumentar la fricción entre las superficies de la piel. La obesidad también predispone a la diabetes mellitus, lo que aumenta el riesgo de candidiasis.

Cuando aparecen síntomas genitales, el tratamiento es más difícil para el paciente con obesidad. La aplicación del medicamento es difícil, en parte porque las zonas a tratar son difíciles de ver. Los pliegues cutáneos pueden ser difíciles de separar y manejar con solo dos manos. Esto a veces se logra con mayor facilidad mediante la aplicación de fármacos cuando el paciente está sentado en el inodoro, donde los pliegues cutáneos pueden separarse colocándose en el asiento. Además, el exceso de peso interfiere en la eliminación adecuada de heces, sudor, esmegma y células epiteliales descamadas de los pliegues cutáneos.

La obesidad interfiere en la función sexual de muchas personas; las posiciones pueden ser difíciles y la imagen corporal puede verse afectada. Esto es sobre todo problemático para las personas que ya experimentan un funcionamiento sexual deteriorado debido al dolor o prurito genital crónico, así como para las personas mayores que pueden tener pérdida de la libido y lubricación natural. Un buen terapeuta sexual puede ofrecer recomendaciones útiles para estas personas.

Artritis

Las artralgias y la rigidez articular, al igual que la obesidad, interfieren en la higiene, la aplicación de medicamentos y el funcionamiento sexual. Puede ser útil añadir un antiinflamatorio no esteroideo en cada comida o la recomendación de que el paciente consulte a su médico de cabecera.

Factores psicológicos

La depresión por el deterioro de la salud, la pérdida de amigos y familiares por muerte o demencia, el dolor de la artritis, la disminución de la fuerza, la disminución de la capacidad intelectual, la imagen corporal y el miedo a la incapacidad y a las neoplasias malignas son tensiones emocionales habituales en las personas mayores. Todo ello afecta la capacidad del paciente para tratar y tolerar la enfermedad genital. La depresión y la ansiedad intensifican el dolor y el prurito. Cuando es posible, el asesoramiento puede dar al paciente una salida emocional muy necesaria; un antidepresivo contribuye enormemente a la CdV.

Reducción de la capacidad sexual

La función sexual se reduce en las personas mayores. El descenso de las concentraciones hormonales, los efectos de la diabetes mellitus, las enfermedades cardiovasculares y neurológicas, los efectos adversos de los medicamentos, la depresión, la pérdida de la pareja, el dolor, la disminución de la fuerza y la resistencia muscular, la cirugía de próstata, la merma de la confianza en el aspecto físico y la capacidad sexual son factores que interfieren tanto en la capacidad como en el placer sexual. Para muchos pacientes con estos problemas, el prurito y el dolor genitales pueden ser los factores definitivos que pongan fin a la actividad sexual. El apoyo emocional, la remisión a tratamiento, la comprensión de los deseos y expectativas del paciente y su pareja en cuanto a su futuro funcionamiento sexual pueden reducir el efecto de la enfermedad genital crónica y, al mismo tiempo, transmitir una perspectiva realista. El simple hecho de apoyar al paciente a reconocer sus deseos y expectativas para la función sexual futura puede ser de gran ayuda para planificar el tratamiento. Por ejemplo, una mujer de edad avanzada con cicatrices asociadas al LE puede ser incapaz de mantener relaciones sexuales. Una conversación franca sobre sus deseos y los de su pareja ayudará a tomar la decisión de lisar o no sus sinequias.

Enfermedades anogenitales más frecuentes en los adultos mayores

Las enfermedades genitales específicamente asociadas al envejecimiento ocurren sobre todo en las mujeres e incluyen el LE y el liquen plano. Las únicas afecciones cutáneas que se presentan con más frecuencia en los hombres mayores son los cánceres, en particular el CEC. La enfermedad de Paget extramamaria, el carcinoma basocelular y el melanoma maligno también se ven con más regularidad en los hombres mayores, pero son raros.

Vaginitis atrófica (*véase* el capítulo 14 para el análisis principal)

Hasta que se difundió ampliamente la información de la Women's Health Initiative, por lo regular las mujeres posmenopáusicas recibían reemplazo sistémico de estrógenos, a menos que existiera una contraindicación convincente. Los síntomas de vagina atrófica o vaginitis atrófica fueron infrecuentes durante muchos años; el índice de sospecha de este diagnóstico ha disminuido. Ahora bien, una vagina atrófica es una causa frecuente de dispareunia, irritación, hipersensibilidad y ardor vulvovaginal.

Casi todas las mujeres presentan una vagina atrófica cuando los ovarios dejan de producir estrógenos. La vagina se vuelve seca y el epitelio fino. Las mujeres que no son sexualmente activas suelen sentirse cómodas y no son conscientes de estos cambios. No obstante, las mujeres sexualmente activas suelen experimentar irritación y dolor durante el coito debido a la falta de lubricación. La fragilidad de la piel y la mucosa puede causar erosiones por la fricción entre las paredes vaginales comprimidas por un cistocele o un rectocele, o bien, con la actividad sexual. La presencia de erosiones lleva a la inflamación secundaria; asimismo, la paciente desarrolla vaginitis atrófica, manifestada por eritema y secreciones vaginales amarillas. Un montaje húmedo muestra un aumento de leucocitos y células parabasales, con pérdida de lactobacilos.

El diagnóstico de vaginitis atrófica se realiza en el contexto de estrógenos bajos, el montaje húmedo característico y la resolución con la sustitución de estrógenos.

El tratamiento de la vaginitis atrófica consiste principalmente en la sustitución de estrógenos. Esto puede conseguirse con estrógenos tópicos o con su sustitución sistémica. Un análisis sobre el reemplazo sistémico de estrógenos está más allá del alcance de este libro, pero puede lograrse mediante estrógenos administrados v.o. o por parche, con progesterona concomitante proporcionada a las mujeres que no se han sometido a una histerectomía. Esto, por supuesto, brinda beneficios y riesgos adicionales en comparación con el tratamiento tópico.

El tratamiento de la vagina atrófica y la vaginitis atrófica se aborda en el capítulo 14.

Liquen escleroso y liquen plano (*véanse* los capítulos 8 y 11 para conocer los abordajes principales)

Estas afecciones son más frecuentes en las mujeres posmenopáusicas y en las de edad avanzada presentan problemas adicionales, algunos de los cuales se han comentado con anterioridad. La aplicación del medicamento puede ser difícil y para ese momento las mujeres mayores ya no acuden al ginecólogo, por lo que no se realiza un seguimiento de la vulva para controlar la enfermedad, los efectos secundarios del fármaco o los cambios neoplásicos precoces. No hay ningún médico que les recuerde la importancia de seguir tomando el medicamento.

Los adultos mayores experimentan cambios evidentes en su vida y salud. Deben investigarse y tratarse los problemas específicos, como la incontinencia y las enfermedades genitales que se presentan con más frecuencia en los pacientes de edad avanzada, así como abordar con compasión la depresión y la pérdida de la imagen corporal.

Mutilación genital femenina («circuncisión femenina»)

La *mutilación genital femenina* (MGF) se define como la extirpación total o parcial de los genitales externos femeninos, la sutura o la punción del clítoris con fines no médicos. Dado que la MGF interfiere en el tejido genital sano en ausencia de necesidad médica y puede causar repercusiones para la salud física, mental y sexual de las niñas y las mujeres, los Estados Miembros de las Naciones Unidas han acordado declarar la MGF una violación de los derechos humanos de las niñas y las mujeres. Las niñas y las mujeres afectadas a menudo se han sometido a un procedimiento extremadamente doloroso y mutilante con cicatrices físicas y emocionales permanentes. Estas pacientes necesitan y merecen atención considerada, compasiva y bien informada. La Organización Mundial de la Salud (OMS) dispone de material excelente sobre la MGF, incluida la información sobre el cuidado físico y psicológico de estas mujeres y niñas. Esta sección se ha extraído de la publicación *The Care of Girls and Women Living With Female Genital Mutilation: A Clinical Handbook*, disponible en línea de forma gratuita en el sitio de la OMS.[125] Este manual también contiene muchos hipervínculos de ayuda adicional.

Aproximadamente 200 millones de mujeres han experimentado este procedimiento, que se practica en África, algunos países de Asia y Oriente Medio, así como en algunos grupos étnicos de América Central y del Sur y Europa oriental. Con la migración internacional, otras zonas del mundo, incluida Norteamérica, están viendo cómo se extiende este procedimiento. Alrededor de 513 000 mujeres y niñas en los Estados Unidos han sufrido MGF, pero a menudo no se identifica hasta que la paciente queda embarazada. Las razones citadas para este procedimiento incluyen la tradición, el rito de transición para mejorar la fertilidad, asegurar el casamiento, la convención social, garantizar la virginidad y la castidad, mejorar la limpieza y la belleza, y fines religiosos (aunque esto no se encuentra en los principales textos religiosos). En realidad, la mutilación genital femenina no aporta ningún beneficio y presenta tanto varios riesgos como efectos adversos.

Existen cuatro tipos de MGF. El tipo I es en la extirpación del capuchón del clítoris (1a) o del clítoris y su capuchón (1b). El tipo II implica la extirpación de los labios menores (solo labios menores [2a], todo o parte del clítoris con o sin el capuchón [2b] y 2c cuando también se extirpan los labios mayores). El tipo III consiste en cortar los labios menores o mayores y juntarlos para crear un sello; el clítoris puede o no extirparse. La sutura de la vulva se denomina *infibulación*. El tipo IV implica la punción, perforación, incisión, raspado y cauterización del clítoris o cualquier otra lesión de la vulva no indicada de forma médica.

La atención a estas mujeres incluye abrir líneas de comunicación y entender cuándo y cómo preguntar sobre la MGF, cómo trabajar con intérpretes y mediadores culturales, además de comprender el papel de los médicos cuando se habla de la MGF. Algunas mujeres pueden no ser conscientes del papel que ha desempeñado la MGF en los síntomas que padecen, mientras que otras pueden retrasar la búsqueda de atención por vergüenza. El término «mutilación genital femenina» fue acuñado por la OMS para reflejar que se trata de una violación grave de los derechos de las niñas y las mujeres. Sin embargo, como tal, es sentencioso. Otros términos, como *circuncisión femenina*, *extirpación* y *corte genital*, pueden ser preferibles cuando se hable de esto con la paciente. Preguntarle qué idioma prefiere puede hacer que se sienta más cómoda. El médico no debe asumir que la paciente considera la MGF una violación de sus derechos, o que el procedimiento ha causado problemas médicos, por lo que la paciente debe ser quien dirija tanto la conversación como la postura.

Los antecedentes clínicos de una mujer procedente de una región en la que la mutilación es habitual debe incluir preguntas sobre la MGF. A menudo es mejor intercalar esta interrogante de forma casual con otras relativas a las cirugías. Es posible que algunas mujeres hayan experimentado la MGF a una edad tan temprana que no la recuerden y no sean conscientes de ello, mientras otras necesitarán atención especial al respecto.

Por otro lado, otras mujeres necesitan educación sobre la MGF, por ejemplo, las pacientes que tienen síntomas físicos o psicológicos como secuelas de su intervención, las que planean una boda o que han acudido en busca de información, las que tienen MGF de tipo III que están o planean quedarse embarazadas y quienes tienen una hija.

Las complicaciones inmediatas de la MGF tras el procedimiento incluyen, evidentemente, el dolor. Otras secuelas posibles son hemorragia, choque, septicemia, edema y retención urinaria. Está claro que todos los aspectos deben registrarse en el expediente clínico; de hecho, en muchos ámbitos esto es lo que establece la ley.

Las secuelas a largo plazo incluyen dolor vulvar crónico, neuroma, infecciones genitales, IU, dismenorrea, dificultad para eliminar el flujo menstrual, quistes de inclusión epidérmica y cicatrices queloides. El dolor vulvar debe evaluarse mediante la exploración minuciosa en busca de causas estructurales, teniendo en cuenta que los problemas psicológicos pueden deberse a la cirugía. Pueden producirse neuromas, en especial en el clítoris, pero pueden no ser visibles. Se detectan mejor tocando la zona adolorida de manera cuidadosa con un hisopo con punta de algodón. Además, la vulvodinia es frecuente en la población en general.

Hay un mayor riesgo de infección del aparato reproductor debido a la obstrucción por cicatrización o infibulación. Estas infecciones no solo son molestas, sino que algunas exponen a la paciente a un mayor riesgo de enfermedad pélvica inflamatoria, infertilidad, embarazo ectópico, mortinatalidad e infección fetal congénita. Estas mujeres deben recibir orientación sobre la higiene vulvar y algunas pueden requerir desinfibulación.

Pueden producirse dificultades menstruales, además de las de las mujeres que no han sufrido MGF, como resultado de la obstrucción del flujo menstrual, lo que ocasiona hematocolpos. Algunas mujeres pueden experimentar una masa suprapúbica, pero a menudo es necesaria una ecografía para detectarla. Puede ser necesaria la desinfibulación. La obstrucción de la salida de la orina puede producir dolor al orinar; asimismo, la estasis y el estancamiento resultantes pueden provocar IU. Cuando hay cicatrización del meato uretral o infibulación, es posible que sea necesaria la cirugía.

Los quistes de inclusión epidérmica y los queloides no necesitan tratamiento si no causan dolor u obstrucción, aunque algunas mujeres requieren tratamiento por razones estéticas y psicológicas. Es importante señalar que algunas mujeres experimentan cambios en la función sexual tras la intervención, en particular si estas estructuras se encontraban cerca del clítoris o de su remanente.

El cribado de la displasia cervical puede ser molesto o imposible en las mujeres que han sufrido una MGF de tipo III. Si no es posible usar un espéculo pequeño con lubricación, puede ser necesaria la desinfibulación. Asimismo, estas mujeres presentan un aumento de las complicaciones obstétricas. Todas las formas de MGF causan estenosis del introito debido a la cicatrización en grados variables, por lo que las exploraciones pueden resultar complejas y dolorosas. Es probable que las mujeres con MGF de tipo I, II y IV y las de tipo III que se sometan a desinfibulación puedan dar a luz con normalidad. Sin embargo, las que presentan estenosis apreciable debido a la cicatrización de sus procedimientos o a la infibulación tienen un riesgo mayor; durante el parto, la progresión es difícil de calibrar y la falta de evolución puede no detectarse de forma temprana. Si la desinfibulación no se ha realizado antes, debe hacerse al principio del parto para poder seguir la evolución, y de forma absoluta antes de una episiotomía. Las complicaciones en estas mujeres incluyen hemorragias, lesiones en las estructuras circundantes, fístulas rectovaginales y vesicovaginales, infecciones y problemas psicológicos, en especial si han perdido a su bebé.

Las indicaciones para la desinfibulación incluyen, además del parto, la decisión personal de la paciente, el uso de algunos métodos anticonceptivos, la retención urinaria, las IU recurrentes, los problemas menstruales, la dispareunia, el aborto incompleto y la necesidad de tratamiento de displasia o carcinoma cervical. Las contraindicaciones incluyen la negativa de la paciente y tejido cicatricial que no se pueda extirpar o cortar. Antes de la desinfibulación, el asesoramiento debe ser cuidadoso y completo en cuanto a beneficios, riesgos y expectativas. La publicación de la OMS *Care of Girls and Women Living With Female Genital Mutilation: A Clinical Handbook* contiene una excelente sección sobre la importancia y las particularidades del análisis, así como sobre el procedimiento en sí.

Las mujeres que han sufrido una MGF corren un alto riesgo de presentar repercusiones emocionales y, dado que su trauma está relacionado con el sexo, a menudo se avergüenzan y no están dispuestas a compartir sus sentimientos, lo que conduce a una sensación de aislamiento. La ansiedad, la depresión y el trastorno de estrés postraumático son frecuentes, por lo que deben tratarse. No es de extrañar que las disfunciones sexuales sean frecuentes, pero, de manera sorprendente, algunas mujeres que se han sometido a la ablación e incluso a la extirpación de la parte visible del clítoris tienen una vida sexual satisfactoria. Hay una parte importante del clítoris que permanece intacta, por lo que la respuesta sexual femenina puede permanecer intacta. La atención y el apoyo sexuales pueden mejorar este aspecto para las mujeres. Una vez más, el manual de la OMS es un excelente recurso para el médico que desee atender a estas mujeres.

El personal sanitario tiene la obligación legal de denunciar a cualquier menor de 18 años de edad que haya sido sometida a una MGF o que el personal considere que corre el riesgo de sufrir este procedimiento, aunque no se pueda comprobar o esté equivocado.

La MGF cambia la vida de la mujer y repercute en su salud, su imagen de sí misma y su sexualidad, por lo que su médico debe familiarizarse con sus riesgos sanitarios y psicológicos, así como con los medios para reducir los daños tanto físicos como emocionales.

REFERENCIAS

1. Barnabei VM. Vulvodynia. *Clin Obstet Gynecol*. 2020;63: 752-769.
2. Bergeron S, Reed BD, Wesselmann U, Bohm-Starke N. Vulvodynia. *Nat Rev Dis Primers*. 2020;6:36.
3. Chisari C, Monajemi MB, Scott W, Moss-Morris R, McCracken LM. Psychosocial factors associated with pain and sexual function in women with Vulvodynia: a systematic review. *Eur J Pain*. 2021;25:39-50.
4. Ponte M, Klemperer E, Sahay A, Chren MM. Effects of vulvodynia on quality of life. *J Am Acad Dermatol*. 2009;60:70-76.
5. Brotto LA, Bergeron S, Zdaniuk B, Basson R. Mindfulness and cognitive behavior therapy for provoked vestibulodynia: mediators of treatment outcome and long-term effects. *J Consult Clin Psychol*. 2020;88:48-64.
6. Dunkley CR, Brotto LA. Psychological treatments for provoked vestibulodynia: integration of mindfulness-based and cognitive behavioral therapies. *J Clin Psychol*. 2016;72:637-650.
7. Pâquet M, Rosen NO, Steben M, Mayrand MH, Santerre-Baillargeon M, Bergeron S. Daily anxiety and depressive symptoms in couples coping with vulvodynia: associations with women's pain, women's sexual function, and both partners' sexual distress. *J Pain*. 2018;19:552-561.
8. Oliveira EC, Leppink EW, Derbyshie KL, Grant JE. Excoriation disorder: impulsivity and its clinical associations. *J Anxiety Disord*. 2015;30:19-22.
9. Caccavale S, Bove D, Bove RM, La Montagna M. Skin and brain: itch and psychiatric disorders. *G Ital Dermatol Venereol*. 2016;151:525-529.
10. Pereira MP, Kremer AE, Mettang T, Ständer S. Chronic pruritus in the absence of skin disease: pathophysiology, diagnosis and treatment. *Am J Clin Dermatol*. 2016;17:337-348.
11. Koblenzer CS, Gupta R. Neurotic excoriations and dermatitis artifacta. *Semin Cutan Med Surg*. 2013;32:95-100.
12. Zeidler C, Ständer S. The pathogenesis of prurigo nodularis—'super-itch' in exploration. *Eur J Pain*. 2016;20:37-40.
13. Eskander N, Limbana T, Khan F. Psychiatric comorbidities and the risk of suicide in obsessive-compulsive and body dysmorphic disorder. *Cureus*. 2020;12:e9805.
14. Mufaddel A, Osman OT, Almugaddam F, Jafferany M. A review of body dysmorphic disorder and its presentation in different clinical settings. *Prim Care Companion CNS Disord*. 2013;15. Pii: PCC. 12r01464L.
15. Frias A, Palma C, Farrois N, González L. Comorbidity between obsessive-compulsive disorder and body dysmorphic disorder:

prevalence, explanatory theories, and clinical characterization. *Neuropsychiatr Dis Treat.* 2015;11:2233-2244.

16. Pastoor H, Gregory A. Penile size dissatisfaction. *J Sex Med.* 2020;17:1400-1404.

17. Springgs M, Gillam L. Body dysmorphic disorder: contraindication or ethical justification for female genital cosmetic surgery in adolescents. *Bioethics.* 2016;30:706-713.

18. Soubra A, Natale C, Brimley S, Hellstrom WJG. Revelations on men who seek penile augmentation surgery: a review. *Sex Med Rev.* 2022;10:460–467. doi: 10.1016/j.sxmr.2021.10.003.

19. Veale D, Eshkevari E, Ellison N, et al. Psychological characteristics and motivation of women seeking labiaplasty. *Psychol Med.* 2014;44:555-556.

20. Zanotta N, Campisciano G, Scrimin F, et al. Cytokine profiles of women with vulvodynia: identification of a panel of pro-inflammatory molecular targets. *Eur J Obstet Gynecol Reprod Biol.* 2018;226:66-70.

21. Bornstein J, Goldstein AT, Stockdale CK, et al. 2015 ISSVD, ISSWSH, and IPPS consensus terminology and classification of persistent vulvar pain and vulvodynia. *Obstet Gynecol.* 2016;127:745-751.

22. Cardenas-de la Garza JA, Villarreal-Villarreal CD, Cuellar-Barboza A, et al. Red scrotum syndrome treatment with pregabalin: a case series. *Ann Dermatol.* 2019;31:320-324.

23. Shivakumar S, Jafferany M, Kumar SV, Sood S. A brief review of dermatitis artefacta and management strategies for physicians. *Prim Care Companion CNS Disord.* 2021;23:20nr02858.

24. Chandran V, Kurien G. Dermatitis artefacta. In: *StatPearls* [Internet]. StatPearls Publishing; 2022.

25. Horner G. Nonsuicidal self-injury. *J Pediatr Health Care.* 2016;30:261-267.

26. Rasian M, Donaldson J, Royle J. Penile self-harm: a case report and concise clinical review. *Scand J Urol.* 2015;49:341-343.

27. Farahani F, Gentry A, Lara-Torre E, McCuin E. Self-attempted labioplasty with elastic bands resulting in severe necrosis. *J Low Genit Tract Dis.* 2015;19:e35-e37.

28. Mitchell AE, Fraser JA, Ramsbotham J, et al. Childhood atopic dermatitis: a cross-sectional study of relationships between child and parent factors, atopic dermatitis management, and disease severity. *Int J Nurs Stud.* 2015;52:216-228.

29. Silverberg JI. Selected comorbidities of atopic dermatitis: atopy, neuropsychiatric, and musculoskeletal disorders. *Clin Dermatol.* 2017;35:360-366.

30. Patel KR, Immaneni S, Singam V, Rastogi S, Silverberg JI. Association between atopic dermatitis, depression, and suicidal ideation: a systematic review and meta-analysis. *J Am Acad Dermatol.* 2019;80:402-410.

31. Silverberg JI, Gelfand JM, Margolis DJ, et al. Symptoms and diagnosis of anxiety and depression in atopic dermatitis in U.S. adults. *Br J Dermatol* 2019;181:554-565.

32. Kim SH, Hur J, Jang JY, et al. Psychological distress in young males with atopic dermatitis: a cross-sectional study. *Medicine (Baltimore).* 2015;94:e49.

33. Dalgard FJ, Gieler U, Tomas-Aragones L, et al. The psychological burden of skin diseases: a cross-sectional multicenter study among dermatological out-patients in 13 European countries. *J Invest Dermatol.* 2015;135:984-991.

34. Liao YH, Lin CC, Tsai PP, et al. Increased risk of lichen simplex chronicus in people with anxiety disorder: a nationwide population-based cohort study. *Br J Dermatol.* 2014;170:890-894.

35. Kouris A, Christodoulou C, Efstathiou V, et al. Comparative study of quality of life and obsessive-compulsive tendencies in patients with chronic hand eccema and lichen simplex chronicus. *Dermatitis.* 2016;27:127-130.

36. Ersser SJ, Cowdell F, Latter S, et al. Psychological and educational interventions for atopic eczema in children. *Cochrane Database Syst Rev.* 2014;(1):CD004054.

37. Purzycka-Bohdan D, Kisielnicka A, Zabłotna M, et al. Chronic plaque psoriasis in Poland: disease severity, prevalence of comorbidities, and quality of life. *J Clin Med.* 2022;11:1254.

38. Kowalewska B, Krajewska-Kułak E, Sobolewski M. The impact of stress-coping strategies and the severity of psoriasis on self-esteem, illness acceptance and life satisfaction. *Dermatol Ther (Heidelb).* 2022;12:529-543.

39. Molina-Leyva A, Almodovar-Real A, Carrascosa JC, et al. Distribution pattern of psoriasis, anxiety and depression as possible causes of sexual dysfunction in patients with moderate to severe psoriasis. *An Bras Dermatol.* 2015;90:338-345.

40. Schielein MC, Tizek L, Knobloch L, Maaßen D, Biedermann T, Zink A. Psoriasis and addiction: assessing mental health based on a cross-sectional study in Germany. *Eur J Dermatol.* 2021;31:722-729.

41. Panasiti MS, Ponsi G, Violani C. Emotions, alexithymia, and emotion regulation in patients with psoriasis. *Front Psychol.* 2020;11:836.

42. Bolotna L, Sarian O. Psychopathological disorders as comorbidity in psoriasis (review). *Georgian Med News.* 2020;(301):143-147.

43. Prinsen CA, de Korte J, Augustin M, et al. Measurement of health-related quality of life in dermatological research and practice: outcome of the EADV Taskforce on Quality of Life. *J Eur Acad Dermatol Venereol.* 2013;27:1195-1203.

44. Armstrong A, Bohannan B, Mburu S, et al. Impact of psoriatic disease on quality of life: interim results of a global survey. *Dermatol Ther (Heidelb).* 2022;12:1055-1064.

45. Lugović-Mihić L, Meštrović-Štefekov J, Ferček I, Pondeljak N, Lazić-Mosler E, Gašić A. Atopic dermatitis severity, patient perception of the disease, and personality characteristics: how are they related to quality of life? *Life (Basel).* 2021;11:1434.

46. Duarte GV, Calmon H, Radel G, de Fátima Paim de Oliveira M. Psoriasis and sexual dysfunction: links, risks, and management challenges. *Psoriasis (Auckl).* 2018;8:93-99.

47. Linares-Gonzalez L, Lozano-Lozano I, Gutierrez-Rojas L, Lozano-Lozano M, Rodenas-Herranz T, Ruiz-Villaverde R. Sexual dysfunction and atopic dermatitis: a systematic review. *Life (Basel).* 2021;11:1314.

48. Wiesmeier E, Masongsong EV, Wiley DJ. The prevalence of examiner-diagnosed clitoral hood adhesions in a population of college-aged women. *J Low Genit Tract Dis.* 2008;12:307-310.

49. Aerts L, Rubin RS, Randazzo M, Goldstein SW, Goldstein I. Retrospective study of the prevalence and risk factors of clitoral adhesions: women's health providers should routinely examine the glans clitoris. *Sex Med.* 2018;6:115-122.

50. Yang C, Liu X, Wei GH. Foreskin development in 10 421 Chinese boys aged 0–18 years. *World J Pediatr.* 2009;5:312-315.

51. Morris BJ, Matthews JG, Krieger JN. Prevalence of phimosis in males of all ages: systematic review. *Urology.* 2020;135:124-132.

52. Ardila SDB, Baró AIT, Vargas JMS. [Labial adhesions: review of the literature]. *Arch Argent Pediatr.* 2017;115:597-601.

53. Jaresová V, Hrochová V, Sottner O, et al. [Synechia vulvae infantum—incidence on Department of Obstetric/Gynaecol-

ogy, Teaching Hospital Na Bulovce, the First Medical Faculty of Charles University in Prague, Czech Republic from 2001 through 2005]. *Ceska Gynekol*. 2007;72:131-135.

54. Rubinstein A, Rahman G, Risso P, Ocampo D. Labial adhesions: experience in a children's hospital. *Arch Argent Pediatr*. 2018;116:65-68.

55. Rahman Dhaiban MA, Chaudhary MA. Manual separation of labial synechiae: a cost-effective method in prepubertal girls. *Afr J Paediatr Surg*. 2021;18:139-142.

56. Babu MC, Tandur B, Sharma D, Murki S. Disposable diapers decrease the incidence of neonatal infections compared to cloth diapers in a level II neonatal intensive care unit. *J Trop Pediatr*. 2015;61:250-254.

57. Maruani A, Lorette G, Barbarot S, et al.; Groupe de Recherche de la Société Française de Dermatologie Pédiatrique. Re-emergence of papulonodular napkin dermatitis with use of reusable diapers: report of 5 cases. *Eur J Dermatol*. 2013;23:246-249.

58. Dithurbide-Hernández M, Del Río-Martínez CJ, Serrano-Vázquez IC, Rodríguez-Patiño G. [Sevestre-Jacquet posterosive syphilitic dermatitis associated with the use of reusable diapers: a clinical case]. *Rev Med Inst Mex Seguro Soc*. 2021;59:242-247.

59. Blume-Peytavi U, Kanti V. Prevention and treatment of diaper dermatitis. *Pediatr Dermatol*. 2018;35(Suppl 1):s19-s23.

60. Alkhuder L, Mawlawi H. Infantile iatrogenic Cushing syndrome due to topical steroids. *Case Rep Pediatr*. 2019;2019:2652961.

61. Olson D, Edmonson MB. Outcomes in children treated for perineal group A beta-hemolytic streptococcal dermatitis. *Pediatr Infect Dis J*. 2011;30:933-936.

62. Serban ED. Perianal infectious dermatitis: an underdiagnosed, unremitting and stubborn condition. *World J Clin Pediatr* 2018;7:89-104.

63. Gümüş S, Söğütçü N. Parasitic appendicitis in 14.797 cases: a retrospective cohort study. *Turkiye Parazitol Derg*. 2021;45: 113-116.

64. Kambe TY, Fukue K, Ishida R, Miyazaki S. Overview of inherited zinc deficiency in infants and children. *J Nutr Sci Vitaminol (Tokyo)*. 2015;61(Suppl):S44-S46.

65. Bakos RM, Reinehr C, Escobar GF, Leite LL. Dermoscopy of skin infestations and infections (entomodermoscopy)—Part I: dermatozoonoses and bacterial infections. *An Bras Dermatol*. 2021;96:735-745.

66. Ma Y, Hu W, Wang P, Bian K, Liu Z. Dermoscopy combined with ink staining as one more method to diagnose nodular scabies. *Indian J Dermatol Venereol Leprol*. 2019;85:324-325.

67. Bayart CB, Tamburro JE, Vidimos AT, Wang L, Golden AB. Atenolol versus propranolol for treatment of infantile hemangiomas during the proliferative phase: a retrospective noninferiority study. *Pediatr Dermatol*. 2017;34:413-421.

68. Pope E, Lara-Corrales I, Sibbald C, et al. Noninferiority and safety of nadolol vs propranolol in infants with infantile hemangioma: a randomized clinical trial. *JAMA Pediatr*. 2022;176:34-41.

69. McGillis E, Baumann T, LeRoy J. Death associated with nadolol for infantile hemangioma: a case for improving safety. *Pediatrics*. 2020;145:e20191035. https://doi.org/10.1542/peds.2019-1035

70. Sebaratnam DF, Rodríguez Bandera AL, Wong LF, Wargon O. Infantile hemangioma. Part 2: management. *J Am Acad Dermatol*. 2021;85:1395-1404.

71. Allen AL, Siegfried EC. The natural history of condyloma in children. *J Am Acad Dermatol*. 1998;39:951-955.

72. Eichenfield LF, McFalda W, Brabec B, et al. Safety and efficacy of VP-102, a proprietary, drug-device combination product containing cantharidin, 0.7% (w/v), in children and adults with molluscum contagiosum: two phase 3 randomized clinical trials. *JAMA Dermatol*. 2020;156:1315-1323.

73. Papadopoulos EJ. Clinical review. Accessed March 3, 2022. https://www.fda.gov/files/drugs/published/N20-723S020-Imiquimod-Clinical-BPCA.pdf

74. Giner-Soriano M, Teixidó C, Marsal JR, et al.; Working Group for the Clinical Trial IJG-KOH-2014. Randomized placebo-controlled clinical trial on efficacy and safety of topical 10% Potassium hydroxide for molluscum contagiosum treatment in children. *J Dermatolog Treat*. 2019;30:750-756.

75. Wang M, Arlen AM, Vash-Margita A. Characteristics among premenarchal girls with lichen sclerosus. *J Low Genit Tract Dis* 2021;25:152-157.

76. Kiss A, Király L, Kutasy B, et al. High incidence of balanitis xerotica obliterans in boys with phimosis: prospective 10-year study. *Pediatr Dermatol*. 2005;22:305-308.

77. Nguyen ATM, Holland AJA. Balanitis xerotica obliterans: an update for clinicians. *Eur J Pediatr*. 2020;179:9-16.

78. Homer L, Buchanan KJ, Nasr B, Losty PD, Corbett HJ. Meatal stenosis in boys following circumcision for lichen sclerosus (balanitis xerotica obliterans). *J Urol*. 2014;192:1784-1788.

79. Ebert AK, Rösch WH, Vogt T. Safety and tolerability of adjuvant topical tacrolimus treatment in boys with lichen sclerosus: a prospective phase 2 study. *Eur Urol*. 2008;54:932-937.

80. Folaranmi SE, Corbett HJ, Losty PD. Does application of topical steroids for lichen sclerosus (balanitis xerotica obliterans) affect the rate of circumcision? A systematic review. *J Pediatr Surg*. 2018;53:2225-2227.

81. Kherlopian A, Fischer G. Does compliance to topical corticosteroid therapy reduce the risk of development of permanent vulvar structural abnormalities in pediatric vulvar lichen sclerosus? A retrospective cohort study. *Pediatr Dermatol*. 2022;39:22-30.

82. Morrel B, van Eersel R, Burger CW, et al. The long-term clinical consequences of juvenile vulvar lichen sclerosus, a systematic review. *J Am Acad Dermatol*. 2020;82:469-477.

83. Hsieh TF, Chang CH, Chang SS. Foreskin development before adolescence in 2149 schoolboys. *Int J Urol*. 2006;13:968-970.

84. Dave S, Afshar K, Braga LH, et al. Canadian Urologic Association guideline on the care of the normal foreskin and neonatal circumcision in Canadian infants. *Can Urol Assoc J*. 2017;12:E76-E99.

85. Moreno G, Corbalán J, Peñaloza B, Pantoja T. Topical corticosteroids for treating phimosis in boys. *Cochrane Database Syst Rev*. 2014;(9):CD008973.

86. Laufer M, Emans SJ. Overview of vulvovaginal complaints in the prepubertal child. 2019. Accessed March 3, 2022. www.uptodate.com/contents/overview-of-vulvovaginal-complaints-in-the-prepubertal child

87. Johary J, Xue M, Xu B, et al. Use of hysteroscope for vaginoscopy or hysteroscopy in adolescents for the diagnosis and therapeutic management of gynecologic disorders: a systemic review. *J Pediatr Adolesc Gynecol*. 2015;28:29-37.

88. Sbidian E, Battistella M, Legoff J, et al. Recalcitrant pseudotumoral anogenital herpes simplex virus type 2 in HIV-infected patients: evidence for predominant B-lymphoplasmocytic

infiltration and immunomodulators as effective therapeutic strategy. *Clin Infect Dis.* 2013;57:1648-1655.

89. Munawwar A, Singh S. Human herpesviruses as copathogens of HIV infection, their role in HIV transmission, and disease progression. *J Lab Physicians.* 2016;8:5-18.

90. Desai DV, Kulkarni SS. Herpes simplex virus: the interplay between HSV, Host, and HIV-1. *Viral Immunol.* 2015;28:546-555.

91. Fife KH, Mugwanya K, Thomas KK, et al.; Partners in Prevention HSV/HIV Transmission Study Team. Transient increase in herpes simplex virus type 2 (HSV-2)-associated genital ulcers following initiation of antiretroviral therapy in HIV/HSV-2-coinfected individuals. *J Infect Dis.* 2016;213:1573-1578.

92. Ford ES, Magaret AS, Spak CW, et al. Increase in HSV shedding at initiation of antiretroviral therapy and decrease in shedding over time on antiretroviral therapy in HIV and HSV-2 infected persons. *AIDS.* 2018;32:2525-2531.

93. Hu J, Krauss JC, Moyal-Barracco M, Washer LL, Haefner HK, Parker-Featherstone E. Vulvar pseudotumoral acyclovir-resistant herpes in an HIV-negative, non-immunosuppressed patient: a therapeutic challenge. *Int J Womens Dermatol.* 2021;7(5Part B):731-736.

94. Barroso dos Reis HL, Tosato Boldrini NA, da Silva Campos LC, et al. Hypertrophic genital herpes in an HIV-infected female patient: Imiquimod as an alternative treatment. *Int J Infect Dis.* 2020;95:153-156.

95. Jiang YC, Feng H, Lin YC, Guo XR. New strategies against drug resistance to herpes simplex virus. *Int J Oral Sci.* 2016;8:1-6.

96. Frobert E, Burrel S, Ducastelle-Lepretre S, et al. Resistance of herpes simplex viruses to acyclovir: an update from a ten-year survey in France. *Antiviral Res.* 2014;111:36-41. https://www.cdc.gov/std/treatment-guidelines/herpes.htm#AntiviralResistant

97. Erard V, Wald A, Corey L, Leisenring WM, Boeckh M. Use of long-term suppressive acyclovir after hematopoietic stem-cell transplantation: impact on herpes simplex virus (HSV) disease and drug-resistant HSV disease. *J Infect Dis.* 2007;196:266-270.

98. Massad LS, Xie X, Burk RD, et al. Association of cervical precancer with human papillomavirus types other than 16 among HIV co-infected women. *Am J Obstet Gynecol.* 2016;214:354.e1-354.e6.

99. Boudes M, Venard V, Routiot T, Buzzi M, Maillot F. Prevalence and distribution of HPV genotypes in immunosuppressed patients in lorraine region. *Viruses.* 2021;13:2454.

100. Sunderkötter C, Wohlrab J, Hamm H. Scabies: epidemiology, diagnosis, and treatment. *Dtsch Arztebl Int.* 2021;118:695-704.

101. Sunderkötter C, Feldmeier H, Fölster-Holst R, et al. S1 guidelines on the diagnosis and treatment of scabies—short version. *J Dtsch Dermatol Ges.* 2016;14:1155-1167.

102. Salavastru CM, Chosidow O, Boffa MJ, et al. European guideline for the management of scabies. *J Eur Acad Dermatol Venereol.* 2017;31:1248-1253.

103. Harte MC, Saunsbury TA, Hodgson TA. Thalidomide use in the management of oromucosal disease: a 10-year review of safety and efficacy in 12 patients. *Oral Surg Oral Med Oral Pathol Oral Radiol.* 2020;130:398-401.

104. Haseen B, Kahn A, Belton A, Bayer CR. Health care for transgender men: what is missing in OB/GYN care? *J Low Genit Tract Dis.* 2020;24:232-233.

105. Grimstad F, McLaren H, Gray M. The gynecologic examination of the transfeminine person after penile inversion vaginoplasty. *Am J Obstet Gynecol.* 2021;224:266-273.

106. Oles N, Darrach H, Landford W, et al. Gender affirming surgery: a comprehensive, systematic review of all peer-reviewed literature and methods of assessing patient-centered outcomes (part 2: genital reconstruction). *Ann Surg.* 2022;275:e67-e74.

107. Bustos VP, Bustos SS, Mascaro A, et al. Regret after gender-affirmation surgery: a systematic review and meta-analysis of prevalence. *Plast Reconstr Surg Glob Open.* 2021;9:e3477.

108. Massie JP, Morrison SD, Van Maasdam J, Satterwhite T. Predictors of patient satisfaction and postoperative complications in penile inversion vaginoplasty. *Plast Reconstr Surg.* 2018;141:911e-921e.

109. McMurray SL, Overholser E, Patel T. A transgender woman with anogenital lichen sclerosus. *JAMA Dermatol.* 2017;153:1334-1335.

110. Vedovo F, Di Blas L, Aretusi F, et al. Physical, mental and sexual health among transgender women: a comparative study among operated transgender and cisgender women in a national tertiary referral network. *J Sex Med.* 2021;18:982-989.

111. Meier AC, Papadopulos N. [Quality of life after gender reassignment surgery: an overview]. *Handchir Mikrochir Plast Chir.* 2021;53:556-563.

112. To M, Zhang Q, Bradlyn A, et al. Visual conformity with affirmed gender or "passing": its distribution and association with depression and anxiety in a cohort of transgender people. *J Sex Med.* 2020;17:2084-2092.

113. de Vries AL, McGuire JK, Steensma TD, Wagenaar EC, Doreleijers TA, Cohen-Kettenis PT. Young adult psychological outcome after puberty suppression and gender reassignment. *Pediatrics.* 2014;134:696-704.

114. LeBreton M, Courtois F, Journel NM, et al. Genital sensory detection thresholds and patient satisfaction with vaginoplasty in male-to-female transgender women. *J Sex Med.* 2017;14:274-281.

115. Manrique OJ, Adabi K, Martinez-Jorge J, Ciudad P, Nicoli F, Kiranantawat K. Complications and patient-reported outcomes in male-to-female vaginoplasty-where we are today: a systematic review and meta-analysis. *Ann Plast Surg.* 2018;80:684-691.

116. McPherson GW, Long T, Salipante SJ, et al. The vaginal microbiome of transgender men. *Clin Chem.* 2019;65:199-207.

117. Baldassarre M, Giannone FA, Foschini MP, et al. Effects of long-term high dose testosterone administration on vaginal epithelium structure and estrogen receptor-α and -β expression of young women. *Int J Impot Res.* 2013;25:172-177.

118. Robinson IS, Blasdel G, Cohen O, Zhao LC, Bluebond-Langner R. Surgical outcomes following gender affirming penile reconstruction: patient-reported outcomes from a multi-center, international survey of 129 transmasculine patients. *J Sex Med.* 2021;18:800-811.

119. Veerman H, de Rooij FPW, Al-Tamimi M. Functional outcomes and urological complications after genital gender affirming surgery with urethral lengthening in transgender men. *J Urol.* 2020;204:104-109.

120. Al-Tamimi M, Pigot GL, van der Sluis WB, et al. The surgical techniques and outcomes of secondary phalloplasty after metoidioplasty in transgender men: an international, multi-center case series. *J Sex Med.* 2019;16:1849-1859.

121. Calotta NA, Kuzon W, Dellon AL, Monstrey S, Coon D. Sensibility, sensation, and nerve regeneration after reconstruc-

tive genital surgery: evolving concepts in neurobiology. *Plast Reconstr Surg.* 2021;147:995e-1003e.

122. Kaushik A, Bakshi S, Bishnoi A. Jacquet's erosive diaper dermatitis in an adult female. *Indian Dermatol Online J.* 2021;12:957.

123. Isogai R, Yamada H. Factors involved in the development of diaper-area granuloma of the aged. *J Dermatol.* 2013;40:1038-1041.

124. Robson KJ, Maughan JA, Purcell SD, Petersen MJ, Haefner HK, Lowe L. Erosive papulonodular dermatosis associated with topical benzocaine: a report of two cases and evidence that granuloma gluteale, pseudoverrucous papules, and Jacquet's erosive dermatitis are a disease spectrum. *J Am Acad Dermatol.* 2006;55(5 Suppl):S74-S80.

125. The Care of Girls and Women Living with Female Genital Mutilation: A Clinical Handbook. 2018, printed in France. https://iris.who.int/bitstream/handle/10665/272429/9789241513913-eng.pdf?sequence=1

LECTURAS RECOMENDADAS

Blume-Peytavi U, Kanti V. Prevention and treatment of diaper dermatitis. *Pediatr Dermatol.* 2018;35(Suppl 1):s19-s23.

Chandran V, Kurien G. Dermatitis artefacta. In: *StatPearls* [Internet]. StatPearls Publishing; 2022.

Chisari C, Monajemi MB, Scott W, Moss-Morris R, McCracken LM. Psychosocial factors associated with pain and sexual function in women with Vulvodynia: a systematic review. *Eur J Pain.* 2021;25:39-50.

Grimstad F, McLaren H, Gray M. The gynecologic examination of the transfeminine person after penile inversion vaginoplasty. *Am J Obstet Gynecol.* 2021;224:266-273.

Gualtieri R, Bronz G, Bianchetti MG, et al. Perianal streptococcal disease in childhood: systematic literature review. *Eur J Pediatr.* 2021;180:1867-1874.

Harte MC, Saunsbury TA, Hodgson TA. Thalidomide use in the management of oromucosal disease: a 10-year review of safety and efficacy in 12 patients. *Oral Surg Oral Med Oral Pathol Oral Radiol.* 2020;130:398-401.

Haseen B, Kahn A, Belton A, Bayer CR. Health care for transgender men: what is missing in OB/GYN care? *J Low Genit Tract Dis.* 2020;24:232-233.

Kherlopian A, Fischer G. Does compliance to topical corticosteroid therapy reduce the risk of development of permanent vulvar structural abnormalities in pediatric vulvar lichen sclerosus? A retrospective cohort study. *Pediatr Dermatol.* 2022;39:22-30.

Morrel B, van Eersel R, Burger CW, et al. The long-term clinical consequences of juvenile vulvar lichen sclerosus, a systematic review. *J Am Acad Dermatol.* 2020;82:469-477.

Reusser NM, Downing C, Guidry J, Tyring SK. HPV carcinomas in immunocompromised patients. *J Clin Med.* 2015;4:260-281.

Nguyen ATM, Holland AJA. Balanitis xerotica obliterans: an update for clinicians. *Eur J Pediatr.* 2020;179:9-16.

Oles N, Darrach H, Landford W, et al. Gender affirming surgery: a comprehensive, systematic review of all peer-reviewed literature and methods of assessing patient-centered outcomes (Part 2: Genital Reconstruction). *Ann Surg.* 2022;275:e67-e74.

Pope E, Lara-Corrales I, Sibbald C, et al. Noninferiority and safety of nadolol vs propranolol in infants with infantile hemangioma: a randomized clinical trial. *JAMA Pediatr.* 2022;176:34-41.

Sebaratnam DF, Rodríguez Bandera AL, Wong LF, Wargon O. Infantile hemangioma. Part 2: management. *J Am Acad Dermatol.* 2021;85:1395-1404.

Sridharan K, Sivaramakrishnan G. Topical corticosteroids for phimosis in children: a network meta-analysis of randomized clinical trials. *Pediatr Surg Int.* 2021;37:1117-1125.

Šterbenc A, Točkova O, Lah LL, et al. A retrospective analysis of clinical characteristics and management of perianal streptococcal dermatitis in children and adults. *Acta Dermatovenerol Alp Pannonica Adriat.* 2021;30:99-104.

Sunderkotter C, Wohlrab J, Hamm H. Scabies: epidemiology, diagnosis, and treatment. *Dtsch Arztebl Int.* 2021;118:695-704.

The Care of Girls and Women Living with Female Genital Mutilation: A Clinical Handbook. 2018, printed in France. https://iris.who.int/bitstream/handle/10665/272429/9789241513913-eng.pdf?sequence=1

Información para el paciente

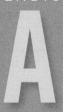

Liquen escleroso

El liquen escleroso (LE) (algunas veces llamado *liquen escleroatrófico*) es una alteración de la piel que es más común en la vulva de las mujeres mayores posmenopáusicas. Sin embargo, el liquen escleroso puede afectar a las niñas antes de la pubertad, así como a las mujeres adultas jóvenes, y el pene de los niños y los hombres sin circuncisión. En las mujeres, el LE afecta frecuentemente la piel del recto. Aproximadamente 1 en 30 mujeres con LE vulvar presenta esta forma de liquen en otras áreas del cuerpo, y cuando sucede, las áreas más frecuentes son la espalda, el pecho o el abdomen. El LE casi nunca se presenta en la cara o en las manos.

El LE de la vulva, la piel rectal o el pene se presenta típicamente como áreas de piel blanca que produce mucha comezón. La piel afectada es frágil, así que frotarla o rascarla puede causar roturas, grietas y moretones que causan dolor. La actividad sexual generalmente es dolorosa o en algunos casos imposible. El LE sin tratamiento eventualmente puede formar cicatrices y, ocasionalmente, puede hacer angosta la abertura de la vagina. En los niños y hombres, el prepucio puede cicatrizar sobre la cabeza del pene. El LE sin tratamiento también está asociado al cáncer de vulva en aproximadamente 1 de cada 20 a 30 mujeres, y en los hombres también hay un incremento en el riesgo de cáncer de pene. El LE que está bien controlado y manejado con tratamiento continuo muestra mucho menos cicatrización y menor riesgo de cáncer. El LE que está en la piel seca fuera del área anogenital no desarrolla cicatrices ni cáncer y generalmente no produce comezón.

Las causas del LE no se entienden del todo, pero una causa principal es un sistema inmunitario confundido. El sistema inmunitario es una parte del organismo que normalmente ataca las infecciones y por error ataca la piel. No sabemos la razón de esto. Los pacientes con LE también pueden presentar otras alteraciones inmunitarias. Las mujeres mayores con LE por lo general también tienen una tiroides menos activa, así que deben realizarse exámenes de la función tiroidea anualmente. La psoriasis también parece ser más común en las mujeres con LE. Las manchas blancas como leche asintomáticas de vitiligo en algunas ocasiones también están asociadas al LE. Otra causa de esta forma de liquen es la genética. En ocasiones, aunque no frecuentemente, estas afecciones se presentan en algunas familias. Sabemos que el LE no es una infección que puede pasarse de una persona a otra y no es causado por el tipo de alimentos que consumimos. No hay estilos de vida en particular que causen LE.

El LE muestra una gran mejoría en casi todos los pacientes tratados con corticoides tópicos en ungüento, y a veces la piel incluso vuelve a tener una apariencia completamente normal; sin embargo, las cicatrices no desaparecen. El tratamiento de primera línea, demostrado en estudios clínicos específicos para el LE, por mucho, son los corticoides tópicos (también llamados *cortisona* o *esteroides*, aunque no son el mismo tipo de esteroides que algunos atletas usan de forma ilegal). Sin embargo, el LE no se cura con este o cualquier otro tratamiento. El corticoide en ungüento (los más utilizados son el clobetasol, el halobetasol o el dipropionato de betametasona en vehículo aumentado) es aplicado cuidadosamente 1 o 2 veces al día, en una cantidad mucho menor que el tamaño de un chícharo o guisante. Si la piel se siente grasosa después de haber aplicado el medicamento, significa que se está usando demasiado. Después de que el corticoide permanece en la piel por 30 minutos, no se elimina fácilmente, así que no es necesario volverlo a aplicar después de ir a orinar o evacuar y realizar la limpieza. Cuando se aplica demasiado o cuando accidentalmente se esparce en la piel circundante como la ingle o la cara interna de los muslos, con el paso del tiempo los corticoides pueden causar adelgazamiento, acné, enrojecimiento, estrías e irritación. Por lo tanto, el médico tratante debe examinar el área cada 2 meses hasta que se disminuya la frecuencia de aplicación del medicamento o su potencia. Por suerte, no hay preocupaciones acerca de la absorción del medicamento al torrente sanguíneo y la afección a otros órganos porque el área de los genitales es muy pequeña.

Las indicaciones por escrito del medicamento generalmente advierten contra el uso de los corticoides en la piel de los genitales por más de 2 semanas. Sin embargo, esas instrucciones se generaron hace décadas, y desde entonces la experiencia nos ha enseñado que el uso a largo plazo en la piel genital es seguro y necesario, siempre que sea utilizado en pequeñas cantidades con un seguimiento cuidadoso del médico tratante. Al inicio, un poco de vaselina pura aplicada sobre el corticoide ayuda a la piel a sanar y alivia los síntomas de comezón e irritación porque se cubren las pequeñas roturas y grietas de la piel.

Una vez que la enfermedad de la piel se ha controlado, después de varios meses, la aplicación del medicamento se disminuye a 1, 2 o 3 veces por semana, o se prescribe un corticoide de menor potencia para su aplicación diaria. Si se suspende el tratamiento, eventualmente el LE regresa, igual que el riesgo de cicatrices y cáncer. Con el uso continuo de medicamento, el riesgo de cicatrices y cáncer es muy bajo. Aún cuando no haya síntomas, es importante que el tratamiento no se detenga, ya que el LE puede estar activo con el riesgo silencioso de causar cicatrices y cáncer. El tratamiento nunca debe usarse solo «cuando sea necesario».

Para los niños y los hombres cuyo LE no está controlado con corticoides superpotentes en ungüento, la circuncisión es el tratamiento preferido y es curativo. Para las áreas de recurrencia se pueden utilizar los corticoides tópicos.

Las mujeres cuya incomodidad a causa del LE no tiene suficiente mejoría con el ungüento de clobetasol o halobetasol frecuentemente tienen otros problemas además de un LE resistente. Algunos de estos problemas son: estrógenos bajos o irritación por sustancias o cosas que tienen contacto directo con el área. Algunos ejemplos son cremas irritantes, medicamentos innecesarios, algunos protectores diarios y toallas sanitarias, toallas húmedas, jabones y lavado excesivo. Algunos irritantes son difíciles de evitar, como el sudor en las personas con sobrepeso y la orina en las personas con incontinencia. Por otro lado, los irritantes más comunes son el roce y el rascado. Mucha gente puede evitar rascarse durante el día, pero mucho del roce y el rascado ocurre durante las horas normales de sueño, cuando las personas no se dan cuenta de que se están rascando. Aunque no hay pastillas antirrascado efectivas, cualquier medicamento que produce un sueño muy profundo puede detener el rascado nocturno y permitir que la piel sane. Finalmente, en ocasiones el LE desencadena la vulvodinia, un síndrome doloroso descrito mas comúnmente como quemazón, irritación o sensibilidad, aunque la piel tenga apariencia normal.

Los ungüentos de cortisona no son eficaces para aproximadamente 1 de cada 10 personas con LE. Si las placas blancas del LE aún son visibles en la piel a pesar del uso de un corticoide de alta potencia, se agregan otros medicamentos. Estos incluyen tacrólimus en ungüento o pimecrólimus en crema, que son medicamentos no esteroideos que se ha demostrado son útiles para el tratamiento del LE, pero solo están aprobados por la Food and Drug Administration de los Estados Unidos (FDA) para el eccema. Estos medicamentos no son tan beneficiosos como los corticoides, pero algunas veces mejoran el LE cuando se agregan al corticoide, y a veces se emplean para mantener al LE bajo control una vez que el corticoide haya mejorado la piel. Los láseres no ablativos más nuevos (como el MonaLisa Touch® o el Femtouch®) se muestran prometedores para el tratamiento del LE que produce lesiones blancas de forma persistente después del tratamiento con corticoides tópicos. Su uso no está aprobado para el LE, y no hay buenos estudios donde se demuestre su beneficio, así que deben ser utilizados solo en los pacientes que no han tenido respuesta a tratamientos como los corticoides tópicos, cuya seguridad y eficacia sí ha sido demostrada en estudios. Los tratamientos con láser, igual que con los corticoides tópicos, no curan el LE, así que es necesario repetir el tratamiento o la administración de los corticoides mencionados para mantener el control de esta alteración. El plasma rico en plaquetas es popular entre muchos pacientes. Existen algunos médicos entusiastas que utilizan esta terapia, pero no hay estudios con evidencia convincente de su beneficio. Existen muy pocos indicios acerca de la utilidad del metotrexato en tabletas para aquellos pacientes con LE resistente.

A la mayoría de los pacientes les va muy bien si mantienen el tratamiento del LE. Aún cuando el LE esté totalmente controlado, los pacientes deben recibir seguimiento cada 6 meses para estar seguros de que la enfermedad permanece controlada, encontrar los efectos secundarios del medicamento y detectar un posible cáncer de piel en etapa temprana. Los pacientes deben comunicar a sus familiares el diagnóstico, para que ellos también puedan informar a sus médicos si presentan comezón o irritación en los genitales.

Liquen simple crónico genital (eccema, neurodermatitis, dermatitis)

El *liquen simple crónico* (LSC), también llamado *eccema,* es una afección común de la piel que produce mucha picazón o comezón. Aunque no es peligroso de ninguna forma, tanto la comezón como el dolor producido por frotarse y rascarse pueden afectar mucho a quien lo padece. El LSC del área genital afecta con mayor frecuencia el escroto de los hombres, la vulva de las mujeres o la piel del recto de ambos. Muchas personas con LSC han tenido en algún momento de su vida piel sensible o LSC en otras áreas de la piel, y muchas tienen tendencia a las alergias, especialmente fiebre del heno o asma.

La piel generalmente se ve roja o de un color marrón más oscuro que la piel circundante, y gruesa por el roce y el rascado; en ocasiones pueden presentar llagas causadas por el rascado continuo. Con menos frecuencia, la piel tiene un color más claro que la piel normal cercana. A veces el pelo se rompe por el roce. Sin embargo, y extrañamente, a veces la piel puede parecer casi normal a pesar del roce y el rascado.

La causa del eccema o el LSC no está del todo clara. El LSC a menudo comienza con cierta irritación que produce comezón. Entonces frotarse y rascarse se siente muy bien, pero todo esto irrita aún más la piel, causando más comezón, que termina con más rascado, lo que se llama *ciclo comezón-rascado.* En la visita al consultorio del médico tratante, la causa de la irritación original a menudo ya no está presente. Las causas desencadenantes comunes incluyen candidiasis o levaduras, medicamentos irritantes, humectantes o lubricantes, ansiedad o depresión, exceso de lavado, uso de protectores diarios, sudor, calor, orina, geles anticonceptivos, algún preservativo irritante o cualquier otra actividad o sustancia que pueda irritar la piel y causar comezón. El liquen simple o eccema no es una infección, no se puede transmitir a otra persona por contacto sexual, no deja cicatrices y no causa cáncer.

El tratamiento es muy eficaz. Lo primero es evitar la irritación. Los irritantes comunes se enumeran arriba e incluyen cremas irritantes, medicamentos innecesarios, algunos lubricantes, algunos protectores diarios, toallitas húmedas, jabones y exceso de lavado. El lavado debe limitarse a una vez al día con agua limpia solamente. Algunos irritantes pueden ser difíciles de evitar, como el sudor en las personas con sobrepeso y la orina en las personas con incontinencia. De lo contrario, el irritante más común es el roce y el rascado. Muchas personas pueden evitar rascarse durante el día, pero se frotan y se rascan mucho durante las horas normales de sueño, cuando no se dan cuenta de que se están rascando. Aunque no existen pastillas eficaces contra la comezón, cualquier medicamento que produzca un sueño muy profundo puede ayudar a detener el rascado nocturno y permitir que la piel se cure.

El LSC generalmente mejora con un ungüento de cortisona muy potente (o «esteroide», aunque no es el mismo tipo de esteroide que algunos atletas usan ilegalmente). El ungüento de corticoides (el más utilizado es clobetasol, halobetasol o dipropionato de betametasona en un vehículo aumentado) se aplica 1 o 2 veces al día en pequeñas cantidades, mucho más pequeñas que el tamaño de un chícharo o guisante. Si la piel se siente grasosa después de aplicar el medicamento, se está usando demasiado. Después de orinar o evacuar y limpiarse, no es necesario volverlo a aplicar, ya que después de haber estado en la piel durante 30 minutos no se quita fácilmente. Cuando se usa demasiado medicamento, o cuando el medicamento se esparce accidentalmente a la piel circundante, como la ingle o la parte interna de los muslos, con el paso del tiempo los corticoides pueden causar adelgazamiento, acné, enrojecimiento, estrías e irritación. Por lo tanto, el médico tratante debe examinar el área cada 2 meses hasta que se controle la enfermedad de la piel y se reduzca la frecuencia o la potencia del medicamento. Afortunadamente, debido a que los genitales constituyen un área muy pequeña, no hay preocupación sobre la absorción del medicamento en el torrente sanguíneo que afecte los órganos internos. La información impresa que contiene el medicamento a menudo desaconseja el uso de corticoides potentes en la piel genital o emplearlos por más de 2 semanas.

Sin embargo, esas instrucciones se formularon hace décadas, y la experiencia desde entonces nos ha enseñado que el uso a largo plazo en la piel genital es seguro y necesario cuando se aplica en pequeñas cantidades y con seguimiento cuidadoso del médico tratante. Al principio, un toque de vaselina pura aplicada sobre el corticoide ayuda a que la piel sane y mejora los síntomas de comezón e irritación al cubrir las pequeñas fisuras y grietas que se encuentran en la piel.

El LSC vuelve a aparecer cuando el corticoide superpotente se interrumpe muy rápido. El medicamento debe continuarse no solo hasta que cese la comezón, sino también hasta que la piel tenga apariencia y grosor normales. En general, la mejor manera de prevenir la recurrencia inmediata de la picazón y del LSC es la reducción gradual de la frecuencia de aplicación del corticoide.

En ocasiones, el LSC no se controla por completo con un corticoide superpotente, por lo que se agregan otros medicamentos. Estos fármacos incluyen ungüento de tacrólimus o crema de pimecrólimus. Estos no se usan antes de los corticoides porque su beneficio es más lento y menos predecible; además, a veces no están cubiertos por el seguro y a menudo causan ardor cuando se aplican.

El paciente con LSC o eccema sigue en riesgo de recurrencia de la comezón después de suspender el tratamiento, ya que la piel genital es un área con irritación inevitable por la sudoración normal, la fricción, la actividad sexual, etcétera, que puede reiniciar la comezón. Las personas con LSC no deben sorprenderse cuando regresa la comezón, pero el tratamiento inmediato puede prevenir que reaparezca el ciclo de comezón-rascado y del LSC.

Hidradenitis supurativa (acné inverso)

La *hidradenitis supurativa* (HS) es una afección de la piel que forma masas y furúnculos sensibles que a veces se agrandan hasta que drenan pus. Estos se encuentran principalmente en o alrededor de la ingle o las axilas, pero a veces pueden afectar los glúteos, la parte interna de los muslos, el abdomen y los senos. Aunque los furúnculos parecen una infección, no lo son y no se pueden transmitir de una persona a otra. En cambio, esta alteración en realidad es acné quístico y comienza cuando los poros del vello se obstruyen con piel muerta y se inflaman hasta que se vuelven tan grandes que estallan. La HS no es causada por gérmenes o suciedad. A menudo, la genética desempeña un papel en la HS, por lo que muchas personas con esta afección tienen familiares con este mismo diagnóstico.

Al igual que el acné, la HS suele comenzar después de la pubertad. Ocurre en hombres y mujeres, pero suele ser más grave en los hombres porque empeora con la testosterona. La HS también es más común en las personas de ascendencia africana. Las personas que tienen mucho sobrepeso y las que fuman corren el riesgo de empeorar la hidradenitis.

La HS puede ser leve, en la que una persona presenta un pequeño nódulo adolorido cada ciertos años, o puede ser una forma muy grave con muchos furúnculos profundos y dolorosos que se conectan debajo de la piel y forman túneles con varias aberturas en la superficie, que drenan pus continuamente y crean cicatrices. La hidradenitis no se propaga fuera de la ingle, las axilas, los glúteos, los senos y el abdomen; hacia la parte inferior de las piernas, los pies, los antebrazos o las manos. Sin embargo, dado que la HS es una forma de acné quístico, las personas con la enfermedad a veces desarrollan dolorosos quistes rojos de acné en la cara, la espalda y el pecho.

La HS no es solo una enfermedad de la piel. Las personas afectadas también tienen un mayor riesgo de presentar obesidad, diabetes, presión arterial alta y colesterol alto. Cuando estos no se controlan, existe un mayor riesgo de enfermedad cardíaca, accidente cerebrovascular y enfermedad renal, especialmente si la persona es fumadora. En raras ocasiones, la HS se asocia a la enfermedad de Crohn.

El tratamiento de la HS comienza con lo más difícil: la pérdida de peso en aquellos con sobrepeso. La pérdida de peso por sí sola puede significar una gran mejoría en los furúnculos de la hidradenitis. No solo eso, sino que la pérdida de peso, evitar el tabaco y prestar mucha atención al azúcar y el colesterol en la sangre ayudan a prevenir la diabetes, las enfermedades cardíacas, los accidentes cerebrovasculares y las enfermedades renales. Por todas estas razones, es importante contar con un plan y ayuda médica para perder peso y dejar de fumar.

Para aquellas personas que solo tienen un furúnculo cada pocos meses, pueden optar por no tratarlo en absoluto, o pueden tratarse con una inyección de algunas gotas de cortisona en el quiste cuando aparece y comienza a doler. Cuando se trata al inicio de su aparición, a veces la protuberancia casi desaparece en 1 día. Algunos pacientes incluso pueden inyectarse ellos mismos, o pedirle a un familiar que lo haga en casa, después de cubrir el área con un medicamento anestésico.

Si las masas y los furúnculos aparecen con frecuencia, las pastillas diarias continuas pueden disminuir la cantidad de nuevos furúnculos que aparecen. La medicación de primera línea son los antibióticos por vía oral, aunque la HS no es una infección. Algunos antibióticos mejoran la inflamación, incluso cuando la causa no es una infección. La doxiciclina, la minociclina, la clindamicina y la trimetoprima-sulfametoxazol son las más utilizadas. A diferencia del tratamiento de una infección, los antibióticos no curan el problema y tardan alrededor de 1 mes en comenzar a retrasar la aparición de nuevas masas y alrededor de 3 meses en alcanzar la máxima eficacia. Luego, se debe continuar con la medicación porque la hidradenitis no se cura, sino que se controla. Un error común es suspender el antibiótico después de solo unas pocas semanas porque no parece estar funcionando, cuando en realidad ha sido demasiado pronto para ver una mejoría. Algunos creen que las píldoras anticonceptivas orales y las píldoras de espironolactona son útiles en las mujeres, al disminuir los efectos de la testosterona.

Además de la pérdida de peso en quienes tienen mucho sobrepeso, el medicamento disponible más útil para la HS es el adalimumab, el cual es una inyección que se aplica semanalmente justo debajo de la piel, en el hogar del paciente. Disminuye la inflamación y debilita muy levemente el sistema inmunitario. Durante años se ha utilizado para la artritis reumatoide, la psoriasis y la enfermedad intestinal inflamatoria. El infliximab es un medicamento similar, algo más potente, que a veces se utiliza, pero esta infusión intravenosa es costosa y generalmente no está cubierta por el seguro debido a que aún no está aprobado para la HS por la Food and Drug Administration (FDA) de los Estados Unidos. Hay otros medicamentos nuevos para la HS en desarrollo que también se muestran prometedores.

Cuando los furúnculos de la HS se forman solo en áreas pequeñas, la piel de esa área se puede extirpar quirúrgicamente. La HS de las axilas generalmente se cura con cirugía, ya que la piel de esta zona es laxa y el área es pequeña, pero a veces aparecen furúnculos en el borde de la piel extirpada. En el área genital, las zonas afectadas pueden ser demasiado grandes para extirparlas por completo; sin embargo, las áreas más perjudicadas pueden retirarse. Incluso si el tratamiento médico evita que aparezcan nuevos furúnculos, los quistes antiguos generalmente no se curan por completo. Estas superficies se pueden cortar o quitar la parte superior para que el área de drenaje pueda sanar desde abajo, sin atrapar la pus debajo de la superficie, lo que se denomina *procedimiento de destechamiento*.

La falta de higiene o las infecciones no causan HS, por lo que lavarse con frecuencia y frotarse no ayuda y simplemente irrita la piel. La dieta no suele ser útil; la comida chatarra, el chocolate y los alimentos grasos no producen acné, aunque contribuyen al aumento de peso, lo que empeora la HS. Algunos médicos tratantes consideran que los productos lácteos pueden empeorar la hidradenitis. Afeitarse el área puede causar vellos encarnados y pequeñas masas, pero no produce furúnculos grandes y profundos. Los medicamentos tópicos como el peróxido de benzoílo o la tretinoína, que normalmente se usan en caso de acné, son demasiado irritantes para aplicarlos en la piel sensible de las axilas y la ingle. Pueden ser útiles los antibióticos tópicos más suaves, como la solución de clindamicina, y los antitranspirantes pueden ayudar a que el área se sienta mejor al disminuir el sudor y la fricción. La isotretinoína es un medicamento maravilloso para el acné de la cara y el tronco, pero por alguna razón no es tan útil para la HS.

Aunque la HS es un problema crónico de la piel, la combinación de pérdida de peso, terapias médicas, paciencia y, cuando es necesario, cirugías, mejora la piel considerablemente.

Liquen plano

El *liquen plano* (LP) es una alteración de la piel bastante común que a veces afecta la piel genital. El LP genital es especialmente común en la vulva y en la vagina de las mujeres mayores que han pasado por la menopausia. Sin embargo, el LP ocasionalmente afecta el área genital de los hombres, principalmente la cabeza del pene de quienes no están circuncidados. El LP a veces se presenta en la piel del recto de hombres y mujeres con LP genital. Esta forma de liquen no afecta el área genital de los niños. Los pacientes con LP de la piel genital suelen tenerlo también en la boca, especialmente en el interior de las mejillas o, a veces, en las encías y la lengua. Otras superficies de la piel generalmente no se ven afectadas en los pacientes con LP genital, pero a veces se presenta en el esófago y causa dificultad para tragar o acidez estomacal. Muy de vez en cuando, las personas con LP genital tienen manchas rojas o marrones en las áreas de piel seca fuera del área genital, o un sarpullido de LP en el cuero cabelludo con pérdida de cabello.

El LP de la piel genital generalmente se ve como parches rojos delgados, pero a veces hay piel blanca o rayas y líneas blancas entrelazadas. La piel genital presenta comezón, pero también son comunes el dolor y el ardor. La actividad sexual frecuentemente es dolorosa. El LP no tratado suele causar cicatrices. En las mujeres, los labios internos pueden desaparecer, el clítoris puede quedar enterrado bajo la piel y, en ocasiones, se produce un estrechamiento de la abertura de la vagina. A veces, la vagina en realidad se cierra por el proceso de cicatrización. En los hombres, el prepucio puede cicatrizar y unirse a la cabeza del pene.

El LP es causado por un sistema inmunitario confundido. El sistema inmunitario es el componente del cuerpo que combate las infecciones, pero en este caso ataca la piel por error. No se sabe por qué sucede esto. Sabemos que el LP no es una infección que pueda transmitirse a otra persona y que no es causada por la dieta. No suele presentarse en familias. No hay algún estilo de vida en particular que sea la causa del LP.

El LP generalmente presenta mucha mejoría con el tratamiento, pero no se cura con medicamentos. Lo primero es evitar los irritantes como cremas, lavados excesivos, medicamentos tópicos innecesarios y jabones. Entonces, para los hombres en quienes no se controla el problema con corticoides potentes en ungüento, la circuncisión es el mejor tratamiento. Los corticoides también se denominan *cortisonas* o *esteroides* (pero no son el mismo tipo de esteroide que usan ilegalmente algunos atletas). El ungüento de corticoides (generalmente clobetasol, halobetasol o dipropionato de betametasona en vehículo aumentado) se aplica en pequeñas cantidades 1 o 2 veces al día hasta que se controlan las molestias y la piel mejora o desaparecen las lesiones. Se utiliza una cantidad mucho menor a la del tamaño de un chícharo o guisante en toda el área para evitar que cualquier medicamento adicional se propague a la piel seca circundante, como la parte interna de los muslos o el área de la ingle, donde los efectos secundarios ocurren con mayor facilidad. Si la piel se siente grasosa después de aplicar el medicamento, se está usando demasiado. Este es un medicamento muy seguro cuando se usa en la cantidad correcta y durante el tiempo correcto. La información impresa del medicamento a menudo informa que estos corticoides potentes no deben usarse en el área genital, o solo deben usarse durante 2 semanas; esto es debido a que dichas instrucciones se desarrollaron hace 40 años. La experiencia nos ha demostrado que los corticoides potentes se pueden usar de manera segura en la piel genital durante períodos muy prolongados, o incluso para siempre, pero con cuidado. Afortunadamente, los efectos secundarios son visibles. Cuando se usa demasiado medicamento, o cuando se emplea durante demasiado tiempo en la piel circundante, los corticoides pueden causar adelgazamiento, enrojecimiento, acné, estrías e irritación. Por lo tanto, un médico debe examinar el área con frecuencia al inicio del tratamiento.

Los corticoides generalmente mejoran la comezón y la irritación en unos pocos días. Cuando las molestias y la piel hayan mejorado o curado, su médico disminuirá la frecuencia del corticoide potente, generalmente a 2 o 3 veces por semana, o lo cambiará por una cortisona más suave de aplicación diaria. El corticoide no debe suspenderse ni usarse únicamente cuando los síntomas reaparecen. Los medicamentos deben emplearse continuamente para prevenir las cicatrices y el cáncer, que pueden ocurrir incluso cuando no hay dolor ni comezón. El LP leve a veces desaparece por completo, mientras que la forma grave puede mejorar solo de forma moderada y es posible que se necesiten medicamentos adicionales.

Debido a que el LP a menudo afecta el interior de la vagina, muchas mujeres necesitan usar un corticoide dentro de la vagina y un dilatador vaginal varios días a la semana para evitar que la vagina se estreche y se cierre por el proceso de cicatrización. Además, debido a que la mayoría de las mujeres con LP generalmente son posmenopáusicas y presentan adelgazamiento de la pared vaginal por las concentraciones bajas de estrógenos, estas hormonas también puede ser útiles, ya sea como crema, supositorios vaginales, tabletas orales o parches.

La boca a menudo resulta afectada y duele, por lo que estos pacientes se benefician del gel de clobetasol, la solución calmante de dexametasona u otros medicamentos con corticoides en la boca varias veces al día. Por lo general, se necesitan más de 2 veces al día, ya que los medicamentos no se adhieren a la superficie húmeda de la boca. Tanto la vagina como la boca corren el riesgo de contraer candidiasis, ya que los corticoides actúan debilitando el sistema inmunitario. Si se presenta comezón vaginal repentina o la boca se vuelve más sensible, se debe sospechar la levadura. Algunos médicos tratantes agregan medicamentos convencionales contra las levaduras mientras el paciente usa los corticoides, para prevenir estas infecciones.

Cuando el ungüento de corticoides no mejora lo suficiente la piel, se agregan otros medicamentos. Estos incluyen ungüento de tacrólimus o crema de pimecrólimus y pastillas orales de metotrexato, micofenolato de mofetilo, azatioprina, griseofulvina, hidroxicloroquina o ciclofosfamida. El medicamento tofacitinib y otros inhibidores de JAK se han mostrado prometedores y se está evaluando su eficacia en el LP.

A menudo, el paciente necesita un dentista, un dermatólogo y un ginecólogo para atender el LP en estas diferentes zonas. El LP no se cura con tratamiento. Sin embargo, mejora y la mayoría de los pacientes generalmente se sienten cómodos. Se debe realizar un seguimiento cuidadoso de los pacientes para evaluar las cicatrices y los efectos secundarios de los medicamentos. Aunque los cánceres de piel causados por el LP son poco comunes, el cáncer aparece ocasionalmente y debe diagnosticarse de forma precoz. Por lo tanto, la piel genital debe evaluarse al menos dos veces al año, incluso cuando está bien, para asegurarse de que no desarrolle signos tempranos de cáncer de piel, efectos secundarios del medicamento, cicatrices silenciosas o reaparición del LP.

Aunque el LP mejora con los corticoides, no se cura. Por lo tanto, cuando se suspenden los medicamentos, regresan la comezón y la irritación. Además, cuando reaparece el LP, incluso cuando no presenta síntomas, la cicatrización continúa y aumenta el riesgo de cáncer. Debido a esto, los medicamentos deben usarse de forma continua, no según surja la necesidad.

En ocasiones, después de que el LP vulvar mejora o desaparece con el tratamiento, las molestias persisten. Un síndrome de dolor llamado *vulvodinia* puede desencadenarse por cualquier lesión o inflamación de la vulva, incluido el LP, y esta situación debe abordarse en estas mujeres.

Atrofia vaginal (deficiencia de estrógenos)

Los estrógenos son hormonas de la vagina que mantienen la piel elástica, húmeda y flexible. Los ovarios producen estrógenos desde la pubertad hasta la menopausia, pero después de que la mujer pasa por la menopausia, las concentraciones de estrógenos disminuyen y la piel vaginal interna a menudo se vuelve delgada, seca y frágil. A esto se le llama *atrofia vaginal*. Algunas mujeres continúan sintiéndose cómodas, aunque muchas necesitan usar lubricante para tener actividad sexual. Otras mujeres experimentan resequedad, irritación, aspereza, actividad sexual dolorosa y ardor en la abertura de la vagina a pesar de usar un humectante. A medida que las mujeres envejecen, esta es una experiencia común y normal, pero incómoda y remediable. Esto puede ocurrir en las mujeres que tienen concentraciones bajas de estrógenos por otros motivos, como cuando se extirpan los ovarios quirúrgicamente, cuando una mujer está amamantando o cuando toma algunos medicamentos para el cáncer de mama que bloquean los efectos de los estrógenos.

Por fortuna, el tratamiento de la atrofia vaginal es fácil y extremadamente eficaz para la mayoría de las mujeres. Los estrógenos se pueden aplicar en la vagina, con efectos secundarios mínimos para el cuerpo en general. Si se presentan otros síntomas de concentraciones bajas de estrógenos, como bochornos (sofocos), osteoporosis o síntomas psicológicos, esta hormona se puede tomar por vía oral o mediante un parche (reemplazo «sistémico» de estrógenos). Cuando la hormona se administra en forma de pastilla o parche, se debe poner especial atención en controlar el cáncer de mama. Aunque los estrógenos no causan cáncer de mama, sí pueden permitir que el cáncer crezca más rápido. Como sucede con las píldoras anticonceptivas, los estrógenos en píldora o parche también son un factor de riesgo para una mayor formación de coágulos sanguíneos que causan ataques cardíacos y accidentes cerebrovasculares. El riesgo es muy pequeño en algunas mujeres y mayor en otras, esto depende de los antecedentes familiares de la mujer y de si fuma o no.

Los estrógenos aplicados dentro de la vagina se absorben en el torrente sanguíneo en un grado insignificante cuando se usan correctamente, por lo que estos riesgos son menores, a pesar de las advertencias impresas incluidas en el medicamento. Los estrógenos se pueden aplicar dentro de la vagina de varias formas, con diferentes grados de comodidad, practicidad y costo. La crema de estrógenos es un tratamiento que se ha utilizado durante muchos años. Se puede aplicar una crema de estrógenos equinoconjugados (Premarin®, recolectado de la orina de yeguas embarazadas o en inglés *pregnant mare urine*) o una crema de estradiol en la vagina a razón de 0.5 gramos 3 veces por semana durante varias semanas, y luego la frecuencia se reduce a 1 o 2 veces por semana. Algunos consideran que es posible que el estradiol sea menos irritante.

Las alternativas a las cremas de estrógenos incluyen una pequeña tableta de estradiol que se aplica en la vagina tres noches a la semana. Otra opción es un anillo flexible que contiene estradiol que se inserta en la vagina, donde la hormona se libera gradualmente durante 3 meses, cuando debe ser reemplazada. La cantidad de estrógenos que se absorbe con todas estas formas de reemplazo local de la hormona es muy pequeña.

Estas formas locales de estrógenos se han vuelto costosas en las farmacias de los Estados Unidos y, a pesar de que son muy seguras, el seguro Medicare no las aprueba para las mujeres de 65 años o más, por lo que el seguro a menudo no las cubre. Sin embargo, la crema de estradiol y las tabletas vaginales ahora son genéricas, y con los «clubes» de farmacias locales y los planes de medicamentos como goodrx.com o singlecare.com, ahora son accesibles para la consumidora inteligente. No hay formas genéricas del anillo de estrógenos hasta el momento de redactar este escrito.

Los estrógenos en forma de pastilla o parche sistémico son menos costosos, pero las mujeres que aún conservan su útero deben tomar progesterona para evitar que crezca el revestimiento del útero y corran el riesgo de presentar hemorragias uterinas y cáncer. Los estrógenos en pastilla o parche se absorben y tienen mayores riesgos que los que se utilizan localmente, pero también tienen mayores beneficios. El uso de estrógenos sistémicos debe discutirse con el médico tratante para decidir si la paciente es una buena candidata para este tratamiento.

La mayoría de las mujeres notan un aumento significativo en la humedad vaginal después de solo 1 o 2 semanas de tomar los estrógenos, lo cual puede confundirse con una secreción relacionada a una infección en lugar del retorno de las secreciones vaginales normales. Sin embargo, existe un riesgo levemente mayor de una infección por levaduras durante el primer mes de reemplazo de estrógenos, por lo que una picazón o irritación de nueva aparición podría indicar una infección por hongos que se puede tratar fácilmente con medicamentos de venta libre o de receta médica.

Una vez que se han reemplazado los estrógenos y la mujer se siente cómoda, la frecuencia de uso local puede ajustarse a la necesaria para mantener esa comodidad. Ocasionalmente, los estrógenos pueden suspenderse en su totalidad cuando la paciente se sienta cómoda y reiniciarse solo cuando los síntomas reaparecen. Sin embargo, la mayoría de las veces, sin los estrógenos agregados, la piel vaginal vuelve a adelgazarse y secarse.

El tratamiento de la vagina atrófica en una mujer que ha tenido cáncer de mama con receptor de estrógenos positivo, cuyo oncólogo no considere aceptable que use estrógenos vaginales, es más complicado. A algunas mujeres les va bien simplemente con un humectante como una gota de vaselina pura en la abertura. Replens® es un hidratante que se inserta con un aplicador y proporciona un mayor efecto hidratante que dura más tiempo. La lubricación para la actividad sexual es importante. Jo Premium®, Slippery Stuff® (se debe obtener en línea), Astroglide® o cualquier aceite vegetal son opciones que ofrecen mucho alivio. A veces, cuando hay enrojecimiento e irritación, un ungüento o un supositorio rectal (no hay ninguno formulado para la vagina) de algún corticoide suave aplicado en la vagina puede ser tranquilizador. Los oncólogos a veces autorizan un medicamento vaginal de hormonas que no son estrógenos, como la prasterona. Sin embargo, este medicamento se convierte en estrógeno. El láser de CO_2 fraccionado (como el MonaLisa Touch®) se ha mostrado prometedor para mejorar la apariencia de las paredes atróficas de la vagina, pero el efecto es temporal, su uso para este problema es controvertido y no hay aprobación de la Food and Drug Administration (FDA) de los Estados Unidos de este tratamiento para la vagina.

Vaginosis bacteriana

La *vaginosis bacteriana* (VB) es la afección vaginal más común en las mujeres de entre 15 y 44 años de edad. Este es un trastorno extraño; aunque suene a infección, no es exactamente eso. Se produce cuando cambia la cantidad de bacterias que se pueden encontrar de forma habitual en la vagina. Al igual que la boca y los intestinos, se supone que una vagina sana es un lugar lleno de microorganismos. Sin embargo, si hay demasiadas de algunas bacterias y muy pocas de otras, esto puede causar vaginosis bacteriana.

No sabemos exactamente qué causa que el número de estas bacterias cambie y ocasione VB, la cual ocurre casi exclusivamente en las personas que son sexualmente activas, ya sea con hombres o mujeres, e incluso en aquellas que solo se masturban. Sabemos que los hombres no contraen VB, y tratar a los hombres no evita que las mujeres contraigan VB, pero las mujeres pueden transmitirla de ida y vuelta. Sabemos que la VB es más frecuente en las mujeres con un mayor número de parejas sexuales a lo largo de su vida. Sabemos que la VB es más común cuando no se usan preservativos y que las duchas vaginales o el lavado vaginal aumentan las posibilidades de desarrollarla.

La mayoría de las mujeres no tienen ningún síntoma. Otras presentan secreción, a menudo con un olor a pescado que es particularmente fuerte después del coito. En ocasiones, puede haber comezón o irritación en la abertura de la vagina. Por lo general, no hay enrojecimiento ni signos de inflamación.

La VB no se puede diagnosticar simplemente por la presencia de secreción y olor. La VB solo se puede diagnosticar de forma concluyente examinando las secreciones vaginales bajo el microscopio, midiendo la acidez de la secreción y realizando una «prueba de olor», en la que se libera un olor a pescado cuando se agrega una gota de hidróxido de potasio a una gota de secreción vaginal.

Si la mayoría de las mujeres no tienen ningún síntoma, ¿por qué molestarse en tratar la VB? Hay varias razones. Primero, las enfermedades de transmisión sexual como el virus de la inmunodeficiencia humana (VIH) y la gonorrea son más fáciles de contraer si alguien tiene VB. En segundo lugar, las mujeres con VB tienen más probabilidades de desarrollar una infección en el útero y las trompas de Falopio (enfermedad pélvica inflamatoria). En tercer lugar, los bebés que nacen de mujeres embarazadas con VB tienen un mayor riesgo de nacer prematuramente y de tener un peso más bajo al nacer, pero no se sabe si el tratamiento de la VB previene estas complicaciones.

La VB se trata con antibióticos que eliminan el crecimiento excesivo de bacterias; habitualmente se utilizan metronidazol o clindamicina por vía oral o aplicados dentro de la vagina. La recurrencia es común, pero se puede reducir mediante el uso de preservativos, evitando las duchas vaginales y limitando el número de parejas sexuales. Ocasionalmente, cuando las recurrencias son un problema, los antibióticos orales o vaginales continuos pueden mantener a la paciente libre de VB.

Hay más información disponible en el sitio de los Centers for Disease Control and Prevention (CDC): https://www.cdc.gov/std/bv/stdfact-bacterial-vaginosis.htm

Infecciones por levaduras (candidiasis)

Las *infecciones por levaduras* son infecciones muy comunes que ocurren en la vagina casi exclusivamente entre la pubertad y la menopausia, pero las mujeres posmenopáusicas que usan estrógenos también tienen infecciones vaginales por estos hongos. Las levaduras en la vagina son más habituales en las mujeres premenopáusicas que son sexualmente activas, toman anticonceptivos o antibióticos, tienen diabetes mal controlada, están embarazadas o cuyo sistema inmunitario no funciona bien, ya sea por los medicamentos que están tomando o debido a trastornos médicos subyacentes. También es probable que aparezcan hongos en la ingle, los pliegues de la piel y alrededor de la piel del recto de los bebés que usan pañales y de los hombres y las mujeres con sobrepeso, incontinencia, inmunodepresión o diabetes.

La mayoría de las infecciones por hongos son causadas por una levadura muy común llamada *Candida albicans*, y el síntoma principal de las candidiasis vulvovaginales es la comezón. A veces, el rascado y el roce causan irritación, ardor y dolor al tener relaciones sexuales, y las infecciones vaginales por hongos más graves también pueden causar enrojecimiento e hinchazón de la vulva. Aunque la secreción a menudo se considera un signo de candidiasis, muchas mujeres no tienen una secreción anómala. La levadura en los pliegues de la piel aparece como una erupción roja, a menudo con descamación y aspereza. Solo los hombres no circuncidados tienen candidiasis en el pene, con enrojecimiento de la cabeza del pene debajo del prepucio. En el pasado, algunos médicos creían que la candidiasis crónica causaba depresión, hinchazón, estreñimiento, fatiga y dolores de cabeza. Ahora sabemos que esto no es cierto.

Las infecciones vaginales causadas por *Candida albicans* se tratan fácilmente con varios tipos de medicamentos. Las cremas vaginales de venta libre y los óvulos, como el miconazol y el clotrimazol, son muy eficaces, aunque las preparaciones para 1 y 3 días pueden irritar la piel hipersensible. El terconazol y el butoconazol son medicamentos igualmente efectivos que se aplican dentro de la vagina. El ungüento de nistatina es un medicamento antiguo que produce alivio, es eficaz y está disponible con receta médica. Una tableta de fluconazol por vía oral también funciona y evita el riesgo de irritación con las cremas.

En las investigaciones no se ha demostrado claramente que los probióticos en forma de píldoras, yogur o lactobacilos sean útiles para el tratamiento o la prevención de las infecciones por levaduras, ni la dieta parece ser importante, excepto en caso de diabetes mal controlada. La candidiasis no está asociada a la higiene deficiente, por lo que una mayor limpieza no es útil.

Algunas mujeres experimentan infecciones por hongos recurrentes. Esto no es un signo temprano de inmunodepresión ni señal de una infección por hongos peligrosamente agresiva. Sin embargo, en investigaciones más recientes se sugiere que algunas formas de candidiasis tienen características que tienen más probabilidades de permitir la recurrencia. Se ha constatado que la candidiasis recurrente frecuente responde bien a la medicación continua, como el fluconazol semanal durante 3 a 6 meses. *Candida albicans* rara vez es resistente a los medicamentos, excepto en los pacientes inmunodeprimidos.

Hay otros tipos de levadura además de *Candida albicans*, y algunas de las más comunes son *Candida glabrata*, *Candida parapsilosis*, *Candida krusei* y *Saccharomyces cerevisiae*. Estas levaduras casi nunca causan síntomas de comezón o ardor, lo cual es afortunado ya que pueden ser mucho más difíciles de curar. Por lo general, no hay una necesidad real de tratar estas infecciones. La mayoría de las veces, cuando las mujeres todavía tienen comezón o irritación inmediatamente después del tratamiento de una infección por hongos, el problema no es una infección resistente. Usualmente, los síntomas son un problema diferente, como el liquen simple crónico (eccema) o la vulvodinia, un síndrome de dolor. Mientras que la candidiasis es la causa más común de comezón de aparición reciente, la comezón y la irritación prolongadas, la irritación o el dolor durante las relaciones sexuales casi siempre son causados por un problema diferente o adicional. Por lo tanto, cualquier problema persistente con la levadura debe examinarse mediante un cultivo o un estudio molecular en el consultorio del médico tratante.

Penodinia/escrotodinia

La *penodinia* se define como sensaciones de incomodidad en el pene, que incluyen irritación, ardor, sexo doloroso, escozor, dolor o incomodidad que han estado presentes durante al menos 6 meses, cuando no hay infección o enfermedad de la piel que cause las molestias. La *escrotodinia* es menos frecuente y ocurre cuando se ve afectado el escroto. Algunos hombres también tienen malestar anal, llamado *anodinia*. Los pacientes con penodinia o escrotodinia a menudo perciben enrojecimiento, hinchazón o cambios en la textura de la piel, o incluso adherencias. Esto no significa necesariamente que haya una enfermedad o infección de la piel; el enrojecimiento y el cambio de textura pueden ser causados por el dolor nervioso de la penodinia o la escrotodinia.

Hay muy pocos trabajos de investigación sobre la escrotodinia y la penodinia. Sin embargo, la vulvodinia, un síndrome de dolor similar en las mujeres, está bien investigado y consideramos que este es el equivalente femenino de la penodinia y la escrotodinia. Por lo tanto, la mayor parte de nuestro conocimiento sobre las molestias genitales en los hombres sin infección o enfermedad de la piel se basa en esta investigación y experiencia en las mujeres.

En las mujeres, la vulvodinia es un síntoma causado con mayor frecuencia por varios problemas que ocurren al mismo tiempo. Primero está las anomalías de los músculos del piso pélvico, aquellos que una persona usa para dejar de orinar cuando aún no ha terminado. Estos músculos deben estar muy relajados, pero fuertes. Sin embargo, algunas personas tienen tensión en estos músculos. Los músculos afectados del piso pélvico a veces producen síntomas de estreñimiento, diarrea, síndrome del intestino irritable, micción frecuente o ardor al orinar.

La segunda son las molestias nerviosas (también llamadas *neuropatía, neuritis, neuralgia*). Las personas con anomalías en los músculos del piso pélvico corren el riesgo de desarrollar molestias neuropáticas, que a menudo se desencadenan ante cualquier irritación o lesión, como una infección o una quemadura por la cremallera.

En tercer lugar, la ansiedad y la depresión son factores del malestar genital y del dolor en general. La depresión suele empeorar las molestias de cualquier tipo, y la ansiedad aumenta la tensión de los músculos del piso pélvico e intensifica las molestias. Además, el miedo a las enfermedades de transmisión sexual, los tumores malignos y la infertilidad empeoran los síntomas y tienden a hacer que las personas con molestias genitales se concentren en esta afección.

La penodinia y la escrotodinia no se asocian a enfermedades peligrosas. La penodinia y la escrotodinia no son causadas por enfermedades de transmisión sexual, cáncer, diabetes u otras afecciones peligrosas; tampoco se relacionan con la infertilidad. Sin embargo, la incomodidad de la penodinia y la escrotodinia interfiere seriamente con las actividades normales de la vida diaria e interrumpe el disfrute de la vida y las relaciones.

No existe una cura para la penodinia, pero hay tratamientos que alivian mucho las molestias. El objetivo del tratamiento de la penodinia y la escrotodinia es aliviar los síntomas para que las actividades diarias, incluidas la actividad sexual, el ejercicio y sentarse, resulten cómodas.

El tratamiento comienza evitando la irritación. Los irritantes comunes incluyen cremas medicadas, humectantes y algunos lubricantes, exceso de lavado, gel anticonceptivo, preservativos irritantes o cualquier otra actividad o sustancia que pueda irritar la piel.

También son importantes los medicamentos para el dolor nervioso. Estos medicamentos se desarrollaron originalmente para la depresión o para las convulsiones, pero se ha descubierto que son útiles para el malestar neuropático. Los de la clase de los antidepresivos incluyen amitriptilina, desipramina, imipramina, duloxetina y venlafaxina, mientras que los de la clase de los anticonvulsivos incluyen gabapentina y pregabalina. Una ventaja de los medicamentos de la clase de los antidepresivos es el horario de dosificación de uno al día en lugar de dos o tres veces al día, y el hecho de que afectan tanto a la neuropatía como a la ansiedad, dos causas de molestias genitales. Estos no son analgésicos que producen un alivio inmediato a corto plazo, sino que ayudan a regular el dolor nervioso a largo plazo. Por lo general, estos medicamentos se inician en dosis muy bajas y se aumentan gradualmente para disminuir los efectos secundarios, ya que sabemos que las mujeres con vulvodinia suelen ser muy sensibles a los medicamentos. Algunos proveedores de atención médica también usan medicamentos tópicos, incluida la combinación tópica de lidocaína, gabapentina o amitriptilina-baclofeno.

Si estos medicamentos por sí solos no hacen que los pacientes se sientan cómodos, otra terapia para la penodinia y la escrotodinia se enfoca en las anomalías de los músculos del piso pélvico con una evaluación del piso pélvico y fisioterapia. Esto fortalece los músculos del piso pélvico mientras los vuelve a entrenar para que se relajen. Se ha demostrado que la terapia cognitivo-conductual en las mujeres también mejora el dolor vulvovaginal. Además, el asesoramiento mejora la calidad de vida al ayudar a los pacientes a evitar el aislamiento que acompaña al dolor genital.

Después de un largo período de incomodidad con la actividad sexual, muchas personas encuentran que es difícil restablecer una actividad sexual cómoda y placentera. El miedo y los efectos psicológicos de este malestar genital crónico muy a menudo requieren asesoramiento, incluso de pareja.

Con la terapia adecuada, las molestias de la penodinia y la escrotodinia usualmente se controlan y los hombres pueden llevar una vida normal.

Flujo fisiológico

Las secreciones vaginales son parte de la vagina saludable. Cuando estas secreciones son espesas, se les llama *flujo*. Por lo general, consideramos el flujo vaginal como un signo de infección, en especial de vaginosis por levaduras o bacteriana. Sin embargo, muchas mujeres tienen un flujo espeso de manera habitual sin ser causado por una infección o alguna otra enfermedad. A esto le llamamos *flujo fisiológico*, espeso pero por lo demás sin anomalías. Este es un motivo de consulta muy común y a veces las mujeres también describen un olor. Y aunque a menudo este no es un dato de infección, el flujo espeso puede ser molesto e incluso preocupante para algunas mujeres.

Las secreciones vaginales normales están formadas principalmente de moco de la vagina y el cuello uterino, células de la piel de recubrimiento de la vagina y muchos tipos de bacterias habituales. La cantidad de secreciones vaginales cambia con las concentraciones hormonales y con factores que no son bien conocidos. La cantidad, el color y el olor pueden cambiar bruscamente aún cuando no haya una causa evidente. Las secreciones vaginales abundantes pueden ser causadas por infección o enfermedad, o incluso pueden ser un signo de una vagina sana. Los estrógenos aumentan las secreciones vaginales.

Para hacer el diagnóstico de flujo fisiológico (sin anomalías), el médico tratante no debe poder encontrar signos de estrógenos bajos, infección o inflamación en las secreciones vaginales examinadas bajo un microscopio, y debe haber una prueba de laboratorio negativa para infección. Además, el examen de las paredes vaginales debe ser normal, sin enrojecimiento, adelgazamiento o llagas.

El flujo vaginal es un motivo de consulta común en las mujeres a las que no les gusta la humedad constante que las hace sentirse sucias, y es de ayuda explicar la gran cantidad de protectores diarios disponibles en tiendas. A pesar de que los protectores diarios algunas veces irritan, la mayoría de las mujeres encuentran en su uso una respuesta parcialmente aceptable para controlar los efectos del flujo vaginal. Algunas mujeres, una vez que son diagnosticadas con flujo fisiológico en lugar de una infección, se encuentran menos preocupadas porque ya saben que no se trata de un problema médico.

Ya que el flujo fisiológico no es una enfermedad, no hay un tratamiento para él. A pesar de que las duchas vaginales nunca son necesarias para la salud de la vagina, algunas pacientes con flujo fisiológico pueden percibir que una ducha vaginal de vinagre y agua por la mañana limpia el exceso de flujo y permite algunas horas libres de él. La mitad de una cucharadita de vinagre en medio litro de agua tibia es una mezcla aceptable libre de fragancias y conservadores, que además no es costosa. El uso de duchas vaginales aumenta levemente el riesgo de vaginosis bacteriana, una alteración en la que cambia el número de diferentes bacterias y que de hecho puede causar flujo y olor. El uso de duchas vaginales aumenta el riesgo de enfermedades de transmisión sexual y de infecciones en el útero y las trompas de Falopio. Otra forma de manejar el flujo fisiológico es el uso de tampones, cambiándolos muy frecuentemente. El uso de tampones en el pasado se asoció al síndrome de choque tóxico, una infección bacteriana que ahora es una muy rara pero sigue siendo peligrosa, y causa diarrea, sarpullido y choque, así que se debe estar segura de cambiar el tampón muy frecuentemente.

Así como el flujo fisiológico espeso puede aparecer de forma misteriosa, puede desaparecer de forma igualmente misteriosa. Por desgracia, no hay medicamentos, cremas o píldoras que eliminen el flujo fisiológico.

Cuidado vulvar

La vulva necesita pocos cuidados especiales en comparación con el cuidado habitual de la piel. Cuando una mujer está cómoda, su cuidado vulvar no es importante. Sin embargo, si la picazón, la descamación de la piel o el dolor por el sexo se convierten en un problema, entonces el cuidado se vuelve importante para evitar irritar la piel de la vulva.

A pesar de todos los productos disponibles para el cuidado de la vulva, esta no necesita limpieza ni medicamentos especiales. Muchas mujeres creen que el lavado frecuente previene las infecciones y las enfermedades de la piel. En realidad, lavarse demasiado con jabón produce más irritación que la mala higiene.

Los protectores diarios ayudan a prevenir la sensación de humedad de las secreciones vaginales, pero muchos tienen fragancias, desodorantes o aditivos que a veces causan irritación o alergia. Incluso las toallitas húmedas para bebés tienen conservadores y fragancias que ocasionalmente causan alergia o irritación. Las toallitas a base de agua son la excepción y no tienen aditivos irritantes. Las duchas vaginales no son necesarias para la salud vaginal e incluso aumentan el riesgo de algunas infecciones. Además, las duchas vaginales comerciales contienen fragancias, conservadores, desodorantes, etcétera, que a veces irritan la piel. Otros productos de higiene femenina no tienen ninguna ventaja sobre los jabones suaves e incluso sobre el agua. Los productos «sin perfume» o «naturales» no son necesariamente «más seguros».

Sin perfume no significa sin fragancia; los productos sin perfume tienen una fragancia de enmascaramiento añadida. Los productos sin fragancias están etiquetados como «sin fragancia». Aunque estos productos son innecesarios, la mayoría de las mujeres los toleran bien.

Muchos proveedores de atención médica creen que solo se debe usar ropa interior blanca de algodón. Sin embargo, no hay evidencia de que las telas de colores o las telas sintéticas causen problemas o infecciones en la piel, pero las telas «transpirables» pueden ser más cómodas para algunas mujeres. Los suavizantes de telas y los detergentes no son la causa de los problemas vulvovaginales a menos que también se vean afectadas otras áreas de la piel cubiertas por la ropa.

La dieta no desempeña un papel en el desarrollo de la infección, incluso en las infecciones por hongos, por lo que no es útil evitar los panes con levadura o los azúcares a menos que la paciente sea diabética. Las investigaciones para evaluar el beneficio del yogur o los bacilos del género *Acidophilus* en la prevención de la levadura no son convincentes.

Las pautas para el cuidado de la vulva con el objetivo de reducir la irritación incluyen:
- Lave la zona solo una vez al día, con agua limpia. Evite el jabón cuando esté irritada. Seque con palmaditas, no use secador de pelo.
- Evite los protectores diarios.
- Use tampones, si los tolera, en lugar de toallas sanitarias.
- Las duchas vaginales no son necesarias y no promueven la salud vaginal; si es necesario por razones psicológicas, evite las duchas comerciales con aditivos y use una receta casera de media cucharadita de vinagre por cada taza de agua.
- Los lubricantes vaginales no irritantes incluyen aceites vegetales; los productos comerciales como SlipperyStuff® (slipperystuff.com), Jo Premium® y Astroglide®, entre otros, son buenas opciones. El gel K-Y® tradicional es irritante para muchas, y se deben evitar los lubricantes que son «estimulantes» o con sabor.
- Use ropa holgada si la ropa ajustada le resulta incómoda.

Vulvodinia/vestibulodinia/vestibulitis vulvar/anodinia

La *vulvodinia* se define como sensaciones de irritación vulvovaginal, ardor, dolor al tener relaciones sexuales, hipersensibilidad, escozor, hinchazón o dolor que ha estado presente durante al menos 6 meses, cuando no hay infección o enfermedad de la piel que cause la molestia. La vulvodinia es un problema muy común, experimentado por aproximadamente 1 de cada 6 mujeres en algún momento de su vida. Alrededor de 1 de cada 14 mujeres en la vida diaria tiene vulvodinia.

La vulvodinia nunca se asocia a enfermedades peligrosas y no es causada por enfermedades de transmisión sexual, cáncer, diabetes u otras afecciones médicas. La vulvodinia no está relacionada con la infertilidad. Sin embargo, los efectos de las molestias interfieren seriamente con las actividades normales de la vida diaria y alteran el disfrute de la vida y las relaciones personales.

La vulvodinia es un síntoma causado con mayor frecuencia por varios problemas que ocurren juntos, así como por otros problemas que están siendo investigados. El primero es la tensión de los músculos del piso pélvico, que son aquellos que una persona usa para dejar de orinar a la mitad del chorro. Estos músculos normalmente deben estar relajados, pero fuertes cuando se necesitan. Sin embargo, en algunas mujeres estos músculos están tensos, lo cual las pone en mayor riesgo de presentar molestias vulvares. Un piso pélvico alterado a veces también produce síntomas de estreñimiento, diarrea, calambres y síntomas de una infección urinaria, como micción frecuente y ardor al orinar, cuando no hay infección.

El segundo factor es el dolor de origen neurológico (también llamado dolor *neuropático*, *neuritis, neuralgia*). Este dolor puede desencadenarse por cualquier irritación o lesión, como una infección vaginal, una afección de la piel o una lesión, o puede ocurrir sin una causa evidente. Si bien hay muchos tipos de dolor de origen neurológico, desde la neuropatía periférica que se observa en la diabetes hasta el dolor en la ciática, creemos que el dolor de origen neurológico de la vulvodinia suele ser un «trastorno del procesamiento central». Esta molestia neurológica comienza en el cerebro, el cual reconoce la sensación y el movimiento normales como dolorosos.

El tercero es que la ansiedad y la depresión son factores comprensibles ante el dolor vulvar y vaginal. La depresión suele empeorar cualquier tipo de dolor y la ansiedad aumenta la tensión de los músculos del piso pélvico e intensifica el dolor.

La investigación sobre las causas de la vulvodinia ha aumentado drásticamente en los últimos 25 años. Otros posibles factores que están surgiendo incluyen un mayor número de fibras nerviosas en la piel de la vulva de algunas mujeres con vulvodinia localizada y sustancias en la piel dolorosa que a veces se asocian a inflamación. A medida que surja más información y se comprenda mejor la vulvodinia, el tratamiento mejorará.

Además, la mayoría de las mujeres con vulvodinia también tienen otros problemas molestos, como dolores de cabeza, dolor articular o muscular como en la fibromialgia, problemas para dormir, síndrome del intestino irritable, trastorno de la articulación temporomandibular, síndrome de fatiga crónica o cistitis intersticial.

No existe cura para la vulvodinia, pero hay tratamientos que alivian mucho las molestias. El objetivo del tratamiento de la vulvodinia es reducir la incomodidad para que las actividades diarias, incluyendo la actividad sexual, el ejercicio y sentarse, sean cómodas.

El tratamiento comienza previniendo la irritación. Esto incluye evitar medicamentos irritantes, humectantes y algunos lubricantes, lavado excesivo, protectores diarios, geles anticonceptivos, preservativos o cualquier otra actividad o sustancia que pueda irritar la piel. Las mujeres con concentraciones bajas de estrógenos debido a la menopausia, la lactancia o algunos anticonceptivos hormonales deben corregir esto.

La terapia de primera línea para la vulvodinia se enfoca en las anomalías de los múscu-los del piso pélvico con una evaluación de esta estructura y fisioterapia. Esto fortalece los músculos del piso pélvico mientras los vuelve a entrenar para que se relajen.

También son importantes los medicamentos para el dolor de origen neurológico. Estos medicamentos se desarrollaron originalmente para la depresión o para las convulsiones, pero se descubrió que eran útiles en caso de molestias neuropáticas. Los antidepresivos incluyen amitriptilina, desipramina, imipramina, duloxetina y venlafaxina, mientras que los anticon-vulsivos que se usan con mayor frecuencia incluyen gabapentina y pregabalina. Una ventaja de los antidepresivos es el horario de dosificación de 1 vez al día en lugar de 2 o 3 veces al día, y otra es el hecho de que tratan tanto la neuropatía como la ansiedad, dos causas de malestar genital. Estos no son analgésicos que producen un alivio inmediato a corto plazo, sino que ayudan a regular el dolor de largo plazo. Por lo general, estos medicamentos se inician en dosis muy bajas y se aumentan gradualmente para limitar los efectos secundarios, ya que sabemos que las mujeres con vulvodinia suelen ser muy sensibles a los medicamentos. Algu-nos médicos tratantes también usan medicamentos tópicos, incluidos los estrógenos tópicos, la lidocaína, la gabapentina o la combinación de amitriptilina-baclofeno. Se ha constatado que la terapia cognitivo-conductual y, en menor grado, la psicoterapia también mejoran el dolor. Además, el asesoramiento mejora la calidad de vida al ayudar a las mujeres a evitar el aislamiento que acompaña el dolor genital.

Hay dos tipos principales de vulvodinia. La más común es la *vestibulodinia*, anteriormente llamada *síndrome de vestibulitis vulvar* o *vestibulitis*, en la que la quemazón, el escozor o el dolor punzante ocurren solo en la abertura o justo dentro de la vagina, principalmente con la actividad sexual, los tampones, la ropa ajustada y cualquier cosa que toque o frote el área. Algunas mujeres experimentan dolor en un área más grande; este tipo se llama *vulvodinia generalizada*. El tratamiento para estos tipos de vulvodinia es el mismo en su mayoría. Sin embargo, las mujeres con dolor muy localizado de vestibulodinia tienen la opción de una tera-pia adicional: extirpación quirúrgica del área adolorida si los medicamentos y la fisioterapia no brindan un alivio adecuado. Esta cirugía, llamada *vestibulectomía*, es extremadamente beneficiosa, especialmente cuando las anomalías de los músculos del piso pélvico se han corregido antes del procedimiento.

Muchas mujeres descubren que, después de controlar el dolor, es difícil restablecer una actividad sexual cómoda y placentera. El miedo y los efectos psicológicos de este dolor geni-tal crónico requieren muy a menudo asesoramiento, incluso de pareja, o terapia sexual. Con la terapia adecuada, las molestias de la vulvodinia generalmente se controlan y las muje-res pueden llevar una vida normal.

La National Vulvodynia Association (NVA.org) es un excelente centro de intercambio de información sobre esta afección.

Lichen Sclerosus

Lichen sclerosus (LS) (sometimes called lichen sclerosus et atrophicus, or LS&A) is a skin condition that is most common on the vulva of older women who have gone through menopause. However, lichen sclerosus sometimes affects girls before puberty, as well as younger adult women, and the penis of uncircumcised boys and men. In females, lichen sclerosus often affects rectal skin also. Only about 1 in 30 women with vulvar LS experience LS on other areas of the body, and when this occurs, it is most often on the back, chest, or abdomen. Lichen sclerosus almost never appears on the face or hands.

Lichen sclerosus of the vulva, rectal skin, or penis typically appears as white skin that is itchy. The skin is also fragile, so that rubbing and scratching can cause tearing, cracks, and bruises that hurt. Sexual activity is often painful or may be impossible. Untreated lichen sclerosus eventually can scar and, occasionally, narrow the opening to the vagina. In boys and men, the foreskin can scar over the head of the penis. Also, untreated lichen sclerosus is associated with skin cancer of the vulva in about 1 in 20-30 women, and there is an increased risk of skin cancer of the penis with untreated lichen sclerosus also. Lichen sclerosus that is well controlled and managed with ongoing treatment shows much less scarring and much less threat for cancer. Lichen sclerosus of dry skin away from the genital area does not scar or develop cancer and usually does not itch.

The causes of lichen sclerosus are not completely understood, but a main cause is a confused immune system. The immune system, that part of the body that normally fights off infection, attacks the skin by mistake. Why this happens is not known. Other immune conditions can occur in patients with lichen sclerosus as well. Older women with lichen sclerosus generally also have an underactive thyroid, so thyroid tests should be performed yearly. Psoriasis seems to be more common in women with LS. Vitiligo, symptom-free milk-white patches also is associated with LS at times. Another cause of lichen sclerosus is genetics. This conditions sometimes—but not often—runs in some families. We know that lichen sclerosus is not an infection that can be passed to another person, and it is not caused by diet. There are no lifestyle issues that cause lichen sclerosus.

Lichen sclerosus improves tremendously in nearly all patients with topical corticosteroid ointments, and sometimes the skin even returns to a completely normal appearance, although scarring does not go away. The overwhelming first-line therapy, proven in clinical studies for LS, is topical corticosteroids (also called a cortisone or steroid but not the same kind of steroid that some athletes use illegally). But, lichen sclerosus is not cured by this or any treatment. The corticosteroid ointment (most often used is clobetasol, halobetasol, or betamethasone dipropionate in augmented vehicle) is applied sparingly once or twice a day, far, far *less* than a pea-sized amount. If the skin feels greasy after medication is applied, too much is being used. After it has been on the skin for 30 minutes, it is not easily removed, so that reapplication is not needed after urination or bowel movements and wiping. When too much medication is used, or when medication accidently spreads to surrounding skin such as the groin or inner thighs, corticosteroids can cause thinning, acne, redness, stretch marks, and irritation over time. Therefore, a health care provider should examine the area every couple of months until the skin disease is controlled and frequency or strength of the medication is decreased. Fortunately, because of the very small area of the genitals, there is no concern about absorption of medication into the bloodstream and affecting the internal organs. The package insert often advises against using strong steroids on genital skin or for longer than 2 weeks. However, those instructions were formulated decades ago, and experience since that time has taught us that long-term use on genital skin is safe and necessary when used in tiny amounts and with careful follow-up with a provider. At the beginning, a touch of petroleum jelly (plain Vaseline) applied over the steroid helps the skin to heal and helps symptoms of itching and irritation by covering tiny breaks and cracks in the skin.

After several months, when the skin disease is controlled, either the medication is decreased to once, two, or three times a week, or a milder cortisone is prescribed for daily use. If therapy is stopped, the lichen sclerosus eventually returns and so does the risk of scarring and cancer. With ongoing use of medication, the risk of scarring and cancer is very low. Even when there are no symptoms, it is important that treatment is not stopped, since LS can be active with an increased risk of silent scarring and cancer. Medication should never be used only "when needed."

For boys and men whose lichen sclerosus is not controlled with superpotent steroid ointments, circumcision is the treatment of choice and is often curative. For areas of recurrence, topical steroids can be used.

Most often, women whose discomfort with lichen sclerosus does not improve enough with the clobetasol or halobetasol ointments have problems other than resistant lichen sclerosus that make them uncomfortable. Common problems include low estrogen or irritation from things that touch the area. Examples include irritating creams, unnecessary medications, some panty liners, wet wipes, soaps, and overwashing. Some irritants, such as sweat in overweight people and urine in incontinent people, can be hard to avoid. Otherwise, the most common irritant is rubbing and scratching. Many people can keep from scratching during the day, but much rubbing and scratching occur during normal sleeping hours, when people do not realize they are scratching. Although there are no effective anti-itch pills, any medication that produces a very deep sleep can stop nighttime scratching and allow the skin to heal. Finally, lichen sclerosus sometimes triggers vulvodynia, a pain syndrome most often described as burning, irritation, or rawness, even though the skin appears normal.

About 1 in 10 people have lichen sclerosus that does not clear with cortisone ointments. The white plaques of lichen sclerosus are still visible on the skin in spite of using a strong steroid ointment, so other medications are added. These medications include tacrolimus ointment or pimecrolimus cream, nonsteroid medications that have been shown to be useful for lichen sclerosus, but are only approved by the U.S. Food and Drug Administration (FDA) for eczema. These medications are not as beneficial as steroids, but sometimes they improve lichen sclerosus when added to the steroid, and sometimes these are used to keep lichen sclerosus controlled once a steroid has cleared the skin. Newer nonablative lasers (such as the MonaLisa Touch or the Femtouch) are showing early promise for the treatment of lichen sclerosus that shows persistent white skin after treatment with topical steroids. These are not approved for LS, and there are no good studies showing benefit, so they should be used only in patients who have failed treatments like topical steroids that have been shown in studies to be safe and effective. The laser therapies, like topical steroids, do not cure LS, so that either repeat treatments or topical steroids are necessary to maintain control of the condition. Popular among lay patients is platelet-rich plasma. There are a few enthusiastic providers who use this therapy, but studies do not provide convincing evidence of benefit. There is weak evidence that methotrexate pills may be useful for some patients with resistant lichen sclerosus.

Nearly all patients do extremely well following treatment for lichen sclerosus. Even when lichen sclerosus is completely controlled, patients should be followed every 6 months to be sure that the disease remains controlled, to detect side effects of the medication, and to examine for very early skin cancers. Patients should let family members know of this diagnosis, so that they can inform their providers if they also have genital itching or irritation.

Genital Lichen Simplex Chronicus (Eczema, Neurodermatitis, Dermatitis)

Lichen simplex chronicus (LSC), also called eczema, is a common skin condition that is very itchy. Although not dangerous in any way, both the itching and the pain from rubbing and scratching can be miserable. Eczema/LSC of the genital area most often affects the scrotum of men, the vulva of women, or the rectal skin of both. Many people with eczema/LSC have had sensitive skin or eczema/LSC on other areas of the skin at some point, and many have a tendency toward allergies, especially hay fever or asthma.

The skin usually appears red or darker brown than surrounding skin, and thick from rubbing and scratching, sometimes with sores from scratching. Less often, the skin is lighter in color than nearby, normal skin. Sometimes hair is broken off from rubbing. However and strangely, sometimes the skin can look almost normal, in spite of rubbing and scratching.

The cause of eczema/LSC is not entirely clear. Eczema/LSC often starts with some irritation that triggers itching. Then rubbing and scratching feels really good, but all of that rubbing irritates the skin even more, causing more itching, that ends up with more scratching, what is called the "itch-cycle." At the office visit with the health care provider, the cause of the original irritation often is no longer present. Common triggers include a yeast or fungus infection, an irritating medication, moisturizer or lubricant, anxiety or depression, over-washing, panty liners, sweat, heat, urine, contraceptive jelly, an irritating condom, or any other activity or substance that can irritate the skin and start the itching. Lichen simplex/eczema is not an infection, it cannot be passed to another person by sexual contact, it does not scar, and it does not cause cancer.

Treatment is very effective. First is avoidance of irritation. Common irritants are listed above and include irritating creams, unnecessary medications, some lubricants, some panty liners, wet wipes, soaps, and overwashing. Washing should be limited to once a day with clear water only. Some irritants, such as sweat in overweight people and urine in incontinent people, can be hard to avoid. Otherwise, the most common irritant is rubbing and scratching. Many people can keep from scratching during the day, but much rubbing and scratching occur during normal sleeping hours, when people do not realize they are scratching. Although there are no effective anti-itch pills, any medication that produces a very deep sleep can stop nighttime scratching and allow the skin to heal.

Lichen simplex chronicus usually improves with a very strong cortisone (or "steroid," although not the same kind of steroid that some athletes use illegally) ointment. The corticosteroid ointment (most often used is clobetasol, halobetasol, or betamethasone dipropionate in augmented vehicle) is applied sparingly once or twice a day, far, far *less* than a pea-sized amount. If the skin feels greasy after medication is applied, too much is being used. After it has been on the skin for 30 minutes, it is not easily removed, so that reapplication is not needed after urination or bowel movements and wiping. When too much medication is used, or when medication accidently spreads to surrounding skin such as the groin or inner thighs, corticosteroids can cause thinning, acne, redness, stretch marks, and irritation over time. Therefore, a health care provider should examine the area every couple of months until the skin disease is controlled and frequency or strength of the medication is decreased. Fortunately, because of the very small area of the genitals, there is no concern about absorption of medication into the bloodstream and affecting the internal organs. The package insert often advises against using strong steroids on genital skin or for longer than 2 weeks. However, those instructions were formulated decades ago, and experience since that time has taught us that long-term use on genital skin is safe and necessary when used in tiny amounts and with careful follow-up with a provider. At the beginning, a touch of petroleum jelly (plain Vaseline) applied over the steroid helps the skin to heal and helps symptoms of itching and irritation by covering tiny breaks and cracks in the skin.

Lichen simplex chronicus recurs when the superpotent corticosteroid is stopped too quickly. Medication should be continued not only until itching stops but also until the skin has normal appearance and thickness. Generally, gradually tapering the frequency of application is the best way to prevent immediate recurrence of itching and LSC.

Occasionally, LSC is not completely controlled with a superpotent steroid, so other medications are added. These medications include tacrolimus ointment or pimecrolimus cream. These are not used first, before corticosteroids, because their benefit is slower and less predictable, they are sometimes not covered by insurance, and because they often cause burning when they are applied.

After the treatment has been discontinued, a patient with LSC/eczema remains at risk for recurrence of itching, because the genital skin is an area with unavoidable irritation from normal sweat, friction, sexual activity, etc., that can restart itching. A patient with eczema/LSC should not be surprised when itching returns, but immediate treatment can prevent the return of the itch-scratch cycle and LSC/eczema.

Hidradenitis Suppurativa (Inverse Acne)

Hidradenitis suppurativa (HS) is a skin condition that forms tender bumps and boils, which sometimes enlarge until they drain pus. These are found mostly in or around the groin or underarm areas but sometimes can affect the buttocks, inner thighs, abdomen, and breasts. Although the boils look like infection, they are not, and they cannot be passed from one person to another. Instead, this condition actually is cystic acne and begins when hair pores are clogged by dead skin and become inflamed when they become so large that they burst. HS is not caused by germs or dirt. Often, genetics plays a role, so many people with HS have family members with this condition.

Like acne, HS most often begins after puberty. It occurs in men and women, and it is often more severe in men, because it is worsened by testosterone. HS is more common in people of African descent as well. People who are very overweight and those who smoke are at risk for worse hidradenitis.

HS can be mild, where a person gets one small sore nodule every few years, or it can be a very severe form with many deep, painful boils that connect under the skin and make tunnels with several openings to the surface, continuously drain pus and scarring. Hidradenitis does not spread outside the groin, armpits, buttocks, breasts, and abdomen to the lower legs, feet, forearms, or hands. However, since HS is a form of cystic acne, people with HS sometimes develop painful red cysts of acne on the face, back, and chest.

Hidradenitis suppurativa is not just a disease of the skin. People with HS also have a higher risk of obesity, diabetes, high blood pressure, and high cholesterol. When these are not controlled, there is a higher risk of heart disease, stroke, and kidney disease, especially if the person is a smoker. Rarely, HS is associated with Crohn disease.

The treatment of HS starts with the hardest thing—weight loss in people who are overweight. Weight loss alone can make a tremendous improvement in the boils of hidradenitis. Not only that but weight loss, tobacco avoidance, and very careful attention to blood sugar and cholesterol help to prevent diabetes, heart disease, stroke, and kidney disease. A plan and medical help for losing weight and stopping smoking is important for all of these reasons.

For those people who only get a boil every few months, they may choose not to treat it at all, or these can be treated with an injection of a few drops of a cortisone into the cyst when it starts to feel sore and appear. When treated very early, sometimes the bump is nearly gone in a day. Some patients can even inject themselves or have a family member do this at home, after covering the area with numbing medication.

If bumps and boils appear often, ongoing daily pills can decrease the number of new boils that appear. First-line medication is antibiotics by mouth, even though HS is not an infection. Some antibiotics improve inflammation, even when the cause is not infection. Doxycycline, minocycline, clindamycin, and trimethoprim-sulfamethoxazole are the most often ones used. Unlike treating an infection, the antibiotics do not cure the problem, and they take about a month to begin to slow down the appearance of new bumps and about 3 months to reach peak effectiveness. Then, the medication must be continued, because the hidradenitis is not cured, but only controlled. A common mistake is stopping the antibiotic after only a few weeks because it does not seem to be working, when it has actually been too soon to see improvement. Oral contraceptive pills and spironolactone pills in women are believed to be useful by some, by decreasing the effects of testosterone.

Besides weight loss in those who are very overweight, the most useful medication available for HS is adalimumab (Humira). Adalimumab is an injection given at home just under the skin weekly. It decreases inflammation and weakens the immune system very slightly. It has been used for years for rheumatoid arthritis, psoriasis, and inflammatory bowel disease. Infliximab (Remicade) is a similar, somewhat stronger medication sometimes used as well, but because this is not yet approved by the Food and Drug Administration for HS, this expensive intravenous infusion is generally not covered by insurance. There are other new medications in development that are showing promise for HS as well.

When the boils of HS form only in small areas, the skin in that area can be surgically removed. Underarm skin is loose and the area is small, so underarm HS is usually cured by surgery, but boils sometimes appear at the edge of the removed skin. But, in the genital area, the areas of involvement can be too large to entirely take out, although the worst areas can be removed. Even if medical treatment keeps new boils from appearing, old draining cysts generally do not completely heal. These areas either can be cut out, or the top removed so that the draining area can heal from the underneath, without trapping the pus under the surface, called an "unroofing procedure."

Washing frequently and scrubbing are not helpful, and simply irritate the skin, since infection and dirt do not cause HS. Diet is not usually helpful; junk food, chocolate, and fatty food do not cause acne, although these contribute to weight gain, which worsens HS. Some providers believe that dairy products can worsen HS. Shaving the area can cause ingrown hairs and small bumps but does not cause the large, deep boils. Topical medications such as benzoyl peroxide or tretinoin normally used for acne are too irritating to put on sensitive underarm and groin skin. You may find milder topical antibiotics such as clindamycin solution useful, and antiperspirants can help the area feel better by decreasing sweat and friction. Isotretinoin (Accutane) is a wonderful medication for acne of the face and trunk, but for some reason, it is not as useful for HS.

Although HS is a chronic skin problem, the combination of weight loss, medical therapies, patience, and, when needed, surgeries improve skin enormously.

Lichen Planus

Lichen planus (LP) is a fairly common skin condition that sometimes affects the genital skin. Genital LP is especially common on the vulva and in the vagina of older women who have gone through menopause. However, lichen planus occasionally affects the genital area of men, mostly the head of the penis of uncircumcised men. Lichen planus sometimes occurs on the rectal skin of both men and women with genital lichen planus. LP does not affect the genital area of children. Patients with lichen planus of genital skin usually have lichen planus of the mouth also, especially in the insides of the cheeks, or sometimes the gums and tongue. Other skin surfaces are generally not affected in patients with genital LP, but sometimes lichen planus occurs in the esophagus and cause difficulty with swallowing or heartburn. Very uncommonly, people with genital lichen planus have red or brown flat spots on the dry skin areas outside the genital area or a scalp rash of LP with hair loss.

Lichen planus of genital skin usually looks like thin red patches, but sometimes there is white skin, or white streaks and interlacing white lines. The genital skin is often itchy, but soreness and burning are usual as well. Sexual activity is frequently painful. Untreated lichen planus usually causes scarring. In women, the inner lips can disappear, the clitoris can become buried under the skin and, occasionally, there is narrowing of the opening to the vagina. At times, the vagina actually scars closed. In men, the foreskin can scar to the head of the penis.

Lichen planus is caused by a confused immune system. The immune system is that part of the body that fights off infection, but in this case, it attacks the skin by mistake. Why this happens is not known. We know that lichen planus is not an infection that can be passed to another person, and it is not caused by diet. It does not usually occur in families. There are no lifestyle issues that cause lichen planus.

Lichen planus usually improves quite a lot with treatment, but it is not cured by medication. First is the avoidance of irritating products such as creams, overwashing, unnecessary topical medications, and soaps. Then, for men, circumcision is the best treatment if strong corticosteroid ointments do not control the problem. Corticosteroids are also called cortisones or steroids (but not the same kind of steroid as used illegally by some athletes). The corticosteroid ointment (generally clobetasol, halobetasol, or betamethasone dipropionate in augmented vehicle) is applied very sparingly once or twice a day until the discomfort is controlled and the skin has improved or cleared. Far, far *less* than a pea-sized amount is used for the entire area to prevent any extra medication from spreading to surrounding dry skin such as the inner thighs or groin area, where side effects occur more easily. If the skin feels greasy after medication is applied, too much is being used. This is very safe medication when used in the correct amount and for the correct length of time. Although package inserts often report that these strong corticosteroids should not be used in the genital area, or should only be used for 2 weeks, these instructions were developed 40 years ago. Experience has shown us that strong corticosteroids can be used safely on genital skin for very long periods of time or even forever—but carefully. And, fortunately, side effects are visible. When too much medication is used, or when medication is used for too long on surrounding skin, corticosteroids can cause thinning, redness, acne, stretch marks, and irritation. Therefore, a health care provider should examine the area frequently initially.

Corticosteroids usually improve itching and irritation within a few days. When discomfort and the skin have improved or cleared, your provider will either decrease the frequency of the strong medication, usually to two or three times a week, or a milder cortisone daily. But the corticosteroid should not be discontinued or used only when symptoms recur. Medication should be used continuously to prevent scarring and cancer, which can occur even when there is no pain or itching. Mild lichen planus sometimes clears altogether, whereas severe lichen planus may only improve a moderate amount, and additional medications may be needed.

Because lichen planus often affects the inside of the vagina, many women need to use a corticosteroid inside the vagina, and use a vaginal dilator several days a week to prevent the vagina from narrowing and scarring closed. And, because most women with lichen planus are usually postmenopausal with thinning from low estrogen levels, estrogen can be useful as well, with a cream, vaginal tablets, oral tablets, or a patch.

The mouth is often affected and painful, so those patients benefit from clobetasol gel, dexamethasone elixir, or other corticosteroid medications in the mouth several times a day. More than twice a day usually is needed since medications do not stick to the wet surface of the mouth. Both the vagina and the mouth are at risk for yeast infection, since cortisones work by lowering the immune system. If sudden vaginal itching occurs, or the mouth becomes more tender, yeast should be suspected. Some providers add regular antiyeast medications with the cortisones, to prevent yeast.

When the corticosteroid ointment does not improve the skin enough, other medications are added. These medications include tacrolimus ointment or pimecrolimus cream, and oral methotrexate, mycophenolate mofetil, azathioprine, griseofulvin, hydroxychloroquine, or cyclophosphamide pills. The medication tofacitinib (Xeljanz) and other JAK inhibitors have shown promise and are being evaluated for effectiveness in lichen planus.

Often, a patient needs a dentist, a dermatologist, and a gynecologist to care for lichen planus in these different areas. Lichen planus is not cured with treatment. However, it improves, and most patients become generally comfortable. Patients should be followed carefully to evaluate for scarring as well as for side effects to medications. Although skin cancers caused by lichen planus are uncommon, cancer occasionally occurs and should be diagnosed early. Therefore, the genital skin should be evaluated at least twice a year, even when doing well, to ensure that the skin is not developing early signs of skin cancer, side effects from the medication, silent scarring, or return of the lichen planus.

Although lichen planus improves with corticosteroids, it is not cured. Therefore, medications are stopped, itching and irritation reappear. And when the LP recurs, even when symptom-free, scarring continues, and the risk of cancer increases. Because of this, medications should be used ongoing, rather than as-needed.

Occasionally, after vulvar lichen planus is improved or cleared with therapy, discomfort remains. A pain syndrome called vulvodynia can be triggered by any injury or inflammation of the vulva, including lichen planus, and this should be addressed in those women.

Vaginal Atrophy (Estrogen Deficiency)

Estrogen is a hormone that maintains the elastic, moist, and supple skin of the vagina. The ovaries produce estrogen from puberty to menopause, but after a woman goes through menopause, estrogen levels decline, and the internal vaginal skin often becomes thin, dry, and fragile. This is called vaginal atrophy. Some women remain comfortable, although many need to use a lubricant with sexual activity. Others experience dryness, irritation, rawness, painful sexual activity, and burning of the opening to the vagina despite using a moisturizer. This is a common and normal—but uncomfortable and fixable—experience for women as they age. This can occur in women who have other reasons for low estrogen levels, such as when ovaries are surgically removed, when a woman is breastfeeding, or when taking some medications for breast cancer that block the effects of estrogen.

Fortunately, the treatment of vaginal atrophy is easy and extremely effective for most women. Estrogen can be inserted in the vagina, with minimal side effects to the body as a whole. Or, estrogen can be taken orally or by patch ("systemic" estrogen replacement), if other symptoms of low estrogen are a problem, such as hot flashes, bone loss, or psychological symptoms. When estrogen is given by pill or patch, care must be taken to monitor for breast cancer. Although estrogen does not cause breast cancer, estrogen can allow breast cancer to grow faster. Like birth control pills, estrogen by pill or patch is also a risk factor for an increased risk of blood clots that cause heart attack and stroke. The risk is very small in some women and higher in others, depending upon the woman's family history and whether or not she smokes.

Estrogen inserted in the vagina is absorbed into the bloodstream to a trivial degree when used correctly, so that these risks are minor, despite the package insert warnings. Estrogen can be inserted in the vagina in several forms, with differing degrees of comfort, convenience, and cost. Estrogen cream is a treatment that has been used for many years. Either conjugated equine estrogen cream (Premarin—collected from **pregnant mare urine**) or estradiol (Estrace) cream can be inserted into the vagina, ½ g three times a week, for several weeks, and then frequency decreased to once or twice weekly. Some believe that estradiol may be less irritating.

Alternatives to estrogen creams include a small estradiol tablet (Vagifem) inserted into the vagina about three nights a week. Also, a flexible ring containing estradiol (Estring) can be inserted into the vagina, where the hormone is released gradually over 3 months, when it should be replaced. The amount of estrogen that is absorbed with all of these forms of local estrogen replacement is very small.

These local forms of estrogen have become expensive at drug stores in the United States, and despite their safety, Medicare does not approve them for women aged 65 years and over, so insurance often does not cover them. However, estradiol cream and vaginal tablets are now generic, and with local pharmacy "clubs" and medication plans such as goodrx.com or singlecare.com, these are now affordable for the astute consumer. There are no generic forms of the estrogen ring as of this writing.

Estrogen by pill or patch (systemic estrogen) is less expensive, but women who have not had a hysterectomy and still have a uterus must take progesterone to prevent the uterine lining from building up and risking uterine bleeding and cancer. Estrogen by pill or patch is absorbed and has greater risks than estrogen used locally, but it also has greater benefits. Systemic estrogen use should be discussed with the person's provider to decide if she is a good candidate for this treatment.

After only a week or two of estrogen, most women notice a significant increase in vaginal moisture, which can be mistaken for a discharge from infection, rather than a return of normal vaginal secretions. However, there is a slightly increased risk of a yeast infection during the first month of estrogen replacement, so new itching or irritation could signal a yeast infection that is easily treatable with over-the-counter or prescription medications.

Once estrogen has been replaced and the woman is comfortable, the frequency of use of the local estrogen can be adjusted to that needed to remain comfortable. Occasionally, the estrogen can be stopped altogether when she is comfortable, and just restarted when and if symptoms recur. Most of the time, however, without this added estrogen, the vaginal skin again thins and dries.

The management of an atrophic vagina in a woman who has had estrogen receptor–positive breast cancer, whose cancer doctor is not comfortable with her using vaginal estrogen is trickier. Some women do well simply with a moisturizer such as a dot of petroleum jelly at the opening. Replens is a moisturizer that is inserted with an applicator and provides more moisturizing effect that lasts longer. Lubrication with sexual activity is important, with Jo Premium, Slippery Stuff (must be obtained online), Astroglide, or any vegetable oil being very soothing choices. Sometimes, when there is redness and irritation, a mild cortisone ointment or rectal suppository (there are none formulated for the vagina) inserted into the vagina can be soothing. A nonestrogen hormone vaginal insert, prasterone (Intrarosa), is sometimes cleared by oncologists. However, this medication is converted into estrogen. The fractional CO_2 laser (such as the MonaLisa Touch) has shown promise in improving the appearance of atrophic vaginal walls, but the effect is temporary, use is controversial for this problem, and there is no FDA approval for this treatment for the vagina.

Bacterial Vaginosis

Bacterial vaginosis (BV) is the most common vaginal condition in women between ages of 15 and 44 years. This is a strange disorder; and although it sounds like an infection, it is not exactly that. It is caused when the numbers of bacteria that can be found normally in the vagina change. Like the mouth and intestines, a healthy vagina is supposed to be a germy place. But, at times, too many of some bacteria and too few of another can cause bacterial vaginosis.

We do not know what exactly causes the numbers of these bacteria to change and cause BV. Bacterial vaginosis occurs almost only in people who are sexually active, either sexually active with men or with women, and even those who only masturbate. We know that men do not get BV, and treating men does not keep women from getting BV, but women can pass this back and forth. We know that BV is more common in women with higher numbers of lifetime sex partners. We know that BV is more common when condoms are not used, and that douching, or vaginal washing, increases the chance of developing BV.

Most women have no symptoms at all. Other women experience a discharge, often with a fishy odor that is especially strong after intercourse. Occasionally, there may be itching or irritation at the opening of the vagina. Usually, there is no redness or signs of inflammation.

BV cannot be diagnosed by simply the presence of a discharge and odor. BV can only be diagnosed absolutely by examining vaginal fluid under the microscope, measuring the acidity of the vaginal fluid, and performing a "whiff test," where a fishy odor is released when a drop of potassium hydroxide is added to a drop of vaginal secretion.

If most women have no symptoms at all, then why bother to treat BV? There are several reasons. First, sexually transmitted diseases such as HIV and gonorrhea are easier to catch if someone has BV. Second, women with BV are more likely to develop an infection in the uterus and fallopian tubes (pelvic inflammatory disease). Third, unborn babies of pregnant women with BV are at higher risk of being born prematurely and having a lower birth weight, but it is not known if treating BV prevents these complications.

BV is treated with antibiotics that eliminate the overgrowth of bacteria; either metronidazole or clindamycin either by mouth or inserted into the vagina are routinely used. Recurrence is common but can be minimized by use of a condom, avoiding douching, and limiting the number of sex partners. Occasionally, when recurrences are a problem, either ongoing oral or vaginal antibiotics can keep BV clear.

More information is available at the CDC site: https://www.cdc.gov/std/bv/stdfact-bacterial-vaginosis.htm.

Yeast Infections (Candidiasis)

Yeast infections are very common infections that occur in the vagina almost entirely between the ages of puberty and menopause, but postmenopausal women who use estrogen also have vaginal yeast infections. Yeast inside the vagina is more common in premenopausal women who are sexually active, taking birth control pills, antibiotics, have poorly controlled diabetes, are pregnant, or who have immune systems that are not working well, either because of medications they are taking or because of underlying medical illnesses. Yeast is also likely to occur in the groin, skinfolds, and around rectal skin of diapered infants and both men and women who are overweight, incontinent, immunosuppressed, or have diabetes.

Most yeast infections are caused by the common yeast called *Candida albicans*, and the main symptom of vulvovaginal yeast is itching. Sometimes, the scratching and rubbing cause irritation, burning, and painful sex, and more severe vaginal yeast infections may have redness and swelling of the vulva as well. Although discharge is often discussed as a sign of yeast, many women have no abnormal discharge. Yeast in skinfolds shows up as a red rash, often with scaling and rawness. Only uncircumcised men get yeast of the penis, with redness of the head of the penis under the foreskin. In the past, some health care providers believe that chronic yeast caused depression, bloating, constipation, fatigue, and headaches. Now, we know that this is not true.

Vaginal yeast infections caused by *C albicans* are easily treated with any of several types of medication. Over-the-counter vaginal creams and suppositories such as miconazole and clotrimazole are very effective, although the 1-day and 3-day preparations can be irritating to raw skin. Terconazole and butoconazole are equally effective prescription medications inserted into the vagina. Nystatin ointment is a very soothing and old medication that is effective and available by prescription. A fluconazole (Diflucan) tablet by mouth is also effective and avoids the risk of irritation with topical creams.

Research does not clearly prove that probiotics in the form of pills, yogurt, or acidophilus are useful in the treatment or prevention of yeast infections, nor does diet seem important, except for people with poorly controlled diabetes. Yeast is not associated with poor hygiene, so washing more is not useful.

Some women experience recurrent yeast infections. This is not an early sign of immunosuppression or a mark of a dangerously aggressive yeast infection. But, newer research suggests that some yeast forms have characteristics that are more likely to allow recurrence. Frequently, recurrent yeast has been shown to respond well to ongoing medication, such as weekly fluconazole for 3-6 months. *C albicans* is rarely resistant to medications, except in patients who are immunosuppressed.

There are other types of yeast besides *C albicans*, and some of the most common are *Candida glabrata*, *Candida parapsilosis*, *Candida krusei*, and *Saccharomyces cerevisiae*. These yeasts almost never cause symptoms of itching or burning, which is fortunate since they can be much harder to cure. Usually, there is no real need to treat these infections.

Most of the time, when women still have itching or irritation immediately after treatment of a yeast infection, the problem is not a resistant yeast infection. Usually, the symptoms are a different problem, such as LSC (eczema) or vulvodynia, a pain syndrome. Whereas yeast is the most common cause of itching that has just recently occurred, long-standing itching and irritation, rawness, or pain with sex is nearly always caused by a different or additional problem. Therefore, any troublesome ongoing issues with yeast should be proved by a culture or a molecular study in a provider's office.

Penodynia/Scrotodynia

Penodynia is defined as sensations of penile discomfort, including irritation, burning, painful sex, stinging, soreness, or discomfort that has been present for at least 6 months, when there is no infection or skin disease causing the discomfort. Scrotodynia is less common and occurs when the scrotum is affected. Some men have anal discomfort also, called anodynia. Patients with penodynia or scrotodynia often find that redness, swelling, or texture changes of the skin occur, or even a stickiness. These do not necessarily mean that there is skin disease or infection; redness and texture change can be caused by the nerve pain of penodynia or scrotodynia.

There is very little research on scrotodynia and penodynia. However, vulvodynia, a similar pain syndrome in women, is well researched and we believe that this is the female equivalent of penodynia and scrotodynia. So, most of our knowledge about genital discomfort in men without infection or skin disease is based on this research and experience in women.

In women, vulvodynia is a symptom most often caused by several problems occurring at the same time. First is abnormalities of the pelvic floor muscles, those muscles a person uses to stop urinating midstream. These muscles should be very relaxed but strong. However, some people have tightness of these muscles. Abnormal pelvic floor muscles sometimes lead to symptoms of constipation, diarrhea, irritable bowel syndrome, frequent urination, or burning with urination.

Second is nerve discomfort (also called neuropathy, neuritis, neuralgia). People with pelvic floor muscle abnormalities are at risk for the development of neuropathic discomfort, which often is set off by any irritation or injury, such as an infection or zipper burn.

Third, anxiety and depression are factors in genital discomfort and in pain in general. Depression regularly worsens discomfort of any kind, and anxiety increases the tenseness of the pelvic floor muscles and intensifies discomfort. In addition, fear of sexually transmitted disease, malignancy, and infertility worsen symptoms and tend to make those with genital discomfort focus on this condition.

Penodynia/scrotodynia is not associated with dangerous illnesses. Penodynia/scrotodynia is not caused by sexually transmitted diseases, cancer, diabetes, or other dangerous conditions. Penodynia/scrotodynia is not associated with infertility. However, the discomfort of penodynia/scrotodynia seriously interferes with normal activities of daily life and disrupts enjoyment of life and relationships.

There is no cure for penodynia, but there are treatments that make the discomfort much better. The goal for the treatment of penodynia/scrotodynia is to relieve discomfort so that daily activities, including sexual activity, exercise, and sitting, are comfortable.

Treatment begins with the avoidance of irritation. Common irritants include medicated creams, moisturizers and some lubricants, overwashing, contraceptive jelly, irritating condom, or any other activity or substance that can irritate the skin.

Also important are medications for nerve pain. These medications were originally developed for either depression or seizures but have been found to be useful for neuropathic discomfort. Those from the antidepressant class include amitriptyline, desipramine, imipramine, duloxetine (Cymbalta), and venlafaxine (Effexor), whereas those from the antiseizure class include gabapentin (Neurontin) and pregabalin (Lyrica). An advantage of the medications from the antidepressant class is the once a day rather than twice or thrice a day dosing schedule, and the fact that they affect both neuropathy and anxiety, two causes of genital discomfort. These are not pain medications that immediately produce short-term relief, but rather help to regulate the nerve pain long-term. Normally, these medications are begun at very low doses and gradually increased to minimize side effects, since we know that women with vulvodynia are often very sensitive to medications. Some health care providers use topical medications as well, including topical lidocaine, gabapentin, or amitriptyline/baclofen combination.

If these medications alone do not make patients comfortable, another therapy for penodynia/scrotodynia targets pelvic floor muscle abnormalities with a pelvic floor evaluation and physical therapy. This strengthens the pelvic floor muscles while retraining the muscles to relax. Cognitive-behavioral therapy has been shown in women to improve vulvovaginal pain as well. Also, counseling improves quality of life by helping patients avoid the isolation that accompanies genital pain.

Many people find that, after a long period of discomfort with sexual activity, reestablishing comfortable and enjoyable sexual activity is difficult. Fear and the psychological effects of this chronic genital discomfort very often require counseling, to include couple counseling.

With proper therapy, the discomfort of penodynia/scrotodynia usually is controlled, and men are able to lead a normal life.

Physiologic Discharge

Vaginal secretions are a normal part of vaginal health. When these secretions are heavy, we call it a discharge. We usually think of a vaginal discharge as a sign of infection, especially yeast or bacterial vaginosis. However, many women have a heavy discharge normally without an infection or any other disease as a cause. We call this a physiologic discharge; heavy but otherwise normal. This is a very common complaint, and sometimes women also describe odor. Even though this is often not a sign of disease, a heavy discharge can be annoying or even upsetting to some women.

Vaginal secretions normally are made mainly of mucous from the vagina and cervix, skin cells from the lining of the vagina, and many kinds of normal bacteria. The amount of vaginal secretions changes with hormone levels and with factors that are not well understood. The amount, color, and odor can suddenly change, even when there is no obvious cause. Abundant vaginal secretions can be either caused by infection or disease, or they can even be a sign of a healthy vagina. Estrogen increases vaginal secretions.

To make a diagnosis of physiologic (normal) discharge, the provider must find no signs of low estrogen, infection, or inflammation in vaginal secretions examined under a microscope, as well as negative infection testing. Also, an examination of the vaginal walls is normal, without redness, thinning, or sores.

A vaginal discharge is a common complaint by women who do not like the messy, constant wetness, and this helps to explain the large number of panty liners in stores. Although panty liners are sometimes irritating, most women find this a partially acceptable answer for controlling the effects of a vaginal discharge. Some women, once they are diagnosed with a physiologic discharge rather than an infection, are less bothered because they know there is not a medical problem.

Because a physiologic discharge is not a disease, there are no good treatments. Although douching is never needed for vaginal health, an occasional patient with physiologic discharge may find that a weak vinegar and water douche flushes excess discharge in the morning and allows for some discharge-free time. A half teaspoon vinegar in a pint of warm water is an acceptable fragrance-free and preservative-free mixture that is also inexpensive. Douching slightly increases the risk of bacterial vaginosis, a condition where the numbers of different bacteria change and can actually cause a discharge and odor. Douching also increases the risk of sexually transmitted disease and infections of the uterus and fallopian tubes. Another way of managing a physiologic discharge is the use of tampons, changed very frequently. Tampon use was associated in the past with toxic shock syndrome, a now very rare but dangerous bacterial infection that causes diarrhea, shock, and rash, so you should ensure that you change the tampon very frequently.

As mysteriously as a heavy physiologic discharge can appear, it can just as mysteriously disappear. Unfortunately, there are no medications, creams, or pills, that eliminate a physiologic discharge.

Vulvar Care

The vulva needs little special care over usual skin care. When a woman is comfortable, her vulvar care in unimportant. However, if itching, rawness, or pain with sex become an issue, then taking care to avoid irritating the vulvar skin becomes important.

Despite all of the products available for vulvar care, the vulva needs no special cleaning or medications. Many women believe that frequent washing prevents infections and skin disease. Actually, overwashing with soap produces more irritation than poor hygiene.

Panty liners help to prevent the wet feeling from vaginal secretions, but many have fragrances, deodorants, or additives that sometimes cause irritation or allergy. Also, even baby wet wipes have preservatives and fragrances that occasionally cause allergy or irritation. Water Wipes are the exception and have no irritating additives. Douching is not needed for vaginal health and even increases the risk of some infections. Also, commercial douches contain fragrances, preservatives, deodorants, etc., which sometimes irritate the skin. Other feminine hygiene products have no advantage over mild soaps and even simply water. "Unscented" or "natural" products are not necessarily "safer."

Unscented does not mean fragrance-free; unscented products have a masking fragrance added. Products without fragrances are labeled as "fragrance-free." Although these products are unnecessary, they are well tolerated by most women.

Many health care providers believe that only white cotton underwear should be worn. However, there is no evidence that colored fabric or synthetic fabric cause skin problems or infection, but "breathable" fabric may be more comfortable for some women. Fabric softeners and detergents are not the cause of vulvovaginal problems unless other areas of skin covered by clothing are affected as well.

Diet does not play a role in the development of infection, even yeast infections, so avoidance of yeast breads or sugars is not useful unless you are diabetic. Research to evaluate the benefit of yogurt or acidophilus in preventing yeast is not convincing.

Guidelines for vulvar care to reduce irritation include the following:

- Wash only once a day, with clear water. Avoid soap when irritated. Pat dry, do not use a hairdryer.
- Use tampons if tolerated rather than pads.
- Douching is not needed and does not promote vaginal health; if necessary for psychological reasons, avoid commercial douches with additives, and use a homemade recipe of a half teaspoon of vinegar per cup of water.
- Nonirritating vaginal lubricants include vegetable oils; commercial products such as Slippery Stuff (slipperystuff.com), Jo Premium, and Astroglide among others are good choices. Traditional K-Y Jelly is irritating to many, and lubricants that are "warming" or flavored should be avoided.
- Wear loose fitting clothing if constricting clothing is uncomfortable.

Vulvodynia/Vestibulodynia/Vulvar Vestibulitis/Anodynia

Vulvodynia is defined as feelings of vulvovaginal irritation, burning, painful sex, rawness, stinging, soreness, or pain that has been present for at least 6 months, when there is no infection or skin disease causing the discomfort. Vulvodynia is a very common problem, experienced by about one woman in six at some point in her life. About 1 in 14 women walking around today has vulvodynia.

Vulvodynia is never associated with dangerous illness. Vulvodynia is not caused by sexually transmitted diseases, cancer, diabetes, or other medical conditions. Vulvodynia is not associated with infertility. However, the effects of the discomfort of vulvodynia seriously interfere with normal activities of daily life and disrupt enjoyment of life and relationships.

Vulvodynia is a symptom most often caused by several problems occurring together, as well as other issues under investigation by researchers. First is tightness of pelvic floor muscles. Pelvic floor muscles are those muscles a person uses to stop urinating midstream. These muscles should be relaxed normally, but strong when needed. However, these muscles are tight in some women, and this puts those women at higher risk for vulvar discomfort. An abnormal pelvic floor sometimes also leads to symptoms of constipation, diarrhea, cramping, and symptoms of a urinary tract infection such a frequent urination and burning with urination, when there is no infection.

The second factor is nerve pain (also called neuropathic pain, neuritis, neuralgia). This nerve pain can be triggered by any irritation or injury, such as a vaginal infection, skin condition, or injury, or it can occur without any obvious cause. Although there are many kinds of nerve pain, from peripheral neuropathy as is seen with diabetes to nerve pain with sciatica, we believe that the nerve pain of vulvodynia is most often a "central processing disorder." This nerve discomfort starts in the brain, where the brain recognizes normal touch and movement as painful.

Third, anxiety and depression are understandable factors in vulvar and vaginal pain. Depression regularly worsens pain of any kind, and anxiety increases the tenseness of the pelvic floor muscles and intensifies pain.

Research on the causes of vulvodynia has increased dramatically in the past 25 years. Other possible factors that are emerging include increased numbers of nerve fibers in the vulvar skin of some women with localized vulvodynia, and substances in the painful skin that are sometimes associated with inflammation. As more information surfaces and further understanding of vulvodynia occurs, treatment will improve.

In addition, most women with vulvodynia also have other annoying issues, such as headaches, joint or muscle pain as in fibromyalgia, sleep problems, irritable bowel syndrome, temporomandibular joint disorder, chronic fatigue syndrome, or interstitial cystitis.

There is no cure for vulvodynia, but there are treatments that make the discomfort much better. The goal for the treatment of vulvodynia is to relieve discomfort so that daily activities, including sexual activity, exercise, and sitting are comfortable.

Treatment begins with the avoidance of irritation. This includes avoidance of irritating medications, moisturizers and some lubricants, overwashing, panty liners, contraceptive jelly, condoms, or any other activity or substance that can irritate the skin. Women with low estrogen due to menopause, breastfeeding, or some hormonal contraceptives should have this corrected.

A first-line therapy for vulvodynia targets pelvic floor muscle abnormalities with a pelvic floor evaluation and physical therapy. This strengthens the pelvic floor muscles while retraining them to relax.

Also important are medications for nerve pain. These medications were originally developed for either depression or seizures but were found to be useful for neuropathic discomfort.

Those from the antidepressant class include amitriptyline, desipramine, imipramine, duloxetine (Cymbalta), and venlafaxine (Effexor), whereas those most often used from the antiseizure class include gabapentin (Neurontin) and pregabalin (Lyrica). An advantage of the medications from the antidepressant class is the once a day rather than twice or thrice a day dosing schedule, and the fact that they affect both neuropathy and anxiety, two causes of genital discomfort. These are not pain medications that immediately produce short-term relief, but rather help to regulate the nerve pain long-term. Normally, these medications are begun at very low doses and gradually increased to minimize side effects, since we know that women with vulvodynia are often very sensitive to medications. Some health care providers use topical medications as well, including topical estrogen, lidocaine, gabapentin, or amitriptyline/baclofen combination.

Cognitive-behavioral therapy and, to a lesser degree, psychotherapy have been shown to improve pain as well. Also, counseling improves quality of life by helping women avoid the isolation that accompanies genital pain.

There are two main types of vulvodynia. Most common is vestibulodynia, formerly called vulvar vestibulitis syndrome or vestibulitis, where burning, stinging, or stabbing pain occurs only at the opening or just inside the vagina, mostly with sexual activity, tampons, tight clothing—anything that touches or rubs the area. Some women experience pain occurring in a larger area; this type is called generalized vulvodynia. The treatment for these types of vulvodynia are the same for the most part. However, women with the very localized pain of vestibulodynia have the option of an additional therapy; surgical removal of the painful area if medications and physical therapy do not provide adequate relief. This surgery, called a vestibulectomy, is extremely beneficial, especially when the pelvic floor muscle abnormalities have been corrected before the procedure.

Many women find that, after pain is controlled, reestablishing comfortable and enjoyable sexual activity is difficult. Fear and the psychological effects of this chronic genital pain very often require counseling, to include couple counseling, or sex therapy. With proper therapy, the discomfort of vulvodynia usually is controlled and women are able to lead a normal life.

The National Vulvodynia Association (NVA.org) is a superb clearing house for information on this condition.

Índice alfabético de materias